眼科疾病
诊治与显微手术应用

（下）

张秋丽等◎主编

吉林科学技术出版社

第十八章

视神经疾病

第一节　缺血性视盘病变

缺血性视盘病变（Ischemic Optic Neuropathy，ION）又称血管性假性视盘炎。它是以突然视力减退、视盘水肿和与生理盲点相连的象限性缺损视野为特点的一组综合征，主要由于供应视盘的血液循环障碍所致。可以根据发病部位的不同，分为前部缺血性视神经病变和后部缺血性视神经病变。后部缺血性视神经病变眼底检查无明显改变，又由于缺乏病理证实，多为推测，故不赘述。前部缺血性视盘病变是由于供应前部视神经的小血管障碍所导致的缺血性改变。

一、视神经的解剖及血液供应

（一）视盘

视盘位于后部眼底，在黄斑部的鼻侧约 3mm 处，为圆或竖的椭圆形。在活体上用检眼镜观察时，为带点红色的圆盘。视神经纤维透明无色，有丰富的毛细血管网分布于其内，故使之带红色。视盘中央或其稍偏颞侧有一个小的凹陷，是视神经纤维进出的部位，称生理凹陷，又称"视杯"，正常人的视杯变异很大，但较圆，且双眼对称。视盘周围的神经纤维清晰可辨，鼻侧的神经纤维层稍厚中央动静脉由此通过。视盘部仅有神经纤维而无视网膜的其他各层，故无视觉功能，因而有盲斑之称。视野检查中的生理盲点，即系由此产生。由于视盘处集中了眼底上的全部神经纤维，由此走向球后，此处神经纤维最厚，又缺少 Mnlle 纤维和内界膜的约束作用，在视网膜水肿和颅内压增高时，易于吸水肿起，向球内方向膨出，形成视盘水肿。正常的视盘，边界清楚，色泽呈玫瑰黄，颞侧的颜色比鼻侧的浅（图 18 - 1）。

（二）视盘的分区

表面神经纤维层：为视盘的最内部分，主要由神经元组成。

筛板前区：主要结构为神经元和星形细胞。

筛板区：由巩膜结缔组织和少量弹力纤维组成的窗样结构薄片组成。神经纤维成束通过这些窗样开口离开眼球。

筛板后区：这一区域的特点是星形细胞减少，开始具有髓鞘组织。成束的神经纤维由结缔组织分开。

（三）视神经

视神经由超过 100 万根轴突组成，这些轴突起源于视网膜神经节细胞，向枕部皮质延伸。视神经可分为下列局部解剖区：

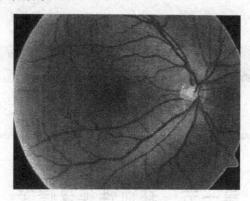

图18-1　正常视盘

1. 眼内段（视盘）　包括视盘、筛板前和筛板部。
2. 眶内段　位于肌锥之内。
3. 管内段　位于神经管内。
4. 颅内段　终于视交叉。

（四）视盘及前部视神经的血液供应

视盘血液供应较复杂，最表面的神经纤维层由视网膜中央动脉的小分支供应，而视盘筛板及筛板前的血液供应，来自于睫状后动脉的分支，在视盘周围的巩膜内组成Zinn - Haller环，此环与视网膜中央动脉之间没有沟通。睫状后短动脉由眼动脉发出，沿视神经前行，到达眼球后部围绕视神经发出15～20支分支称为睫状后短动脉。分鼻侧和颞侧两组，在眼球后极部垂直或斜行穿过巩膜进入脉络膜，形成脉络膜三层血管，直到毛细血管小叶，分区供应营养脉络膜和视网膜外层。故睫状后短动脉的病变对视神经前部缺血性坏死或视神经炎症，关系十分密切（图18-2，图18-3）。

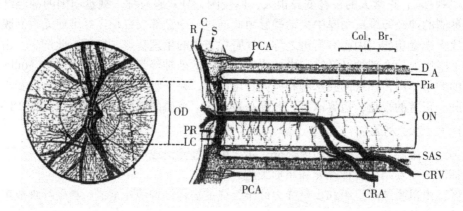

图18-2　视盘和眶内视神经的血供示意图

R：视网膜；C：脉络膜；S：巩膜；PCA：睫状后动脉；D：硬脑膜；A：蛛网膜；Pia：软脑膜；ON：视神经；SAS：蛛网膜下间隙；CRV：视网膜中央静脉；CRA：视网膜中央动脉；OD：视盘；LC：筛板

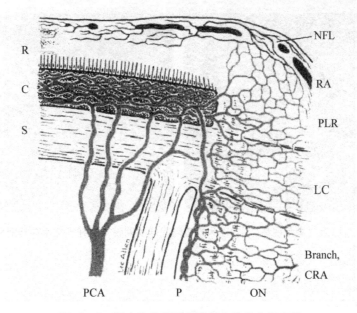

图 18 - 3 视盘和筛板后视神经血液供应示意图

（C）脉络膜；（Branch，CRA）视网膜中央动脉分支；（LC）筛板；（NFL）视盘表面的表浅神经纤维层；（ON）视神经；（P）软脑膜；（PCA）睫状后动脉；（PLR）筛板前区；（R）视网膜；（RA）视网膜小动脉；（S）巩膜

二、临床分型

根据病因可分为非动脉炎性和动脉炎性前部缺血性视神经病变。

（一）非动脉炎性前部缺血性视神经病变（Nonarteritic Anterior Optic Neuropa - thy，NAION）

又称动脉硬化性前部缺血性视神经病变，多见于 40～60 岁患者，可有高危视盘、糖尿病、高血压、高血脂等危险因素。相对的夜间性低血压可能在发病中起作用，特别是服用抗高血压药物的患者。25%～40% 的对侧眼也会发病。非动脉炎性前部缺血性视神经病变是以无痛性视力下降伴视盘水肿为特征的常见疾病。它的名字提示它不是巨细胞动脉炎所致。

1. 流行病学　非动脉炎性前部缺血性视神经病变是导致突然视力下降的一种常见疾病。发病率在 50 岁以上的人群中为（2～10）/10 万，平均发病年龄为 55～65 岁（40～70 岁）。近年来常有较年轻的有已知危险因素的患者中诊断本病。多为双眼。但一般双眼不同时发病，可间隔数周至数年。

2. 病因学　睫状动脉狭窄、闭塞，眼压增高或使视盘灌注压降低的病变，均可造成视盘缺血。通过睫状后短动脉侧支和 Zinn 环的急性血流障碍是导致该病的主要原因。重要的危险因素包括：

（1）小杯盘比和小视盘（亦称为先天性异常视盘或"高危视盘"），是最主要的危险因素（图 18 - 4）。

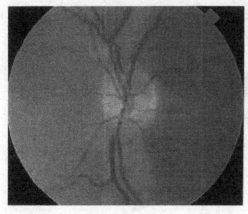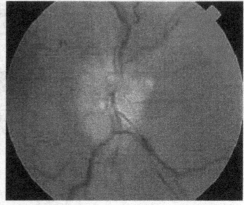

图 18 - 4 左图为"高危视盘"，右图为视盘隆起伴视网膜神经纤维层水肿特别是视盘上方

（2）高血压。

（3）糖尿病。

（4）高脂血症。

（5）其他血管性危险因子：与小血管疾病和凝血系统病变有关的情况可能很重要，但尚无确切证据。

（6）自发或手术后大出血，或严重低血压。

（7）白内障术后。

（8）视盘玻璃膜疣易发 NAION。

3. 临床表现

（1）症状：患者主诉突然无痛性视力下降，患者常可说出确切的发病日期，病变不影响黄斑区，中央视力障碍较轻，一般轻度或中度下降，很少会导致患眼无光感。但有些可无症状。

（2）体征

1）视力下降：在"缺血性视神经病变减压试验"（ION - DT）的研究中，约 1/2 患者最初视力优于 20/64，1/3 低于 20/200。

2）相对性传入瞳孔障碍：除非对侧眼也有视神经病变或严重的视网膜病变，患眼可见相对性传入瞳孔障碍。

3）色觉障碍：色觉丧失程度通常与视力成正比，不像视神经炎患者那样色觉与视力下降不成比例。

4）眼底：视盘水肿较轻，隆起一般不超过 3 个屈光度，水肿可以是呈扇形或节段性。视盘边界较为模糊，视盘表现局限性颜色变淡，或为轻度充血，视盘周围可有细小出血。1～2 周后视盘水肿消退，边界清楚，颜色部分或全部苍白。

5）视野：多数表现为与生理盲点相连的象限性缺损，多为水平偏盲或垂直偏盲，然缺血区决不以正中线为界（图 18 - 5）。

6）荧光素眼底血管造影检查：早期可见视盘局限性弱荧光，造影晚期弱荧光区因明显的荧光素渗漏而呈现强烈荧光，病变部位通常与视野缺损的部位相对应（图 18 - 6～图 18 - 8）。

4. 诊断和检查 该病的临床诊断依据为视神经盘充血水肿，常伴有视盘周围网膜火焰状出血，并有视神经病变体征。但需排除临床表现提示有其他病因所致的前部视神经病变

（如巨细胞动脉炎，炎症性视神经病变）。

所有 55 岁以上的患者需排除由巨细胞动脉炎引起的 AION。为此需做完善的病史回顾和体检，查找巨细胞动脉炎的其他症状和体征，并行红细胞沉降率（Eerythrocyte Sedimentation Rate，ESR），和（或）C 反应蛋白（C - Reactive Protein，CRP）检查。

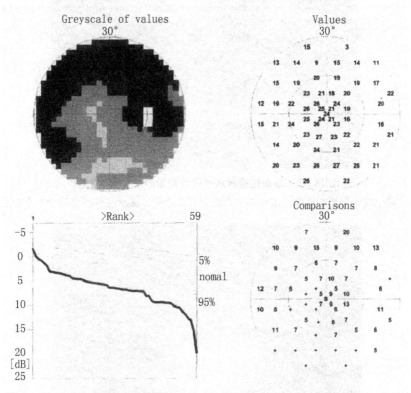

图 18 - 5　缺血性视神经病变的视野图
图中显示与生理盲点相连的束状暗点

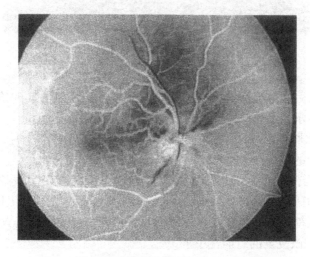

图 18 - 6　缺血性视神经病变荧光素眼底血管造影像
造影早期可见视盘表面荧光强度不均匀

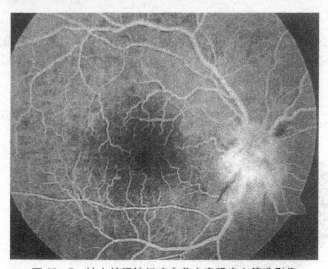

图 18-7 缺血性视神经病变荧光素眼底血管造影像

造影过程中视盘荧光素渗漏，出血部位表现为荧光遮蔽，提示这种出血位于视盘的表面

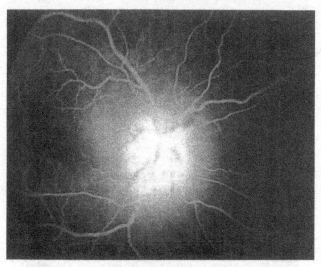

图 18-8 缺血性视神经病变荧光素眼底血管造影像

造影晚期由于视盘的荧光素渗漏而呈现明显的强荧光

其他针对潜在血管性危险因素（血压、空腹血糖、心脏评估）的检查可能对本病有所帮助，但尚无证据显示控制这些危险因素可以避免本病再次发作。

NAION 的视盘水肿在 6~8 周内消退。如视盘水肿持续超过 2 个月，应进一步检查是否有其他致视神经病变的原因。

5. 病程 视功能丧失可在发病时即达极至，亦有 35% 患者视功能在随后的数日或数周内继续恶化。ION-DT 的结果显示 40% 的患者最终视力可恢复 3 行以上。视盘水肿在数周后可消退，代之以视神经萎缩伴有视盘边缘小动脉变细。对侧眼发生 NAION 的危险性估计在 12%~14%。同一眼复发的可能性小于 5%。

6. 鉴别诊断

（1）动脉炎性前部缺血性视神经病变：眼底改变与非动脉炎性缺血性视神经病变相似，

但视力预后较差，可降为手动，临床表现为突然视力丧失和睡眠头痛。检查可见视盘苍白水肿，可触及变厚的颞动脉，血沉高。

（2）视盘炎：视盘炎发病急，视力障碍明显，视盘水肿并有出血及多量的渗出，黄斑部常受波及，导致扇形排列的黄白点，视野主要是明确的中心暗点，致视力下降明显。退行期的视盘灰白，其表面及附近呈不洁状，为继发性视神经萎缩的表现。

（3）Foster - Kennedy 综合征：为额叶肿瘤所致，发病缓慢，且伴有嗅觉障碍等。与本病共同之处，即双眼前后发病时，可出现一眼视盘水肿，一眼视盘萎缩。Foster - Kennedy 综合征常伴有颅内压增高的现象，视盘水肿比较严重，一般视神经萎缩侧呈中心暗点，视盘水肿侧则呈生理盲点扩大，CT 和 MRI 等神经系统的特殊检查，可证实颅内有占位性病变。

（4）正常眼压性青光眼：前部缺血性视神经病变有典型的视野缺损，发病急，视盘无青光眼凹陷的表现，加之大片的视野缺损没有相应的视盘改变。青光眼的视野改变为逐渐发生的弧形束状暗点，视野缺损的程度常与视盘表现的改变相应。

7. 治疗

（1）针对全身病治疗。

（2）全身应用糖皮质激素，以缓解由循环障碍所致水肿、渗出，对动脉炎性尤为重要，可大剂量使用，以预防另侧眼发作。

（3）静滴血管扩张药，改善微循环。

（4）口服乙酰唑胺，降低眼内压，以相对提高眼灌注压。

（二）动脉炎性前部缺血性视神经病变（Arteritic Anterior Optic Neuropathy，AAION）

较非动脉炎性前部缺血性视神经病变少见，主要为颞动脉炎（或称巨细胞动脉炎）所致的缺血性视神经病变，以 70~80 岁的老人多见。动脉炎性前部缺血性视神经病变是因睫状后短动脉闭塞性阻塞导致筛板前或筛板部视神经梗死。

1. 流行病学　动脉炎性前部缺血性视神经病变的年发病率约为 3/10 万人。发病年龄均大于 60 岁。女性比男性稍多，大约占 55%。

2. 病因学　巨细胞动脉炎（Giant Cell Arteritis，GCA）是一常见的双侧肉芽肿性血管炎，主要影响中动脉和小动脉。常见的部位包括：颞动脉、眼动脉、睫状后短动脉、视网膜中央动脉以及椎动脉的近端。巨细胞动脉炎很明显它是遗传性疾病，有证据显示在美国北欧人及其后代多发本病，且它与 HLA - DRB1 有高度相关。尽管这个免疫性疾病的最初激发因素不明，但它促使 CD_4 型 T 细胞通过血管滋养管进入血管外膜。这些 T 细胞产生 γ 干扰素，导致血管腔闭塞。巨噬细胞也可通过血管滋养管进入并分泌白细胞介素 - 6（IL - 6）和白细胞素 - 1β（IL - 1β）。这些存在于动脉壁中层的巨噬细胞分泌金属蛋白酶，这种酶可消化动脉壁成分，释放平滑肌细胞向动脉管腔移行，导致血管内膜增生。因此，巨细胞动脉炎导致缺血的主要病理过程并不是动脉壁结构的破坏，而是血管内膜的增生所致的动脉管腔阻塞。血管内膜的增生是一种抗原驱动的免疫反应，它需要在所有的 3 层（血管中层、血管外膜、血管内膜）结构中形成新的毛细血管以支持增生的组织。这些炎性动脉产生了血小板衍生生长因子（PDGF A，B），它们的表达与动脉腔阻塞相关。这些生长因子由位于血管内层和中层交界处的巨噬细胞和巨细胞所分泌。狭窄病变也可见较高浓度的血管内皮生长因子（VEGF）。估计约 50% 的巨细胞动脉炎患者视力丧失是由于动脉炎性前部缺血性视神经病变。

3. 临床表现

（1）视力障碍：患者常主诉突然单眼视力丧失或严重的视力障碍。

（2）眼底：视盘梗死呈白垩色，且伴其他缺血性改变，如与视盘相连的视网膜发白和视网膜棉絮斑（图18-9）。

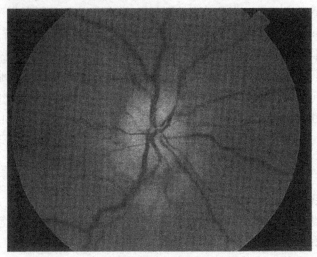

图18-9 动脉炎性前部缺血性视神经病变眼底图

视盘梗死，呈白垩色，可见神经纤维层出血。下方可见巨细胞
动脉炎特征性的向视网膜延伸的梗死

（3）复视：约15%巨细胞动脉炎患者有这一主诉。

（4）一过性黑矇：发生在单眼或双眼，持续数分钟或数小时。

（5）头痛：常见于新发病者。

（6）头皮触痛：患者可能定位于颞浅动脉分布区，或更广泛。患者常主诉不能梳头，戴眼镜，甚或侧睡。

（7）颌跛行：因咬肌缺血导致咀嚼时疼痛。该症状高度提示巨细胞动脉炎。

（8）体质下降：患者丧失食欲，体重下降及衰弱。

（9）风湿性多发性肌痛：以身体近端肌群疼痛和僵直为特点，早晨或运动后加重。

（10）视网膜动脉阻塞：因视网膜中央动脉阻塞（CRAO）引起视力下降，在GCA中较为少见。临床上，其表现与其他的视网膜动脉阻塞相同，均为突发视力丧失和视网膜发白。老年患者发生CRAO但视网膜小动脉中未见栓子必须怀疑GCA。

（11）脉络膜缺血：有时眼底表现正常或接近正常，而视力严重下降。眼底荧光造影可见严重的脉络膜循环不足。

（12）眼缺血综合征：是GCA的少见表现形式，但对于视力下降、低眼压和眼前节炎症的患者应想到本病。本症为眼动脉受累所致。

（13）眼位偏斜：复视可因眼外肌，脑神经Ⅲ、脑神经Ⅳ、脑神经Ⅵ梗死所致，也可因脑干梗死作为脑卒中的部分表现。

（14）颞浅动脉异常：可表现为硬结、突出、无搏动和疼痛。

（15）继发于动脉炎的可能与GCA伴随的全身异常包括：脑干卒中、夹层动脉瘤、主动脉瓣关闭不全、其他脏器梗死（如肠、肾等）。

4. 诊断和检查　A－AION 常倾向于双眼发病，即使治疗，也常在数日或数周后影响对侧眼。因此，在对侧眼受累前对 GCA 做出诊断并给予恰当的治疗就很关键。实验室检查可协助确诊动脉炎性前部缺血性视神经病变。

（1）红细胞沉降率（ESR）：是 GCA 的传统检查，通常升高。但 ESR 无特异性。

（2）C 反应蛋白（CRP）：被认为是对 GCA 较 ESR 更为敏感的指标。

（3）颞动脉的活检：是确诊的金标准。阳性活检包括发现炎性单核细胞和内弹力层破坏。可能有血管中层坏死和多核巨细胞。

5. 鉴别诊断　同非动脉炎性视神经病变，同时需与非动脉炎性视神经病变相鉴别，GCA 引起的 A－AION 有特征性改变。视盘梗死呈白垩色，且伴其他缺血性改变，如与视盘相连的视网膜发白和视网膜棉絮斑。AION 伴视网膜缺血是强有力的证据，说明 AION 继发于 GCA。A－AION 的视力下降常重于 NAION。A－AION 的视力可降至手动或无光感，而这在 NAION 中很少见。视盘水肿消退后，A－AION 和 NAION 的视盘外观不同，后者为节段性或完全苍白，而 A－AION 典型的表现为视杯凹陷。

6. 治疗　唯一有效的治疗为立即使用大剂量的全身激素治疗（起始静脉注射泼尼松剂量高达 1 000mg）。随着红细胞沉降率的降低，C 反应蛋白水平下降以及临床症状的消失，逐渐减少激素的量。维持剂量将持续几个月。另外也可试用扩血管药物己酮可可碱。应该注意的是即使只是怀疑为巨细胞性动脉炎，也应该全身使用大剂量的激素治疗（如 250mg 静脉注射泼尼松）。

7. 预后　即使是治疗很及时，患眼的预后也会很差。即刻使用激素治疗是绝对的适应证，因为 75% 的患者对侧眼会在几个小时内受累，同时椎动脉也存在危险。

（许思思）

第二节　视盘水肿

视盘水肿（Papilledema）或称视盘水肿（Edema of optic disc）不是一个独立的疾病，而是一个典型的体征。它是由全身和局部的多种因素引起的视盘非炎症性、阻塞性水肿，通常无视功能障碍。眼底表现为视盘隆起、充血和边缘模糊，常伴视网膜水肿、渗出、出血以及静脉怒张等继发性改变。临床上多为颅内压增高所致，故是神经系统疾病的重要体征之一。

一、病因

视神经周围依次有软脑膜、蛛网膜和硬脑膜包绕，这三层膜分别是颅内同名膜的延续。软脑膜盖于视神经纤维上，分叉伸入纤维之间，将其分成许多束；蛛网膜在筛板水平进入巩膜，其下腔有脑脊液，后方与颅内蛛网膜下腔相通，往前直达视神经周围；硬脑膜位于最外层，在前端与巩膜外 2/3 融合，在视神经骨管处，与骨膜融合。视盘的解剖位置特殊，其筛板前方承受着眼球内的压力，而后方有蛛网膜下腔的压力。正常情况下，眼内压为 10～21mmHg（1.33～2.79kPa），颅内压约为 120mmH$_2$O（1.18kPa）左右，因此视盘前方的压力高于后方。当视盘两侧这一正常的压力关系发生变化时，即可能发生视盘水肿。引起视盘水肿的原因很多，为描述方便，通常分为以下几种。

（一）眼部疾病

眼内压的突然降低常引起视盘水肿，这是由于眼内压下降，供应筛板前区的脉络膜血管扩张、渗漏造成的。临床上造成眼内压下降常见的原因有眼球破裂或穿孔、角膜瘘、白内障摘除和抗青光眼术后，非破裂性眼球钝挫伤也可造成持续性低眼内压。眼内压的突然升高，如急性闭角型青光眼，可引起视盘周围的毛细血管闭塞，视盘缺血缺氧，发生视盘水肿。此外，视网膜血管炎，尤其是炎症累及视网膜中央静脉时，常可引起眼内血液循环的改变，表现为视盘水肿。

（二）眶部疾病

各种眶内占位病变压迫眶内段视神经均可引起视盘水肿，包括肉瘤、纤维瘤、骨髓瘤、眼动脉瘤和视神经本身的肿瘤。眶内脓肿或副鼻窦炎可引起眶蜂窝织炎或眶内组织肿胀，表现视盘水肿。视盘水肿尚可见于内分泌性突眼症。

（三）颅内疾病

颅内压增高是视盘水肿最重要的原因，常见的原因有：

（1）颅内占位性病变。

（2）脑积水，因脑脊液循环阻塞或分泌过多而致脑积水。

（3）颅腔太小。

（4）静脉回流在颅外受阻，如心力衰竭或纵隔肿物等。

（5）动静脉瘘使颅内血管扩张。

（6）脑水肿：如静脉血栓形成、外伤、中毒、高血压病以及脱髓鞘疾病的退行性病变所致的脑组织水肿等。

其中脑肿瘤最常见，大约80%的脑肿瘤伴视盘水肿。肿瘤的性质和大小与视盘水肿无直接关系，但肿瘤所在的位置与视盘水肿有一定关联。小脑肿瘤视盘水肿发生迅速，而大脑肿瘤视盘水肿通常出现较晚，进展缓慢。引起颅内压增高的疾病尚有脑脓肿、孤立性结核瘤、脑炎和脑病以及脑膜炎等。

各种原因的脑出血，尤其是当血液进入视神经鞘时常发生视盘水肿。脑脊液的变化，如Guil Lain Barre综合征脑脊液中蛋白含量增加、脑脊液黏度升高和吸收障碍或脑组织肿胀，均可使颅内压增高而引起视盘水肿。

（四）全身性疾病

许多全身性疾病均可发生视盘水肿。尽管原因尚不完全清楚，但这些疾病常可造成脑水肿或脑缺血缺氧，引起颅内压增高，而发生视盘水肿。这些疾病包括恶性高血压、重度贫血和红细胞增多症等血液病、肺囊样纤维化、肺气肿、慢性支气管炎和先天性心脏病等心肺功能衰竭性疾病以及甲状腺功能亢进和甲状旁腺功能减退等内分泌性疾病等。在结节性多动脉炎和红斑狼疮等胶原性疾病的晚期可以发生视盘水肿。许多全身用药，如皮质类固醇强化治疗和长期使用口服避孕药也可发生视盘水肿。

二、发病机理

尚不完全清楚。多数学者认为，颅内压增高，使压力传导至视神经蛛网膜下腔，眶内段视神经受压，中央静脉回流受阻，从而发生视盘水肿。观察还发现，视网膜中央静脉和中央动脉之间的压力关系对维持正常的眼内血循环具有一定作用，通常二者的压力比为1：3。当静脉压升高，动脉压也随之升高时，将无视盘水肿发生；若动脉压不能随静脉压变化，二者压力接近1：1.5时，必将发生视盘水肿。

血管性因素可能在发病中起重要作用，但并不是唯一的原因。20世纪70年代中后期，有人提出轴浆流阻滞学说。正常视网膜神经节细胞的轴浆从眼内向视神经方向运行，并有赖于眼内压和视神经内压之间的生理性压力差。当颅内压增高时，视神经的蛛网膜下腔压力也随之增高，筛板两侧的压力差减小，导致轴浆运输阻滞于筛板区。筛板前区视神经纤维肿胀，水、蛋白质以及其他轴浆成分渗漏至细胞外间隙，细胞外间隙的渗透压增加。神经纤维的肿胀，也使视盘内的小静脉受压，视盘毛细血管扩张、渗漏，使组织间隙的液体吸收发生障碍，最终发生视盘水肿。

迄今尚无任何一种学说能够完满地解释所有视盘水肿的发生机理。

三、临床表现

（一）症状

视盘水肿早期无视觉症状。即使水肿较严重，视力也多不受影响。只有当出血、渗出波及黄斑时才表现视力下降。虽然视野检查可发现生理盲点扩大，但这一改变通常不易被患者察觉。若视盘水肿进一步发展，患者可出现短暂的、一过性视物模糊，视力可轻度下降，甚至失明，但很快就完全恢复。视物模糊可无明显诱因，也可在体位突然改变时发生；轻压眼球常可诱发。可以发生在1眼，或2眼交替，或同时发生。每次发作通常仅持续数秒钟，有的患者每天可发作20~30次。视盘水肿长期得不到缓解时，视神经将发生继发性萎缩，此时可出现视力减退、视野狭窄或失明。

患者尚可伴有颅内压增高引起的头痛、恶心、呕吐、复视、瞳孔散大及全身运动僵直等症状。

（二）体征

根据眼底改变，可将视盘水肿分为早期、进展期和晚期3个阶段。

1. 早期　即视盘明显水肿前的初期改变，常包括以下表现：①视盘色泽变化：由于颅内压增高，视网膜中央静脉回流受阻，引起视盘表层毛细血管扩张，充血所致。在判断视盘有无充血时应注意，视盘本身的色泽变异较大。婴幼儿和70岁以上的老年人视盘色泽淡，中青年偏红；近视眼视盘色淡，而远视眼偏红。②视盘边缘模糊：需与视盘先天异常表现的视盘边缘模糊区别。视盘水肿时，视盘边缘模糊常由鼻侧开始。若颞侧缘更模糊时，则应多考虑其他局部的病变。当它与其他早期体征同时出现时诊断价值大。③视盘肿胀：利用彩色立体照相和荧光血管造影可以发现视盘肿胀。视盘肿胀的发生有一定顺序，常由视盘下方开始，然后依次波及上方、鼻侧和颞侧。各部位水肿程度也不一致。使用直接检眼镜不易发现这一体征。④邻近视神经盘周围的视网膜变成青灰色，也是早期视神经盘水肿的一个常见征象，在充血发红的视盘与暗红色的视网膜之间，围绕视神经盘周围的一圈视网膜的灰白色水肿环，是一个较为醒目的体征（图18-10）。⑤视神经纤维层裂片样出血：在视盘表面或其边缘处出现纤细的放射状条纹，多为视盘内或其周围扩张的毛细血管破裂所致。尤其用裂隙灯显微镜结合眼底接触镜或间接镜观察时出血更明显。⑥视网膜中央静脉搏动消失：一般认为，当颅内压超过200mmH$_2$O时，中央静脉的自发性搏动即消失。但是颅内压有明显的波动，而且在正常人群中约有近20%的眼无此现象。因此，中央静脉搏动消失并非诊断视盘水肿的必需。如能观察到静脉搏动，仅说明此时被检者颅内压低于200mmH$_2$O，并不能肯定无视盘水肿。

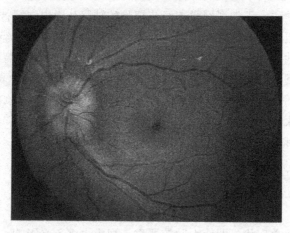

图18-10 视盘水肿早期，视盘周围视网膜呈青灰色，充血的视盘与深红色视网膜之间，围绕视神经盘周围的一圈视网膜的灰白色水肿环

2. 进展期　若水肿加重，大约7~10天后即进入此期。视盘水肿十分明显，眼底的主要表现如：①视盘本身的改变：除视盘颞侧外，其余象限边缘变得更加模糊。视盘表面隆起，并高出视网膜平面，起初视盘隆起的高度小于2D。大约1周后，视盘充血更明显，其色泽与周围视网膜色泽接近，视盘的位置仅能依靠大血管的汇合来确定。隆起高度通常为5~7D，有时也可达8~9D以上。视盘边缘遮盖了周围的视网膜，看起来视盘呈蘑菇状。由于视盘神经纤维肿胀，并向侧方扩张，使视盘的范围扩大。视盘组织失去透明性，而变得明显混浊。视盘隆起程度可由检眼镜估测。②血管的改变：由平坦的视网膜向隆起的视盘过渡时，视网膜血管呈爬坡状。在视盘边缘处，有的血管被肿胀的组织埋没，好像血管发生了中断。视网膜动脉无明显变化，视网膜中央静脉迂曲、怒张、充血明显，其血流呈暗红色。视盘表面的毛细血管床扩张，血管数目增多，加重了视盘充血。有时尚可见微动脉瘤形成。视盘表面及其附近出血增多，常表现为火焰状，有时也可见深层圆形点状出血。③棉绒斑（"Cottonwool" spots）和渗出：视盘表面出现边界不清的白色斑块，即称棉绒斑，为神经纤维肿胀、变性的结果。偶尔在黄斑区可见星状或扇形的视网膜渗出。④Paton线（Paton line）：即在视盘颞侧，以垂直方向与其同心性排列的条纹。这是由于视盘肿胀，视网膜从其颞侧缘移位，引起内界膜皱褶，产生折光改变的表现。Paton是各种原因所致的视盘水肿最肯定的一个体征，但由于不很明显，若不留意，眼底检查时极易遗漏。当水肿加重，使该部位也发生水肿时，此体重将消失。

3. 晚期　当视盘水肿仍存在，视盘充血和肿胀开始减退，视网膜静脉怒张减轻时即表示已进入此期。最终将发展为视神经萎缩。此时患者可出现视力减退、视野缩窄，眼底发生以下变化：①视盘颜色变白：视盘由进展期的充血状态逐渐变为灰白色，这种改变最初发生在视盘边缘，随后波及整个视盘。其原因为肿胀变性的神经纤维被增生的神经胶质取代的结果。②视网膜血管狭窄：视网膜中央动脉变细。中央静脉也由迂曲、怒张状态逐渐恢复到正常管径，甚至变得更细。并可见血管白鞘形成。③视盘隆起度降低：逐渐形成一个边界模糊不清、颜色苍白、轻微隆起的晚期萎缩性视盘水肿。最终视盘将完全变平，呈典型的继发性视神经萎缩的表现。

（三）视野改变

生理盲点扩大是视盘水肿最常见的视野改变，也常是唯一的改变。盲点通常呈渐进性扩大，扩大范围与水肿程度大体一致。扩大的生理盲点致密程度不一，由中心向周围逐渐降低。范围可扩展至正常生理盲点外数度，甚至达到固视点。视盘水肿使邻近视网膜受压、脱离和侧向移位是这一改变的主要原因。周边视野向心性缩小是继发性视神经萎缩的表现，通常出现在视盘水肿的晚期。鼻侧视野发展较颞侧快，因此在完全失明前患眼可仅存颞侧视岛。这种改变与青光眼的视野改变相似，二者可能有共同的发病机制。

同视力改变一样，视盘水肿的视野缺损常逐渐发生，出现较慢。若视野突然发生改变，多系局部病变引起。若发现中心绝对暗点和其他视野缺损（如双眼颞侧或象限性偏盲），则为视路上段局部受压的表现。

（四）眼底荧光血管造影表现

早期视盘水肿，造影早期常无明显改变，但造影后期，由于视盘边缘轻微染色而使视盘呈一片边界不清的朦胧状强荧光区（图 18 – 11）。进展期表现为造影早期即可见视盘表层扩张的辐射状毛细血管及多数微动脉瘤，随即扩张的毛细血管渗漏荧光素，视盘及其周围染色，呈一片强荧光。进入晚期，若视神经萎缩较重，同时视盘血管网减少时，视盘在造影早期呈弱荧光，后期呈强荧光。

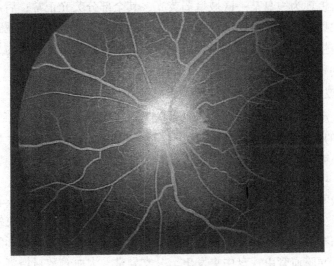

图 18 – 11 视盘水肿
荧光血管造影 10' 36" 视盘边缘轻微染色而使视盘呈一片边
界不清的朦胧状强荧光区

四、诊断与鉴别诊断

进展期的视盘水肿具有典型的临床表现，诊断较容易。诊断困难的是早期视盘水肿。应用彩色立体照相、视野检查和眼底荧光血管造影等对诊断有一定帮助。对诊断不明确的，应在短期内连续复查眼底，观察视盘及其周围视网膜的细微变化，以明确诊断。对已确诊的视盘水肿，需作头颅 CT 或 MRI 检查；必要时行腰穿，做脑脊液分析，以期明确视盘水肿的原因。视盘水肿常需与下列疾病鉴别。

（一）视盘炎（Papillitis）

为邻近眼球视神经的一种急性炎症，发病急，视力损害严重，多累及双眼，很易与视盘水肿混淆。其特点为：①多数患者双眼突发视物模糊，在 1～2 天内视力严重障碍，甚至无光感。可有眼球转动痛，少数人尚有头痛、头昏，但多无恶心、呕吐。②瞳孔不同程度的散大，对光反应迟钝或消失。③眼底表现视盘充血，边界模糊。水肿较轻，多不超过 2～3D。视盘周围的视网膜也有水肿，有的整个后极部视网膜明显水肿。视网膜静脉曲张，视盘周围少许小的火焰状出血，很少渗出。视盘附近的玻璃体内可见炎性细胞。晚期视盘炎可发生继发性萎缩。④视野改变主要是巨大的中心暗点。周边视野一般变化不大，炎症严重时也可有明显的向心性缩窄。

（二）前部缺血性视神经病变（Anterior ischemicoptic neuropathy）

是因供血不足引起的视盘梗死性疾病，常为特发性。在明确的致病因素中，最常见的为巨细胞动脉炎。眼部损害一般为睫状后动脉感染所致。临床有如下特征：①多在 50 岁以后发病；两眼同时或先后受累，相隔数周至数年不等。②发病突然，无疼痛。视力可在数小时或数天内逐渐下降，直到无光感。丧失的视功能几乎不可能恢复，或恢复极有限，此点有别于视盘炎。③眼底表现为轻度视盘水肿，通常伴视盘周围神经纤维层出血。可表现部分视盘肿胀。水肿消退后，视盘可呈现区域性颜色变淡或苍白。④眼底荧光血管造影视盘荧光不对称。造影早期多数表现为视盘某一区域呈弱荧光，其余部分荧光正常；后期弱荧光区因渗漏而呈强荧光。少数病例在造影早期即显强荧光，后期荧光更加强烈。⑤视野改变具有重要的诊断价值。多为与生理盲点相连的弓形视野缺损。视野缺损不以正中线为界。视盘荧光异常区与视野缺损范围相对应。

（三）视盘玻璃膜疣（Optic nerve drusen）

为筛板前神经组织中出现的玻璃样物质。发病率为 0.3%～1%，组织病理学发病率为 2%。具有不典型的常染色体显性遗传特征，75%～80% 为双侧性。临床上分为 2 型：表层玻璃膜疣表现为不规则的、黄色反光颗粒，可以是孤立的，也可呈簇状；埋藏性视盘玻璃膜疣不易直接看到，可以引起假性视盘水肿。

玻璃膜疣一般不对称。由于神经纤维受压，视网膜下出血或视网膜下新生血管形成可以引起视力丧失，但少见。常有视野缺损，包括生理盲点扩大，神经纤维束缺损，偶尔出现不规则的周边视野缩窄，或严重的视野缺损。眼底表现包括：①视盘生理凹陷消失，但中央静脉搏动存在。②视网膜血管由视盘中央发出，分支异常，大血管数目增多。③视盘边缘不规则，无表层毛细血管扩张、出血、渗出及棉绒斑，视盘周围无视网膜皱褶。④眼底荧光血管造影视盘血管无荧光素渗漏。玻璃体疣可有自发荧光，造影后期可染色。

（四）假性视盘水肿（Pseudopapilledema）

是一种常见的视盘先天异常，多见于眼球较小的远视眼。

视盘本身也小。由于视神经纤维通过较小的巩膜孔，神经纤维较拥挤，因而表现视盘边界不清和生理凹陷缺如。因血管较密集，视盘色红。视盘可有轻微隆起，但一般不超过2 D。

绝大多数在进出视盘的视网膜中央动、静脉血管旁可见灰白色或略带青灰色的半透明的鞘膜包裹。假性视盘水肿的眼底表现终身不变，无出血、渗出。视力正常，或矫正后正常。视野正常，生理盲点大小正常，或比正常略小。患者多有远视及散光。眼底荧光血管造影无异常，这对与其他疾病鉴别有重要价值。

五、治疗和预后

视盘水肿的视力预后常不易估计。一般说来，发展越快，对视力威胁越严重。视网膜动脉狭窄，鞘膜形成，表示视神经组织已经出现不可逆性改变，视力预后不佳。另一个视力预后不良的指征是当水肿仍存在时，视盘已苍白，这意味着视盘的神经轴突明显减少。若视力、色觉和视野等视功能一旦出现障碍，即使再行减压术，视力预后也极差。因此，视盘水肿的早期诊断、积极治疗是十分重要的。

视盘水肿是多种疾病的共同表现，因此首先应进行病因治疗。

(一) 药物治疗

首先要治疗导致颅内压升高的原因，脱水剂和皮质类固醇对减轻脑水肿有一定作用，同时可给予神经营养药物。

(二) 手术治疗

若是由颅内占位病变引起颅内压增高所致，通过手术去除占位病变，视盘水肿即可缓解。若颅内病变不能去除，若存在脑脊液吸收障碍，行脑脊液分流术也可部分降低颅内压，减轻视盘水肿。单从保护视功能的角度考虑，视神经鞘减压术（Optic nerve sheath decompression）则是一个较安全，有效的措施。视神经鞘减压术是将视神经鞘膜切开或切除，使鞘内脑脊液得以引流的一种手术方式，以往又称视神经开窗术。早在1872年首先由Dewecker用于治疗颅内压增高性视盘水肿，近年手术适应范围扩大，已用于治疗前部缺血性视神经病变、视神经挫伤和视网膜静脉阻塞等眼科疾病。视神经鞘减压术治疗视盘水肿的目的是防止视功能进一步损害，并不能去除引起视盘水肿的病因，故属一种对症疗法。

视神经鞘减压术确切的作用机制尚不十分清楚，目前有以下几种说法：①视神经鞘减压术与脑脊液分流术类似，通过切开的视神经鞘，脑脊液引流入眶内，而后被眶组织吸收；②视神经鞘减压术后，在视神经周围形成瘢痕，中断了脑蛛网膜下腔与视神经蛛网膜下腔的交通，增高的颅内压不能传导至筛板的后方，使筛板前后异常的压力关系得以恢复正常；③视神经鞘减压术可以改善眼球后血循环，缓解视盘水肿时的缺血状态，减轻对视神经的损害。对有适应证的患者，若手术成功，视功能将迅速改善。部分患者的颅内压增高的症状缓解，视盘水肿大多在2周~2个月内消退。但对已发生视神经萎缩的视盘水肿而言，即使手术后视盘水肿可消退，视功能效果则不理想。常见的手术并发症有眼球运动障碍、瞳孔活动异常和复视等，多在术后1~2个月内自然恢复。这与术中断离直肌和扰动睫状神经节有关。一些患者术后视功能无明显改善，有的甚至视力下降，并出现视盘苍白，与术前存在不可逆的视神经萎缩有关。最严重的一类并发症是损伤视神经、视网膜中央动脉和中央静脉阻塞等，可造成视功能永久性丧失。手术时充分暴露视神经，并在直视下选择正确的部位切开视神经鞘膜至关重要。

（三）假性颅内肿瘤的颅内压增高现象可自行恢复

数周至数月内症状减轻或恢复。自行恢复的原因可能在一侧静脉窦发生血栓后，对侧起代偿作用，或血栓机化后再通，使静脉回流恢复。

（许思思）

第三节　视神经炎

视神经炎是指原发于视神经的炎症。其中发生于球内段的称为视神经盘炎，发生于眶内段、管内段、颅内段的称为球后视神经炎。以往认为后者发生于眼球后段视神经，而眼底没有任何改变，所以称之为球后视神经炎，但是由于两者除眼底改变外，发病原因、治疗及临床表现都基本相同，所以目前国外文献中已经基本摒弃了球后视神经炎这一名称，统称为视神经炎，同时也不再将之分为急性和慢性两种。本节中也将两者统一进行叙述。

视神经炎与多种系统性自身性免疫病有关，但是作为其中最常见的类型，急性脱髓鞘性视神经炎与多发性硬化密切相关。约50%的多发性硬化患者会发生视神经炎，其中15%～20%的患者视神经炎为首发表现。根据视神经炎治疗研究小组（Optic Neuritis Treatment Trial，ONTT）2003年发布的10年多中心研究结果，38%初诊为视神经炎的患者终诊断为多发性硬化。所以对于这些可疑为多发性硬化的患者进行早期治疗有助于控制病情、减少复发。

一、临床表现

（一）症状

亚急性视力下降，多为单眼发病（儿童多为双眼发病），视力常在数小时或数天内下降至最低。色觉异常，常表现为红色觉丧失。ONTT的研究结果显示，眼球转动时疼痛者约占所有患者的90%。

大部分患者即使未经治疗视力也可逐渐恢复。ONTT安慰剂组中初诊时患眼视力的中位数为20/60，15天后提高到20/25，1个月后为20/20。如果视力持续下降超过1周或者在4周内还未开始有所恢复者应考虑其他疾病的可能。但是有的患者即使视力恢复至正常（20/20），仍可能有某些轻微的症状存在，譬如仍感觉视物模糊或者红色觉异常。

（二）体征

外眼检查无异常，可有眼球压痛。视力差异较大，轻者正常（20/20），重者可降至无光感。瞳孔对光反射表现为传入性瞳孔运动障碍，即使病变程度较轻，患眼的直接对光反射和对侧眼的间接对光反射仍然会有减弱的表现。双眼视神经炎患者若双眼病变程度不等，则病变较重的眼表现有相对传入性瞳孔运动障碍；若双眼病变程度相等，该体征阴性。

眼底检查：2/3视神经炎患者眼底无改变，这种情况既往称之为球后视神经炎（图18－12A）。少数患者视神经盘有轻度的充血水肿（图18－12B），但水肿多不超过3个屈光度。少数患者可伴有线状出血（图18－13A，图18－13B）。超过3个屈光度的水肿或伴有出血的视盘水肿应当除外其他病变可能，如颅内高压或前部缺血性视神经病变等。视盘旁视网膜可出现水肿或棉絮斑，称为视神经视网膜炎。发病数周后，尽管视力可能有所恢复，但是可以发现视神经萎缩和神经纤维层变薄的改变。

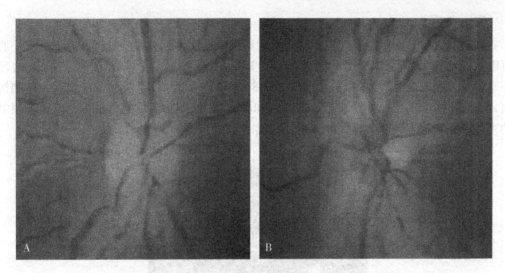

图 18 - 12　双视神经炎
A. 右眼视盘未见异常；B. 左眼视盘轻度充血、水肿

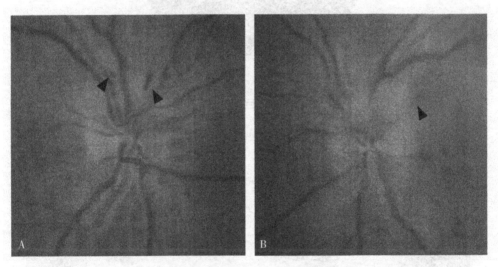

图 18 - 13　双视神经炎
A，B. 双眼视盘充血、水肿（箭头示视盘旁视网膜线状出血）

　　根据 ONTT 10 年的随访结果，对于首诊时仅表现为视神经炎而头颅 MRI 无脑白质脱髓鞘改变的患者，有的临床表现可能提示今后不会发生多发性硬化或发生的可能性比较小。这些表现主要包括：视盘或视盘旁视网膜出血；不伴有疼痛；严重的视盘水肿；无光感；视网膜渗出。但应当注意的是，由于这些表现在视神经炎中出现的可能性比较小，所以有这些表现的患者首先应当排除其他疾病的可能。

　　发生于儿童的视神经炎与发生于成年人的典型视神经炎有所差异，发生于儿童的视神经炎多为双侧，视盘水肿更为多见，视力丧失也更加明显（84% 的患眼视力低于 20/200）。76% 的患儿视力可以恢复至 20/40 以上。首发表现为视神经炎的患儿 10 年内多发性硬化的发生率为 13%，而 20 年内的发生率为 19%。

（三）视野

典型表现为中心型暗点。如果病变累及乳斑束则表现为巨大中心暗点，有的巨大中心暗点可以扩展到整个中心30°视野范围（图18－14）。如果病变主要侵犯视神经鞘及周边部神经纤维者，多表现为视野的向心性缩小（图18－15）。一般单侧视神经炎只表现为单侧视野缺损，但如果病变累及视神经后段，由于Wilbrand膝状弯曲的存在，可以表现为患侧眼典型的视野缺损和对侧眼颞上视野的象限性缺损。

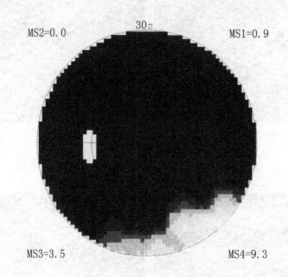

图18－14　巨大中心暗点

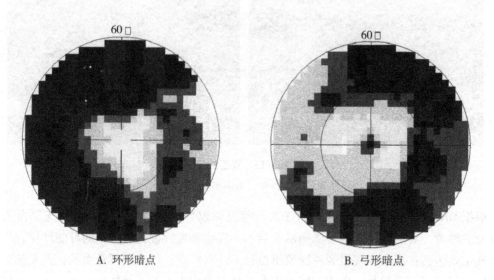

A. 环形暗点　　　　　　　　　　　　　　B. 弓形暗点

图18－15　双视神经炎

（四）MRI

对于诊断或高度怀疑为视神经炎的患者应当在发病2周内常规行眼眶及头颅MRI检查。经增强及压脂技术处理后，视神经常表现为增强、增粗（图18－16A）。此外，行MRI检查更重要的目的在于发现是否存在发展成为多发性硬化的高危病变。典型的预示可能会发展成为多发性硬化的病变多大于等于 3mm，椭圆形，位于脑室周围白质，向脑室方向呈放射状分布（图 18-16B）。ONTT 研究结果显示，在出现一个或多个这种脑白质脱髓鞘改变的视神经炎患者中，10 年内发生多发性硬化的可能性为 56%，而在没有这种脱髓鞘改变的患者中仅为 22%。

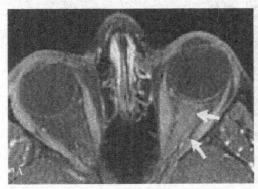 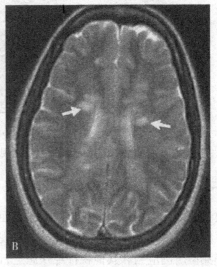

图 18-16　左视神经炎眼眶及头颅 MRI *

A. 箭头示增强压脂后左侧视神经增粗，均匀强化；

B. 箭头示脑室旁多个长 T_2 椭圆形病灶

* 图片引自 Laura J. B. Optic Neuritis（2006）

（五）其他检查

脑脊液蛋白寡克隆条带检查对于预示是否具有发生多发性硬化的风险有重要的提示作用，特别是对于 MRI 中无脱髓鞘改变或改变不典型（如病灶较小，非椭圆形，不位于脑室周围）的患者。

视诱发电位（VEP）检查对于可疑视神经炎的患者比较有帮助，超过 65% 的视神经炎患者表现为潜伏期延长及振幅降低。但是其他一些病变也可以有这种改变。相比之下，多焦 VEP 的敏感性和特异性更强，但作为一种常规检查尚待普及。

OCT 检查对于发现并追踪视神经纤维层变薄具有一定的作用，但目前并不作为对视神经炎患者的常规检查。

荧光素眼底造影（FFA）检查并不能确诊视神经炎，但可以除外其他病变如前部缺血性视神经病变等。主要表现为视盘表面血管扩张，早期渗漏，随时间逐渐增强（图 18-17）。

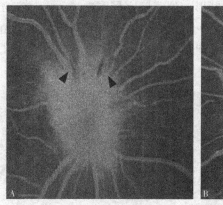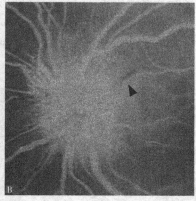

图 18 – 17　双视神经炎荧光造影（同图 18 – 12 患者）
晚期双眼视盘明显渗漏（箭头示视盘旁线状遮蔽荧光，提示有小片出血）

二、诊断与鉴别诊断

典型的视神经炎病例应符合以下三方面临床表现：最佳矫正视力不同程度下降；除瞳孔对光反射外，内外眼检查均无任何异常；视野出现中心暗点。

不典型病例应当和其他视神经疾患进行鉴别（表 18 – 1）。

表 18 – 1　视神经炎急性期鉴别诊断

	视神经炎	前部缺血性视神经病变	Leber 遗传性视神经病变
年龄	20 ~ 50	>50	26 ~ 37
男性比	33%	50%	80% ~ 90%
疼痛	90% 患者；眼球运动时加重；1 周内有所恢复	<10%；颞动脉炎患者伴有头痛	多无疼痛，偶有头痛
视力下降	数小时至数日（最多 10 日）内视力进行性下降；成人多为单眼	多在清醒时视力突然下降；成人多为单眼	数周至数月内视力进行性下降；双眼先后发生
视盘	1/3 出现视盘水肿（儿童视盘水肿多见）；出血及视网膜渗出少见	视盘水肿；局限性视盘颜色变淡；可有线状出血对侧眼视杯偏小	苍白或充血；常有血管扩张
视野	典型为中心暗点；也可表现为弓形暗点，哑铃型暗点或半侧偏盲（垂直的鼻侧或颞侧）	象限性偏盲，典型的为水平线上、下偏盲	中心型或哑铃型暗点
视力恢复	2 ~ 4 周内开始恢复，常可达到 20/20 或以上	40% 病人数月后 Snellen 视力表可提高 3 行或以上	约有 33% 患者视力有不同程度的恢复

三、病因

多方面因素可以导致视神经炎的发生，但临床上绝大多数病例并查不出明确的病因。目前认识到的病因主要有以下几种：

（一）多发性硬化

多发性硬化为中枢神经系统脱髓鞘性疾病，好发于视神经、脊髓、脑干等部位，近年来我国多发性硬化患者有逐渐增多的趋势。约有1/3多发性硬化患者发生视神经炎。15%的多发性硬化患者首发症状为视神经炎，随后才会出现其他症状。多发性硬化可以导致视神经纤维的脱髓鞘改变，常导致严重的视力障碍，虽可自行恢复，但一段时间后可以再次发作。反复发作的视神经炎可以导致视力越来越差。因此对于首发表现为视神经炎的患者应常规检查头颅MRI，如果发现MRI显示合并有2个以上脑室旁白质椭圆形的、大于等于3mm直径的放射状分布病变时，或者反复发作的视神经炎患者应当高度怀疑多发性硬化的可能。此外，作为多发性硬化的一个亚型，视神经脊髓炎患者也可首发表现为视神经炎。

（二）B族维生素缺乏

多发生于酗酒或者不能正常进食者。作为三羧酸循环中的辅酶，体内缺乏B族维生素可以导致葡萄糖代谢障碍，造成体内丙酮酸堆积。过多的丙酮酸容易导致视神经的损伤，常表现为双侧乳斑束的损伤。

（三）药物或中毒

多表现为慢性视神经损伤。长期吸烟（特别是旱烟）、酗酒容易导致体内维生素B_{12}缺乏导致视神经炎的发生；甲醇中毒是引起视神经损害的另一常见原因，多因饮用含有工业酒精的假酒而致长期服用乙胺丁醇、利福平、链霉素等抗结核药物也可以导致视神经损害；此外，氯霉素、奎宁、呋喃唑酮、洋地黄、口服避孕药等药物以及铅、砷、铊等重金属均可引起视神经损害。

（四）急、慢性感染性疾病

流感、腮腺炎、水痘、麻疹、猩红热、结核、伤寒、梅毒等传染病均可引起视神经炎。既往认为局部感染如鼻窦炎等可以导致视神经炎的发生，但近年来发现多数诊断为鼻窦炎导致的视神经炎患者，经证实实际上是多发性硬化，所以目前认为鼻窦炎引起视神经炎的可能性极小。眼内感染如脉络膜视网膜炎、虹膜睫状体炎或眶蜂窝织炎也均可导致视神经炎。

（五）代谢性疾病

糖尿病、甲状腺功能障碍、哺乳均可发生视神经炎，其中发生于哺乳期妇女的视神经炎称为哺乳期视神经炎，停止哺乳并予激素及维生素治疗后可以恢复正常。

四、治疗

（1）积极寻找病因，并根据病因进行相应治疗。

（2）补充B族维生素。

（3）肾上腺皮质激素治疗：根据ONTT的多中心研究结果，对于脱髓鞘性视神经炎即使不予任何治疗，部分患者的视力也可以在数周之后自行恢复；静脉使用甲泼尼龙可以加速视功能的恢复，但是对于长期的视力预后并没有帮助。

在ONTT的研究中，发病8天内的患者被随机分为了三组，一组口服泼尼松［1mg/（kg·d）应用2周，此后每4天减量一次］；另一组静脉使用甲泼尼龙（250mg每6小时一次应用3天）继之口服泼尼松［1mg/（kg·d）应用11天，此后每4天减量一次］；第三组予口服安慰剂。结果显示，静脉使用甲泼尼龙的一组视功能，特别是视野的恢复最快。一年后随访发现各组间视力预后无明显差异。静脉使用甲泼尼龙的一组两年内发生多发性硬化的比例最低，另外两组基本相似。此外，2～10年内视神经炎的复发率口服泼尼松组明显增高，而另外两组基本相似。

所以目前得到大家公认的结果是，对于单纯的急性脱髓鞘性视神经炎患者（排除多发性硬化的高危因素）可以不予激素治疗；在排除使用激素的禁忌证而患者自己同意的情况下，可以静脉使用大剂量甲泼尼龙冲击治疗以加速视力的早期恢复；但是常规剂量口服泼尼松治疗对于视神经炎的治疗是没有任何益处的。

（4）干扰素：肌肉或皮下注射干扰素β-1a或皮下注射干扰素β-1b可以减缓脱髓鞘性视神经炎或多发性硬化的发展。对于有高度危险发展成为多发性硬化的急性脱髓鞘性视神经炎患者（MRI显示合并有脑室旁脑白质的椭圆形的、大于等于3mm直径的放射状分布病变），应当在积极予以静脉甲泼尼龙冲击治疗的基础上长期给予干扰素治疗。

（5）静脉注射丙种球蛋白：疗效尚待明确。

（许思思）

第四节　视盘血管炎

视盘血管炎（optic disc vasculitis）是一种视盘血管的非特异性炎症。视盘的血管分为筛板前区的睫状动脉小支和筛板后区的视网膜中央动、静脉。当炎症主要累及筛板前区，引起睫状动脉炎，视盘由于血管渗透性增加和组织缺氧而水肿，称为水肿型；当炎症主要累及筛板后区，引起视网膜中央静脉炎，可致静脉完全或不完全阻塞，眼底表现类似视网膜中央静脉阻塞，称为静脉阻塞型。

一、病因

属于视盘血管局部炎症，多数无眼部或全身其他病变，但有文献报道，个别患者合并全身荨麻疹性血管炎或活动性E-B病毒感染。有研究表明，高血压和吸烟是患病的危险因素。

二、临床表现

（1）患者多为40岁以下健康的青壮年，无明显性别差异，大多数为单眼发病。

（2）常表现为患眼视物模糊，眼前黑影或闪光感。

（3）患眼视力正常或轻度减退，但个别患者视力损害严重。

（4）患眼眼底视盘充血，边界模糊不清。水肿型视盘隆起明显，但不超过3个屈光度，视盘及其周围视网膜上可有少量火焰状出血；静脉阻塞型视网膜静脉迂曲扩张，而动脉无明显改变，沿视网膜静脉有较多的火焰状出血及渗出（图18-18）。

（5）视野检查表现为生理盲点扩大。

（6）眼底荧光血管造影显示静脉阻塞型表现为视网膜静脉充盈迟缓，视盘毛细血管及静脉管壁荧光素渗漏，后期视盘及视网膜呈强荧光。水肿型表现为视盘毛细血管扩张，荧光素渗漏，后期视盘呈强荧光（图18-19）。

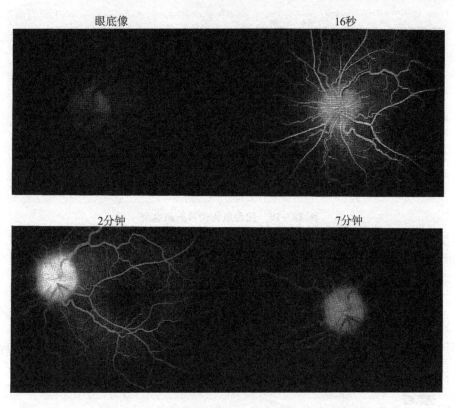

图 18 - 18 视盘血管炎水肿型眼底像及荧光造影

44 岁女性，左眼前黑影飘动 2 周，视力 0.8，视盘轻充血隆起，边界模糊不清，静脉迂曲扩张，造影早期视盘毛细血管扩张，随时间逐渐渗漏，后期呈一团模糊不清的强荧光

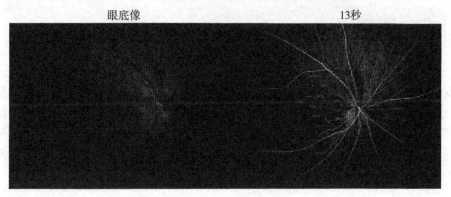

35秒　　　　　　　　　　　　　　　　　　　5分钟

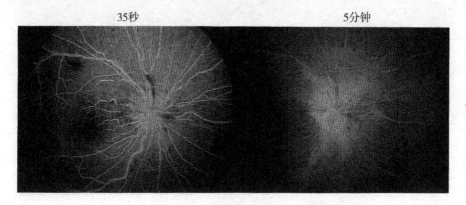

图 18 - 19　视盘血管炎静脉阻塞型

40 岁女性，右眼视物模糊 2 周，视力 0.8，视盘充血轻隆起，边界模糊不清，视盘及血管旁火焰状出血，造影 13.2 秒动脉充盈，15.9 秒静脉出现层流，31 秒静脉基本充盈，视盘及盘周静脉扩张渗漏，视盘周围及后极、周边均可见条状、片状出血遮蔽荧光

三、治疗

早期大剂量皮质类固醇激素治疗，可抑制炎症反应，促进水肿吸收，缩短病程，效果较好。

四、预后

及时而正确的治疗，眼底和视力均可恢复正常，预后好；如治疗不当或延迟治疗可致视神经萎缩或黄斑病变而影响视力。少数病例有时可自愈。

（朱习峪）

第五节　多发性硬化

多发性硬化（multiple sclerosis，多发性硬化）是一种进展缓慢、加剧和缓解反复交替的神经系统脱髓鞘疾病，病变累及部位广泛，最常侵犯的部位是脑室周围的白质、视神经、脊髓的传导束、脑干和小脑等处，可以同时或先后侵犯多组中枢神经。我国的多发性硬化多表现为脊髓和视神经的损害，视神经炎的发病率为 68.6%，其中约 74.0% 的病例表现为球后视神经炎。

一、发病率和流行病学

多发性硬化的发病率随纬度增加而增加，离赤道愈远发病率愈高。多发性硬化高危地区如美国北部、加拿大、冰岛、英国、北欧等地，患病率为 40/10 万或更高，亚洲和非洲国家发病率较低，约为 5/10 万。多发性硬化地理分布，患病率西方高于东方，其差异还可能与种族不同有关。女性的发病率比男性高 1.4～3.1 倍，在发病较晚的患者中，性别比例趋于相等。

二、发病机制

目前认为，多发性硬化的发生是由于易感个体免疫耐受性的损坏所致，主要的因素包括遗传、环境和免疫系统异常。一般认为，疾病的易感性是由遗传所决定的，而其发病取决于环境因素。

（一）自身免疫反应

多发性硬化的发病机制主要包括最初的炎性阶段，此为自身免疫性疾病的标准，接着为选择性脱髓鞘，最后为变性阶段。

辅助性 T 细胞（TH）被认为在中枢神经系统自身免疫性反应中起到关键作用，主要是在炎性脱髓鞘反应中，但仍未证实。T 细胞存在于任何个体中，在外周部被抗原决定簇或自身抗原所激活。激活后 T 细胞能通过血脑屏障而迁移至炎症地点。此过程受黏附趋化、迁移分子影响。T 细胞（包括 CD_4^+ TH 和 CD_8^+ 细胞毒素的表型）释出前炎性细胞因子，通过其他免疫细胞损伤髓鞘。T 细胞还可能诱发 B 细胞的激活和抗体形成，而后者对髓鞘有损伤作用。总之，损伤主要包括以下两种模式：

（1）T 细胞和巨噬细胞介导的脱髓鞘。

（2）抗体介导的脱髓鞘，其中包括补体的激活。

此外，轴索损伤和缺失也发生在疾病早期，造成了不可逆转的损害。

（二）遗传因素

遗传因素在多发性硬化发病中有重要作用。这已从加拿大关于多发性硬化遗传易感性的实验和许多其他家族研究中得到证实。这些证据包括：

（1）多发性硬化具有明显的家族倾向：多发性硬化患者的一级亲属患病危险率为 3% ~ 5%，在二、三级亲属中为 1.5% ~ 2.5%，而加拿大一般人群中大约为 0.2%。

（2）同卵双生患病一致率（大约为 30%）比异卵双生患病一致率（3% ~ 5%）高很多。

（3）收养关系的一级亲属的发病率与一般人群相同，只有生物学一级亲属患病率的 1/25。

家族研究分析表明，多发性硬化的易感性至少依赖于 2 个基因，可能为多基因所致。然而确切基因仍然不明。已知第 6 对染色体短臂上，HLADW2 单倍型与多发性硬化的危险性相关。其他基因估计包括有 TCR、IGS、TNF2、MBP、CTLA4（激活 T 细胞表面的一种分子表达产物）。已经证实 HLA 区有重要意义，相关的位点可能位于第 2、3、5、7 染色体短臂上和第 2、17、19 染色体长臂上。基因研究证实了许多易感基因单独的作用很小，在它们之间有上位的相互作用。多发性硬化的生物学型基因标记物有待进一步研究，决定自动免疫和神经系统变性的基因组已明确区分。

（三）环境因素

被认为与多发性硬化发病有关的各种环境因素包括特殊食物、毒物、心理压力、麻醉、外科手术及其他创伤等。这些因素的研究都是回顾性的，没有一种因素证实确实有效。有一研究认为，每天的日晒时间和多发性硬化的流行呈负相关，可为维生素 D 所调节。有许多假设认为，多发性硬化的发病是由于病毒或其他病原体感染所致，但很少研究表明这些病原体在多发性硬化中可重复检出。

三、临床特点及分型

多发性硬化是中枢神经系统多灶性疾病，以中枢神经系统的慢性炎症、脱髓鞘和继发的胶质增生为特征。其临床、影像、病理变化呈多相性，表现为不同患者和同一患者不同时期临床过程和表现有很大的差异。在温和气候下，其发病率为 0.1%。年轻人易患病（发病年龄大约为 28 岁左右），常致残（50% 的患者发病 15 年后需借助拐杖行走）。大约 85% 的患者始发于复发缓解型多发性硬化（RR 多发性硬化），表现为神经系统症状、体征几天至几周发展后达高峰；加重期之间有临床缓解期；缓解时间长短不一，有的可持续几年，但也有永远缓解的。只有这种表现的患者可能是由于中枢神经系统的播散性脱髓鞘炎性过程所致，称为临床孤立综合征（CIS）。其余 15% 的患者发病表现为逐渐进展的神经功能异常，称为原发进展型多发性硬化（PP 多发性硬化）。大约 2/3 的 RR 多发性硬化患者最终转化为继发进展型多发性硬化（SP 多发性硬化），表现为复发频率在一段时间后减少，而呈进行性神经功能异常。还有进展复发型（PR 多发性硬化）表现为发病后病情逐渐进展，其间有明确快速的复发。一些研究表明，PP 多发性硬化和 PR 多发性硬化的自然病程大体是相同的。

主要症状有视力障碍、运动和感觉障碍或颅神经受累等。首发症状以单眼或双眼视力减退、肢体疼痛、感觉异常、奇痒及无力为最多见。

球后视神经炎是多发性硬化的主要类型。临床特点是多为单眼患病，发病突然，患眼有眼球后疼痛及眼球转动痛，视物模糊；呈进行性视力减退，或突然视力减退至光感，病变严重者甚至可完全失明。眼底检查早期通常无明显异常，有时可有视盘轻度水肿，其隆起度很少超过 2D。视盘周围的出血和渗出较为少见。病变后期可发生视神经萎缩。患眼的瞳孔稍大，直接对光反射迟钝，间接对光反射存在，有时只在瞬间可有较灵敏的直接对光反射，称为球后视神经炎性瞳孔。视野检查有中心、旁中心或哑铃状暗点等，由于视交叉、视束和视放射的受累可引起同侧或颞侧偏盲，但少见，因病灶呈多发性，视野改变极不规则。色觉障碍以红绿色觉明显，色相排列检查法更易发现其异常。

除视神经受累外，尚可见两个典型眼征，即核间性眼肌麻痹和视网膜静脉周围白鞘，前者系指病变侧眼内收不足，向外注视时出现单眼水平性眼球震颤，后者系指视网膜静脉周围有白色、灰色或带金属反光的混浊，可使部分静脉阻塞，多累及第二、第三分支，不散瞳检查常易疏忽。脑干的脱髓鞘斑块也可引起其他颅神经机能障碍，以外展神经受累较多见，其次为动眼神经，滑车神经往往不受累。动眼神经障碍多呈不完全性，常见上睑下垂和瞳孔大小不等，不一定伴有眼球运动障碍，如有眼球运动障碍，则以向上、向下受限多见，说明病灶在动眼神经核或神经纤维尚未离开脑干之前。其他，眼球震颤常由于脑干或小脑病变引起，小脑病变呈水平性或旋转性眼球震颤，向病变侧运动时更明显。

四、诊断标准

2001 年推荐的多发硬化诊断标准包括：

（1）2 次或 2 次以上的发作；存在有 2 个或 2 个以上病灶的证据，不需附加条件。

（2）2 次或 2 次以上的发作；存在有 1 处病灶证据，再附加下列条件之一：

1）MRI 证实病灶在空间上呈多发性；

2）有与多发性硬化一致的 2 个或 2 个以上 MRI 病灶，且脑脊液阳性（指脑脊液寡克隆带阳性或增高的 IgG 合成率，下同）；

3）等待提示另一病变的又一次临床发作。

（3）1 次发作，有 2 个或 2 个以上病灶证据，再附加下列条件之一：

1）MRI 证实病灶在时间上的多发性；

2）有第 2 次临床发作。

（4）1 次发作，有 1 个客观病灶的临床证据（单一症状），再附加下列条件之一：

1）MRI 示病灶在空间上的多发性；

2）2 个或 2 个以上与多发性硬化一致的 MRI 病灶且脑脊液阳性，加上 MRI 病灶在时间上的多发性；

3）有第 2 次的临床发作。

（5）多发性硬化隐袭的神经进展提示，再附加下列条件之一：

1）脑脊液阳性和空间上的多发性：①9 个或 9 个以上长 T_2 病灶；②或者 2 个或 2 个以上的脊髓病灶；③或者 4 ~ 8 个脑病灶加上 1 个脊髓病灶；

2）异常的 VEP 加上 4 ~ 8 个脑病灶，或少于 4 个脑病灶加上 1 个脊髓病灶，加上 MRI 病灶在时间上的多发性；

3）病情继续进展 1 年以上。

MRI 对多发性硬化病灶空间上呈多发性的诊断标准（4 条中符合 3 条即可诊断）：

（1）有 1 处增强的病灶或有 9 个长 T_2 信号病变（平扫）；

（2）至少有 1 处幕下病灶；

（3）至少有 1 处近皮层的病灶；

（4）至少有 3 个脑室旁的病灶。1 处脊髓病灶可替代 1 处脑病灶。

MRI 对于多发性硬化病灶在时间上呈多发性的标准：

（1）如果首次扫描在临床发作事件 3 个月或 3 个月以上，有增强扫描的病灶存在，即足以证实病灶在时间上的多发性，即使病灶不在起初临床事件提示的部位；如果本次没有发现增强病灶，需要随访扫描，随访扫描的时间安排不是很关键的，但是推荐 3 个月；如果出现一个新的长 T_2 或是增强病灶，就满足了时间上呈多发性的标准。

（2）如果扫描是在临床发作 3 个月以内进行的，第 2 次扫描是在 3 个月或 3 个月以上进行，显示有新的增强病灶，就满足了时间上呈多发性的证据；如果第 2 次扫描没有增强病灶，在第 1 次扫描 3 个月以上的扫描发现新 T_2 病灶，或者是 1 个增强病灶也能满足时间上呈多发性的标准。

五、治疗

多发性硬化的治疗目标是减轻疾病严重程度，降低复发率，减少或延缓功能残疾的发生。近年来，随着对多发性硬化发病机制认识的不断深入，加之神经病理学、神经影像学的发展，多发性硬化的治疗也有了巨大的突破，主要治疗方法有以下几种。

（一）皮质类固醇激素和血浆置换疗法

这两种治疗主要用于急性复发型多发性硬化的治疗。皮质类固醇能缩短急性期和复发期的病程，改善轴突传导性，促进血脑屏障的恢复。目前主张甲强龙 500~1 000mg 静滴，连用 3~5 天。血浆置换主要用于对大剂量皮质类固醇治疗不敏感的多发性硬化患者，可能的作用机制与清除自身抗体有关。

（二）免疫调节治疗

治疗多发性硬化的免疫调节药物主要有 β 干扰素（IF－β）1a、1b 和 glatirameracetate（GA，copaxone 或 copolymer I）。在国外，IF－β 已成为治疗复发－缓解型（RR）多发性硬化的一线药物，它可以减少临床复发次数，使 MRI 上新损害病灶减少并损害体积缩小。GA 是人工合成的多肽混合物，免疫化学特性同髓鞘碱性蛋白（MBP）类似，可用于 RR 型多发性硬化的治疗。

（三）调节性细胞因子

多发性硬化患者存在 Th1/Th2 细胞比例失调，Th1 细胞分泌 TNF－α、IL－12、IF－γ、NO 等物质促进炎性反应；Th2 细胞分泌 IL－1、IL－4、IL－10、IL－13 抑制免疫反应。因此，抑制炎性因子的释放和促进消炎因子的分泌是今后多发性硬化治疗方向之一。经典的 ABC 疗法：A－β 干扰素 1α，B－β 干扰素 1b，C－copaxone。其他如雌三醇（E3）、IL－10、IL－1 受体阻滞剂、IL－12 阻滞剂等药物均处于临床实验阶段。

（四）神经保护及促进髓鞘再生

基于对前体少突胶质细胞（OPC）功能的研究，有人设想通过补充 OPC 来治疗多发性硬化。应用大剂量免疫球蛋白 0.4g/（kg·d）静点，连续 3~5 天，可用于 RR 型和 SP 型多发性硬化的治疗。可根据病情需要每月加强治疗 1 次，用量仍为 0.4g/（kg·d），持续 3~6 个月。临床验证可以减少临床复发率和运动障碍的进展，这可能与它的免疫调节、促进髓鞘再生功能有关。

（五）免疫抑制治疗

免疫抑制药如环磷酰胺、甲氨蝶呤、硫唑嘌呤、环孢霉素 A 能减轻多发性硬化的症状，但是它们对于 MRI 上脱髓鞘损害无任何减轻作用，而且全身不良反应大，目前在多发性硬化的治疗中已很少应用。

（六）一般治疗和对症治疗

（1）疲劳是许多患者常见的主诉，运动和物理治疗是非常重要的，应保证足够的卧床休息，避免过劳，尤其在急性复发期。

（2）膀胱、直肠、性功能障碍常需要治疗，可以用药物，严重者可以留置导尿或膀胱造瘘等，并应注意预防感染。

（3）严重痉挛性截瘫和大腿痛性屈肌痉挛可口服巴氯芬，国外在监护下可根据病情严重程度定期在鞘内释放巴氯芬。

（4）姿势性震颤可用受体阻滞剂或安定类药物，亦可用异烟肼必要时合用吡哆醇。

（5）认知功能障碍和抑郁、眼球活动异常和视力障碍以及对温度的敏感性等均需要对症处理。

综上所述，多发性硬化虽然是一种发病机制不完全清楚的自身免疫疾病，但目前已有比较明确和适用的临床诊断标准和分型分期标准。在诊断方法中，MRI 的突出作用受到人们极大的重视和关注，并已列入了新的临床诊断标准中。特别是近几年，脑萎缩的 MRI 测量、萎缩的发生机制及其与多发性硬化的关系受到国外研究者的高度重视。在治疗方面，目前认为最具疗效的药物是 IF - β 和 GA，其他如皮质类固醇、血浆置换及大剂量的免疫球蛋白在临床上仍有较广泛的应用。

（朱习峪）

第六节　视神经脊髓炎

视神经脊髓炎（Neuromyelitis Ptica，NMO）也称 Devic 病，或 Devic 综合征，主要表现为视神经和脊髓的原发性中枢神经系统炎性脱髓鞘疾病。既往认为是多发性硬化（Multiple Sclerosis，MS）的一个变异型，但近年来研究表明视神经脊髓炎可能是一种独立的疾病，这对视神经脊髓炎的治疗及预后有重要意义。视神经脊髓炎多见于东方人，少见于西方人。

一、临床分型

依据临床过程将患者分为单相型和复发型。

二、病理

视神经脊髓炎病理改变为脱髓鞘、硬化斑和坏死空洞形成，伴血管周围炎性细胞浸润。视神经损害主要累及视神经和视交叉，脊髓损害好发于胸段和颈段。脊髓急性期病灶有许多特征性改变。脊髓大体观可见肿胀、软化、空洞形成。镜下可见灰质和白质管周有轻度炎性脱髓鞘或完全出血、坏死等不同程度改变。多数患者有大量中性粒细胞、嗜酸性粒细胞等浸润。嗜酸性粒细胞在 NMO 发病中的作用尚不明确，可能是最初的反应，也可能是继发于补体 C5a 片段的活化。最近关于脊髓标本活检和尸检的免疫病理研究支持视神经脊髓炎与体液免疫相关，在活动性髓鞘破坏区域可发现以 IgG 和 C9 新抗原（补体活化的标记）沉积物，也可见于有血管增生和纤维化改变的血管壁。

三、临床表现

视神经脊髓炎好发于女性，在复发患者中女性是男性的 3 倍多。发病年龄为 5~60 岁，以 21~41 岁常见，许多患者是儿童，60 岁以上的老年人发病少见。

视神经脊髓炎是视神经和脊髓同时或相继受累的急性或亚急性脱髓鞘疾病。

视神经炎的临床表现，可为单侧或双侧视神经炎（Optic Neuritis，ON），伴或不伴球后疼痛，可有不同形式的视野缺损。单侧受累较双侧多见。视神经炎首次发作且病情达高峰时，近 40% 患眼完全失明。大多患者视力经治疗可有改善，尤其单时相病程患者；复发的视神经炎患者则可导致不断累积的视力损伤。研究表明在视神经脊髓炎临床症状未完全出现前，部分患者可能已累及视神经。尸检也证实部分仅有复发性脊髓炎的患者视神经和视交叉存在慢性脱髓鞘改变。

脊髓炎的临床表现，典型急性脊髓炎发作表现为脊髓完全横断，从数小时至数天内两侧脊髓的运动、感觉和括约肌功能严重受损。运动障碍可迅速进展为截瘫或四肢瘫，偶可发生脊髓休克。少数患者病变为非对称性，可表现为 Brown - Sequard 综合征、脊髓中央综合征。

在有复发病史的患者中常见 L'Hermitte 征、发作性痛性肌痉挛、根性疼痛。首次发作的症状多数可缓解。脊髓炎可严重致残甚至死亡。

四、辅助检查

(一)脑脊液（CSF）检查

脑脊液检查结果显示：①脑脊液细胞数在两型患者均有增高，单相型患者全部伴发热和血 WBC 升高，复发型患者不伴发热，仅极少数有 WBC 升高；②两型患者的 CSF 蛋白都呈轻、中度升高；③CSF – IgG 在单相型中测不到，在复发型中呈现不同程度的增高；④蛋白 2 细胞分离现象。

(二)MRI 检查

以视神经炎为首发症状的病例，MRI 检查中可见视神经增粗或视交叉前段视神经出现片状长 T_1、长 T_2 异常信号，累及单眼或双眼，随着病程的反复和进展，MRI 检查可看到视神经变细、萎缩。以脊髓炎为首发症状的病例，MRI 表现：病变均发生在颈段、胸段或颈胸段同时受累；T_2WI 呈条状高信号，T_1WI 呈低信号，Gd – DTPA 增强可见不规则强化，脊髓纵向融合病变，超过 1 或 2 个以上椎体节段；并可表现一定占位征象，常误诊为胶质瘤。脊髓炎在急性期通常可见受累节段水肿、肿胀，强化明显。T_2 加权像上可见混杂信号，典型病灶有空洞或坏死且常位于脊髓中央。大多数视神经脊髓炎患者脊髓病灶累及 3 个或 3 个以上椎体节段，病灶相互邻近，强化明显。随时间延长，NMO 脊髓病灶由水肿、强化明显发展为持续存在的髓内 T_2 异常信号，并有节段性脊髓萎缩。

五、诊断与鉴别诊断

(一)诊断标准

Wingerchuck 等在 1999 年提出了新的视神经脊髓炎诊断标准，其具体内容为

必要诊断标准：①视神经炎；②急性脊髓炎；③无视神经及脊髓以外的受累。

主要支持条件：①发病时颅脑 MRI 阴性（正常或不符合 MS 影像学诊断标准）；②脊髓 MRI 有 ≥3 个椎体异常的 T_2 信号；③CSF 细胞数增多（WBC > 50mm³）或中性粒细胞 >5mm³。

次要支持条件：①双侧视神经炎；②至少一眼视力持续低于 20/200；③和疾病相关的一个或一个以上肢体持续无力（MRC 2 级或以下）。

上述条件中符合全部必须诊断标准和 1 个主要支持条件或 2 个次要支持条件，并除外其他自身免疫疾病所致的视神经脊髓损伤可能性时，可以考虑视神经脊髓炎。2006 年 Wingerchuck 等结合免疫测定，发现血清 NMO – IgG 抗体阳性率在 NMO 患者达 76%，特异性达 94%。因而，将诊断标准进行了修改，去掉了次要支持条件，保留必须诊断标准和主要支持条件的前两条，将第 3 条 CSF、细胞数变化改为血清 NMO – IgG 抗体阳性。

(二)鉴别诊断

长期以来视神经脊髓炎被认为是多发性硬化的亚型或者变异型。多发性硬化是细胞免疫和体液免疫共同参与导致的以脑脊髓白质损害为主的中枢神经系统炎性脱髓鞘疾病。多发性

硬化的主要病理特点为脱髓鞘、部分再髓鞘化、轴索损伤和胶质瘢痕的形成。Wingerchuk 等报道了 71 例视神经脊髓炎患者的人口统计学、疾病谱、临床事件，即视神经炎及脊髓炎特点、CSF 和血清学研究、MRI 的特征和长期病程评估，认为视神经脊髓炎的病程、实验室检查和神经影像学特点均与 MS 不同。另有学者对 13 例视神经脊髓炎患者的临床表现、CSF、电生理学及影像学检查结果进行分析，认为视神经脊髓炎和多发性硬化有所不同。最近，有研究利用间接免疫荧光技术检测 NMO – IgG，为视神经脊髓炎与多发性硬化相区别提供了重要证据。

六、治疗和预后

对于视神经脊髓炎急性期患者通常采用大剂量皮质类固醇治疗，如每日 500 ~ 1 000mg 甲泼尼龙静脉滴注冲击治疗 3 ~ 5 天，之后每天口服泼尼松 60mg，可加速视神经炎的恢复，终止或缩短视神经脊髓炎的恶化，近期有效率 80%；但不良反应较大，对远期预后无改善，不能减少复发率。复发患者通常给予肾上腺糖皮质激素及免疫抑制剂如硫唑嘌呤治疗，可改善症状，减少其复发率。硫唑嘌呤起始剂量为 50mg/d，每次增加 50mg，数周后增加至 3mg/（kg·d）同时加用泼尼松 60 ~ 80mg/d，直至化验结果显示硫唑嘌呤起效（白细胞数持续轻度减少，平均红细胞容积值增大）后缓慢减量，持续数个月。这种联合治疗需要持续监测血常规和肝功能，注意有无感染，采取措施限制骨钙流失，同时避免接种活疫苗。由于血浆置换可以有效清除循环血中的自身抗体及免疫复合物，已被用于该病的二线治疗。由于该病被认为是抗体介导的，有个例报道用大剂量丙种球蛋白静脉滴注冲击治疗［400mg/（kg·d），5 天］，并用预防感染、改善微循环、营养神经药物综合治疗，其安全性好，不良反应小，能迅速有效地控制症状，并被认为能够改善 NMO 的远期预后，减少复发。视神经脊髓炎有再发的倾向，且随着复发次数的增多，病情更难控制。Wingerchuk 等曾报道 33% 的复发型患者发生呼吸衰竭，其中 93% 的患者因此而死亡；而仅 9% 的单相型患者发生呼吸衰竭，并且恢复。复发型患者 5 年生存率为 68%，单相型患者为 90%。单相型患者病情重于复发型，但长期预后如视力、肌力和感觉功能等均较复发型患者好。

综上所述，视神经脊髓炎的临床经过、血清学、神经影像学、免疫病理学方面的特点均与多发性硬化不同。由于 NMO 的复发型有很高的发病率和死亡率，鉴别诊断对于合理治疗是很必要的。CSF 检查、血清 NMO – IgG 检查及 MRI 检查对于 NMO 的诊断和鉴别诊断起了重要作用。对于 NMO 患者通常采用大剂量皮质类固醇治疗，并给予免疫抑制剂及神经营养因子等辅助治疗。大剂量丙种球蛋白静脉滴注以及血浆置换为 NMO 的治疗提供了新的方法。但是 NMO 确切的发病机制，以及如何预防 NMO 的复发，对肾上腺糖皮质激素治疗无效的复发患者如何进行治疗，仍然是有待研究解决的难题。

（朱习峣）

第十九章

眼外伤

第一节　角膜上皮擦伤

一、原因和临床表现

角膜位于眼球的前方，透明无血管，具有屈光及保护眼球的作用。如图 19-1 为正常角膜结构。图 A 显示弥散光线下的眼前节照相，通过透明的角膜可清楚窥见后方的虹膜和瞳孔；图 B 显示裂隙光照下的角膜切面图，可大致区别前面的上皮层，后面的内皮层以及中间的基质层。

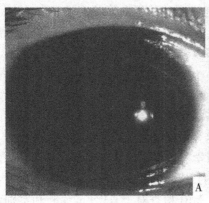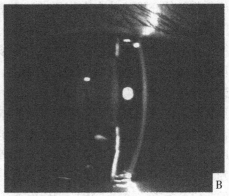

图 19-1　正常角膜

钝器或锐器引起角膜上皮的条状或片状小缺损。患者常有眼痛、畏光、流泪、睑痉挛甚至视力下降；裂隙灯下见角膜上皮层有条状或片状擦伤痕，荧光素染色可清楚显示擦伤的面积和范围。角膜擦伤可分为仅有角膜上皮层脱落的单纯角膜上皮擦伤，以及伴有眼部其他部位外伤的复杂性角膜上皮擦伤，如前房积血、外伤性白内障等。角膜擦伤后反复出现的角膜上皮脱落（反复性角膜糜烂），患者可有反复发作的剧烈疼痛、畏光、流泪及睑痉挛现象，检查见同一部位角膜上皮缺损。

二、治疗

角膜擦伤的治疗原则主要是预防感染，促进角膜上皮愈合，可使用抗生素眼膏及人工泪液。对于外伤后反复发生的角膜上皮脱落，除了常规鱼缸感染及促进上皮生长眼点眼外，自体血清点眼及绷带式角膜接触镜也为疗效确切的促进角膜上皮生长愈合的方法。各种治疗效果不佳时，也可尝试角膜上皮刮除以清理病变区上皮生长的基底部，使角膜上皮有新的修复愈合环境。

（张秋丽）

第二节　角膜挫伤

一、原因

单纯的角膜挫伤常由玩具手枪、气枪子弹、手指戳伤等引起。儿童由于喜欢玩玩具水枪和玩具气枪而伤及角膜的多见；成人的角膜挫伤常由工作中的器具如扳手、砂轮等引起。

二、临床表现

有角膜板层的层间撕裂、后弹力层或角膜内皮的损伤。常伴有眼部其他组织的损伤，如前房积血、虹膜裂伤等。角膜挫伤主要表现为角膜基质层水肿、增厚，可累及角膜后弹力层及内皮层引起纹状水肿。可能系突然的外力作用，使角膜内陷，角膜的层间或内皮受损破裂，房水经过破裂的角膜内皮和后弹力层进入角膜基质所致。此外，高眼压或低眼压也可加重角膜水肿的程度。患者可有视力下降，如合并前房积血等眼内组织受损时则视力下降更加明显。

三、治疗

单纯的角膜水肿可局部激素点眼，每天 3~4 次，严重时 1~2h 一次，晚上可使用激素眼膏。经治疗 2~5d 后，水肿可很快消退。如角膜水肿范围大且严重，合并有眼内组织损伤时，也可给予静脉滴注地塞米松 10mg，qd，或泼尼松 30~50mg 每日一次顿服。但要注意眼压的观察以及激素减量，以免激素性高眼压出现。在频繁的眼药点眼时，注意使用人工泪液等黏弹性物质保护角膜上皮。

四、预后

角膜板层裂伤引起的水肿一般点用激素后一周左右逐渐消退，对于伴有眼压过高或过低的角膜水肿，其消退可能要缓慢得多，因为高眼压或低眼压均可导致角膜上皮和内皮的功能失调，使角膜水肿的消退减慢。需要注意查明及处理引起高眼压或低眼压的原因，比如前房大量积血或睫状体裂离、脉络膜脱离等的处理。

（张秋丽）

第三节　角巩膜穿通伤

角巩膜位于眼球外壁以及眼的前段，具有屈光及保护作用，易受外伤引起角巩膜的全层裂伤。如何缝合伤口及使其愈合达到最佳的效果，对于恢复角膜的屈光性能、保存视力及眼球外壁的完整性具有重要的作用。有数据报道在 101 例眼球穿通伤并眼内异物的伤口中，角膜伤口 73 例，占 72.3%；巩膜伤口 10 例，占 9.9%；角膜缘伤口或角膜伤口合并巩膜伤口 18 例，占 17.8%，所以角膜穿通伤为最常见的一种眼球穿通伤。

一、原因

锐器如尖刀、剪刀、铁屑等直接刺伤或穿透角巩膜所致。

二、临床表现

角巩膜穿通伤口是眼球穿通伤的主要表现，可伴有视力下降，眼内组织的脱出及损伤，严重的还可引起眼内感染如眼内炎的发生等。

三、角膜伤口的缝合

角膜伤口缝合的一般原则：显微放大镜下；细针细线如 10 - 0 的尼龙线；间断缝合；避开角膜中心；深度 2/3 或 3/4；跨度 0.5 ~ 1mm；线头埋于角膜基质中；角膜缝线在中央短而疏，在周边长可稍密集。

（一）长的角膜伤口（线形或弧形）的缝合

缝线从两端的周边部开始，线的跨度要长，向角膜中央方向前进时跨度逐渐变短（图19 - 2），这样在角膜中央形成的瘢痕最小。缝线跨度的长短依据伤口的长度和角膜的大小，如角膜缘部位可以为 0.75 ~ 1.5mm，而角膜中央的跨度为 0.5 ~ 0.75mm，两针之间的针距平均约为 1mm，周边可以稍密集而中央稍稀疏。对于跨过两侧角膜缘的伤口（图19 - 2，图19 - 3），为使角膜的缝合对称，角膜缘 2 针缝合后应在中央角膜缝合一针（第三针），然后再在两段距离的中央缝合，以此类推（图19 - 2、图19 - 3），缝线以 9 针至 13 针为佳（图19 - 2A、19 - 3B）。单纯角膜缘伤口则先在中央缝合一针，然后再在两段距离的中央进行缝合，以此类推（图19 - 4）。如果缝线跨度是随意性的、缝线过紧或缝合的松紧不匀，可使角膜表面变平坦、不平或角膜弧度的改变，最终导致不规则散光或角膜透明性的恢复时间延长，甚至还有可能产生大的瘢痕使得角膜不能恢复其透明性。尽管角膜伤口累及角膜上皮下后最终会形成瘢痕，但我们还是可以通过精巧而又正确的手术方法以及术后皮质激素的使用而使瘢痕的形成减少。图19 - 3 患者系刀刺伤，视力 LP。图 A 为缝合前的眼前节照片，显示贯穿整个角膜的长伤口，伴虹膜脱出；图 B 示按照角膜缝合原则缝合后的角膜。

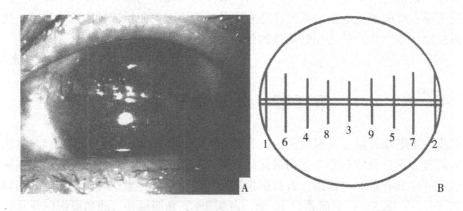

图 19 - 2 长的角膜伤口的缝合及顺序

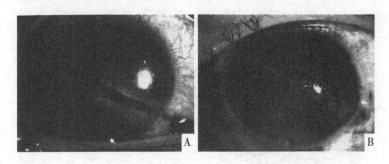

图 19 - 3　长线形的角膜伤口及缝合

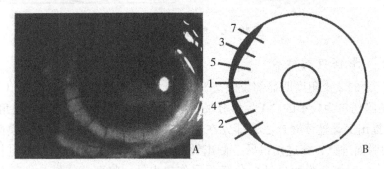

图 19 - 4　角膜缘长的弧形伤口的缝合

（二）短的角膜伤口缝合

小于 5mm，伤口自然闭合良好，无伤口渗漏的短的角膜伤口，可不必缝合，或戴绷带式角膜镜即可。大于 5mm 的角膜伤口多需要缝合，尽量少缝线并达到水密缝合。有时 1 针或 2 针即可，如图 19 - 5 为闭合良好的短的角膜伤口，无明显角膜伤口漏（图 A），可观察或缝合 1~2 针；图 B 显示在短的角膜伤口缝合 1 针。

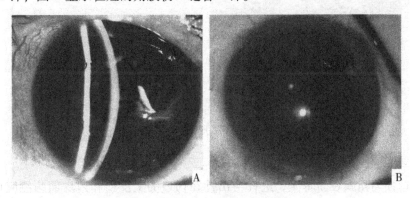

图 19 - 5　短的角膜伤口的缝合

（三）成角角膜伤口的缝合

先查明角膜伤口有几个角，将其划分为几个不同方向的伤口。头几针应该先缝合在角度的地方，然后缝合角膜两边的伤口，最后才缝角膜中央的伤口（图 19 - 6）。

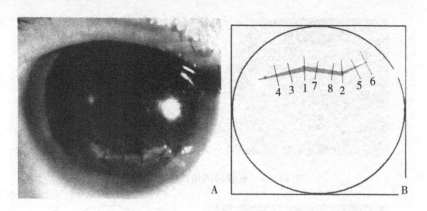

图 19 - 6　成角伤口的缝合

（四）"Y"形伤口的缝合

先在 "Y" 缝的 2 个角度明显部位做交叉缝合，然后再缝合直线形的伤口（图 19 - 7）。图 19 - 7A 的角膜伤口为较小的 "Y" 形分叉伤口，两个交叉缝合欠规则，使角膜出现皱褶。

Dr. Akkin 提出交叉连续缝合法，即先在一伤口的角膜深层进针穿出角膜面，到另一伤口 0.5mm 处角膜面进针，穿过伤口另一侧出针，最后在第 3 个伤口处同样进针出针，再返回到第一针缝合的对侧角膜面进针到角膜深层伤口出针，将两缝线结扎埋于角膜深层伤口中，数码代表缝合的先后顺序（图 19 - 8）。这样的缝合方法理论上来说应该效果好，但由于是连续缝合，线结的埋藏可能不方便。

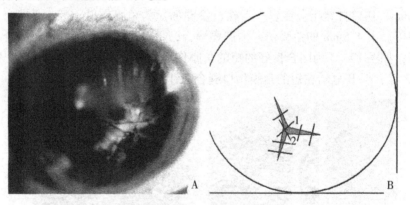

图 19 - 7　"Y"形伤口的间断缝合

（五）垂直与斜形伤口的缝合

如果伤口面与角膜表面垂直，进针与出针在伤口的上皮面和内皮面两侧应该是等距的 [图 19 - 9B，（$x_1 = y_1$）和（$x_2 = y_2$）]。如果伤口是斜形的，进针和出针则应根据情况来判断，使两边的压力均匀。如 B 图的下图所示，一侧上皮的距离应该与另一侧内皮的距离相等（$x_1 = y_2$）和（$x_2 = y_1$）。该原则可以防止一侧过于挤压另一侧，而且也是针对全层缝合来说的。而对于深层缝合主要强调的是尽可能深度的缝合，避免内口张开，以及缝合的两边要基本对称。图 19 - 9A 可见伤口两侧缝合不对称，伤口缝合不规范。

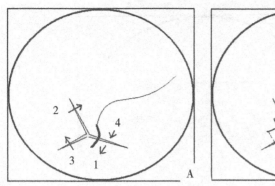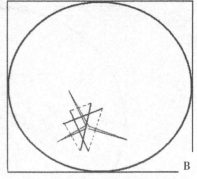

图 19 - 8　"Y"形伤口的连续缝合

（六）星形伤口的缝合

第一针为连接所有星状伤口尖端角膜基质中央的环形缝线，这一针为不拆除的永久缝线。穿过基质的缝线把分成几个的伤口的边缘收紧在一起，然后分象限全层或深层间断缝合周边的裂伤口，越远离中央的缝线跨距越大（图 19 - 10）。图中中央虚线表现不拆除的连续环形缝线，周边实线是可拆除的间断缝线。临床上真正这样的星形伤口很少见。

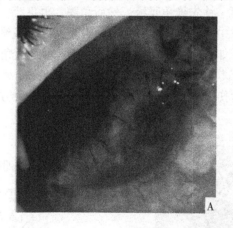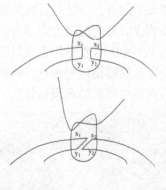

图 19 - 9　垂直和斜行伤口的缝合

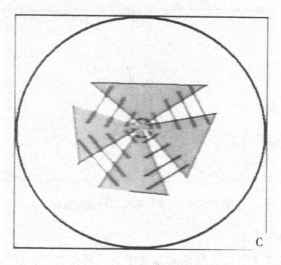

图 19 - 10 星状伤口的缝合

四、角巩膜伤口的缝合

跨角膜缘的角巩膜伤口的缝合原则是第一针先缝角膜缘，然后角膜，再巩膜。角膜伤口的缝合是以角膜缘为起点，一针一针向角膜中央缝合；巩膜伤口缝合也是以角膜缘为起点一针一针向远离角膜缘后方的巩膜方向缝合。如图 19 - 11，图 A 及图 B 显示跨过角膜缘的角巩膜伤口（箭头）；图 C 的数码代表角巩膜伤口缝合的先后顺序。巩膜缝合的另一方法是 50% 法则，即先缝合巩膜伤口的中点，然后伤口的 1/4 位点，再 3/4 位点，这种方法比较实用于可看到伤口两端的短程的巩膜伤口。

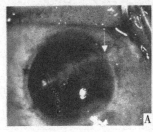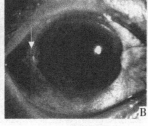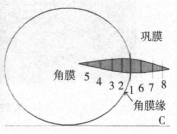

图 19 - 11 角巩膜伤口的缝合

五、巩膜伤口的缝合

巩膜伤口缝合也为间断深层缝合，深度约为巩膜厚度的 80% 或 3/4。缝合过深可导致巩膜的全层穿透，需要注意避免缝线穿透引起的视网膜的损伤。缝合太浅打结时可能会使缝线穿出巩膜致巩膜裂开。尽可能找到伤口的两端并完全缝合是巩膜伤口缝合的基本原则。如果巩膜伤口偏后，需要断眼外肌，在断肌肉之前要预置缝线两针，术后要将标记的肌肉断端正确对合至相应的肌止端上。对于后巩膜伤口，按顺序暴露巩膜伤口，先从角膜缘，沿着此方向向后缝合（图 19 - 12，A ~ C）。后巩膜缝合的具体方法为：①剪开结膜，暴露巩膜伤口的前界。②缝合暴露的巩膜伤口，缝合的方向由前向后。③进一步向后剪开结膜，尽量找到伤口的另一端，避免压迫巩膜，暴露好伤口再一针一针缝合好整个巩膜伤口。

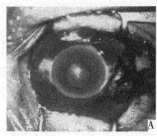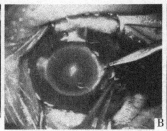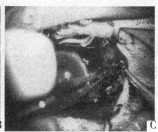

图 19 – 12　巩膜伤口缝合

一般来说，前部的巩膜裂伤口容易找到两端，缝合无困难；而后部的巩膜裂伤口暴露和缝合困难，有的需要断直肌才能暴露和缝合好伤口。绝大部分情况下，只要耐心，是可以找到止端并缝合好的，这一点对于初学者尤为重要。对于过深的巩膜伤口，可能无法暴露其深部止端，此时可予以旷置待其自然疤痕愈合。

六、伤口的缝线，针距与跨度

角膜或角膜缘伤口，使用 10 – 0 尼龙缝线，线结埋于角膜或角膜缘组织中；巩膜伤口则使用 6 – 0 ~ 8 – 0 缝线，对于愈合较快的伤口或短的巩膜伤口，也可以使用 7 – 0 ~ 8 – 0 的可吸收缝线。但是要估计巩膜伤口缝线的吸收时间长于伤口愈合的时间，即可吸收缝线要在组织内发挥作用起码 3 个月，以免伤口尚未愈合，缝线已吸收，导致轻微的创伤即引起破裂或伤口感染。如果不明确可吸收缝线的吸收时间，最好不要使用它去缝合巩膜。此外也可将可吸收缝线和不可吸收缝线交叉使用，也可以防止缝线吸收过快伤口易于裂开的现象。

两缝针缝线的距离要视伤口的部位和形态而定，一般为 1mm 左右，针距过短一则没有必要，二则形成的瘢痕多，过长则伤口的密闭欠佳，有可能伤口出现漏水现象；每针缝线的跨度一般为 0.5 ~ 1mm，跨度不能过长，否则产生的瘢痕长，过短则有可能对合欠佳、缝合困难、以及埋线困难。

七、伤口的愈合与瘢痕

角膜伤口的愈合过程是一个瘢痕形成的过程。角膜伤口愈合后的瘢痕大小与下列因素有关。①伤口的大小和长度：伤口越大越长，形成的瘢痕越大。②伤口接触面的规则与平整程度：钝力引起的角膜不规则破裂所致的伤口瘢痕要比尖刀刺伤的整齐伤口大得多。③缝线的跨度和长度：缝线过长或过密集，瘢痕将越长越密。④上皮和内皮的缺损面积或哆开程度：缺损面积越大，瘢痕越多，内皮或上皮哆开距离越大，形成瘢痕越多（图 19 – 13）。

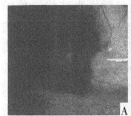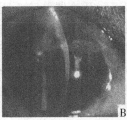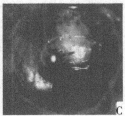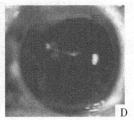

图 19 – 13　角膜伤口瘢痕形成

八、角膜缝线调整

临床上经常可以遇到初次缝合的角膜伤口变形、角膜变扁、凹凸不平、伤口渗等现象，多由于缝线过紧或过松、针距或针的跨度过短或过长、错误对合等原因造成。如果不及时处理或调整，将造成严重的后果如视力不能恢复、大的角膜瘢痕、角膜屈光度改变、低眼压、角膜漏以及眼内炎等，所以需要及时将角膜缝线再次调整。如图19-14，患者系钢丝弹伤3h，角膜一小伤口缝合2针（图A），术后第2天查房见角膜有明显的溪流现象（图B），于是进行了缝线调整。

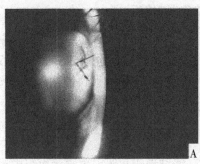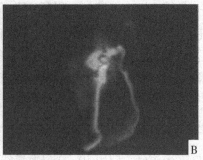

图19-14　角膜伤口漏

角膜缝线调整的时间一般越早越好，初次缝合术后的第一、第二天即可进行，也有因病情延误，或患者全身情况不容许而延至一周以后进行的。方法之一是在显微镜下，确定引起角膜变形或伤口渗漏的关键缝线，将过紧或过松的缝线拆除，再用10-0的缝线适当松紧地缝合，观察是否有好转；方法之二是如果发现整个伤口对合错乱，需要将全部的缝线拆除，观察伤口自然状态下的形状，确定伤口的形态，根据上述原则选用相应的缝合方法，如成角伤口或星形伤口的缝合方法。伤口缝线的调整需要极大的耐心，手术台上有时需要反复修改及调整。术中注意点：①黏弹剂的使用。粘弹剂有维持前房及保护角膜内皮的作用，术中正确的使用对于保护角膜和晶体至关重要。②角膜缘侧切口。多在角膜缝合术后于角膜颞侧做一侧切口，侧切口的作用一是可以在手术结束时由此注入生理盐水检查角膜是否达到水密闭合，二是可用于冲洗出前房的黏弹性物质，三是术后高眼压时利用它放出前房液体降低眼压。③检查是否水密缝合。缝合后前房注入生理盐水，观察伤口是否有渗漏；或使用拧干的棉签轻拭角膜伤口，如果有渗漏，棉签很快浸湿，需再将缝线调整。

九、角膜缝线的拆除

一般3个月左右可拆除角膜缝线，如果某根缝线过松或过紧，或有感染迹象，视情况可以提前单根缝线拆除。正确的拆线方法是表麻下，开睑器开睑，用显微镊夹住线结侧的缝线，使用剪刀、穿刺刀或1ml一次性针头剪断或挑断非线结侧的缝线，使用一定的力量快速将缝线拉出；另一方法为先使用显微镊将线头转出角膜面，再用剪刀剪断一侧的缝线，将缝线拉出，这样很少出现缝线断端留在角膜基质中的现象。常规的拆线方法可发生缝线头滞留于角膜基质内的情况，即在剪断一侧缝线后，线头的阻力或线头的松动，可使缝线一端留于角膜内，有时难于夹出。残留在角膜基质的缝线不必强求取出，有时使用各种方法将缝线取出后，又造成新的角膜伤口。

眼科争论　角膜的深层缝合与全层缝合（前节OCT在观察角膜伤口愈合中的作用）。角膜缝合方法常用的有连续缝合与间断缝合，连续缝合多用于穿透性角膜移植，一般的外伤性角膜伤口缝合多为间断缝合，很少连续缝合。间断缝合又有全层缝合与深层缝合两种方法，全层缝合为缝针缝线穿过角膜裂口两侧的全层，目前临床上较少用；深层缝合为缝合断端两侧深度的2/3或3/4，这是目前临床上传统而经典的缝合方法。这两种缝合方法各有优缺点，使用前节OCT去评判两种缝合方法，为临床上认识不同缝合方法在伤口中的愈合作用提供非常有意义的依据。

前节OCT（AS - OCT）由于无创、非接触性、且可清晰显示角膜的各层，可用于角膜清创术前及术后，可作为评判角膜伤口愈合情况的一种重要工具。

（一）全层缝合

因为角膜伤口两侧组织水肿的程度不同，使得很难估计是否真正缝合了90%的角膜组织并对合好。有时一侧60%深度对合另一侧90%深度，而剩下的未缝合的10%或40%的角膜伤口，可以直接接触到房水，房水通过伤口渗入到角膜基质，增加了角膜水肿，致使角膜水肿消退缓慢；全层缝合立即且永久闭合伤口，能有效阻止房水接触角膜基质，缩短了角膜透明恢复的时间，有助于玻璃体手术的进行，加快了患者视功能的恢复；全层缝合也防止了角膜的错误对合，这种错误对合是由于两边组织水肿不平行及不对称深度的缝合引起。所以Dr. Kuhn建议全层角膜缝合，其优点为断端之间的缝合可以100%完全对合，内皮 - 内皮对合好，没有哆开现象，伤口对伤口均匀一致，水肿消退快，而且缝合相对简单容易掌握。缺点是缝线穿透角膜全层，有伤口漏或感染可能，另外拆线时线头有可能滑入前房内。如图19 - 15，图A显示全层缝合后的角膜伤口，其上皮面及内皮面均有较好的对合，没有哆开现象（图B）。图19 - 16中的A图显示即使严重不规则伤口，全层缝合后上皮 - 上皮及内皮 - 内皮对合仍然良好（图B）。

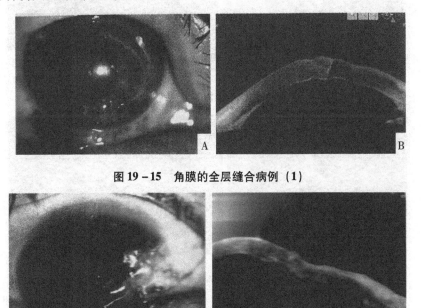

图 19 - 15　角膜的全层缝合病例（1）

图 19 - 16　角膜全层病例（2）

（二）深层缝合

方法为在伤口断端深层2/3或3/4的深度处进行缝合。其优点是伤口密闭后缝针缝线不穿过前房与眼内无交通，减少了眼内炎的发生，降低房水角膜道形成的机会；缺点是真正深度难以掌控，尤其对于初学者，导致缝合不均匀。由于受伤的角膜裂口处水肿不均匀，导致角膜的厚度不一致，可能一侧的90%深度对另一侧的60%深度，或一侧2/3深度对合另一侧1/2深度。另外由于缝合不对称造成内扣的哆开，如图19－17中等长度的角膜伤口（图A），在角膜深层缝合后仍有内口哆开现象（图B），房水经哆开的板层角膜渗入到基质中，致使水肿消退缓慢。某些情况下，愈合后导致伤口部位的角膜变薄以致角膜漏形成，或在轻微外伤下易导致伤口裂开等后果；或严重的角膜内皮哆开，引起严重的角膜内皮丢失。临床上即使看似缝合及对合良好的角膜深层缝合伤口。如图19－18中的A图，仍然可以发生内口的哆开（图B）。

AS－OCT能客观反映不同方法及不同患者术后的角膜伤口的愈合情况。我们初步的结果表明，角膜全层缝合的伤口愈合要比深层缝合规则，没有内口的哆开，所观察的病例没有感染现象发生。但是由于观察的病例数有限，仍要警惕角膜漏、眼内炎及眼内缝线存留的问题。鉴于角膜伤口的深层缝合和全层缝合各有优缺点，对于长的和不规则的伤口，也可采用折中的方法，即在关键部位全层缝合1～2针，其他部位行深层缝合。总之，有待于今后的临床实践中进一步观察和体会。

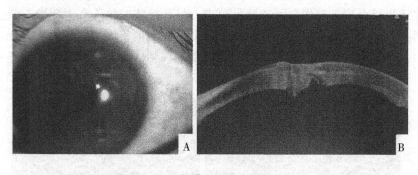

图19－17　角膜深层缝合病例（1）

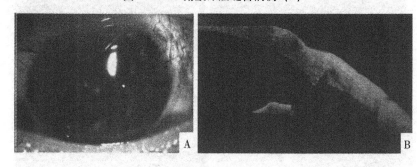

图19－18　角膜深层缝合病例（2）

（张秋丽）

第四节 脉络膜外伤

脉络膜与虹膜睫状体一样，损伤引起的主要表现也与虹膜睫状体损伤相类似，为破裂和出血。

一、原因

脉络膜本身的结构特点，即富含血管和组织脆弱，是易于受伤的原因之一。钝力如石头、砂轮、木棒等作用于角膜巩膜后，通过眼球壁的传导，或眼内液的传导，作用于脉络膜。引起损伤的常见部位有黄斑部、黄斑部与视盘中间区以及视盘周围，此外严重的破裂伤或锐器造成的穿通伤也可导致脉络膜的破裂和出血。

二、临床表现

轻度的眼挫伤导致的脉络膜破裂和出血常发生于后极部，破裂伤口的弧线凹面朝向视盘，常出现在黄斑部及周围，视盘及黄斑之间，也可在视盘周围。新鲜的伤口往往有出血，出血位于视网膜下或脉络膜下，呈暗红色，当出血吸收后可见白色的巩膜。轻度的脉络膜裂伤引起的出血，通过保守治疗即止血祛瘀药物吸收后，如果伤口没有累及黄斑部，视力可以恢复，如果裂伤口通过了黄斑，或出血蔓延黄斑部，及时出血吸收干净，仍有不同程度的视力障碍。图 19-19 显示脉络膜裂伤出血吸收后，晚期可见片状及线状的白色脉络膜破裂伤口（图 A），黄斑区及周围有皱褶（图 B），以及视网膜上的白色条形瘢痕增殖条带（图 C）。

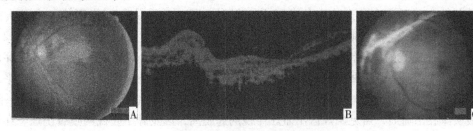

图 19-19　陈旧性脉络膜裂伤

三、治疗

单纯的脉络膜挫伤伴有的脉络膜出血或视力下降，主要是保守治疗，使用止血祛瘀药物。出血会慢慢吸收，但视力的增进与脉络膜累及的部位有关。对于累及黄斑部位的破裂和出血，视力可能难以恢复。严重的脉络膜挫伤或眼球破裂伤常常伴有玻璃体积血以及视网膜脱离，需要行脉络膜缝合联合玻璃体切割及视网膜复位术。

眼科争论　全葡萄膜挫伤。严重的眼球挫伤导致的脉络膜破裂常常累及视网膜，出血可沿视网膜脉络膜破裂口进入玻璃体腔，引起玻璃体积血。临床上这种严重的眼钝挫伤，不仅后部的脉络膜有累及，虹膜睫状体也多有累及，即全葡萄膜的挫伤。表现为虹膜裂伤、睫状体裂离、脉络膜裂伤、睫状体脉络膜脱离等。常常伴有视网膜脱离或视网膜裂孔、外伤性白内障、前房及玻璃体积血、视神经挫伤等。虽然这一外伤在临床上少见，但引起的后果严重，属于严重的眼外伤。

钝力引起的全葡萄膜挫伤在总的眼外伤病例中发生率并不高，但其临床表现复杂及对视功能的破坏严重。全葡萄膜挫伤常常被归纳到严重的眼外伤或复杂眼外伤中，或直接诊断为前房积血、玻璃体积血、睫状体分离、视网膜脱离等。实际上，挫伤引起的前房积血、玻璃体积血、睫状体的分离是全葡萄膜挫伤的表现，它不同于单纯的虹膜挫伤性前房积血或单纯的睫状体分离，前中后部葡萄膜同时受累表明钝力强大以及病情严重。钝力引起的全葡萄膜挫伤也不同于开放性眼外伤（如眼球破裂伤以及巨大的异物或锐器引起的穿通伤）所导致的全葡萄膜损伤，虽然后者也可有严重的视功能障碍以及前房积血、睫状体分离及玻璃体积血的表现，但有明显的全层的角膜巩膜裂伤口。

全葡萄膜挫伤的手术治疗为前房冲洗、玻璃体切割加睫状体分离修复。术中先冲洗前房积血，缝合分离的睫状体，然后平坦部切割混浊的晶状体及玻璃体积血，平复视网膜及封闭视网膜裂孔。如果术前未诊断睫状体裂离，术中在插入玻璃体切割头时如进入困难，应高度警惕睫状体分离以及由此引起的脉络膜脱离，千万不能盲目插入。一旦确诊睫状体裂离，尤其是巩膜穿刺口附近，应立即进行缝合。在仔细清除玻璃体积血及增殖膜后，重水压平脱离的视网膜及激光封闭裂孔后，硅油的注射很有必要。因为全葡萄膜损伤的病例往往很严重，尤其是对伴有脉络膜脱离及脉络膜下出血的情况，硅油的注射在这些病例中几乎是100%。我们观察的一组病例显示，在眼的钝挫伤，没有眼球外壁的伤口，如果同时有前房积血及玻璃体积血，而眼压不高，睫状体裂离发生的可能性很大，应及时行 UBM 探查睫状体并及时作相应处理。全葡萄膜挫伤这一概念的提出也是基于这一事实，因为在严重的眼外伤，睫状体裂离常常容易被忽略。手术步骤：①如图 19 - 20，手术先在角膜缘做穿刺，冲洗出前房积血，然后使用玻璃体切割头切割混浊的晶状体。②如图 19 - 21，图 A 示在进入巩膜穿刺刀时见睫状体与巩膜突有分离，房角处露出穿刺刀。图 B 显示光导插入困难，光导头前面有脱离的睫状体组织。表明睫状体裂离，前房与睫状体脉络膜上腔相通。③如图 19 - 22，带有 10 - 0 prolene 缝线的牙科针从一侧巩膜穿刺口穿入，从对侧睫状体裂离的平坦部位穿出巩膜，将一端缝线拉出；针头回退到玻璃体腔，再在相距前一针的 1 ~ 2mm 平坦部位穿出平坦部巩膜面，拉出线头（图 A），与前一线头结扎打结（图 B，白色线条示意 10 - 0 prolene 线）。④切割玻璃体腔出血后，可见病灶区出血灶伴视网囊脱离，以及脉络膜视网膜裂伤灶。在清理视网膜脉络膜出血灶后，重水压平视网膜，激光裂孔边缘视网膜，专液交换并注入硅油。

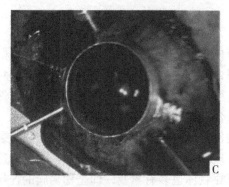

图 19 - 20　前房积血及白内障的处理

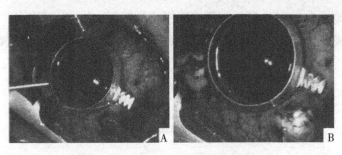

图 19 - 21　巩膜穿刺探查睫状体裂离

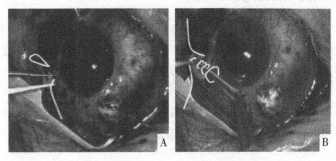

图 19 - 22　缝合脱离的睫状体

（张秋丽）

第五节　视网膜震荡伤

视网膜震荡伤可发生在后极部及周边部视网膜，当累及黄斑部则称为 Berlin edema。视网膜震荡伤属于轻型的视网膜挫伤，为受到钝力作用后通过眼内液的传递，到达视网膜而引起的损伤。主要表现为视网膜及黄斑部发灰、变白、呈水肿外观，常累及视网膜的外层，眼底血管造影很少有 Berlin 患者可有视力下降。多数学者认为 Berlin 水肿为早期血管痉挛、晚期血管扩张导致的渗出；而有的人则认为 Berlin 水肿不是视网膜的真正水肿其实是视网膜外层细胞的水肿和紊乱所致，细胞间隙并无渗出液。后极部视盘周围及黄斑轻度水肿，颜色发灰；此外，还有视盘及黄斑部之间视网膜前的裂隙状出血，色鲜红。

治疗：视网膜震荡伤的处理为随访观察；或使用扩血管、维生素以及激素等药物；该病变可以自愈，预后差别较大，多数损伤轻者预后较好，少数损伤较重者常致永久性视力损害。

（张秋丽）

第六节　视网膜出血

视网膜出血为视网膜上的血管破裂所致，细小血管或大血管的破裂可导致不同程度的视网膜内、视网膜前或视网膜下，甚至玻璃体腔出血。钝性物体及锐器均可引起视网膜出血。因有外伤性白内障而行白内障摘除及人工晶状体植入术，术后发现眼底沿血管旁有斑片状出血灶，黄斑部轻度水肿，这样的斑片状出血系视网膜内的层间出血所致。图 C 显示经过止血祛瘀治疗后，眼底出血逐渐消退。

治疗：对于视网膜出血，临床观察或使用止血祛瘀药物治疗，通常可在半个月至 1 个月吸收或消退。

（孙晓萍）

第七节　视网膜裂孔和脱离

一、外伤性视网膜裂孔

锐器伤引起的视网膜裂孔多发生在锐器直接作用的部位或着床部位，钝器引起的视网膜裂孔多发生在间接的对撞部位或玻璃体牵拉作用强的部位，如常见于黄斑部及锯齿缘附近。也有报道颞下方多见，年轻男性多发。视网膜的破裂常伴有病灶区的出血，可伴有或不伴有视网膜脱离。

钝挫伤引起的视网膜裂孔，眼球外壁如角巩膜无明显伤口，玻璃体腔出现积血，切除积血后见视网膜有裂口。此种情况可能系钝性作用力导致对撞着力部位的视网膜裂开，即眼球壁内层的破裂所致。

视网膜的裂孔引起的玻璃体积血，在经过玻璃体切割及激光光凝后，可形成瘢痕愈合。

二、外伤性视网膜脱离

外伤性视网膜脱离（traumatic retinal detachment）可见于钝器伤或锐器伤。钝器伤引起的视网膜脱离多在外伤作用的间接部位，通常在发生裂孔后出现视网膜脱离。在挫伤如拳击伤后，患者诉眼前幕布遮盖以及某一方位的黑影，以及视力下降时，需要扩瞳详细检查眼底，必要时需要三面镜下仔细检查。外伤性视网膜脱离的误诊、漏诊常常发生在这种情况下，即患者受伤后主诉眼前某个视野模糊或阴影，视力检查正常，后极部视盘黄斑无异常，而让患者回家。如果此时仔细检查，周边部可能发现视网膜浅脱离或裂孔。锐器如异物引起的视网膜脱离为直接对视网膜的刺伤或牵拉引起。

治疗：主要是手术治疗，对于钝挫伤引起的轻度的孔源性视网膜脱离，可行巩膜外加压＋冷冻＋放液术；而对于穿通伤伴眼内异物，或严重挫伤引起的玻璃体积血伴孔源性视网膜脱离，需要行玻璃体切割手术。切除混浊的玻璃体，平复视网膜，激光封闭视网膜裂口。如果有增殖性病变，需要剥离增殖膜，严重的外伤性视网膜脱离还常常需要气体或硅油的填充。

（孙晓萍）

第八节　黄斑部外伤

黄斑为视网膜的特殊部位，外伤性黄斑挫伤的原因与视网膜挫伤一样，临床表现也有两种：出血和裂孔。黄斑出血表现为黄斑区红色边缘不规则的病灶，可有隆起，晚期出血灶呈黄白色或灰白色。患者出血虽然可吸收，但视力可能会有不同程度下降。单纯的黄斑裂孔一般为圆形，无明显隆起，检查见黄斑暗红色，光带中断，边缘清楚。OCT 影像学有明显改变。如果伴有视网膜脱离，则可见黄斑区的隆起。

一、黄斑出血

黄斑周围的血液供应丰富，受伤后易出血。黄斑出血（traumatic macular hemorrhage）表现为视力下降、眼前黑影，眼底检查视网膜黄斑区可见红色或暗红色隆起出血灶，随时间和治疗出血灶变淡，变成黄白色或灰白色最后完全吸收。黄斑OCT对于诊断具有重要的价值，为色素上皮及神经上皮之间的血性或纤维膜状渗出，病灶区呈现隆起现象。

治疗：一般为保守治疗，少量的出血可自行吸收，随诊观察即可；中等量以上的可使用止血祛瘀药物如云南白药、血栓通片等。对于黄斑区大量积血患者，除了使用止血祛瘀药物外，也有主张手术切开吸出出血；视网膜下注射tPA（0.1~0.2ml的12.5μg/tPA）溶解积血然后吸出；以及玻璃体腔注气等手术方法。玻璃体腔注气多适应早期黄斑新鲜出血患者，外伤后1周内，在玻璃体腔注射0.3~0.5ml的C3F8，注射后俯卧1周左右，可促使黄斑部位的出血驱散及吸收。

二、黄斑裂孔

外伤性黄斑裂孔（Macular hole）系钝力经过眼内液的传递，间接引起黄斑部的损伤。外伤性黄斑裂孔可为单纯性的，即外伤后除了黄斑裂孔外，不合并其他组织的损伤；复合性的即除黄斑裂孔外伤外，同时还有其他组织的外伤，如视网膜脱离、睫状体裂离、晶状体脱位等。虽然大多数黄斑裂孔在裂隙灯前置镜下或检眼镜下能够检查出来，但OCT对于判断其病变的发展、程度和裂孔大小具有重要的意义。

黄斑裂孔的分期：

Ⅰ期：裂孔前期—中心凹脱离。黄斑中央凹前玻璃体皮质自发收缩，引起视网膜表面切线方向牵引，导致中央凹脱离。Ⅰa期，眼底表现中央凹反光消失，中央凹区视网膜色素上皮表面出现黄色小点（100~200μm）。Ⅰb黄色小点发展为黄色环（200~350μm），无玻璃体后脱离。FFA示正常或中心弱荧光。OCT特征为中心凹变浅或消失。视力轻度下降及视物变形，视力多在0.3~0.8，50%发展为Ⅱ期。

Ⅱ期：早期裂孔。数周或数月后，玻璃体切线方向进一步牵拉，在中央小凹边缘形成新月形发展至马蹄形，最后形成圆形裂孔，常伴有盖膜，贴在孔前的玻璃体后壁。少数裂孔从中央凹中心开始形成，逐渐扩大后变为无盖孔。FFA示裂孔可以见到早期荧光，随背景荧光的消退而消失。OCT特征为视网膜神经上皮层部分断裂，或有小范围的视网膜神经上皮层全层缺失。视力明显下降，0.1~0.6。

Ⅲ期：全层裂孔形成。以上病变经2~6个月后，形成典型黄斑裂孔，并扩大至400~500μm伴或不伴有盖膜，可见裂孔底部有黄色小点沉着及裂孔周围视网膜呈囊样水肿，玻璃体无脱离或稍离开。OCT显示黄斑区典型视网膜神经上皮层全层缺失伴游离盖膜或不伴盖膜，部分可见裂孔周围神经上皮层间有小囊腔，有些可见裂孔周边玻璃体牵拉。视力0.02~0.5。

Ⅳ期：黄斑裂孔合并玻璃体后脱离。玻璃体后脱离表现为玻璃体与黄斑的分离。只有少数患者发展到此期，可伴有视网膜浅脱离，视力严重下降。OCT显示黄斑区典型视网膜神经上皮层全层缺失外，均可见脱离的玻璃体后界面。

治疗：有的黄斑裂孔经过一段时间的观察后（2~6个月），逐渐自行愈合。OCT发现裂孔有缩小趋势，这样的病例可以保守治疗，报道的自愈率为10%~60%，尤其是在年轻人。对于在一段时间的观察后（6个月左右），裂孔无缩小甚至张开；较大的黄斑裂孔；伴有视网膜脱离等情况则需行玻璃体切割手术加黄斑内界膜剥离；如有复合损伤还需行联合手术。

（孙晓萍）

第二十章

斜视与弱视

第一节　概论

斜视是指任何一眼视轴偏离的临床现象，可因双眼单视异常或控制眼球运动的神经肌肉异常引起。在眼科学中，斜视与弱视具有相对独立的理论系统，描述斜视的术语很多，如果使用不当或不规范，则会引起概念混乱和误解。即使是很优秀的眼科学家，也可能对斜视、弱视的理论了解不多，此种情况国内外并非鲜见。

一、相关概念

1. 正位视（orthophoria）　在向前方注视时眼外肌保持平衡，破坏融合后两眼均无偏斜的倾向，称为正位视。临床罕见，多数人都有小度数的隐斜。

2. 融合（fusion）　两眼同时看到的物像在视觉中枢整合为一个物像称为融合。其中含两种成分：①感觉融合（sensory fusion），即将两眼所见的物像在大脑视皮层整合成为一个物像的能力；②运动融合（motor fusion），即在有自然或者诱发眼位分离的趋势时，通过集合运动使相同的物像落在并且保持在两眼视网膜对应区域的能力。

3. 主导眼（dominant eye）　两眼在同时视物时，起主导作用的眼，亦称优势眼。

4. 隐斜（phoria, heterophoria, latent deviation）　能够被双眼融合机制控制的潜在的眼位偏斜。

5. 显斜（tropia, heterotropia, manifest deviation）　不能被双眼融合机制控制的眼位偏斜。

6. 三棱镜度（prism diopter, PD）　用于测量斜视度的单位。光线通过三棱镜在 1 米处向基底偏移 1 厘米为 1PD。1 圆周度大约等于 1.75PD。

7. 第一斜视角（primary deviation）　麻痹性斜视以正常眼注视时，麻痹肌所在眼的偏斜度。

第二斜视角（secondary deviation）　麻痹性斜视以麻痹肌所在眼注视时，正常眼的偏斜度。

8. 第一眼位（primary position）　又称原在位，双眼注视正前方时的眼位。

第二眼位（secondary positions）　双眼向上、向下、向左、向右注视时的眼位。

第三眼位（tertiary positions）　双眼向右上、右下、左上、左下注视时的眼位。

诊断眼位（diagnostic positions）　第二眼位、第三眼位为分析麻痹性斜视受累肌的眼位，称为诊断眼位。

二、眼外肌与眼球运动

两眼各有 6 条眼外肌，其中有 4 条直肌、2 条斜肌。单独眼外肌在第一眼位时的主要作用、次要作用见表 20 - 1。当眼球运动离开第一眼位时，眼外肌因其收缩方向与视轴角度的变化，其主要作用和次要作用也发生相应的改变。

表 20 - 1　各眼外肌运动的主要、次要作用

眼外肌	主要作用	次要作用
外直肌	外转	无
内直肌	内转	无
上直肌	上转	内转，内旋
下直肌	下转	内转，外旋
上斜肌	内旋	下转，外转
下斜肌	外旋	上转，外转

（一）拮抗肌、协同肌、配偶肌

1. 拮抗肌（antagonist）　同一眼作用方向相反的眼外肌互为拮抗肌。如：内直肌与外直肌、上直肌与下直肌、上斜肌与下斜肌即互为拮抗肌。

2. 协同肌（synergist）　同一眼向某一方向注视时具有相同运动方向的肌肉为协同肌。如：上转时上直肌和下斜肌、下转时下直肌和上斜肌为协同肌。

眼外肌可以某个作用为协同肌，而另外一个作用为拮抗肌。例如，上转时上直肌和下斜肌的垂直作用为协同肌，其旋转作用为拮抗肌。

3. 配偶肌（yoke muscles）　向某一方向注视时，双眼具有相同作用的一对肌肉称为配偶肌。

（二）眼球运动定律

1. 神经交互支配定律（Sherrington's law）　眼外肌在接受神经冲动产生收缩的同时其拮抗肌相应抑制。例如，向右侧注视时，右眼外直肌收缩、内直肌抑制，而左眼内直肌收缩、外直肌抑制。

2. 配偶肌定律（Hering's law）　两眼向相同方向注视时，相对应的配偶肌同时接受等量的神经冲动。

遵循以上两个眼球运动定律，可以实现双眼向各方向的协调运动。

三、双眼视觉及斜视后的病理改变

（一）双眼视觉（binocular vision）

外界同一物体分别投射到两眼的黄斑中心凹，经大脑视觉中枢加工整合为单一立体物像的生理过程。

1. 视网膜对应（retinal correspondence）　两眼视网膜具有共同视觉方向的点或区域称为视网膜对应点。两眼黄斑中心凹具有共同的视觉方向时为正常视网膜对应。

2. 产生双眼视觉的基本条件　　两眼视野重合是产生双眼视觉的基础，视野重合的部分越大，双眼单视范围越大。两眼所见物像的大小、形状、明暗、颜色相似或完全一致；具有正常的视网膜对应，同时有健全的融合功能和协调的眼球运动功能。

（二）斜视后的双眼视觉异常

1. 复视（diplopia）　　斜视后，外界同一物体投射在两眼视网膜非对应点上，即投射在注视眼中心凹和斜视眼周边视网膜上，中心凹的物像在正前方，周边视网膜的物像在另一个视觉方向上，因此一个物体被感知为两个物像，称为复视。

2. 混淆视（confusion）　　斜视后，外界不同物体分别投射在两眼黄斑中心凹，两个不同的物像在视皮层无法融合，称为混淆视。

（三）斜视后的病理、生理改变

为克服复视和混淆视常引起以下4种病理、生理改变：

1. 抑制（suppression）　　在两眼同时视的情况下，主导眼看清物体时，为克服复视和混淆视，另一眼的周边视网膜和中心凹分别被抑制。两眼分别检查视力时，最佳矫正视力正常或两眼视力平衡。

2. 弱视（amblyopia）　　如果斜视仅限于单眼，斜视眼中心凹的抑制会导致最佳矫正视力下降，形成斜视性弱视。

3. 中心旁注视（eccentric fixation）　　弱视程度加重后，受累眼可能丧失中心注视能力，形成中心旁注视。

4. 异常视网膜对应（anomalous retinal correspondence，ARC）　　发生斜视后（主要发生在内斜视），在两眼同时视情况下，主导眼中心凹与斜视眼周边视网膜可以产生新的对应关系，形成异常视网膜对应。

四、斜视分类

目前尚无理想的分类方法涵盖所有类型的斜视。国际上通用的是根据不同因素分类。

（一）根据融合状态分类

1. 隐斜（latent strabismus）　　是一种被融合机制控制的潜在的眼位偏斜。

2. 显斜（manifest strabismus）　　是一种不能被融合机制控制的眼位偏斜。

3. 间歇性斜视（intermittent tropia）　　为一种部分时间可被融合机制控制的眼位偏斜，属于显斜范畴，为隐斜与恒定性斜视之间的过渡形式。

4. 恒定性斜视（constant tropia）　　任何时间完全不能被融合机制控制为正位的眼位偏斜。

（二）根据眼球运动及斜视角有无显著变化分类

1. 共同性斜视（comitant，concomitant strabismus）　　眼位偏斜不随注视方向的改变而变化，也不因注视眼的改变而变化，眼球运动无明显限制。

2. 非共同性斜视（incomitant，noncomitant strabismus）　　眼位偏斜随注视方向的改变而变化，也因注视眼的改变而变化。大多数非共同性斜视为麻痹性或限制性。眼球运动存在不同程度的限制。

（三）根据注视眼分类

1. 交替性斜视（alternating, alternative strabismus）　可以自主地由一眼注视交替到另一眼注视。

2. 单眼性斜视（monocular strabismus）　只选择用一眼注视。

（四）根据斜视发生的年龄分类

1. 先天性斜视（congenital strabismus）　出生后早期发现的斜视（一般在出生后 6 个月以内出现），可能与出生时存在的缺陷有关，因为很少为出生后即存在斜视，所以称婴儿期斜视更合适。

2. 后天性斜视　出生后 6 个月以后发生的斜视。

（五）根据偏斜方向分类

（1）水平斜视（horizontal strabismus）。

（2）内斜视（esodeviation, esotropia）和外斜视（exodeviation, exotropia）。

（3）垂直斜视（vertical strabismus）。

（4）上斜视（hyperdeviation or hypertropia）或下斜视（hypodeviation or hypotropia）：两眼可以自主交替注视时，诊断为上斜视，而不可以时诊断为下斜视。

（5）旋转斜视（torsional strabismus）：内旋斜视（incyclodeviation or incyclotropia）和外旋斜视（excyclodeviation or excyclotropia）也可以与不同方向偏斜同时存在。如：垂直旋转斜视、水平垂直斜视等，可以为任何形式的联合。

临床遇到的患者，常具有以上几种不同因素。比如，根据斜视发生时间确定为先天性者，可以是共同性的，也可以是非共同性的；可以是水平性的，也可以是垂直性的，或垂直水平性斜视；可以是交替性的，也可以是单眼性的等。

五、斜视检查法

斜视检查包含一般检查和专科检查两部分。

（一）一般检查

一般检查包括三个重点：第一，认真询问病史和主诉；第二，视力检查与屈光检查；第三，望诊。

1. 询问病史　要询问斜视发生（发现）的时间、症状。如患者为儿童，要询问母亲妊娠史、是否早产或顺产及出生体重，既往的照片可能提供重要线索；要了解是否有相关的诱因，如外伤、疾病等；斜视为恒定性抑或间歇性，斜视出现在视近还是视远或远近均有，单眼斜视抑或双眼交替性斜视，斜视是否只出现在精神不集中或疲劳时，是否在户外怕阳光、喜欢闭上一眼，是否视物成双。

要了解以前的治疗情况：是否做过弱视治疗、是否戴过眼镜、是否做过眼外肌手术、是否有代偿头位，还要了解是否有家族史。

2. 视力检查与屈光检查　常规视力检查前面已详述，此处不再赘述。与斜视相关的有几点要特别强调：

（1）一定要分别检查远、近视力，分别检查裸眼视力与矫正视力；在 15 岁以下的儿童，不能用近视力与远视力作比较。

（2）对有隐性眼球震颤的患者，双眼同时检查的视力明显比单眼遮盖所查的视力好。遮盖一眼检查另一眼视力，因诱发眼球震颤而影响视力检查的可靠性。所检查到的视力低于其生活视力。为避免或减少诱发隐性眼球震颤，在检查时保持双眼同时睁开，雾视一眼而检查对侧眼视力。雾视方法，可在该眼多加 +5.00D 球镜。用此方法，可检查到实际视力。

屈光检查为斜视检查的常规内容，无论是否需配戴眼镜。15 岁以下儿童验光需散瞳。

3. 望诊　望诊时先排除假性斜视，大度数的阳性 Kappa 角易误诊为外斜视，而阴性 Kappa 角和内眦赘皮易误诊为内斜视。如果确定存在斜视，则进一步观察斜视是恒定性的还是间歇性的，是双眼交替的还是单侧的，斜视角是变化的还是稳定的。要检查是否伴有上睑下垂，是否有异常头位。观察每只眼的注视性质和双眼同时注视的情况，有震颤样运动则表明注视不稳定和视力不良。

（二）专科检查

专科检查包括两部分：眼球运动功能检查和双眼视功能检查。

1. 眼球运动功能检查

（1）遮盖检查

1）遮盖-去遮盖试验（cover-uncover test）：又称单眼遮盖-去遮盖试验。

目的：发现显斜，鉴别隐斜与显斜。

方法：遮盖一眼，观察对侧眼，在遮盖的瞬间观察对侧眼是否有眼球移动，如发现有眼球移动则可确定对侧眼存在显斜，斜视的性质根据眼球移动的方向确定，如从内向外动，为内斜；如从外向内动，为外斜。由上回至正位，则为上斜视。如遮盖一眼，对侧眼无移动，表明对侧眼无显斜存在。交换遮另一眼，如未遮盖眼没有眼球移动，则说明该眼无显斜存在。如有眼球移动，说明该眼有显斜。去遮盖时，观察被遮盖的眼球移动情况，如被遮眼无眼球移动则说明该眼无显斜；去遮盖眼如有从偏斜位返回正位的矫正性移动，则说明该眼有隐斜。如去遮盖后该眼停留在斜位上，遮盖对侧眼后该眼才返回注视位，则表明遮盖眼有显斜。

2）交替遮盖试验（alternate cover test）

目的：发现是否存在眼位偏斜。

方法：遮盖板从一眼迅速移到对侧眼再回来，反复多次，观察是否有眼球移动。如无眼球移动，说明该眼为正位；如发现有眼球移动，则说明有眼位偏斜存在。

遮盖的要点：遮盖板迅速在两眼之间交替遮盖，以保持两眼总有一眼被遮盖，以防止产生两眼融合，否则双眼视破坏不充分，或刚刚打破的双眼视由于两眼同时注视产生融合，偏斜眼又矫正回正位。

交替遮盖试验测量的眼位偏斜既包括显斜也包括隐斜。交替遮盖测得的眼位偏斜度数大于单眼遮盖测量的度数。

（2）斜视角检查

1）角膜映光法：角膜映光法有两种形式。①Hirschberg 法：该方法适用于两眼均有注视能力者。用手电筒照射双眼角膜，斜视眼反光点偏移 1mm，约为 7°或 15$^\triangle$。所以当反光点落在瞳孔边缘时，距瞳孔中心约 2mm，则该眼视轴偏斜 15°或 30$^\triangle$。如反光点落在瞳孔缘与角膜缘之间时，该处距瞳孔中心约 4mm，该眼位偏斜约为 30°或 60$^\triangle$。如反光点落在角膜缘，眼位偏斜约为45°或90$^\triangle$。这是一种相对粗的斜视定量检查法。②Krimsky法：该方法适用于一眼视力差、缺乏注视能力者。在被检查眼前放置三棱镜，令患者注视手电筒点光源，至该眼角膜反光点与注视眼对称即为该眼的斜视度。也可将三棱镜放置在注视眼前，至斜视眼角膜反光点与注视眼反光点对称为止。

2）遮盖加三棱镜试验（prism and covertest）：这是一种定量检查，用遮盖–去遮盖或双眼交替遮盖方法均可。将三棱镜放在被检查眼前，其尖端指向斜视方向，由小到大逐渐增加三棱镜度数，至遮盖时眼球移动消除，所加三棱镜度数即为被检查眼的斜视度。该检查方法为精确的斜视定量检查法。如眼球运动既有水平成分又有垂直成分，则可在被查眼前分别加上合适的水平三棱镜和垂直三棱镜至中和为止。

3）同视机法：用同视知觉画片检查，一眼注视画片中心时，把对侧眼镜筒调整到被查眼反光点位于瞳孔中央处，在刻度盘上可以直接读取斜视度数，此检查结果为他感斜视角（客观斜视角）。

还有两种特殊检查法，适用于非共同性斜视检查。一种是两眼看同一个物体，获得两个不同物像的复视检查方法；另一种是两眼分别看不同物像的检查方法：Hess屏法和Lancaster屏法。

诊断眼位斜视度检查法，通过对左上、右上、左下、右下、左侧、右侧六个诊断眼位斜视角的定量检查，可以分析判断麻痹性斜视受累肌肉，有助于诊断和手术设计，通过检查正上方和正下方斜视度可以确定是否存在A、V现象。

（3）Kappa角检查：一般当一眼注视点光源时，反光点落在瞳孔中央，此种情况为零Kappa角，即该眼的视轴与经瞳孔中央的瞳孔轴夹角为0。有相当多的人视轴与瞳孔轴有一大小不等的夹角。视轴位于瞳孔轴鼻侧为正Kappa角（阳性Kappa角），视轴位于瞳孔轴颞侧为负Kappa角（阴性Kappa角），高度近视眼常为负Kappa角，易误诊为内斜视。

当正Kappa角较大时，形似外斜视；当负Kappa角较大时，形似内斜视。所以，如果没有Kappa角的概念可能把较大度数的Kappa角误诊为斜视。

假性斜视：除较大度数的Kappa角可能引起斜视的误诊外，内眦赘皮可能误诊为内斜视，瞳孔距离小也可能误诊为内斜视。而瞳孔距离过大，内眦巩膜（眼白）暴露较多，易误诊为外斜视。对一个可疑的斜视患者首先要通过仔细观察并结合遮盖试验排除假性斜视。

（4）单眼运动检查：检查时遮盖一眼，另一眼追踪向各注视方向移动的视标，如发现任何眼球运动的减弱，则提示向该方向运动的肌肉力量不足，或存在限制因素。单眼运动正常的标志为：内转时瞳孔内缘到达上、下泪小点连线，外转时角膜外缘到达外眦角，上转时角膜下缘到达内、外眦连线，下转时角膜上缘到达内、外眦连线。

（5）双眼运动检查（binocular eye movement）

1）双眼同向运动（version）：单眼运动不能显示眼外肌运动功能不足时，用双眼同向运动检查。根据配偶肌定律（Hering's law），可以发现相对功能不足的肌肉和相对亢进的配偶肌。检查时，令双眼分别注视各诊断眼位的视标，根据斜视角的变化判断受累肌。如一内斜视患者单眼运动检查未发现异常，双眼同向运动检查发现向左注视时斜视角明显增大，与这个方向运动相关的肌肉为左眼外直肌和右眼内直肌，外直肌功能不足造成内斜度数加大，则提示该患者左眼外直肌麻痹。

2）双眼异向运动（vergence）：双眼异向运动包括集合（convergence）和分开（divergence）运动，临床上多检查集合功能。①集合（辐辏）：集合是很强的自主性运动，同时含有非自主性成分，在眼外肌功能检查中具有重要意义。集合近点检查（near point of convergence，NPC）：被检查者注视正前方一个可以引起调节的视标，视标逐渐向鼻根部移近，至患者出现复视或一眼偏离集合位，此集合崩溃点称为集合近点，正常值为 7cm。随年龄增长，集合近点逐渐后退。② AC/A 比率（accommodative convergence/accommodation ratio，AC/A ratio）：看近物时，一定量的调节会产生相应的调节性集合，AC/A 比率是定量检查调节与调节性集合关系的方法。正常时 1 屈光度（1D）调节可以产生 4~6PD 集合，即 AC/A 为 4~6。比率大于 6 考虑 AC/A 过高，小于 4 考虑 AC/A 过低。AC/A 比率检查对临床诊断和治疗均有意义。

（6）娃娃头试验（doll test）：为鉴别外转运动限制真伪的方法。将患儿的头突然转向外转"受限"眼的对侧，观察眼球外转能否到达正常位置，如外转到位则说明外转"受限"不存在。如外转不能到位，则提示存在运动限制。

（7）牵拉试验：①主动牵拉试验（active force generation test）：医生用镊子抓住被测肌肉附着点或相应的角膜缘处结膜，受检者按医生要求的方向注视，如检查外直肌力量则让患者向外看，检查者用力方向相反。两眼比较，评价测试的肌肉收缩力量是否减弱，判断是否有神经肌肉麻痹因素。②被动牵拉试验（forced duction test）：医生用镊子抓住被测肌肉附着点或相应的角膜缘处结膜，向不同方向转动眼球，令受检者向眼球转动方向注视，二者方向一致。两眼对照，发现是否有限制因素以及限制因素的部位。

以上两种检查均可在表面麻醉下完成，但对于儿童和敏感的成年人则只能在全麻满意后施行。全麻下只能做被动牵拉试验，无法进行主动牵拉试验。

牵拉试验是鉴别麻痹性斜视与限制性斜视必要的检查方法。

（8）Parks 三步法：用于在垂直斜视中鉴别原发麻痹肌为一眼上斜肌还是另一眼上直肌。3 个步骤是递进的排除法。第 1 步，先确定上斜视是右眼还是左眼，如果右眼上斜视，则提示右眼的下转肌（上斜肌或下直肌）不全麻痹，或左眼上转肌（上直肌或下斜肌）不全麻痹。第 2 步，分析是向右侧注视时垂直偏斜大，还是向左侧注视时垂直偏斜大，如果是向左侧注视时垂直偏斜大，则提示麻痹肌可能为右眼上斜肌或左眼上直肌。第 3 步，做歪头试验（Bielschowsky head tilt test），当头转向高位眼侧（右侧）时，垂直偏斜增大，即歪头试验阳性，则原发麻痹肌为右眼上斜肌。如果歪头试验为阴性，则原发麻痹肌为左眼上直肌。

2. 双眼视功能检查　双眼视功能检查的目的是判断斜视发生后功能的改变。如是否存在单眼抑制、是否保留正常视网膜对应、抑或已经建立了异常视网膜对应、异常视网膜对应的类型，检查结果对治疗方案的选择和恢复双眼视功能的预测以及评价治疗效果具有重要意义。

（1）Worth 四点灯检查

1）检查目的：确定是否存在单眼抑制。

2）检查方法：受检者戴红绿眼镜，红片置于右眼前，分别观察近处（33cm）和远处（5m）4 点灯箱。上方为红灯、左右两侧为绿灯、下方为白灯。如受检者看到 4 个灯说明没有单眼抑制，且两眼正位。如受检者看到 5 个灯即 2 个红灯和 3 个绿灯，表明受检者有斜视，无单眼抑制。如只看到 2 个红灯表明左眼抑制，如只看到 3 个绿灯表明右眼抑制。

四点灯试验还可以检查主导眼，当受检者看到 4 个灯时下方白色灯为红色或粉红色时右眼为主导眼，下方白色灯为淡绿色时左眼为主导眼。

（2）立体视觉检查：可以用 Titmus 立体图、TNO 立体图或我国自行研发的（颜少明、郑竺英）立体图检查，这些检查法适用于没有明显眼位偏斜或眼位偏斜可以控制的受检者。有较大度数的显斜患者不能用这些方法，用同视机检查，将立体画片放在客观斜视角处，可以判断是否存在潜在的立体视觉功能。

对年幼儿童令其注视有兴趣的视标，如能引起两眼集合运动，表明其具有双眼单视功能。

（3）复视像检查：在患者一眼前放一红色镜片，注视 1m 远处的灯光，若有复视，则见一红色灯光和一白色灯光；若见粉红色单一灯光，则表示无复视。然后分别检查各诊断眼位，距离中心约 20°。患者的头及脸保持正位，不得转动。

复视像的分析步骤：①首先确定复视像性质，是水平的还是垂直的、是交叉的还是同侧的；②寻找复视像偏离最大的方向；③周边物像属于麻痹眼。水平复视周边物像在水平方向确定，垂直复视周边物像在第三眼位垂直方向确定。

（何金梅）

第二节　隐斜

隐斜是一种能被双眼融合功能控制的潜在的眼位偏斜。任何去融合的方法均可暴露潜在的眼位偏斜，如遮盖单眼时，被遮盖眼出现眼位偏斜，去遮盖后偏斜眼立刻恢复正位。正常人多数都有隐斜，无症状时不做临床诊断。

一、临床表现

根据视轴偏斜方向，可以有内隐斜、外隐斜、上隐斜（垂直隐斜时以上斜眼做诊断）及旋转隐斜。畏光、阳光下喜闭一眼。视物不能持久，视疲劳，内隐斜较外隐斜更容易产生症状。有时可有复视。

二、诊断

（1）交替遮盖时眼位有移动；单眼遮盖时，对侧眼无移动，被遮眼出现眼位偏斜，去遮盖后偏斜眼立即回到正位。

（2）患者有症状。

（3）三棱镜中和眼位后症状可以缓解。

（4）隐斜应与微小斜视相鉴别。微小斜视一般小于 $8^{\triangle}$，但属于显斜范畴，并建立了和谐异常视网膜对应。

三、治疗原则

（1）有隐斜、无症状者一般不诊断为隐斜，也无须处理。

（2）垂直隐斜、内隐斜不适宜训练，可用三棱镜矫正，以能缓解症状的最低度数为处方原则。

（3）外隐斜治疗以训练为主。青壮年不宜配戴三棱镜。

（何金梅）

第三节 内斜视

一、先天性内斜视

先天性内斜视为出生后 6 个月内发病，一般不合并明显屈光异常，如双眼交替出现斜视则无弱视。单眼性斜视可合并弱视。由于双眼视野交叉，可以有假性外展限制。先天性内斜视可以合并下斜肌亢进、DVD、眼球震颤等。

（一）临床表现

患者出生后 6 个月内发病。无明显屈光异常。单眼性斜视可合并弱视。斜视度数较大。假性外展限制，娃娃头试验可以排除。可以合并下斜肌亢进、DVD、眼球震颤等。

（二）诊断要点

（1）依据病史。

（2）视力检查重在定性，确定是否有单眼弱视及注视能力。

（3）睫状肌麻痹剂散瞳验光。

（4）眼底检查排除先天异常。

（5）眼球运动检查确定是否合并下斜肌亢进、DVD、眼球震颤等。

（三）治疗方案及原则

（1）排除单眼弱视，如有单眼弱视，需先行治疗至双眼视力平衡。

（2）先天性内斜视需手术治疗，手术时机为 24 个月龄。

（3）合并下斜肌亢进和 DVD 者手术设计时应给予相应考虑。

（4）手术后应保留 $10^\triangle$ 微小内斜视，以利于建立周边融合和粗立体视觉。

二、共同性内斜视

（一）调节性内斜视

调节性内斜视分为以下几种：屈光性调节性内斜视、部分调节性内斜视、高 AC/A 型调节性内斜视和混合型调节性内斜视。屈光性调节因素出现在 2 岁半左右，个别也可以出现在 1 岁内。有些患者可由混合因素引起。

1. 屈光性调节性内斜视

（1）临床表现：患者有中度或高度远视性屈光不正。去调节可以矫正眼位。去调节方法包括药物或光学两种，即睫状肌麻痹剂散瞳或配戴合适的矫正眼镜可以矫正眼位。合并或不合并弱视。眼球运动无明显限制。

（2）诊断要点

1）发病平均年龄为 2 岁半。

2）有中度或高度远视性屈光不正。

3）散瞳或戴镜可以矫正眼位。

（3）治疗方案及原则

1）有弱视者先治疗弱视。

2）全屈光处方戴镜。

3）此类斜视不应手术矫正。

4）一般每年重新验光一次，根据屈光变化决定是否调换眼镜，需要时可以提前验光。

5）调换眼镜时应满足视力和眼位正常。

2. 部分调节性内斜视

（1）临床表现：有中度或高度远视性屈光不正。去调节可以部分矫正眼位，即散瞳或戴镜后内斜视度数减少，但不能完全矫正。合并或不合并弱视。眼球运动无明显限制。

（2）诊断要点

1）发病平均年龄为2岁半。

2）有中度或高度远视性屈光不正。

3）散瞳或戴镜斜视度数减少。

（3）治疗方案及原则

1）有弱视者先治疗弱视。

2）全屈光处方戴镜。

3）戴镜3~6个月后眼位不能完全矫正，非调节部分应手术矫正。

4）调节部分继续戴镜矫正。每年重新验光一次，并根据屈光变化决定是否调换眼镜，需要时可以提前验光。

5）调换眼镜时应满足视力和眼位正常。

3. 高 AC/A 型调节性内斜视

（1）临床表现：患者斜视度看近大于看远≥15$^{\triangle}$。看远时可以为正位。可以有非屈光调节性内斜视。此类斜视10岁后有自愈趋势。

（2）治疗方案及原则

1）戴双光镜：全屈光矫正下加 +1.5 ~ +3D 球镜。应定期复查。

2）缩瞳剂：局部形成药物性近视，减少中枢性调节，但不宜长期应用。

3）合适的病例可以考虑双内直肌减弱手术。为减少对视近时眼位的影响，也可行内直肌后固定术。

4. 混合型调节性内斜视　混合型调节性内斜视为屈光性调节性内斜视与高 AC/A 型内斜视合并存在的病例。

（1）临床表现：有远视性屈光不正。戴镜后斜视度减少，看远减少明显，看近仍有较大度数内斜视，看近大于看远≥15$^{\triangle}$。

（2）诊断要点

1）戴镜后斜视度减少，说明有屈光性调节因素。

2）戴镜后斜视度看近大于看远≥15$^{\triangle}$说明有高 AC/A 因素。

（3）治疗方案及原则：参见屈光性调节性内斜视和高 AC/A 型调节性内斜视。

（二）非调节性内斜视

非调节性内斜视没有或很少有调节因素。

1. 基本型内斜视（basic esotropia）

（1）诊断要点：斜视常在 2 岁以后出现。没有明显调节因素，单眼斜视可合并弱视。无明显远视性屈光不正，视远、视近斜视度相同。

（2）治疗：有弱视者先治疗弱视，双眼视力平衡后及时手术矫正眼位。虽然绝大多数儿童全身无明显症状，但也需要考虑中枢神经系统检查。

2. 急性共同性内斜视（acute comitant esotropia）

（1）病因：病因不清，可能与融合机制突然破坏，引起眼外肌的不平衡有关。

（2）诊断要点：发病急，突然出现复视。多发生在 5 岁以后，因双眼视功能已健全所以才有复视。眼球运动无受限。

（3）治疗：由于是突然出现复视，所以要进行神经科检查以除外颅内疾病。如内斜视度数小，可用三棱镜消除复视；如内斜视度数大，病情稳定后，可以手术矫正。眼位矫正后可以恢复双眼视觉功能。

3. 周期性内斜视（cyclic esotropia）

（1）诊断要点：3～4 岁发病。内斜视呈周期性出现，一般为隔日斜视，在不出现之日可能仅有轻度斜视或隐斜。日久可形成恒定性斜视。周期性内斜视患者中偶见弱视，V 征常见。在内斜视不存在时，患者可有正常的双眼视和较好的立体视觉。

（2）治疗：首先矫正屈光不正。有些患者矫正远视后，周期性内斜视消失。不能矫正者，可以手术矫正，手术量参照眼位偏斜日的斜视度。

4. 感觉剥夺性内斜视（sensory deprivation esodeviation）　儿童期的各种眼病如白内障、角膜白斑、视神经萎缩、眼外伤等造成单眼视力丧失或明显下降后出现此类斜视。屈光参差性弱视在这类内斜视中常见。治疗首先是针对病因治疗，矫正屈光不正、治疗弱视。病因排除后，尚有残余内斜视的，手术矫正眼位。

（张秋丽）

第四节　外斜视

外斜视在婴幼儿较内斜视少见，但随着年龄增加发病率逐渐升高。患者可由外隐斜进展为间歇性外斜视再进展为恒定性外斜视，也可一发病即为间歇性外斜视或恒定性外斜视。间歇性或恒定性外斜视根据视远、视近时斜视度的不同，临床可分为 4 种类型。

1. 基本型　视远、视近时的斜视度基本相等。

2. 分开过强型　视远斜视度明显大于视近（$\geqslant 15^{\triangle}$）。

3. 集合不足型　视近斜视度明显大于视远（$\geqslant 15^{\triangle}$）。

4. 假性分开过强型　视远斜视度明显大于视近，但单眼遮盖 1 小时或双眼配戴 +3D 球镜后，视远、视近时的斜视度基本相等。

一、间歇性外斜视

（一）临床表现

患者强光下喜闭一眼。控制正位时有一定的双眼视功能。眼位偏斜时，偏斜眼可以有抑制，保持正常视网膜对应，没有或很少有弱视。无明显屈光不正，眼位偏斜与屈光不正无特殊联系。

（二）诊断要点

（1）可以发病较早，如1岁内出现，但发现较晚，一般到5岁前表现明显。

（2）眼斜频率随年龄增大逐渐增加。

（3）由于受融合控制斜视度数变化较大，疾病、疲劳及充分破坏融合时斜视度暴露充分。

（三）治疗方案及原则

（1）以手术治疗为主，手术时机应掌握在双眼视功能受损前。提倡早期手术。

（2）集合训练，可能有暂时效应，但不能矫正眼位，不要因集合训练而延误手术时机。手术前尤其不应进行集合训练，否则，容易出现手术后过矫。

二、恒定性外斜视

（一）临床表现

恒定性外斜视较间歇性外斜视少见，可以出生后即出现或由间歇性外斜进展而来。外斜视程度变化较大，单眼视力较差时，偏斜度数较大。经常为双眼交替偏斜，所以弱视不常见。合并屈光参差或单眼斜视时，可以出现弱视。5岁前出现眼位偏斜者可以有抑制存在。5岁后发病可以有复视存在。可以合并垂直偏斜。

（二）诊断要点

（1）外斜视恒定存在，眼位不能被融合机制控制。

（2）先天性恒定性外斜视常合并存在神经损害，应请神经科会诊。

（3）应进行屈光检查，以发现屈光参差或弱视。

（三）治疗方案及原则

（1）治疗以手术为主。

（2）单眼视力差者，手术后眼位欠稳定，有时尚需二次手术。

（3）类肉毒素对小度数偏斜可以作为初始治疗；对明显的手术后欠矫或过矫可以作为补充治疗。

（张秋丽）

第五节 AV型斜视

有些水平斜视在水平方向斜视角无明显变化，但是在垂直方向注视不同位置时斜视角有明显变化。比如，外斜视向上注时斜视角明显大于向下注视时的斜视角，呈英文字母V状，此种情况为V型外斜视或称外斜V征。当外斜视向下注视时斜视角明显大于向上注视时的斜视角，呈英文字母A状，此种情况为A型外斜视或称外斜A征。内斜视向上注视时斜视角明显大于向下注视时的斜视角，呈英文字母A状，此种情况为A型内斜视或称内斜A征。当内斜视向下注视时斜视角明显大于向上注视时的斜视角，呈英文字母V状，此种情况为V型内斜视或称内斜V征。AV型斜视也可以理解为在垂直注视方向上有非共同性的水平斜视。AV 型斜视可因斜肌异常或水平肌异常或混合因素引起。上斜肌功能亢进常与 A 型斜视伴行，下斜肌功能亢进常与 V 型斜视伴行。

一、临床表现

（1）V 型外斜视，上方斜视角大于下方；A 型外斜视，下方斜视角大于上方。

（2）V 型内斜视，上方斜视角小于下方；A 型内斜视，下方斜视角小于上方。

（3）眼球运动无明显异常或下斜肌亢进（V 型斜视），或上斜肌亢进（A 型斜视）。

二、诊断要点

（1）向上 25°和向下 25°分别测量注视远目标时的斜视角。

（2）V 型斜视，上、下分别注视时的斜视角相差≥15$^\triangle$。

（3）A 型斜视，上、下分别注视时的斜视角相差≥10$^\triangle$。

（4）眼球运动检查有斜肌运动异常或无明显异常。

三、治疗方案及原则

（1）合并上、下斜肌亢进的 AV 型斜视，一般要行上下斜肌减弱术后再行水平斜视矫正术。

（2）V 型斜视，凡是临床检查发现有下斜肌功能亢进者，无论其程度如何均先行下斜肌减弱术。无下斜肌功能亢进者，行水平肌上下移位术。内直肌向 V 型尖端方向移位二分之一或全肌肉宽度，外直肌向 V 型开口方向移位二分之一或全肌肉宽度。

（3）A 型斜视，凡是临床检查发现有明显上斜肌功能亢进者，一般要行上斜肌减弱术后再行水平斜视矫正术。上斜肌功能亢进较轻或无明显上斜肌功能亢进者行水平肌肉移位术，内直肌向 A 型尖端方向移位二分之一或全肌肉宽度，外直肌向 A 型开口方向移位二分之一或全肌肉宽度。

（4）A 型斜视，临床检查发现有明显上斜肌功能亢进但有立体视觉者，上斜肌减弱手术被视为禁忌。A 征由水平肌垂直移位矫正。

（张秋丽）

第六节　眼球震颤

眼球震颤（nystagmus）为非自主性、节律性眼球摆动。根据发生时间可以分为先天性和后天性两种。根据病变发生部位可以分为传入性（知觉性）和传出性（运动性）眼球震颤。知觉性眼球震颤主要是由于视力损害或丧失引起的，如矿工性眼球震颤。运动性眼球震颤损害部位位于大脑额叶至眼外肌的传出通路上，如先天性特发性眼球震颤。眼球震颤又分为显性和隐性两种情况。隐性眼球震颤，当两眼无遮盖时没有眼球震颤，当遮盖一眼时，未遮盖眼显示眼球震颤，原因不明。显性震颤和隐性震颤可以合并存在。根据眼球震颤的形式可以分为钟摆型和急动型或跳动型眼球震颤。钟摆型眼球震颤没有快相和慢相，两侧运动的频率和幅度相等。急动型眼球震颤有快相和慢相，即向一侧缓慢运动（慢相）后接着一个向反方向返回的快速运动（快相），快相方向为急动型眼球震颤的方向。描述急动型眼球震颤包括：眼球震颤方向、频率和幅度。这里主要介绍与斜视及眼球运动相关的病理性眼球震颤。

一、先天性特发性眼球震颤

（一）临床表现

（1）有急动型眼球震颤，可以合并隐性震颤，视远明显。

（2）在眼球震颤慢相方向上存在眼球震颤明显轻微甚至眼球震颤消失的"中间带"（neutral zone，null point）或休止眼位。有时也可存在两个"中间带"。

（3）视物时有明显代偿头位，视线指向"中间带"。视近头位可以消失。

（4）在代偿头位方向上即"中间带"方向上，视力明显好于头位正直时的视力。

（5）一般不合并斜视。

（二）诊断要点

（1）有急动型眼球震颤和"中间带"。

（2）代偿头位明显。

（3）代偿头位视力比头位正直时的视力好两行以上。

（4）常规进行屈光检查。

（5）三棱镜试验阳性：双眼放置$10^{\triangle}$三棱镜，尖端指向健侧即"中间带"方向，头位明显好转。

（三）治疗方案及原则

1. 光学疗法

（1）矫正屈光不正。

（2）双眼配戴$8^{\triangle} \sim 10^{\triangle}$三棱镜，尖端指向健侧，使"中间带"的视野向正前方转移达到改善头位的目的。如有条件可选用较大度数的膜状三棱镜。

（3）双眼配戴$8^{\triangle} \sim 10^{\triangle}$三棱镜，尖端指向鼻以引起双眼集合达到抑制眼球震颤的目的。

2. 手术疗法

（1）Anderson术式：等量、等效后徙与"中间带"相关的一组肌肉，如"中间带"在右侧，面向左转，则后徙右眼外直肌和左眼内直肌。

（2）Kestenbaum术式：等量、等效后徙与"中间带"相关的一组肌肉，缩短二者的拮抗肌。

（3）手术治疗的目的是将"中间带"移向正前方，达到消除或改善头位的目的，一般不能减弱眼球震颤。

二、眼球震颤阻滞综合征

（一）临床表现

（1）有先天性内斜视。

（2）内斜视度数不稳定且与眼球震颤程度相关，内斜视度数大时眼球震颤明显抑制，内斜视度数小时眼球震颤明显加剧。

（3）患者喜欢用内收眼注视以获得较好视力，用外转眼注视时眼球震颤加剧、视力下降。

（4）有代偿头位，面左转或右转交替出现。

（二）诊断要点

（1）内斜视的度数与眼球震颤呈负相关。

（2）有代偿头位，当面转向一侧时内收眼为注视眼。

（3）视力检查显示内收眼注视时视力明显好于外转眼注视时的视力。

（三）治疗方案及原则

（1）以手术治疗为主：手术目的为矫正斜视，改善头位。

（2）双眼内直肌后徙合并后固定缝线：后固定缝线有困难时可以适当增加后徙量，矫正不足时可联合外直肌缩短术。

（张秋丽）

第七节 弱视

弱视是视觉发育期内由于异常视觉经验（单眼斜视、屈光参差、高度屈光不正以及形觉剥夺）引起的单眼或双眼最佳矫正视力下降，眼部检查无器质性病变。弱视主要是中心视力缺陷，周边视力可以正常，动物实验和临床婴幼儿的研究表明，在视觉发育关键时期易发生弱视。弱视眼的最佳矫正视力减退经适当的治疗是可逆的，这是弱视的另一个特点。研究结果表明弱视是双眼异常相互作用或形觉剥夺引起的。

我国弱视发病率为2%～4%，儿童早期筛查可以预防弱视，对已经产生弱视者可以早期发现、早期干预、早期恢复。

一、分类

1. 斜视性弱视（strabismic amblyopia） 为单眼弱视。发生在单眼性斜视，双眼交替性斜视不形成斜视性弱视。由于眼位偏斜后引起异常的双眼相互作用，斜视眼的黄斑中心窝接受的不同物像（混淆视）受到抑制，导致斜视眼最佳矫正视力下降。

2. 屈光参差性弱视（anisometropic amblyopia） 两眼之间存在屈光参差（正球镜相差≥1.5D，柱镜相差≥1D），屈光度较高的一眼可以形成弱视。屈光参差性弱视是由于两眼异常相互作用和形觉剥夺两个因素引起的。中低度数的近视性屈光参差一般不形成弱视，差别＞−6D，屈光度较高的眼有形成弱视的危险。屈光参差性弱视为单眼性弱视。

3. 屈光不正性弱视（ametropic amblyopia） 为双眼性弱视。多发生于未戴过屈光矫正眼镜的高度屈光不正患者。主要见于高度远视或散光，常为双侧性，两眼最佳矫正视力相等或相近。一般认为远视≥5.00DS、散光≥2.00DC、近视≥10DS 会增加产生弱视的危险性。高度近视引起的视力下降要和近视性视网膜病变相鉴别。由双眼高度散光引起的弱视又称子午线性弱视。屈光不正性弱视配戴合适的眼镜后视力可自行逐步恢复。适当的训练可缩短疗程。

4. 形觉剥夺性弱视（form deprivation amblyopia） 在视觉关键时期内由于屈光间质混浊（角膜白斑或白内障），完全性上睑下垂，造成该眼视力下降，单眼形觉剥夺更易形成弱视。形觉剥夺性弱视一般为单眼性弱视。引起形觉剥夺性弱视的原因，既有单眼形觉剥夺因素，又有双眼异常相互作用因素。

二、临床表现

1. 视力不良　最佳矫正视力低于正常，经治疗可以恢复或部分恢复。

2. 拥挤现象（crowding phenomenon）　分辨排列成行视标的能力较分辨单个视标差。

3. 旁中心注视　部分程度较重的弱视由于视力下降显著导致中心窝失去注视能力，形成旁中心注视。

4. 视觉诱发电位　PVEP潜伏期延长，振幅下降。

三、诊断标准

弱视是视觉发育期内由于异常视觉经验（单眼斜视、屈光参差、高度屈光不正以及形觉剥夺）引起的单眼或双眼最佳矫正视力下降，眼部检查无器质性病变。弱视诊断时要参考不同年龄儿童正常视力下限：3岁儿童正常视力参考值下限为0.5，4～5岁为0.6，6～7岁为0.7，7岁以上为0.8。两眼最佳矫正视力相差两行或更多，较差的一眼为弱视。如果幼儿视力不低于同龄儿童正常视力下限，双眼视力相差不足两行，又未发现引起弱视的危险因素，则不宜草率诊断为弱视，可以列为观察对象。

四、治疗

1. 去除形觉剥夺因素　矫正屈光不正，早期治疗先天性白内障或先天性完全性上睑下垂等。

2. 遮盖疗法　常规遮盖治疗即遮盖优势眼、强迫弱视眼使用，已有200余年历史，迄今仍为最为有效的治疗单眼弱视的方法。用遮盖法治疗时，须密切观察被遮盖眼视力的变化，避免被遮盖眼发生遮盖性弱视。复诊时间根据患儿年龄确定，年龄越小，复诊间隔时间越短。1岁儿童复查间隔为1周，2岁儿童复查间隔为2周，4岁儿童复查间隔才能为1个月。因为弱视治疗易反复，双眼视力平衡后，要逐步减少遮盖时间、慢慢停止遮盖治疗，以使疗效巩固。单眼的斜视性弱视、屈光参差性弱视在矫正屈光不正后遮盖好眼。双眼屈光不正性弱视不宜用遮盖法治疗。

3. 光学药物疗法（压抑疗法）　①近距离压抑疗法：健眼每日滴1%阿托品溶液散瞳，戴矫正眼镜，使健镜只能看清远距离。弱视眼在矫正眼镜上再加+3.00D，使之无需调节便能看清近距离。②远距离压抑法：健眼过矫+3.00D，看清近距离。弱视眼只戴最佳矫正眼镜，促进其看远。③全部压抑法：每日健眼以1%阿托品散瞳，戴欠矫4.0～5.00D球镜片，使看远、近视力均不佳，弱视眼戴全矫眼镜。④交替压抑法：配两副眼镜，一副使右眼过矫+3.00D，另一副使左眼过矫+3.00D，不滴阿托品滴眼剂，每日交替换戴眼镜。以上三条治疗方法是治疗弱视的主要方法。

4. 其他治疗　后像疗法、红色滤光片（波长640nm）法、海丁格刷也是弱视治疗的有效方法，主要适于旁中心注视者。视刺激疗法（CAM）对中心凹注视、屈光不正性弱视效果较好，可作为遮盖疗法的辅助治疗，以缩短疗程。

（1）后像疗法（after image therapy）：又名增视疗法，是治疗旁中心注视弱视的方法，使用时需要用后像镜。后像镜也是一种直接检眼镜，但光源比一般检眼镜强。在光路上有一转盘，盘上设有不同大小的黑色圆点，此黑点的视网膜影像大小不同，可通过拨动转盘来更换不同的黑点。先将后像镜光线调到一般检眼镜亮度，看清弱视眼底，把黑点恰好放在中心凹处，形成清楚的影像。黑点的用途是为了保护中心凹使之不被照射，但要避免把旁中心注视点一起遮盖起来。位置定好后，加大后像镜亮度，使用强光照射包括旁中心注视点在内的视网膜带，一般照射 20 秒至 1 分钟后关闭光源。嘱患者观看白色屏幕上黑色" + "中心点，待产生负后像，诱导患者看到一照亮"X"字的中心被一暗圈围绕着，以纠正异常注视性质。

（2）光栅刺激疗法：应用不同空间频率的黑白条纹组成慢旋转刺激治疗机。旋转的光栅上方放置一块透明图案板，使患儿描图案。也可以通过观看黑白条纹的光栅，达到训练目的。

（3）海丁格刷训练：正常眼通过旋转的偏光镜片观看时，在蓝光（波长 470nm）的背景上可看到两个三角形尖端相对的毛刷样影像，并围绕着中心注视点转动，很像飞机的螺旋桨。这是一种内视现象，其产生原因是极化光的方向作用于黄斑部放射状纤维，因此，其中心点应相对于中心凹。由于弱视患者在黄斑区有抑制暗点，所以刚开始治疗时很难看到此现象。通过一段时间治疗可以逐步看到这种现象。初始治疗期间此刷可能不在视野中央。此器械附有光圈来控制视野的大小。

5. 综合疗法　对于中心注视性弱视，采取常规遮盖疗法，或压抑疗法，联合视刺激疗法（CAM）、辅助精细训练；对于旁中心注视性弱视，先采取后像、红色滤光片或海丁格刷刺激转变注视性质，待转为中心注视后，再按中心注视性弱视治疗。

治疗弱视年龄因素非常关键，年龄越小，疗效越高。另外，与弱视程度有关，轻度弱视疗效高，中度次之，重度最差。与注视性质也有关，中心凹注视疗效佳，周边注视者疗效差。不同类型弱视中屈光不正性弱视预后相对较好。斜视性弱视及屈光参差性弱视早治疗治愈率可达 75%，有效率达 90% 以上。形觉剥夺性弱视，预后不够理想。弱视治疗的目的之一是提高视力，然而更重要的则是建立双眼立体视觉。因此，双眼单视巩固性治疗是必不可少的。弱视治疗强调早发现、早治疗，但弱视训练也不必拘泥于 12 岁的年龄限制，实践证明，对 12 岁以上患儿系统治疗也不乏良好效果者。药物治疗弱视尚在探讨中。

（张秋丽）

第二十一章

屈光不正

第一节　远视眼

一、远视眼的定义

远视眼（hyperopia）是指在调节放松的状态下，平行的光线在经过经眼的屈光系统屈折之后，在视网膜之后聚焦，此种屈光状态导致视网膜上不能形成清晰的物像。（图21-1）。

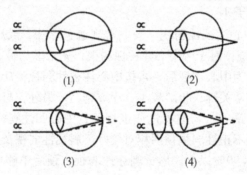

图21-1　远视眼的屈光

（1）正视眼；（2）远视眼；（3）远视眼用调节矫正；（4）远视眼用凸镜片矫正

二、远视眼的屈光

远视眼欲想在视网膜上获得清晰的像有两种方法，一种是动用眼的调节，由于晶状体变凸，增强其屈折能力，使入眼的光线具有一定的集合性。至于光线集合的程度，则要看光线是否来自眼后的某一点，该点即为远视眼的远点。因为远点与视网膜中央凹总是互为共轭焦点，所以只有位于远点上的物体才能通过调节在视网膜上形成清晰的像。另一种方法为使用凸透镜，假如该镜片的主焦点与远视眼的远点互为共轭焦点，则可以在视网膜上形成清晰的像。

三、远视眼的原因及分类

1. 轴性远视　眼球前后径较短产生远视。如新生儿的眼球几乎都是远视眼，高度远视眼的眼球外形通常比正视眼或近视眼小。

2. 弯曲性远视或称曲率性远视　眼球任何屈光面的弯曲度变小均可形成远视眼，最常见为角膜弯曲度较小所致。

3. 屈光指数性远视 眼内各屈光媒质的屈光指数降低均可引起，但不多见。

4. 眼内某个屈光媒质缺如 如无晶状体眼（aphakia），一般都是高度远视眼。

远视眼还可根据其程度分为轻度远视（+3.00D 以下）；中度远视（+3.00～+5.00D）及高度远视（+5.00D 以上）。

四、远视眼的症状

1. 视力 视力的好坏与度数的高低以及调节力的强弱有关。轻度远视患者由于依靠自身的调节功能，对视力的影响不大。而中度远视的患者远、近视力均不好，如果是儿童、青少年等人群，由于其自身的调节力比较强，那么视力也可增加，但同时容易出现眼疲劳的现象。中年以后，随着调节力的逐渐减退，近视力会更差一些，可能出现老视提前的现象。高度远视的患者，视力更差，靠自身的调节已经难以克服，必须配戴矫正眼镜。未配戴矫正眼镜的中、高度远视患者，常常会将所看的物体放在距离眼比较近的地方，这样会清晰一些，所以常常会被误认为是近视而就诊。

2. 视力疲劳 是远视眼最主要的症状。轻度远视患者，症状不明显，仅在长时间看近时可有轻度眼疲劳；中、高度远视患者，视力疲劳现象比较明显，长期近距离用眼会出现头痛等现象，严重者甚至会出现恶心、呕吐等。

3. 眼位 中、高度远视眼，一般调节过强，相应的集合亦过强，易发生内隐斜或内斜视，斜视多发生在远视度数较高的眼，且常有弱视发生。

4. 其他 中、高度远视眼，眼轴较短，可伴有小角膜及浅前房，其晶状体一般无显著改变；眼底改变明显，视盘较正常小，边缘不清、色稍红，呈假性视盘炎状。此外，常伴有结膜炎、睑腺炎或睑缘炎。由于远视眼解剖上的特点，可发生闭角型青光眼。

五、远视眼的诊断及鉴别诊断

根据检查远、近视力、睫状肌麻痹下的验光检查等可作出诊断。

1. 与正视眼的鉴别 轻度或中度远视，常可通过调节自行矫正，远、近视力均可正常，表现与正视眼无异，这种远视可称为"假性正视"。为了鉴别，除用睫状肌麻痹下散瞳检影外，还可使用一简单易行的方法，即在眼前放置一片（+0.5D）凸透镜，如加镜后视力减退，则为正视，如加镜后视力不变或上升，则为远视。

2. 与近视眼的鉴别 儿童及青少年远视眼，常用自身调节看清目标，当调节痉挛时，则形成假性近视，使远视力减退，从而误戴凹透镜，如此又加重调节痉挛，出现更明显的调节性眼疲劳。而高度远视患者，未矫正前为了获得清晰视力，往往将物体移近，睑裂缩小，以便使视网膜像放大些，外观上很像近视眼，为了鉴别诊断，可采用睫状肌麻痹下散瞳验光。

3. 与老视眼鉴别 远视与老视，虽然均采用凸透镜矫正，但其发生原因并不相同。前者为屈光不正，后者为老年人晶状体弹性降低、调节能力减退所致。远视眼戴凸透镜可放松调节，增进远、近视力，而老视眼戴凸透镜则只能看近，不能看远。

六、远视眼的治疗

主要为镜片矫正，部分患者可用药物及手术治疗。

1. 镜片矫正　青少年儿童应当在麻痹睫状肌后进行检影验光，对于没有症状视力较好的低度数远视可以不用配戴眼镜，斜视需要配戴眼镜矫正，定期随访观察。成人如果合并有较高远视应根据接受能力和矫正视力配戴合适的眼镜。

2. 药物治疗　对于用眼不当造成的假性近视患者，可以在每天晚上睡觉前点1%阿托品滴眼液一次。

3. 手术治疗　曾有报道对于高度远视眼行表层角膜镜片术（epikeratophakia）进行治疗，但其预测性较差，目前已被植入人工晶状体（有晶状体眼人工晶状体、无晶状体眼人工晶状体）所替代。

对于经过严格筛选的某些低度远视眼，可采用激光角膜热成形术（laser thermokeratoplasty，LTK）、传导性角膜成形术（conductive keratoplasty，CK）及准分子激光角膜屈光手术（PRK、LASIK、LASEK 及 Epi – LASIK）。

（汪　永）

第二节　近视眼

一、近视眼的定义

眼在调节放松状态下，平行光线经眼的屈光系统屈折后聚焦在视网膜之前，称为近视眼（myopia）。

二、近视眼的屈光

近视眼欲想在视网膜上获得清晰的像有两种方法，一种是使入眼前的平行光线变成散开光线，即将被看物体移向眼前的某一点，假如这一点正好与视网膜像互为共轭焦点，则眼前的这一点为近视眼的远点，从此点发出的光线，必将在视网膜上成一清晰的像。另一种方法为使用凹透镜，镜片的力量使平行光线变为散开光线，其散开的程度正如由该近视眼远点所发出者，因此可以在视网膜上形成一清晰的像（图21 – 2）。

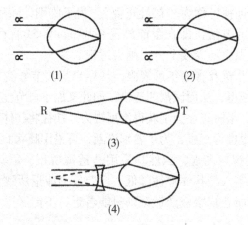

图21 – 2　近视眼的屈光

（1）正视眼；（2）近视眼；（3）近视眼的远点；（4）近视眼用凹镜片矫正

三、近视眼的原因

主要为先天遗传因素及后天环境因素两大类。

1. 遗传因素 近年来一些学者通过有近视的双生子进行遗传与近视眼的研究，取得成果。1979 年上海胡诞宁曾对高度近视患者进行了大量的研究，发现父母双方都为高度近视者，其下一代也都发生了高度近视；父母一方为高度近视，另一方为正视者，其子代患高度近视者占 57.5%；双亲均无高度近视，其子代患高度近视占 22.2%。因此，有学者认为我国高度近视的遗传，基本上是一种常染色体隐性遗传。据科学研究发现，近视眼与遗传因素密切相关，但是环境因素也有着重要的影响作用。所以近视眼可能属于多因子遗传。

2. 环境因素 当眼球发育成熟后，假如没有先天遗传因素，则环境的改变对近视的发生发展有很大影响。如青少年从入学起，直到升入大学，近视发病率呈直线上升。国内徐宝萃（1983 年）分析黑龙江省六个大中城市的大、中、小学生的屈光状态和视力情况，共调查 11 632 人，23 261 只眼。结果发现近视的发病率是小学生为 11.07%，初中生为 19.31%，高中生为 31.40%，大学一年级学生为 41.31%，二年级学生为 42.13%，三年级学生为 47.04%，而体育学院的大专学生近视率仅为 9.64%。此外，城市学生比县镇的发病率显著增高。以上可称为"学校性近视"，一般不超过 -6.00D，多在青春期后停止发展。青少年由于调节力很强，假如近距离用眼时间太久，可引起远视力减退，称为"假性近视"或"功能性近视"，经过休息或用睫状肌麻痹剂后，视力可部分或全部恢复。

四、近视眼的类型

1. 按照屈光特性分类
（1）轴性近视：因眼球前后径过长所致。
（2）曲率性近视：角膜或晶状体表面弯曲度过陡所致。
（3）屈光指数性近视：因眼内屈光媒质指数过高所致。
（4）位置性近视：因眼球内某屈光媒质位置前移（如晶状体向前脱位），可引起近视。

2. 按照近视的程度分类
（1）低度近视或轻度近视：-3D 以下。
（2）中度近视：-3 ~ -6D。
（3）高度近视：-6D 以上。

3. 按照病程进展及有无病理变化分类
（1）单纯性近视：进展比较缓慢，成人以后基本上稳定，多为轻度及中度近视，眼部大多数没有发生病理改变，矫正视力可以达到正常。
（2）变性性近视：例如先天性近视、高度近视、变性近视、恶性近视等，这一类近视通常有遗传因素，病程多为进行性。度数逐年增高，眼球的病理变化也很明显。-10D 以下，眼球变性不明显者，可用镜片矫正至正常视力；-10D 以上，眼球变性明显者，用普通眼镜或角膜接触镜视力均不易矫正至正常，假如有并发症，有可能成为低视力，严重者可致盲。

4. 按照调节作用参与的多少分类
（1）假性近视：睫状肌麻痹后检影验光为正视或轻度远视，检查视力时基本远视力下降，近视力正常，常见于儿童以及青少年人群。

（2）真性近视：睫状肌麻痹后检影验光发现有度数，可分为轻度，中度，重度近视三种。检查视力时远视力下降，近视力正常。

（3）混合性近视：睫状肌麻痹后，这类患者远视力会有些提高，但是不能达到正常，近视力正常。

五、近视眼的临床表现

1. 视力　患者远视力低于正常，而近视力在正常范围。

2. 视力疲劳　在低度近视患者中较为常见，它不是因调节强引起，而是因为调节与集合不协调所致。高度近视患者由于所观看的目标物体很近，集合作用无能为力，而且大多会用单眼注视，反而很少引起眼疲劳。

3. 眼位异常　因近视眼多为调节不足，其集合作用相应减弱，较易发生斜视，在近视度数比较高的一眼容易发生。

4. 眼球改变　低度、中度近视眼，其眼球一般无明显改变。而高度近视，多属于轴性近视，可有轻度眼球突出，前房稍加深。常伴有玻璃体的混浊、液化，以及视网膜、脉络膜的萎缩。

（1）豹纹状眼底：近视眼眼轴变长，视网膜营养发生障碍，从而使得视网膜色素上皮的浅层色素发生缺失，进而其深部的脉络膜血管显现出来，而呈现出"豹纹状"改变。

（2）弧形斑：近视眼眼轴变长，视盘周围的脉络膜在巩膜伸张力量的牵引下，从视盘脱开，而暴露出巩膜，表现出来的就是白色弧形斑，多发生在颞侧，若视盘一周脉络膜均从视盘脱开，则表现为环形弧形斑。使其后面的巩膜暴露，形成白色弧形斑。

（3）漆裂纹样病变：眼底可见不规则的黄白色条纹，如同旧漆器上的裂纹，为玻璃膜出现网状或枝状裂隙，亦称玻璃膜裂纹。主要见于眼球后极部及黄斑区，有的与弧形斑相连，可引起视物变形及相对旁中心暗点，并可诱发视网膜下血管新生及黄斑出血，是视力进一步受损的先兆。

（4）黄斑部病变：可发生形状不规则的萎缩斑，脉络膜新生血管可反复发生出血，时间久了可形成黑色圆形稍隆起的斑块，称为 Fuchs 斑。亦可发生黄斑破孔。

（5）巩膜后葡萄肿：它的发生与屈光度数的高低以及眼轴的长短有明显关系，当眼球向后过度延伸时，后极部巩膜会明显变薄，发生扩张。在眼内压的作用下，巩膜膨出，从而形成后巩膜葡萄肿。

（6）周边视网膜及脉络膜病变：它的发生与率与屈光度有显著的关系。主要的表现为格子状变性，囊样变性，以及裂孔等。

（7）玻璃体变性：如玻璃体液化、后脱离及各种形状的混浊。

六、近视眼的并发症

1. 白内障　多数表现为核性混浊，进展缓慢，屈光指数增加，在原有度数的基础上近视度数加深。

2. 青光眼　表现为开角型青光眼，患病率是正常人群的 5 ~ 7 倍。由于高度近视眼的巩膜壁较薄，采用 Schiötz 眼压计测定的眼压多数偏低，早期容易漏诊的。

3. 视网膜脱离 近视眼人群中的发生率为其他人群的 8 ~ 10 倍，多见于中高度近视眼。近视眼患者由于玻璃体变性，与发生退行性变的视网膜发生粘连，在玻璃体的牵引下，视网膜被拉出裂孔，可以出现一些症状，如散光感等。

七、近视眼的治疗

1. 假性近视的治疗 可以使用睫状肌麻痹剂睡前滴眼、远眺练习、眼保健操、眼部按摩及使调节放松的各类治疗仪等。鼓励家长带孩子多做户外运动，注意用眼间隔时间。

2. 真性近视的治疗 首选的方法为光学矫正。配镜需要严格规范，按照正常视力的最低度数为配镜处方。对于高度近视患者，可以配戴角膜接触镜以取得良好的视觉效果。

近年来角膜屈光性手术及晶状体屈光性手术已在世界范围内广泛开展，并取得了一定的疗效。角膜屈光性手术是运用手术的方法以改变角膜表面的形态，从而矫正屈光不正，其基本方法是在角膜上做不同形状的切口以松解角膜纤维的张力如放射状角膜切开术，或通过去除部分角膜组织以使角膜表面变平，如准分子激光屈光性角膜切削术、准分子激光原位角膜磨镶术。此外，还有基质内角膜环植入术（intrastromal corneal ring, ICR）用以矫正低度近视及治疗早期圆锥角膜。晶状体屈光性手术包括透明晶状体摘除植入人工晶状体以及有晶状体眼的人工晶状体植入术，主要用于高度近视的矫正。总体上讲，屈光手术均属于类似美容的可选择性手术，需要在患者自愿并理解手术风险的前提下，有条件地开展。

八、近视眼的预防

形成近视眼的原因比较复杂，在临床工作中，应当详细询问患者的学习和工作环境，把改善视觉的环境作为重点。

1. 合理的采光 学生上课的教室，室内的灯具不能够过低，保持合理的距离，可以预防眩光。另外黑板表面尽量避免有直射光反射，窗户外面避免有较大的遮挡物。避免晚上开灯睡觉。

2. 提高亮度对比度、清晰度 提高印刷品的明度和字体的黑度，提高亮度对比度以及清晰度。否则，假如纸不白，字不黑、字迹模糊，则会动用更多的调节，容易导致近视。

3. 阅读时的坐姿 书桌椅的高低设计须符合人体工程学的要求，阅读时坐姿要端正，持续时间不宜太长。

4. 适当的看近时间 每次阅读或者看电脑时，一定要注意时间间隔，中间要作适当休息。

5. 适当的阅读距离 阅读距离不宜太近，不要在走路或在运动的交通工具内阅读，否则容易引起调节紧张而形成近视。应鼓励家长带孩子多参加户外活动，让眼部放松调节，以预防假性近视的发生。定期检查视力，发现问题早作处理。

6. 平衡饮食 多吃蛋白质、钙质丰富的食物，少吃甜食。

7. 遗传咨询 由于高度近视与遗传明显相关，所以父母双方均为高度近视患者，那么下一代近视的可能性很高，所以，有条件的地方应当建立眼科遗传咨询门诊，以方便患者及时就诊。

（汪 永）

第三节 散光眼

一、定义

眼球在不同子午线上屈光力不同，平行光线入眼经过屈折后，不能够在视网膜上形成焦点，而是形成两条焦线和最小弥散斑的屈光状态称为散光（astigmatism）。

二、屈光情况

散光眼必须经过科学规范的验光，配戴合适的镜片，才能够获得清晰的视觉效果。

三、散光的原因及类型

1. 弯曲性散光 引起弯曲性散光的原因分为先天因素和后天因素，先天因素是由于角膜两条主径线的弯曲度不一致导致的，后天因素则常见于角膜疾病所引起。

2. 指数性散光 见于晶状体各部分屈光指数不等时，如白内障进行中可以出现，常很轻微。

四、散光的分类

1. 不规则散光 由于角膜在不同或者相同子午线上的弯曲度不一致而引起，镜片矫正效果不佳。

2. 规则散光 两个主要子午线（即屈光力最大的与屈光力最小的子午线）互相垂直，可以用镜片矫正。

规则散光可以分为下面五类：

（1）单纯远视散光：平行光线经过屈折后，两条主子午线在视网膜上和视网膜后分别聚焦成焦点和焦线。（图21-3）。

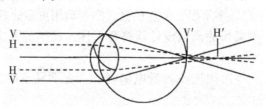

图21-3 单纯远视散光

H：水平的平行光线；V：垂直的平行光线；H′：水平的平行光线所成之焦点；V′：垂直的平行光线所成之焦点

（2）单纯近视散光：平行光线经过屈折后，两条主子午线在视网膜上和视网膜前分别聚焦成焦点和焦线。

（3）复性远视散光：平行光线经过屈折后，两条主子午线在视网膜后面聚焦成位置不同的焦线。

（4）复性近视散光：平行光线经过屈折后，两条主子午线在视网膜前面聚焦成位置不同的焦线。

（5）混合散光：平行光线经过屈折后，两条主子午线在视网膜前面和后面分别聚焦成焦线。

3. 合例散光又称循规性散光（with the rule astigmatism）　是指垂直子午线的屈光力大于水平子午线的屈光力，可用正柱镜片×90°或负柱镜片×180°矫正。

不合例散光又称逆规性散光（against the rule astigmatism）是指水平子午线的屈光力大于垂直子午线的屈光力，可用负柱镜片×90°或正柱镜片×180°矫正。

临床上循规性散光较多见，而逆规性散光则较少见。此外，凡散光镜片的轴在垂直或水平子午线20°以内的均属于合例的或不合例的散光，如 - 1.00 柱 ×180°或 - 1.00 柱 ×170°。负柱镜片的轴在 180° ± 20° 范围，这些属于合例散光。不合例散光如 - 1.00 柱 ×90°或 - 1.00柱 ×100 度，负柱镜片的轴向在 90° ±20°范围。除以上范围以外的则称为斜轴散光，即两个子午线距水平或垂直子午线均大于20°，如 - 1.25 柱 ×45°或 + 1.00 柱 ×135°。

根据两眼之间眼散光轴之间的关系又分为以下两种：

（1）对称散光：双眼主要子午线的倾斜度距中线呈对称位置，即矫正两眼所用相同符号柱镜片的轴相加等于180°时，为对称散光。如右眼负柱镜片轴在 60°，左眼负柱镜片轴在 120°，则 60° + 120° = 180°或双眼负柱镜片轴均在 90°，则 90° + 90° = 180°。

（2）不对称散光：双眼主要子午线的倾斜度距中心不对称。即矫正两眼所用相同符号柱镜片的轴相加不等于180°。如右眼负柱镜片轴在 120°，左眼负柱镜片轴在 80°，则120° + 80° ≠ 180°。

五、散光眼的症状

1. 视力　度数较低的散光对视力影响不大，度数较高的散光对视远及视近均有影响。调节功能对散光患者的视力也有影响：单纯远视散光常因调节过强变为单纯近视散光，即远视子午线变为正视，而正视子午线则变为近视状态。复性远视的屈光度较低的主要子午线，由于调节可表现为单纯远视散光状态。

2. 视力疲劳　较为常见，表现为眼部不适、头部疼痛，尤以前额部比较明显，以及近距离阅读不能持久等。查体时有以下表现：眯眼、头部倾斜、斜颈，散光矫正后，可逐渐消失。高度散光时，为了看清楚常有扭转头部的表现。

六、散光眼的治疗

1. 柱镜片矫正　对于低度数的散光，同时视力也比较好，可以不需要矫正。如果视疲劳症状较为明显，则应当及早配镜，度数比较低者应当给足。度数比较高或者斜轴散光者，患者一次不容易接受，可以先给低度数，待患者适应后再逐渐增加度数。

2. 角膜接触镜矫正　低度散光可以用软性角膜接触镜矫正，中度以及高度散光用硬性角膜接触镜矫正的效果较好。

3. 手术治疗　可用于治疗一些先天性或后天因素所造成的散光。横向角膜切开术主要用作联合放射状角膜切开术（RK）矫正近视性散光，但目前基本上已停止使用了。AK 以往主要用于矫正自然产生的散光，但现在主要用来矫正角膜移植术后散光。LRI 则用来处理白内障超声乳化和人工晶状体植入术后散光。目前主要用于散光矫正的手术为准分子激光屈光性角膜手术，包括 PRK、LASIK 及 LASEK，通过对角膜组织的圆柱形消融，使得角膜两条主径线上的屈光力达到一致。

（汪 永）

第四节 屈光参差

一、定义

两眼的屈光不正的度数或者性质有比较大的差异者称为屈光参差（anisometropia），可分为生理性与病理性两种。全国统一试行标准为：两眼屈光度相差为球镜 ≥1.5D，柱镜 ≥1.0D。

二、原因

（1）双眼远视减退的程度不相同。

（2）双眼近视逐年不断增加，增加的幅度不一致。

（3）眼部一些疾病的术后，如角膜破裂等引起的瘢痕也可导致屈光参差。

（4）先天性疾病也可引起。

三、分类

（1）一眼为正视，另一眼为非正视眼，包括近视、远视及散光。

（2）两眼均为非正视眼，但程度不等，又可分为近视性、远视性、散光性及混合性。

四、症状

1. 双眼单视障碍 当双眼屈光参差超过 2.5D 以上时，因为其中一只度数较低的眼可以看清物体，而另一只度数较高的眼视物比较模糊，失去双眼融像能力，只能够用好眼注视物体，称为单眼视。其中视力较差的眼就很容易形成弱视、斜视。由于矫正框架眼镜镜片屈光度相差 0.25D，即可导致两眼视网膜上的物像大小相差约 0.5%，而两眼物像相差 5% 为大脑融合的最大极限，故一般主张两眼镜片度数以不超过 2D 为原则，但具体也要因人而异。在临床工作中，可以发现有些近视患者，虽然屈光参差比较大，但经过配镜矫正后，也有部分患者可获得双眼单视。

2. 交替视力 常见于双眼视力均较好的患者，其中一眼为正视眼或轻度远视，视力基本正常，而另外一只眼有低度数近视，这样患者在看远和看近时，分别用好眼和低度近视眼。此类患者基本不使用调节，眼疲劳较少见。

3. 单眼视力 常见于高度屈光参差的患者，看远以及看近常常会使用视力较好的眼，应当尽早给予适当的矫正，否则视力不好的眼会逐渐废用。

4. 弱视、斜视 高度屈光参差所导致的弱视程度与年龄有关，年龄越小者，弱视程度会越严重，且容易发生废用性外斜。

五、检查

1. 验光　儿童及青少年应当在睫状肌麻痹下验光，以得出准确的结果，作为配镜的依据。对成年人的近视则可用主觉验光法。

2. 仪器检查法　如角膜曲率计、角膜地形图仪检查；A型超声波测量眼轴长度；亦可用裂隙灯检查角膜及晶状体的混浊程度。

六、治疗

1. 普通眼镜矫正　多数人主张双眼相差最好不超过2.5D，但也有人主张在患者能耐受的情况下进行积极矫正为2.0~4.0D，假如不能耐受，可分次矫正。

2. 角膜接触镜矫正　其效果比较好，能矫正较高度的屈光参差。

3. 人工晶状体植入　可以使得双眼的相差明显减小，对于单眼无晶体眼的屈光参差矫正效果最佳。

4. 手术矫正　例如准分子激光角膜屈光手术、晶状体手术等。

（汪　永）

第五节　角膜接触镜

角膜接触镜（contact lens）直接戴在角膜表面，不易被人发现，所以又称"隐形眼镜"。早在18世纪初，即有John Herschel设计出一种透镜装置，其中充满水放在眼球表面，用来消除因角膜不平所致的不规则散光，这种设计的原理是由于玻璃、水及角膜的屈光指数相近，三者联合在一起，可形成一个简单的屈光系统，并能矫正角膜表面的缺陷。但直到19世纪末才在眼科应用，如用玻璃制成假眼式接触镜，用于睑裂闭合不全的患者，避免角膜并发症。亦有人设计角膜接触镜治疗圆锥角膜及矫正屈光不正。近年来角膜接触镜发展日新月异，由玻璃到高分子化合物；由硬性接触镜到亲水性软性接触镜再到硬性透气性（RGP）接触镜；由大的角巩膜型到微型角膜接触镜；由单焦点到双焦点等。其用途不仅能矫正屈光不正，对治疗眼病预防某些并发症、美容及特殊用途方面已显示出很大的优越性。

一、角膜接触镜的光学原理

普通框架眼镜戴在眼前一定距离的空气中，与眼呈相对的固定状态；而角膜接触镜则放在角膜表面，可随眼球运动而运动，但其运动并不影响角膜接触镜中央的作用。角膜接触镜的后表面与角膜的前表面之间由泪液充盈称为泪液透镜。接触镜、泪液镜、角膜的屈光指数十分接近，可认为是一个屈光媒质，新形成的屈光媒质表面弯曲度可随意制造，用来矫正屈光不正。由于泪液镜的存在，类似角膜向前延伸，戴镜后的复合光学系统则由两个透镜组成，即角膜接触镜及泪液镜。假如角膜接触镜是无焦点的，透镜联合后等于泪液透镜，假如接触镜与角膜顶端相接触，联合后则主要为接触镜本身的屈光力量。由于以上两种情况同时存在，假如用角膜接触镜来矫正由角膜表面弯曲度换算所得的屈光不正，则所用角膜接触镜片的屈光度比实际测得者低。

二、角膜接触镜的分类

主要根据接触镜的材料，其次按其设计加工、使用功能和配戴方法进行分类。

1. 根据材料不同分类

（1）硬性接触镜：传统的硬性接触镜由聚甲基丙烯酸甲酯（PMMA，俗称有机玻璃）制成。新型硬性透气性接触镜则由醋酸丁酸纤维素（CAB）、硅氧烷甲基丙烯酸酯（SiMA）、氟硅丙烯酸酯（FSA）、氟多聚体（fluoropolymers）等制成。

（2）软性接触镜：主要由聚甲基丙烯酸羟乙酯（PHEMA，俗称亲水凝胶）制成。柔软、含水量 30% ~80% 不等。

（3）半软性接触镜：取硬、软两种镜片的优点，避免两者的缺点。

2. 根据光学性质不同分类　可分为球面接触镜及球柱面接触镜。

3. 接触镜的制作方法有以下几种

（1）旋转成型法：用于制作软性角膜接触镜。

（2）切削成型法：用于制作软性及硬性透气性角膜接触镜。

（3）研磨法：可磨出各种不同曲率面，镜片光洁度高，屈光度准确。

（4）浇铸法：常用于加工亲水材料及硅胶材料的镜片。

三、角膜接触镜的优点及缺点

（一）优点

1. 消除三棱镜作用　普通框架眼镜具有三棱镜作用，其作用的大小与透镜中心到瞳孔中心的距离以及透镜的屈光力量有关，透镜屈光度越高，三棱镜作用越大。假如两眼屈光参差较大，则其三棱镜作用对维持双眼视有较大影响，是产生复视、视觉抑制及其他各种不适症状的原因。角膜接触镜位于角膜表面，随眼球运动而运动，其中心移位较少，因此可避免三棱镜的干扰作用。

2. 消除斜向散光　戴普通框架眼镜时，因眼球在镜片后转动，当通过镜片周边部视物时，不仅影响屈光的矫正，还同时产生斜向散光。这种现象在透镜的度数较高时更加明显。而角膜接触镜可随眼球而动，双眼接触镜中心移位很小，因此可消除斜向散光。

3. 减少双眼视网膜像差　如一眼为正视眼，另一眼为无晶状体眼。无晶状体眼戴普通凸透镜片后视网膜成像较对侧眼放大 25% ~33%。而镜片越靠近眼球，放大率越小。倘若戴上角膜接触镜，可使放大率减少至 5% ~10%，可基本恢复双眼融合功能，保证双眼单视。

（二）缺点

（1）可引起干眼症状及其他眼部不适，以及角膜刺激症状等。

（2）戴镜及护理比较麻烦，有引发角膜感染的风险。

（3）不适合于不合作的儿童，有些工种及场所比如户外工作者、风沙较大或粉尘较多的环境下，不宜戴用角膜接触镜。

四、角膜接触镜的适应证及禁忌证

（一）适应证

1. 矫正屈光不正　特别是高度近视、角膜散光、屈光参差、无晶状体眼等。对于高度近视，角膜接触镜可避免像畸变、视野受限、成像缩小、镜片过重等问题。而对于角膜不规则散光、圆锥角膜等特殊病例，用普通框架眼镜片视力矫正不满意，而用特制的 RGP 角膜接触镜不仅可使患者达到或接近正常视力，还有阻止圆锥角膜进一步发展的作用。

2. 治疗眼病　利用软性角膜接触镜的亲水作用（绷带式角膜接触镜），可治疗严重角膜结膜干燥症、大泡性角膜炎、角膜上皮糜烂、无菌性角膜溃疡、化学及物理灼伤等。也可用于角膜移植术后，起固定及给药作用。对于无虹膜或角膜白斑者也可制作成特殊颜色，以防止强光及眩光。目前利用此镜片能吸附及渗透药物的作用，给眼科治疗提供了一种新的给药途径。

3. 职业需要　例如运动员为了安全、演员为了外观或工作环境中蒸汽大者均可配戴角膜接触镜。

4. 用于诊断　比如在眼科检查中广泛使用的前房角镜、三面镜、超声生物显微镜所用的接触镜等，均属于特殊的角膜接触镜。

5. 美容需要　有些人为了美观，不愿意戴框架眼镜。此外，还可利用角膜接触镜改变角膜的颜色，成为一种化妆工具；还可以遮盖角膜上的白斑及减少进入眼内的光线，减轻白化病患者的眩光感受。

（二）禁忌证

（1）急性及亚急性炎症，如结膜炎、角膜炎等；此外睑缘炎、慢性泪囊炎等。

（2）严重的干眼症，治疗性角膜接触镜除外。

（3）显著的上睑下垂、精神异常者。

五、并发症

（1）角膜急性或慢性缺氧：结膜充血，角膜上皮缺损、上皮微囊、角膜基质水肿、角膜新生血管。

（2）干眼症。

（3）巨乳头性结膜炎。

（4）角膜擦伤。

（5）角膜感染。

（6）配戴不当过紧或过松。

（7）护理液毒性及过敏反应。

六、角膜接触镜的配戴及保养

（一）角膜接触镜的配戴

角膜接触镜的验配是规范严谨的医疗过程，在配戴前，验配师对患者的健康状态以及精神状况需要做一个全面的评估。同时必须经过眼科的常规检查，如检查视力，规范验光等等，才能开出准确的角膜接触镜处方。首次配戴时需要做全面的讲解与指导，配戴镜片后还要进行一些检查和评价，并告知患者复查的具体时间。这样才能获得一个良好的配戴效果。在眼部检查时，应特别注意检查有无角膜、结膜炎症，必要时检查角膜知觉及泪液试验。外观上应注意睑裂高度、眼球突出度、眼位、眼球大小、眼睑松紧度。角膜接触镜的安放过程因人而异，初次戴镜者，由于精神紧张，手眼不协调有时导致安放失败，但大多数人在经过短时间练习之后，即可顺利安放镜片。

（二）接触镜的清洁及消毒

清洁是把堆积在镜片上的污物清除干净，而消毒是将清洁好的镜片，使用化学或物理的方法灭菌。镜片清洁、消毒的程序是在晚上取下镜片时，先置于左手掌心，然后滴上清洁液或全护理液数滴，用右手示指将镜片的正反两面轻擦 10 多次，再用左手拇指及示指轻轻捏住镜片，用新鲜生理盐水或全护理液充分冲洗，然后在镜片盒内注入 2/3 容量的消毒液或全护理液，把清洁冲洗过的镜片放入镜盒，盖好后，浸泡消毒 4 小时以上，最好过夜。次日晨取出镜片，用生理盐水或全护理液冲洗后即可配戴。一般先右后左依次清洁消毒。为了更好地清除镜片上沉积的蛋白质，每周可使用高效清洁片 1 片，放入有镜片的清洁液或全护理液中，浸泡 3~4 小时，然后再冲洗、消毒后使用。这样处理过的镜片更加清洁、明亮，光学效果好。经常使用的保养剂有清洁剂、消毒剂、蛋白清除剂、冲洗剂及全护理液等。

（汪　永）

第六节　小儿屈光

如何诊治屈光不正，是眼科医师在检查小儿时遇到的最常见问题。患儿表现出的症状有视物模糊、阅读困难、看电视的距离过近、斜视、学习能力差等。他们可能常常在学校的视力普查中检测出不合格而被推荐给儿科医师。除了低视力外，患儿及家长的主诉可能有易视疲劳、学习能力差、读写字母颠倒和诵读困难。许多患儿经眼部常规检查后，完全可以放心，然而仍会有一大部分的儿童有屈光方面的问题。如何诊治屈光不正是这一章节的主要内容。

一、视力和屈光不正的检测

屈光不正的检测是儿科检查中的一项重要内容。幼儿屈光变化迅速的特点决定他们需要较为频繁的复诊。例如，无晶状体眼的婴幼儿可能需要每月复查一次，而患近视眼的青少年可能每年复查一次已经足够。儿童验光不可操之过急，相对于成人的主观验光方法来说，儿童更适合客观方法，而且检查一般也需要家长的配合。4、5 岁的孩子最好坐在家长的膝上，而大些的孩子则需自己独坐，家属可留在检查室，室内也不能全暗，以免引起小儿的恐惧。

60 年前的观点认为小儿在出生时无视力。20 世纪 50 年代的视动性眼球震颤（OKN）测量仪证实这种观点是错误的。小儿在出生时视觉诱发电位（VEP）视力的范围从 20/200 ~ 20/100，到 1 岁时则到达 20/20。优先注视法已经证实婴儿出生时视力大约有 1CPD（周/度），30 个月后迅速增长到成人水平，大约有 30CPD，到 3 岁时成排视标视力通常为 20/40，4、5 岁时为 20/30，到 6 岁时大多数儿童视力可达到 20/20。

(一) 前语言期幼儿的视力检查

确诊屈光不正后通常需要测定视力的度数。大多数小于 2.5 岁的儿童，需用非语言方法。适用于婴儿的临床检测方法包括注视和跟踪注视（图 21-4）。我们从不用笔式电筒光源作为注视目标，因为它缺少可用来精确测算的轮廓边缘。我们需要用轮廓具有高度对比性的物体作为注视检测目标，比如黑白相间的条纹或方格棋盘图形。对于婴儿来说，也许最好的注视目标就是检查者的脸，婴儿通常会优先注视人脸，而对于大于 6 个月的婴儿，可以使用一个他感兴趣的玩具。通常足月儿已具有单眼注视的能力，而且这也已经被证实。跟踪注视是定性检测婴儿注视移动目标的能力。婴儿在 6 个月时跟踪注视能力会加倍迅速发展。每次检查都应仔细观察是否存在微小眼球震颤。

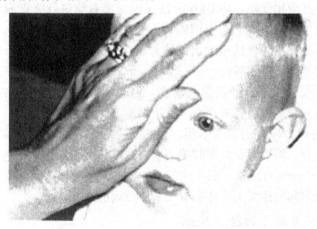

图 21-4 优先注视，使用一个有吸引力的玩具检测婴儿的单眼注视状态

有些医生喜欢用"中心的"、"稳定的"、"维持的"来描述固视的特点。维持固视是指患者在眨眼后仍用同一只眼注视。不管如何描述固视，检查者都须从双眼注视状态中判断是否存在优先注视眼，差异性提示了非优先注视眼存在问题。表 21-1 列出 Zipf 制定的一种分类标准，其中 A 类和 B 类是正常的，C 类和 D 类为弱视，但是这种分级标准间会有交叉，从而导致弱视诊断的假阳性结果增多。在一项研究中显示，经优先注视试验诊断为弱视的 52 例患儿中，仅有 17 例，即 33% 经视力测试后被证实为弱视。

表 21-1 优先注视分级标准

A	左右眼自发的交替注视
B（保持较好）	在跟随运动中，非优先注视眼注视时间≥3 秒后，经过一次眨眼，优先注视眼再次注视
C（短时性保持）	非优先注视眼保持注视 1~3 秒
D（不能保持）	当优先注视眼的遮盖去除后立即注视（<1 秒）

为了能用更为客观定量的方法评估视功能，人们需要改进优先注视试验，这使得宽幅变化的光栅检测技术得到发展，这种技术主要用来检测分辨率，这是一种检测视功能更为先进的方法，而不仅仅是检测固视能力。最近有三种方法用来检测分辨率，即优先注视法、视动性眼球震颤（OKN）试验，或 VEP 测定。

目前应用最广的就是优先注视试验。强迫选择性优先注视、检查者优先注视以及视力检测卡操作程序的发展变化等，都是为婴幼儿及无语言表达能力的患者提供一个简单有效检查视力的方法，每种方法设定的依据是婴幼儿观看带有高度视觉对比度的条栅要比观看均匀一致的灰色画面更感兴趣。幼儿能注视的最窄的条栅宽度就是其视力。该试验所得的标准数据是将空间分辨率视力值换算为 Snellen 视力值。

因为需要时间和专门的培训人员，使得优先注视法的运用有较多的条件限制。最快的视力卡片检查也需要 36 分钟来检查一个患者的单眼和双眼视力。当患儿有严重的单眼疾病（如单眼无晶状体），可能视力卡片检测程序会对其弱视治疗更有用，而对于检测视力来说，这些方法就不像投影检测仪那样合适。

测量婴儿视力的方法还有：记录 VEP，用宽幅变化的光栅引出 OKN。这两种方法因需要复杂的装置，而使其应用受限。而 OKN 方法又因需要有能进行终点测定的正常眼球运动功能，而使其应用更加受限。VEP 检查因需要专业技师而降低其适用性，另外通过 VEP 检测出的视功能结果往往比主观方法检测出的要好得多，这是因为 VEP 未经过中间神经系统的处理而是直接测定神经终点的反应。

三种视力检查方法（强迫选择优先注视法、VEP 和 OKN）因为高估弱视患儿的视力，而使其应用大大受限。对多数患者来说改良这类检测方法是非常重要的。

1～2.5 岁患儿的视力检查仍旧很困难，虽然也有报道说采用视力卡片程序取得成功，但为了吸引幼儿的注意，需要浪费太多时间。适合这个年龄段的其他一些检查法也取得一些进展，Simons 和 Mc Donald 对此作了回顾性的研究，但大多数临床医师发现这些方法并不可靠，他们仍旧采用检测固定注视的方法检查 2.5 岁以内的幼儿。

（二）有表达能力幼儿的视力检测

多数儿童到 2 岁半以后，在视力检查中就能用语言表达了，因此这时就可在这些检查中检测分辨力——就是从一组相似的刺激源中分辨出不同刺激源的能力。

前面介绍的专科检查方法，操作起来复杂，但是患者前后测试结果往往会保持一致性。与辨认一个个视标的视力检测法相比较，后者除了要考虑特检结果外，还要考虑到儿童主观性的可信度。

儿童视力检查的任何方法中，视力表字母的显示方式将影响视力检查结果。给与足够的时间并尽可能排除室内干扰因素，采用 3m 的检查距离比 6m 的检查距离更加易于检测，用成行视标或衬线单视标（图 21－5）检查要比用单个视标检查好，前两种方法产生相似的效果。用单个视标检查时，因为排除邻近视标之间轮廓的相互作用，导致正常眼和弱视眼的视力均提高，这种相互作用在临床上被称为"拥挤现象"，其在弱视患者中表现特别明显，所以若采用单视标检查可能使弱视患者漏诊。

当单个视标被衬线围绕时，因为衬线所致的轮廓间的相互作用，可以产生类似成行视标的作用，从而可从多个刺激中减少识别上的混淆。衬线距离视标有 1/2 个字符宽度

图片视标因为易于对幼儿进行检测，因此更适合年龄小的孩子［图 21－6（A）］。然而即便是衬线图片视标，其检测出视力差异的敏感性也较用字母视标低，并且无法检测出所有视力下降的儿童。Hyvarinen 发明了一套图形视标（房子、正方形、苹果、环圈），并以 Landolt C 视力表予以校对［图 21－6（B）］。

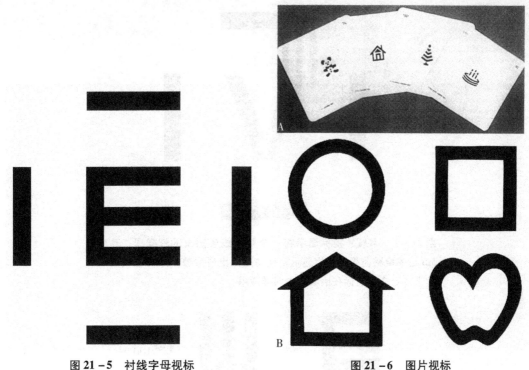

图 21-5　衬线字母视标　　　　　　　　图 21-6　图片视标

A. 传统的 Allen 图片；B. Lea 符号

　　单个衬线视标的 HOTV 视力测试在 30~54 个月的幼儿中应用较多。可让幼儿指出手中卡片上与显示字母相同的图片，因此可以适用于认识但不会读写字母的幼儿。HOTV 视力表检查已经在弱视治疗的实验研究中正式运用并得到发展。弱视治疗研究中 HOTV 测试的自动转换正在被很多中心应用，用来连续性的检测视力（图 21-7）。我们在 3~3.5 岁儿童中，将 Lea 图片符号测试与自动化 HOTV 测试相比较，可以同样很好地检测出弱视，但是，使用 HOTV 检查 2.5 行视力结果更好，可能是因为 Lea 视力表显示的成排视标多，临床上，相较于模拟拥挤现象的单个视标来说，使用 Lea 视力表会更合适。

　　大于 4 岁的儿童，衬线 HOTV、字母或翻滚 E 视标的视力表均可适用（图 21-8）。E 视力表最先由 Snellen 发明，而后被广泛接受并制定为标准视力表。即让被检查者用手指表示出成行 E 视标的开口方向，或是将手中的 E 模块放置与显示的 E 视标相同的方向。如能使用 E 模块，可加快检查速度，并更加精确，因为儿童在检查中常常对左右的辨识混淆不清，E 模块的应用则可减少这种混淆。

　　最常用的字母视力表是 Snellen 视力表的修改版之一（图 21-9）。Snellen 视力表不够理想的地方就是同一视角上的字母清晰度不同。Sloan 设计了一种更好的视力表，其包括 10 个视角近似相等的字母（图 21-10），这些字母已经在糖尿病视网膜病变早期治疗研究的视力检测中应用。

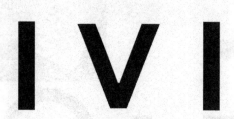

图21-7　HOTV 视标显示在一个被短线条围绕的框架里，其由 3m 远的电脑监视器随机显示，让幼儿指出或拿着手中与之相匹配的卡片。成排视标在该测试中同样适用

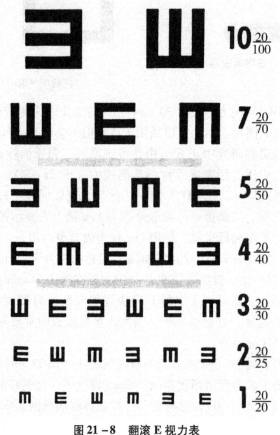

图21-8　翻滚 E 视力表

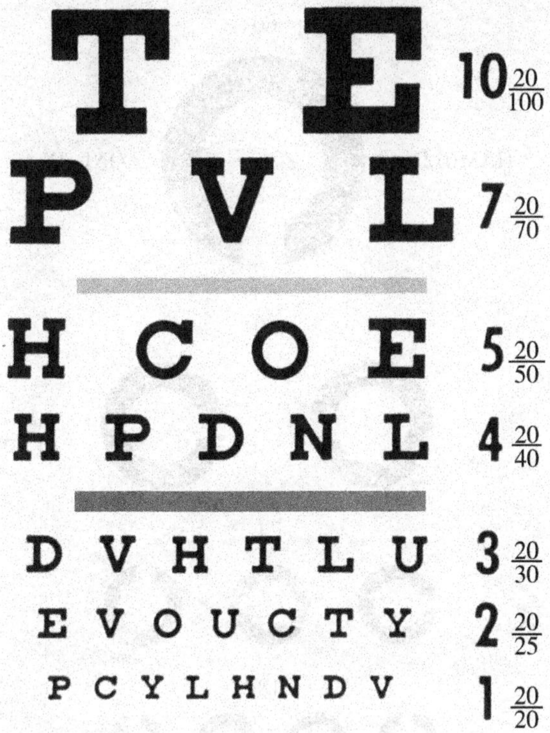

T E $10\frac{20}{100}$

P V L $7\frac{20}{70}$

H C O E $5\frac{20}{50}$

H P D N L $4\frac{20}{40}$

D V H T L U $3\frac{20}{30}$

E V O U C T Y $2\frac{20}{25}$

P C Y L H N D V $1\frac{20}{20}$

图 21 – 9　Snellen 视力表

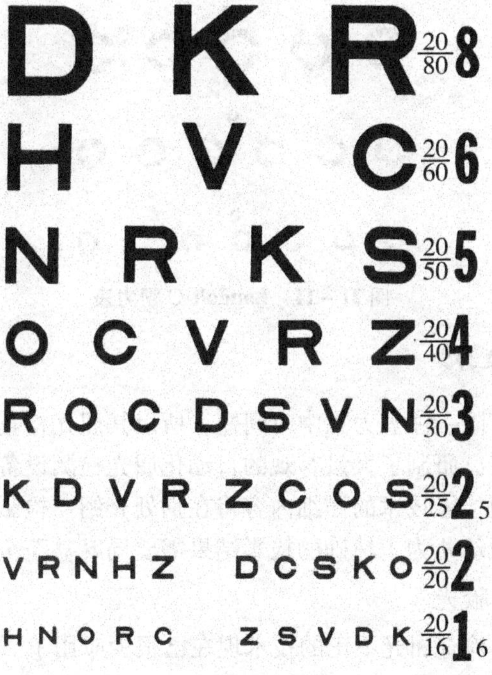

D K R $\frac{20}{80}8$

H V C $\frac{20}{60}6$

N R K S $\frac{20}{50}5$

O C V R Z $\frac{20}{40}4$

R O C D S V N $\frac{20}{30}3$

K D V R Z C O S $\frac{20}{25}2_5$

V R N H Z　D C S K O $\frac{20}{20}2$

H N O R C　Z S V D K $\frac{20}{16}1_6$

图 21 – 10　Sloan 字母视力表

国家科学研究委员会指定标准的视力测试表为 Landolt C 视力表（图 21 – 11）。这种视力表迄今为止只在日本被临床应用。

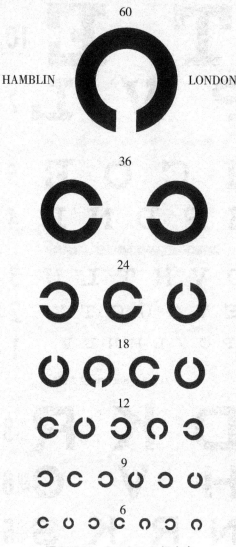

图 21 –11　Landolt C 视力表

二、屈光检测技术

因为小儿表达能力有限、注意力集中时间短，所以其屈光检查是很困难的，对小儿检查必须既迅速又准确。尽管已研制了大量客观的自动化屈光检测设备，但检影验光仍是检测小儿屈光最好的方法。客观检影技术的详细内容将在别处介绍。检影验光时一般不需麻醉或开睑器的帮助，只有极少数幼儿为了精确的检影结果需要局麻甚至全麻。

（一）视网膜检影验光

Copeland 发明的这项检查屈光不正的技术现在已很少应用了。大多数检查者喜欢对婴幼儿使用透镜，对大一些的儿童及青少年使用试镜或综合验光仪（屈光计）。检影时最好麻痹睫状肌，当未使用睫状肌麻痹剂时的屈光检影被称为"显性"或干性的。为了屈光检测的准确性，必须控制被检者的调节能力，常常让他们看着远处非调节目标，例如光源。而视力表并非合适的目标，因为网膜模糊时调节机制会产生应答，不断地进行调节以聚焦成像。

如果有证据证明学龄儿童和青少年存在未确诊的远视，在散瞳前尝试小瞳验光是有必要的。在睫状肌麻痹性屈光中如果有大量的远视误差被矫正，检查者就会知道患者可以接受多大的远视矫正度数，以开出相应的镜片处方。这样就可以避免患者等待瞳孔缩回后再进行小瞳验光的必要。

（二）睫状肌麻痹性屈光

睫状肌麻痹性屈光是每个患儿全面检查的一部分，除了在诊断屈光不正中使用之外，睫状肌麻痹剂还可在全面的视网膜检查中应用。睫状肌麻痹剂的选择除了要考虑虹膜色素沉着的问题外，还需考虑患儿的年龄。对4个月以上幼儿进行睫状肌麻痹，可在每只眼的下穹隆滴入含0.5% HCl 的丙美卡因，然后再点一滴1%的环戊通。在使用睫状肌麻痹剂前先滴表面麻醉剂来加强麻醉效应，因为这样可减少泪液反射和眨眼反应，同时也改变角膜上皮屏障状态。点药35~40分钟后开始验光。对于早产儿，应使用弱效睫状肌麻痹剂，例如联合使用0.2%环戊通和1%去氧肾上腺素。对于4个月的婴儿来说，除了深色虹膜的患儿仍需用去氧肾上腺素，其他使用0.5%环戊通就可达到满意效果。使用弱效麻痹剂可减少全身副作用反应，尤其是呕吐反应。对于新生儿重症监护治疗病房里的空腹患儿，在喂食前必须即刻监护检查。

许多检查者认为阿托品是最适合儿童的睫状肌麻痹剂，尤其是对于那些有调节性内斜视的患儿。在一组120例调节性内隐斜的患儿中，Rosenbaum 和同事们对给予3天以上的1%阿托品和给予2滴1%环戊通的患儿视力检查结果进行比较，发现前者平均比后者远视0.34D。他们还注意到使用环戊通和阿托品所致睫状肌麻痹性屈光的差异性在具有远视的内斜视患者中较为明显，其差异可达2.00D。虽然2~3滴环戊通也会起效，但大多数检查者仍旧会对那些未被充分麻痹睫状肌的患儿使用阿托品，这是因为使用环戊通可能会存在潜在的麻痹不足，致使任何远视矫正不足或是屈光性内斜视失代偿的患儿必须重新散瞳验光，而通常在第二次验光中会发现远视度数更高。

如果检查者选择阿托品，就必须注意阿托品需在家长或监护人的监护下使用，通常是使用1%的眼膏或眼水，每天2次，连用3天后进行检影验光。务必向家长强调检影的当天不要点眼药膏，否则无法进行检影验光。同时告诫家长每滴1%的阿托品眼水中含有0.5mg 的阿托品，应将阿托品眼膏，尤其是阿托品眼水放置远离儿童的地方。

阿托品中毒的症状有口干、心动过速、发热、皮肤发红、共济失调、定向力障碍，甚至癫痫发作。如果是摄食不久，可服用牛奶或水，并服用吐根糖浆催吐。在催吐不安全或摄食不久的情况下还需洗胃。中毒症状可能会持续数小时甚至数天。如果患儿症状加重（心律不齐、癫痫发作），可每15分钟皮下或肌内重复注射毒扁豆碱0.25mg。对于5岁以内的儿童，推荐每5分钟静脉推注0.02mg/kg 毒扁豆碱（最高0.5mg/kg），最大剂量不超过2.0mg。毒扁豆碱可拮抗阿托品中毒所致的外周性和中枢性反应。

（三）动态视网膜检影验光

动态检影还未被眼科医师广泛的理解和接受。该方法无需繁重的实验室设备就可快速估测患儿的眼调节能力。首先检查者应让被检者注视远处的目标，用工作镜中和其屈光不正，然后去除工作镜，让被检者看着近处的置于检影镜前的可调节视标，如果其可以调节看近，检查者就需看中和屈光变化的度数。有高度远视、视网膜疾病或弱视的患儿多半会有调节力不足。当注意到调节力不足时，就须给予近用镜片加以矫正，来改善视疲劳症状。

（四）摄影验光

摄影验光，即为检测弱视发病因素的验光技术。这些发病因素包括斜视、屈光介质混浊以及屈光不正。这些技术包括角膜和眼底反光同时摄影术。

下面介绍两种基本方法，它们的区别就在于相机的光源和光轴的位置关系。同轴法（各向同性）需要拍三张优质照片才能完成。第一张相片聚焦在瞳孔区平面，第二张离焦在瞳孔区前的固定屈光度的位置，第三张离焦在瞳孔区后相同屈光度数值的位置。采用上述方法对于 $+4 \sim -4D$ 之间的球镜和柱镜的屈光不正可精确到 $0.75D$ 范围之内。因为检测屈光不正时存在离焦现象，致使难以发现斜视的存在。该验光法已经基本被偏心摄影验光法所替代。

偏心摄影验光提供瞳孔、眼底红光反射、角膜反射的清晰的聚焦图像。因为闪光刺激是线性的，每个摄影验光产生的信息仅平行于闪光轴。过去，由互相垂直的闪光刺激拍摄两幅照片是必须的。而现在经过改进，已经可以几乎同时发出两个闪光刺激，这样可只得到一幅照片。目前使用偏心摄影验光技术检测屈光不正的敏感性通常大于 80%，并且使用睫状肌麻痹剂散瞳的效果较好。用这种技术可以诊断出高于 $1.0D$ 的远视和低于 $2.5D$ 的近视，常规诊断出 $1.0D$ 的屈光参差。由于眼调节的不断变化，在验光中需麻痹睫状肌才能可靠地检测出屈光不正。角膜映光法可以检测出小到 $2D$ 的斜视角。当检查一组已知有眼部异常的患者时，用摄影验光仪可达到 91% 的敏感性和 74% 的特异性。这种方法对幼儿园的孩子或年龄更大的儿童使用效果较好。另一种无需散瞳的偏轴验光法在幼儿园的孩子中测试，其仅有 1.6% 的漏诊率，有学者认为是有意义的。一种具有短时摄影记录的仪器已经过彻底全面的评估，可在瞳孔直径大于 $4mm$ 时使用。在 949 个有明显屈光不正的患者，35 个人出现假阴性结果，这些幼儿的平均年龄为 29 个月（6～59 个月）。每个验光检查设备可以很好地检测斜视。但是明显的屈光不正在这些人中非常常见，能够准确定量的检测出这种异常的性能仍是摄影验光仪器的主要目的。

摄影验光并不是替代眼科其他的检查，一些标准的检查仍旧是有用的，其意义在于可在学校或被儿科医师有效使用。迄今为止，对儿科医师而言，摄影验光技术比以视力表检测为基础的其他方法具有更多的优越性。因为未散瞳摄影验光法不能准确检测屈光不正，因此精确性有待考证。为了这种技术在人群中有效的应用，就需减少散瞳的需要、降低费用以及掌握娴熟的操作技术。其最大的缺憾就是对于无法用现有的检查方法检测的 3 岁以下孩子，仍缺少该检查技术有效性的研究结果。Morgan 和 Jolrrison 报道其无法检测出 24% 的 3 岁以下患儿。Donahue 和他的同事们报道其不能检测出 2 岁以下儿童的斜视、屈光参差或散光。进一步的改善该技术，就像其他检查方法的发展一样，最终可产生更有效的验光仪器。现在已经发明了比摄影验光仪更具优越性的全自动验光仪。

（五）电脑验光仪

客观电脑验光仪用于检测 15 岁以下的未麻痹睫状肌的儿童是很困难的，这是因为被测者注视仪器内的测试光标时，因距离仪器过近会导致近视的检查结果。现在对睫状肌麻痹的患儿常用的验光仪体积小易操作，且具有高度的可测试性及可信度。而因患儿的合作欠佳且注意力集中时间短，使得主观型验光仪现在已经很少使用了。

三、眼的屈光结构解剖

眼的屈光状态是由四部分决定的，即角膜曲率、晶状体调节力、前房深度、眼轴。这其中任何一项变化都会造成屈光不正的发生。Curtin 认为眼轴是决定屈光状态的主要因素，在婴儿的眼部发育期（0~3 岁），通过角膜曲率和晶状体调节力的代偿调节，使得眼轴过长的眼呈现正视屈光状态。但在青少年阶段（大约 3~14 岁），角膜曲率和晶状体调节力已经不能再代偿眼轴扩张所导致的屈光变化，呈现近视状态。

屈光系统的每个组成部分都是始终发展变化的。婴儿期眼前节部分的发育非常快，到 2 岁时，新生儿角膜的大小几乎接近成人水平，约 10mm 左右。出生时角膜的平均屈光度有 55.2D，到 1 岁时降至 45D。早产儿的角膜一般较正常出生儿的屈光度大，经观察早产儿的角膜屈光力增大似乎与近视的发生关系密切。

晶状体不同于眼部其他结构，它在人的一生中都是不停生长的。新生儿晶状体是球形的，厚度大约为 4mm，到 1 岁时大约增大 1 倍。而晶状体透光力由于代谢的增加而下降。

眼轴的长度需经历两个不同的生长阶段，3 岁前的乳儿期和 14 岁前的幼儿期。在乳儿期，平均眼轴长度是从 18.0mm 增长到 22.8mm，而幼儿期内眼轴仅仅增长 1mm，到 13 岁时则可达到成人长度水平。到青春期眼轴不再增长。

四、屈光不正的发展过程

屈光不正的发展过程已被大量的研究。出生儿大约有 3D 远视，有代表性的研究显示远视度数会不断增加，到 7 岁时又开始下降。大量的研究显示 Brown 著名学说可能并不正确，即幼儿期的远视屈光度数呈稳定下降趋势。在戴镜儿童中，需矫正远视的比例从 4、5 岁时的 66%，降至 12~17 岁时的 11%。

（一）正视化

如果屈光不正是正态分布的，那么正视眼发生屈光不正的可能性比预料的要多。大约 97% 的人屈光正视眼（+4~-4D）的发展过程是各种屈光因子相互配合作用的结果。大量证据证实遗传和环境因素均会影响各种屈光因子。在研究环境因素对实验动物屈光因子影响的实验中发现，无论灵长类还是非灵长类动物，包括人类，感觉分裂可以导致屈光状态异常，大多表现为近视。然而出生早期的成像散焦作用可导致远视。近来很多研究显示，早期将最小化的图像散焦在年幼灵长类动物的眼睛里，以改变眼球结构的正常发育，这将会减少屈光不正的产生。因此，正视化在某些情况下可能代偿屈光不正的产生。将之推广到年长的儿童上，早期矫正可能不是儿童最佳的时期。对矫正所有屈光不正的反作用理论进行思索，这种处理可以减少正常正视化的过程。Ingram 及其同事研究完全矫正伴随屈光性内斜视的远视儿童，发现从 6 个月开始治疗的幼儿会致使不均衡的正视化，因为研究的不可控制性，因此应谨慎看待观察结果。

（二）近视的病因学

大多数学说仍旧支持遗传在屈光不正中起主要作用，这种观点的依据是基于双生子研究及家谱研究。遗传的方式还未被证实。现在还不知道是眼屈光系统的各个结构独立遗传，还是相互间的联合遗传作用。

学业繁重者近视的罹患率呈上升趋势，这种现象可能也说明环境因素对屈光不正的影响。自从 1907 年 Cohn 观察并确定学习与近视之间有紧密的联系后，该发现已经被多次报道。这些学说虽然有所提及，但是并未证实是否因为学业成绩优秀（近距离工作论）使得近视的遗传力得以表达，还是近视致使学业优异，或者简单点说两者在遗传学上关系密切。

关于近视病因学最好的结论是环境改变基因的外显率和表达性，因此也就最终导致屈光不正。

五、屈光调节

调节即指睫状肌收缩，引起晶状体形状的改变，从而使晶状体调节力发生改变。睫状肌受副交感神经和交感神经共同支配。副交感神经支配睫状肌收缩，交感神经拮抗睫状肌收缩。一般情况下患者是维持在调节相对静止水平，即介于无调节和完全调节之间。为了对多种影响因素产生反应，需改变这种相对静止的状态，这些因素包括全身和局部用药及大量的近距离工作。

出生时调节力最强，以后逐渐下降。在 10～20 岁期间，调节力下降是非常缓慢的，大约降低 2D。对婴儿的动态调节力进行研究，显示 2～10 个月的婴儿首先对远处目标方向的改变进行适当的调节，然后同成人一样以 4.6 度/秒的速度进行调节。

调节主要是由于视网膜成像模糊引起，其他一些因素也在控制调节中起重要作用，包括色差、刺激的大小、目标的对比度和移动速度。正常眼主要是刺激黄斑中心凹以获得最大调节，刺激周边视网膜时反应幅度下降，这在弱视眼上表现尤为明显，其中心凹感受器对刺激的敏感性下降，致使弱视眼的调节力下降，使得原弱视眼持续异常。研究者们猜测，弱视眼产生调节反应的是未受影响的周边视网膜，而不是中心凹。

同睫状肌或睫状神经节受损的患儿一样，在视觉损伤和 Down 综合征的患儿中也发现调节不足。在医疗条件满足的情况下，应给这些患儿配戴双焦点眼镜。

六、屈光不正的治疗

当验光师通过或未通过睫状肌麻痹确诊屈光不正时，下一步就是如何治疗。应当选择抗冲击的聚酯镜片，这种材质符合大多数工业标准而且轻便，它的缺点就是易磨损，且较其他材质成本高。

儿童在校期间通常是要求一直配戴眼镜，这样在配镜治疗上也得依赖于学校老师们的监督帮助。内斜视的患儿为了控制较频繁的调节－辐辏－再调节以及全天戴镜的需要，常常需戴双焦点眼镜。双焦点眼镜仅仅促进融合作用，而当斜视角过大无法融合时（大于 10 个棱镜度数），其不能减少斜视角。相关内容将在第七章里讨论。标准处方是开具 30～35mm 平顶型双焦镜，置于平分瞳孔区的位置。在少数情况下，患儿因为无晶状体眼、早老视、埃迪瞳孔而需配戴双焦点镜。

儿童正常的屈光状态为远视。远视屈光不正可分为显性部分和隐性部分。隐性远视可被强直性调节所矫正，且不会在显性远视中被发现，只有在睫状肌麻痹时才会被检查出来。

显性远视是在"干性"或睫状肌未被麻痹时检查出的远视屈光部分。其又分为兼性远视和完全性远视。兼性远视的患者可被最终调节力矫正；完全性远视的患者不能被最大有效调节力所矫正，而且表现出视力下降。

除了患有早产儿视网膜病变或者严重视觉剥夺的患儿，在婴儿中近视是很少见的。到了青春期末，约27%的人群患有近视，而大多数只在学龄期发展或仅为生理性近视，其症状仅表现为看远时视力下降，不伴有其他症状。只有极少数延迟性斜视的患者可能会引起视疲劳症状，从而需要进行体格检查，而绝大多数儿童只需在学校或经初级护理医师进行常规的一年1次的视力普查，这种在学龄期开始并逐渐加深的近视会在孩子发育停止后稳定下来。

有少数普通型近视在出生的前几年里表现为低视力。这种先天性或婴儿期的近视通常度数较大，有5D甚至更大，并且终身维持稳定度数。这种近视若是单眼罹患，常常会导致弱视。

现已提出的很多治疗方法都是为了阻止或延缓学龄期近视的发生。因为近距离工作被认为是导致近视发生的主要因素，所以这些治疗方法主要目的在于阻止调节。这些疗法包括长期阿托品，近距离内配戴双焦点眼镜，近距离工作时摘掉近视眼镜。根据近距离工作导致近视的理论，过度调节增强眼前节的屈光力，这具有争议性的理论还未被证实。最近进行了一个双盲的随机临床试验，并比较配戴双焦点和单焦点眼镜组近视的发展程度。有学者调查年龄在6~11岁之间的469名儿童，发现配戴双焦点眼镜组平均每3年增加1.28D，而配戴单焦点眼镜组则增加1.48D。此差异具有显著性，但这样小的差异使学者认为临床上需改配双焦点眼镜的理由并不充分。已经发现一种新的药物哌仑西平，并且正在进行临床试验。

第三种屈光不正的形式是散光，可发生于角膜或晶状体。矫正散光对于避免屈光性或子午线性弱视很重要，这是一种剥夺性弱视，尤其当视轴偏离垂直或水平子午线15°角或更多时更易发生。尽管弱视常由较大的散光导致，但1.5~2D的散光也能引起，因此应当在正确的轴向上对于散光进行完全的矫正。由角膜瘢痕、圆锥角膜或其他角膜疾病引起的不规则散光最好通过配戴硬性、透气性角膜接触镜矫正。

有关视力矫正的最后一个主要问题是屈光参差，因为它与视力密切相关。1.0D的屈光参差可导致远视患者产生屈光参差性弱视。而近视患者对于弱视的发展则有抵抗力。任何的镜片矫正都应考虑屈光参差的存在。如果屈光参差较大，则可能存在单眼固定综合征。儿童可以很好地耐受通过戴镜来矫正屈光参差，而成人则会产生症状性物像不等。

对于儿童屈光不正的治疗原则是矫正应个性化。通常至少在一段时间内，应让儿童高兴戴镜矫正。因为如果不让儿童自己选择性戴镜，那么有时也会导致屈光不正。屈光不正可能决定于眼的屈光状态，但更多决定于儿童对视力的需求。

很多儿童对于看远视力模糊的低度近视状态仍感到满意，因为可以看清眼前大多数有趣的东西。低度近视的矫正对于学龄期儿童是必要的，而在其他年龄段则可有选择地进行。

与未矫正的近视眼看远模糊有所不同的是，散光导致的视物模糊看远看近都存在。为防止弱视的发生，大于2D的散光至少在部分时间内应予以矫正。即使仅1D的斜向散光也应矫正，以减少不适症状或防止弱视的发生。在保证远视或近视被充分矫正的同时，散光也应完全矫正。

对远视的矫正需依据患者的调节力和存在斜视的情况而定。儿童的调节力非常强，但也因为长期的调节而易产生视疲劳症状。因此，当长期的近距离学习时，即使是低度数的远视，甚至是当移近法测得最大调节力较好的情况下，也应予以戴镜矫正，这是不必感到奇怪的。没有内斜视的儿童至少需要部分时间的戴镜治疗，用以矫正经睫状肌麻痹后检测出约降低 2D 的远视。

七、无晶状体眼

（一）角膜接触镜

对于儿童单眼无晶状体眼的矫正，最常用的方法是使用可长期配戴的角膜接触镜。有一种硅胶材料的、可长期配戴的接触镜，它所矫正的屈光度数范围很广（最高达 +36.0D），基础弧度（7.3、7.5、7.9、8.1、8.3），直径（11.3、12.5mm）。高度数的（超过 20.0D）接触镜只有 11.3mm 直径的以及 7.5、7.7、7.9 三个基础弧度，大多数无晶状体儿童应用该接触镜矫正很合适。硬性高透气接触镜是一种稍昂贵点的选择，这种材料适合长期配戴，并可被加工成很陡的基础弧度和高屈光度的镜片，而硅胶材料的接触镜则不具备这种特性。婴儿接触镜度数应该调整为高度远视过矫大约 2.0D。对于刚会走路的孩子，接触镜度数应接近正视或过矫 1.0D。当这些患儿近距离学习时应配戴双焦点眼镜，而且眼镜本身也可以保护双眼。

（二）表层角膜镜片术

表层角膜镜片术作为矫正儿童无晶状体眼以及其他较大屈光不正的一种选择，现在很大程度上已成为历史。由于对婴幼儿表层镜片术所获得的矫正效果有着太多不确定性，所以未能广泛应用于婴幼儿无晶状体眼的矫正，大多数人已经将这种方法摒弃而采用人工晶状体植入。

（三）人工晶状体植入术

人工晶状体植入术治疗儿童无晶状体眼，已经被广泛应用于较大儿童的视功能恢复，并且在婴幼儿中也应用得越来越多。这种晶状体没有设计成可互换的类型，因此并不能随着眼球发育所致的近视改变而改变。通常一种小的具有 5.0~5.5mm 光学区设计的囊袋内人工晶状体被植入眼内，这种晶状体被成功应用于创伤后修复。人工晶状体植入后视功能恢复是很显著的。在植入人工晶状体前后囊必须提前处理好，因为后囊还是很快会发生混浊。对多数小于 5 岁的儿童，一般提倡采用一期后囊切开联合前段玻璃体切除术。人工晶状体度数的选择应该遵循预留远视的原则，预留远视度数随年龄不同而变化，由 2 岁时预留 4.0~5.0D 到 6 岁时预留 2.0D。对于远视或者短眼轴眼，倾向于使用 SRK/T、SRKⅡ 或者 Holladay 公式计算。随着临床经验的不断丰富，对于一般儿童人工晶状体的植入最小年龄在不断降低，双眼植入人工晶状体的年龄原则上在 3 岁或再大一些，单眼提倡在出生 1 年或者当角膜接触镜不容易矫正时，最常用的人工晶状体是折叠式丙烯酸酯人工晶状体。

八、低视力

儿童当中有一小部分表现为低视力，最常见造成视力损失的原因是先天性白内障、视神经萎缩和白化病患儿。一些专家认为先天性白内障的影响正在减少，而早产儿视网膜病变的影响正逐渐被发现。

医生在检查儿童受损视力时必须进行常规的评估，如评估视野、行动能力、基本学习能力以及其他日常行为能力。

较高的屈光不正应矫正，且必须使用专门针对婴幼儿的特殊系统。一些用于治疗视力残疾的早期视觉干预程序正在被广泛使用，应该鼓励家长在孩子确诊后就应该接触这些程序，这些程序一般应由当地学校部门管理。设计这些程序的目的就是最大限度减少或排除一些由于低视力而造成的智力发育迟缓的问题。

书中的印刷字体对于一到三年级的孩子应设计为 18 号字，对于四年级的应使用 14～16 号字（1.6M），到了中学则使用 10～12 号字（1M）。因为孩子具有较高的调节能力，对于视力低于正常的孩子，可仅通过将物体放置他们眼前并且调节适应，也可获得足够的放大物象。手持放大镜可以帮助满足他们偶尔想获得更大物象的要求。我们可通过让孩子把学校作业带回到办公室或低视力诊疗室去完成，即可评估他们的视功能。

如果由于调节力不足、物象放大的不够、需要看远处的目标或者孩子的自我意识等原因，使得上述方法无效时，就需要采用低视力助视器，这也同样适用于成年人。眼镜总是作为第一选择的，其能够提供很好的放大物象和足够的视野，但是也在很大程度上限制患者的工作距离。也有使用闭路电视、标准放大器和电子计算机产生放大或加强的图像，对于远距离或中远距离的工作，望远镜是必需的。这些不仅对于观看体育比赛或搭公共汽车有帮助，而且也可有助于使用电脑或读取音乐。

现在这些低视力儿童大多是在普通学校接受教育，而不是在地区的盲校学习。由低视力教育方面的专家对低视力班的教师进行专业培训和提供相关的资料。医生应该努力让老师了解预后情况以及一些检查的重要意义。例如，一个患有右侧同向偏盲患者应该安排在教室右边，这样室内大部分都会在他的有用视野内。

（陈　瑶）

第二十二章
LASIA 优化表层切削手术

第一节 概述

一、表层切削概念

临床实践中，浅表层切削（surface ablation）具有表面、浅层切削的含义。"表层切削"比"表面切削"更能达意：通常表层/浅层是指上皮层、前弹力层以及角膜前基质（深度 < $130\mu m$）。

表层激光手术宜符合：①角膜前表面直接激光；②激光前手术操作角膜分开层次在浅层（上皮–基底膜、基底膜–前弹力层、前弹力层–前基质）；③激光切削层次在角膜表面或浅层，即上皮层，上皮和（或）前弹力层，前弹力层和（或）前基质；④切除角膜组织的总量少（切除组织体积小，在组织节省软件辅助下）。

二、优化表层切削概念

广义的优化表层切削是指所有旨在控制角膜创伤愈合反应、Haze、屈光波动的药物和技术措施干预下的角膜表层和（或）浅层的准分子激光切削。狭义的优化表层切削是指上皮瓣下的准分子激光角膜磨镶术。

优化表层切削的病理生理学基础是工期愈合的活性上皮瓣或者活性薄瓣。

优化表层切削的临床特征是术后 2~8h 内不适减轻，手术次日复诊检查时角膜完全透明，光学区内的上皮在裂隙灯下如术前一样完整，没有可见的水肿。

没有制作上皮瓣的 PRK 和 PTK，在组织切削较少而且上皮愈合非常迅速的情况下，也可以呈现以上体征。

光学区内出现上皮片状水肿意味着不是一个有活性的上皮瓣，不能称为优化表层切削。

三、表层切削的效应

1. 表层切削的效应

（1）像差效应：避免了常规 LASIK 基质瓣源性像差增加的问题。与包含基质的 LASIK 瓣比较，微型上皮刀的瓣风险顾虑根本不存在，亦无从诱导刀制瓣的术源性散光。

（2）创伤愈合效应：避免 LASIK 厚基质瓣制作时的风险及术后瓣与基质床再分离等并发症，更快的角膜神经与知觉修复，更少的术后干眼现象。

2. 优化表层切削综合效应　在患者舒适度、有效视力恢复、屈光稳定性等方面非常接近甚至等同于常规 LASIK。

　　自身的高活力的上皮瓣和完整的基底膜，是天然的生理屏障，与 PRK 后裸露的基质面的创伤愈合有质的差别，它抑制了创伤愈合反应过程中的某些导致 Haze 和屈光回退的细胞因子的渗入与活化。如平滑肌肌动蛋白（a - SMA）阳性的肌成纤维细胞层前的上皮基底膜缺失可导致 Haze；角膜表面不规则引起的基底膜重塑不完整可导致细胞因子如 β - 转化生长因子（TGF - β）进入基质层。优化表层切削的最大优势是保留活性上皮瓣，疼痛显著减轻，有效视力迅速恢复，屈光回退轻，Haze 显著减少，感染风险减低，安全性更有保障。

四、表层切削的误区

　　许多学者关注"表层手术的回归"，但那绝对不是简单的回归，而是建立在优化上皮瓣保护基础之上的一种进步。有些医师把表层切削特别是上皮瓣下角膜磨镶术式作为高度近视和相对薄角膜者的第一选择，这其实是一种误区，偏离了表层切削的概念。当前国内外表层切削领域的主要问题除适应证选择上的偏离外，还在于优化表层切削技术不够规范。

（何金梅）

第二节　手术适应证与禁忌证

一、手术适应证的原则

　　PRK、LASEK、Epi - LASIK、SBK 的适应证十分接近，需遵循以下几个原则。

　　（1）表层切削的最佳适应证是轻度近视、轻度远视、轻度散光和老视。在组织节省模式下，最佳适应证的切削深度≤80μm。虽然 100μm 左右的切削深度仍然可以接受，但深度 >130μm 的切削已经超出了表层的范畴。

　　（2）结合我国国情，如青年因参军、招工等原因要求激光手术，即使中度近视仍然可把表层切削作为首选；部分 LASIK 条件受限者和（或）基质瓣风险高者，在符合总的激光手术适应证的基础上也可考虑表层切削，但必须明白其局限性。

　　（3）多元选择的术式是符合客观实际的：符合 PRK 适应证的患者并不一定要做上皮瓣保留的 LASEK 和 Epi - LASIK，特别在学习曲线早期的医师做 LASEK 或 Epi - LASIK 时对基底膜完整性的保护若很难一步到位，术中可改为 PRK，去掉上皮，因为与其保留失活上皮倒不如做一个直接的简单明确的 PRK。

　　（4）表层切削不适合作为高度近视的首选：薄角膜的高度近视不是准分子激光手术的最佳适应证，即使选择表层切削，仍然有局限性，虽可以比 LASIK 多切削，但仍不能完全矫正。

　　（5）对于 LASIK 术后残余屈光不正如残留近视及散光的再次治疗，特别是存在角膜瓣异常或残余基质床厚度相对不足的情况，LASEK 也是首选。但需注意的是 LASEK 在角膜瓣上进行，手术切削量是有限的，并且术中、术后需避免角膜瓣移位。

二、手术适应证

　　（1）必须是精神心理健康、具备合理的摘镜愿望和合适的术后期待心态者。

（2）年龄≥18 周岁。

（3）近视者屈光状态相对稳定 >2 年（每年递增≤0.5D）。远视者具有稳定屈光状态。

（4）角膜中央厚度≥450μm。前后表面高度位于正常值。

（5）近视≤-8D，散光 <5D；远视 < +3D。预设切削深度≤130μm。

（6）老视。

（7）角膜地形图引导和像差引导的个体化切削。

（8）符合激光角膜手术适应证但 LASIK 高风险者。如小睑裂、视网膜或视神经病变不适合 LASIK 负压吸引等，或术前检查发现视网膜裂孔并光凝者。

（9）LASIK 中角膜瓣异常，可行 PTK 联合 PRK。

（10）各类激光手术的补矫：可单独行 PRK，或 PTK 联合 PRK，或 LASEK。

（11）角膜外伤、手术、炎症后前表面的不规则散光，如角膜移植手术后散光的矫正。

（12）人工晶体植入术后的残余屈光不正。

（13）玻璃体手术、视网膜手术后的屈光不正（包括屈光参差）。

PTK 适应证包括角膜营养不良、带状角膜变性、不规则角膜（包括瘢痕、复发性角膜上皮糜烂等导致的角膜混浊），切削深度最好不超过前、中 1/3 基质。

三、手术绝对禁忌证

（1）未经心理或精神科会诊并签署允许手术意见的精神心理异常者。

（2）眼及眼附属器活动性炎症、肿瘤。

（3）圆锥角膜。

（4）全身患有结缔组织疾病和自身免疫系统疾病，如系统性红斑狼疮、类风湿关节炎、多发性硬化和糖尿病等。

（5）重度睑裂闭合不全。

（6）泪囊炎。

（7）严重眼表疾病包括干眼症、角膜内皮营养不良等。

（8）女性孕期和哺乳期。

（9）瘢痕体质。

四、手术相对禁忌证

（1）患者对手术认识欠缺或期望值过高，但经过医患反复交流才达成共识者；抑郁症等精神心理异常经治疗后痊愈者。

（2） >-8D 的近视。

（3）初始手术角膜曲率在 38~49D 区间以外。

（4）暗瞳直径 >7.5mm。

（5）独眼。

（6）病毒性角膜炎（2 年内未复发者）。

（7）晶状体密度增加。

（8）视网膜脱离手术史，黄斑出血史。

（9）轻度干眼。

（10）轻、中度睑裂闭合不全。

（11）药物可控的高眼压、青光眼。

（12）女性月经期。

（13）远视 PTK。

（何金梅）

第三节　术前检查与术前准备

一、术前检查

（1）常规全面眼科检查：裸眼远、近视力、最佳矫正视力（BCVA）、眼压、眼位、泪膜破裂时间（BUT）、角膜荧光素染色、眼轴（IOL - Master 非接触晶体测量仪或 A 超等）、裂隙灯和检眼镜检查，散瞳后三面镜检查或间接检眼镜检查。

（2）屈光检查：综合验光、像差检查。

（3）角膜地形图检查：眼前节全景仪（Pentacam）系统评估角膜前、后表面形态。

（4）眼前节生物测量：角膜厚度、前房深度、晶状体密度。若 PTK，行角膜混浊的深度测定。

（5）暗瞳直径测量（图 22 - 1）。

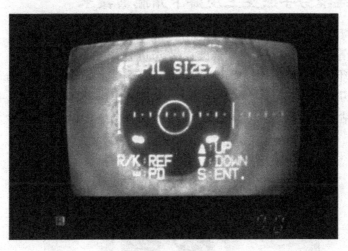

图 22 - 1　暗瞳直径测量

需要在相对固定的暗室环境下进行，我国对于暗瞳的检测尚无标准。国内大多数屈光手术病历写的"暗瞳 4 ~ 5mm"，实际测量有误差，很少有这么小的暗瞳

（6）对比敏感度及眩光对比敏感度检查。

（7）老视检查（ > 40 岁者）。

（8）主导眼测定。

二、术前准备

（1）术前 3 日起应用广谱抗生素眼水滴眼，如左氧氟沙星眼水、妥布霉素眼水，每日

4 次。

（2）轻度干眼者术前人工泪液滴眼 1～3 日，如羧甲基纤维素钠眼水、右旋糖酐眼水、玻璃酸钠眼水，每日 4 次。

（3）术前进行单眼注视训练。

（4）手术当日禁忌使用眼部化妆品。

三、手术器械

（1）准分子激光仪的准备：常规准分子激光仪术前维护与检测。

（2）Epi – LASIK 微型上皮刀准备：维护、检测与调试。与 LASIK 一样，需要检测刀刃并走刀。图示为 Epi – LASIK 专用负压吸引环。

（3）LASEK 的基本器械：单纯两件套，即上皮环钻和上皮铲。上皮环钻可有微刃（50μm、60μm、70μm）；上皮铲因形似高尔夫球杆俗称高尔夫铲。还可准备：乙醇贮环、上皮耙、上皮钩、上皮恢复器。

（何金梅）

第四节　手术流程与技术

一、乙醇法准分子激光上皮瓣下角膜磨镶术

（1）常规消毒铺巾，冲洗结膜囊。

（2）0.4% 盐酸奥布卡因眼水表面麻醉，每 5min 1 次，共 2 次。

（3）置上皮环钻（图 22 - 2）：上皮环钻直径可以选择 8mm、8.5mm、9mm、9.5mm 等。环钻的上皮刃 50～70μm，上皮刃对上皮瓣的制作影响不大。远视手术时，宜选用 9.5mm 的上皮环钻。

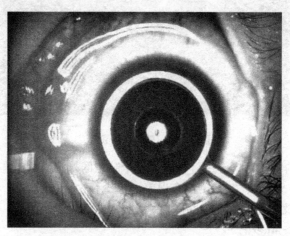

图 22 - 2　置上皮环钻

需汲干角膜表面的液体，避免稀释乙醇。无论有刃还是无刃上皮环钻可轻微旋转施压，有助于上皮瓣边缘的整齐性

（4）乙醇浸润：置 18%～22% 乙醇于环钻内，浸润时间 10～15s，三角棉签吸干。

（5）平衡盐溶液（BSS）充分冲洗。

（6）应用上皮铲（或上皮钩）沿环形痕迹轻轻分离上皮，可留基蒂于最适合术者操作的位置。上皮瓣可用上皮钩、大小上皮铲相互结合的方法，用钩、拨、铲等动作制作。上皮分离至蒂部时，将上皮瓣翻转恰如 LASIK 瓣一样（图 22-3～22-5）。

（7）三角棉签轻拭基质面（注意在上皮瓣蒂部的液体也要汲干，避免激光扫描时液体干扰光学区），再行激光扫描。激光设计值与常规 PRK、LASIK 的设计值可保持一致，不作特别调整。

（8）复位上皮瓣：BSS 冲洗基质面，"水复位"上皮瓣（图 22-6），干棉签修整上皮瓣边缘至沟缘清晰，瓣匀称覆盖于基质面上。整理上皮边缘沟沿，用镊子轻提折叠处，用棉签向光学区轻轻"推"上皮瓣，而不是"拖曳"。

（9）置角膜接触镜（图 22-7）。

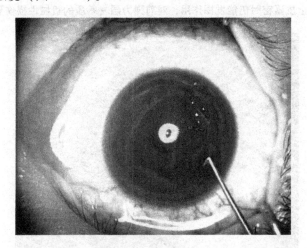

图 22-3　可先用上皮钩划出圆形边界，有助于上皮瓣边缘整齐性

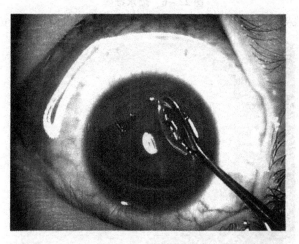

图 22-4　用大号上皮铲，轻柔分开上皮层－前弹力层。大号铲在上皮较松弛或浸润时间充分时更易快捷制瓣

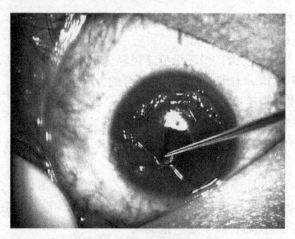

图 22 – 5　用小号上皮铲，以铲形动作轻轻分离上皮层 – 前弹力层。小号铲在浸润时间短时或上皮紧密时仍能发挥作用，对前弹力层 – 基质的机械性损伤更小

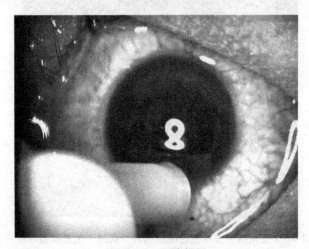

图 22 – 6　顺水推瓣

用水轻轻托起上皮瓣，顺水流将上皮瓣复位，无需其他器械帮助，即"水复位"，创伤最小

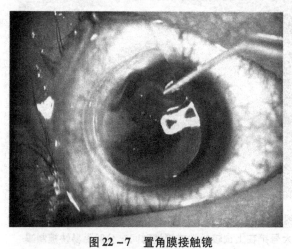

图 22 – 7　置角膜接触镜

置镜后，注意排空接触镜下的气泡，镜下气泡会使上皮瓣起皱或镜片滑动度增加

（10）下手术台，裂隙灯下复查上皮瓣和接触镜情况。

一个娴熟的上皮瓣创建，如果不计乙醇浸润时间，从起边到留蒂获取完整上皮瓣，可仅需要 2～3s。

二、微型上皮刀法准分子激光上皮瓣下角膜磨镶术

Epi‐LASIK 上皮瓣制作与传统 LASIK 瓣制作相似。

（1）常规消毒铺巾，冲洗结膜囊。

（2）0.4% 盐酸奥布卡因眼水表面麻醉，每 5min 1 次，共 2 次。

（3）置负压吸引环：放置吸引环时与 LASIK 吸引环一样，要与角巩膜缘同心圆放置，若遇深低凹的术眼需注意内眦部对刀具的影响

（4）吸引：负压吸引到位或听到提示音。

（5）置刀和运刀：运刀前可在角膜表面滴 BSS。刀走到位后可先停负压，再后退刀。

A. 旋转刀入轨，均匀进刀，这与 LASIK 是一致的，需在行进过程中观察上皮瓣成形的情况，若遇到特别阻力，即刻停刀；

B. 水平型刀行进到边蒂部时，有时可观察到上皮瓣堆卷，可继续进刀。

（6）上皮恢复器调整上皮瓣：充分暴露基质面。

A. 退刀必须在直视下进行，避免上皮瓣附在刀片上被撕脱。退刀后上皮瓣可堆卷在蒂部，也可在基质面，只需用显微复位器轻移即可；

B. 水平型刀制作的良好完整上皮瓣，瓣缘清晰，蒂部宽度合适。用显微镊轻轻拨开上皮瓣，像制作 LASEK 的瓣一样。

（7）准分子激光扫描：激光扫描时与 LASIK 一致，需观察角膜基质水化程度，对于超高度近视的 Epi‐LASIK 可在术中浸润基质面 1 次。

（8）复位上皮瓣：BSS 冲洗基质面，"水复位" 上皮瓣。干棉签修整上皮瓣缘至沟缘清晰，瓣匀称覆盖于基质面上。

Epi‐LASIK 的上皮瓣复位时，避免水流太急将上皮瓣冲裂，特别在蒂部的水流要控制好，湍急水流可致瓣游离。用棉签轻推角膜上皮瓣，一些 Epi‐LASIK 复位上皮瓣的 "脱垂"、"延伸"，需稍待片刻，水肿消退后瓣缘更妥帖。

（9）置角膜接触镜：Epi‐LASIK 的负压吸引可致结膜水肿。明显的水肿会影响接触镜定位，注意在取开睑器时，仍可能发生镜片及上皮瓣异位的情况。

（10）下手术台，裂隙灯下复查上皮瓣和接触镜情况（同 LASEK）。

三、无浸润法准分子激光上皮瓣下角膜磨镶术

不用任何浸润药物直接以上皮铲分开角膜上皮层（无浸润 LASEK 或 "0" 秒 EK），也是 LASEK 的一种形态。"0" 秒 EK 适合表层切削的补矫术，以减少上皮损伤，或上皮连接相对不紧密的角膜。

（1）常规消毒铺巾，冲洗结膜囊。

（2）0.4% 盐酸奥布卡因眼水表面麻醉，每 5min 1 次，共 2 次。

（3）应用上皮铲铲开中周部上皮，边铲边拨，直至分离到蒂部，可留基蒂于最适合术

者操作的位置。

1）浸润时间越少的上皮瓣，周边可能呈锯齿状。对于"0"秒EK而言，目前强调光学切削区的良好暴露，其次是边缘整齐性。若用"撕"的方法，边缘会呈整齐线形；

2）注意：上皮铲是插在上皮层与前弹力层之间，有插与铲的糅合动作；

3）在分离上皮层的同时，兼轻翻的动作，让上皮瓣成形后翻卷，不被铲插的反复动作接触到，否则上皮易碎裂不成形；④在扩大光学区时，可将上皮直接刮除。

（4）准分子激光扫描：激光设计值与常规 PRK、LASIK 的设计值可保持一致，不作特别调整。

（5）复位上皮瓣：BSS 冲洗基质面。"水复位"上皮瓣。干棉签修整上皮瓣缘至沟缘清晰，瓣匀称覆盖于基质面上。

"0"秒EK的水复位基本与乙醇 LASEK 和 Epi‑LASIK 一样，可以观察到上皮瓣皱卷较乙醇 LASEK 和 Epi‑LASIK 更明显（因为水肿不明显）；"0"秒EK的上皮瓣脱垂、延伸的现象不多见。相反，大多数"0"秒EK上皮瓣瓣缘需要湿润后才扩展至与瓣缘对合。

（6）置角膜接触镜：置镜时，显微镜下仍可观察到"0"秒EK上皮瓣缘的沟距较宽，表明上皮层水肿不明显。

（7）下手术台，裂隙灯下复查上皮瓣和接触镜情况（同常规 LASEK）。

四、上皮瓣下准分子激光治疗性角膜切削术

利用 LASEK 类似的制瓣方式制作上皮瓣，然后用准分子激光治疗性角膜切削术（PTK）治疗基质病灶的术式，称 E‑PTK。适用于外伤后角膜瘢痕、角膜白斑、角膜基质变性等角膜病灶。

（1）置上皮环钻。

（2）注入20%乙醇浸润10～15s，三角棉签吸干乙醇，BSS 充分冲洗。

（3）按照常规 LASEK 的方式制作上皮瓣，尤其注意病灶区的上皮分离，争取制作相对完整上皮瓣或大片上皮。刮除近光学区内残余上皮。

（4）PTK 治疗：①勾划上皮瓣边缘时，可用小号上皮铲或上皮钩；②整个混浊区的上皮下均较粗糙，有"粒子"感，需轻柔铲分上皮层；③在混浊致密区，更需轻柔分离上皮层，可把已分离的上皮瓣翻转，避免被铲分时的动作反复摩擦；④病灶致密区的上皮与基质粘连紧密，不必强求成形分离，切忌用力铲入基质。上皮连着瘢痕组织分出来，基质面显示光滑凹面；⑤在清除残余上皮层时，注意时间控制，混浊角膜的水化程度较难控制。

PTK 激光扫描完成后，可用 BSS 湿润角膜组织，有助于辨认混浊程度及病变（如颗粒状角膜营养不良）的残留情况，必要时可再补扫描 20～40μm。

（5）BSS 冲洗基质面，"水复位"上皮瓣，修整上皮瓣边缘，如病灶区上皮影响复位或已失去活性，则用显微剪除去：①复位上皮瓣，注意不能留失活或坏死上皮瓣在角膜上，部分区域的失活上皮宜除去；②病灶致密区上皮瓣连着瘢痕组织，"水复位"宜水流缓慢；③确认病灶致密区的上皮不合适留用，予以剪除；④复位时略扩展，上皮瓣仍能较好地覆盖于创面。

（6）置角膜接触镜：由于角膜过平或不规则，镜下气泡存留的概率增大，取开睑器前务必赶出镜下的气泡。

（何金梅）

第五节　术中及术后处理

一、术中药物应用

（1）角膜 Haze 补矫者或首次手术有 Haze 的高危因素者在术中可应用丝裂霉素，浓度为 0.02%，浸润时间为 10~60s，可调整。

（2）阻滞剂的使用：在不规则高度的角膜行 PTK 时可用到，如 Healon 等。

二、术后药物应用

（1）术毕结膜囊内点广谱抗生素眼水和激素眼水各 1 滴。常用如左氧氟沙星眼水和 0.1% 氟米龙眼水。

（2）当日起点广谱抗生素眼水和激素眼水每日 4 次，至随访取镜。

（3）次日复诊，了解症状，检查接触镜与上皮瓣情况。通常不会有明显的疼痛，常见的不适是异物感、流泪甚至显著的眼酸重感，一般不超过 6~8h。大部分患者可以自然睁开术眼，没有结膜充血。注意术后明显的角膜刺激症状提示离真正的优化切削还有距离，术后用药需遵循 PRK 的常规。

（4）术后用药以梯度递减为好。在取除角膜接触镜后，也可采用短时间高频度激素眼水冲击的方法，以图最快时间内获得最好的有效视力。可从每日 6 次起，每 2 周减 1 次直至停药。特殊情况下作特殊调整，角膜反应和眼压高低可影响用药频率和时间。

（5）人工泪液每日 4 次，可用 3~6 个月，如羧甲基纤维素钠眼水、玻璃酸钠眼水等。

三、术后接触镜护理

LASEK 术后戴软性角膜接触镜，基弧可选择 8.4~8.8mm，含水量与透氧性适中。国际上报道留置角膜接触镜 3~4 日，我们推荐留置期通常为 3~7 日。留置时间主要取决于上皮水肿区的情况，如果过早取镜，小片的水肿上皮太娇嫩，仍有可能因为眼睑的力量和眼球的运动而脱落，导致迟发的角膜刺激症状。Epi-LASIK 的取镜时间可以在术后 1~5 日，视具体情形而定。必要时需换镜片。

（何金梅）

第六节　主要并发症及处理

PRK 所具有的并发症理论上 LASEK、Epi-LASIK 都有可能发生，但是由于实践中上皮瓣的活性不同，所表现的并发症程度可以不同，甚至可以避免。

一、术中并发症

由于 Epi – LASIK 使用上皮刀，虽然使用的是钝刀片，仍需警惕上皮刀相关的并发症。

1. 角膜缘出血渗入上皮瓣下 长期配戴角膜接触镜角膜缘新生血管多者或上皮瓣偏大者，上方角膜缘的出血多见，也可见于下方。注意手术结束时确认将上皮瓣下的血液赶出。

2. 上皮瓣游离 选环错误或进、退刀时对上皮瓣的牵拉等均可能发生上皮瓣游离，这样的上皮瓣直径通常偏小或蒂过小。

处理：妥善保护游离瓣，避免正反面错误或丢失。激光切削区域大于去上皮的基质面，可以 PRK 的方法刮去多余上皮，继续激光切削，然后复位游离的上皮瓣，注意不能冲洗太多，以免上皮瓣与基质的覆盖程度受影响。下手术台时需仔细复查，以免上皮瓣移位或皱褶。

3. 浅切或深切 浅切会使上皮瓣不完整，发生上皮纽或边缘锯齿状，以 PRK 方法刮除上皮即可继续激光扫描。但若深切到角膜基质，重要的原则是复位瓣，尽可能完善对位，3~6 个月后行 PTK + PRK。但位于光学区外的深切，继续激光扫描完成手术也是允许的，注意瓣复位时务必使这种上皮瓣与基质沟缘对齐。不规则的深切或者瓣的碎裂，术后将无法避免术源性散光。

4. 角膜切穿 非常罕见的严重并发症，需要按角膜穿孔伤的处理原则处理。

二、术后并发症

1. 疼痛等刺激症状 常规操作下成功的 LASEK、Epi – LASIK，其角膜刺激症状在 80%~90% 的病例中与 LASIK 相近，通常不会有明显的疼痛。在患者的主诉中，异物感、流泪甚至显著的眼酸重感是比较常见的。

术后第 1 日的复诊中，大部分患者可以毫无困难地睁开术眼，也可以没有结膜充血。如果有患者因为适应证的原因双眼分别接受了 LASEK 或 Epi – LASIK 和 LASIK，术后次日可能出现 LASIK 的眼因为轻微结膜下出血而看起来不如前者的术眼那样安静。

PRK 术后疼痛显著，而 LASIK 则疼痛很轻。手术时用了表面麻醉眼水，无论 PRK，还是 LASIK 或 LASEK，都不会疼痛。手术后 PRK 在角膜上皮愈合前，一般在 8~72h 内会有疼痛、畏光、流泪等不适。LASIK 的不适时间很短，通常 2~4h 就无碍。LASEK、Epi – LASIK 由于保存了活的上皮瓣，比 PRK 的疼痛等不适显著减轻，愈合时间也减少。但上皮瓣有部分细胞在制作或复位过程中受创，需要时间复苏，疼痛不适比 LASIK 要多，时间介于 LASIK 与 PRK 之间，通常为 2~8h。部分 PRK 术后上皮愈合在 8h 以内，也可与 LASEK 症状一致。

但是要注意，LASEK、Epi – LASIK 仍不能在所有病例中完全避免术后的不适与疼痛。

2. 术后戴接触镜期间视力波动 虽然手术结束的即刻，LASEK、Epi – LASIK 可以立刻获得良好的视力甚至可达 1.0 以上，但在术后第 2~3 日，其视力可能不如 LASIK 后那样清晰稳定。可以调整激素和取换镜时间来加快有效视力的获得或维持。如果视力波动太大、角膜刺激症状持续或角膜上皮有新的水肿，毫无疑问需要更换镜片。

3. 角膜上皮瓣异常 轻、中度瓣异常包括上皮水肿皱褶、滑动、小碎片，以及术后出现的迟发性上皮瓣局限缺损等，是上皮瓣脆弱性的体现。瓣游离、瓣溶解是中、重度瓣异常。

LASEK 上皮瓣的脆弱性远大于 LASIK 角膜瓣，仔细处理每一环节是保证良好上皮瓣的关键。术后出现的丝状角膜炎与上皮愈合过程中的基底膜稳定性有关，局部激素冲击有效。

术中出现上皮瓣重度异常的概率虽非常小，但如果发生，可有 3 种方案：①建议改行 PRK；②也可首选改期手术，仍行 LASEK；③若双眼手术，可行上皮瓣移植。

4. Haze 与屈光回退　相对 PRK 而言，LASEK、Epi‑LASIK 有角膜上皮瓣的保护，可减少胶原增殖，减轻 Haze，屈光回退也相应减少。但对于高度或超高度近视的矫正，Haze 和屈光回退的解决尚需大样本的远期观察。

处理：皮质类固醇激素局部冲击。如地塞米松妥布霉素眼膏每晚 1 次，及醋酸泼尼松龙眼水每日 8 次，连续应用 5 日，然后改成氟米龙眼水，每日 7 次，每 7 日减少 1 次，密切观察，可每 2 周随访 1 次。

5. 欠矫　LASEK 的再次手术很少见。曾有 1 例 1 眼由于首次手术时设备气体原因，取除角膜接触镜时就发现欠矫。3 个月后再次手术，上皮瓣制作与首次毫无二致，术后轻度角膜刺激症状仍如首次手术一样，随访各项指标理想。就 PRK 而言，术后屈光回退是由于上皮增生以及新生胶原不规则且在上皮下沉积、黏多糖等成分沉积。在我们组内的观察中，LASEK 的低、中度近视屈光回退不明显，但高度或超高度者仍有一定回退。LASEK 再次手术的问题需要继续探讨。

Epi‑LASIK 临床病例的补矫非常少。1 例 Epi‑LASIK 病例补矫时采用"0"秒无浸润 LASEK 技术，上皮瓣成形良好，术后反应轻，观察 2 年效果稳定，无 Haze。

6. 激素性青光眼　这是长期使用糖皮质激素眼水的潜在风险之一，应以预防为主。术后应定期测量眼压，一旦发现眼压升高，及时停用激素眼水，并请青光眼医师会诊。已经出现的青光眼，予以抗青光眼常规治疗。

7. 感染　细菌或真菌感染为严重并发症，与手术过程中的无菌操作不当有关，也与角膜接触镜护理不当有关。及时做细菌、真菌涂片和培养，按抗感染原则进行治疗。病毒感染一般与手术操作无关。

三、表层切削优势与局限性

（一）表层切削优势

表层切削优势最大支撑点是活性上皮瓣。自身的高活力上皮瓣是天然的生理屏障，与 PRK 后裸露的基质面的创伤愈合有质的差别，抑制了创伤愈合反应过程中的某些导致 Haze 和屈光回退的细胞因子渗入与活化。无论是理论上还是临床回顾分析中，保留活性上皮瓣可使疼痛显著减轻、有效视力迅速恢复，屈光回退轻，Haze 显著减少，感染风险减低，使得安全性更有保障。其中，LASEK 与包含基质的 LASIK 瓣比较，微型上皮刀的瓣风险顾虑根本不存在，亦无从诱导板层刀制瓣的术源性散光；角膜生物力学获得最大保证；因为不用刀，经济上的成本减低，也有益于医患关系。

（二）表层切削局限性

表层切削 LASEK/Epi‑LASIK 的最大局限性是切削深度有限。

LASEK 最大的缺点是迄今仍不能完全杜绝术后的疼痛不适。

LASEK 操作较 PRK 复杂，虽然上皮瓣的复位可以像 LASIK 角膜瓣一样简捷。

Epi – LASIK 的操作程序与 LASIK 相同，这也带来一个问题：负压吸引等相对于乙醇法 LASEK 而言，又从简捷变为复杂。另外手术成本也可能增加。对玻璃体视网膜病变或因外伤或手术不能耐受眼压增高的患者而言，Epi – LASIK 有其局限性。

（何金梅）

第二十三章

飞秒激光手术

第一节 概述

一、飞秒激光应用概述

飞秒激光（femto - second laser）手术近年来越来越受到眼科医师的重视。飞秒激光不仅应用在屈光性角膜手术、治疗性角膜手术、晶体手术中，而且也将进一步拓展，如应用于巩膜、小梁网等组织，并可能在抗青光眼手术中发挥作用。

眼屈光手术的精髓是什么？微创甚至无创、精细甚至精妙绝伦与"立竿见影"的视力恢复。飞秒激光在屈光手术中的应用，使人类在眼角膜上的手术实现"无刀手术"并从"全激光"到"全飞秒"手术飞跃。飞秒激光正在将激光矫正屈光不正的经典手术 LASIK 推向一个更快捷、更精确、更安全、更稳定、更完善的新境界。

飞秒激光在眼科的应用与外科学发展的大趋势相吻合，在手术刀剪"冷兵器"的基础上，现代外科越来越多地用安全微创手术代替传统手术，用光、电、气、液等新"刀"来取代传统手术刀，并且以计算机高效率的准确设计与模型构建的手术方式取代医师个体的参差不齐的手工手术方式。

飞秒激光以超高速和超强爆发力的特性，随着 20 世纪 80 年代后期兴起的超短光的产生及放大技术的迅速发展而脱颖而出。飞秒激光可用于加工包括金属、陶瓷和半导体等不透明材料以及电解质等透明材料。毫无意外地，飞秒激光应用在透明的角膜上亦可进行任意雕琢。

飞秒是时间概念，1 飞秒（femto - second，fs）等于 1×10^{-15} s，也就是 1/1 000 万亿秒。飞秒激光是一种以脉冲形式运转的红外线激光，其波长为 1 053nm、1 045nm、1 043nm 不等，持续时间非常短，只有几个飞秒，是人类目前在实验条件下所能获得的最短脉冲，正是由于脉冲持续的时间非常短，能量在瞬间释放出来，因此飞秒激光有着非常高的瞬间功率，可达到百万亿瓦。概括起来，飞秒激光最主要的特点是脉冲宽度超短，瞬间功率极高，重复频率高，单脉冲能量低，热效应区域极小。

飞秒激光作用于眼组织可致等离子介导的切除，起精细分离、切割组织的效应。其原理为：飞秒激光以极低的能量（几个 μJ）瞬间在极小的空间产生极高的能量密度，使组织电离并形成等离子体。等离子体产生的电磁场强度比原子核对其周围电子的作用力还大数倍，使组织通过光裂解爆破产生含二氧化碳和水的微小气泡。成千上万紧密相连的激光脉冲产生数以万计小气泡所连起的微腔。飞秒激光可聚焦 2 ~ 3μm 直径的空间区域，可精确到 1μm

级别的切割。依靠激光束焦点处的微等离子体形成的光裂解作用，在角膜基质中产生微小气泡并融合连成线形切割和切开，即依靠等离子体的光裂解作用形成切面。

激光与有机体组织的相互作用，主要有 5 类：①光化学作用（photochemical interaction）；②光热作用（thermal interaction）；③光切削作用（photoablation）；④等离子体致切削作用（plasma inducedablation）；⑤光致裂解作用（photodisruption）。飞秒激光光致裂解作用与准分子激光光化学作用所致的创伤愈合反应都极其轻微，在不良反应如机械和热效应上也非常相似，都具微创性。

飞秒激光的特性还包括在透明材料中几乎无衰减地直达聚焦点，因此飞秒激光可以在不损伤角膜上皮和前弹力层的条件下准确地"切"开角膜基质层，且几乎无热效应，周围组织损伤极小。离体猪眼实验显示，飞秒激光对邻近角膜组织的热损伤及机械损伤在微米级、飞秒激光脉冲能量在 $1 \sim 2 \mu J$、光斑直径在 $5 \sim 10 \mu m$ 即可精确制作角膜瓣。

飞秒激光最早用于制作角膜瓣的动力来自于：机械板层刀制作角膜瓣厚度的预测性不够完善，为了提高视觉质量而发展起来的个体化切削特别是波前像差引导的切削技术，更加迫切期待更精确、均匀、更具预测性的角膜瓣。新鲜离体猪眼以及活体兔眼飞秒激光术后的组织病理学观察研究表明，飞秒激光对周围组织的机械和热损伤极小，激光靶区域内可观察到角膜组织只发生轻微的创伤反应，角膜瓣边缘光滑，对后弹力层和内皮组织无影响。

飞秒激光脉冲聚焦在直径约为 $3 \mu m$ 的角膜组织，精确度在 $1 \mu m$ 左右。相对低而稳定的负压吸引、固定眼球，激光发射系统有平的玻璃镜头将角膜压平，或有曲面的镜头将角膜曲率保持，飞秒激光以螺旋或折返的方式按照设计的大小、厚度制作板层角膜瓣或切除一个基质透镜组织。

飞秒激光的脉冲在瓣周边以任意角度侧切，比如垂直 $90°$ 制作侧切，有助于减少角膜瓣移位和上皮植入的可能。所制瓣的蒂部，瓣的大小、厚度、边缘角度、蒂的宽度和位置都可以根据实际需要或术者的设计要求选定。

飞秒系统的重要构成为振荡器、展宽器、放大器和压缩器。在振荡器内获得飞秒激光脉冲，展宽器将飞秒种子脉冲按不同波长在时间上拉开，而放大器使这一展宽的脉冲获得充分能量。最后，压缩器把放大后的不同成分的光谱再会聚到一起，恢复到飞秒宽度，从而获得具有极高瞬时功率的飞秒激光脉冲。通过控制光斑大小、点间距和位置，飞秒激光才可在角膜内完成任意几何图形的精确切割。

国内最早开始应用飞秒激光进行角膜屈光手术是在 2005 年 8 月。上海一家民营眼科医院有前瞻性的眼光和思路，率先将飞秒激光这一高科技手段造福于国内的近视患者。在田纳西州 Nashvill 行医的王明旭，是华人中最先开始飞秒激光实践并促成飞秒激光在我国国内临床应用的专家，他以很高的热情培训我国早期的飞秒激光医师。孙同主任等在飞秒激光应用（如 Intralase）中非常出色。

飞秒激光手术在国内迅速受到欢迎，不仅消除了患者对传统机械"刀"LASIK 的恐惧心理，而且飞秒激光过程中患者主观感受较机械刀舒适。飞秒激光制瓣时安静无声，眼球压力适中，患者的异物感、酸胀不适感较轻微。而角膜刀在制瓣时角膜刀片高速震动的声音可增加焦虑不安，眼压上升速度快、峰值压力高，患者酸胀感很明显并可能出现一过性视矇。

2009 年以来，我国的飞秒激光仪总量增加了 2 倍。鉴于飞秒激光在角膜屈光手术上的优势，我国拥有准分子激光仪（近 900 台准分子仪）的眼科或屈光手术中心，一定会面临新的机遇和挑战。

迄今飞秒激光最重要的贡献是用于屈光性角膜手术中。自从2002年飞秒激光开始应用于屈光手术以来，目前飞秒激光主要用于LASIK制瓣。应用飞秒激光制作角膜瓣已经在美国等发达国家成为LASIK制作角膜瓣的主流方法。前几年美国近60%的LASIK使用飞秒激光技术；在日本的比例则达到85%以上，并且还在增加中；在我国飞秒激光LASIK也在增长。当然，飞秒激光设备价格贵、维护费用高，在我国只有一些大型医院或资本具备的眼科才拥有该设备，飞秒激光技术的普及也有一定制约性。

飞秒激光制瓣即飞秒激光制作角膜瓣联合基质面行准分子激光切削（Femto – LASIK），是飞秒激光角膜屈光手术3种主要的模式之一，其他术式还包括：飞秒激光制作隧道的角膜基质环植入术（femto – second intracorneal ring segments，Femto – ICRS）、飞秒激光角膜基质透镜切除术［以飞秒激光角膜磨镶术即飞秒激光制作角膜瓣后在瓣下切除透镜形状的基质（femto – second laser keratomileusis）和基质内切削（intrastromal ablation）命名］。

当前LASIK中的飞秒制瓣得到广泛认可，飞秒激光所制角膜瓣可按照预设参数在计算机精确控制下完成，相比传统机械刀的角膜瓣制作优点十分显著。全激光手术（飞秒激光＋准分子激光）、全飞秒手术（基质透镜切除术）、飞秒激光老视矫正等为屈光手术带来革命性的变化。

飞秒激光在角膜穿透性移植、板层移植、内皮移植等治疗性角膜手术中的作用也日益受到关注，在角膜隧道制作、角膜胶原交联等技术上，飞秒激光也发挥作用。

飞秒激光晶体乳化手术、飞秒激光晶体前囊膜撕囊、飞秒激光晶体屈光性手术等，呈现出令人欣喜的态势。

飞秒激光在眼其他组织如巩膜、小梁网等的作用及机制研究，也可能为青光眼等眼病诊治提供新的途径。

二、飞秒激光屈光手术优势与局限性

飞秒激光角膜制瓣的优越性主要体现在LASIK中角膜瓣制作的较高安全性和精确预测性，现国内外文献都表明飞秒激光角膜瓣厚度具有高度的均一性、规整性、精准性，有效避免金属角膜刀制瓣相关的医学并发症。飞秒激光按照预设的厚度、直径与边角形成均匀一致的角膜瓣，瓣的质量不会受角膜曲率、硬度、大小及厚度的影响，即角膜的个体差异不会对飞秒激光角膜瓣质量带来影响。更进一步，根据屈光度数、瞳孔直径、角膜直径等来设计角膜瓣的厚度、直径、中心位置、蒂部位置、边缘角度，个体化定制角膜瓣将更有助于获得最佳临床效果。

相比之下，传统机械板层刀制作角膜瓣则受诸多因素影响，比如：①角膜陡与平；②角膜大与小；③角膜厚与薄；④角膜黏滞性及硬度；⑤眼内压；⑥负压因素；⑦刀头与刀片因素。

飞秒激光基质透镜切除术FLEx/SMILE则提供了一个崭新的术式，其微创及对角膜生物力学的影响更小，其高度是当前其他角膜屈光手术所不能达到的。飞秒激光波长位于近红外光谱段，生物组织对飞秒激光基本上不吸收，在焦点区域外不产生附加损害。SMILE术中一个完整、精确的组织透镜的切除，只从微小切口处取出，避免对角膜上皮的伤害，角膜透明性恢复快，在提高手术安全性的同时，角膜愈合更快。

（一）优势

FLEx/SMILE 本身具有飞秒激光 LASIK 优势：

（1）FLEx/SMILE 手术不需要医师调整设计方案（nomogram），不因环境、角膜条件和医师的操作习惯而影响效果。

（2）FLEx/SMILE 手术切除的透镜厚薄均匀一致、边缘整齐、预测性和精确度好。

（3）FLEx/SMILE 手术对周围组织损伤微小。

（4）FLEx/SMILE 手术与飞秒 LASIK 一致，可制作较板层刀更薄的角膜瓣，保留更厚的后基质床。对于角膜厚度偏薄者也有益。

（5）FLEx/SMILE 手术可能减低屈光回退的风险。

随着技术进步，FLEx/SMILE 手术优势也会随飞秒激光硬、软件包括设备的改进而更加显著。比如，飞秒激光器的耗能较之前减少（如 VisuMax 激光器每个脉冲的能量仅 170nJ），这就意味着透镜切除引起的组织损伤更小，术后角膜的炎症反应更轻；飞秒激光的脉冲频率也正逐步提高，这就使得切削的速度更快，手术时间更短。

（二）局限性

FLEx/SMILE 当前还存在局限性：

（1）FLEx/SMILE 手术目前只有 VisuMax 激光仪可以完成，购买及维护的成本较为昂贵，对 FLEx/SMILE 手术推广应用有影响。

（2）FLEx/SMILE 手术对于低度近视可能不作首选，当前飞秒激光矫正低度近视所需切除透镜较薄，经小切口完整取出的技术难度加大。

（3）FLEx/SMILE 手术对于高度近视度数较深者需切除的透镜偏厚时，可能出现潜在层间间隙。

（4）飞秒 LASIK 本身较成熟，其应用惯性对于透镜切除术式的推广也有影响。

（5）适合飞秒 LASIK 的，不必非要做 FLEx/SMILE。

三、概念

（一）飞秒激光的概念

飞秒激光是一种以脉冲形式运转的红外线激光，其波长为 Intralase 1 053nm、FEMTO LDV 1 045nm、VisuMax 1 043nm，持续时间非常短，只有几个飞秒，是人类目前在实验条件下所能获得的最短脉冲。1 飞秒等于 1×10^{-15} 秒，即 1/1 000 万亿秒。

（二）"全激光"手术的概念

在角膜屈光手术领域特指应用飞秒激光而不是用机械板层刀制作角膜基质瓣的准分子激光手术，也包括不需要角膜基质瓣的激光手术。类型：①飞秒激光 + LASIK；②PTK + PRK；③表层切削中的 PRK 和 LASEK，但不包括 Epi – LASIK；④飞秒激光 SBK；⑤广义上也含全飞秒手术 FLEx 和 SMILE。

（三）"全飞秒"手术的概念

此屈光手术领域特指 FLEx、SMILE、飞秒激光类小切口角膜基质透镜切除术、飞秒激光老视矫正术。在治疗性角膜手术领域也可指飞秒激光角膜移植术。

（四）飞秒激光基质透镜切除术的概念

飞秒激光基质透镜切除（femto – second lenticule extraction，FLEx）术通过取出飞秒激光制作的基质内镜片实现改变眼屈光状态的全新角膜屈光手术。飞秒激光在角膜基质层间进行两次不同深度的扫描，两次扫描分别按照预设的角膜瓣深度和需矫正的屈光度数进行，相当于切除一个透镜式的片状角膜组织，掀角膜瓣，分离并取出该片状角膜组织，将角膜瓣复位即可（图 23 – 1）。

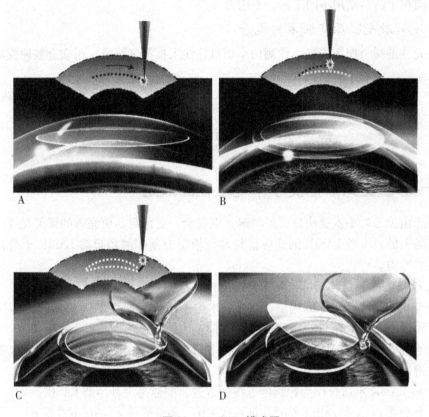

图 23 – 1　FLEx 模式图

FLEx 的首个临床研究报道由 Sekundo 等在 2008 年发表。手术是在切除取出一个透镜后，沿制作的透镜边缘用飞秒激光垂直环形切开角膜（保留约 50° 的蒂），如同制作了一个角膜瓣，再打开角膜瓣将透镜取出。共收集 10 例 10 眼，患者术前的屈光状态为（ – 4.73 ± 1.48）D，目标屈光值均设为 – 0.75D。术后 6 个月，10 例患者的平均屈光值为（ – 0.33 ± 0.61）D，其中靶屈光值波动在 1.00D 内者占 90%，0.50D 以内者控制在 40%。而患者的角膜地形图均显示正常，也未见明显高阶像差的出现。同时，所有患者的满意度较高，提示较好的术后视觉质量。

（五）飞秒激光微小切口基质透镜切除术的概念

飞秒激光微小切口基质透镜切除术（small incision lenticule extraction，SMILE）是指飞秒激光在角膜基质层间进行两次不同深度的扫描，分别为制瓣和透镜切除，所不同的是角膜瓣的边缘仅仅作 4mm 弧度的侧切即一个跨度较小（约 2 个钟点）的周侧切口，对于整个瓣周而言基本保持无切口。顺着微切口分离并取出透镜式片状角膜组织，整个过程不掀角膜瓣。

SMILE 整个过程实现了真正意义上的微创化，角膜生物力学性质维持更好，也可避免角膜瓣引起的像差变化。

（六）飞秒激光 LASIK 的概念

飞秒激光制作角膜瓣，以准分子激光按预设参数切削角膜基质后，复位角膜瓣。与常规 LASIK 的不同在于制瓣使用不同工具，不用刀。

（七）飞秒激光胶原交联术的概念

飞秒激光在前弹力层下扫描，作侧切小切口，注入核黄素溶液，再联合胶原交联紫外线照射的术式。

（陈　艳）

第二节　适应证与禁忌证

一、飞秒激光角膜屈光手术适应证的原则

飞秒激光角膜屈光手术更快捷、更精确、更安全、更稳定、更完善的优势是建立在严格的适应证基础上的，飞秒 LASIK 的适应证与常规板层刀制作的角膜瓣 LASIK 十分接近，需遵循以下几个原则。

（1）飞秒瓣 LASIK 最佳适应证是中高度近视、远视、散光和老视。

（2）青年因参军、招工等原因要求激光手术但不适合表层手术（如随访时间受限等）、常规机械刀角膜瓣 LASIK 条件受限和（或）风险高者，应该推荐飞秒 LASIK。

（3）符合常规 LASIK 手术的，至少我国当前阶段不要强求做飞秒 LASIK，也要综合考虑患者的经济能力和现实要求。

（4）飞秒 LASIK 不适合作为超高度近视的首选，即使是飞秒薄瓣 LASIK。

（5）飞秒激光 FLEx 和 SMILE 的适应证在探索中，通常近视 < −3D 不首先考虑，因为制作的角膜基质透镜片太薄会给取出的操作带来困难，而近视 > −10D 或散光 >6D 当前也不考虑。

（6）飞秒激光老视矫正的适应证需要考虑单眼视等因素。

二、飞秒激光角膜屈光手术适应证

（1）必须是精神心理健康、具备合理的摘镜愿望和合适的术后期待心态者。

（2）年龄≥18 周岁。

（3）近视者屈光状态相对稳定 >2 年（每年递增≤0.5D）。近视≤ −12D，散光 <6D。

（4）远视 < +6D。

（5）角膜中央厚度≥480μm，预设切削后的角膜基质床厚度 >250μm。前后表面高度位于正常值区间。角膜水平径 W − W 在 11 ~ 12.5mm。

（6）老视。

（7）角膜地形图引导和像差引导的个体化切削。

（8）飞秒激光 FLEx 和 SMILE：近视 −3D～−10D，散光 <6D。

（9）PRK 及 LASEK 的补矫。

（10）人工晶体植入术后的残余屈光不正。

（11）符合透镜切除的厚度要求但不适合 PTK 的角膜前中基质混浊。

三、飞秒激光角膜屈光手术绝对禁忌证

（1）未经心理或精神科会诊或心理精神科医师未签署意见的精神心理异常者。对飞秒手术不切实际的期待者。

（2）眼及眼附属器活动性炎症、肿瘤。

（3）圆锥角膜。

（4）全身患有结缔组织疾病和自身免疫系统疾病，如系统性红斑狼疮、类风湿关节炎、多发性硬化和糖尿病等。

（5）重度睑裂闭合不全。

（6）角膜内皮异常。

（7）严重眼表疾病如干眼症。

（8）女性孕期和哺乳期。

四、飞秒激光角膜屈光手术相对禁忌证

（1）对手术认识欠缺或期望值过高，但经过医患反复交流达成共识者；抑郁症等精神心理异常经治疗后痊愈者。

（2）近视 > −12D。

（3）角膜水平径 W−W 过小或过大。

（4）暗瞳直径 >7.5mm。

（5）独眼。

（6）病毒性角膜炎（2 年内未复发）。

（7）晶状体密度增加。

（8）视网膜脱离手术史、黄斑出血史。

（9）角膜厚度 <480μm。

（10）轻、中度睑裂闭合不全。

（11）药物可控的高眼压和青光眼。

（12）女性经期。

（13）远视 > +4D。

（陈　艳）

第三节　术前检查与术前准备

一、术前检查

（1）常规全面眼科检查：裸眼远、近视力、BCVA、眼压、眼位、BUT、角膜荧光素染

色、眼轴（IOL - Master 或 A 超等）、裂隙灯和检眼镜检查、散瞳后三面镜检查。

（2）屈光检查：综合验光、像差检查。

（3）角膜地形图检查：Pentacam 系统检查角膜前、后表面形态。

（4）眼前节生物测量：角膜厚度、前房深度、晶体密度。

（5）角膜水平径 W - W 测定。

（6）暗瞳直径测量。

（7）对比敏感度及眩光对比敏感度检查。

（8）老视检查（>40 岁者）。

（9）主导眼测定。

二、术前准备

包括术前宣教、固视训练和术前用药。在引导患者消除焦虑和紧张的同时，需向患者说明术中可出现"视力下降"、"红光"、"白茫茫"等主观体验，以使患者更好地配合手术。术前应该停戴软性角膜接触镜 1 周。在家中做注视训练时，模拟躺在手术床上训练。术前一天心情放松、休息充足，有助于患者手术当天拥有良好的精神状态。

（1）术前 3 日起应用广谱抗生素眼液滴眼，如左氧氟沙星眼水或妥布霉素眼水，每日 4 次。

（2）术前人工泪液滴眼，如羧甲基纤维素钠眼水、玻璃酸钠眼水或右旋糖酐眼水，每日 4 次。

（3）术前进行单眼注视训练。

（4）手术当日禁忌眼部化妆品。

三、手术室与设备器械准备

（1）飞秒激光仪与准分子激光仪的准备：飞秒仪应置于层流洁净手术室。室内清洁、无尘、具有合适湿度和温度：控制手术室温度 18 ~ 22℃，湿度 40% ~ 50%。常规激光仪术前维护与检测，注意隔离可能有干扰的其他电子设备。

（2）专用负压锥的准备。注意备好大、中、小齐全的规格。

（3）器械准备：边缘分离钩、显微剥离子、专用显微镊。

（陈　艳）

第四节　手术流程与技术

无论飞秒激光 LASIK 还是 FLEx 和 SMILE，基本手术规范和技术是一致的。飞秒激光仪在手术前务必提前开机、输入密码，飞秒激光仪初始化时间在 20 ~ 45min，自动检测能量后进入主界面。

一、飞秒激光 LASIK

若拟行飞秒激光 LASIK，需同时将准分子激光仪开机，按要求测试能量和定中心。飞秒激光 LASIK 患者准备与板层刀 LASIK 基本一致。

患者进入手术室的常规必须严格遵守，并仔细核查患者资料与数据。

1. VisuMax 飞秒激光手术规范程序

（1）仰卧体位，常规消毒铺巾、冲洗结膜囊。

（2）0.4% 盐酸奥布卡因表面麻醉 5min 1 次，共 2 次；也可在准备室第 1 次洗眼后点 1 次，开睑时再点 1 次。

（3）进入 VisuMax 输入手术参数；选择使用者，并输入密码后，进入主界面。

（4）置开睑器前，医师、护士、技术员（激光工程师）再次复核患者资料，核对患者姓名、性别、出生年月日、术眼、术式，并复核输入的所有数据包括能量设置、边角设计、瓣厚度与直径设计等。

（5）按图形指导界面所显示的流程，从设计区移到治疗区。再次确认角膜瓣直径，选用与角膜直径和切削区域相称的瓣大小（7.9～8.8mm）、角膜瓣厚度（80～140μm）、边角设置如 90°，瓣蒂位置以 12 点位置为宜（也可在鼻侧或颞侧）。

输入相关角膜基本参数，如曲率、角膜厚度、屈光度数等。此数据可与准分子设备共享，无需重复输入。输入屈光度数则是为了调整内置的屈光镜片，可以使患者术中看得更清楚。

输入角膜瓣参数，如瓣直径、厚度及侧切角、蒂的位置及宽度。

相关的参数变化会在另一侧屏以模拟图形界面形式显示（图 23-2）。

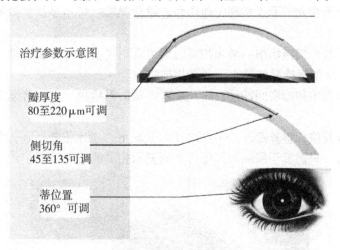

图 23-2　瓣相关参数示意图

确认数据无误后，保存并退出。

（6）在对话窗引导下连接负压环锥。激光仪自动监测，在接近 90% 时绿灯显示，提示患者注视该绿色指示灯。

（7）在对话窗提示角膜进入锥后，在患者保持注视时，正对视轴与角膜交点为中心轻轻升高术床，使负压锥镜准确压到角膜上（可与瞳孔中心对应）。启动负压。

（8）负压到位，在提示音后，启动飞秒激光扫描。需观察压力维持情况直至扫描结束（图 23-3）。

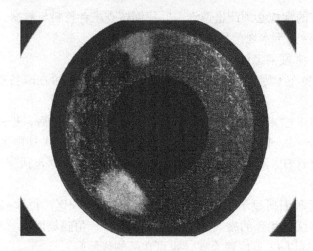

图 23 - 3　飞秒激光扫描中，瞳孔未明显变化，表明眼内压适中图中左下角可见不透明气体层（opaque bubble layer，OBL）发生

（9）激光扫描时间 22～25s，均匀细腻，任何噪声或扫描进程变化均应视为异常。新软件下激光扫描为 14～16s，更快捷。

（10）角膜制瓣完成后转台或转到休息区，患者自然闭目休息 5～20min。

（11）于准分子激光仪下，常规无菌操作，掀角膜瓣。可用显微铲掀瓣或用显微镊掀瓣（图 23 - 4～23 - 6）。

（12）准分子激光扫描切削：激光扫描时嘱患者正视上方红灯或绿灯（不同激光仪的注视灯颜色不同）。尽量保持眼球静止至激光扫描结束。

（13）角膜基质床和瓣层间冲洗：避免金属器械的再接触，可用持续 BSS 冲洗瓣面与基质面。

（14）角膜瓣复位，整复瓣缘：①在流动的 BSS 下"顺水推瓣"予以复位；②飞秒瓣的边缘由于成 90°角，只需汲干层间液体即可立刻显示完美的边沿。

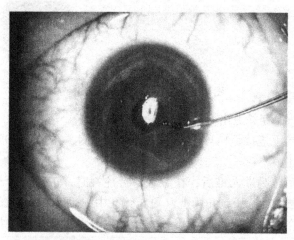

图 23 - 4　起边时注意沿着边痕插入，避免盲目地摩擦致上皮边状脱失。可以呈 90°垂直插入并迅速倾斜插入层间

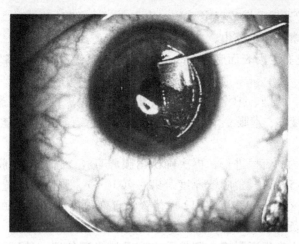

图 23-5　用分离器逐步伸入层间，避免以急速的力量操作，在超薄瓣时更需注意，防止瓣撑破

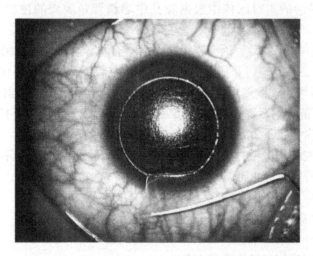

图 23-6　翻转瓣，蒂部分离不宜过多，可用微撕的操作使瓣蒂宽度合适

（15）置角膜接触镜。

（16）点抗生素和激素眼水。

（17）在手术室的裂隙灯显微镜下复查角膜与接触镜情况。

（18）术毕。

注意：①通常需控制进入手术室人员流量。②术中医师可随着进程耐心地引导患者放松地配合手术，如指导患者通过缓慢的腹式呼吸来缓解主观不适，特别是保持眼位固定。在吸环吸住眼球时可能会有眼胀或其他不适感。将压平镜压到角膜上时，眼胀可能略加重。注意舒缓的语言提示患者会有利于患者放松。③一次性飞秒套件不应重新消毒重复使用于患者。④瓣层间的水分和二氧化碳在飞秒扫描后 5~20min 吸收，角膜恢复透明，因此略等待后再掀开角膜瓣行准分子激光是可取的方法，也利于术中瞳孔跟踪。⑤准分子激光切削同普通 LASIK 一样，激光扫描时嘱患者正视上方红灯或绿灯（不同激光仪的注视灯颜色不同）。尽量保持眼球静止至激光扫描结束。

2. Intralase 飞秒激光手术规范程序

（1）仰卧体位，常规消毒铺巾、冲洗结膜囊。

（2）0.4% 盐酸奥布卡因表面麻醉 5min 1 次，共 2 次；也可在准备室第 1 次洗眼后点 1 次，开睑时再点 1 次。

（3）置开睑器前，医师、护士、技术员（激光工程师）再次复核患者资料，核对患者姓名、性别、出生年月日、术眼、术式，并复核输入的所有数据包括能量设置、边角设计、瓣厚度与直径设计等。

（4）按界面所显示的流程进行：再次确认角膜瓣直径，选用与角膜直径和切削区域相称的瓣大小（5.0～9.5mm）、角膜瓣厚度（90～400μm）、侧切角设置（30°～90°）、行距及列距设置（如 8μm×8μm），瓣蒂以 12 点位置为宜（也可在鼻侧或颞侧）。按继续键。

（5）检查并连接负压吸引组件，安装压平锥镜。

（6）将负压环吸引在患者眼表，调整手术床及激光臂位置，使压平锥镜置于负压环当中，锁定。当压平锥镜向上移动时绿灯亮起，激光仪内部检测系统开动。

（7）可在操作界面的实时图像中根据瞳孔中心精调角膜瓣的位置，确认无误后启动激光。

（8）激光扫描时间 20～25s，因瓣直径不同而略有差异。呈列阵扫描，偶可见气泡横向或纵向穿入角膜组织，甚至通过蒂所形成的口袋进入结膜下，或进入前房。

（9）无气泡患者可直接掀瓣继续手术；少量层间气泡可使用掀瓣器轻轻压除；明显角膜气泡或前房气泡可能影响跟踪，可静置 15～30 min，待气体吸收后再行后续手术。

（10）于准分子激光仪下，常规无菌操作，用掀瓣器掀开角膜瓣。

（11）准分子激光扫描。激光扫描时嘱患者正视上方红灯或绿灯（不同激光仪的注视灯颜色不同）。尽量保持眼球静止至激光扫描结束。

（12）角膜基质床和瓣层间冲洗。

（13）角膜瓣复位。

（14）点抗生素和激素眼水。

（15）在术室的裂隙灯显微镜下复查角膜。

（16）术毕。

Intralase 激光开机工作后，工程师需按规定查看能量，在合适区间可行激光，手术患者多时，可在每 2～4 个患者后自检能量，手术间隙过长，>1h 可复测能量。激光扫描方式为光栅式扫描，侧切角度可选择如 70°。

Intralase 激光套件（Intralase FS disposable patient interface）包括 5 个部件：2 个压平锥镜 +2 个吸环组件 +1 个专用注射器。术前复查压平锥镜镜面是否完好无损和有无异物、注射器是否完备、压力是否正常等。对光检查压平锥镜镜面易觉察正常与否，确认后把压平锥镜上的盖帽重新盖上避免尘屑或棉丝等。

Intralase 手术医师安装好吸环、压平锥镜，对准患者瞳孔中心并压到角膜上。电脑画面显示压平锥镜未在瞳孔中心时，技术员或护士协助医师进行微调并确认。当激光开始扫描时，仍需严密观察注射器直至扫描结束，激光扫描时间（35±4）s。专用注射器上一般显示负压在 3～4ml 之间。若负压松脱，需停止激光扫描。

3. FEMTO LDV 飞秒激光手术规范程序　FEMTO LDV 飞秒激光仪在手术当天提前开机，

需要预热和术前检测，同时将准分子激光仪开机，按要求测试能量和定中心。飞秒激光仪的操作平台需无菌手术包，严格无菌操作。

（1）仰卧体位，常规消毒铺巾、冲洗结膜囊。

（2）0.4%盐酸奥布卡因表面麻醉5min 1次，共2次。

（3）进入FEMTO LDV设计界面，医师与技师复核、确认所输入手术参数。

（4）术眼置开睑器。

（5）按飞秒界面所显示的流程，置压平锥镜在角膜，注意手柄移动空间（特别是初学者需注意）。再次确认角膜瓣直径，选用与角膜直径和切削区域相称的瓣大小以及合适的厚度（规格有90μm，110μm，140μm）。飞秒技师可在飞秒激光仪界面操作。

（6）在确认负压环放置合适后，启动负压。

（7）患者继续保持眼球静止不动，负压到位，在提示音后，启动飞秒激光扫描。

（8）飞秒激光扫描中因激光头按既定轨迹行进，遮蔽了显微镜的视野，医师需全神贯注飞秒过程，并可轻柔提示患者配合，避免患者移动头位等。

（9）激光扫描时间约25s：飞秒完成后即移去手柄。在显微镜下开始准分子激光扫描程序（图23-7）。

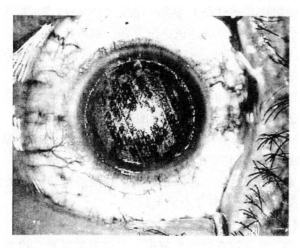

图23-7　FEMTO LDV扫描完成镜下见气泡微小

（10）患者在飞秒激光与准分子激光扫描之间无需等候，即刻可于准分子激光仪下，常规无菌操作，掀角膜瓣。可用显微铲掀瓣或用显微镊掀瓣。

（11）准分子激光扫描（图23-8）。

（12）冲洗层间基质，复瓣。

（13）术毕。

FEMTO LDV飞秒仪扫描后的层间气泡较少，可缩短等待时间，即刻开始准分子激光扫描。

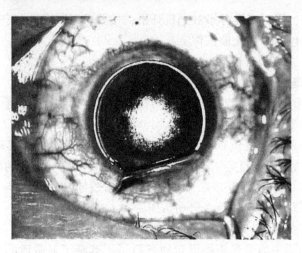

图 23 - 8 准分子激光扫描

二、飞秒激光基质透镜切除术/微小切口基质透镜切除术

飞秒激光基质透镜切除术（FLEx）的第一步：激光扫描完成前中基质内的透镜扫描，在基质内按照所设计形状扫出一个微透镜；第二步：制角膜瓣，类似于经典 LASIK 中使用微型角膜刀制角膜基质瓣；第三步：打开角膜瓣并将扫描成形的微透镜取出，将角膜瓣复位。

飞秒激光微小切口基质透镜切除术（SMILE）的三步与上述相似，所不同的是——第三步不打开角膜瓣，只在微小切口内将扫描成形的微透镜取出。

飞秒 FLEx/SMILE 的手术基本规范及程序与飞秒 LASIK 的前半部分是一致的。以 Vi-suMax 飞秒激光扫描做基质透镜切除术为例：

（1）仰卧体位，常规消毒铺巾、冲洗结膜囊。基质透镜切除术的激光时间比常规制瓣多 20s 左右，提醒患者体位处于最放松舒适的位置。

（2）0.4% 盐酸奥布卡因表面麻醉每 5min 1 次，共 2 次。

（3）复核患者资料，复核输入的所有数据，包括能量设置、边角设计、瓣厚度、拟切除透镜的全部参数等。

（4）按界面所显示的流程，从设计区移到治疗区。

（5）在对话窗引导下连接负压环锥。激光仪自动监测，在接近 90% 时绿灯显示，提示患者注视该绿色指示灯。

（6）在对话窗提示角膜进入环锥后，在患者保持注视时，正对视轴与角膜交点为中心轻轻升高术床，使负压锥镜准确压到角膜上（可与瞳孔中心对应）。启动负压。

（7）负压到位，在提示音后，启动飞秒激光扫描。需观察压力维持情况直至扫描结束：①启动负压到位后，会有界面指令和声音指令确认，随后开始飞秒扫描；②先从深层开始做基质透镜切除，是向心性扫描；③透镜层间扫描结束，行 360° 侧切；④浅层扫描即瓣扫描开始，是离心性扫描；⑤瓣扫描及侧切完成，瓣直径大于透镜直径 0.5mm 以上。

（8）激光扫描时间 36~40s：尽量引导患者保持眼球静止至激光扫描结束。

（9）扫描完成后移动床至外科术野的显微镜下：分离浅层角膜扫描层间即分离透镜的

前基质面成角膜瓣。掀开角膜瓣：①分离器轻擒瓣边并斜插至层间，注意瓣边的上皮保护；②插入分离铲将全层瓣分开；③轻轻将角膜瓣翻起置于蒂部。

SMILE 的术式，不掀开角膜瓣，仅用显微铲由弧形切口进入，轻轻分离层间组织。

（10）可用显微铲分离深层层间即透镜的后基质面：分出透镜式片状角膜组织，用显微镊取出或撕除。SMILE 的术式分离深层层间即透镜的后基质面后，由切口伸入显微镊取出或撕除透镜式层间组织。

（11）角膜基质床和瓣层间冲洗：①BSS 冲洗基质面，如同常规 LASIK 的术后冲洗；②在瓣面也予以冲洗，可用棉签轻轻湿润基质面。SMILE 的术式可在"掏空的口袋"中稍作冲洗即可：SMILE 用冲洗针头在"口袋"内 BSS 冲洗即可。

（12）角膜瓣复位（SMILE 的术式无瓣，不存在这一步）。

（13）手术显微镜裂隙下观察瓣及层间（VisuMax 飞秒仪上配有裂隙镜，把术野移至裂隙镜下即可）：不需要移动眼位，打开显微镜上的裂隙灯装置，观察瓣面、位置及层间。

（14）置角膜接触镜。

（15）点抗生素和激素眼药水。

（16）在手术室的裂隙灯显微镜下复查角膜。

（17）术毕。

三、飞秒激光治疗性角膜手术

1. 概述　飞秒激光当前虽主要应用在屈光手术中，如飞秒激光制瓣或飞秒激光基质透镜切除，但飞秒激光在治疗性角膜手术中的应用空间十分广阔，特别在角膜移植手术中的应用，2000 年 FDA 通过飞秒激光用于板层角膜手术。飞秒激光不仅可以精确地聚焦到角膜的任何层面制作切口，也可精准控制各个点面以最佳设计的复合几何面形成植片植床，当前只有飞秒激光可以达到这种"随心所欲"的整体性几何设计与分离。比如飞秒激光行角膜环钻术可以同时钻取供体和受体的角膜实行穿透性角膜移植术，又如"高帽式"PKP 可使供、受体界面接触面积增加利于创面愈合，移植的内皮面积也相对增加，植片角膜前板层与角膜缘的距离适度，增加了手术安全性，显然远胜于传统手工操作。再如，深板层角膜内皮移植术（deep lamella endothelial keratoplasty，DLEK），移植以角膜内皮层为主的带有后弹力层和薄层后部基质板层的角膜组织，以飞秒激光辅助，精确度也优于传统方法。

飞秒激光制作角膜移植植片和植床具有良好的预测性、稳定性、植片和植床匹配性。目前术式包括如下。

（1）飞秒激光穿透性角膜移植术：精确而简捷的术式所制作的植片和植床对合好，减少缝线，利于愈合，术源性散光减少。

（2）飞秒激光板层角膜移植术：飞秒激光可预设精确的板层厚度，基质面平滑细腻，屈光效果好。

（3）飞秒激光角膜内皮移植术：飞秒激光制作供体角膜内皮片较机械法更精细微创，植入与贴附操作简捷，界面光滑，因而视觉质量可能更好。

2. 手术流程与技术　以飞秒激光角膜内皮移植术为例，其手术流程如下。

（1）设置飞秒激光深度、能量、直径参数。

（2）无菌操作下，吸引环将供体固定在眼球支架上。

（3）以飞秒激光透镜使角膜压平。

（4）飞秒激光扫描深板层角膜。

（5）将角膜植片置于保存液中保存。

（6）深板层内皮角膜瓣附在供体角膜基质床上需用镊子将盘状板层角膜植片钝性剥离。

（7）受体眼后弹力层和内皮层剥离后取出。

（8）通过角巩膜切口将供体植片植于受体角膜基质植床。

（9）在前房注气压迫植片。

（10）清除气泡使植片与植床间无间隙。

（11）缝合角巩膜切口。通过小切口隧道则不需缝合。

（12）术后患者采取水平仰卧位以最大限度增加气泡对深板层内皮的压力。

（陈　艳）

第五节　主要并发症及处理

SMILE 的术式无需制作角膜瓣，也因此避免了角膜瓣相关的大多数并发症的发生。FLEx/SMILE 避免了准分子激光切削中的能量不稳、激光光斑分布差异、过渡区与修边不足等，也有助于减少光学并发症。

飞秒激光角膜瓣术中并发症在临床中非常少见，更未见文献报道飞秒激光相关的威胁视力的严重并发症，这是比机械刀 LASIK 更具安全性的体现。

常规机械刀的 LASIK 瓣相关的并发症通常与运刀时卡刀、环与角膜配适异常及负压异常等相关，所致的小圆瓣、游离瓣、纽扣瓣、不全瓣、碎瓣、破瓣、偏心瓣、基质不匀瓣、计划外厚瓣或薄瓣、角膜穿孔等可迫使手术停止或改期，甚至需要采用角膜外伤处理措施。而飞秒激光安全性好，中重度的角膜瓣异常均少见，由于脱环等异常所致的手术改期通常不会发生，因为飞秒激光可在数分钟内再次扫描，而不需要像机械刀一样等待 3 个月以上。

飞秒 LASIK 除角膜瓣并发症较少外，其医学并发症方面的角膜知觉减退及干眼、光学并发症方面的眩光等与常规机械刀的 LASIK 是基本相近的，但在程度上可能减轻，术后高阶像差减少，感染的机会也减少。

一、医学并发症

1. 负压环移位或脱环　VisuMax 虽然负压是偏低的，但由于吸引在角膜上，稳定可靠，通常激光扫描时不易发生环移位或脱环。首先需要选择合适型号的环，防止环选择的错误（图 23 - 9）。

（1）在开始负压启动至激光扫描时，患者可因暂未适应等因素而挤眼、眼球大幅度转动，甚至头位变化等导致吸环脱落。处理：与患者沟通，安静后再次负压吸引。超过 3 次负压环脱失，需暂停手术，将患者转移至休息区，寻找隐匿因素后再决定是否继续手术。

（2）在飞秒激光扫描过程中环移位或脱环：扫描层间未完成而负压松脱。界面会提示是否继续扫描或放弃后重新设计。①排除位移或脱环原因后，可马上使用原锥镜重新置环启动负压，所有参数不变。②重新设计，厚度不变，瓣直径不变或稍减小（0.1 ~ 0.2mm）。重新扫描程序。

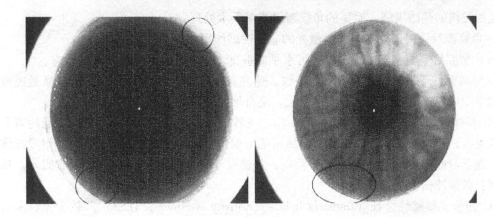

图 23 - 9 VisuMax 选择锥镜过大,导致球结膜吸入,容易导致脱环

(3)层间扫描顺利,侧切未完成而负压松脱。患者可能冈紧张情绪始终存在而出现侧切时眼位失控甚至大幅度转动导致吸环脱落。界面会提示是否继续扫描或放弃后重新设计。可马上使用原锥镜重新置环启动负压,所有参数不变。也可调小直径 0.1~0.2mm。

(4)FLEx/SMILE 的术式在透镜切除扫描时发生环移位或脱环,重在预防。一旦发生,可在界面提示中对能量、直径、厚度、侧切等参数按照预案进行操作。

(5)Intralase 术中侧切时若发生脱环,重新扫描时槽袋设计由 ON 改为 OFF。

2. 镜面异常 由于结膜囊液体浸入或眼表脂性分泌物较多可出现镜面不洁或纤维细丝黏附等。处理:清洁镜面。必要时更换负压锥镜。

3. 结膜下出血及侧切口出血 球结膜下血管破裂所致出血与负压波动、吸引时间有关,也与部分患者的结膜血管功能有关。侧切口出血见于角膜缘新生血管,如角膜接触镜长期配戴者易发生。在 SMILE 的术中微小切口渗血可影响透镜组织的操作,必要时可点 0.1% 肾上腺素收缩血管。

4. 前房气泡 可由于角膜基质内微小气泡汇聚成较大气泡,穿过角膜基质和内皮进入前房。在 Intralase 飞秒术中可由于减压槽袋内气泡经外集液管到 Schlemm 管再进入前房。VisuMax 飞秒术中前房气泡的报道尚未见到。术中前房气泡可在 15~30min 消失,不影响角膜内皮。前房气泡会干扰准分子激光跟踪作用,需待吸收后再开始准分子激光切削。

5. 上皮下气泡 非常少见,与角膜瓣较薄、激光聚焦于前弹力层有关。掀开角膜瓣时避免上皮破损。

6. 角膜瓣掀开困难 飞秒激光层间分离效应不明显可致掀瓣困难,与层间的飞秒激光脉冲点距和行距过大有关。也可发生起始的边角插入困难,但随后的瓣打开过程却顺利。处理:调整飞秒激光能量、飞秒激光的点距和行距、边角设计的能量调整。重度掀瓣困难应在调整参数后重新飞秒激光扫描。

7. 角膜基质 OBL 可致准分子激光跟踪困难。需角膜基质 OBL 吸收后再予准分子激光扫描。

8. 瓣皱褶 与瓣、基质床间角膜组织的损失有关,瓣和基质床大小不相符,角膜瓣可能在基质床上移动并发生角膜瓣皱褶。瓣皱褶可致光学不良反应,如眩光、光晕。选择合适厚度角膜瓣,切削量不宜过大,术毕予以角膜接触镜,术后避免强力挤眼、揉眼或机械外力，是瓣皱褶的预防措施。明显的角膜瓣皱褶需手术处理。

9. 角膜瓣基质内条纹　与飞秒激光的非线性副作用相关。

（1）裂隙灯下观察到细小皱纹，可水平或垂直。通常不对手术效果产生影响。

（2）裂隙灯下观察不到的基质内条纹，这些条纹与切面相垂直，在共聚焦显微镜或组织病理学中可发现。条纹在焦平面前发生，是自聚焦效应的结果。

10. 瓣缘混浊与角膜基质混浊（Haze）　飞秒激光瓣缘痕与角膜刀瓣一样，隐约可见线状痕或无痕，但若掀瓣困难，在相应区域可能出现角膜瓣缘混浊，包括边界周围继发纤维化反应。在学习曲线早期的发生率高于后期，关键在于预防，早期发现可用激素眼水。Haze的处理：激素冲击。

11. 短暂光敏感综合征（transient light – sensitivity syndrome，TLSS）　较少见。术后出现对光极度敏感，而细致检查未发现角膜等异常，糖皮质类固醇激素眼水有效。随着飞秒激光的改进，文献报道也减少。

12. 弥漫性层间角膜炎（diffuse lamellar keratitis，DLK）　VisuMax 飞秒 LASIK 的 DLK 的文献报道较少，其他飞秒 LASIK 除较早文献有报道外，目前也已减少。对于免疫相关非感染性的弥漫性炎症，激素冲击有效。

13. 瓣中央溶解　非常少见，机制不明，国内未见报道。瓣中央坏死溶解与弥漫性层间角膜炎的区别在于炎症位于瓣的前基质部分，而不是层间。激素对瓣中央坏死无明显效果。

14. 上皮植入　发生率较机械板层刀的 LASIK 少。飞秒激光制瓣时不会带入水和碎屑，因此减少上皮植入概率。处理：予以激素眼水。光学区内、进展型上皮植入需要手术处理。

15. 角膜瓣形成不良　纽扣瓣、游离瓣、瓣穿破均较少见。与参数设计、瓣偏薄等有关。瓣偏位处理：如果能暴露足够光学区进行准分子扫描，可以继续手术。瓣偏位的预防：吸环须居中，压平锥镜居中调整。

16. 远期瓣异常　在机械外力、炎症、上皮植入等因素下飞秒激光 LASIK 或可发生角膜瓣移位、皱褶、翻卷、瓣缺损、丢失等。飞秒激光 LASIK 较微型角膜上皮刀 LASIK 的瓣更稳定，大多在机械性外伤或眼部手术时粗暴操作才发生。处理：重在预防。一旦发生需尽早恢复瓣位，按眼外伤处理。

17. 角膜知觉恢复延迟　角膜神经先在前弹力层下吻合成上皮下神经丛，垂直于前弹力层，行走于上皮基底细胞间，发出相互吻合的末端膨大呈球状的神经末梢，形成上皮内神经丛。飞秒激光 LASIK 在角膜瓣的制作过程中也不可避免损伤角膜神经，引起角膜知觉的下降。

FLEx 相比飞秒 LASIK（飞秒激光 + 准分子激光）对角膜神经的损伤可能减轻，SMILE 的术式无需制作角膜瓣，且切口跨度小，手术导致的角膜感觉神经的损伤相比之下可能会更少。

18. 干眼　飞秒激光术后的术源性干眼是必然发生的，是分泌减少（神经反射弧因素）、蒸发过强（瞬目减少）、动力学异常（角膜规则性与曲率变化）的综合结果，属混合性干眼。

术后干眼会影响飞秒 LASIK 的视觉满意度。术源性干眼原因在于：①负压吸附环压迫球结膜表面，可损伤结膜杯状细胞，角膜瓣与角膜上皮损伤。②角膜知觉减退致泪液分泌减少。③角膜表面规则性下降、泪膜稳定性下降。④围手术期的药物影响。

SMILE 的干眼较轻。SMILE 无需制作角膜瓣，仅在角膜上负压吸引，也仅是在角膜上制作一个小跨度的切口，对角膜上皮损伤小，减低术后愈合反应，增强泪液中黏蛋白层对眼表上皮的黏附功能，泪膜稳定性较常规术式好；SMILE 的术式对角膜神经和知觉的影响较小，瞬目及反射性泪液分泌的影响也相应减少。

19. 眼后节并发症　曾有飞秒 LASIK 术后黄斑出血的报道，但非常少见。LASIK 术眼后节并发症与眼压波动（眼压急速升至 60mmHg 以上）有关。飞秒激光吸引环的压力（<40mmHg）明显小于微型角膜上皮刀的吸引环压力：（70～80mmHg）。飞秒激光 LASIK 眼压波动缓和，眼压控制在一个较安全的范围，并发症较罕见，术后并发症可能与术前眼底病变有关。

飞秒激光的负压，以 VisuMax 为例，是在精确调控下平稳上升并在扫描过程中维持，没有压力高峰甚至极端峰值现象，主要用于角膜的吸引，压力更小而稳，因此与常规机械板层刀 LASIK 相比，更不易发生后段压力相关的并发症。

目前尚无 FLEx/SMILE 术中因眼压波动导致眼后节并发症的报道。鉴于 VisuMax 飞秒激光器采用的是弧形角膜镜模式，所引起的眼压波动理论上较之前的压平式飞秒激光更趋缓和，眼压维持在一个相对安全的水平，飞秒激光基质透镜切除术基本不会发生眼后段并发症。

20. 最佳矫正视力出现延迟　少部分 FLEx 视力恢复可能需要 3 天以上才达到最佳矫正视力。全飞秒激光的基质透镜切除术，可在角膜光学区出现轻微不透明感，可能与水肿等反应相关，术后 1～2h 角膜能恢复透明。原因：与学习曲线早期的操作等相关。处理：激素冲击。

二、光学并发症

1. 飞秒激光 LASIK 术后的光学并发症　与机械刀 LASIK 术后基本相似，与瓣相关的光学不良反应则更轻、更少。如眩光、光晕、夜视力下降等光学不良反应，在飞秒激光角膜屈光手术中较 LASIK 减少。飞秒 LASIK 术后彗差、球差小于角膜上皮刀制瓣的 LASIK，主要在于瓣厚度的一致性使得瓣源性像差减低。屈光波动和回退与否主要取决于角膜增殖性、切削深度、光学区直径、术后激素反应性，也与年龄和个体差异有关。

2. FLEx/SMILE 的光学并发症　飞秒激光精确的基质内切除不易引起光学特性、低阶和高阶波前像差的改变。目前报道的文献显示像差诱导不明显、术后屈光度数稳定，尚无 FLEx/SMILE 的补矫报道，但有眩光报道。总体上，FLEx/SMILE 的光学并发症有待观察。

3. 欠矫、过矫、散光　比常规机械刀的 LASIK 的发生率少。处理原则与常规 LASIK 术后相同。

（陈　艳）

第六节　术后用药和随访

（1）术毕结膜囊内点广谱抗生素眼水和激素眼水各 1 滴。常用如：①左氧氟沙星眼水和 0.1% 氟米龙眼水；②妥布霉素地塞米松眼水。患者术毕出手术前即在裂隙灯下检查角膜情况，包括角膜上皮、瓣位、皱褶、层间以及接触镜的情况。术后 2~6h 内可出现畏光、流泪、异物感或眼痛等角膜刺激症状。但一般无重度疼痛。

接触镜在次日或术后 6h 后取出。

（2）当日起点广谱抗生素眼水和激素眼水每日 4 次，如左氧氟沙星眼水和 0.1% 氟米龙眼水。

（3）术后用药以梯度递减为好。在取出角膜接触镜后，也可短时间高频度用激素眼水冲击（妥布霉素地塞米松眼水或醋酸泼尼松龙眼水每日 8 次，连续 2 日）。如左氧氟沙星眼水可每日 4 次，连续 1 周。激素如 0.1% 氟米龙眼水可从每日 6 次起，每 2 日递减 1 次直至停药。

（4）人工泪液每日 4 次，可用 1~3 个月。如羧甲基纤维素钠眼水等，应根据患者主客观检查包括顺应性、舒适满意度等综合考虑，部分患者可能需用人工泪液 6 个月或行泪道栓塞。术后早期可应用促上皮修复类药物如小牛血去蛋白提取物制剂等，但是否应用生长因子类药物。

（5）术后随访：常规随访，建议随访时间节点为术后 1 日、7 日、30 日、3 个月、6 个月、1 年、2 年。

（陈　艳）

第二十四章

角膜手术

第一节　穿透性角膜移植术

各种原因导致的角膜全层混浊、后弹力层或内皮细胞混浊，特别是混浊区位于瞳孔，严重影响视力，或者角膜病变后发生角膜穿孔，只能通过穿透性角膜移植术恢复视力。

一、适应证

1. 各种原因所致的角膜瘢痕　角膜瘢痕是否需要手术，主要取决于患眼的视力，当最佳矫正视力≤0.1，应当采取手术治疗。

（1）炎性瘢痕：细菌、真菌感染等引起的角膜瘢痕要求病变稳定3～6个月再进行手术。而单疱病毒感染引起的角膜瘢痕，不宜等待时间过久，在炎症稳定一段时间后即可手术，以防再次复发，失去相对稳定期的手术机会。

（2）外伤性瘢痕：一般角膜穿孔伤引起的角膜瘢痕是粘连性角膜白斑，在进行穿透性角膜移植手术的同时，还要进行瞳孔成形术。外伤早期角膜破损严重，难以缝合时可以考虑穿透性角膜移植手术。伴有外伤性白内障的患者可同时做白内障摘除术，晶状体后囊破裂者还应同时行前部玻璃体切除。是否一期植入人工晶状体取决于外伤程度，后囊是否完整，玻璃体和视网膜损伤程度以及术者的经验。

（3）眼表烧伤：主要为强酸或强碱烧伤，也包括热烧伤。这类外伤一般要待其病情稳定1年左右，且已经处理眼睑畸形、眼球粘连等并发症后，方可行角膜移植手术。

2. 角膜内皮功能失代偿　角膜内皮细胞密度降低或其功能异常，不能维持角膜正常的生理脱水状态，表现为角膜水肿、实质混浊、上皮出现水疱、眼疼难忍，临床上也诊断为大疱性角膜病变。可以由白内障、青光眼等内眼手术诱发，或眼外伤、产伤等引起，还有随着年龄增加发病可能增加。早期可局部应用糖皮质激素，促进角膜内皮细胞修复药物及高渗剂，使患者恢复一定的视功能，如果病变经治疗1～3个月无效，则应行穿透性角膜移植术。此类病例的角膜植片直径要相对偏大，以提供更多的活性内皮细胞。

3. 与遗传相关的角膜病变

（1）圆锥角膜：常双眼先后发病，角膜曲率≥50D，角膜中央厚度变薄，最佳矫正视力<0.3，可考虑行穿透性角膜移植术。最好在框架眼镜或硬性角膜接触镜（RGP）矫正视力<0.1时手术。

（2）先天性角膜白斑：如先天性角膜混浊，角膜巩膜化等，应当在发生弱视前进行手术治疗。

（3）角膜营养不良：主要指各种实质角膜营养不良和角膜内皮营养不良，包括角膜颗粒状营养不良、格子状营养不良、斑状营养不良、Fuch角膜内皮营养不良等。

4. 角膜穿孔　各种感染如细菌、真菌和阿米巴性角膜溃疡经严格药物治疗，已经穿孔或即将穿孔，需要行穿透性角膜移植术，以清除感染病灶和缩短病程，及时控制感染。另外，因为眼化学伤角膜溶解变薄，甚至穿孔时，也需要手术。

二、相对禁忌证

当患者出现以下情况之一时不宜行角膜移植手术。

1. 青光眼　如果术前眼压增高，可能在术后发生青光眼。眼压长期波动可能导致角膜植片内皮损害，最终植片丧失透明性。因此需要采取措施控制眼压在正常范围内并保持稳定后，才考虑手术。

2. 干眼症　眼表干燥将影响角膜植片的伤口愈合，角膜上皮缺损不修复，植片溶解，一般需要在术前保障泪液分泌量≥10mm/5分钟。

3. 眼内活动性炎症　主要是虹膜睫状体炎或后葡萄膜炎，手术不仅加重炎症反应，还影响植片透明性，特别是发生排斥反应的危险性增加。

4. 麻痹性角膜炎　不利于角膜植片术后的存活。

5. 暴露性角膜炎　容易造成植片感染，形成溃疡。

6. 眼附属器感染　睑缘炎或慢性泪囊炎，可能引起角膜植片伤口的感染。

7. 眼底视网膜和视路功能障碍　患者术后视力恢复不良。

8. 全身情况不理想　高血压、糖尿病、风湿性关节炎等均影响手术的预后。

三、术前准备

1. 清洁结膜囊、冲洗泪道　正常人结膜囊应用抗生素眼药水点眼，使用3天以上。如果有结膜囊或附属器的化脓性炎症，必须先控制炎症后再考虑手术。

2. 术前洗眼　角膜穿孔患者术前不洗眼，应在麻醉后手术台上用含有抗生素的生理盐水充分冲洗结膜囊。

3. 降眼压　为使手术中眼压稳定，术前2小时静脉滴注20%甘露醇250~500ml，以减轻眶内和玻璃体内压力。

4. 缩瞳　术前1小时用0.5%~1%毛果芸香碱缩瞳2~3次，以减少术中损伤晶状体的危险性，有利于植床的中央定位，同时有利于术后重建前房。

四、手术技术

1. 麻醉　可以采用局部麻醉或全身麻醉。

（1）局部麻醉：为球后肌锥注射麻醉剂，麻醉要求达到术眼固定不动，上睑下垂；眼球和相关附属器被充分麻醉；术中眼压、眶压平稳。该方法的优点是简单，可由术者操作；缺点是可能发生球后出血，术中眼压波动影响手术，且需要患者配合。

（2）全身麻醉：采用全身麻醉可以使患者在术中完全放松，眼压稳定，最大限度地避免眼内容物突出和发生驱逐性出血，是有条件的最佳选择。全身麻醉的缺点是术前需要得到麻醉医师的配合，准备期较长。

2. 眼球固定　选用适当大小的巩膜环以支撑及维持眼球容积，防止巩膜下陷而引起晶状体 - 虹膜隔抬起。常用的巩膜环有 Flieringa 环及 Girard 巩膜扩张器等。缝合方法为将巩膜环置于角膜缘后 2~3mm，6-0 可吸收线间断缝合于浅层巩膜，以固定巩膜环。缝线结扎的张力要适中，以免出现牵引性的角膜变形，导致环钻后移植孔不圆。采用全身麻醉可以不用行眼球固定。

五、制备植片

1. 植片大小的选择　角膜植片的大小根据角膜病变的情况决定。一般而言，根据植床大小确定角膜植片直径，如果植床直径在 8mm 以下，角膜植片直径比植床大 0.25~0.5mm；如果植床直径超过 9mm，可以选用较正常大 0.75~1.00mm 直径的植片。

2. 植片钻取　根据供体角膜是全眼球湿房保存还是中期保存带巩膜的角膜片，钻切植片的方法不同。但是总体要求植片为正圆形、边缘整齐、内皮无撕裂。制作方法有两种。

（1）从内皮面剖切植片：取出眼库提供的角膜片，内皮面向上置于环钻垫上，环钻置角膜片中央位置，用拇指把环钻快速压下，锋利的环钻头切穿角膜。此时可以听到组织切削的声音，同时术者可以感受到切穿角膜组织的穿透感，提起环钻，植片完整地遗留在环钻垫上。此种方法对内皮细胞的损伤最小。

（2）从上皮面取植片：用纱布裹紧供体眼球，一手持眼球，稍施加压力，另一手持所需的环钻，垂直置于供眼角膜中央，均匀用力转动环钻。最好一次钻穿角膜，如仅部分穿透，则应取下环钻，其余部分用剪刀垂直于角膜植片，完整切取植片。如供眼眼压较低，可以自视神经断端处注入少许平衡盐溶液以恢复眼压，但不可使眼压过高，以免环钻穿过虹膜，令晶状体膨出，影响操作。然后取出植片，内皮面向上置于培养肌中，用角膜保存液、生理盐水或黏弹剂湿润保护。

六、制作植床

1. 植床的中心定位　植床的中心力求在角膜光学中心，一般应当位于瞳孔中心，称为正位穿透性角膜移植（orthotopic penetrating keratoplasty）。如果植床偏位，除了增视效果受影响外，还会增加免疫排斥反应的发生率。

2. 植床的钻切　采用普通环钻时，将环钻置于角膜中央后均匀的施加压力，施压轻、钻切慢，每次转动幅度以 1/4 圆周为宜，然后再倒转环钻 1/4 圆周，这样往复旋转 2~3 次，使钻切角膜的深度达 1/2~3/4 角膜厚度后，用刀尖穿透进入前房，以利于角膜剪的剪切。如果采用负压环钻，可以使角膜切口更整齐。

3. 剪切植床　当钻穿或尖刀进入前房后，房水溢出，可注入黏弹剂恢复前房，再用角膜剪垂直于角膜面剪下病变角膜组织，使其成为完整的圆形孔。此步骤的关键是剪刀与角膜面垂直，使其切刃和植床的孔缘完全一致，减少缝合术后的散光；注意虹膜组织是否嵌入造成损伤；尽快完成植床制作，避免过度延时后虹膜、晶状体和（或）玻璃体突出，影响植片缝合。

4. 缝合　将制备好的植片内皮面向下置于植床上，在放植片前可向前房内注入少量黏弹剂。使用 10-0 尼龙线缝合角膜植片与植床。用显微齿镊夹住植片，垂直于角膜面进针，达角膜 3/4 厚度或后弹力层时平行于角膜面出针，再抓住 12 点位的植床边缘，由后弹力层进针，于距离植床缘1mm左右出针。缝线结扎的张力应当均匀，第1个线结绕两圈，第2个线结不要太紧，太紧会将第1针线结拉得更紧，使缝合过紧，第3个线结要拉紧。然后再缝合6点位，继之为3点位、9点位。缝合后检查每针的深度和松紧度是否适当。

缝合方式有两种：间断缝合和连续缝合。

（1）间断缝合：适用于有新生血管、角膜部分厚薄不均的植床。优点是操作简单易学，术中容易控制针距，术后可以在不同的时间和子午线上拆线以调整术后散光、控制排斥反应等。缺点是各针松紧不一，术后散光大。一般植床直径在8mm以内缝合12针即可，直径8mm以上应间断缝合16针。缝合完成后，用显微无齿镊将缝线头倒入角膜组织中，避免术后刺激症状。

（2）连续缝合：适用于厚度正常，无血管的植床（如圆锥角膜或角膜内皮营养不良）。先用10－0尼龙线间断缝合4针，将植片定位后，再从12点位按照顺时针行连续缝合，每象限4~5针，间距相同（图24－1），最后在12点位打结前调整缝线松紧程度（图24－2），将线头埋于组织内，待前房形成后拆除间断缝合。本方法的优点是只有一个埋藏线结，术后瘢痕轻，各针之间松紧适度，可以减少术后散光的程度。缺点是不适用于儿童患者，操作复杂，容易在缝合过程中发生断线，对将来的拆线要求较高且所有缝线须在同一时间拆除。

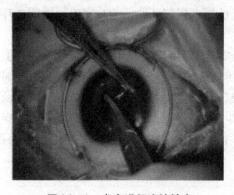 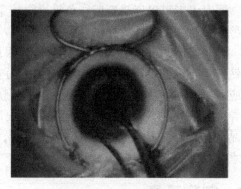

图24－1 术中进行连续缝合　　图24－2 术毕调整缝线

5. 重建前房　术毕前房注入消毒空气或平衡盐溶液形成前房，注意分离可能发生的虹膜前粘连，如发现虹膜前粘连可用冲洗针头由粘连区创口进入，边注水边推开前粘连虹膜。一般有晶状体眼前房形成较易，而无晶状体眼难度较大，如消毒空气进入后房必须排出，否则易发生继发性青光眼及广泛的虹膜前粘连。手术结束前检查伤口和情况，确定伤口密闭，达气密或水密状态，前房形成良好。

6. 术毕处理　根据病情给予结膜下注射妥布霉素2万单位和地塞米松2.5mg，如果为感染性角膜炎，则术后不用地塞米松。拆除巩膜环和牵引线，涂抹抗生素眼药膏，包扎术眼。

七、手术体会及术中注意要点

（1）术前确定手术范围以及所需的植片大小，一般扩张性角膜病变进行穿透性角膜移植术时，植片应较正常小0.1~0.2mm，而角膜严重瘢痕、角膜穿孔前房消失，植片应较正常大0.1~0.2mm。

（2）剪切角膜植床发生虹膜突出，可能是眼压过高，应检查是否为开睑器太紧、睑裂小致外眦压迫，应考虑外眦切开或放弃开睑器、采用上下睑缝线牵拉开睑。

（3）无晶状体眼、玻璃体切割术后患者切开角膜后眼压急剧降低，可以考虑放置灌注。

（4）剪切角膜后如发生虹膜切开并超过 1 个钟点范围，应该考虑用 10－0 丝线缝合。

（5）发生术中角膜切口出血或虹膜出血，应采用生理盐水冲洗，尽快缝合角膜植片。在伤口缝合后角膜创缘出血可止血，而虹膜出血可以自行止血。

（6）角膜植片放置于移植床后尽最减少植片的移动、滑动和牵拉，可以在植片下注射少量黏弹剂保护角膜内皮。

（7）采用间断缝合法缝合角膜植片，一般为 12 点、6 点、3 点和 9 点的顺序，这四点的定位决定移植术后散光的程度。最好采用对称性缝合，同时缝线的部位应该避开角膜植床的新生血管。

（8）采用连续缝合法缝合角膜植片，如果发生断线，可以将缝线续接后继续缝合，在后期收紧缝线时将线头植入组织中即可。如果连续缝线结扎后前房注水有渗漏，可以在渗漏部位加针。

（孙晓萍）

第二节　板层角膜移植术

一、常规板层角膜移植术

板层角膜移植手术是临床常见角膜移植术的一种，主要是部分厚度的角膜移植。用于治疗非全层角膜病变，根据移植角膜的大小分为全板层角膜移植术和部分板层角膜移植术，根据病变的深浅分为常规板层角膜移植术和深板层角膜移植术（deeplamellar keratoplasty，DLK）。板层角膜移植术的优点是手术安全，手术面积、形状不受限制，对供体材料要求低，很少发生排斥反应等。

（一）手术适应证

1. 非全层角膜白斑　各种原因引起的角膜浅层瘢痕形成，病变累及角膜＜3/4 厚度的角膜白斑。

2. 角膜异物　由于眼部爆炸伤导致角膜瘢痕和大量细小异物残存，板层角膜移植术可以达到清除异物、去除瘢痕的目的。

3. 角膜化学伤引起的角膜假性胬肉或角膜溶解、角膜缘干细胞损伤　可以给予新鲜板层（带角膜缘）角膜移植术，改善眼表条件，为进一步进行光学性穿透性角膜移植术提供条件。

4. 先天性角膜异常　常见病变是角膜皮样瘤，单纯切除伤口深，为了彻底切除病变，需要行板层角膜移植修补缺损部位。

5. 角膜变性　常见如角膜边缘变性、未到达后弹力层的角膜基质变性等。

6. 免疫性角膜病变　如蚕食性角膜溃疡

7. 化脓性角膜溃疡　无论是细菌、真菌或阿米巴角膜溃疡的病变接近后弹力层，采用抗微生物药物不能阻止病变的发展时，均可考虑行板层角膜移植术，进行病灶清除和组织修补。

（二）手术相对禁忌证

单纯疱疹病毒性角膜炎无论是炎症期还是非炎症期均不排除病毒潜伏在角膜植床的可

能，因此术后极易复发，原则上不进行板层角膜移植。

（三）手术步骤

1. 麻醉 进行板层角膜移植术一般局部浸润麻醉即可。麻醉后为了防止眼球活动，可以用 6－0 丝线巩膜缝合固定眼球。

2. 制作植床 板层角膜移植手术的成功有赖于植床的精细制作。

（1）用大小合适的环钻划痕确定植床边界。

（2）在显微镜下用 15 号尖刀片从划痕处切开，达到合适的深度（一般为 2/3～3/4 角膜厚度，以将病变组织切除干净为宜），在角膜纤维板层间剖切，形成光滑的植床平面（图 24－3）。

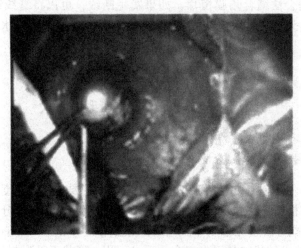

图 24－3 用尖刀剖切角膜板层

（3）新生血管的处理：角膜植床上较小的新生血管在剖切过程中会有少许出血，但是会自动停止，不需要专门止血；对较大的血管出血，可以在角膜缘找到其伸入植床的起点，用电凝或烧灼封闭。

（4）植床穿孔的处理：植床穿孔将导致眼球变软，植片接触房水导致术后植片溶解，因此在制作角膜植床时尽量避免发生穿孔。如果穿孔微小，即停止在该部位进行剖切，待周边其他部位完成剖切后，板层角膜植片缝合复位可封闭穿孔；如果发生较大穿孔，可以试行 10－0 尼龙线间断缝合。

3. 制作植片 取保存的角膜片，如果是干燥保存的角膜片，应该生理盐水复水 10～15 分钟。用钻切植床的环钻切取相同大小的角膜植片，再在显微镜下用 15 号尖刀片剖切分离后，用血管钳夹住撕开角膜植片板层，再用角膜剪修切植片边缘后，生理盐水冲洗植片。

4. 缝合植片 10－0 尼龙线间断缝合角膜植片于植床上，缝针穿过植片全层，从植床底部穿出，跨距 1～2mm。注意在缝合前 4 针时要调整植片的位置，使其各方向松紧合适，缝合完成后将缝线头埋在角膜组织内。

5. 不规则板层角膜移植 对于角膜缘不规则病灶可以根据具体情况制作圆形、半圆形、新月形植床和植片。总体原则是切除全部病灶并减少对正常角膜组织的损伤，获得最佳的术后视力。

（四）手术体会及术中注意要点

（1）板层角膜移植的主要目的是切除病变组织，降低术后患者的视力损失，因此应该尽量采用环钻刻切，确定手术范围。

（2）在剖切植床时应保持创面干燥。发生创面出血者，一般是由于切口深度不够，应加深切口。如果发生植床穿孔，如果裂口小，应改在对侧剖切，最后再剖切创口处；如果破口太大，应用 10 - 0 尼龙线缝合后，再继续进行剖切，或者改为穿透性角膜移植术。

（3）对于感染性角膜病变，剖切角膜植床时一般以植床部位病变切除干净为好。如果有残余的病变组织，可以用 5% 碘酊烧灼创面，但是一定要注意保护好正常角膜。

（4）植片间隙或层间积液：由于角膜植片过大，或者植床在术中穿孔，均可能在术后出现植片间隙或层间积液。如果间隙小或积液少，可以给予加压包扎观察，一般 3 ~ 5 天后可以自行恢复。而如果间隙大或积液多时，需要拆除部分缝线后吸除积液，重新缝合植片，必要时更换角膜植片或改作穿透性角膜移植术。

（5）角膜植片溶解：如果原有角膜溶解性病灶没有切除干净，或者手术缝合角膜伤口对合不良，加上角膜植片上皮修复延迟以及泪液缺乏等因素，均可能造成角膜植片溶解。主要表现为植片浸润、缝线松脱、部分角膜植片基质溶解变薄。治疗主要是拆除缝线，给予胶原酶抑制剂（如 0.5% EDTA 滴眼液），必要时可行羊膜覆盖治疗。

（6）角膜伤口感染：原发疾病清除不净、供体角膜植片污染、植片上皮修复延迟等均可能造成植片和植床交界处感染。根据原发疾病采取相应的抗感染治疗，进行微生物培养后改用敏感的抗生素治疗。如果发生于缝线部位，需要拆除缝线。必要时可予局部碘酊烧灼，抗微生物药物频繁点眼或结膜下注射，如果治疗失败，需要再次行角膜移植手术。

（7）排斥反应：发生的概率很小，约 4% ~ 5%，但是在某些情况下，如新生血管残存、局部炎症长期刺激，排斥反应的发生率可能提高。主要表现为植片浸润、水肿、新生血管加速长入，如果可以排除感染存在，应给予糖皮质激素局部点眼或结膜下注射。

（8）植片拆线：由于角膜伤口愈合极其缓慢，一般缝线在术后 6 ~ 12 个月拆线。但是，任何缝线松弛后均需要马上拆除，因此如果术后早期发生部分缝线松脱，建议间断拆线。

二、新鲜大板层角膜移植术

各种原因导致角膜缘干细胞损害、角膜结膜化、角膜新生血管等，采用常规板层角膜移植或穿透性角膜移植均不能长期保持植片存活，需要提供角膜干细胞维持角膜上皮的完整性，如果角膜中央区板层剥除后植床透明，可采用本手术。

（一）手术的适应证

因为眼表化学烧伤、热烧伤导致的角膜结膜化、睑球粘连等（图 24 - 4）。

（二）手术的相对禁忌证

角膜中央全层混浊、合并白内障等。

（三）手术方法

（1）常规球后麻醉和面神经阻滞麻醉。

（2）分离可能存在的睑球粘连，沿角膜缘 360° 剪开结膜，烧灼大血管止血。

（3）根据角膜大小，用 11 ~ 13mm 大小的环钻沿角膜缘刻切后，采用尖刀片分离角膜板层，深度可达角膜厚度的 3/4 ~4/5，保证角膜植床的新生血管无残留（图 24 – 5），植床周边的明显出血点烧灼止血。

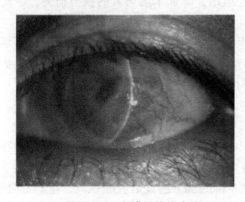
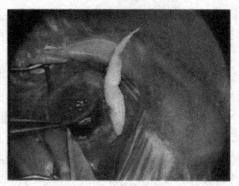

图 24 – 4　角膜碱烧伤术前　　　　　图 24 – 5　术中用尖刀剖切植床

（4）角膜植片的制作同前。

（5）用 10 – 0 尼龙线间断缝合角膜植片共计 16 针，缝线头埋入组织中（图 24 – 6，图 24 – 7）。

（6）用 8 – 0 可吸收线缝合结膜，如果因为睑球粘连导致结膜缺损，可以采用对侧自体结膜、羊膜等修补。

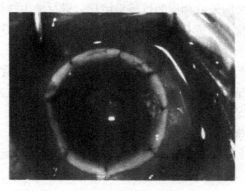
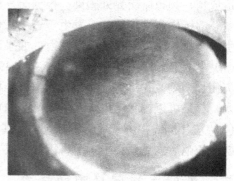

图 24 – 6　术毕外眼像　　　　　图 24 – 7　新鲜角膜板层移植术后

（7）术后结膜囊涂抗生素眼膏，术眼加压包扎。

（四）手术体会及术中注意要点

（1）本手术主要是针对完全性角膜缘干细胞缺乏患者的眼表损伤导致角膜结膜化、角膜新生血管和部分角膜瘢痕。术前需要确定患者泪液是否缺乏、眼睑闭合正常与否、有无眼睑缺损和内翻倒睫等情况。

（2）术中角膜创面一定要完全切除角膜植床的新生血管，避免术后植片层间出血可能。

（3）角膜植片的大小原则上应与植床大小一致，最多比植床大 0.1 ~0.2mm，以保障角膜植片与植床贴附紧密。

（4）在进行角膜植片缝合时，需要助手不断地对角膜植片滴角膜保存液或生理盐水，以保护角膜上皮细胞。

（孙晓萍）

第三节 治疗性角膜移植术

各种感染所致的角膜溃疡，化学烧伤或热烧伤所致的角膜溶解，各种免疫因素所致的角膜溶解穿孔等，为了保存完整的眼球而需要控制疾病、恢复眼球的完整性，可以采用非活性保存角膜进行角膜缺损的修补，但是患者术后的视力恢复需要二次手术完成。一般分为板层角膜移植和穿透性角膜移植，由于板层角膜移植与前述相同，因此本节主要是指穿透性角膜移植术。

一、手术适应证

化脓性角膜溃疡角膜近穿孔或已经发生穿孔，单疱病毒性角膜炎角膜坏死溶解穿孔，化学烧伤和热烧伤及其他原因所致的角膜溶解穿孔等（图 24 - 8）。

二、手术相对禁忌证

患者要求恢复视力者可等待活性保存角膜。

三、手术步骤

（1）全身麻醉下进行。

（2）用显微开睑器或上下睑缝线法开睑，减少对眼球的压迫。

（3）根据角膜病变的大小，用环钻在角膜上标记切口，用锋利尖刀或 15° 角膜穿刺刀沿标记线切开角膜。角膜剪剪开角膜，清除坏死的虹膜和前房中可能存在的渗出膜，如果晶状体完整，尽量避免伤及。

（4）取准备好的角膜植片（其大小应根据植床大小确定，一般原则上较正常准备的植片大小大 0.1 ~ 0.2mm）。

（5）采用间断缝合法，用 10 - 0 尼龙线缝合伤口，保障角膜伤口水密性或气密性（图 24 - 9）。

（6）术后结膜下注射抗生素，结膜囊涂布阿托品眼膏和抗生素眼膏。

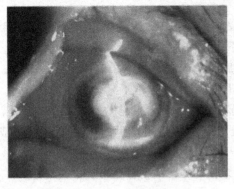

图 24 - 8　角膜溃疡术前

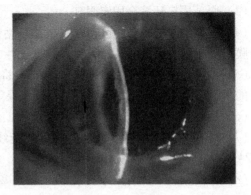

图 24 - 9　PK 术后

四、手术体会及术中注意要点

（1）采用全身麻醉可以保持眼压稳定，以利于对前房中的渗出物充分清除。

（2）当虹膜表面渗出物多，发生虹膜出血时，应用生理盐水冲洗，并尽快缝合角膜，当眼压恢复后，虹膜出血自动停止。

（3）如果角膜损伤范围大，可能发生晶状体脱位，摘除晶状体有助于防止术后眼压高，但是还可能导致感染向玻璃体扩散，因此是否摘除晶状体应根据具体情况而定。

（孙晓萍）

第四节　穿透性角膜移植的联合手术

一、穿透性角膜移植联合白内障摘除与人工晶状体植入术

角膜白斑合并白内障患者就诊的目的是恢复视力，单独进行角膜移植或者单独进行白内障摘除术均不能达到目的。采用穿透性角膜移植联合白内障摘除人工晶状体植入可以达到恢复患者视力的目的。但是，由于角膜移植术后角膜的屈光状态无法确定，因此术前计算晶状体度数不能够按照常规方法，一般是根据眼轴长度估计人工晶状体的度数。另外，还有一种观点是角膜移植术后可能发生角膜内皮细胞快速丢失、角膜移植排斥反应等，因此应该先进行角膜移植和白内障摘除，二期再植入人工晶状体。

（一）手术的适应证

各种原因导致的角膜白斑合并白内障。

（二）手术的相对禁忌证

有新生血管的角膜白斑，广泛的虹膜前粘连，儿童角膜移植，以及感染性角膜病变等。

（三）手术步骤

（1）常规全身麻醉。

（2）术前瞳孔不缩不散。

（3）眼球固定环缝合固定眼球。

（4）先按照常规准备角膜植片，再用环钻钻切角膜约2/3深度后，用尖刀片或15°刀切穿角膜，切开范围约180°~270°，在开放条件下进行白内障囊外摘除术（图24-10）。

（5）清除干净晶状体皮质后，用角膜剪将病变角膜完全剪下，前房注入黏弹剂，将准备好的角膜植片用10-0尼龙线间断缝合，保留10点和11点位不缝合。

（6）用黏弹剂充分形成前房后，植入人工晶状体，调整晶状体位置（图24-11）。

（7）缝合剩余两针角膜缝线，将角膜缝线头调整埋入组织后，注入平衡液形成前房（图24-12）。

（8）术后结膜下注射妥布霉素20mg，地塞米松2mg，结膜囊涂布抗生素眼膏。

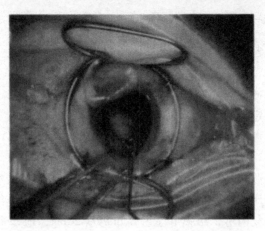

图 24-10 开放状态下进行白内障囊外摘除

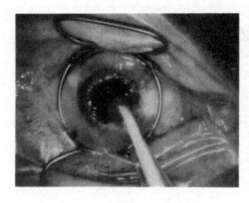

图 24-11 先间断缝合角膜植片，
再用推注器植入 IOL

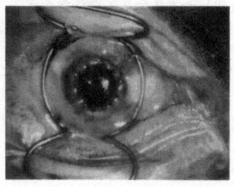

图 24-12 PK + IOL 术毕

（四）手术体会及术中注意要点

（1）本手术方式可以减少患者多次手术的烦恼，但是术后可能存在屈光不正而导致术后视力不佳。

（2）由于是开放式白内障摘除，因此不需要超声乳化白内障摘除。

（3）植入人工晶状体后，前房可能残存少量黏弹剂，一般不需要反复冲洗以避免损伤角膜植片内皮，可以在术后予20%甘露醇静滴，预防术后可能的眼压升高，一般术后2~3天眼压即可恢复正常。

（4）术后眼前房形成尽量采用注入平衡液而非消毒空气。

二、穿透性角膜移植联合抗青光眼手术

角膜白斑合并眼压高的患者，一般根据患者眼内及房角情况确定是否采用穿透性角膜移植联合小梁切除术。若眼前节结构破坏，无法进行滤过性手术，需要先行睫状体光凝或冷冻降低眼压后，再进行穿透性角膜移植术。本节主要介绍穿透性角膜移植联合小梁切除术。

（一）手术的适应证

各种原因所致的角膜白斑合并青光眼，不适合睫状体光凝或冷冻术者。

（二）手术的相对禁忌证

直径大于 11mm 的穿透性角膜移植术（眼前节重建）。

（三）手术步骤

（1）常规全身麻醉或球周麻醉。

（2）固定环缝合固定眼球。

（3）根据角膜病变大小确定角膜植床大小，并用环钻钻切 2/3 角膜厚度，仍然保持眼球完整。

（4）在角膜缘外按照常规行上方的小梁切除术，缝合巩膜瓣及结膜。

（5）再进行角膜植床切开，植片缝合，可以采用间断缝合或连续缝合等方法。

（6）术后平衡液恢复前房，结膜下注射妥布霉素 20mg，地塞米松 2mg，结膜囊涂布抗生素眼膏。

（四）手术体会及术中注意要点

（1）术中尽量不使用丝裂霉素，以避免影响角膜植片上皮细胞的恢复。

（2）尽量不使用黏弹剂以避免术后清除不干净。

（刘　珣）

第二十五章

视网膜玻璃体手术

第一节 视网膜脱离复位术

一、适应证

（1）孔源性视网膜脱离：由于玻璃体变性、收缩、牵拉形成视网膜神经上皮全层裂孔，液化的玻璃体经裂孔进入视网膜下形成的视网膜脱离。视网膜萎缩、变性使视网膜变薄，形成视网膜裂孔，也会产生视网膜脱离。

（2）牵拉性视网膜脱离，但玻璃体内无明显增殖性改变者。

（3）渗出性视网膜脱离经药物治疗无效者，并且视网膜脱离已累及黄斑部。

二、禁忌证

（1）严重的增殖性玻璃体视网膜病变。

（2）严重的玻璃体积血合并视网膜脱离。

（3）黄斑部裂孔合并视网膜脱离。

（4）翻转的或伴有增殖的巨大视网膜裂孔合并视网膜脱离。

（5）多发视网膜裂孔且裂孔位于赤道前后合并视网膜脱离。

三、术前准备

同下节"玻璃体切除术"。

四、麻醉

（1）球后阻滞麻醉，或面神经眼支阻滞麻醉，或眶周麻醉。

（2）儿童及不能合作者可采用全身麻醉。

五、操作方法及程序

（1）根据需要打开球结膜，并做直肌牵引缝线。

（2）间接检眼镜直视下裂孔定位，冷凝或光凝封闭裂孔，也可术后激光光凝封闭裂孔。注意冷冻封闭裂孔时避免冷冻在视网膜裂孔内及冷冻斑反应过强，以免术后出现玻璃体视网膜增殖。

（3）预置巩膜外加压带缝线，并根据病情决定是否预置巩膜外环扎带缝线。

（4）于视网膜脱离最高处行巩膜外切开或针刺放液。一般情况放液选择加压部位，预防放液处视网膜穿孔需另外加压封闭裂孔。如果视网膜脱离隆起不高，且无明显增殖，可无需经巩膜放液。

（5）结扎预置缝线。

（6）间接检眼镜检查眼底，了解视网膜复位情况及裂孔是否位于巩膜嵴上，如果裂孔不在嵴上可立即调整加压缝线。

（7）指测眼压 Tn + 1 为适度。如果眼压过高，可行角膜穿刺降低眼压。

（8）剪除直肌牵引缝线，缝合球结膜。

六、术后处理

（1）手术结束时结膜下注射抗生素和糖皮质激素。结膜囊内涂抗生素眼膏后遮盖。

（2）术后第 1d 换药，观察眼前节及眼底情况，开始眼部滴用抗生素滴眼液，每日 4 次，糖皮质激素如 1% 泼尼松龙等，每日 4 ~ 6 次，持续 1 ~ 2 个月，以后逐渐减少滴用次数及浓度。滴用 1% 阿托品滴眼液，每日 1 ~ 2 次，或其他散瞳剂如复方托吡卡胺滴眼液等，每日 2 ~ 3 次，持续 1 ~ 2 个月，根据眼部情况逐渐减量。

（3）术后第 2d 如无特殊情况可隔日检查眼底 1 ~ 2 周，以后可不定期检查。

七、注意事项

（1）术后 1 个月可恢复工作。

（2）避免剧烈活动及重体力劳动 3 ~ 6 个月。

（张秋丽）

第二节　玻璃体切除术

一、概述

玻璃体切除手术通常包括两种方式：一种经睫状体平部做三通道，放置玻璃体切除头、眼内照明头及灌注头，借助接触或非接触视网膜镜，在手术显微镜下进行手术，即闭路式玻璃体手术，另一种是将角膜掀开或取下，直接在显微镜直视下进行玻璃体手术，即开放式玻璃体手术。随着玻璃体视网膜手术的发展，闭路式玻璃体切除手术，逐渐向微创玻璃体切除手术发展，如 23G、25G 及 27G 玻璃体切除手术，其优点是减少组织损伤，不需结膜和巩膜缝线，节省手术时间，适用于玻璃体积血混浊、黄斑部疾病及后部增殖性玻璃体视网膜病变。开放式玻璃体手术也可经角膜缘三切口进行手术，常用于晶状体后纤维增生症及晶状体后玻璃体视网膜增殖性病变。

二、适应证

1. 眼后节疾病

（1）玻璃体混浊或积血。

（2）增殖性玻璃体视网膜病变，增生性糖尿病性视网膜病变，视网膜静脉阻塞、视网膜静脉周围炎和早产儿视网膜病变等引起的玻璃体视网膜增生性改变。

（3）黄斑部疾病：黄斑前膜、黄斑裂孔、黄斑下膜、黄斑劈裂、黄斑牵拉证、黄斑出血、黄斑水肿等。

（4）孔源性视网膜脱离：后部视网膜裂孔、巨大裂孔视网膜脱离、视网膜卷缩、复发性视网膜脱离、脉络膜缺损合并视网膜脱离、屈光间质混浊的视网膜脱离。

（5）牵拉性视网膜脱离及渗出性视网膜脱离。

（6）眼内异物和外伤引起的视网膜脱离。

（7）眼内炎。

（8）玻璃体内猪囊虫。

（9）脱入玻璃体腔内的晶状体及人工晶状体。

（10）玻璃体活检。

（11）眼内肿瘤，如脉络膜黑色素瘤、脉络膜血管瘤、睫状体肿瘤、视网膜色素上皮混合错构瘤。

2. 眼前节疾病

（1）白内障术中或术后并发症，如玻璃体脱出、玻璃体疝、玻璃体进入前房导致的角膜水肿。

（2）无晶状体眼瞳孔阻滞性青光眼、恶性青光眼。

（3）慢性葡萄膜炎所致的瞳孔机化膜、瞳孔闭锁。

（4）各种软性白内障。

三、禁忌证

（1）活动性葡萄膜炎。

（2）严重的虹膜红变。

（3）严重的眼球萎缩。

四、术前准备

（1）全身检查：特别注意血压、血糖和心、肺、肾功能。

（2）眼部检查：包括视功能（视力、光感和光定位）、眼前后节、眼压和前房角检查。

（3）特殊检查：包括眼部超声波检查、视网膜电图和视诱发电位等。如怀疑眼内异物，应做眼部 CT 检查。

（4）清洁术眼、剪短睫毛、冲洗泪道，滴用抗生素滴眼液 2~3d。

（5）散瞳。

（6）必要时给予镇静剂。

五、麻醉

（1）表面麻醉。

（2）球后阻滞麻醉。

（3）强化麻醉。

（4）必要时全身麻醉。

六、操作方法与程序

（1）常规眼部消毒，铺无菌巾。

（2）开睑器开睑。

（3）根据手术范围于颞下、颞上和鼻上或360°剪开球结膜。分离球结膜下组织，欲联合行巩膜外加压或环扎手术者可预做4条直肌牵引线。

（4）做睫状体平部巩膜切口，有晶状体眼距角膜缘3.5～4.5mm处、无晶状体眼距角膜缘2.5～3.5mm处做颞下、颞上和鼻上巩膜切开；通常颞下巩膜切口放置玻璃体置换液体灌注头，并缝线固定。颞上和鼻上巩膜切口分别放置玻璃体切割头和眼内照明光导纤维头。

（5）缝线固定角膜接触镜环，放置角膜接触镜（若用悬挂式非接触视网膜镜可省略此步骤）。

（6）经颞上和鼻上巩膜切口置入导光纤维头和玻璃体切除头，切除玻璃体。一般切除频率700～2 500次/min，特殊情况可用5 000次/min，吸力150～500mmHg。

（7）玻璃体切除：视玻璃体视网膜病变情况行玻璃体全切除或次全切除。次全切除是基底部玻璃体不必切除。一般玻璃体切除先从轴心中央部开始，继而向后、向周边推进。在向后部玻璃体切除时制作玻璃体后脱离可避免损伤视网膜，便于玻璃体切除。在全玻璃体切除用棉棒或巩膜压迫器进行巩膜外加压可以增加周边部的可视范围。

（8）剥离视网膜前增殖膜，解除对视网膜牵拉。

（9）视网膜下膜影响视网膜复位时，应行视网膜切开，取出下膜。

（10）若周边视网膜僵硬影响视网膜复位则行视网膜切开或切除，松解视网膜，以便复位。

（11）存在视网膜脱离时，可行玻璃体腹气/液交换，利用视网膜裂孔排除视网膜下液体或重水充填排出视网膜下液体。

（12）视病情需要行眼内视网膜激光光凝。

（13）视病情需要行玻璃体腔填充膨胀气体或硅油。

（14）拔出灌注头，依次缝合巩膜和球结膜切口并确保眼压适中。

（15）球结膜下注射抗生素和激素，涂抗生素和糖皮质激素眼药膏后敷消毒纱布遮盖。

七、术后处理

（1）术后每日换药1次。补充术后用药。

（2）注意观察视力、眼压、葡萄膜反应和视网膜情况。

（3）如眼压升高，应给予降眼压药物。必要时可放出少许眼内充填物。

（4）球结膜下可注射糖皮质激素3～5d，减轻葡萄膜炎症反应。

（5）根据视网膜状况，决定是否加做或补做视网膜激光光凝治疗。

八、注意事项

（1）从巩膜切口穿刺时，穿刺刀的方向应朝向玻璃体腔中心或视神经盘，避免损伤晶状体。

（2）开始灌注前应确认灌注头在玻璃体腔内。

（3）鼻上、颞上巩膜切口间距夹角不能小于90°，否则不便于玻璃体腔内手术操作。

（4）应在术野中直视下看清眼内情况，方能进行手术操作。

（5）视病情需要调整玻璃体切除的频率、吸力及玻璃体切除范围。

（6）局部粘连较牢的增殖膜难以分开时应予以切断，避免强行分离损伤视网膜。

（7）周边部视网膜牵拉不能完全解除时可行巩膜外环扎或局部加压，松解残留牵拉。

（张秋丽）

第三节　微创玻璃体手术

一、概述

自从20世纪70年代早期，MaChemer开始应用经睫状体平坦部的玻璃体切除术以来，玻璃体视网膜手术领域取得了飞速的发展。1974年OfMallev发明了直径为0.9mm的20G玻璃体切割仪，这个系统沿用至今也成为目前最主流的玻璃体手术，但现代的19G和20G的玻璃体切除系统不能实现切口自闭，一旦完成了玻璃体手术，需要用缝线关闭三个巩膜切口，结膜也要缝合。近年来，微创外科学取得了长足的发展，在眼科领域一个新的概念也应运而生，即微创玻璃体手术。

微创玻璃体手术，即采用更小规格的玻璃体切除系统，更为精细的手术器械，缩小手术切口免于缝合，达到侵入小，手术创伤小，恢复快的微创效果。近年来微创玻璃体手术应用越来越普及，据2005年美国玻璃体视网膜医生协会统计有31%的玻璃体手术采取了微创玻璃体手术。近年来这个比例已达80%以上。

目前的微创玻璃体手术是相对于传统的20G玻璃体手术而言，也称作免缝合的玻璃体手术，它通常包括23G、25G及27G玻璃体手术。25G玻璃体手术手术切口0.5mm；23G玻璃体手术手术切口直径0.6mm；27G手术切口直径为0.4mm。目前临床常用的为23G及25G的微创玻璃体手术。

二、基本介绍

25G微创玻璃体手术系统是2001年由Fujii等人设计的，其穿刺口大小为0.5mm，套管是一种聚乙烯亚胺管，长3.6mm，内径为0.57mm，外径为0.62mm。25G灌注管是一根长0.5mm的金属管。灌注管及手术器械通过套管进入眼球，不需要缝线固定。一般切除模式是负压450~550mmHg，1 500~2 500r/min的切割速率。

23G微创玻璃体手术系统是ECkardt等人设计的。目前共有两代产品，Dorc公司的第一代及Aleon公司的第二代。穿刺口大小为0.6mm，套管长4mm，其中内径为0.65mm，外径为0.75mm。一般切割模式最大负压为500mmHg，切割速率为1 200r/min。

27G微创玻璃体手术的手术切口为0.4mm，目前应用相对较少。Oshima等人报道认为27G玻璃体手术系统虽然在切割的动力上效率要略低于25G手术系统，但更加安全，对31例行27G玻璃体手术的患者进行观察，术后无一例出现低眼压及其他并发症。

三、手术设备

25G 玻璃体切除手术的器械系统包括：微套管针、插入套管针、灌注套管、套管塞及塞镊。目前已设计一系列和 25G 标准相符合的手术器械，包括：玻璃体切割头、照明、眼内显微镊、显微膜钩、激光探头、显微膜剪等。

23G 微创玻璃体手术集合了 20G 和 25G 的优点，穿刺口大小为 0.6mm。Dorc 公司生产的第一代手术系统包括压力板、穿刺刀、钢制的钝性植入器和套管、塞钉。手术器械包括：玻璃体切割头、广角眼内照明、视网膜钩、视网膜剪、眼内电凝及眼内光凝。AlCon 公司生产的第二代 23G 微创玻璃体切除系统较前有了很大改进，包括：穿刺刀、套管和巩膜塞。其套管可"一步"进入眼内，套有套管的穿刺刀平行于角巩膜缘，与巩膜成 20°～30°，穿过结膜巩膜及睫状体；当达到套管与穿刺刀接口时，穿刺刀改变方向旋后刺向后极部；缓慢拔出穿刺刀。

27G 玻璃体切除系统包括：灌注系统、高速玻切头、照明系统、显微膜镊、显微膜钩、显微剪、眼内光凝等。

四、手术适应证

25G 技术的优点包括：①无需剪开结膜，切口可以自行闭合，节省了手术时间，减少了手术创伤，促进了术后恢复。②由于巩膜切口较小，术后愈合更快，25G 巩膜穿刺口的愈合时间大约是 2 周，而传统 20G 巩膜切口的愈合需要 6～8 周。③固定套管的应用避免了手术器械反复进出导致玻璃体基底部的牵拉，减少出血及周边视网膜裂孔的发生概率。④穿刺口密闭状态好，手术操作轻柔，容易实现眼压的稳定，且由于切除速率高，在靠近视网膜操作上更加安全。

25G 技术的不足包括：导管纤细柔软操作时容易变形甚至折断；玻璃体切除效率低难以进行复杂的眼内操作；切除浓厚的玻璃体积血及增殖膜时效率低，玻切头容易发生堵塞等。

鉴于 25G 操作系统的玻璃体切除效率较传统的手术低，进行复杂的眼内操作较困难，对周边部玻璃体处理困难，因此它的适应证主要为黄斑部手术，包括：黄斑前膜、黄斑裂孔、玻璃体黄斑牵引综合征、无严重增生的糖尿病黄斑水肿、老年性黄斑变性伴玻璃体积血等。此外，还可适用于其他一些简单的孔源性视网膜脱离、玻璃体混浊、眼内炎、玻璃体及脉络膜组织活检等。对于一些儿童病例，如永存原始玻璃体增生症、早产儿视网膜病变、葡萄膜炎及一些不复杂的视网膜脱离。25G 可以减少患儿的不适，便于患儿配合和观察，也不失为一种很好的选择。

与 25G 相比，23G 结合了 20G 和 25G 的优点更具优势，它的优点也包括：切口无需缝合；节省手术时间，术后恢复快，炎症反应轻；机械硬度高，管径更大，照明更亮，眼内操作类似 20G，因此适应证更广泛。23G 可适用于黄斑部病变、增生型糖尿病视网膜病变、孔源性视网膜脱离、视网膜中央静脉阻塞、玻璃体积血等。23G 术后球结膜出血较 25G 多，但一般无需烧灼止血，术后几天可以吸收。倾斜穿刺切口可以减少术后渗漏的机会。

五、基本手术操作

1. 微套管系统的插入　将微套管通过套管针经结膜插入眼内，插入部位为睫状体平坦部（角膜缘后 3 ~ 4mm）。在穿过眼球壁插入后即刻退出套管针，此时可夹住垫圈稳定套管。此步骤操作时为加强术毕切口的自闭性，一是套管针针尖可斜形经过巩膜再垂直插入，二是在套管插入眼内即刻可用棉签轻轻推移结膜，使手术结束退出套管时结膜和巩膜切口之间不重合。在此强调固定结膜很重要，利用对抗压力避免眼球旋转，插管的过程中力度和速度要均匀。然后根据具体情况可选用三通道或两通道玻璃体切除术。因 27G 的穿刺口大小为 0.4mm，故套管针针尖可垂直经巩膜插入，术后切口自闭性亦很好。

2. 观察系统　理想的微创玻璃体手术观察系统应该是不需要缝线固定的，因此目前多可采用非接触观察系统或可以自我稳定的接触镜片。

3. 切割参数　一般 25G 采取负压 450 ~ 550mmHg，1 500r/min 切割速率的高速切割模式。23G 微创系统的最大切割率为 1 200 ~ 2 500r/min，最大吸率为 500mmHg。

4. 气体填塞的应用　在适当的病例也可以使用气体填塞，术后多无明显的渗漏，如果有明显渗漏的病例需要缝线关闭切口。

5. 拔出套管　在手术结束时，只需用镊子抓住微套管的垫圈向外拔出即可。值得一提的是，微套管应该和灌注一同取出，不要先从微套管中拔出灌注管。在拔出套管后，可以用棉签移动结膜使巩膜和结膜切口不重合，如果有巩膜切口渗漏，在结膜下将会出现，一个小泡。

六、并发症

1. 伤口渗漏及低眼压　这是微创玻璃体手术最常见的并发症。文献报道 25G 手术如果采用垂直穿刺切口，术后早期的低眼压的发生率在 10% ~ 26.12%，如果采用成角穿刺切口可以明显降低其发生率。也有报道 25G 术后低眼压的发生率为 3.8% ~ 20%。而 23G 术后低眼压的发生率为 2.6%。术后低眼压通常发生很早期（2 ~ 5 小时），术后一天后出现低眼压少见。而有文献报道在气体填充后低眼压常发生于术后 2 小时，原因可能是因为此时气体开始从切口渗漏。而近视眼可于术后一天才出现低眼压，这可能与近视眼患者的巩膜解剖结构异常有关。另外患者年龄相对较小（低于 50 岁）以及玻璃体基底部切除也是术后低眼压的两个危险因素。因为大多数患者的低眼压发生于术后 2 ~ 5 小时内，因此建议术后早期对患者进行眼压监测。对于伤口渗漏明显的患者需要缝合切口，对于大多数渗漏的病例，通常在术后一周内可以重建正常眼压。

2. 眼内炎　眼内炎在玻璃体手术后并不常见，有报道 20G 术后眼内炎的发生率在 0.039% ~ 0.07%。而微创玻璃体手术术后眼内炎的发生率较高，有报道免缝合的玻璃体手术术后眼内炎的发生率为 0.23%。可能由于微创玻璃体手术后，由于切口不缝合，留下的巩膜切口可在低眼压的状态下开放，导致细菌的进入。因此为了避免眼内炎的出现，围手术期的预防及手术中的无菌操作是必须要强调的。但临床上微创玻璃体手术后的眼内炎并不常见，这可能由于在操作过程中，不断的灌注液稀释或是冲出了进入眼内的微生物，围手术期抗生素的使用以及切口表面睑缘的严密覆盖都大大减少了细菌进入眼内的可能。

3. 玻璃体嵌顿、脉络膜脱离及视网膜脱离　由于术后低眼压可以继发脉络膜脱离、玻璃体嵌顿等，但理论上微创手术相比传统的玻璃体手术并不增加视网膜脱离的发生率。因为通过微套管进出眼内器械，更能保护切口周围的玻璃体基底部，减少牵拉及视网膜裂孔的发生率。

4. 器械断裂、套管滑脱等　由于手术器械较细软、套管不是锁定在套管针上者可以出现上述情况。强调操作的细致轻柔是减少此类情况的方法。

微创玻璃体手术与传统的玻璃体手术相比，引入了新的概念，开辟了新的天地，显示了巨大的潜力，也必将是未来玻璃体手术的方向。在有选择的病例中，微创玻璃体手术显示了其在安全性、有效性以及实用性上的明显优势，随着新的手术仪器和设备及手术技术的发展，微创玻璃体手术在临床必将得到越来越广泛的应用。

（张秋丽）

第二十六章

白内障手术

第一节　超声乳化摘除术

1967 年，Kelman 提出并首先使用超声乳化法摘除白内障，经过多年的实践，目前已成为全世界使用得最多的白内障手术方式之一。这一术式将传统白内障囊外摘除术的切口由弦长 11mm 减小至 3mm，小切口手术带来了诸多好处：① 切口稳定性增加，角膜的损伤减轻了，从而使得病人术后恢复很快，平均住院日缩短，甚至不需要住院，门诊即可手术，术后第二天就可以回到工作岗位，进行正常的工作；②对角膜曲率影响很小，进而降低手术切口所致的手术源性散光，利于病人术后早期即可获得良好的视力；③减少了与切口有关的并发症的发生，如切口感染、切口裂开、切口愈合不良、上皮置入等，并大大降低传统白内障囊外摘除术中虹膜脱出、黄斑囊样水肿、甚至驱逐性脉络膜上腔出血等严重并发症的发生率；④由于撕囊口是连续、环形，从而降低后囊破裂的机会，并使得抽吸皮质更安全、彻底，并能保证植入的人工晶体位于完整的囊袋里而居中；⑤切口自闭，无需缝合，大大节省手术时间，从而提高了手术效率；⑥近年来表面麻醉技术的引入使白内障手术基本达到了微创性、无痛性手术的境界。然而，白内障超声乳化摘除术的学习难度大于传统囊外手术，操作不当对术眼将是一个灾难，它可能发生比传统囊外摘除术更多、更严重的并发症，如常见的角膜内皮损伤、虹膜损伤、晶状体核脱入玻璃体腔等，导致术后角膜内皮失代偿、眼内大出血、继发性青光眼、黄斑囊样水肿和视网膜、脉络膜脱离等。初学者必须经过较长时间的特殊训练，方可进行此类手术。

一、适应证

白内障超声乳化摘除术的适应症很广泛，绝大部分的各种类型的白内障病人均可施行。

随着现在医生技术的提高，超乳设备的更新，机器性能更加优良、稳定，以及手术显微镜的品质的提升，对术前视力的要求已经不再像过去那样严格，基本可以实现，病人视觉质量因为白内障的缘故而下降到影响生活质量，为改善生活质量即可进行手术，不同职业、年龄、工作性质、文化层次，对视力的要求不一，毕竟手术还是有风险的，均宜进行科学的评估，权衡利弊，谨慎手术。

二、禁忌证

1. 绝对禁忌证

（1）晶状体全脱位。

（2）角膜内皮已经失代偿者。

（3）严重的全身疾病不能耐受手术医师，如合并严重的心脑血管疾病等。

（4）全身或局部化脓性感染灶未得到控制者，如合并慢性泪囊炎等。

2. 相对禁忌证　主要取决于术者的经验和技术。除了富有经验的术者，下列情况应视为白内障超声乳化摘除术的相对禁忌证。

（1）角膜内皮变性，在角膜内皮计数 1 000 个/mm² 以下的白内障患者。

（2）浅前房：裂隙灯检查长期裂隙状前房或无前房者。

（3）晶状体核硬化：晶状体核硬度越高，乳化晶状体核需要的能量越高，时间越长。超声乳化的时间过长可导致术后持续角膜水肿、慢性虹膜炎和继发性青光眼。术者应根据自己的技术、经验及晶状体核的硬度来选择晶状体核的摘除方式。

（4）晶状体半脱位者如马凡综合征。

（5）凝血功能障碍者，如合并血液系统疾病等。

三、手术准备

一般由护士和助手完成，包括以下内容。

1. 散瞳　超声乳化手术非常注重术前瞳孔的散大，最好能散大至 7mm 以上，一般越大越好。可在术前 1h 开始用复方托吡卡胺或美多丽眼药水进行充分散瞳，双星明眼药水散瞳作用较弱，常常散瞳不足。

2. 眼部清洁　注意防止角膜上皮浑浊。

3. 患者指导　术前做好心理疏导，缓解病人的紧张情绪；做好病人眼球转动的训练，以利于术中更好的配合。

4. 眼部消毒、铺巾　可用 0.1%～0.2% 碘伏、聚维酮碘或 75% 乙醇、新洁尔灭等进行眼部皮肤消毒，以前者为佳，因为 0.1% 碘伏可进入结膜囊内对结膜囊进行消毒。

四、麻醉

术前半小时肌内注射苯巴比妥等镇静药使患者保持安静。过去通常采用球后或球周麻醉来施行白内障超声乳化摘除术。近年来多数手术医师采用表面麻醉的方法，但最好在全身应用镇静和镇痛药的条件下进行。采用表面麻醉时应使用不易引起角膜上皮水肿的药物如倍诺喜、爱尔卡因眼药水等，一般在术前 5min 点 1 次，患者躺于手术台上点 1 次，做切口时加强一次即已足够。不合作的小儿可用氯胺酮作基础麻醉。

五、切口选择

白内障超声乳化摘除术的切口选择各种均有：巩膜隧道、角巩膜缘、透明角膜等，由于切口小，并有隧道，均可以实现自行闭合，手术时一般做有两个切口分别是主切口和侧切口。主切口和侧切口。主切口为超乳头、I/A 头进出和置入人工晶状体的通道，可根据所用超声乳化针头的大小，选用宽度 2.8～3.2mm 的钻石刀、宝石刀或一次性刀完成；侧切口为所谓"第2器械"的晶状体调位钩或劈核刀进出之处，可用宽 1.0mm 的钻石刀或 15° 的一次性穿刺刀完成，位置与主切口呈 90°～120° 夹角。

主切口的隧道长度（即角膜内的潜行长度）应为 1.75～2.0mm，需置入可折叠式人工晶状体时短些，而置入小光学面 PMMA 人工晶状体者稍长些，视情况而定，过短切口的密闭性查，过长手术操作有困难。

按其外口的位置，主切口可分为巩膜、角膜缘和透明角膜切口（图 26 - 1）；按其外口形状可分为弧形、直线形和反眉形切口（图 26 - 2）；而按其隧道在角膜内的行程可分为三阶梯形、直进出式和户枢（hinge）形切口（图 26 - 3）。

1. 巩膜隧道切口　根据术者优势手别和患者的眼别，一般可以选择鼻上、颞上或者上方，角膜缘后 1.5 ~ 2.0mm。

（1）优点：①距离角膜越远，手术源性散光越小，当植入直径较大的硬晶体时尤其需要做这种切口；②对于超乳初学者，或者病人条件不好，在手术中不顺利时，容易扩大切口，改换手术方式；③巩膜切口的张力更高，由于有血供更利于愈合，抗感染能力也增强。

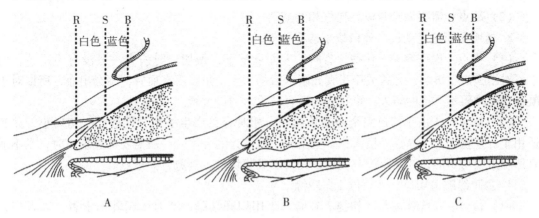

图 26 - 1　白内障超声乳化摘除手术切口位置

A. 巩膜切口；B. 角膜缘切口；C. 透明角膜切口

（图中 R 为虹膜根部，S 为 Schwalbe 线，B 为球结膜附着点）

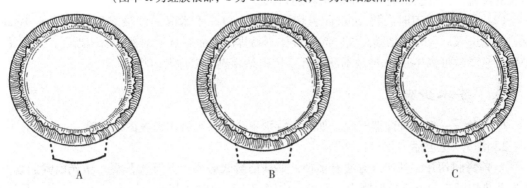

图 26 - 2　白内障超声乳化摘除术切口外口形状

A. 弧形切口；B. 直线形切口；C. 反眉形切口

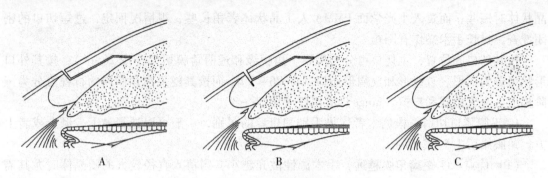

图 26 - 3　白内障超声乳化摘除术切口行程

A. 三阶梯形切口；B. 直进出式切口；C. 户枢形切口

（2）缺点：需要做结膜瓣，操作相对复杂。

2. **透明角膜隧道切口**　外口位于透明角膜。

（1）优点：操作容易、快捷、省时，表面麻醉下，做切口时病人一般没有不适感，由于不对结膜产生影响，尤其适用于青光眼术后的病人，角膜没有血管，不会出血，所以对于凝血功能障碍不严重的病人，也是比较适合的手术切口位置。

（2）缺点：①由于切口完全做在角膜上，相对容易产生手术源性散光，切口小，尤其适用于折叠软性人工晶体的植入；②安全和术后散光的考虑，一般需要扩大切口时，是不适宜透明角膜切口的；③角膜没有血管，相对于巩膜切口，其愈合要慢点。

3. **角膜缘隧道切口**　外口位于角膜缘。

（1）优点：①操作容易、快捷、省时，不用切开结膜；②对于超乳初学者，或者病人条件不好，在手术中不顺利时，可以扩大切口，改换手术方式；③术源性散光较切口较透明角膜切口小，较巩膜切口大；④角膜缘部有血管，切口的愈合速度较透明角膜切口快，但无结膜的覆盖，其抗感染能力可能较巩膜切口低。

（2）缺点：进刀时会将 Tennon 囊切开一个小口，手术时灌注液有可能会流入 Tennon 囊，大量进入后会导致结膜高度隆起，液体不易排出，而影响手术视野的清晰度，妨碍手术操作，必要时可将 Tennon 囊放射状剪开，使得结膜囊的液体及时排出。

六、手术步骤

1. **开睑**　一般用开睑器开睑。如患者特别不合作，可采用缝线固定开睑。

2. **切口**　见上述"切口选择"。

3. **前囊膜切开**　其切口方法有多种，如开信封式破囊、开罐式截囊、激光前囊膜切开、撕囊器热灼撕囊和连续环形撕囊，而做白内障超声乳化时尤其选择行连续环形撕囊，是该术式的关键步骤。连续环形撕囊有很多优点：①由于撕囊口是连续、环形，有很强的抗张性，没有活口，一般不易出现撕囊口向后方裂开累计后囊膜而导致后囊膜破裂的发生；②无残留撕囊碎片，避免抽吸时堵塞管口；③人工晶状体置入囊袋内，有良好的居中性，很少发生偏位；④后发性白内障的发生率明显低于其它囊膜切开方法。下面以连续环形撕囊法（图 26 - 4）为例介绍。

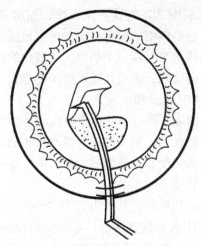

图 26 - 4　连续环形撕囊

（1）前房内注入黏弹剂，将晶体压平甚至稍向下凹，这样撕囊时避免囊膜向周边移动而损伤后囊膜，最好选择高粘滞性的黏弹剂，比如2%透明质酸钠，从而在撕囊时尽量减少黏弹剂的溢出，而维持较深的前房空间。

（2）可以使用截囊针或者撕囊镊进行撕囊：可以用四号半注射针头做成解囊针，先将针尖的斜面尖端1/3 向后扭成90°，再在距针尖约 10mm 处将针身向相反方向扭弯少许即可。撕囊的开始阶段非常重要，一般先在晶体中央刺一个小口，然后划向周边轻轻挑起做成一个囊膜瓣，然后翻转囊膜瓣，用截囊针钩住囊膜瓣，做向心方向的连续撕拉，期间视情况，换手3~4 次，操作不熟练者换手次数更多，并补充黏弹剂，维持好前房深度，每次用截囊针钩前囊膜时进针都不宜过深，以免扰动囊膜下的皮质，而影响对囊膜的观察。

撕囊过程中由于不熟练、或者操作不当、或者黏弹剂溢出过多，有可能会出现囊膜向周边撕裂的可能，遇到这种情况，不要惊慌，及时停下观察囊膜撕裂情况，若向周边撕裂不多，可以补充注入黏弹剂后再勾住撕口的边缘，作用力向中心方向可以将其拉回，继续进行连续撕囊；若撕裂口有延及晶体悬韧带的可能时，此时补充黏弹剂后，用囊膜剪重新剪开囊膜，然后可以再次重新撕囊。

撕囊口的大小视情况选择，对于大核、硬核、或者悬韧带不健康者，宜适当做大一些，从而减少对囊膜和悬韧带损伤的风险，一般以 5.0~6.0mm 为宜，这样植入人工晶体后正好囊膜口压住人工晶体的边缘。对于不熟练者在撕囊操作时，开始宜做小些，这样避免撕囊的不成功，当认为撕囊口不够大时，尚可以将其再行撕大，加大的方法是先用囊膜剪在撕囊口某处做一小切口，再自此处进行撕囊。

有两种情况会使撕囊较为困难，即所谓白色白内障、黑色白内障。黑色白内障，即核呈褐黑色或黑色的核性白内障，由于颜色极深，致使术中看不到眼底红光反射，影响囊膜的可视度。有人主张在斜照光下进行撕囊，但一般在增加光亮度时也可完成撕囊。由于核较大，撕囊口也应较大，直径需在 6mm 以上，大撕囊口有助于乳化时核的转动，并可减轻术中对悬韧带的牵拉。

白色白内障包括成熟期白内障、过熟期白内障和膨胀性白内障，这类白内障在撕囊时，皮质容易溢出到前房，影响囊膜的能见度。此时可使用囊膜染色剂，如 Vision Blue，前房注入染色剂后，保留5～10s，然后用BBS置换冲洗干净，前房充填黏弹剂后再行撕囊，由于囊膜染色后撕开区和未撕开区会有鲜明的颜色对比，更容易区分。如果没有囊膜染色剂，我们也可以采用先用截囊针在晶体中央刺破一个小口，待液化的白色皮质溢出部分后，再补充黏弹剂，这样晶体囊膜的张力会降低，再行连续环形撕囊会相对容易控制些。

4. 水分离　就是在晶状体的囊膜和皮质之间注入少许平衡液，使得二者分离的技术（图26－5）。对于未成熟的白内障、伴有晶状体半脱位或悬韧带较脆弱的白内障，水分离较为重要，一方面可方便术中核的转动，另一方面可减小核转动时对囊膜及悬韧带的牵拉，使手术更为安全。但对于皮质型成熟期和过熟期白内障，由于皮质液化，已经失去了与囊膜之间的附着力，水分离几乎可以省略。

方法是：装有平衡液的5ml注射器，其针头是26号钝头针，将针头刺入囊膜下与皮质之间，紧贴前囊膜，然后缓慢注入平衡盐溶液，若晶体混浊不是太严重，在眼底红光反射下，可以看到液流在囊膜下流动，并通过后囊膜由另外一侧溢出，若水分离不充分，也可以在其它处甚至多点注入，切忌注入过快、过猛，以防晶体前移堵塞前囊口而至囊袋阻塞，甚至导致后囊膜破裂的可能，故宜一面注水，一面轻压晶体，让液体能够溢出，并可以用冲洗针将晶状体皮质与核复合体在囊袋内转动。

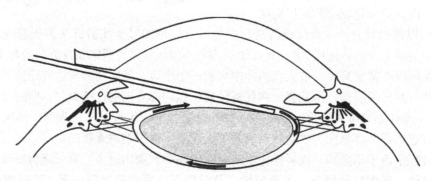

图26－5　水分离

5. 水分层　就是在晶状体中央的核与其周围的皮质之间注入少许平衡液，使二者分离的技术。此技术在小切口非超声乳化白内障摘除时较为重要，因为它可以使核尽量缩小，便于剜核。在超声乳化手术中也有其优点：由于表层核并不需要使用能量即可吸除，水分层后可以将外核层与核心分开，使得核的体积减少一半以上，另外在做超声乳化的手术过程中，由于有外核层和周围皮质的保护，使得在乳化核时变得更安全，后囊膜破裂的发生率也降低。而许多熟练的超声乳化医师都省去了此步骤，这样一方面节省时间，另一方面，可以避免水分层时将大量黏弹剂冲洗出前房而失去了在超声乳化过程中的重要的保护作用。

方法是：装有平衡液的5ml注射器，其针头是26号钝头针，将针头刺入晶体核的旁中央区，当核开始活动时表示刚到达晶状体内核部，此时不必再深刺，沿晶体核心的切线方向缓慢注入平衡液，使得晶体核心与外核层分离，完全分离后在显微镜下呈现出围绕核心的一圈金环，有时表现为黑色圈。

6. 晶状体核超声乳化吸除　是白内障超声乳化摘除术的核心步骤。其操作可以分成单手法和双手法。单手法顾名思义就是用一个手完成整个超声乳化的碎核、乳化、吸除的过程。术中超声头一边转动或拨动晶状体核，一边将其乳化吸出。双手法是一手使用chop，从辅助切口进入，帮助劈核、分核、转核，另一手使用超乳头对核进行乳化和吸除。由于双手法的效率较高，速度较快，目前绝大多数手术医师均选用这一方法。

（1）核乳化抽吸法

1）超声乳化仪打开后，设置好参数，包括负压、能量、流量等，各类型机器及医师习惯不同或有些差异，测试机器，将工作状态设置于"phaco"状态。

2）超乳仪的脚踏板，一般分为三个档，1档，就是灌注，会有水从超乳手柄的尖端蓝袖套的两侧呈线状流出；继续下踩就是2档，包括灌注和抽吸，手柄尖端的中空管会有液流从眼内抽出；继续下踩是3档，同时有灌注、抽吸和超乳能量的输出。

3）执笔式握持超声乳化手柄，在有灌注状态下进入前房，或者事先前房已充有粘弹剂，可以进入前房后在踩灌注的1档，要保证前房的深度、空间。

4）在对核进行超声粉碎的过程中，可以采用挖碗式或分核式等技术（见下），要时刻注意超乳针头的位置，不可以太前，也不要靠后，以防对前面角膜内皮和后面的后囊膜的损伤，一般超乳针头有个斜面，斜面朝上会安全一些，能够观察到进入超乳针头的情况，当我们希望抓核牢固时，可以采用针头斜面朝下的方式，这样对核的握持力增加，更利于劈核。

5）维持前房的深度，非常关键，所以只要超乳针头在眼内，就要一直保持有灌注状态，否则可能导致前房消失、眼球塌陷，损伤角膜内皮、后囊膜、虹膜等眼内组织，在超乳过程中，为了减少能量释放对眼内组织及角膜的损伤，宜针头吸住核时再用超声能量，这样就提高能量的使用效率，减少额外的损伤，也可以使用辅助器械：chop，将核"喂"向超乳针头。

（2）晶状体核乳化的工作位置：在乳化核时，按超乳针头所在的工作位置不同，可分为：前房内乳化法、后房内乳化法、囊袋内乳化法和囊膜上乳化法三种方式。

1）前房内核乳化法：顾名思义，本法为将晶状体核移至前房，在前房内将其乳化吸除的方法，为最早使用的超声乳化法，习惯称为第1代的晶状体超声乳化摘除术。这种方法具有直观、避免术中瞳孔逐渐缩小和后囊膜破裂的危险性等优点。但容易损伤角膜内皮，并且不易将晶状体核移入前房等明显的缺点。现在大多数术者已不采用此法。

方法：在进行开罐式晶状体前囊膜切开后，用破囊针伸入6点方位的前囊膜下，用尖端钩住接近晶状体核赤道部位，将晶状体核的6点方位转动向2点方位，转动时反复上下摇动晶状体核，并向上轻提，使之脱出虹膜面进入前房。先用超声乳化头在上方赤道部进行咬饼样碎核，然后旋转数个方向再作周边部的碎核，最后剩下硬的晶状体核心用超声乳化探头直接进行粉碎。早期的前房内晶状体乳化法使用单手完成，但也有人使用双手法：做一个角膜穿刺口，左手使用拨核器，通过角膜穿刺口进入前房，把晶状体核"喂给"右手控制的超声探头，使晶状体核易于乳化。

2）后房内核乳化法：是在虹膜后方、晶状体前囊膜前将晶状体核乳化吸除的方法。由于前房内核乳化法对角膜内皮损伤过重，20世纪70年代末期，许多术者改用这种晶状体核乳化法，称为第2代的晶状体超声乳化摘除术。此法在一定程度上减少了对角膜内皮的损伤，使白内障超声乳化摘除术逐渐被接受，但由于早期尚未采用连续环形撕囊术，术中后囊破裂的发生率仍较高。

方法：前囊膜切开后，进行水分离和分层术。向前房注入少许黏弹剂以保护角膜内皮。超乳头自主切口进入前房后，旋转手柄使探头斜面向上，在用脚控踏板启动超声能量的同时用探头反复由上至下，以推动发剪方式刻蚀晶状体核，不断粉碎吸除晶状体核直至晶状体核成为一个"碗状"或"盘状"，此时可从角膜旁切口伸入拨核器，轻压晶状体核的下方6点方位处，使晶状体核脱出囊袋，位于虹膜后的后房内，并暴露"晶状体碗"或"晶状体盘"的上方边缘部（切口位于上方），然后用超声探头将其乳化吸除。在此过程中，左手运用拨核器，通过推、提、压、刮和旋转晶状体核等不同的动作，将残余的晶状体核"喂入"超声探头口内，便于晶状体核的乳化摘除。

3）囊袋内核乳化法：连续环形撕囊术的引入，使白内障超声乳化摘除术可在囊袋内碎核，此期被称为第3代的晶状体超声乳化摘除术，为目前最常使用的方法。在囊袋内将晶状体核作超声乳化的方法，又称为原位碎核法，并可被分为：a. 核不分离超声乳化：在囊袋内用超声乳化头将晶状体从前到后一层层地乳化后吸除，为狭义上的原位超声乳化法；b. 核分离超声乳化：用水分离法将晶状体囊与皮质分开，用水分层法将晶状体坚硬的内核与松软的外核分开；c. 用超声头先将内核切削乳化后，再将外核翻转抽吸清除，称为切削和翻筋斗术。

4）囊膜上核乳化法：是20世纪90年代中期美国医师Meloney提出的一种方法，常规的主切口、侧切口，连续环形撕囊，水分离，水分层，将核拖出囊袋，在囊袋外虹膜的后方完成对核的超声粉碎、吸除，该手术方法避免了对囊袋和晶状体悬韧带的过多扰动，从而使手术更为安全。但目前使用这一方法的手术医师并不多。

（3）核乳化技术：20世纪90年代，许多手术医师提出了各种各样的碎核技术，但较为有代表性的为下述三种，其他各种方法都可认为是对以下方法的改良技术。

1）挖剜法（bowling，图26-6）：就是用超乳针头将晶体核从前向后，从中心向周边，一点点刻蚀，将晶体刻出一个碗形，当碗壁薄到一定程度时，通过吸住周边的碗壁牵拉，或者通过灌注的变化、前房的涌动，实现碗壁的塌陷，进而将整个碗壁完全乳化吸出，该手术方式较耗时，耗能，不适用于核硬的患者，对于初学者、双手协调能力差者，或者核较软者，可以尝试使用。

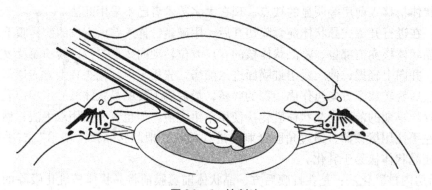

图26-6 挖剜法

2）"分治"法（divide and conquer，图26-7）：需使用双手法，一手操作超乳头，另一手持Sinskey钩。先将超声乳化仪参数设为高能量（如60%~70%）、低负压（如0~20mmHg），用超乳头在核上由浅而深挖一条直沟，然后将晶体核旋转90°，再挖一条与前垂直的沟，两条沟的深度不断增加，当其深度达到核厚度的85%~90%时，用超乳头和Sinskey钩向沟的两侧施压，将核掰开成四块。再变换参数为低能量（如50%~60%）、高负压

（120～200mmHg），或者变换能力输出方式：脉冲或爆破模式，将核碎块乳化吸除。

3）劈核法（chopping，图26-8）：需要劈核刀的辅助，劈核刀要求其顶端光滑、钝圆，以防刺破囊膜，其侧刃锋利；一般设置较高负压，一般在120mmHg以上；视晶体核的硬度而设置能量，一般为50%～70%；超乳针头首先将晶体表面的皮质吸出，然后乳化刺入核深部，厚度超过核直径一半以上，从而将核牢牢握持，然后劈核刀顺着下方前囊膜下，伸到核的赤道部，然后与超乳针头延着晶状体纤维的方向对冲，从而将晶体核一份为二，然后旋转核90°，此时直接将超乳针头从劈裂口晶体核心处乳化刺入，同样适用劈核刀将核一分为二，这种劈核的方法，可以将核劈成四半，或者更多半，可以边劈边乳化吸除，也可以分成好多小块后再各个乳化吸除。

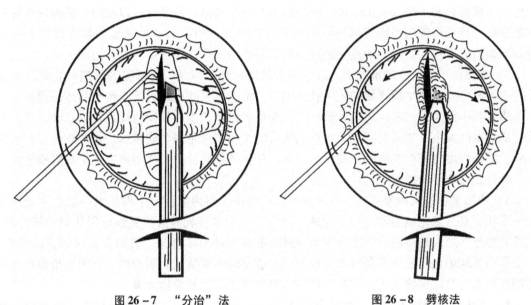

图26-7　"分治"法　　　　　　　　图26-8　劈核法

文献中还报道过许多超声乳化碎核技术，但均可视为术者根据其经验和晶状体核的硬度等情况，对上述几种术式进行改进并相互结合使用而成。

（4）超声乳化过程对角膜内皮的保护：超声乳化的能量一方面可使晶状体核乳化而便于吸除，但另一方面也可对眼内组织产生损伤，最明显的是对角膜内皮的损伤，重者可致持续性角膜水肿、大疱性角膜病变。超声乳化术中损伤角膜内皮的原因可能为：超声乳化能量过高，时间过长；超声乳化点离角膜太近；眼内灌注液成分或浓度不当，术中或术后眼内误注入药物；术后较重的前房炎症反应；术中角膜后弹力层脱离，甚至误吸除、缺失；合并有未被发现的角膜内皮疾病等。由此可见，超声乳化过程中宜通过以下方法以减少对角膜内皮的损伤。

1）掌握熟练的手术技能，尽量降低超声乳化能量，缩短乳化时间：超声乳化时对眼内的损伤，包括超乳针头产生的热损伤，和高频震荡产生的机械损伤，这些损伤都可以导致角膜内皮细胞功能和数量的下降，有人认为降低超声乳化能量就可以减少眼内的损伤，其实不然，长时间的眼内操作，同样会对眼内产生严重的损害，一般认为对眼内的损伤程度与超乳能量与时间的乘积成正比。为了降低眼内损伤，应该尽量提高能量的使用效率上，避免无谓的能量释放，目前常用的做法有：a. 使用高负压和低能量进行超声乳化手术，需要手术者拥有熟练的手术技巧，更娴熟的利用劈核刀的辅助劈核、喂核。在这种模式下容易出现前房的不稳定，若技术掌握不当，甚至可能出现角膜内皮严重损伤，所以宜根据自身水平，谨慎选择。b. 合理选择应用脉冲和爆破模式，在核分开后，尤其对于硬核，我们就可以变换模式，脉冲模式的释放是断断续续的，进入第3档时，踩的越深能量释放越大，踩到底后能量释放达到预设的最大值；爆破模式的能量释放也是断断续续的，只是每一次能量的释放都是预设的最大值，只是踩的越深，释放的频率越高，第3档踩到底时就变成连续的能量释放了。

减少能量损伤角膜内皮的另一方法就是使用黏弹剂注入前房并粘附于角膜内皮，对其进行保护。黏弹剂做为现代超声乳化手术必须要到耗材，一方面充填前房空间利于撕囊等眼内操作、充填囊袋利于植入人工晶体，同时黏弹剂做为高黏滞性物质可以粘附角膜内皮很好的保护角膜，从而降低超声能量的热损伤和机械震荡伤，临床上高黏滞性的黏弹剂如 Visvoat 等，所谓的软壳技术就是基于这一原理，对于角膜内皮功能不健康者尤其适用。

2）在保证手术安全的情况下，根据术者的操作熟练程度，尽可能的将超声乳化头的工作位置远离角膜：在早期开展的超声乳化术中，术者过多顾虑超乳针头刺破晶体后囊膜，会采取将核脱出前房，或者距离角膜较近的工作位置操作，术后发生持续性角膜水肿，甚至失代偿的病例的发生。临床实践表明超声乳化头的工作位置距离角膜越远，对角膜内皮的损伤越轻，损伤程度与该距离的平方成反比，所以理想的超乳针头工作距离应该是在虹膜平面一下，最好是在囊袋内操作。

3）使用最佳的眼内灌注液：非等渗溶液不能用于眼内灌注，生理盐水一般也不能用于眼内灌注。复方氯化钠溶液（含氯化钠、氯化钙）和复方乳酸溶液勉强可用作眼内灌注液，但并非理想，原因是溶液中缺乏酸碱缓冲对或酸碱缓冲对不理想，乳酸在前房的清除较慢，可引起局部酸中毒。部分术者提出在其中加入适量的碳酸氢钠和葡萄糖，有减轻角膜水肿的作用，但未经对比试验证实，较接近理想的眼内灌注液为平衡盐溶液。

4）防止误注药物入眼内：角膜内皮是非常娇嫩的，对化学物质十分敏感，高浓度的药液如术中使用的庆大霉素、肾上腺素等，如误注入眼内，均可引起角膜内皮的严重损伤，普通的麻醉药因其含有防腐剂，故对角膜内皮损伤极大，不能注入前房。特别值得注意的是，一些单位没有快速消毒设备，常常使用戊二醛溶液浸泡手术器械，特别是有管道的器械如冲洗针头、超声乳化手柄与针头、I/A 手柄与针头，其上的戊二醛溶液很难冲洗干净，即使是微量的戊二醛进入眼内，也可引起角膜内皮的严重损伤导致大疱性角膜病变，同时还可损伤小梁组织引起顽固的眼压升高。

5）减轻术后前房内的炎症反应：术中尽量减少眼内操作，特别是对虹膜的损伤，有助于减少手术对血房水屏障的破坏，减轻术后炎症反应。对术后前房反应较重者应及时使用有效的抗炎药物。

6）防止术中角膜后弹力层脱离或脱失：这一并发症虽然发生率不高，但后果十分严重。角膜内皮细胞附着于后弹力层内表面，后弹力层脱离可严重影响角膜内皮的功能，如果大片后弹力脱失势必会导致角膜内皮功能失代偿。

容易引起后弹力层脱落的因素有：a. 做隧道切口时刀太钝，潜行至内切口时不能将后弹力层刺破，反而将其顶起，使之与基质层分离，此时的后弹力层脱离一般是小范围的，但如果以后的操作不当，就很容易使脱离范围扩大，甚至整个后弹力层撕脱。b. 超声乳化针头、I/A 针头进出切口次数较多及方向不对（太过向上）。一般来说，超声乳化头套上蓝套后，恰好可以通过主切口进入前房，但如果主切口过小，或蓝套用久后变松甚至入水口处撕裂，都会使超声乳化头通过切口时发生困难，如果再反复进出，蓝套的边缘有可能将后弹力层撕下来。将超声乳化头伸入前房时，一些医师为了避免触及虹膜而将超声乳化头过分地顶向角膜方向，这样也容易撕脱后弹力层。此时，可先在前房切口处注入少许黏弹剂，再将超声乳化头伸入前房。当小量后弹力层脱离时由于操作不当误将后弹力层吸除。c. 置入人工晶状体时置入镊或人工晶状体将后弹力层撕脱等。对年龄较大、小眼球的病例宜尤其要小心。

7）警惕患者原有角膜内皮疾病的影响：Fuch 角膜营养不良、穿透性角膜移植术后和青光眼术后（尤其是术后长期浅前房）的病例，其角膜内皮细胞数目或功能可能已明显下降，在超声乳化手术的刺激下，很容易发生角膜内皮功能失代偿。术前宜认真询问病史、仔细检查角膜透明度，尤其是用高倍裂隙灯检查角膜的光滑度，必要时行角膜内皮细胞照相，观察内皮细胞的数量和形态，有助于了解内皮已损伤的情况。

7. 皮质抽吸　在晶状体核被乳化吸出后，将灌注管和抽吸管自超声乳化手柄上拔出，连接在 I/A 手柄上。I/A 手柄一般配有两个针头，一个为直形或弧形针头，用于抽吸各处的皮质；另一个尖端呈 90°转折，用于抽吸主切口方位的皮质。用手柄上吸孔为 0.3mm 的灌注抽吸针头伸进前囊下，从下方 6 点开始到鼻侧和颞侧，最后到 12 点，将残留的晶状体皮质抽吸清除。抽吸 12 点方位的皮质时，可换用尖端转折的针头。残留的多为较透明的晶状体皮质，因此需要先将皮质吸住，拖至瞳孔中央后，再加大吸力将其吸出。有时皮质嵌于 I/A 针孔口不能吸入，可用辅助器械将它塞入针孔内。有时不小心吸住后囊膜，此时宜立即停止抽吸，但不要停止灌注（即脚踏控制板立即退回第 1 挡），并不必惊慌而将 I/A 头立即拔出，这样往往会将后囊膜撕裂，甚至将整个囊膜拉出，而应保持灌注，脚踩回吐键（部分机型有此功能），待后囊膜被回吐后才取出 I/A 头，或继续抽吸。

8. 后囊膜抛光与后囊膜环形撕除术　若后囊膜上仍黏有少量皮质，为安全起见，此时不宜用 I/A 头直接抽吸，以免吸破后囊膜。可向后囊膜前方注射少许黏弹剂，再用注射黏弹剂的针头轻轻摩擦后囊膜，可将残余皮质松开待置入人工晶状体后与黏弹剂一并吸除。若后囊膜本身浑浊，或后囊膜上的机化膜粘连较紧，不能通过抛光松解，则需行后囊膜环形撕囊术（图 26-9）。先向前房注射少量黏弹剂以保持约 1.5~2CT 深的前房（注意不可太深，否则撕囊时看不清楚），用截囊针在后囊膜中央刺一孔，再通过此小孔向后囊膜后方注射少量黏弹剂，将范围约 3mm 直径的玻璃体前界膜与后囊膜分开。然后用撕囊镊自小孔处开始，在后囊膜中部撕去直径 2~3mm 的后囊膜。若后囊膜上的机化块较坚韧，估计难以撕开，可在注入少量黏弹剂后，先用一次性直 OT 针头在后囊膜中部刺开两条长 2~3mm 的平行的直线口，再用囊膜剪垂直于这两条切口剪开，将剪下囊膜用镊子夹出，形成一个四边形的后囊膜撕囊口。

一般 12 岁以下的儿童患者和后囊膜明显浑浊的成人可常规进行后囊膜环形撕除术，但对高度近视患者应慎重，最好留待日后行 Nd：YAG 激光切开，因为这类患者玻璃体液化严重，在后囊膜撕开后常常伴玻璃体脱失，使术后视网膜脱离的发生率大大增加。

9. 关闭切口　术毕宜用冲洗针自侧切口向前房内注入 BSS，形成前房，并检查切口闭合情况，对于巩膜隧道切口，一般都是可以自闭的，即便植入硬性人工晶体扩大切口，只要切口整齐也是不需要缝合的，但对于小儿，由于巩膜发育尚不完善，硬度差，原则上要求缝合 1～2 针。对于透明角膜切口，由于切口小，同样多数都是可以自行闭合的，为了更好的水密，在手术结束前可以用冲洗针头在角膜切口，向基质层间注入平衡液，使得角膜基质水肿增厚，进而更利于切口的闭合。

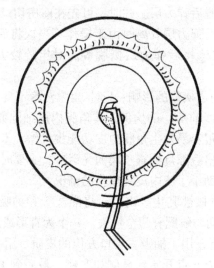

图 26-9　后囊膜环形撕囊术

七、术后处理

当切口关闭后，球结膜下注射抗生素和皮质类固醇的混合液，如庆大霉素 1 万 u 和地塞米松 1mg，结膜囊涂抗生素眼药膏后用眼垫包眼。术后第 1 天即可去除眼垫，改用抗生素和皮质类固醇眼药水滴眼。术后如果炎症反应重，可在球结膜下注射地塞米松 2.0mg 或全身应用皮质类固醇。术后患者的日常生活一般不必严格限制，但应避免剧烈活动及防止眼部受到碰撞。

（汪　永）

第二节　囊外摘除术

白内障手术史经历了针拨术、传统囊外摘除术、囊内摘除术、囊外摘除术和超声乳化摘除术等主要时期。如今，针拨术、传统囊外摘除术已经不再使用了，囊内摘除术的使用也非常有限，囊外摘除术和超声乳化摘除术为我国目前白内障手术方式的主流。白内障囊外摘除术（extracapsular cataract extraction，ECCE）是把晶状体前囊截开并将中央部分前囊切除，然后将浑浊的晶状体核摘除及皮质清除干净，同时保留完整的晶状体后囊膜以支撑人工晶状体。目前常用的白内障囊外摘除术式有白内障囊外摘除术、小切口非超声乳化白内障摘除术、白内障抽吸术和白内障超声乳化摘除术，本章介绍前三种术式。

一、囊外摘除术

白内障囊外摘除术的特点是在手术显微镜下，前囊膜截开后，通过角膜缘切口将整个核剜出，然后在切口关闭的状态下注吸皮质，并保留完整的晶状体后囊膜以支撑人工晶状体。

（一）主要优点

与白内障囊内摘除术相比，它有不少优越性。

（1）由于有完整的后囊膜而避免了玻璃体的脱失，并使得相关的眼底并发症的发生率也明显降低，如黄斑囊样水肿、视网膜裂孔和视网膜脱离等。

（2）由于有晶状体后囊膜作为屏障，可以阻止房水中的有害物质进入眼后段而造成眼后段的组织损伤。

（3）因为有了完整后囊膜的支撑，从而可以植入后房型人工晶状体，矫正了白内障术后的屈光不正问题。

（4）完整后囊膜的存在还可以阻止玻璃体的前移，避免了玻璃体疝的发生，以及玻璃体溢入前房接触角膜内皮，而对内皮的造成损伤。

（5）白内障囊外摘除术的适应证较广。

在眼科手术显微镜应用于临床以前，传统囊外摘除术的主要缺点是皮质残留导致术后葡萄膜炎，而囊外摘除术在手术显微镜下进行，使得这一缺点基本得到了解决。由于白内障囊外摘除术不具有白内障超声乳化摘除术小切口、高效率的优点，在一些发达国家它已逐渐被白内障超声乳化摘除术所取代，但它不需昂贵的超声乳化仪，因而在我国现阶段仍然为白内障手术的主要方式之一。

（二）适应证

一般来说，除晶状体脱位，几乎所有类型的白内障均可作囊外白内障摘除术。但囊外手术最佳的手术时机是成熟或近成熟期白内障，视力在0.1以下者，这一规定，随着现在设备的更新、术者技术的提高，视力方面的适应症已逐渐放宽，只要因白内障导致的视力下降而影响生活质量，都是可以考虑手术的。

（三）禁忌证

（1）全身合并症较多、较严重，比如合并较严重的心脑血管疾病等，而不能耐受手术者。

（2）晶状体脱位或超过2/3半脱位者。

（3）局部化脓性感染灶或菌血症者。

（4）凝血功能障碍者。

（5）全身或局部患有感染性疾病

（四）术前准备

1. 抗生素眼药水 手术前即提前常规点眼，预防感染。

2. 散瞳 可用复方托吡卡胺眼药水点眼散大瞳孔。

3. 控制眼压 白内障囊外摘除术由于切口较大，眼内处于开放状态，为降低后囊膜破裂、玻璃体溢出，甚至驱逐性脉络膜出血等严重并发症的发生，一般术前宜充分降低眼压，而眼压过低又可能引起剜核困难。一般最佳的眼压是7～10mmHg。对于合并有青光眼、高眼压者，术前不宜过早扩瞳，并使用降眼压药物降低眼压，如局部点噻吗心安、口服乙酰唑胺，或静脉滴注甘露醇。

4. 镇静 除术前做心里安慰工作外，可术前半小时肌内注射苯巴比妥钠0.1g，以镇静，缓解患者紧张情绪。

（五）麻醉

以前为达到理想的麻醉效果，常常使用球后或球周麻醉，并且有的还施行面神经阻滞麻醉以制动眼轮匝肌，为达到较为适中的眼压，球后或球周注射后术者常常用大鱼际压迫眼球 5 ~ 10min。近年来由于手术技术及设备的进步，不少术者采用表面麻醉。但传统的麻醉方法虽然较慢，毕竟更为安全，特别是对心理异常紧张、合作欠佳的患者。

（六）手术步骤

1. 开睑　有开睑器开睑和缝线开睑两种办法。传统的方法是采用缝线开睑，要求缝针不要距离睑缘太近，否则有引起眼睑外翻而致眼睑上缘压迫眼球。该开睑的方法有其优点：可以解除眼睑对眼球的压力，缺点就是操作繁琐，可引起眼睑的皮下瘀血。现在常用开睑方法是开睑器开睑，其简单快捷，但不能解除眼睑对眼球的压力。两种方法的选择完全取决于术者的习惯。当遇到小睑裂、眼球凹陷的患者时，可以将外眦部切开以扩大睑裂。

2. 眼球固定　多采用上直肌缝线牵引固定，具体操作办法就是：可以在结膜外吊线，也可以打开球结膜，在结膜下吊线，用眼科有齿镊先闭合紧贴眼球表面，12 点方向向上深入，大约在角膜缘后 8 ~ 9mm 处张开有齿镊，抵紧眼球，再夹住上直肌的止端，用带有 1 － 0 丝线的缝针穿过止端后的肌腹，注意进针的方向，切勿穿通巩膜壁，然后用血管钳将拉紧的的缝线固定在上方手术巾上，此时眼球处于下转位。也有医师在抓直肌前用斜视钩压迫下穹隆部，使眼球轻度下转，再用有齿镊去抓上直肌，这种做法有效地减低了操作的盲目性，尤其是对于紧张不配合、用力闭眼致眼球过度上转的患者，这种方法更值得推荐。

3. 做结膜瓣　在做巩膜隧道切口前要先暴露巩膜，就要求要先做以穹隆为基底的结膜瓣，做这样的结膜瓣容易操作，且不会因此而遮盖角膜，利于暴露手术视野，具体方法：上方 12 点左右结膜下注射少许利多卡因，从 10 点左右放射状剪开近角膜缘部球结膜，结膜下钝性分离，延角膜缘约 120°剪开球结膜，再向上穹隆方向结膜下钝性分离少许，暴露巩膜面 3 ~ 5mm 宽，烧灼止血。

4. 切口　一般用刀片或钻石刀先沿角膜弧度做一板层切口，长度 10 ~ 12mm 约 120°，深度超过 4/5 厚度，然后选择一点切穿进入前房，通过这个穿刺口注入黏弹剂形成前房，接着完成截囊后再用角膜剪自穿刺口向两侧将切口扩大，以便剜核。做切口前，特别是扩大切口前，应习惯先检查缝线有没有准备好，部分小的医疗单位常常忘记准备缝线，以致术中不能及时关闭切口，增加手术的并发症。

（1）切口方位：对手术效果的影响不大，切口位置的选择以便于手术为宜，多数选择在上方，也可以选择在上方稍靠优势手一侧。有一些合并其它眼疾的患者，对于手术切口的位置会有一定的要求，比如青光滤过手术后的患者，其上方有巩膜滤过泡，为防止手术破坏滤过泡，切口就要避开，可以做在鼻侧或者颞侧；有合并晶体半脱位或者玻璃体脱出的患者，手术切口也就需要避开这些位置，而合并虹膜根部离断的患者，为了一道修复虹膜，就需要在虹膜根部离断的方位做切口。

（2）切口位置：由于白内障囊外手术的切口较长，一般需 10 ~ 12mm，因而切口的位置对手术的效果影响较大。切口过于靠前容易引起角膜严重散光，过于靠后会影响手术操作，一般多选择在角膜缘的后界做切口，但也有选择透明角膜、角膜缘前界和巩膜位置做切口的，各自特点如下。

1）透明角膜切口：外切口在角膜缘以内约1mm的透明角膜上。常规的白内障囊外摘除术切口一般较大，大的角膜切口会引起严重的散光，所以一般不选做透明角膜切口，但也有其优点，由于角膜上没有血管而不会引起出血，所以对于有出血倾向者可以选用，另外术后也较少发生虹膜前粘连。

2）角膜缘前界切口：外切口靠近角膜缘前界，此处做切口较少引起出血。

3）角膜缘后界切口：这是最常采用的手术切口，外切口做在角膜缘的后界，此处血管较丰富，手术后切口更容易较快的愈合，而且对角膜散光影响也比较小。内切口则做在小梁网之前部（无功能小梁）或 Schwable 线附近为宜。

4）巩膜切口：角膜缘后界后1~1.5mm做巩膜外切口，稍为向前倾斜进入前房，内切口位置在小梁后部，切口完全避开角膜组织。此法容易引起出血，仅适用于角膜内皮变性病例。

（3）切口类型：根据切口在球壁的行程径路特点，可将切口分为垂直切口、倾斜切口和二阶梯和三阶梯切口等。

1）垂直切口：与眼球壁呈垂直方向进入前房。这种切口在关闭时需紧密缝合才能水密，容易引起较重散光。

2）倾斜切口：这种切口在角膜上是倾斜进入前房，切口的密闭性较好，缝合后容易达到水密状态，但如果切口过于倾斜有导致后弹力层脱离的可能。

3）二阶梯切口：先垂直进入1/2角膜厚度，再倾斜进入前房，切口形成两个平面。

4）三阶梯切口：切口是呈三个平面，先是角膜缘处垂直进入1/2厚度，然后在板层角膜平行剥离1~2mm，再垂直进入前房，这种切口密闭性更好，可以自行闭合。

5. 截囊　将晶状体的前囊膜截开，以便核可以自此剜出，皮质可自此抽吸，人工晶状体可以自此置入。它是白内障囊外摘除术中最为重要的步骤之一，它直接影响到核剜出的顺利、皮质抽吸干净和人工晶状体置入位置的正确与否，甚至有学者认为它与后发性白内障的形成也有一定关系。临床上常用的前囊膜截开方式有如下几种。

（1）开罐式（图26-10）：为白内障囊外摘除术最常使用的截囊方法。一般使用四号半注射针头做成截囊针，前房注入适量黏弹剂，在前囊膜上密集点刺小破口，成环形，一般环的直径约6mm，每象限刺5~10个裂口，然后再将个小破口连接撕破。

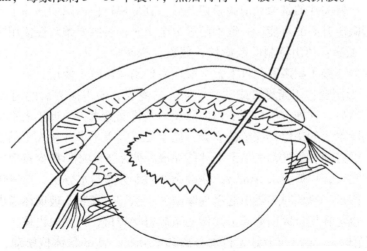

图26-10　开罐式切开

传统囊膜上扎孔的顺序为先 6 点开始经 3 点到 12 点，再从 6 点经 9 点到 12 点。但也可不按此顺序，如先将 10 点至 2 点方位的囊膜扎开，以保证剜核时"产道"通畅，扎孔时常常是开始容易些，以后可能因皮质溢出影响观察、囊膜张力降低而较为困难。然后再将其余部位的囊膜扎开，最后连成一个环。如为成熟期和过熟期白内障病例，扎开第 1 孔时可能有许多皮质溢出，影响术中观察囊膜，可在扎孔前先向前房注入少量黏弹剂，破开第 1 针后用破囊针轻压切口后唇缓慢放出溢出的皮质，待手术野基本清楚后再继续截囊。

（2）线状或信封式（图 26 - 11）：先是在晶状体的前囊膜做一水平切开，然后行白内障的核的取出和皮质的吸出，在人工晶体植入的前或后，再撕去中央光学区的晶状体前囊膜。这种截囊方式有一缺点，当白内障的核过大或操作不当时，前囊膜的切开口有向两侧延长并向后裂开延及后囊膜的可能。

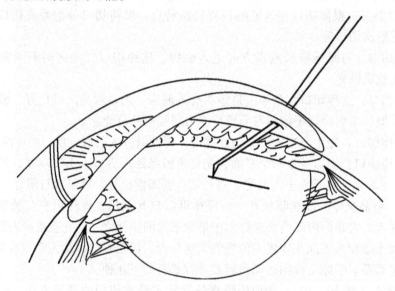

图 26 - 11　线状或信封式切开

（3）激光前囊膜切开：使用 Q 开关 Nd：YAG 激光于术前做前囊膜环形切开，其方法可参考有关专著。尚要关注的是激光前囊膜切开后，宜尽快行白内障的摘除手术，间隔时间过长的话，有引起眼压升高的可能，一般不超过半个小时，否则要预防性使用降眼压药物。

（4）截囊仪截囊：使用特制的截囊仪，截囊仪探头通过热灼、冷冻等机制，将囊膜划开。这种截囊仪多连接于超声乳化仪上，一般在囊外摘除术较少使用。

（5）连续环形撕囊：用撕囊镊或破囊针撕去前囊膜，使得撕去后的前囊膜边缘是一连续、环形，没有活口。这种方法多用于白内障超声乳化摘除术中，近年来不少手术医师也用于白内障囊外摘除术。此法保存完整的囊袋，便于皮质抽吸干净并使人工晶状体置入囊袋后位置保持居中，但必须在黏弹剂的辅助下才能完成。使用连续环形撕囊行白内障囊外摘除术时，撕囊口必须较大，一般要求 >6mm，并做充分的水分离与水分层，将核转出囊袋外，否则可能发生剜核困难，剜核时容易引起后囊膜破裂、悬韧带离断、玻璃体溢出等并发症。当撕囊口较小时，也可在切口区前囊膜上加做两条放射状裂口，以便取出核。

6. 娩出晶状体核　娩出前最好先行水分离和水分层，使晶状体核松动，再扩大角膜缘切口。为降低手术的风险，可预先在切口中央缝合一针，仅是将线放松以备急用。在晶体核与角膜之间注入黏弹剂，以保护角膜内皮。晶状体核娩出的方法有如下几种。

（1）双手娩核技术：又称压迫娩核技术，这是最经典的娩核方法。就是术者左手持有齿镊夹住切口中间的后唇，向后压迫切口后唇，力度要适度，以防损伤晶体悬韧带和后囊膜，右手持显微针或持斜视钩轻压迫切口对侧的角膜缘，双手使力配合的情况下切口会呈鱼嘴样张开，晶状体核的上方翘起并缓缓向切口脱出，注意切口对侧的不可以压迫直接压迫角膜或者在角膜上滑动，以免前房消失晶体核摩擦角膜内皮损伤内皮细胞。斜视钩不可沿角膜滑动，以免角膜内皮与晶状体核接触导致内皮损伤。

（2）单手娩核技术：只是术者左手持有齿镊夹住切口中间的后唇，向后压迫切口后唇，而无需右手持显微针或持斜视钩轻压迫切口对侧的角膜缘，对于核较小或者切口足够大的情况下，使切口呈鱼嘴样张开，晶状体核也是可自动娩出的，这样手术的创伤和术后并发症相对会少些。

（3）晶状体圈娩核法：扩大切口后，在晶状体核的上下方均注入多量的粘弹剂，以保护后囊膜和角膜内皮，然后将晶状体圈伸至晶状体核下方，圈套器靠近切口处的着力点向下轻压切口，将核套住脱出，脱出时尽量避免核接触内皮、避免对内皮的摩擦而致内皮的损伤。

7. 切口缝合　一般选用 10 - 0 尼龙缝线间断缝合切口，注意：缝合的深度，一般达 3/4 角巩膜厚度；缝合的方向，保证每针都呈放射状走向；缝合的跨度，约为 2mm；结扎的松紧度适中，并可借助 Placido 盘观察角膜曲率的变化，调整缝线的方向和松紧度，避免较大散光的出现。缝针的数目依据切口大小而定，以达水密或气密状态为目标。

注意在扩大切口前宜检查缝线有无准备好；扩大切口后，可紧接着做一针预置缝线，以备紧急情况下迅速关闭切口；在剜核后、清除皮质前，可先间断缝合切口的一半，另一半缝合一针但使用活结结扎，这样，既可以在抽吸皮质时维持前房的深度，又可以方便人工晶状体的置入 - 皮质抽吸干净并向前房内注入黏弹性物质后，只需将活结解开即可置入人工晶状体，之后又将此线结扎而不需重新缝线，方便省时。

8. 清除残留的晶状体皮质　用灌注抽吸法，一般使用平衡盐液作为灌注液，没有平衡液时也可用林格液替代。为保持术中瞳孔处于散大状态，可在灌注液中加入肾上腺素（浓度为 1 : 100 万）。为预防术中或术后眼内感染，可在灌注液中加入规定剂量的抗生素。

（1）灌注抽吸器械：多用同一器械完成，这种器械包括双腔管和自动灌注抽吸系统。

1）双腔管：常用的有并列式的和同轴式的两种。并列式灌注抽吸针管，即灌注管和抽吸管两条管道并排焊接在一起。双腔管的灌注管道外接输液瓶，可以通过输液瓶的高度和输液管道上的开关来调节眼内的灌注流量和灌注压；抽吸通道通过一条硅胶管连于注射器。操作者一般使用右手抓住双腔管，左手持注射器，通过抽拔注射器产生负压来抽吸晶体皮质，灌注压和抽吸压需要术者手动控制，以满足清楚皮质时同时保持前房的深度，避免前房浪涌的发生。同轴式灌注抽吸针管（如 Mclntyre 同轴灌注抽吸管），由内、外两个管道构成，其外套管为灌注液的通道，内管为吸出的通道。

2）自动灌注抽吸系统：与超声乳化手术中 I/A 的原理相似，灌注抽吸系统的管道也为同轴式，借助压力泵和吸引器同步运行以控制灌注和吸出的速度，并由微机自动调压，使用方便。

（2）灌注抽吸技术：灌注打开的注吸针头进入前房，抽吸过程中要注意：①先抽吸切口对侧的周边皮质，再抽吸两侧，最后抽吸切口附近的，也可以通过额外做一辅助侧切口进行抽吸主切口附近的皮质；②抽吸时一定全程注释抽吸口，避免针口向下而误吸后囊膜，当吸住前囊膜或者后囊膜时都可以通过推注射器而回吐；③保持灌注和抽吸力的平衡，避免前房的过大涌动，减少角膜内皮和后囊膜损伤的机会，并减少对眼后节的扰动；4 周边部、切口下、或者视野不好的皮质，不要强行吸出，待人工晶体植入后，再行吸除，由于人工晶体的保护再吸除皮质时会降低后囊膜破裂的发生。

9. 关闭结膜瓣　结膜瓣关闭的目的是覆盖角膜缘切口，方法可采用缝合法、热黏合法和结膜下注液法。

（1）缝合法：可用 8 - 0 可吸收缝线或 10 - 0 尼龙线缝合，可以缝合一针或者两针结膜瓣，使之固定于角膜缘，并覆盖切口。

（2）热黏合法：就是结膜瓣需要缝合的地方改用烧灼器烧灼至两层结膜黏合在一起。

（3）结膜下注液法：一般术毕注射消炎药水时，通过结膜下的注射，使得结膜瓣水肿前推而遮盖切口。

（七）术后处理

在术后处理方面，白内障囊外摘除术与白内障超声乳化摘除术大致相同。

二、小切口非超声乳化摘除术

小切口非超声乳化白内障摘除术，又称手法碎核小切口白内障囊外摘除术，是近年来在囊外摘除术基础上发展起来的手术方式，它具有切口小、效率高、术后恢复快、切口无需缝合等优点，尤其适用于大规模的"贫困白内障复明"工程的开展，如操作熟练，一位医师同样能在 1h 内完成 6 ~ 12 例。

（一）适应证、禁忌证

与白内障囊外摘除术基本相同。

（二）术前准备

与囊外摘除术相同。

（三）麻醉

可采用球周麻醉、球后麻醉和表面麻醉。由于手术时间较短，常常可在 5 ~ 15min 内完成，因而更多手术医师倾向于使用表面麻醉。

（四）手术步骤

1. 做结膜瓣　小切口囊外摘除术的切口一般较后，因而做以穹隆为基底的结膜瓣时，需向后分离多些，暴露巩膜至角膜缘后 4mm。也可直接在角膜缘后 4mm 处做以角膜缘为基底的结膜瓣，结膜切口的长度以 6 ~ 7mm 为佳。

2. 切口　包括用于剜核和置入人工晶状体的主切口；以及用于进入辅助器械帮助手术的侧切口称辅助切口。

（1）主切口：外切口多为直线形或反眉状，直线长为 5.0 ~ 7.0mm（视晶状体核大小和是否分核而定），深度约为巩膜 1/2 厚度，中间距角膜缘最近距离，为 1.5 ~ 2.0mm，两端距角膜缘最远，为 2.5 ~ 3.0mm。外切口可用剃须刀片、钻石刀或月形刀做成。再用月形刀做巩膜隧道切口平面达透明角膜2mm，然后用穿刺刀穿刺，进入前房。在截囊后、剜核之前，用月形刀将切口内口扩大至8.0~9.0mm，而外口仍为5.0~7.0mm，整个隧道呈内口宽、外口窄的梯形（图26-12）。在穿刺刀进入前房时，不可太过偏前，否则所形成的角膜"活瓣"可能阻碍核的剜出；但又不可直接自房角进入前房而不留"活瓣"，否则术后切口容易发生渗漏，且损伤了房角结构（图26-13）。

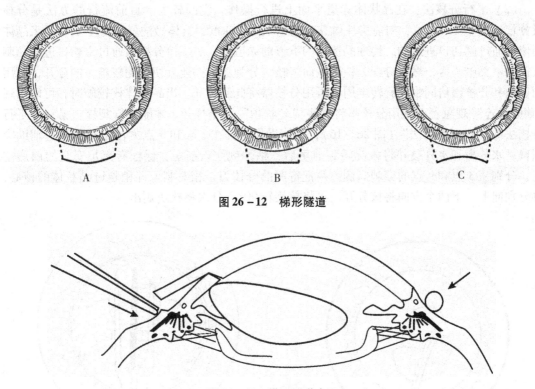

图26-12 梯形隧道

图26-13 梯形隧道内口

（2）辅助切口：根据需要用穿刺刀在2点、10点方位（或3点和9点方位）角膜周边近角膜缘处做两个1.2mm左右宽的斜行穿刺，用于分核或辅助剜核。使用前房维持器者还需在颞下方角膜周边另做一个穿刺口，用于进入前房维持器的灌注头，要求此穿刺口朝向晶状体的下方赤道部，大小必须与前房维持器灌注头一致，如果太宽则灌注头容易滑出或发生切口渗漏，影响前房的维持。

3. 截囊 可用开罐式截囊或连续环形撕囊术，以后者较好。使用连续环形撕囊时，撕囊口直径不应<6.0mm，以便晶状体核剜出。

4. 水分离与水分层 在小切口白内障囊外摘除术中较为重要。所谓水分离，就是在晶状体的囊膜和皮质间注平衡液，使得二者分离；所谓水分层，就是在晶状体核周围注入平衡液，使得晶状体的核与周围的皮质分离，这样核就容易活动、剜出。

5. 分核 小切口囊外摘除术可以将核分成两块后再剜出，这样只需4.5~5.5mm的切口就可以完成剜核；也可以不进行分核直接经小切口剜出，其切口一般需6.0~7.0mm。分核方法有多种，可归纳成两类：一类是垂直分核法，即分核器以垂直于晶状体赤道平面的力将核"劈开"或"咬开"；另一类为平行分核法，即分核器以平行于晶状体赤道平面的力将晶状体核"掰开"。

（1）垂直分核法（图26-14）：众多分核式小切口囊外手术中，以垂直分核法研究得最多，方法多种多样。较早的方法是在晶状体核周围注射黏弹剂，在核后放一板作为"砧"，再用一刀自核的前面向后压将核"切开"。由于前房深度有限，垂直向的操作空间极小，这一方法受到很大的限制，理论上简单而操作上十分困难。

（2）平行分核法：在晶状体赤道平面上进行操作，空间较大。目前流行的方法是分核镊分核法（图26-15），向前房注射黏弹剂以维持其深度，具体做法就是：左手持人工晶体调位钩通过侧切口进入的，钩住晶体核的下方的赤道部，右手持分核镊通过主切口进入，刺入核的中央中心区，然后分开分核镊从而将核一分为二。一般近切口侧较难一同分开，可用调位钩和分核镊协同将核旋转半周，再用分核器将此侧分开。当晶状体核较硬时，可能出现"藕断丝连"现象，必须用分核镊将这些"丝状物"完全分开，才能进行剜核。另一种平行分核法称"双刀劈核法"（图26-16），具体操作为：在3点和9点方位做角膜周边辅助穿刺口，水分离和水分层并将核旋转到前房后，粘弹剂注入前房，保证有充足安全的前房空间，分别从3点和9点的穿刺口刺入两把特制的分核刀，相对刺入并稍越过晶状体的核心，再分别向上、下两个方向将核分开。再将核旋转90°，分次将核块剜出。

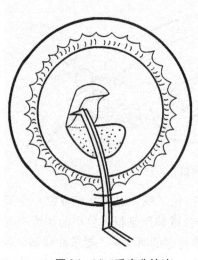

图26-14 垂直分核法

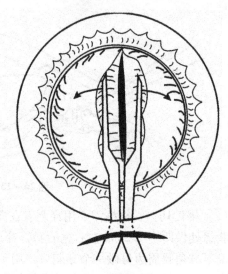

图26-15 分核镊分核法

6. 剜核 如何通过小切口剜核是小切口囊外摘除术的最重要的步骤。小切口囊外摘除术的剜核法与现代囊外摘除术者有所不同，压迫法往往不能奏效，其剜核一般用"晶状体圈"套出法和冲洗引出法。

（1）晶状体圈套出法（图26-17）：将晶状体的核转入到前房，是非常重要的一步，尤其是在不分核的手术中，这样可明显减小切口并使剜核顺利进行。在核的前方注射黏弹剂以保护角膜内皮，在核的后方注射黏弹剂以保护后囊膜。将一个宽约4.0mm、顶端稍上翘的晶状体圈伸进前房，在晶状体内核下方将核托起，缓缓拉至切口处，若核较小或核已分成两半（需将核块调好位置），可直接接着将核自切口套出。若核较大，可使用人工晶状体调位钩，自侧切口伸入，帮助调整核的位置，并将核"推"出切口。

晶状体圈套出剜核法较为简单，但容易损伤晶状体后囊膜和角膜内皮，尤其是在前房较浅、后房压力比较高和眼球深陷的病例。术前使用降眼压药物、术中充分压迫眼球以降低眼压可使手术变得顺利。术后病理检查发现，晶状体圈套出剜核引起的角膜内皮损伤，多数是物理、机械性的，内皮细胞破碎，不能恢复，更易导致角膜内皮失代偿，而超声乳化引起的角膜内皮细胞多是细胞性水肿，是可恢复的。

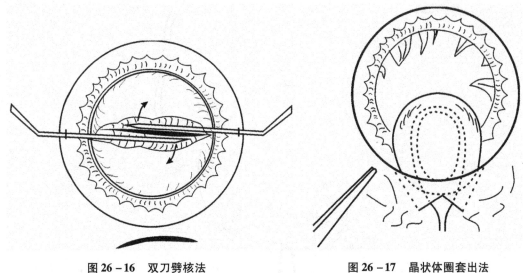

图 26 - 16　双刀劈核法　　　　　　　　　图 26 - 17　晶状体圈套出法

（2）冲洗引出法：常常可使用一种称为"前房维持器"的设备（图 26 - 18），它由一个吊瓶与一条粗大的输液管组成，吊瓶内装有 BSS，输液管下端连接一个三通管，再与一个粗大的短针头相连，一般选择在镊下方周边透明角膜做穿刺口，短粗针头有此旋转经穿刺口进入前房，要求固定牢固，头端不能接触角膜内皮，并指向晶体核的赤道部。进入时同时将三通管开通眼内灌注以免前房变浅，眼压过低。

临床上我们利用前房维持器，做白内障手术时可以进行好多步骤，比如通过维持吊瓶高度 35cm（相当于 26mmHg 的眼压），维持前房的深度，就可以进行撕囊；把吊瓶高度调整到 40cm，借助滑板轻压切口后唇，就可以将晶体的核容易的娩出；吊瓶高度调整到 35cm时，就可以植入人工晶体。

冲洗引出法也可使用黏弹剂来"冲洗"，方法是将隧道刀（或薄板）伸进切口内，同时将切口后唇稍向下压切，并从辅助切口处注入黏弹剂，将核推至切口处，再次注射黏弹剂的同时使用隧道刀"引"核至切口外。

7. 抽吸皮质　皮质的抽吸方法可参照白内障囊外摘除术；可使用双腔管手工操作或自动灌注抽吸系统完成。

8. 关闭切口　一般巩膜切口可自行闭合，不必缝合；少部分病例伴有切口部分渗漏时可使用 10 - 0 尼龙线缝合 1 - 2 针，缝合的方法可采取放射方向间断缝合或横向缝合，也可采取 8 字缝合。结膜瓣一般用烧灼黏合法关闭，也可采取缝合法或结膜下注射法，但部分病例结膜下注射后，水肿的球结膜压迫切口后唇，使切口张开，致使巩膜切口不能自行关闭。

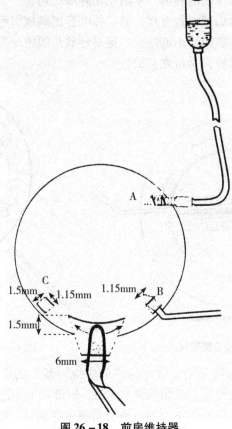

图 26 - 18　前房维持器

（五）术后处理

与现代白内障囊外摘除术和白内障超声乳化摘除术相同。

三、抽吸术

（一）适应证

先天性或30岁以下外伤性无硬核的白内障，可通过白内障抽吸术将白内障摘除。

（二）术前准备

同"超声乳化摘除术"。

（三）麻醉

因手术时间更短，成人大多只需表面麻醉。但这类患者多为儿童，可采用氯胺酮基础麻醉加表面麻醉。

（四）手术步骤

1. 做结膜瓣　在颞上方以角膜缘为基底做一个约5mm长结膜瓣，在结膜切口下分离眼球筋膜，暴露角膜缘，烧灼止血。使用可折叠式人工晶状体者可采用透明角膜切口，此时无需做结膜瓣。

2. 做角膜缘切口　可采用隧道式的角膜缘切口、巩膜切口或透明角膜切口，切口宽度2.8~3.0mm。

3. 截囊　可行开罐式、开信封式或连续环形撕囊。

4. 水分离　用冲洗针头向前囊膜下注入 BSS，将皮质与囊膜分离，有时甚至可将整个晶状体的皮质与软核冲洗出切口。

5. 抽吸软核与皮质　可用双腔管或自动灌注抽吸系统完成。将抽吸灌注针头伸入前房，在保持正常前房深度的情况下一边将平衡盐溶液注入前房一边抽吸皮质。

6. 连续环形后囊膜撕囊　儿童病例术后常常发生后发性白内障，据观察年龄 <10 岁者发生率几乎为 100%；同时在发生后发性白内障后，小儿常常不能配合行 Nd：YAG 激光后囊膜切开，因而建议常规行后囊膜撕开术，以连续环形后囊膜撕囊术为最佳。

7. 关闭切口　一般小儿的角膜切口和巩膜切口不易自行关闭，往往需进行 1~2 针的间断缝合。由于小儿好动，术后配合不好，若切口裂开渗漏又不得不行基础麻醉才能修补，因此，即使看起来切口不渗漏，为稳妥起见，还是以缝合一针为妥。较大儿童和成人一般可不需缝合。

8. 关闭结膜瓣　结膜切口可以电透热黏合或缝合。

（五）术后处理

与白内障囊外摘除术和白内障超声乳化摘除术相同。

（汪　永）

第三节　白内障囊内摘除术

白内障囊内摘除术是在离断全部悬韧带的基础上，将完整的晶状体以及全部囊膜通过大切口剜出的白内障手术方式。由于这种手术方式可以在没有手术显微镜的条件下施行，手术设备简单，在 20 世纪中期曾广泛开展。但这种手术摘除整个晶状体囊膜，这使得后房型人工晶状体难以植入，且由于手术切口较大，容易发生玻璃体溢出，术后并发症发生率极高。虽然在手术显微镜下操作、使用冷冻技术的白内障囊内摘除术较传统的囊内摘除术有了很大的发展，但仍未能解决上述两大致命的缺点，因而逐渐被各种类型的囊外手术所代替。目前，白内障囊内摘除术在我国已不再是常规选择，只在少数特殊情况下才选用这种手术方式。虽然如此，作为白内障医师，也应熟悉这一术式，因为这类特殊情况常常会碰到。

一、适应证

理论上，白内障囊内摘除术适用于所有类型的白内障，包括伴有晶状体脱位者。但近年来随着各种新技术的出现，白内障囊内摘除术已逐渐少用，因为囊内摘除术比囊外摘除术更容易发生一些严重的并发症如驱逐性脉络膜出血、玻璃体脱出、术后黄斑囊样水肿、视网膜脱离、青光眼等，而且使置入后房型人工晶状体失去后囊膜的支撑，所以多数术者各种囊外摘除术，尤其是超声乳化手术。临床上仅在出现以下情况时术者才会采用囊内摘除术。

（1）病例中晶状体存在严重脱位。

（2）意外的白内障囊内摘除术：原定行白内障囊外摘除术或白内障吸出术，但在截囊后剜核时发生晶状体悬韧带断裂，完整剜出整个晶状体及其囊袋，或因术中存在玻璃体溢出而使用玻璃体切割器完全切除晶状体及其囊膜。

（3）缺少显微手术的条件：在缺少施行白内障手术显微条件的情况下，可建议患者至有显微设备的医院行白内障手术，因此此情况不应该成为施行囊内摘除的全部理由；只有当患者交通十分不便利、经济条件不允许等原因，患者本人强烈要求行此手术时，囊内手术的理由方能成立。过去曾认为，伴有晶状体源性眼病如晶状体皮质过敏性葡萄膜炎或青光眼、晶状体溶解性青光眼的病例，应选择囊内摘除术。但近年来的观察表明，只要将皮质抽吸干净，这类病例同样可行囊外摘除术，特别是超声乳化摘除术，术后并无晶状体源性眼病的迁延或复发现象。

二、禁忌证

下列情况尽量不要选择白内障囊内摘除术：

（1）全身情况差且不能耐受手术，伴有局部化脓性感染病灶或全身菌血症者，均不能手术，需先将上述疾病治愈。

（2）<25 岁的年轻患者，此类患者因晶状体与玻璃体之间有玻璃体 – 晶状体囊膜悬韧带的存在，两者之间紧密相连，在白内障囊内摘除术时容易使玻璃体受到牵拉而致其脱出。

（3）一眼于白内障囊内摘除术后发生黄斑囊样水肿、视网膜脱离，或因玻璃体涌入前房所致角膜大疱病变者。

（4）由于慢性前葡萄膜炎引起的瞳孔闭锁或膜闭、虹膜广泛后粘连者。

（5）白内障伴青光眼患者。

（6）要求植入后房型人工晶体的患者，也尽量不要行白内障囊内摘除术，否则必须行后房型人工晶状体固定术，会增加手术难度和手术并发症。

（7）患眼因其他疾病已无光感或光定位已不准者，如无晶状体源性并发症，则不必手术，否则患者将难以理解。

三、术前准备

1. 眼部检查　明确是否有手术指征。术前决定行白内障囊内摘除术的指征是晶状体全脱位或重度半脱位，这些均是白内障超声乳化摘除术和囊外摘除术的禁忌证。由于部分脱位的晶状体不一定能通过术前检查发现，而且行白内障超声乳化摘除或囊外摘除术时，偶尔也会发生术中囊膜或悬韧带意外，因而术前需常规备好囊内手术的器械，如晶状体圈套、聚丙烯缝线（固定后房型人工晶状体用）和尼龙缝线等。

2. 排除和处理全身及眼局部或内眼的手术禁忌证　如严重心血管疾病、感染性疾病等，并需根据术前视功能的预测结果向患者说明手术的目的及可能出现的并发症。

3. 抗生素眼药水　术前 3d 使用抗生素眼药水滴双眼（即使单眼手术），每天 4 次。

4. 散瞳眼药水　于手术前 1 小时使用，术眼瞳孔被散大。

5. 止血药、镇静药和降低眼压药物等　止血药、镇静药和降低眼压药物可于术前半小时前使用，如肌内注射酚磺乙胺、苯巴比妥，静脉滴注甘露醇或口服 50% 甘油盐水、乙酰唑胺等。

6. 术前眼部清洗与消毒　可参照"超声乳化术"。

四、麻醉

一般多采用球后或球周麻醉，患者若精神过分紧张可加用面神经阻滞麻醉。熟练的手术医师同样也可使用表面麻醉，但患者需联合后房型人工晶状体缝线固定术，估计手术时间较长时，最好选用球后或球周麻醉。球后麻醉后需充分压迫眼球，此动作可使眼压降低（<10mmHg），有利于之后手术的顺利进行。

五、手术步骤

1. 开睑与眼球固定　缝线开睑在以往经常使用，近年逐渐转为使用开睑器开睑。合作不佳者行上直肌牵引缝线，需行后房型人工晶状体固定术者最好同时行上、下直肌牵引缝线，以便术中调整眼球的位置，保证在手术显微镜下手术野的清晰度。

2. 做结膜瓣　通常结膜瓣以上方穹窿部为基底，沿角膜缘9点方位至3点方位180°剪开结膜，将角膜缘后3~4mm宽的巩膜表面暴露，巩膜表面可作烧灼止血。若需联合后房型人工晶状体缝线固定术，此时应先准备缝线固定的结膜瓣和巩膜瓣。

3. 做角膜缘切口　方法与"白内障囊外摘除术"相同，但切口稍长些。多采用角膜缘切口，即切口角膜缘界后0.5~1.0处，先使用刀片将板层角膜垂直性切开，范围：9点半至2点半方向。检查缝线已准备好后，在12点方位切穿前房，再用角膜剪向两侧扩大切口，切开时剪刀必须与虹膜面平行，保证切口斜向进入前房，形成形切口。此时应注意要确保剪刀的一叶伸入前房，避免顶起后弹力层从而造成后弹力层的撕脱。在此切口中间用8-0或10-0尼龙线（无手术显微镜时使用6-0丝线）预置一针缝线，将预置缝线的线圈整理好分置两侧。必要时可在10点半方位和1点半方位再加两针预置缝线，以便在晶状体剜出后，切口可尽快关闭。

4. 玻璃体处理　若患眼术前前房已有玻璃体疝入（前界膜未破），在未扩大切口之前切开前房，将黏弹剂注入前房内保护角膜内皮，同时尝试促使玻璃体疝复位。如若上述玻璃体前界膜已破裂，同时玻璃体与其他眼内组织粘连，此时应在前房切穿后，将切口扩大至2~3mm长，使用玻璃体切割头做前房内玻璃体切除，此步骤完成后再将角膜缘切口扩大至150°~180°。

5. 晶状体剜出　晶状体的剜出方法有以下几种。在晶状体剜出以前应检查眼压是否适中，瞳孔大小是否合适，切口是否足够大，当符合这3个条件后将晶状体剜出。

（1）圈套剜出晶状体（图26-19图示）：目前使用最多，特别适合于晶状体存在脱位的病例。当晶状体仅见一部分时，晶状体已部分滑入或半脱位进入玻璃体腔内，使用其他方法难以避免晶状体下沉或玻璃体大量脱出。此时可将少量黏弹剂注入前房，将晶状体套圈伸至晶状体后，托起晶状体，将其从切口处套出。

（2）玻璃体直视下摘除法（26-20图示）：若晶状体已完全脱入玻璃体腔内，则必须先将角膜缘切口用活结缝合，通过角膜接触镜及眼内导光纤维，进行经平坦部后行PPV（后段玻璃体切割术），此时晶状体位置可以直接观察，使用玻璃体切割器先切除晶状体周围及其前方的玻璃体，再用笛形针或玻切头吸住悬浮在玻璃体内的晶状体（必要时可用重水辅助操作），将其托起通过瞳孔进入前房，然后将缩瞳药注入前房内缩瞳，打开角膜缘切口，晶状体套圈将晶状体从此切口套出。

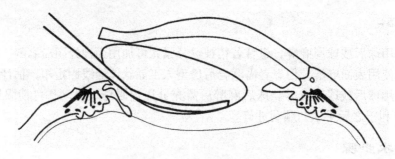

图26-19 晶状体圈套剜出法

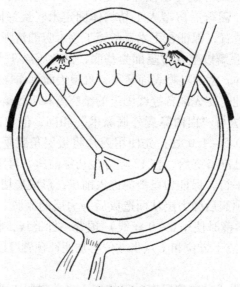

图26-20 玻璃体内直视下摘出法

但是，如今这种情况常常不行白内障囊内摘除术，而是行玻璃体腔内晶状体咬切术（核较软时）或超声粉碎术，以减少眼球的损伤。

（3）冷冻摘除法（26-21图示）：此方法近年来已很少使用，主要适用于无晶状体脱位的病例。将角膜瓣掀开暴露晶状体前表面，推上方虹膜至切口后唇，吸干晶状体表面水分。再将冷冻头伸入前房内，与晶状体上方前表面黏附，冷冻数秒直至冷冻头周围有 1～2mm 的白色圆圈出现（此时晶状体已被黏结牢固，轻轻摇动，拉断晶状体悬韧带，可将上、下悬韧带上下摇动拉断，再将左右悬韧带左右摇动拉断，最后用冷冻头吸住晶状体将其摘出。

（4）压迫剜出法（26-22图示）：：适用于年龄较大、晶状体悬韧带较脆弱的病例。方法是经虹膜周边切除口和下方虹膜后分别注入 1：5 000～1：10 000 的 α-糜蛋白酶溶液约 0.3mL，1min 后以 BSS 冲洗前房。再一手持固定镊固定切口后唇，向后下稍加压力使切口张开，暴露晶状体上方赤道部，另一手用斜视钩或晶状体匙压迫切口对侧的角膜缘，将整个晶状体压出角膜缘切口，其手法与囊外摘除时剜核的手法基本相同。此法容易发生玻璃体脱出，因而很少使用。

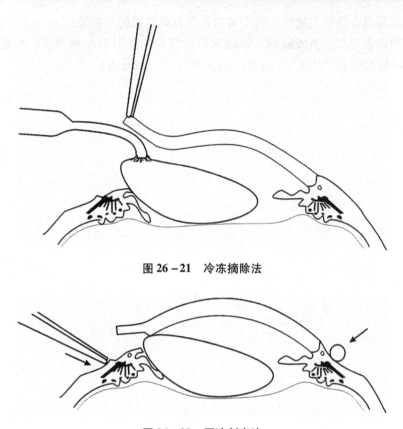

图 26 - 21　冷冻摘除法

图 26 - 22　压迫剜出法

6. 关闭角膜缘切口　角膜缘切口关闭：剜出晶状体后，虹膜稍作复位，即将切口中间预置缝线收紧，切口关闭。然后向前房注入 0.01% 毛果芸香碱或 0.1% 乙酰胆碱缩瞳。继用10 - 0 尼龙缝线间断缝合切口 7 ~ 9 针，但暂留一针不打结，待完成虹膜周边切除后才打结，关闭全部切口。

7. 虹膜周边切除　这是白内障囊内手术的特别之处，由于白内障囊内摘除术后玻璃体前面失去屏障，玻璃体容易向前突入瞳孔，虹膜周边切除的目的是防止瞳孔阻滞引起的青光眼。

8. 关闭结膜切口　复位结膜，可使用缝线固定或电透热法固定结膜切口。

六、术后处理

（1）术毕后可行皮质类固醇及抗生素结膜下注射，抗生素眼膏涂眼，眼部敷料遮盖术眼 1 天。为方便患者活动，非手术眼可不包。口服皮质类固醇或抗生素至术后数天；

（2）卧床休息，避免剧烈运动，避免揉擦术眼、避免负重、避免用力咳嗽、避免撞击等，便秘者使用药物辅助通便，以免用力过猛导致切开裂开；

（3）无特殊忌口，但应避免食用刺激性强的食物，如烈酒、辣椒等，多吃容易消化及营养丰富的食物，宜吃水果、蔬菜等，保证大便每日通畅；

（4）术后第一日可去除眼部敷料，开放术眼，滴皮质类固醇激素和抗生素眼药水，4次/日；术后每晚包术眼，同时可加用眼罩防护，防止夜间术眼不慎碰伤；

（5）若结膜缝合时使用缝线，可于术后第5日将结膜缝线拆除；

（6）嘱咐患者定期复查或随访，以便术后并发症的及时发现和治疗。若患者术后裸眼视力不佳，可与术后1个月眼光，配镜可矫正屈光不正较重者。

（汪　永）

第二十七章
白内障的人工晶状体置入术

第一节　后房型人工晶状体一期置入术

白内障摘除后直接置入人工晶状体称为一期人工晶状体置入术；在白内障手术摘除后过段时间才置入人工晶状体，或在外伤后晶状体内容物已被吸收的无晶状体眼内置入人工晶状体，称为二期人工晶状体置入术。

一、适应证与禁忌证

由于后房型人工晶状体比无晶状体眼镜、角膜接触镜和前房型人工晶状体在矫正无晶状体眼方面有不可替代的优点，因此，一期后房型人工晶状体置入是目前最常使用的技术。

（一）适应证

一般白内障手术后，除非有禁忌证，否则都常规一期置入后房型人工晶状体。但由于尚有其他可替代的方法矫正无晶状体眼，而且人工晶状体是一种置入物，根据目前的观念，宜特别向患者解释清楚置入物的特点，征求患者同意才施行手术。后房型人工晶状体可置入在两个位置：两襻均在囊袋内或均在睫状沟，尽量不要一襻在袋内一襻在沟内。

1. 囊袋内置入　囊袋完整或近于完整的患者，最好将人工晶状体置入在囊袋内。

2. 睫状沟置入　囊袋不完整但后囊膜完整者；前囊撕囊口完整而后囊破裂者；前囊膜和后囊膜均破裂，但其中之一尚残留 2/3 以上并可展开者。

3. 睫状沟缝线固定　前后囊膜均不完整，且残留均少于 1/2 者。

（二）禁忌证

一般认为，下列情况下也不宜置入人工晶状体。

（1）活动性葡萄膜炎，但 Fuchs 葡萄膜炎例外。

（2）术前未向患者解释清楚，患者未能理解此手术；或患者不愿意接受人工晶状体置入术。

（3）眼部伴有严重的病变，如小眼球、虹膜红变、广泛先天性眼部异常、眼内恶性肿瘤、先天性青光眼。

（4）1 岁以内婴儿。

过去认为，青光眼、糖尿病增殖性视网膜病变、术中玻璃体脱出、对侧眼视网膜脱离、全身正进行抗凝治疗、角膜营养不良、独眼、葡萄膜炎、高度近视等均为人工晶状体置入术的禁忌证，但近年来的观察发现，只要手术技术过关，人工晶状体质量好，这些患者置入后房型人工晶状体是安全的，而且部分病例如青光眼、高度近视、对侧眼曾有视网膜脱离的病例，行后房型人工晶状体置入术对患眼有益。

二、PMMA 人工晶状体置入术

（一）囊袋内置入

适用于行连续环形撕囊的白内障囊外摘除或白内障超声乳化摘除术后，这种方法置入的人工晶状体不与眼内的含血管组织接触，因而术后反应较轻，同时囊袋内置入后的人工晶状体位置也较为居中和稳定。

置入步骤：

1. 必要检查 确定晶状体悬韧带无断裂和后囊膜完整。

2. 注射黏弹剂 人工晶状体置入前最重要的是用黏弹剂形成"一个通道和一个空间"。"通道"是指自切口至晶状体囊袋之间需用黏弹剂形成一个无阻碍的通道，以便人工晶状体能达到囊袋；而"空间"是指向晶状体囊袋内注入黏弹剂将前囊膜和后囊膜撑开，以便人工晶状体能置入在囊袋内。操作时可先在瞳孔中央开始注射，逐渐伸向下方囊袋内前囊膜边缘下，最后向上方12点方位的前囊膜下。

3. 扩大切口 小于晶状体光学部直径的切口需扩大，鉴于目前多使用光学部直径5.5mm 的 PMMA 人工晶状体，白内障超声乳化摘除后，需将切口扩大至 5.5mm 宽，最好用专用的 5.5mm 宽扩切口刀一次完成，这样切口较为光整，宽度也非常准确。小切口非超声乳化手术的切口多为 5.5～7.0mm，一般不需扩大。现代白内障囊外摘除毕常因抽吸皮质而缝线关闭切口，此时需拆除 1～2 条缝线。

4. 钳夹人工晶状体 将盛放人工晶状体的匣子打开，用人工晶状体置入镊（或无齿打结镊）沿人工晶状体纵轴（二襻顶点连线）夹起人工晶状体，镊子约夹住光学部的2/3。注意将上襻也夹在镊子内，若夹上襻置于镊子两脚的外面则容易发生断襻，并需注意人工晶状体正反面不要弄错，人工晶状体下襻末端指向左、上襻末端指向右则为正面。用 BSS 冲洗人工晶状体光学部。

5. 置入人工晶状体 单手置入技术（图 27-1）：目前绝大部分手术医师使用单手置入技术，方法是：先将人工晶状体下襻塞入切口，紧接着人工晶状体光学部也进入切口，此时将人工晶状体下襻稍向下压，使它进入囊袋内。再继续深入，将人工晶状体光学部放至囊袋内，当人工晶状体上襻及光学部连接处进入囊袋内后，将持人工晶状体的镊子松开，退出切口外。再夹住尚露在切口外面的上襻的中点偏末端少许处，向里塞至囊袋上缘时，稍向顺时针方向旋转并向下压，将人工晶状体上襻置入到囊袋内，再用镊子、冲洗针头或人工晶状体定位钩轻轻顺时针旋转人工晶状体光学面，以确定它是否完全进入囊袋内。

技术熟练的手术医师常可不用更换钳夹位置而一步将人工晶状体置入到囊袋内。此技术的关键是用黏弹剂将囊袋充分打开，用直打结镊沿人工晶状体纵轴夹住人工晶状体光学部上2/3，将下襻、人工晶状体光学部、上襻与光学部连接点依次送入囊袋后，稍顺时针方向旋转并下压，可将下襻一起置入囊袋内。

双手置入技术（图 27-2）：现已较少使用，且多在置入 J 形襻人工晶状体时使用，方法是：左手用虹膜钩从角膜缘切口进入前房，将 1～2 点钟方位的虹膜及前囊膜边缘拉向切口，右手以晶状体弯镊夹住上襻的末端并稍内转将其向下及向中央弯曲，使上襻弹入囊袋内。

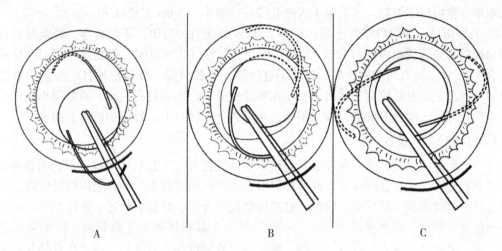

图27-1　单手置入技术

A. 将下襻下压，置入囊袋内；B. 松开镊子，然后夹起上襻中点偏末端处，旋转置入上襻；C. 旋转调整人工晶体

6. 清除黏弹剂　黏弹剂吸除不干净，容易导致术后眼压升高，尤其是在一些术前房角滤过功能已经较差的病例。

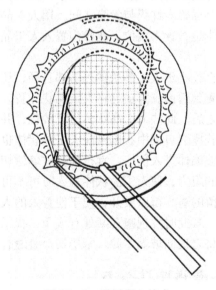

图27-2　双手置入技术

方法是：可用I/A头伸入前房，先将人工晶状体前面的黏弹剂冲洗干净，再将I/A头伸至人工晶状体后方，将囊袋内剩余的黏弹剂也吸除。但将I/A头伸至人工晶状体后方对技术不熟练者较为困难，有时甚至较为危险，此时可采取以下方法：先将人工晶状体前面的黏弹剂吸除，用I/A头将人工晶状体稍拨离中央，停止灌注让前房变浅，此时可见少量黏弹剂自后面移到前房，用I/A头将之吸除，再多次反复同样操作，可将绝大部分黏弹剂吸除。

7. 缩瞳　可用毛果芸香碱或卡米可林，两者缩瞳作用的强度基本上相似，但以后者不良反应较小。前者的缺点是：缩瞳后不易再散开，可伴有轻度的虹膜脱色素。较好的囊袋内置入术毕常常可以不缩瞳，术后第 1 天瞳孔将自行缩小至 3mm 直径以下。

8. 关闭切口　如切口做得适当，5.5~6.0mm 常能自行关闭，不需缝合。轻微漏水者可向切口两侧的角膜组织内注射 BSS，使切口缘水肿，常可达到自闭。否则就需用 10－0 尼龙线缝合 1~2 针。缝合时应对合好，打结不宜过紧，一般只需一针松松地打结防止切口二唇移位就行，过紧的打结反而不易水密。小儿眼球壁较软，不易自行关闭，同时因小儿术后切口漏水的处理需再次全身麻醉，较为困难，常应缝合两针以上，确保切口不会漏水。

（二）睫状沟置入

适合于后囊膜完整，或后囊膜虽不完整但估计经置入人工晶状体等操作后仍可保留 2/3 以上囊膜展开者，或后囊膜虽完全被破坏但前囊撕开口仍完整者。与囊袋内固定比较，睫状沟固定易引起睫状体炎症反应、糜烂、虹膜后摩擦综合征、虹膜后粘连、瞳孔夹持、人工晶状体偏位等并发症，因此囊袋完整时，一般均将人工晶状体置入在囊袋内，较少采用此技术。然而，睫状沟固定方法较容易掌握，操作时对悬韧带的压力较轻，因此在有部分悬韧带脆弱或断裂时，可采用这种方法。

置入的方法仍可使用单手置入和双手术置入法，多用单手置入法，先将黏弹剂自切口处注入前房并逐渐推向瞳孔区中央，形成"一个通道"，接着注入下方及两侧虹膜后与囊膜之间，形成"一个空间"。钳夹人工晶状体的方法同囊袋内置入法，将下襻、光学部和光学部与上襻连接点依次置入虹膜与囊膜之间，放开置入镊，改为夹住上襻中部稍偏末端处，通过顺时针旋转、下压等动作将上襻置入虹膜与囊膜之间。用人工晶状体调位钩顺时针方向旋转人工晶状体以确定人工晶状体是否置入到位。睫状沟置入人工晶状体后宜常规缩瞳，以防人工晶状体瞳孔夹持。

如果前囊撕囊口居中，直径小于人工晶状体光学部直径，还可将人工晶状体的两襻置入睫状沟，而光学部嵌顿在前囊膜后面。方法是将人工晶状体置入在睫状沟后，向下轻压光学部使之自撕囊口进入前囊膜之后。此法人工晶状体位置较稳，并可减少玻璃体的溢出和玻璃体腔与前、后房的沟通。但若撕囊口偏中心则可能人工晶状体也随之偏中心。

若后囊膜部分破裂，有玻璃体进入前房，宜行前段玻璃体切割。充分的前段玻璃体切割可减少人工晶状体置入通道的阻力，使人工晶状体置入时可不再撕大后囊膜裂口；同时可减轻玻璃体向前的压力，使残留的囊膜得以展开，便于使置入的人工晶状体位置更稳固。人工晶状体置入后宜将瞳孔缩小，若此时发现瞳孔某处有成角，提示有玻璃体未切除干净，可将之切除、剪除或用冲洗针头将之拨回玻璃体腔。术毕切口宜缝合 1~2 针。

三、可折叠式人工晶状体置入术

主要适用于白内障超声乳化摘除术后，切口长度 <4.5mm 者。若切口 >5mm，则使用可折叠式人工晶状体似乎有些浪费，可置入小光学部 PMMA 人工晶状体，因为到目前为止，除了可以折叠之外，可折叠式人工晶状体并无其他方面明显优越过 PMMA 人工晶状体，而PMMA 是使用和观察得最久的人工晶状体材料，因而性能比其他任何材料都可靠。同样，若囊袋完整，一般将人工晶状体置入囊袋内；若后囊膜破裂，可将人工晶状体置入睫状沟。

可折叠式人工晶状体置入有折叠镊置入法和推进器置入法两种。

（一）折叠镊置入法

一套折叠镊一般为两把，一把为对折镊，用于将人工晶状体对半折好；另一把为置入镊，作用是将对折好的人工晶状体夹起置入到囊袋内或睫状沟。对折的方式可为横向对折和纵向对折。一般可折叠式人工晶状体均可进行两种对折法，但博士伦的 Hydroview 水凝胶人工晶状体只能纵向折叠。

1. 横向对折（图 27-3）　对折后人工晶状体两襻均位于一侧，置入囊袋后放开折叠镊，双襻即可直接进入囊袋内，置入速度较快。囊袋及前房注射黏弹剂形成"一条通道"和"一个空间"后，先确定人工晶状体正面朝上，将人工晶状体光学部带襻的两侧边缘卡于对折镊两齿上，稍用力夹紧，则人工晶状体沿着与纵轴线（两襻顶点连线）垂直的中线向上折起，双襻被折到人工晶状体的一侧，用置入镊对半夹好人工晶状体，平放进入切口，下压将两襻及光学部置入囊袋中，放松镊子，工人晶状体展开后，可一步到位地置入在囊袋内。

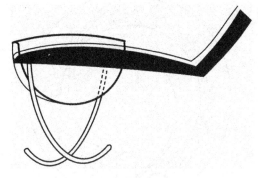

图 27-3　横向对折

2. 纵向对折（图 27-4）　对折后人工晶状体一襻在前，另一襻在后。这种方法置入需补置入上襻，不能一步置入到位，但在后囊膜有破口、前囊撕囊口不完整时用此法比较安全。使用时先将人工晶状体正面朝上，光学部两侧边缘卡于对折镊两齿上，稍用力夹紧，则人工晶状体沿纵轴线向上折起，用置入襻夹好人工晶状体，平放进入切口，将下襻及光学部先置入下方囊袋内，旋转90°使光学部折叠中线朝上，襻与光学部的连接点朝下，松开折叠置入镊，让人工晶状体光学部展开，再以置入 PMMA 人工晶状体的方法（旋转、下压）将上襻置入囊袋内。

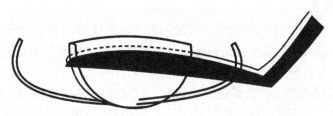

图 27-4　纵向对折

为了手术医师操作方便，商家们不断改进可折叠式人工晶状体的包装，一些人工晶状体已不需这么复杂的折叠过程，包装时已将人工晶状体边缘卡于一次性支架上（但人工晶状体光学部仍然展开），使用时只要持置入镊轻轻下压，即可将之折叠并夹起，再置入眼内，这种包装方式称预夹持（pre-holded），使用这种包装的有博士伦的 Hydroview 水凝胶人工晶状体、法国 Corneal 公司的 Alliance 系列亲水性丙烯酸酯人工晶状体等；有的人工晶状体已折叠并夹好，使用时夹起直接置入眼内即可，这种包装称预折叠（pre‑folded），如 CibaVision 公司的记忆型人工晶状体等。

（二）推进器置入法

使用时仍需用黏弹剂形成"一个通道"和"一个空间"。先在推进器塑料匣内注射少量黏弹剂（起润滑作用），再将人工晶状体沿纵轴放入此匣，使其一襻在前另一襻在后，将塑料匣置于推进器上，旋转推进，先将人工晶状体前襻推至塑料匣前端但不要露出来，再将塑料匣前端伸入前房，缓慢推进，将人工晶状体前襻和光学部推入囊袋内，将推进杆反向旋转退回到塑料匣中，将塑料匣前端拔出前房，这时人工晶状体的前襻和光学部已进入囊袋内，而后襻留在前房内、囊袋外，用置入镊或调位钩将人工晶状体后襻转入囊袋内（图 27 - 5）。

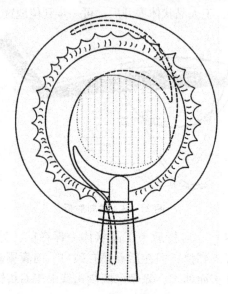

图 27 - 5　推进器置入法

四、并发症及其处理

（一）术中并发症

1. 切口过小　小切口有许多优点，但置入人工晶状体时，不宜过分强求减小切口，切口长度不足可能引起人工晶状体表面划痕、襻变形或断裂、角膜后弹力层撕脱、切口变为鱼嘴状不能自行闭合等多种并发症。

2. 人工晶状体襻损伤　包括襻变形和断裂。记忆性好的襻如 PMMA 襻、单体型可折叠式人工晶状：体襻，变形后可逐渐自动复原，不必做特殊处理；但记忆性差的襻如聚丙烯襻（眼力健 SI30 系列人工晶状体）和部分 PMMA 襻（博士伦 LI 系列人工晶状体），襻变形后不易复原，导致术后人工晶状体偏位，因而，变形严重者需另换人工晶状体。对于所有人工晶状体襻断裂者均应更换：人工晶状体，若断襻的人工晶状体已置入眼内，仍应将之取出。

3. 眼内出血　术中少量前房积血多来源于损伤的球结膜、巩膜和虹膜小血管。如果积血较多，渗入前房可降低前房的能见度，当前房积血发生时，应作冲洗，或找寻出血点。如果是球结膜或表层巩膜出血，可烧灼止血；对于虹膜或切口深层巩膜出血，如果冲洗不能控制，可在前房内注入空气泡，压迫止血，并可防止血液渗入前房。如果虹膜根部断离范围超过1/6周长，应作修补，此时可用尼龙线将断离的虹膜间断缝合于切口后唇上。驱逐性脉络膜下腔出血是白内障摘出与人工晶状体置入术中最严重的并发症之一。

4. 瞳孔过小 一般能允许摘除白内障的瞳孔均不影响人工晶状体置入术，若术中操作使瞳孔越来越小，以至看不清撕囊口，可向前房内注射少量1：1 000浓度的肾上腺素，再用黏弹剂将瞳孔撑开。

5. 玻璃体脱出 发生于人工晶状体置入阶段的玻璃体脱出主要是由于置入人工晶状体的下襻时将后囊膜撑破或者置上襻时人工晶状体在囊袋内受到过度推移，使人工晶状体光学部的赤道超过瞳孔水平中线，导致赤道区晶状体囊膜破裂或悬韧带断裂。置入前充分注射黏弹剂形成"一个通道"和"一个空间"对预防后囊膜损伤有重要意义。若人工晶状体光学部尚未置入前房，应将人工晶状体取出，把前房内的玻璃体切除，然后将后房型人工晶状体置入睫状沟内，否则，因人工晶状体下襻没有支撑，而容易沉入玻璃体腔内。若人工晶状体已完全置入前房，则应将人工晶状体襻旋转至囊膜支撑最稳固的位置，再将进入前房的玻璃体切除干净。置入后用I/A头清除黏弹剂时宜小心，吊瓶不宜太高，否则可能引起人工晶状体脱位或增加玻璃体溢出。术毕宜将瞳孔缩小，这样一方面可防止人工晶状体瞳孔夹持，另一方面通过检查瞳孔情况可发现前房的玻璃体是否切除干净。为防止漏水和感染，常常将切口缝合1~2针。

（二）术后并发症

几乎所有白内障摘除术可能发生的术后并发症均可在人工晶状体置入术后发生，其中主要包括切口渗漏、脉络膜脱离、大疱性角膜病变、眼内出血、感染性眼内炎、青光眼和视网膜脱离等，其原因及处理方法与白内障术后引起者相似。以下主要介绍与后房型人工晶状体的置入有关的并发症。

1. 人工晶状体瞳孔夹持 是指后房型人工晶状体的光学面前移并被夹于瞳孔内，多发生于睫状沟置入的人工晶状体。其成因尚不清楚，但与以下因素有明显的关系：术后虹膜重度炎症反应、瞳孔阻滞、浅前房、术中玻璃体脱出、襻没有前倾角的人工晶状体、人工晶状体前后面反转置入、襻的置入位置不对称（一襻位于睫状沟，另一襻位于囊袋）、儿童患者、术后早期用长效散瞳药物散瞳。虽然小范围的瞳孔夹持可使瞳孔变形，但对视力无明显影响，也不会导致严重后果，但瞳孔夹持范围较大，日久可致瞳孔括约肌损伤、虹膜纤维化、青光眼和人工晶状体倾斜。

（1）预防措施：选用人工晶状体襻与光学面有一定前倾角的人工晶状体、有玻璃体脱出时尽量切割干净、前囊撕开口稍小于人工晶状体光学部并将人工晶状体置入囊袋内、良好的手术切口缝合以防止浅前房、睫状沟置入时术毕缩瞳、对出现瞳孔阻滞时行虹膜周边切除术、减少虹膜炎症等均可有效地预防瞳孔夹持的发生。

（2）早期处理：若术后早期发现瞳孔夹持，可在使用短效散瞳药及表面麻醉后，用棉签或小玻棒按压人工晶状体襻顶点所在区的巩膜面，当人工晶状体位置恢复正位后立即缩瞳。若上述处理不能奏效，夹持范围较大而且又是进行性的，或伴人工晶状体倾斜、青光眼等，则需手术复位。手术时向前房注入黏弹剂后，小心分离虹膜与囊膜、人工晶状体之间的粘连，再用黏弹剂注射针头或人工晶状体调整钩（Sinskey钩）将人工晶状体调整到合适的位置上。

（3）晚期处理：此时虹膜、人工晶状体、晶状体囊膜之间往往已有重度粘连，处理较为困难，常常可引起虹膜撕伤、眼内出血、人工晶状体襻断裂、人工晶状体失去支撑，并增加视网膜脱离的机会，因而需衡量得失才进行手术处理。手术处理包括分离人工晶状体与虹膜、晶状体囊膜的粘连，并将人工晶状体复位。若分离后已无可靠囊膜支撑人工晶状体，则需先行人工晶状体取出，再行后房型人工晶状体缝线固定术；若人工晶状体襻或光学部损伤，则需行人工晶状体置换术。

2. 人工晶状体脱位　后房型人工晶状体脱位是指晶状体囊膜不能有效地支撑人工晶状体，人工晶状体位置发生大幅度偏移。可以向下脱位进入玻璃体腔，在上方瞳孔区可见人工晶状体光学面的赤道部，这种现象称"日落"综合征（图27－6）。若进一步发展，整个人工晶状体可进入玻璃体腔甚至与视网膜接触。也可以直接脱入玻璃体腔，在瞳孔区完全见不到人工晶状体。

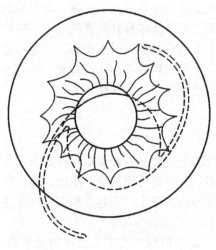

图27－6　"日落"综合征

（1）原因：人工晶状体睫状沟置入时，下方悬韧带已断裂、较广泛的后囊膜破裂但手术时未被察觉，未作任何处理仍然将人工晶状体置入在后房，或置入人工晶状体时囊膜或晶状体悬韧带受损伤未予处理。

（2）临床表现："日落"综合征可导致患者视力下降，单眼复视。半脱位的人工晶状体可刺激睫状体引起轻度葡萄膜炎症、疼痛和黄斑囊样水肿，甚至人工晶状体可进一步脱位，整个脱入玻璃体腔里面，与视网膜接触，造成视网膜损伤。因此必须尽快进行手术复位。

（3）处理措施：如果仅仅是下方部分悬韧带断裂引起的轻度人工晶状体移位，可旋转人工晶状体，使其襻转到悬韧带完整的方向；如果人工晶状体襻伸入后囊膜破裂口，但尚存在周边后囊膜，可在人工晶状体取出后将前房的玻璃体切除，然后将人工晶状体置入于睫状沟内；如果后囊膜和悬韧带损伤的范围过大不足以支撑人工晶状体，应考虑将人工晶状体取出，再用聚丙烯缝线将人工晶状体固定于睫状沟。若整个人工晶状体已脱入玻璃体腔，则需借助后段玻璃体切割技术将人工晶状体取出，再一期或二期行人工晶状体缝线固定术或置入前房型人工晶状体。

3. 人工晶状体偏离中心　人工晶状体的中心偏离视轴称人工晶状体偏离中心（decen-

tration），多简称为人工晶状体偏位。临床上有时因瞳孔偏位不能复位至居中，而有意使置入的人工晶状体偏向瞳孔，使瞳孔完全遮盖光学部以防复视，称有益性偏离中心。有时瞳孔居中而人工晶状体偏向一侧，这多是由于囊膜纤维化或人工晶状体襻过于柔软，不能抵抗囊膜的纤维收缩力；或襻过短不能有效地固定人工晶状体。其中，人工晶状体偏向下方者构成轻度的"日落"综合征，多见于眼球较大而人工晶状体相对较小，重力作用使人工晶状体下垂；人工晶状体下襻断裂或变形而未予处理，上襻置入囊袋而下襻位于睫状沟等情况。人工晶状体向上移位，人工晶状体的较大部分位于上方虹膜后，光学面的下缘可在瞳孔区见到，称为"日出"综合征（图27-7），主要是由于人工晶状体上襻不在囊袋内，而支撑人工晶状体下襻的囊袋发生粘连收缩所致。有时人工晶状体虽然居中，但瞳孔偏向一侧，致使人工晶状体只能遮盖部分瞳孔，习惯上也称为人工晶状体偏离中心。有时置入睫状沟的人工晶状体太短（襻及晶状体的直径在12mm或以下），不能使人工晶状体固定，眼球转动时，人工晶状体可以像钟摆样左右摆动，称"挡风玻璃刮水器"综合征。

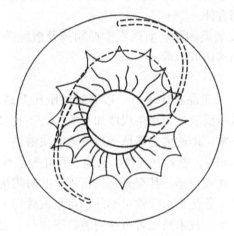

图27-7 "日出"综合征

如果出现复视、眩目及视力下降，不能用缩瞳药减轻者，应手术处理。手术方法包括人工晶状体位置调整、人工晶状体单襻或双襻固定、人工晶状体置换等。

4. 人工晶状体倾斜 置入眼内的人工晶状体光学部平面宜与视轴相互垂直，当两者的关系并非垂直而是成一角度时，称人工晶状体倾斜。人工晶状体倾斜的原因可能是部分后囊膜破裂或部分悬韧带断裂、玻璃体对晶状体两侧的压力不均等，或后房有粘连，致使人工晶状体旋转而发生倾斜。倾斜角度<10°时，可不引起任何症状，此时无需处理。但当倾斜角度>15°时，则可能引起视力下降、眩光等，严重者需手术处理，其方法包括前段玻璃体切割、人工晶状体调位、人工晶状体多襻固定等。

5. 术后中高度屈光不正

（1）原因：由于术前人工晶状体度数计算不准确所致。引起术前人工晶状体度数计算错误的因素有眼轴测量错误、角膜曲率测量错误、计算错误和计算公式本身的缺点。使用SRK-Ⅱ公式计算高度近视、高度远视患者的人工晶状体度数较易出现偏差，硅油填充眼、角膜屈光手术后的病例也不能简单用常规公式计算。

（2）处理：低度的近视一般患者较易耐受，超过+1D的远视和超过-3D的近视，患者可能不能忍受。对于不能忍受的病例，可考虑做人工晶状体置换术。自原切口或另做切口进入，向前房及人工晶状体周围注射黏弹剂，用调位钩松动人工晶状体，并将之自囊袋内旋转出前房。若置入的是 PMMA 人工晶状体，可将切口扩大取出；若置入的是可折叠式人工晶状体，可在将其光学部剪成两半后分别取出。再向囊袋内或后房注入黏弹剂，根据囊袋完整情况和粘连情况，将另一合适度数人工晶状体置入囊袋内或睫状沟。

6. 人工晶状体过敏性葡萄膜炎　人工晶状体术后严重的葡萄膜炎多发生于术后第 7~8 天，可表现为角膜粗大色素性或羊脂状 KP、人工晶状体前渗出物、房水明显浑浊甚至出现前房积脓、玻璃体浑浊等，患眼视力明显受影响。部分患者对药物反应较好，但常有复发现象；少部分患者对药物反应极差。

（1）病因：本病近年来已较为少见，发生率在 0.1% 以下。主要与患者的特殊体质有关，但使用生物相容性好、表面有肝素处理等优点的人工晶状体，以及将人工晶状体置入在囊袋内可能减少其发生。如果在睫状沟置入表面抛光差、单体杂质含量高的人工晶状体，由于经常与虹膜接触，除可引起葡萄膜炎外，还可能引起一种罕见 UGH 综合征，即葡萄膜炎、前房积血和继发性青光眼综合征。

（2）处理：一般应用皮质类固醇、前列腺素抑制药及散瞳药等药物治疗，若药物治疗不能奏效，可考虑行人工晶状体取出术。

7. 青光眼

（1）短暂性眼压升高：人工晶状体术后一般有短暂眼压升高过程，这可能与前房内的黏弹剂潴留、睫状体受刺激后反应性房水生成增加有关，若不超过 35mmHg，可不需特殊处理，在 24h 内可逐渐降至正常。即使前房残留多量的透明质酸钠，数天内吸收后眼压也自然下降。若术后眼压超过 50mmHg，患者有眼痛、头痛、呕吐等症状，检查发现角膜上皮明显水肿，前房较深，视力为手动或光感，甚至光定位不准，此时需按急症处理。可使用甘露醇静脉滴注、口服乙酰唑胺等，若药物治疗效果不佳，可采取放房水的方法。最简单的方法是轻压角膜缘切口放出少量房水，技术熟练者可在裂隙灯下进行，表面麻醉后用消毒小棉签或消毒针头轻压切口后唇，可见少量黏稠的液体流出（注意必须保留一定深度的前房），此时眼压下降，患者症状缓解，角膜水肿也不久就明显消退，视力明显提高。技术不熟练者或裂隙灯下放液效果不佳者，可在手术室进行，用冲洗针头将前房内的黏弹剂冲洗出来，或用 I/A 头灌注抽吸消除前房内的黏弹剂。

若发现眼压升高伴前房变浅，则可能为瞳孔阻滞或恶性青光眼，不宜用放房水的方法处理。

（2）持续性眼压升高：人工晶状体术后的持续性眼压升高的发生率约为 2.5%。眼压升高的原因主要见于：术前已存在的青光眼、晶状体皮质残留较多、长期大量应用皮质类固醇、炎症、瞳孔阻滞、玻璃体－睫状环阻滞、虹膜前粘连、眼内出血、上皮置入和纤维内生等。

治疗应在局部和全身进行降压处理的同时进行病因治疗。如炎症者加强抗炎，皮质类固醇性者停用皮质类固醇。瞳孔阻滞者早期可用强散瞳药散瞳、局部应用皮质类固醇减轻炎症反应、全身使用高渗剂，但最根本的措施还是重新形成前后房的沟通，可通过虹膜切开术，YAG 激光进行周边虹膜切开来完成。对前房内残留大量的晶状体皮质、眼内积血者应进行前房冲洗或玻璃体切割术。对于由于滤过功能不足引起者，可考虑进行小梁切除术。

8. 单眼复视　常常由于瞳孔过大或偏位，致使人工晶状体不能完全被瞳孔遮盖，或较大范围的虹膜根部离断等原因，造成双瞳效应，形成两个影像，可根据具体原因进行处理。

9. 人工晶状体浑浊或钙化　PMMA 人工晶状体经历了五十年的考验，其优良的理化性质及生物相容性均符合人工晶状体的要求。随着各种小切口白内障手术的开展，其唯一的缺点暴露了出来：它不能折叠，切口长度必须在 5mm 以上。于是，多种可折叠的材料相继用于制作人工晶状体，首先是硅胶，然后是水凝胶，再是丙烯酸酯，近年又推出了亲水性丙烯酸酯。实践证明，这些可折叠材料性能均非常优良，特别是亲水性丙烯酸酯，其生物相容性比以前的材料更为优越。但是，由于制作工艺的不同，这些人工晶状体在临床上曾出现过一些问题，比如，有报道说博士伦的 Hydroview 水凝胶人工晶状体出现表面钙化现象；由于人工晶状体中的紫外线吸收物质发生变性，MDR 亲水性丙烯酸酯人工晶状体光学部发生浑浊的现象。这些现象告诉我们，在购买人工晶状体时，一定要查看其有效证件；而且，即使有效证件齐全，在使用一种不熟悉的新型号人工晶状体初期，不应立即大量使用，宜少量使用并有一定时间的观察期，确定安全后才大量使用。

（陈　艳）

第二节　后房型人工晶状体二期置入术

与人工晶状体一期置入相比，二期置入不同的是常需分离虹膜后粘连；晶状体囊袋已不能张开，人工晶状体常常只能置入在睫状沟；瞳孔常有变形而需修复，并需根据瞳孔情况选择人工晶状体；术后人工晶状体位置不良的发生率较高。但由于此时残留的囊膜已有一定程度的增殖，往往支撑作用较强。

一、适应证

1. 有较好的矫正视力　人工晶状体置入术等同于将外戴的眼镜移至眼内，以增大视野、缩小放大率并方便生活。若戴镜矫正视力不佳，则置入人工晶状体后视力也不可能很好，术前宜纠正患者及其家属"置入人工晶状体能增加视力"的观念。但有时视轴上后囊膜有一定程度的浑浊，影响视力预后的判断，对此有条件者可行激光后囊切开再检查矫正视力，无条件者只能依据临床经验去评价。至于矫正视力达到多少才手术，没有固定标准，一般认为≥0.5，但需根据患眼的条件及患者的要求而决定。

2. 具备置入条件　虹膜后粘连分离后，晶状体后囊完整或大部分存留者，可直接行二期人工晶状体置入术；晶状体后囊膜不完整估计不足以支撑人工晶状体者，需行后房型人工晶状体缝线固定，或行前房型人工晶状体置入。

二、禁忌证

同"后房型人工晶状体一期置入术"。

三、术前准备

1. 视功能预测　遇到无晶状体眼，首先想到检查其矫正视力，判断是否有二期置入人工晶状体的价值，然后向患者充分解释手术预后情况，才决定手术。

2. 瞳下检查　先小瞳下检查并记录瞳孔的大小和位置，以便术中进行瞳孔成形。再用快速散瞳药散瞳检查，了解后囊膜存留和虹膜后粘连情况。

3. 其他检查　包括眼部和全身检查，排除手术禁忌，以便手术安全进行。

4. 人工晶状体度数测量　选择人工晶状体时注意参照瞳孔情况。

四、麻醉

表面麻醉或球周、球后麻醉，小儿加基础麻醉。

五、手术方法

1. 结膜瓣与巩膜隧道式切口　同"白内障超声乳化摘除术"。

2. 前房内注入黏弹剂　先用注黏弹剂的针头探查并将虹膜与晶状体囊膜分离，若粘连较紧，可用囊膜剪剪开。视轴上囊膜发生浑浊者需做囊膜切开术。

3. 后房内注射黏弹剂　形成人工晶状体置入的通道和空间，仔细检查后房全周的粘连是否均已分离。

4. 扩大切口　扩大到人工晶状体光学部置入所需长度，用单手法或双手法置入后房型人工晶状体，所置入的人工晶状体同样可为 PMMA 或可折叠式人工晶状体，其方法与一期置入基本相同。

5. 瞳孔成形　如可能，对虹膜进行修剪或缝合，使瞳孔基本居中。

6. 关闭切口　清除眼内的黏弹剂后关闭切口。

（陈　艳）

第三节　后房型人工晶状体缝线固定术

后房型人工晶状体置入术为目前矫正无晶状体眼性屈光不正的最佳方法，但由于某些原因如白内障术中出现并发症、晶状体脱位、以前的白内障囊内摘除术以及人工晶状体置换术等，使晶状体囊膜受到损伤而不完整或缺如，不足以支撑人工晶状体时，后房型人工晶状体置入可能发生困难，此时可选择前房型人工晶状体置入术或经巩膜后房型人工晶状体缝线固定术（trans‑scleral fixation）。前房型人工晶状体虽然方法简单，但其人工晶状体不符合生理位置，并有长期慢性损伤角膜内皮的危险，且常常没有准备合适度数的前房型人工晶状体；而后房型人工晶状体缝线固定术虽然操作较为复杂，但术后的良好视力效果，对角膜内皮损伤少，而且不用更换人工晶状体，直接使用原先准备好的后房型人工晶状体即可。因而在晶状体囊膜支撑力不足的情况下，多数手术医师较倾向于选择这种手术方式。

一、术前准备

1. 术前用药　常规用抗生素眼药水点眼；由于可能术中出血，故最好术前适当给予促凝血药物如维生素 K 和卡巴克洛等口服。

2. 器械准备　后房型人工晶状体置入术的所有器械。另外，还必须准备聚丙烯缝线一条，最好是带长针的。其他准备还包括固定上直肌的针、线、直肌镊、纹式持针器，做巩膜瓣用的烧灼器、刀片等。

3. 患者准备　与白内障摘除术基本相同。应注意术前了解患者未散瞳时的瞳孔大小、形状和位置，以便术中处理人工晶状体与瞳孔的位置关系；记录角膜散光的轴向，便于术中顺带处理角膜散光问题。

二、手术方法

固定人工晶状体的缝线要求能够保存终身，而普通的尼龙线在一定时间后会发生降解，因而行人工晶状体缝线固定术时，一般使用聚丙烯线。人工晶状体缝线固定术可根据晶状体囊膜残留的大小而行单襻固定或双襻固定，若残留较多囊膜，则可试行单襻固定；若囊膜缺如或仅存少量囊膜，则需行双襻固定。固定人工晶状体所用的针可以为弯针，也可以用直针。双襻固定的方位可根据手术医师的习惯，选择顺手的方位，但需相隔6个钟点，否则会引起人工晶状体偏位。根据固定缝线穿入巩膜的方向，可将人工晶状体缝线固定技术分为内路法（ab interno）和外路法（ab externo），大多数人工晶状体缝线固定为睫状沟固定，但也有人行虹膜固定或平坦部固定。

1. 单襻固定与双襻固定　有时囊膜部分存留，这时就要求手术医师准确判断是否需要固定、双襻均固定还是只固定一襻即可，较少的固定缝针数可以减少对眼球的损伤及手术并发症，但固定点数不够则可能发生人工晶状体位置不稳定。一般地说，直径 <7mm 撕囊的前囊膜或下方 2/3 囊膜可支撑人工晶状体，可以不需固定；若能保证置入人工晶状体后仍有上 2/3 囊膜残留或下 1/2 囊膜残留并展开，则需固定一针；否则需行双襻固定。如不能判断时，还是以多固定一针为佳。单襻固定时，有两点需特别注意。

（1）襻上的固定位置：固定线宜绑扎在人工晶状体襻离光学部中心最远点，这样可避免由于人工晶状体襻上的杠杆作用而引起人工晶状体离中心。

（2）固定点的方位选择：固定点应选择在固定效率最高的方位上，对于一个有一半囊膜存留的病例，其固定效率最高的位置在囊膜存留侧和其对侧，固定效率最低点在囊膜存留区边缘。

2. 内路法与外路法

（1）内路法（图27-8）：先做角膜缘切口进入前房，聚丙烯线固定人工晶状体襻后，带针一端自切口进入前房，转向后房，在虹膜后面刺入睫状沟，穿过巩膜并拉出聚丙烯线。置入人工晶状体后，将线拉紧，打结固定于巩膜上。若需固定双襻，则另一襻以同法固定。

（2）外路法（图27-9）：用一根长针自巩膜外刺入，依次穿过其下的睫状沟、后房，至瞳孔区，再用一个一次性 OT 针头，在对侧相隔6个钟点的位置自巩膜外刺入睫状沟，进入后房，将缝线的针套入 OT 针管内，拉出 OT 针，将聚丙烯缝线引出至对侧巩膜外。做角膜缘切口，从角膜缘切口伸入镊子，将眼内线段拉出，中间剪断，两线端各固定人工晶状体一襻。将人工晶状体置入睫状沟后，将聚丙烯线两端拉紧，各自打结固定于巩膜上。

另一种外路法（图27-10）：先做角膜缘切口，两根聚丙烯线末端相套，使一条线上两端各带一针，将其中一根缝针自巩膜外进针，穿过睫状沟至其下后房，再至前房，自角膜缘切口出针，剪除角膜缘切口侧的缝线，将人工晶状体襻上固定在已预置好的固定缝线上。置入人工晶状体，拉紧缝线并固定于巩膜上。如需双襻固定，则用同样的方法固定人工晶状体另一襻。

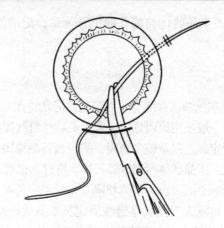

图 27 - 8　内路法

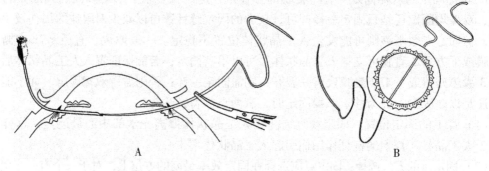

图 27 - 9　外路法（1）

A. OT 针头引出缝针；B. 缝线位于后房，自角膜缘做切口拉出

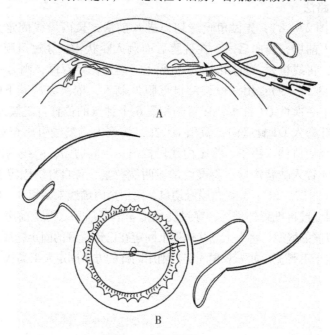

图 27 - 10　外路法（2）

A. 缝针自对侧角膜缘切口出针；B. 缝线自后房经瞳孔进入前房

　　内路法与外路法比较：至于这两种方法哪种较好，存在不同意见。Trimarchi 等认为 3 –
9 点方位行内路法效果最好。而 Gabic 等比较了 70 例内路法与 109 例外路法后发现，外路法
患者术后视力较好，且并发症较少。Tomikawa 等虽然体会到，由于固定人工晶状体需使用
长针，若使用内路法，由于持针器夹持在针的后部，针尖到持针器的距离长，即使持针器有
轻微的运动，通过杠杆的放大作用，也会使针尖产生较大幅度的运动，因而其杠杆效应会使
尖针处的运动放大（图 27 – 11），有损伤睫状沟周围组织的危险。而外路法具有减少眼内操
作、容易进入睫状沟的优点。但仍认为，内路法与外路法不相上下，其选择完全取决于手术
医师的偏好。

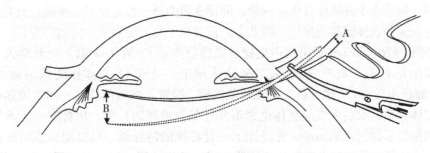

图 27 – 11　杠杆效应

　　3. 虹膜固定　在文献中不多见。Navia – Aray 报道了 30 例用此法施行的人工晶状体固
定术，将四条线连于后房型人工晶状体光学部的四个孔上，其中两条由一直针引导缝于下方
虹膜上，另两条线由一弯针引导，缝于上方虹膜上。术后持续性黄斑囊样水肿 1 例，人工晶
状体表面色素沉积 4 例。

　　4. 睫状沟固定　睫状沟区血管较少，且此处固定较接近晶状体的正常位置，因而绝大
多数人工晶状体缝线固定术是睫状沟固定。由于睫状沟位于虹膜根部与睫状突之间，位置比
较隐蔽，难以直接看见，临床上往往用它与角膜缘的位置关系来估计其位置。Duffey 等研究
了 21 只人眼以寻找最安全的巩膜进针位置，发现缝针在睫状沟垂直穿出巩膜后，其出针位
置为：6 ~ 12 点方位在角膜缘后 0.83 ± 0.1mm，3 ~ 9 点方位在角膜缘后 0.46 ± 0.1mm。
Kinoshita 等得出，若垂直于巩膜面进针，则宜在角膜缘后 1.0mm 处；若平行于虹膜进针，
则宜在角膜缘后约 2.0mm 处。Davis 等也研究了 19 只人尸体眼，在睫状沟刺入并垂直于巩
膜面出针，测得角膜缘至出针位置的平均距离为 0.9mm。Yasukava 等认为，垂直于巩膜面
进（出）针重复性好，安全范围较大，但有引起房角闭塞的危险；平行于虹膜面进（出）
针虽无引起房角闭塞的危险，但安全范围小，且由于针刺入巩膜内较长距离而穿透位置易受
巩膜厚度影响，并有引起虹膜根部离断的危险，从而提出最佳的进针方向为介于两者之间的
角度。

　　5. 平坦部固定　平坦部无重要结构，亦无粗大血管，玻璃体切割时常选择此处做切口。
但使用平坦部做人工晶状体固定位置的术者也不多。Teichmann 认为，平坦部固定能减少术
中术后出血的危险，减少人工晶状体与虹膜、睫状突的接触。由于只有睫状体平坦部的非色
素内层与人工晶状体襻直接接触，因而色素播散减少。Maggi 等在平坦部固定 3 个襻的人工
晶状体，认为此法可避免过多接触眼内组织。

三、并发症

Solomon 等对 30 例人工晶状体固定术病例进行了平均 23 个月的观察，发现其主要并发症为：线结露出巩膜（73%）、线结露出结膜（17%）、人工晶状体位置不良（10%）、开角型青光眼（17%）、脉络膜下出血（3%）。Uthoff 等总结 624 例人工晶状体缝线固定术后病例，发现以下并发症：人工晶状体偏位（1.9%）、缝线外露（17.9%）、黄斑囊样水肿（5.8%）、视网膜脱离（1.4%）、玻璃体积血（1.0%）、重度葡萄膜炎（0.5%）。近年来，人工晶状体倾斜普遍受到人们的重视。Teichmann 等实验发现，大部分人工晶状体襻在固定后受到扭曲，致使人工晶状体发生了倾斜。除襻受扭曲外，固定位置不准确、只有两个固定点均可成为人工晶状体倾斜的原因。因此，人们对以下几方面做了一定的研究。

1. 直视下缝针　Steiner 等用超声生物显微镜检查了 17 例（18 眼）睫状沟人工晶状体缝线固定术后的病例，发现 36 个人工晶状体襻中，只有 12 个襻在睫状沟内，18 个襻（50%）在睫状沟后，6 个襻（17%）在睫状沟前。位置不准确的睫状沟固定可能引起术中虹膜或睫状体出血、术后人工晶状体位置不良（偏位或倾斜）等，因此有些手术医师对如何准确缝线进行了探讨。Vajpayee 等设计了一种特殊的持针镊，可以用来直接在睫状沟缝针。Tsai 等设计了一种用反光镜做的持针器，用这种持针器对两个尸体眼进行睫状沟缝针，可以在看见睫状沟的直视条件下进针，从而使固定位置更准确。Jurgen 等用 Endo Optiks 公司的显微内镜来直接观察睫状沟，对三只无晶状体眼进行了睫状沟缝线固定，发现术后所有晶状体均准确地固定在睫状沟内，术眼的术后视力均良好。

2. 多点固定法　大多数作者报道的人工晶状体缝线固定均用双襻的人工晶状体，属两点固定，这在虹膜无后粘连、前段玻璃体切除较干净的患者，若双襻均固定在睫状沟内，人工晶状体的位置可能较正。但当虹膜有难于分离的后粘连或玻璃体切除不大干净时，由于粘连组织及玻璃体会对人工晶状体襻及光学部施加作用力，致使固定襻的两点不能固定一个光学面，因而人工晶状体光学面容易发生倾斜。据此，有的手术医师对多点固定进行了探讨。Maggi 等选用一个有 3 个等距襻，每襻各预制有一条连针缝线的人工晶状体，用特制的持针器将各缝线缝于睫状体平坦部，术后发现尽管有不对称纤维化及囊膜残留物存在，人工晶状体的位置仍一直保持稳定。Teichmann 等将人工晶状体襻加粗至 0.3mm（普通为 0.2mm），再在两襻上各钻两个直径 0.1mm 的孔，两孔相距 2mm，将聚丙烯线穿过两孔后，两端各自穿过相应位置的巩膜，并打结固定于巩膜上，从而通过 4 个点使人工晶状体稳固地固定在睫状沟内。Chakrabarti 等选用两襻各带一个固定孔的人工晶状体，一线穿过固定孔后，两端分别固定在巩膜的两个点上，形成另一类型的四点固定，但其人工晶状体上仍是两个点的固定。

（陈　艳）

第四节　前房型人工晶状体置入术

开放弹性襻的前房型人工晶状体的问世，使曾经一度被淘汰的前房型人工晶状体置入术可以成为后房型人工晶状体缝线固定术的补充。其显著的优点是操作简单。

一、缺点

（1）由于前房大小的个体差异，常较难精确地预测人工晶状体的大小规格，过小的人工晶状体可发生眼内旋转、移位而引起间歇性角膜内皮接触，最终使之失代偿而发生大疱性角膜病变。

（2）由于不是常备物品，选择时远不如后房型人工晶状体方便。

（3）引起青光眼的危险：过大的人工晶状体可致长久前房角接触而引起前房角损伤、粘连；并有瞳孔阻滞性青光眼发生的可能。

因而前房型人工晶状体在临床的应用远少于后房型人工晶状体。

二、适应证

理论上，前房型人工晶状体可以置入各类白内障手术后的无晶状体眼，但是对有后囊膜支撑的人工晶状体置入术，仍应首选置入后房型人工晶状体。即使无后囊支撑，也应先选择后房型人工晶状体缝线固定术，前房型人工晶状体只应作为后房型人工晶状体的补充，如不熟悉缝线固定的术者或有特殊疾病如凝血功能障碍者，可考虑使用。下列情况不宜置入前房型人工晶状体。

（1）儿童或年轻患者。

（2）前房较浅者。

（3）房角异常（房角关闭或有新生血管）者。

（4）虹膜前粘连者。

（5）瞳孔散大或明显偏位者。

（6）角膜内皮细胞数低于 1 000 个/mm^2 者。

三、术前准备

1. 眼部及全身常规检查　包括眼科必要的特殊检查，如前房角镜检查、角膜直径测量、角膜内皮细胞检查和前房深度测量，排除人工晶状体置入的全身及眼部的禁忌证。

2. 前房型人工晶状体基本数据测算　如人工晶状体度数、人工晶状体规格等。国内术者常常忽略了人工晶状体大小规格的测算，这是不对的。

（1）度数计算：仍然使用后房型人工晶状体度数计算的公式，多用 SRK Ⅱ 公式，只是其 A 常数比后房型人工晶状体的要小 2 ~ 3D，在包装盒上可以查见。

（2）规格计算：一般使用公式：人工晶状体总长—角膜横直径 + 1mm。

（3）角膜横直径可使用测距规或测量尺在眼球外部测量，即为水平的"白至白"距离。

3. 术前沟通　术前一定要向患者解释前房型人工晶状体的特点、术后注意事项和定期复查的重要性，争取患者的配合。

4. 点抗生素眼药水　术前 1 ~ 3d 点抗生素眼药水。若为二期置入，术前半小时宜点缩瞳眼水将瞳孔缩小。

四、麻醉

一般采用表面麻醉即可，对于技术不甚熟练的手术医师或比较紧张的患者，可采用球周或球后麻醉。

五、手术方法

1. 做结膜瓣　若采用巩膜隧道切口，需做以穹隆部为基底的结膜瓣，长度为 5~6mm。但多数前房型人工晶状体的光学部直径在 5.0~5.5mm，往往可以采用角膜缘隧道切口而不需行结膜瓣。

2. 巩膜或角膜缘切口

（1）沿上方角膜缘做长 7mm 的切口，在置入 Choyce Mark Ⅷ 型人工晶状体时，如原来在 12:00 点方位已作过虹膜周边切除，必须避开虹膜周边切除区，应在水平方向置入人工晶状体。这时角膜缘切口必须选在颞侧，切口长度也是 7mm。若要先行白内障摘出术，角膜缘切口则需向颞上方做相应延长。

（2）若为白内障囊外摘除术中发生玻璃体溢出的手术眼，必须部分关闭切口后，使用前段玻璃体切割器将前房的玻璃体切除，直至瞳孔完全恢复圆形为止。最后也留 7mm 长的角膜缘切口暂不缝合。

3. 缩瞳　检查前房内有无玻璃体残留，在玻璃体残留者最好用玻璃体切割器切除干净。用缩瞳药（0.1%乙酰胆碱或 0.1%毛果芸香碱注射液）注入前房，并用冲洗针头整复瞳孔，将瞳孔尽量缩小。

4. 虹膜周边切除术　以前行前房型人工晶状体置入术时需行 1~2 处虹膜周边切除，以防止瞳孔阻滞。随着玻璃体处理技术的进步，越来越多的术者倾向于不做虹膜周边切除术，但若玻璃体处理不够彻底，仍以做虹膜周边切除较为安全。

使用隧道式切口时，做虹膜周边切口可能比较困难，可使用以下方法：向前房注入黏弹剂后，在准备做虹膜周边切除处的虹膜后方多注射些黏弹剂，将晶状体囊膜剪伸到虹膜后方，直达虹膜的根部，剪尖向上在虹膜周边剪开一处虹膜，再用冲洗针头探查切口大小是否适当和是否通畅。虹膜周边切口尽可能做在鼻上或颞上方，因为此处有上睑遮盖，不会引起单眼复视。

5. 人工晶状体置入　向前房内注入黏弹剂，与后房型人工晶状体置入一样，也需形成"一条通道"和"一个空间"，以保证人工晶状体置入时有足够的手术操作空间。常见的前房型人工晶状体有房角支撑型和虹膜支撑型（虹膜爪形）两类，我国使用的多为弓形襻的房角支撑型前房型人工晶状体，其置入方法如下。

（1）滑板导入法：①先从切口向前房内插入聚乙烯膜制成的导板，然后将滑板的顶端插至对侧房角。②用镊子夹住人工晶状体上襻，沿着滑板表面将人工晶状体从切口滑入前房直至下襻接触对侧前房角后抽出导板。③检查人工晶状体下方固定的位置是否正确，瞳孔是否变形。检查位置正确后，再将镊子夹住人工晶状体上襻的中点，用另一镊子将切口后唇掀起，轻轻将上襻送入上方房角。④再次检查人工晶状体位置及瞳孔是否变形，若位置不正确，可用虹膜钩调整，或用黏弹剂帮助虹膜复位。

（2）直接置入法：①先将下襻的末端从切口伸入前房，先向左移推进襻的末端，然后向右移将下襻的另一端也推入前房。②检查认为下襻位置合适后，将人工晶状体往下送，直至下襻的两端与下方前房角接触为止。③用镊子掀起切口的后唇，并将上襻轻轻往下压，上襻即可送入上方房角内。

6. 清除前房内的黏弹剂　可用双腔管或 I/A 系统抽吸。

7. 关闭切口　向前房注入 BSS，检查切口是否自闭，切口漏水者可用 10 − 0 尼龙线作间断缝合或连续缝合。

六、手术并发症

虽然随着前房型人工晶状体设计的改进，其术后并发症已逐渐减少，但仍需记住，其潜在并发症多于后房型人工晶状体置入术，人工晶状体的大小不适当在引起其术后并发症中起相当重要的作用。

1. 术中并发症　种类较多，但较常遇到的为瞳孔变形和前房积血等。瞳孔变形发生的原因多为前房内玻璃体处理不干净，牵拉瞳孔缘，或人工晶状体襻拉住虹膜周边部所致。术前缩瞳、术中充分切除前房内的玻璃体并用黏弹剂形成充足的通道，有利于防止瞳孔变形。

2. 术后并发症　前房型人工晶状体置入的术后并发症较多，以下仅介绍一些主要的并发症。

（1）大疱性角膜病变：由于前房型人工晶状体大小不合适，或置入位置不正确，使人工晶状体在前房内的固定不稳，加上患者用手揉擦眼睛和前房过浅等原因，人工晶状体光学面或襻经常与角膜接触，这种接触常导致睫状充血、相应部位的角膜水肿，角膜内皮细胞慢性进行性损伤，反复性虹膜炎及黄斑囊样水肿而形成间歇接触综合征。为了防止角膜失代偿的发生，必须及早治疗。一旦确诊为间歇接触综合征，应做手术矫正，如分离前粘连及做抗感染治疗。对顽固的接触综合征病例，应取出人工晶状体，或更换为另一种类型的人工晶状体。若已合并角膜失代偿，必须联合施行穿透性角膜移植术。

（2）继发性青光眼：主要有三种原因：①黏弹剂残留：一些大分子黏弹剂不易降解，难于通过小梁组织排出眼外，即使残留少许黏弹剂也可导致眼压一过性升高。处理方法与后房型人工晶状体置入术后黏弹剂残留相同。②瞳孔阻滞：由于前房型人工晶状体的光学面阻塞瞳孔，造成房水无法通过瞳孔而积聚于后房，形成眼压升高，视力下降。此并发症的预防是作前房型人工晶状体置入时，必须行周边虹膜切除术，甚至须做两个周边虹膜切除术，才可以保证前后房的房水流动通畅。在治疗上可用 Nd：YAG 激光行周边虹膜切除术。③前房角损伤：房角支撑型人工晶状体的襻直接压迫房角组织，如果襻过长，将对房角产生较大的压力；或襻较硬或较粗糙，可以直接损伤房角。置入人工晶状体时不够细致，人工晶状体襻牵拉虹膜而没有处理，久之，虹膜根部与房角或角膜组织发生粘连，导致房角关闭。预防上应该选择尺寸合适的人工晶状体，术前充分缩瞳，操作要轻巧。

（3）葡萄膜炎、青光眼、前房积血综合征：简称 UGH 综合征，主要由于前房型人工晶状体的硬襻粗糙，光学面与襻之间扭曲变形，造成葡萄膜炎、前房反复积血以及继发性青光眼。常需取出前房型人工晶状体才能控制炎症。同时要使用抗炎药物与降低眼压药物，并加强对症治疗。由于前房型人工晶状体制作技术和质量的提高，这一综合征目前已少见。

（4）人工晶状体脱位：前房型人工晶状体脱位在新型的人工晶状体已经少见，主要发生在选用过小的人工晶状体病例，尤其是采用硬襻的前房型人工晶状体。术后患者可自觉畏光、眩目，眼部充血长期不退。检查可见人工晶状体光学面的中心点偏离视轴，向下移位；襻的位置出现异常，例如，下襻在房角的位置而上襻已远离房角，顶端前贴角膜背。由于这种位置的异常，常发生与虹膜和角膜摩擦而造成损伤。因此，必须更换大小合适的人工晶状体。

（陈　艳）

第二十八章

特殊患者的白内障手术

第一节　儿童白内障手术

一、主要特点

（1）儿童眼球尚未发育完善，出生时眼轴长约 17mm，出生后 2 岁内眼轴的增长较快，2 岁时已达成人 93%，以后增长逐渐减慢。

（2）出生后 1 岁内屈光系统变化极快，角膜曲率的变化需在一岁半以后才逐渐减慢，整个屈光系统的变化在 3 岁左右才相对稳定。

（3）儿童的眼球壁薄而软，隧道式切口不易自闭，往往需要缝合。

（4）玻璃体黏弹性较高不易压缩，手术中容易向前鼓起而增加手术难度，术后人工晶状体瞳孔夹持发生率也较高。

（5）眼球的血-眼屏障发育不完善，在炎症、外伤、手术的刺激下极易发生渗出、增生和非特异性反应，白内障术后炎症反应常常较重。

（6）儿童晶状体上皮细胞增生活跃，术后前囊膜增殖与收缩、后囊膜浑浊发生率特别高。若不进行特殊处理，6 岁以下儿童的后发性白内障发生率几乎是 100%。

（7）婴幼儿的视功能也处于快速发育阶段，其中生后 4 个月视功能发育最快，眼的固视反射即在出生后 3 个月左右形成，出生后 5 个月~4 岁视功能发育相对变慢，9 岁基本发育完善。

二、手术时机

儿童白内障手术一直充满着争议。事实上，至今美国 FDA 仍未授予儿童置入人工晶状体的许可，儿童置入人工晶状体只作为研究性质而进行。儿童的白内障手术存在着一对尖锐的矛盾。一方面，儿童眼正处于快速发育阶段，手术是否引起一些目前尚未知的危险仍令人担心；特别是儿童眼轴、角膜曲率仍在不断变化，并且不能准确地定量预测这种变化，术中置入人工晶状体的度数较难确定；另一方面，儿童的视功能也正处于发育阶段，需在外界环境的刺激下才逐渐发育成熟，晶状体浑浊容易导致患眼形觉剥夺性弱视，因而儿童白内障手术为一种限期手术。

当代弱视和固视发生的观念提示：影响视功能的儿童白内障需及时手术。成人白内障手术的目的只是增加视力，而儿童白内障手术的目的不仅是增加视力，同时还是防止弱视，恢复融合功能及立体视觉。由于眼的固视反射即在出生后3个月左右形成，重度双眼性白内障的患者出生后3个月可发生眼球震颤，眼球震颤一旦形成，即使再行白内障手术也难于消除，伴眼球震颤者白内障手术后视力很少有超过0.1者。从此观念来讲，要获取较好的视力，唯一的途径是尽早手术并进行无晶状体眼矫正。双眼严重影响视力的白内障宜在发现后尽快手术，理想的时间是出生后3个月以前。但对视力影响不甚严重者需认真衡量早期白内障摘除的得失。

儿童白内障术后置入人工晶状体的时间更未达到一个共识。FDA就未认可儿童人工晶状体置入术，许多人工晶状体生产商在其人工晶状体说明书上也标明其产品不适于18岁以下未成年人置入，致使医师在决定人工晶状体置入时间方面遇到较大的困难。但儿童配戴眼镜的不合作、不方便及不满意的效果使医师们仍倾向于尽早置入人工晶状体，因为人工晶状体置入术后可为患儿提供全天24h的光学矫正。

随着人工晶状体设计的改进、显微手术技术的提高以及成人人工晶状体置入手术的极大成功，人们对儿童人工晶状体置入手术的兴趣与日俱增。①总长11.5~12.5mm，设计更为合理的PMMA及丙烯酸酯人工晶状体较易于置入囊袋内，其襻弹性较好，记忆性也好，能抵抗囊膜纤维化的收缩力。②PMMA人工晶状体生物相容性的观察已有50年历史，肝素表面处理增加其生物相容性。丙烯酸酯人工晶状体保持了PMMA的生物相容性，越来越多的病例观察报道支持儿童置入人工晶体的安全性和有效性。③囊袋内置入使人工晶状体与血管组织隔离，术后反应更轻，并发症更少。

目前，关于儿童人工晶状体置入的年龄，较为保守者认为应在≥3岁（李绍珍等），这是较为稳妥的做法；较为激进者认为≥1岁，甚至少于1岁，这是重视视功能恢复的做法。但不管怎样，术前应向患儿家长解释清楚，争取其理解与合作。一般来讲，对无特殊禁忌证者，3岁以上可以置入人工晶状体，1岁以下尽量不要置入人工晶状体（但需戴镜）。1~3岁要根据患儿本身及客观条件来决定，单眼性无晶状体眼者由于戴镜的困难和双眼竞争抑制机制的存在，提倡尽早置入人工晶状体；双眼无晶状体眼者可稍推迟置入时间，特别是患儿配合戴镜者。

三、方法选择

1. 配戴眼镜或角膜接触镜

（1）配戴眼镜：较小婴儿双侧性白内障术后对戴镜的配合较好，1~2岁儿童、单侧性无晶状体眼的儿童对戴镜的配合较差。选择眼镜时，应尽量减少镜的重量及大小，以增加耳根及鼻梁的舒适度。婴儿常需用+25.0D的镜矫正，对特别小的婴儿，宜重在矫正其近视力，因为其主要活动均为近距离活动。较大儿童则重在远视力的矫正。

（2）角膜接触镜：特别适合于婴儿单侧性无晶状体眼的矫正，可选用日戴型和长戴型接触镜。接触镜可使患眼获得较好的矫正，但对父母的要求则较高，需教会父母在小儿镇静的情况下戴上和取下接触镜。

2. 人工晶状体

（1）度数选择：由于儿童眼处于发育期，眼轴及角膜曲率均在发生变化。若按成人的计算方法得出的人工晶状体度数置入儿童眼内，待小儿长大后，术眼均将变成近视，称为近视性漂移。手术时的年龄越小，向近视的漂移就越多。由于目前对儿童屈光变化量的预测仍非常困难，加上个体差异很大，因此儿童人工晶状体度数选择特别困难。目前在儿童人工晶状体度数选择方面有以下两个观点：①着眼于防止近视性漂移的方法：对8岁以下儿童，人工晶状体置入术后残留轻至中度远视，以防日后发生近视，所留的远视度数为：<2岁留+4.0D，2~4岁留+3.0D，4~6岁留+2.0D，6~8岁留+1.0D，8岁以上置入人工晶状体后应为正视（Awner S，et al）。很明显，这一方法对儿童弱视防治不利，特别是年龄较小的儿童，这些儿童的近距离活动要求有较好的近视力（而术眼却仍留有远视），术后患者戴镜的配合程度也较差。②着眼于防止弱视的方法：对>2岁的儿童，置入计算所得出的度数的人工晶状体，术后不保留远视，而是达到正视，以防止远视引起弱视，但这一方法可能引起以后术眼变为高度近视。

（2）材料选择：PMMA材料的人工晶状体经历了数十年的观察，理化性质及生物相容性均较好，可安全地使用于儿童患者。丙烯酸酯与PMMA结构上非常相似，基本上保持了PMMA的生物相容性，据报道在儿童使用也非常安全。还有人报道硅胶人工晶状体置入儿童眼内同样安全。但需注意，部分人工晶状体包装盒的说明书上可能标明该人工晶状体不适合于儿童使用，对此应改用其他人工晶状体，或向患者家长解释清楚。

（3）大小选择：一般>2岁儿童理想的人工晶状体为单体型，总长12.0~12.5mm后房型人工晶状体置入于囊袋内，其光学部直径为5.0~6.0mm。

（4）双人工晶状体置入：为同时解决近视性漂移和防止弱视两个问题，有人提出，在患眼囊袋内置入一个永久性人工晶状体，其度数为估计至成人时所需度数；而在睫状沟置入一个临时性人工晶状体，这一人工晶状体的作用是使患者在儿童时期具有较好的近视力，以防止弱视，而当长大成年患眼发生近视漂移时取出。其中永久性人工晶状体的度数为：使患眼残留中至低度远视，即<2岁留+4.0D，2~4岁留+3.0D，4~6岁留+2.0D，6~8岁留+1.0D；而临时性人工晶状体的度数为：计算出来的所需度数-永久性人工晶状体度数+1.0D。这一方法仍处于试验阶段，不可滥用。

四、术前准备

1. 术前检查　对视力预后、手术及麻醉的耐受性必须有个全面、详细的评价。

2. 术前谈话　必须将白内障手术及术后戴镜或人工晶状体置入手术的重要性、术后效果及可能发生的并发症向患儿家长解释清楚，并解释家长在术后治疗弱视中起非常重要的作用。让患儿家长明白，即使手术相当成功，若不及时用镜矫正，或不坚持进行弱视治疗，最终视力仍可能很差。手术时患儿年龄已太大、伴有其他眼部发育不良或眼球震颤，以及单侧性先天性白内障的患者视力预后较差，家长须知：即使努力进行弱视治疗，也不一定能获得满意的视力效果。

3. 其他　协助麻醉师进行麻醉前准备，术前1h用复方托吡卡胺将患眼瞳孔散大。

五、手术要点

1. 术式选择　儿童白内障多无硬核，多数可使用白内障抽吸术。由于儿童玻璃体与晶状体之间的粘连较为紧密，一般不宜行白内障囊内摘除。

2. 切口与切口关闭　理想的切口仍为巩膜隧道式切口，但儿童的眼球壁薄而软，隧道式切口不易自闭，往往需要缝合1~2针。

3. 囊膜处理 儿童晶状体囊膜的弹性较好，撕囊时容易放射状裂开。儿童后囊膜容易发生浑浊（据报道＜6岁儿童白内障术后若不进行特殊处理，发生率为100%），因而术中需行后囊膜环形撕囊术（仍有42%患者，晶状体上皮沿玻璃体前界膜移行并增殖），并切除前段玻璃体（后发性白内障将降到极低）。

4. 人工晶状体置入 宜置入在囊袋内，这样就使人工晶状体与血管组织隔离，术后反应更轻，并发症更少。

六、术后处理

可结膜下注射及眼局部点地塞米松，必要时术后静脉滴注地塞米松。未置入人工晶状体者一般术毕用阿托品眼膏散瞳；若人工晶状体置入在囊袋内，术后可用短效散瞳药如托吡卡胺散瞳；若人工晶状体置入在睫状沟，特别是后囊破裂或已做后囊撕开者，除非必要一般不散瞳，以免人工晶状体瞳孔夹持。

七、术后并发症

1. 炎症反应 较重。由于儿童眼球的血－房水屏障发育不完善，在手术的刺激下极易发生渗出、增生和非特异性反应，致使术后炎症反应常常较重。较重的炎症反应常常引起以下并发症。

（1）瞳孔机化膜形成：部分患儿术后前房发生纤维素性渗出，有时术中也可以看见，渗出物从絮状到蜘蛛网状，人工晶状体眼较多见。经抗感染治疗后，多在1周左右消失，部分则在人工晶状体前形成机化膜，并可致瞳孔膜闭。

早期治疗以皮质类固醇为主，全身应用地塞米松静脉滴注，局部用地塞米松－新霉素眼药水滴眼每天6~8次，必要时还可加用地塞米松2mg结膜下注射。用托吡卡胺眼药水散瞳，炎症较重的可用1%阿托品眼药水及眼药膏散瞳。炎症消退后，若人工晶状体前机化膜影响视力，可用Nd：YAG激光切开。

（2）虹膜后粘连、瞳孔变形和瞳孔上移：是由于炎症反应、机化膜形成以及纤维和上皮增生所致。大多数不影响视力，不需处理。少数严重的瞳孔上移可能影响视力，可行Nd：YAG激光或手术虹膜切开使瞳孔下移。

（3）人工晶状体偏位或瞳孔夹持：与术中玻璃体脱出、人工晶状体置入睫状沟内、虹膜损伤、术后前房炎症反应较重及后囊机化增生等因素有关。轻度偏位者或瞳孔夹持而无其他并发症者，一般影响视力不大，可以密切观察，暂不作手术处理。若有并发症如眼压升高、反复慢性葡萄膜炎、自觉有眩目、复视、畏光者，可予以手术处理，粘连不重者可行人工晶状体复位术，粘连较重无法复位者可行人工晶状体取出术。

2. 后发性白内障 是儿童白内障术后的一个最显著的特点。据报道，术中后囊膜若不作特殊处理，6岁以下的儿童后发性白内障的发生率几乎为100%；若术中单纯行后囊膜环形撕除术，仍有42%的病例晶状体上皮沿玻璃体前界膜移行增殖而发生浑浊；若术中行后囊膜撕开，并切除前部玻璃体，则后发性白内障的发生率极低。

后发性白内障的处理一般用Nd：YAG激光或手术的方法行后囊膜切开术。激光后囊切开术较为简便，但患儿往往不能合作；手术后囊膜切开术需在基础麻醉下进行，术后容易引发前房炎症反应。由于治疗上的不便，加上家长可能忽略随访的重要性而使后发性白内障影响弱视的治疗，因而，后发性白内障的预防非常重要。

3. 屈光状态近视性漂移　如前所述，按成人的计算方法得出的人工晶状体度数置入儿童眼内，待小儿长大后，由于眼轴增长，术眼变成近视，称为近视性漂移。预防近视性漂移的方法为术中置入较小度数的人工晶状体，使术后初期残留轻至中度远视，但这样不利于弱视的治疗；也可采用双人工晶状体置入的办法，待患眼变为近视时将"临时性人工晶状体"取出；或置入人工晶状体时让患眼保持正视，若以后变为近视，再用 LASIK、人工晶状体置换、戴镜等方法处理近视。

（刘　珣）

第二节　高度近视眼白内障摘除术

一、主要特点

（1）高度近视眼的眼轴较长，巩膜高度伸张而且变薄，常伴有巩膜后葡萄肿，双眼眼轴差可能很大，使眼轴的测量容易发生错误，球后麻醉时有眼球穿破的危险。

（2）高度近视眼的玻璃体常有变性及液化，若不慎后囊膜破裂，核块可很快沉入玻璃体腔。

（3）年龄较大的高度近视患者常常已伴有眼底视网膜脉络膜的萎缩，而且这种萎缩先累及后极部，致使术后视力恢复不理想。

（4）容易发生视网膜脱离，术中应尽可能保持后囊膜完整。而若术后发生视网膜脱离，患者常不易理解，以为是白内障手术的过错。

（5）高度近视眼白内障常以核性浑浊为主，部分患者核呈棕色或黑色，手术的难度较大。

（6）计算人工晶状体度数时容易发生偏差，使用新一代公式如 SRK/T、Holladay Ⅱ、Hoffer Q 等可减少这种偏差。

二、适应证

（1）高度近视患者的白内障只要影响患者的正常工作和生活时，无论其晶状体是否完全浑浊均可考虑手术。一方面，白内障摘除联合低度数或负度数人工晶状体置入术在治疗白内障的同时，还可矫正高度近视；另一方面，闭合式的超声乳化手术对眼后段的影响较小，因而高度近视患者的白内障手术时间可稍偏早些。

（2）有时晶状体尚无明显浑浊，为达到治疗高度近视的目的，也可行透明晶状体摘除联合人工晶状体置入术。目前治疗高度近视的方法有 LASIK、晶状体眼人工晶状体置入术和透明晶状体摘除术，对于超过 −15.0D 以上的高度近视，LASIK 可能显得力量不足，而有晶状体眼人工晶状体置入术又有损伤角膜内皮或晶状体的危险。透明晶状体摘除联合人工晶状体摘除效果较好，但也使术眼失去了调节功能，因而，一般年龄在 40 岁以上才选择这种方法。

三、禁忌证

1. 绝对禁忌证

（1）全身条件太差，不能耐受手术。

（2）有局部或全身化脓性感染者。

（3）患眼条件太差，估计无法恢复视力者。

2. 相对禁忌证

（1）角膜内皮功能较差者，术前应告诉患者术后需再行角膜移植术。

（2）核硬呈棕黑色或黑色者，需根据手术医师的经验决定手术否，手术需尽一切可能保留完整的后囊膜。

（3）伴晶状体脱位者，需行白内障囊内摘除术，术后视网膜脱离发生率极高。

（4）已有视网膜脱离者，术前应告诉患者术后需再行视网膜复位术。

（5）一眼术后发生视网膜脱离，在决定另一眼手术时，需慎重考虑，一般不考虑行透明晶状体摘除术。

四、术前准备

1. 视功能预测检查　检查视力下降程度是否与晶状体浑浊及高度近视的程度相符，散瞳检查有无晶状体脱位，B 超检查有无视网膜脱离，有条件时测定视网膜视力以了解黄斑功能和预测术后视力恢复情况。

2. 人工晶状体度数测量　高度近视眼的眼轴较长，常伴有巩膜后葡萄肿，双眼眼轴差可能较大，眼轴的测量容易发生错误，需反复多次测量；由于 SRK 公式是以正常眼轴为依据得出来的，使用于高度近视眼往往使人工晶状体度数偏差较大，一般需使用 SRKⅡ公式或更新的公式如 SKR/T、HolladayⅡ、Hoffer Q 等公式计算。

3. 术前谈话　由于高度近视眼白内障手术后视力恢复常常不佳，并发症发生率又较高，因此术前谈话非常重要。主要内容如下：

（1）让患者理解眼底可能已有视网膜脉络膜萎缩，视功能预后取决于眼底条件。

（2）应告诉患者高度近视本身较易于发生视网膜脱离，以免术后发生视网膜脱离时患者发生误会。

（3）告诉患者人工晶状体度数可能稍有偏差，一眼术后将引起双眼屈光参差，并解释其解决方法。

4. 眼底检查　行透明晶状体摘除术者术前应散瞳详细检查眼底，注意视网膜周边部有无格子样变性、视网膜裂孔等，若发现需及时行氩激光光凝。

五、麻醉

可用表面麻醉或球周麻醉，一般避免采用球后麻醉，以减少眼球穿孔的危险。

六、手术要点

1. 手术方式　应尽可能选择超声乳化白内障摘除术，尤其是行透明晶状体摘除术时，这种方法切口基本呈封闭式，可避免眼压突然过低对后段的影响。由于玻璃体液化，术中可能前房较深影响操作，手术医师需有心理准备，术中可降低吊瓶。术前缝置巩膜支撑环可防止术中眼球过于塌陷而影响手术操作。

2. 截囊方法　以连续环形撕囊最佳，撕囊口宜较大，水分离需较为充分。因为高度近视眼的晶状体悬韧带和后囊膜均较为脆弱，大撕囊口和充分的水分离可减少对悬韧带和后囊膜施加的压力。

3. 尽可能完整保留后囊膜并置入人工晶状体　实践证明，白内障术后若后囊膜完整并置入人工晶状体，术后视网膜脱离的发生率与未手术者基本相同，未置入人工晶状体者术后视网膜发生率稍高，而行白内障囊内摘除，或者超声乳化和囊外摘除术中后囊膜破裂、玻璃体脱失者，其术后视网膜脱离的发生率将成倍增加。置入后房型人工晶状体的意义不仅在于矫正屈光状态，对于稳定晶状体 – 虹膜隔也有非常重要的意义，因而即使人工晶状体为0.0D 仍应置入。对高度近视患者不主张行后囊膜撕开术，若后囊膜已有浑浊，可留待日后行 Nd：YAG 激光切开。术中后囊膜破裂及玻璃体脱出者，应做前段玻璃体切割术，以减少玻璃体条索牵引。

4. 关闭切口　应确定为水密状态。若切口渗漏；可引起眼压偏低，持续的低眼压状态，对视网膜的稳定性极为不利，术毕应仔细检查切口是否水密，必要时用 10 – 0 尼龙线缝合切口。

（刘　珣）

第三节　伴青光眼白内障摘除术

对于一个有青光眼同时又合并有影响视力的白内障患者，其处理需考虑以下一些因素：眼压的药物、激光控制效果，患者对药物的耐受性，使用缩瞳药是否影响视力，视神经的损害程度，白内障对视力的影响程度等。当白内障影响视力已较重即需行白内障摘除术，此时手术方式的选择有三种：①单纯行白内障手术，而仍用药物控制青光眼，以后药物不能控制眼压再行抗青光眼手术；②分期手术，即先行抗青光眼手术，以后再行白内障手术；③白内障青光眼联合手术。

一、单纯行白内障摘除术

（一）适应证

一般需符合以下条件：①使用药物治疗或激光治疗能较好地控制眼压；②患者对药物的耐受性较好；③青光眼的视神经损伤并不重。

（二）术式选择

一般需选择白内障囊外摘除术，尤其是白内障超声乳化摘除和小切口白内障囊外摘除术，可一期置入人工晶状体。这两种手术方法都属于小切口白内障手术，其优点在于：①不影响药物对青光眼的控制效果；②晶状体摘除本身有一定的降眼压作用；③结膜损伤较小，便于药物控制失败后再行滤过手术。

（三）手术特点

1. 术后炎症反应　较重，与术前眼部条件及术中眼内操作有关，使用强缩瞳药可加重炎症反应，故术前 3 周需停用强缩瞳药。术后需加强抗感染治疗。

2. 术后眼内压升高　较为常见，尤其是术后初期一过性眼压升高，据报道术后第 1 天约有 2/3 患者眼压升高 7 ~ 10mmHg。因此，晚期青光眼患者即使术前用药下眼压控制良好，仍应避免选择单纯行白内障手术，而宜选择白内障青光眼联合手术，或先行青光眼手术再行白内障手术。术中抽吸不彻底的黏弹剂、血块、色素颗粒、炎症物质和未抽吸干净的皮质，均可堵塞小梁网，造成一过性眼压增高。

3. 黄斑囊样水肿　发生率较高。术后可使用皮质类固醇、吲哚美辛等药物治疗，术前需告诉患者可能因黄斑囊样水肿而视力恢复延迟。

4. 玻璃体脱失　发生率较高。其原因为术中玻璃体压力较高，使后囊膜前突，手术易于损伤后囊膜；剥脱综合征患者晶状体悬韧带较为脆弱，容易断裂；这类患者常常瞳孔较小，不易扩大，术中操作困难。

二、抗青光眼术后白内障摘除术

此处所指的抗青光眼手术多为小梁切除等外滤过手术，由于患眼本身的一些解剖学特点，以及手术的创伤和在一定程度上改变了患眼的代谢，使其白内障手术较为困难，并发症的发生率也较高。

（一）主要特点

（1）上方结膜的滤过泡影响手术切口的方法与位置，因操作不顺手而增加手术的难度。

（2）常伴有小眼球、小前段或浅前房，玻璃体压力较高，手术操作空间小，易损伤角膜内皮或后囊膜。

（3）核性白内障居多，常常表现为黑色白内障，核又大又硬，使超声乳化手术风险加大，囊外摘除剜核也较为困难。

（4）多伴有瞳孔变形。有的因曾过多使用缩瞳药而瞳孔极小并有瞳孔缘机化粘连，影响白内障手术野范围；有的因青光眼或抗青光眼手术而瞳孔散大，致使常规的人工晶状体不能完全被瞳孔遮盖。

（5）抗青光眼手术对患眼的损伤。由于过多的前房内操作、术后浅前房等影响，抗青光眼术后患眼的角膜内皮常有不同程度的损伤，重者可能内皮细胞数少于 1 000/mm²，使白内障术后发生大疱性角膜病变的机会大大增加；有的青光眼手术在行虹膜周边切除时损伤了上方的晶状体悬韧带，使白内障手术时容易发生玻璃体脱失。

（二）术前准备

1. 视功能预测检查　术前应询问抗青光眼手术时间、术前与术后视力、施行手术的医院情况和查阅有关的视野资料；询问并检查眼压是否控制良好；检查视力下降程度是否与晶状体浑浊程度相符，散瞳检查视盘的杯盘比、有无晶状体脱位，有条件时可行视网膜视力测定或视觉电生理检查，以预测术后视力恢复情况。对于一些条件较差的基层医院施行的青光眼手术、术后曾发生过浅前房的患者，应检查其角膜内皮情况。

2. 手术难度评估　通过眼前段大小、前房深度、晶状体核硬度和瞳孔的情况等评价手术的难度，让手术医师术前有个心理准备，并根据自己的手术技术以及这些眼部条件，决定是否手术，以及选择手术方式。手术医师需记住，由于抗青光眼手术已对角膜内皮有一定的损伤，再加上患者常伴浅前房、小前段和硬核，超声乳化术中对角膜内皮的损伤必然较重，因而术后大疱性角膜病变发生率可能较高。

3. 术前谈话　术前详细解释工作可避免术后许多误会，谈话内容如下。

（1）向患者解释术后视功能预后取决于原有青光眼的损伤程度。

（2）可能发生的并发症及其处理方法，主要包括大疱性角膜病变、眼压升高、后发性白内障、囊收缩综合征、术眼畏光等。

（三）手术要点

1. 保护结膜滤过泡　由于结膜滤过泡的修补十分困难，术中保护结膜滤过泡非常重要，在局部麻醉注药后按压眼球、术中固定或牵引眼球和做手术切口时需特别小心避开结膜滤过泡。

2. 术式选择　超声乳化摘除及可折叠式人工晶状体置入术手术切口较小，并可行透明角膜切口，受滤过泡的影响不大，为该类患者首选的手术方式。但若前房过浅、晶状体核太硬，或角膜内皮细胞过少，超声乳化手术可能引起角膜内皮功能失代偿，选择大切口的囊外摘除术是慎重的做法。

3. 手术切口　如果适合施行超声乳化白内障摘除术，可以避开滤过泡，在颞侧、鼻侧或下方做巩膜隧道切口，或做透明角膜隧道切口。如需行大切口的囊外摘除术，则宜在颞下方或鼻下方做巩膜切口。

4. 眼压控制　有的病例术前检查眼压不高，而术中发现玻璃体向前膨起，致使前房变浅，虹膜脱出，影响操作，因而，对前房较浅或眼球较小者，可在术前给予乙酰唑胺或静脉滴注甘露醇。

5. 瞳孔处理　对于瞳孔较小影响术中观察野的病例，可分离虹膜后粘连，再用黏弹剂试将瞳孔撑开，若仍嫌太小，可将瞳孔缘的机化膜剪除，必要时作数条放射状剪开。扩大的程度视晶状体核的硬度和手术医师的技术而定，若核硬度在Ⅲ级以下，则3mm瞳孔已足以完成超声乳化手术；较硬的核往往较大，需将瞳孔扩大至3mm以上，但尽量不要将瞳孔扩得过大，以免术后不能缩小而影响视力并引起畏光。撕囊时可用黏弹剂撑开瞳孔，并使撕囊口大于瞳孔（初学者可能较为困难）。

对于瞳孔散大或偏位的病例，白内障摘除可能不受影响，但选择人工晶状体需注意，宜使人工晶状体的光学部全部被瞳孔遮盖，否则可能发生术后单眼复视。

6. 其他　如抽吸残留皮质要充分，以免残留皮质堵塞滤过口而影响滤过功能。

三、白内障青光眼联合手术

（一）适应证

一般认为，白内障明显损害视力，伴以下情况者，可行白内障青光眼联合手术。

（1）严重的视神经损伤。

（2）常规药物不能控制眼内压。

（3）不能耐受抗青光眼药物。

（4）不能耐受多次手术。

以前认为，联合手术有以下缺点：手术操作复杂；手术并发症较多；滤过手术成功率较低。因而，药物不能控制的青光眼，所伴有白内障较轻，或视力降低主要是由于使用缩瞳药物引起者，多主张先行抗青光眼手术，4～6个月后再行白内障摘除术。近年来，由于手术技术的进步，如白内障超声乳化摘除术替代传统囊外手术、抗代谢药物的使用、巩膜可拆除缝线技术与激光断线技术的应用，联合手术的成功率有了显著的提高，手术并发症也大大减少，因而，联合手术的适应证有扩大至以下两种情况的趋势：①药物不能控制的青光眼伴有轻度的老年性白内障；②白内障影响视力伴有药物可控制的青光眼。

（二）优点

（1）患者较为方便，住院费用减少。

（2）避免一过性眼压升高威胁晚期青光眼患者的残存视力。

（3）减少术后使用抗青光眼药物。

（4）可避免分期手术时白内障手术影响前次抗青光眼手术效果，或抗青光眼手术增加以后行白内障摘除术难度的现象。

（三）术前准备

（1）房角检查确定是否需行小梁切除术。

（2）视杯/视盘比检查及视野检查明确青光眼的损害程度。

（3）术后视功能预测检查，必要时行视网膜视力检查。

（4）术前解释手术预后及可能发生的并发症。

（5）术前 3d 可适当使用止血药物。

（6）术前 1h 静脉滴注甘露醇降低眼压（眼压已正常者仍可再静脉滴注甘露醇以浓缩玻璃体）。

（7）术前半小时用短效散瞳剂散瞳。

（四）术式选择

白内障青光眼联合手术的手术方式较多，目前临床上较常用、效果较为确切的为小梁切除、白内障超声乳化摘除、后房型人工晶状体置入三联手术。这 3 个手术可以均在同一个巩膜切口完成，称单切口技术；也可以在先颞侧切口做超声乳化白内障摘除和后房型人工晶状体置入术，再另在上方行小梁切除术，称二切口技术。

单切口技术操作较为简单，其效果与二切口技术相当，但在晶状体核较硬时，由于切口操作过多而可能增加滤过口瘢痕化机会，此时以使用二切口技术为佳。二切口技术可以减少切口瘢痕化机会，并方便使用以角膜缘为基底的结膜瓣，但操作较繁。以下介绍单切口手术技术，二切口技术实际上是单独白内障手术与单独的抗青光眼手术同期进行，在此不作介绍。

（五）麻醉

一般需球周麻醉或球后麻醉。对于视神经损伤已较重、配合较好的患者，可使用表面麻醉。

（六）手术要点

1. 眼球固定　可采用高位上直肌吊线。

2. 做结膜瓣　一般采用上方穹隆为基底的结膜瓣，这种结膜瓣不影响白内障摘除术的手术野。

3. 做巩膜瓣　可用月形隧道刀在上方做 4mm×4mm 巩膜隧道。若需置入 PMMA 人工晶状体，可在隧道两侧剪开，使巩膜隧道变为巩膜瓣。

4. 白内障超声乳化摘除＋人工晶状体置入术　用 3.2mm 钻石刀在巩膜隧道下穿刺进入前房，注入黏弹剂撕囊，水分离，做侧切口以便双手法操作，超声乳化法去除晶状体核，I/A 抽吸皮质，注入黏弹剂，按人工晶状体要求将切口扩大，置入人工晶状体。

5. 小梁切除或咬切术　置入可折叠式人工晶状体者只需根据所需滤过量，用巩膜咬切器将隧道切口的后瓣咬去一部分；置入 PMMA 人工晶状体者在巩膜瓣下做小梁切除。

6. 关闭巩膜瓣　置入可折叠式人工晶状体行切口后瓣咬切者不需缝合，而巩膜瓣下做小梁切除术者用 10 - 0 尼龙线缝合巩膜瓣，缝合针数视滤过量而定。

7. 关闭结膜瓣　需用缝线密针缝合，不能用热灼法黏合。

8. 检查滤过情况　自侧切口注入 BSS，检查滤过及前房形成情况。

（何金梅）

第四节　伴糖尿病白内障手术

一、主要特点

（1）糖尿病患者较早发生白内障，多为后囊下型或核性，影响视力较早。

（2）眼球的血 - 眼屏障较为脆弱，在手术的刺激下极易发生渗出等非特异性反应，白内障术后炎症反应常常较重。

（3）伤口愈合较慢。

（4）对病原体感染的抵抗力较差。

（5）角膜知觉较差，瞬目反射功能差。

（6）瞳孔常不易散大。

（7）血糖控制不佳的病例常常发生糖尿病视网膜病变。

二、适应证

（1）白内障引起明显的视力下降，影响患者生活或工作即为手术指征。

（2）白内障引起眼底观察不清，使眼科医师难于诊断糖尿病视网膜病变也是手术指征。皮质性白内障在引起视功能明显障碍之前，常常先影响眼底的观察。

三、禁忌证

除一般情况下白内障手术禁忌证不宜手术外，下列情况需慎重考虑。

1. 术前血糖水平　很少眼科专著提及血糖需降到多少才能手术，从临床观察来看，对于一个熟练的手术医师来讲，血糖高低对手术影响并不大，尤其是目前快速的超声乳化手术，有时患者使用各种药物仍不能降低血糖，无奈之下，23mmol/L 的血糖仍施行手术，术后观察并无什么特别。但此时医师可能带着巨大的压力手术，一旦出现任何问题，患者常常以"盲目扩大适应证"来投诉。因此，为安全并减少误解，术前宜将血糖降至 8.0mmol/L 以下才手术。若药物确实不能降低而又需手术时，宜向患者解释清楚。

2. 伴有虹膜新生血管　由于术中瞳孔难于散大，已有虹膜新生血管的病例手术中容易出血，术后易发生青光眼，同时这类患者往往已有较为严重的视网膜增殖，为手术的相对禁忌证，术前需仔细检查以免漏诊。

3. 增殖型糖尿病视网膜病变　为手术的相对禁忌证，手术前需考虑增殖的程度、视功能预后及患者的经济承受能力。光定位准、色觉正常者一般可考虑行白内障摘除术，但是否置入人工晶状体仍需具体考虑，值得注意的是，许多人工晶状体说明书上均标明本人工晶状体禁忌用于增殖型糖尿病视网膜病变。

四、术前准备

1. 术前检查　术前需仔细评价视功能预后，需注意视力下降与晶状体浑浊的程度是否相符，术前宜散大瞳孔详细检查眼底，有条件时可行眼底荧光造影检查，观察黄斑区有无荧光渗漏。若眼底已看不清楚，可行 B 超检查有无视网膜脱离和玻璃体浑浊情况，视觉电生理和视网膜视力检查有助于判断视力预后。由于糖尿病常引起多种全身问题，术前宜做血压、血糖、心电图和肾功能检查，以保证手术的安全。

2. 术前谈话　向患者解释糖尿病常常引起视网膜病变，术后可能因视网膜病变而影响视力恢复。强调术后控制血糖，定期检查眼底和早期治疗视网膜病变的重要性。

五、手术要点

1. 术式选择　伴有糖尿病视网膜病变者白内障术后可能发生虹膜新生血管，这一并发症在行白内障囊内摘除时最易发生，单纯行白内障囊外摘除术时次之，而行白内障超声乳化摘除联合后房型人工晶状体置入术时发生率最低。置入前房型人工晶状体可增加虹膜新生血管的发生率。术后尽早行全视网膜光凝术有助于降低虹膜新生血管的发生率。

2. 材料选择　估计以后需行玻璃体视网膜手术医师，选择人工晶状体时宜避免使用硅胶材料的人工晶状体，因为玻璃体切割术中这类人工晶状体易吸附小气泡而影响术野观察。同时，当需硅油填充时，硅油可黏附在人工晶状体表面。在选择人工晶状体时还应仔细阅读包装盒内的说明书，注意有些人工晶状体的说明书标明不宜置入有增殖型糖尿病视网膜病变的患者，避免术后误会。

3. 保护角膜上皮　术中的角膜上皮擦伤往往愈合较慢，加上糖尿病患者角膜知觉较差，可能导致反复性角膜上皮糜烂，因而术中需尽量保护角膜上皮。

4. 小瞳孔处理　糖尿病患者的瞳孔常不易散大，术前需多次使用散瞳药点眼，灌注液中可加入少量肾上腺素，必要时可行瞳孔括约肌切开或放射状虹膜切除术，以扩大瞳孔，便于术后检查眼底。

5. 考虑术后方便观察眼底　撕囊口宜较大，因为前囊膜在术后常常发生浑浊，而影响眼底周边的观察。皮质也应彻底清除，以免影响眼底检查。人工晶状体以选择光学部较大的（直径 6.0~6.5mm）为宜。

6. 切口处理　糖尿病患者的伤口往往愈合较慢，故术毕即使切口水密仍习惯上缝合 1~2 针。缝合切口的意义还在于若术后发现有增殖型糖尿病视网膜病变，可及早行激光光凝术或玻璃体切割术。

六、术后处理

全身使用皮质类固醇激素可能使血糖升高，故术后常规给予吲哚美辛口服。若炎症较重，可用地塞米松结膜下注射，或在密切观察下全身使用低剂量皮质类固醇激素。

（何金梅）

第二十九章

白内障联合手术

第一节　青光眼白内障联合手术

在过去的几十年中，联合手术的适应证完整地进行了循环式演变。早在 20 世纪 70 年代末和 80 年代初，人们认为单纯的白内障手术有助于青光眼的长期控制。虽然其确切的机制并不清楚，但是白内障手术的大切口常常使一些术眼形成滤过泡，这有助于青光眼的眼压控制。当时的联合手术操作非常复杂，手术风险大，成功率低。为了避免手术并发症，常常采用分期手术的方式，使得患者的康复时间更长。80 年代时，随着囊外手术技术的提高和更安全的人工晶体诞生，白内障患者可以更早地进行手术。80 年代末和 90 年代初，白内障手术切口更加安全密闭，并且对术后眼压升高的危险因素也更加关注，使得许多临床医师对白内障和青光眼联合手术表现出更加浓厚的兴趣。然而，由于有的临床医师认为联合手术比单纯的小梁切除术滤过性更差，这股热情被扼制了。后来，由于联合手术中使用抗代谢药物抑制瘢痕形成，提高滤过效率，使得联合手术的适应证更加广泛。人们期待能通过一次手术治疗白内障和青光眼，使得青光眼患者能完全停用降眼压药物并短期和长期地控制眼压。但是，抗代谢药物的使用可导致一些发病率不高但严重的并发症，例如：滤过泡漏、低眼压、"滤过泡炎"和眼内炎，这些并发症在白内障手术中较罕见。

目前的微创超声乳化和人工晶状体置入技术使得单纯的白内障手术后眼压的升高较少见，因而成为高眼压、可疑青光眼和早～中期青光眼的手术方式。当青光眼患者需要两种以上药物控制，或者眼压控制后视野损伤仍在进展时，可采用联合手术治疗。

一、术式选择

在任何手术开始之前都必须考虑到该手术方式的优缺点，还应了解疾病的严重程度、对侧眼的情况、药物治疗和随访的依丛性、患者的经济状况等。毫无疑问，联合手术为同时患有青光眼和白内障的患者提供了一次手术解决两个问题的机会，然而，联合手术并非对每一位这种患者都是最好的选择。

1. 单纯白内障手术　对于大部分患者来说，白内障手术可迅速提高视力，但都有术后眼压升高的风险。通常来说，如果两种或更少药物就能控制的青光眼且视野无进行性受损时可单纯行白内障手术治疗同时患有白内障和青光眼的患者。建议采用透明角膜切口白内障超声乳化摘除术，其他手术方式如囊外摘除术常常需要更大的手术切口，术后炎症反应重，导致术后眼压升高造成青光眼损害的可能性更大。上方的大切口，尤其是巩膜隧道切口将增加未来可能需要做的小梁切除术的难度，因而建议青光眼患者行白内障手术时采用颞侧透明角膜切口。

2. 单纯行小梁切除术 当最大药物剂量仍无法控制的青光眼患者，白内障尚不影响视力时可考虑单纯行小梁切除术。然而，即使手术无任何并发症，术后白内障的进展也会加速。对于眼压显著升高（例如伴有角膜水肿、新生血管性青光眼、外伤性青光眼等）的青光眼合并白内障时，应先行小梁切除术或青光眼阀置入术，待眼压控制良好后再考虑行白内障摘除手术。如果考虑为晶状体诱导的青光眼，最佳的选择为联合手术。

3. 联合手术 联合手术（白内障超声乳化摘除 + 后房型人工晶状体置入 + 小梁切除术）的目的是通过一次手术同时解决白内障和青光眼的问题。这种手术方式必须根据患者的具体情况个体化地选择。合并有青光眼的患者小梁网受损，房水流出途径受阻，白内障术后眼压升高的发生率显著增加。因此，药物控制眼压不理想或不适合用药物控制眼压的患者是联合手术的最佳适应证。有研究报道称，联合手术中使用丝裂霉素可进一步降低眼压，并减少术后用药的数量。如果既往曾行滤过手术，但滤过泡功能不良或需要两种以上降眼压药物维持治疗，亦可考虑行联合手术。

二、适应证

见表 29 - 1。

表 29 - 1 白内障单纯手术或联合手术适应证

术式		适应证	
		主证（白内障的影响）	次证
单纯手术	超声乳化术	影响视力或妨碍视盘检查	（1）使用两种以下的药物可控制眼压 （2）对余降眼压药物无禁忌 （3）未损害注视功能的轻、中度视野缺损
	小梁切除术	尚未影响视功能或视盘的检查	（1）可预测期内白内障不会进展至需要手术治疗的程度 （2）采用最大可耐受药物治疗仍无法控制眼压 （3）不是由晶状体膨胀所致的眼压严重升高（如伴角膜水肿）
联合手术		影响视功能或视盘检查，或者单纯行小梁切除术后可能发生影响视功能或视盘检查	（1）采用两种或以上药物不能控制眼压 （2）采用两种以下药物不能控制眼压，但对其他降眼压药物有禁忌证 （3）因经济条件、依丛性、躯体限制等原因不能采用药物治疗 （4）术中需牵拉扩张瞳孔或伴广泛虹膜后粘连者 （5）广泛虹膜前粘连 （6）中重度视野损害或影响注视功能

三、术前准备

术前 1d 可给予糖皮质激素眼液和抗生素眼液点眼，术前 30min 给予 β 受体阻滞药类降眼压药物，术前散瞳。

四、麻醉

通常采用 2% ~4% 利多卡因和 0.75% 丁哌卡因 1 : 1 混合液行球后或球周麻醉，尤其是需行瞳孔牵拉扩张或有虹膜后粘连的患者。

五、手术要点

1. 制作结膜瓣　结膜瓣的制作有两种方法，一种是以角膜缘为基底的结膜瓣（图 29 - 1A），距角膜缘 8 ~9mm 处剪开结膜和 Tenon 囊，做长 12 ~ 14mm 的平行于角膜缘的切口，钝性分离暴露巩膜。另一种是以穹隆为基底的结膜瓣（图 29 - 1B），自角膜缘或角膜缘后 1.5mm 处剪开结膜和 Tenon 囊，作长约 7mm 的平行于角膜缘的切口，钝性分离暴露巩膜。

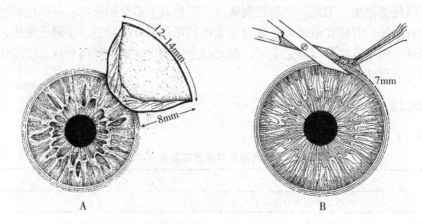

图 29 - 1　基底的结膜瓣

A. 角膜缘；B. 穹隆

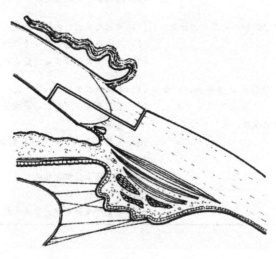

图 29 - 2　三段式巩膜板层隧道切口

2. 制作巩膜瓣　制作三段式巩膜板层隧道切口（图 29 - 2）：自角膜缘后约 2mm 处做垂直切口，深约 1/2 巩膜厚度，长约 3mm；然后向角膜缘方向水平板层分离巩膜，至角膜缘内 1 ~2mm；最后用角膜刀垂直穿刺进入前房。

3. 小瞳孔和虹膜后粘连的处理 小瞳孔是青光眼患者常见的并发症之一，一方面可能因为长期使用降眼压药物（尤其是缩瞳药），另一方面可能存在不同程度的瞳孔后粘连。不同严重程度的白内障要求的瞳孔大小也有所差异，如果晶状体核较软，只需将瞳孔中等度扩大即可，而棕色白内障时需较大的瞳孔。手术处理小瞳孔的方法较多，包括黏弹剂分离、晶状体钩、虹膜拉钩、瞳孔扩张环、瞳孔括约肌放射状切开等，较常用的是黏弹剂分离和晶状体钩。

4. 撕囊 采用撕囊镊或截囊针行连续环形撕囊术。撕囊口的大小可能会受瞳孔大小的限制，太小的撕囊口会影响后面的操作，也会增加囊膜放射状撕裂的风险。但应尽量避免虹膜后的盲目操作，使撕囊范围尽可能控制在瞳孔范围内，因此对小瞳孔的处理非常重要。

5. 水分离、水分层 应紧贴囊膜下进行水分离，一个很好的判断标准是晶状体核能否转动。

6. 超声乳化与抽吸皮质 超声乳化过程与常规白内障超声乳化摘除术相同。需注意的是，小瞳孔时可使用虹膜钩将虹膜推向周边部，避免超声乳化过程中损伤虹膜，而抽吸皮质时可采用弯注吸头抽吸虹膜后面的皮质，以彻底清除。

7. 置入人工晶体 人工晶体的置入同常规手术。

8. 小梁切除术 与常规小梁切除术不同的是必要通过狭窄的隧道切口完成手术操作，有一定难度。有两种方法。

（1）咬切法：也有两种方法，一种是将显微咬切器通过隧道切口，一直伸至内切口前端，确定巩膜后唇顶端进入咬切器口后咬切下 1～1.5mm 的深层巩膜组织（图 29-3A）。另一种是先将隧道切口一侧剪开，用尖刀片于隧道切口前 0.5～1mm 处作平行于角膜缘的深层巩膜切口，将显微咬切器自此切口伸入，咬除切口前端的巩膜组织（图 29-3B）。

（2）切除法：先将隧道切口一侧剪开，用尖刀片于隧道切口前 0.5～1mm 处作平行于角膜缘、长约 3mm 的深层巩膜切口，两侧向前垂直剪开 1mm，然后以显微剪将深层巩膜瓣剪除（图 29-3C）。该方法易使切除位置偏后而切除睫状体甚至脉络膜，操作时应注意避免这种情况的发生。

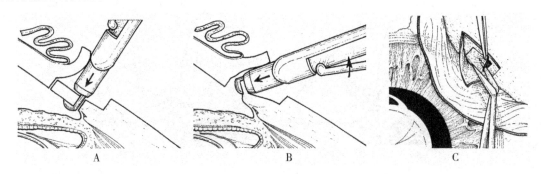

图 29-3 小梁切除术
A、B. 咬切法；C. 切除法

9. 周边虹膜切除术 用显微有齿镊自小梁切除口将周边虹膜拉自切口外（图 29-4A），用 Vannas 剪剪除周边虹膜组织，剪除的范围以超过小梁切除大小为宜（图 29-4B）。

10. 缝合巩膜瓣 巩膜隧道外切口以 10-0 尼龙线缝合二针，中间则作可放松性缝合。缝合方法见图 29-5。这种缝合方法的线结是一个活结，术后滤过形成不理想需要放松切口时，可通过牵拉角膜侧线尾将其拆除。如果滤过形成良好，则无须拆除缝线，只需将外留线尾自角膜平面剪除，轻压角膜将缝线埋入角膜里即可。

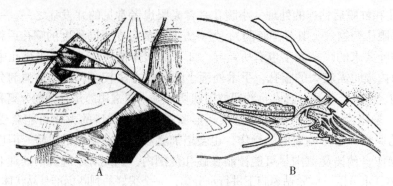

图 29－4　周边虹膜切除术

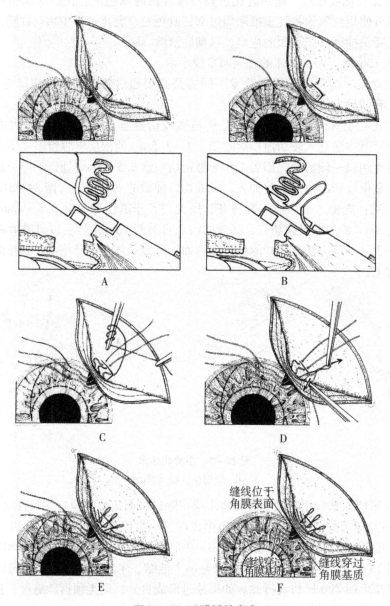

图 29－5　巩膜瓣缝合术

11. 缝合结膜瓣　Tenon 囊与结膜应分层缝合（图 29 - 6）。以角膜缘为基底的结膜瓣可采用连续缝合法；以穹隆为基底的结膜瓣可采用褥式缝合和边续缝合相结合的方法，也可采用重叠连续缝合法。

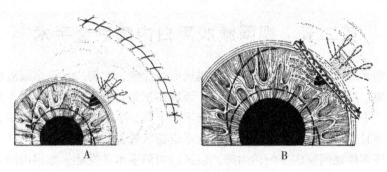

图 29 - 6　结膜瓣缝合术

六、术后处理

术后早期的观察至关重要，因为这一时期眼压升高的发生率高，及时的干预效果好。术后第 1 天开始就应进行随访观察，术后 1 个月内每周至少观察 1 次。术后给予皮质类固醇眼药水，6/d，于术后 3 个月内逐渐减量停用；非甾体抗炎眼药水，3/d，连续 3 周；抗生素眼药水，4/d，连续 7～10d。

七、术后并发症

1. 高眼压　术后早期的眼压升高多与术后炎症反应、黏弹剂残留、玻璃体或虹膜堵塞滤过口、出血等因素有关，应详细观察整个滤过通道，特别是前房角镜的检查。术后晚期的眼压升高通常与滤过泡的瘢痕化有关，但是还是有必要行前房角镜检查，观察滤过通道内口是否受阻。

如果术后早期滤过通道内口被血凝块或纤维渗出膜堵塞所致的高眼压，可在前房内注射组织型纤溶酶原激活物；如果是虹膜、玻璃体、晶状体囊膜等堵塞内口，可考虑行 Nd：YAG 激光或氩激光治疗或手术治疗；部分虹膜嵌顿所致的眼压升高可给予缩瞳药，但难以避免其复发，可在滤过口附近的虹膜行氩激光虹膜成形术，防止虹膜松弛，预防虹膜嵌顿的复发。

若术后早期的眼压升高是因滤过不畅所致，可拆除可放松性缝线（图 29 - 7）。一般来说，术后 1 周内拆除缝线导致低眼压的可能性大，术后第 2 周时拆除较为安全，而术后第 3 周时拆除是安全的，但增加滤过的效果亦较差。

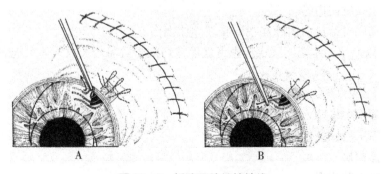

图 29 - 7　拆除可放松性缝线

2. 低眼压 引起术后低眼压原因包括滤过过度和房水生成不足。滤过过度的原因包括滤过泡漏、睫状体分离、巨大滤过泡等；而睫状体炎可导致房水生成不足。

（汪　永）

第二节　视网膜脱离白内障联合手术

玻璃体切割术最初是为治疗玻璃体视网膜病而设计的，它解决了许多眼底疾病，如较严重的视网膜脱离、增殖型糖尿病视网膜病变、玻璃体积血、黄斑病变等。近年来，随着手术设备不断更新，手术技术不断进步，手术经验不断丰富，手术并发症越来越少，使得玻璃体手术的应用范围日益拓宽，与白内障手术的联系也越来越密切。如今，玻璃体手术不仅用于处理一些伴有玻璃体视网膜病变的白内障，以及白内障手术并发症，如白内障术中核坠入玻璃体腔、术后感染性眼内炎、玻璃体积血、脉络膜下腔积血等，还用于进行一些复杂的白内障手术，比如对角膜内皮细胞较少的病例，我们试行后路白内障摘除法以减少对角膜内皮细胞的进一步损伤。又如晶状体脱位入前房或夹持于瞳孔区，以前的做法是大切口下行白内障囊内摘除术，但近年我们试行玻璃体切割联合晶状体咬切术，其效果更佳，手术更安全。

气体长时间大面积接触晶状体后表面，会引起后囊下羽毛状白内障。在年龄较轻的患者，这种白内障是可逆的，待气体大部分吸收后，后囊膜变湿润，晶状体逐渐恢复透明。但在年龄较大的患者，则即使气体全部吸收，白内障仍继续发展，直到全部皮质白色浑浊。因而，50 岁以上患者玻璃体切割术后，若需行长效气体如 C3F8 或 S2F6 填充，就得考虑白内障的处理问题。不少手术医师主张同时行白内障摘除，或者行超声乳化吸除，或者行晶状体咬切，均不困难。而不同时摘除的话，术后常常遭遇两难尴尬：白内障发生后，玻璃体切割术后的白内障超声乳化吸除术中往往前房过深，较为困难，而玻璃体腔有气体存在时将更为困难；若不摘除白内障，则眼底不易观察随访。

一、适应证

如前所述，玻璃体手术的应用范围正日益拓宽，它在白内障手术中的适用范围也势必越来越大。下面只列举一些常见的适应证，随着玻璃体手术的不断发展，其适应证将不断增加。

（1）玻璃体视网膜疾病合并老年性白内障。

（2）玻璃体视网膜疾病并发白内障。

（3）硅油眼并发白内障。

（4）眼外伤同时造成白内障和视网膜玻璃体损伤。

（5）50 岁以上玻璃体视网膜疾病患者玻璃体切割术后需行长效气体填充者。

二、术后并发症

（1）白内障术中核坠入玻璃体腔。

（2）白内障术后感染性眼内炎。

（3）玻璃体积血。

（4）脉络膜下腔积血。

（5）人工晶状体脱位。

三、并发症处理

1. 术中白内障核坠入玻璃体腔　小的软核块可能并不产生严重并发症，有时发生轻度慢性葡萄膜炎，因而不必急于处理，可暂观察；大的硬核块若不及时处理，常常诱发严重葡萄膜炎和继发性青光眼，这种青光眼眼压不易用药物控制。一般需行玻璃体切割，软核者行晶状体咬切，硬核者行超声粉碎（Colyer，2011）。

2. 感染性眼内炎　一旦眼底检查或 B 超发现玻璃体已有浑浊脓点，宜尽快行玻璃体切割和眼内抗生素注射，过迟手术往往影响视力效果和抢救成功率。详见白内障并发症章节。

3. 驱逐性脉络膜大出血　由于超声乳化手术切口不大，驱逐性脉络膜大出血者已很少见，但偶尔也可见亚急性脉络上腔出血者；有时术中后囊膜破裂，改行大切口手术或行人工晶状体固定术中发生较严重的脉络膜出血。发生此类并发症时，首先宜迅速关闭眼球切口，等待出血停止和吸收。当出血较多 2 周后仍无明显吸收时，可试用玻璃体切割的技术，通过巩膜或视网膜切开，清除部分积血，常常可挽救部分视力。

四、复杂手术

1. 大疱性角膜病变　除部分角膜内皮功能较差的患者，特别是青光眼术后长期浅前房者，若直接行白内障超声乳化吸除，很可能造成大疱性角膜病变而不得不行角膜移植术。角膜供体材料的缺乏，患者术后因视力差和眼痛造成的心理影响，使我们试图用玻璃体切割和晶状体咬切的办法摘除晶状体，以减少对角膜内皮的进一步损伤。邹玉平等（2012）对 13 例术前有角膜内皮细胞重度减少、角膜仍保持透明的患者施行玻璃体切割和晶状体咬切术，检查发现术后角膜内皮数与术前基本无变化，所有患者角膜仍保持透明。

2. 晶状体全脱位　有前房脱位、瞳孔夹持和坠入玻璃体腔三种类型。坠入玻璃体腔的晶状体只能通过玻璃体切割、晶状体咬切的方法摘除，而前两种位置的脱位是可以从前段摘除的，常用的方法是白内障囊内摘除术，即通过一个 14mm 左右长的角膜缘切口，将整个晶状体连同完整囊膜一起摘除。这么大的切口，加之术前常伴高眼压，手术风险是可想而知的。近年来，不少手术医师改行经平坦部玻璃体切割和晶状体咬切术，手术切口大大减小，术中并发症明显减少，术后视力恢复快，术后视网膜并发症也不多。Oh 等（2010）对 40 例（46 眼）不同原因的晶状体脱位患者施行经平坦部玻璃体切割和晶状体咬切术，结果术后平均视力从术前的 20/185 提高至 20/30，术后并发症包括视网膜脱离（6.5%）、短暂性玻璃体积血（13.0%）、脉络膜脱离（4.3%）和黄斑囊样水肿（13.0%）。

3. 顽固性浅前房　临床上有时会遇到一种棘手的问题：青光眼术后的病例前房很浅，白内障手术时，向前房内注射黏弹剂很难加深前房，即使从侧切口注射黏弹剂，注射多少则溢出多少，面对这一问题如何处理？后段医师很容易想到，从平坦部伸个玻璃体切割头切除部分前部玻璃体，降低后房压力，即可顺利进行白内障超声乳化吸除术。10 年来，我们共行此手术 16 例（邹玉平，in press），在角膜缘后 3.5mm 处做巩膜穿刺，伸入玻璃体切割头（玻璃体切割机的切割头或超声乳化仪所带的前段玻璃体切割头均可），切除前段玻璃体致眼压偏低，关闭巩膜穿刺口后，均能顺利用黏弹剂加深前房进行撕囊，碎核过程中一直保持较深的前房，既保证手术顺利完成，又减少了对角膜内皮的损伤。近 4 年来使用 25G 和 23G

玻璃体切割头，更加简单快捷。类似的做法文献中也有报道（Chalam，2005；Data，2007）。

4. 中前房过深 高度近视、玻璃体切割术后的白内障患者，超声乳化吸除术中经常遇到前房过深现象。过深的前房不但影响手术操作，增加手术并发症发生率，还由于对晶状体悬韧带过度牵拉，增加患者手术中的痛苦，影响其耐受性和依从程度。此时，若像玻璃体切割术那样在下方平坦部放个灌注头，最好是 23G 或 25G 灌注头，调节吊瓶的高度，可减小并稳定术中前房深度，方便手术顺利进行。

五、争论焦点

临床上常常碰到以下问题，不同的手术医师有不同的观点，尚存争论。

（1）分期手术还是联合手术？对于一个既有后段手术指征、又有白内障手术指征的患者，可以有三种选择。①分期手术：先摘除白内障，以后再行后段手术；②分期手术：先行后段手术，以后再行白内障摘除；③联合手术：同时行后段手术和白内障摘除。

许多手术认为，玻璃体切割联合白内障超声乳化吸除术（phacovitrectomy）在处理合并有白内障的葡萄膜炎（Androudi，2005）、黄斑裂孔（Kim，2006）、增殖型糖尿病视网膜病变（Romero，2006；Diolaiuti，2006）和其他眼底病（Mochizuki，2006；Wensheng，2009；Jain，2007）时，均为一种安全而有效的手术方式。联合手术有助于减少患者的痛苦，缩短诊疗与住院时间，并在一定程度内减少诊疗费用。但有手术医师发现，联合手术（玻璃体切割同时联合白内障超声乳化吸除和人工晶状体置入术）在处理增殖型糖尿病视网膜病变时，术后眼内炎症反应如前房纤维渗出明显比分期手术多见（Treumer，2006），提示在较为复杂的眼底手术的病例，联合手术时应强调术后炎症反应的控制。Rivas – A guif 等（2009）则发现，联合手术在处理增殖型糖尿病视网膜病变时，术后玻璃体积血发生率较高。

在不能确定眼底手术可行性，如当白内障影响眼底评价，不能判断眼底情况：可否选择外路（巩膜扣带）手术？手术是否有价值？手术是否可能成功？取出硅油是否有风险？如果术前这些问题不能明确，建议先摘除白内障，再根据眼底情况决定进一步手术否。

在无玻璃体手术条件下，先摘除白内障，再转院行眼底手术，这是不少基层医院所持的观点。这个观点本身没错，问题在于这时不该急于置入人工晶状体，尤其是后囊膜不完整时。置入人工晶状体可能增加其后的玻璃体手术操作如气液交换、硅油填充等的困难，有时甚至不得不取出人工晶状体。

（2）玻璃体切割联合白内障超声乳化吸除还是晶状体咬切？玻璃体切割联合白内障摘除术中，白内障摘除的方式是选择白内障超声乳化吸除，还是选择晶状体咬切，这取决于不少因素。其中，晶状体核的硬度、玻璃体视网膜条件、超声乳化和玻璃体切割设备和手术医师的偏好等因素较为重要。

与联合晶状体咬切相比，联合超声乳化吸除术的优点为：不惧怕硬核，摘除白内障所需时间短；保留的是没有晶状体上皮细胞的后囊膜，术后囊膜浑浊发生率低；玻璃体腔操作较少，可以减少对玻璃体腔和视网膜的骚扰；人工晶状体可置入在囊袋内。其缺点是：前房内的操作，对角膜内皮损伤较大；由于担心损伤晶状体后囊膜，前部玻璃体切割可能不彻底；需另做角膜或角膜缘切口，需另备超声乳化设备；手术费用相对较多。

（3）一期置入 IOL 还是二期置入 IOL？由于眼底病变给白内障手术添加了许多不确定的因素：①视网膜复位术后是否复发？②视网膜脱离或硅油填充时测定人工晶状体度数是否准

确？③眼底手术后能否恢复一定的视功能？④后段手术如眼内填充物是否影响人工晶状体术后位置？

虽然一期人工晶体置入具有缩短诊疗时间，方便患者和减少医疗费用等优点，但在上述问题得不到明确答案的情况下，一期人工晶状体置入可能带来一些不利影响：若视网膜脱离复发，则人工晶状体可能影响再次手术操作；因测量度数不准确，术后变成较高度远视或近视状态；若术后视网膜功能不能恢复，则置入人工晶状体无疑是置入了一个没用的异物；若术后需行气体或硅油填充，气体可能影响人工晶状体的位置，硅油会影响术后的屈光状态。

关于视网膜脱离和硅油填充眼的人工晶状体度数测量，普通的 A 超生物测量是非常不准确的。有人认为，用 MRI 或 CT 测量眼轴比超声波测量准确，但用 MRI 或 CT 测量眼轴以计算人工晶状体度数本身就不准确。有人把希望寄托于先进的 IOLMaster（Habibabadi HF，2005；Parravano M，2007；El – Baha SM，2009），但是，当晶状体核较硬，或白内障较成熟时，IOL Master 所测出的度数也偏差很大。也有人通过术中检影的方法（Patwardhan SD，2009），或术中 A 超测量眼轴的方法来估计人工晶状体度数，效果也不确切。

有学者认为，在不能完全确定上述四个问题时，以二期置入人工晶状体为佳。只有在上述四个问题都能肯定回答，即视网膜脱离不会复发、人工晶状体度数测量准确、术后视网膜能恢复视功能和术后人工晶状体位置不受影响的情况下，才可放心地一期置入人工晶状体。

六、手术方法

1. 白内障摘除联合巩膜扣带术　一般先行白内障超声乳化吸除术，之后再行巩膜外硅压或环扎、放液、冷凝等（Rishi，2009）。参考步骤如下。

（1）球周或球后麻醉。

（2）白内障超声乳化吸除术：注意术中术毕保持瞳孔散大，必要时前房使用 1/1 000 肾上腺素。暂不置入人工晶状体。切口可能漏水者缝合一针。

（3）直肌吊线：球结膜下注射少许麻醉药，做结膜瓣，在两两直肌间紧贴巩膜壁分离巩膜与筋膜。在所需暴露巩膜区域做直肌吊线。

（4）预置硅胶固定缝线：在估计裂孔位置处预置 5 – 0 丝线，做前后 8 字缝合状，两针宽度比预置入的硅胶宽 1～2mm。预置缝线数量依巩膜扣带所需而定。

（5）放液：若视网膜下积液较多，此时需适当放液。在视网膜隆起最高处，但避开正对裂孔位置的巩膜上，用 25G 针头斜行刺入巩膜，缓慢行进，边进边压后唇，一旦感觉有液体流出，即停止行进，继续轻压后唇将视网膜下液放出。

（6）冷凝：最好在间接眼底镜直视下进行，用冷凝头顶住裂孔，采下冷凝机脚板，直至裂孔边缘及周围 1～2mm 区变灰白。此时再次标志定位裂孔后缘。

（7）硅压或环扎：检查预置 8 字缝线是否与标志的裂孔位置一致，如果不一致，则做相应调整。再将硅胶条或环扎带置入预置缝线内，打结拉紧，完成硅压或环扎。

（8）间接检眼镜下检查裂孔是否位于外加压手术嵴前坡，否则需做位置调整。

（9）如需置入人工晶状体，此时可以进行。

2. 超声乳化白内障吸除联合玻璃体切割术　一般先装好玻璃腔灌注管，再行白内障超声乳化吸除，然后行玻璃体切割等后段手术操作，最后再置入人工晶状体。但也可根据情况改变顺序。以 23G 玻璃体切割为例，参考步骤如下：

（1）球周或球后麻醉。

（2）白内障超声乳化吸除：注意术中术毕保持瞳孔散大，必要时前房使用 1：1 000 肾上腺素。暂不置入人工晶状体。切口可能漏水者缝合 1 针。

（3）23G 切口袖管安置：于颞下、2 点、10 点 3 个方位、角膜缘后 3.5mm 处，用 23G 切口刀斜行刺入玻璃体腔，确定进入玻璃体腔后，拔出刀芯，留下袖管。

（4）玻璃体手术：拉下非接触广角镜，在上述 3 个袖管内分别插入灌注管、导光纤维和玻璃体切割头，打开灌注，完成玻璃体切割，增殖膜、前膜或内界膜剥离，气液交换，眼内光凝等操作。

3. 玻璃体切割联合晶状体咬切术　除非晶状体核很软，否则用 23G 或 25G 是没有优势的，因为用微切割技术时晶状体咬切会非常耗时。以下以 20G 玻璃体切割为例，参考步骤如下。

（1）球周或球后麻醉。

（2）常规三通道切口：在颞下、2 点、10 点 3 个方位、角膜缘后 3.5mm 处，做结膜瓣，止血，用 20G 穿刺刀做巩膜穿刺。在颞下穿刺口缝上玻璃体腔灌注头。

（3）前部玻璃体切割：伸入导光纤维和玻璃体切割头，高切割速率、低负压参数下，先切除前部玻璃体。

（4）后囊膜切开及切晶状体沟：将玻璃体切割机参数改为低切割速率、高负压，用切割刀做一个约 3mm 直径的晶状体后囊膜中部切口，再在晶状体中间反复用切割刀前后切割，形成一条深达 80% 晶状体厚度的深沟。

（5）晶状体皮质吸除和前囊膜抛光：扩大后囊膜切口直径至 7mm 左右，将晶状体推入玻璃体腔，将玻璃体切割机置于"Cut off"状态，吸除残留于囊膜上的皮质。再在低负压下抛光前囊膜后表面，尽量将晶状体上皮清除干净。

（6）咬切晶状体核：拉下非接触广角镜，焦点调至玻璃体腔后部，咬切晶状体核。可在深沟处分开晶状体核，再以导光纤维作劈核刀，不断将核劈分后再切除（Byeon，2009）。

（7）晶状体核超声粉碎：如果晶状体核较硬，如超过Ⅲ级硬度，则玻璃体切割头咬切晶状体核速度很慢，甚至咬切不动，此时需行超声粉碎。将玻璃体切割头换成无袖套的后段超声粉碎头，在玻璃体腔内将晶状体核超声粉碎后吸除，此时同样可以使用超声乳化劈核的手法"分而粉碎之"。

（8）玻璃体手术：换回玻璃体切割头，完成玻璃体切割，增殖膜、前膜或内界膜剥离，气液交换，眼内光凝等操作。

4. 超声乳化白内障吸除联合硅油取出术　硅油取出的方法有多种，有的通过睫状体平坦部三切口取油，有两只需两切口。前者优点是术中可行气液交换将剩余油泡清除，即硅油取出较干净，但多一个切口多一处创伤；后者的特点正好相反。在联合白内障超声乳化吸除时，更有通过超声乳化手术切口取出硅油，认为这样可进一步减少创伤（Boshra，2009）。但若为重硅油，一般需三切口，通过气液交换或液液交换将重硅油交换出来，当然也有用其他方法者（Clark，2008）。以下步骤可供参考。

（1）联合二切口轻硅油取出法：①球周或球后麻醉。②在颞下和 10 点两个方位、角膜缘后 3.5mm 处，做结膜瓣，止血，用 20G 穿刺刀做巩膜穿刺。在颞下穿刺口缝上玻璃体腔灌注头，暂不开灌注管以免眼内压过高影响白内障超声乳化吸除术，若已觉后房压力过高，可自 10 点切口先抽出少许硅油。其中，灌注管也可通过 23G 或 25G 灌注管来进行，但 10 点钟处抽吸硅油的切口不宜太小，否则抽油速度太慢。③白内障超声乳化吸除，暂不置入人工晶状体。④打开灌注管，用 10mL 或 20mL 注射器将 16G 针头，自 10 点穿刺口进入玻璃体腔，缓慢将玻璃体腔硅油抽吸干净。⑤缝合关闭巩膜穿刺口。用注水针头注水调整眼内压。

（2）联合三切口重硅油取出法：①球周或球后麻醉。②白内障超声乳化吸除：注意术中术毕保持瞳孔散大，必要时前房使用 1：1 000 肾上腺素。暂不置入人工晶状体。切口可能漏水者缝合 1 针。③23G 切口袖管安置：于颞下和 2 点两个方位、角膜缘后 3.5mm 处，用 23G 切口刀斜行刺入玻璃体腔，确定进入玻璃体腔后，拔出刀芯，留下袖管。在颞下袖管内插入 23G 灌注管，打开灌注。此管的上端连三通管，三通管的另两端分别连接液体吊瓶和气交管。④20G 笛形针入口：在 10 点方位、角膜缘后 3.5mm 处，做结膜瓣，止血，用 20G 穿刺刀做巩膜穿刺。⑤放下非接触广角镜，三通管通向气交管，伸入 23G 导光纤维和 20G 气交管，通过气液交换的方法，用笛针将重硅油清除。⑥拔除 23G 袖套，缝合 20G 巩膜切口，调整眼压至正常。

（汪　永）

第三节　角膜移植白内障联合手术

当患者同时患有导致视力下降的角膜疾病和白内障时，单纯行角膜移植或白内障手术都不能使视力恢复。而且，角膜移植术手术创伤、术后炎症反应及皮质激素的使用可加速白内障的发展。在 1960 年以前，标准的手术方式为角膜移植术后行二期白内障手术，但白内障手术可导致内皮细胞的丢失，手术创伤也加大了角膜植片排斥反应的发生率，甚至导致植片的浑浊。1966 年，Katzin 和 Meltzer 首次报道了白内障摘除和角膜移植的联合手术。1976 年，Taylor 报道了白内障摘除、人工晶体置入联合角膜移植三联手术。此后，随着白内障及角膜移植手术技术的发展，三联手术的成功率越来越高。

一、适应证

1. 伴有各种角膜疾病　如 Fuchs 角膜内皮营养不良、角膜白斑、圆锥角膜、单纯疱疹病毒性角膜炎、基质炎等合并白内障。

2. 白内障伴随表现　如角膜内皮细胞计数少于 $600/mm^3$；角膜厚度超过 0.62mm；角膜大疱病。

二、麻醉

可使用全身麻醉或局部麻醉。局部麻醉使用 2% 利多卡因和 0.5% 丁哌卡因等量混合行球后麻醉或球周麻醉。

三、手术方法

1. 扩瞳和软化眼球　是联合手术成败的关键步骤，尤其是软化眼球。通常于术前 30min 给予 25% 甘露醇注射液 250mL，快速静脉滴注，并于局部麻醉后使用手掌或 Honan 充气垫（30mmHg）行眼部按摩，至少按摩 20min，以降低眼内压，减少术中玻璃体脱出、脉络膜上腔出血等并发症。

2. 开睑　应避免加压于眼球，建议采用缝线开睑法；睑裂小者可行外眦角切开。

3. 植片切刻　植片应比植床大 0.25～0.5mm，植片切刻要求边缘整齐、垂直，取下的植片内皮面朝上放置，其上点数滴平衡盐溶液，滴 Viscoat 保护角膜内皮。

4. 植床切刻　通常情况下植床直径大 7.0～8.0mm。切刻前先做中心标志。切口亦要求边缘整齐、垂直。大多数医师使用 Hessburg – Bsrron 真空环钻。一旦切穿前房，立即去除负压装置，以免环钻损伤虹膜及晶状体。

5. 晶状体摘除　如果角膜的透明度不影响白内障手术操作，可先按常规行白内障超声乳化摘除＋人工晶体置入术，再行角膜移植术。大多数情况下角膜的浑浊程度会使得白内障手术无法进行。穿透性角膜移植和角膜内皮移植手术时白内障的摘除方法有所差别，分别介绍如下。

（1）穿透性角膜移植术：白内障手术为"开天窗"式摘除。首先行前囊膜的连续环形撕囊（图 29 – 8），为了能顺利剜出晶状体核，撕囊口的直径需达 7mm 以上。由于后房的压力推挤作用，撕囊时囊膜容易撕裂至赤道部，因此可使用铲形针轻压晶状体核中心，对抗后房的压力。一旦囊膜裂向赤道部且无法再行连续撕囊，可使用囊膜剪截囊。然后水分离使晶状体核脱出于囊袋外，再用晶体套圈剜出晶状体核（图 29 – 9）。最后用灌注抽吸系统将皮质冲洗干净。如果采用超声乳化机注吸系统抽吸皮质，难以避免地会吸除前囊膜和撕裂晶状体悬韧带，因此建议采用手动注吸针头抽吸（图 29 – 10）。

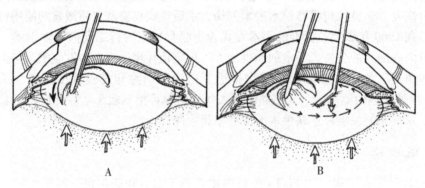

A   B

图 29 – 8　连续环形撕囊

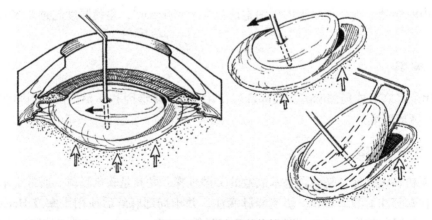

图 29 – 9　剜出晶状体核

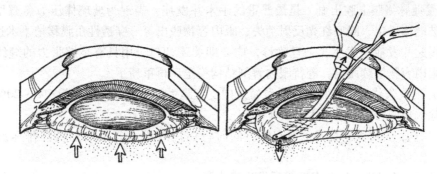

图 29 - 10　手动注吸针头抽吸

(2) 角膜内皮移植术：可采用标准的白内障超声乳化摘除术摘除白内障，但某些步骤需作调整。首先是根据手术医师的习惯调整切口的大小和位置。例如，如果某位医师在做角膜内皮移植时习惯在上方做巩膜隧道切口，白内障时习惯做颞侧透明角膜切口，而联合手术时最佳的选择应该是颞侧巩膜隧道切口。其次，撕囊时可使用台盼蓝染色以增加囊膜的可视性，然而由于异常的角膜内皮可被染色，因此应先在前房内注入高黏附性黏弹剂后再注入染色剂，避免染色剂着染角膜内皮。

6. 置入人工晶体　人工晶体度数的选择较为困难。如果对侧眼可检测，可参考对侧眼的度数；如果无法测定，则通常要手术医师凭经验估计。置入人工晶体时，若为连续环形撕囊者，可囊袋内置入人工晶体。如果囊膜已破，但尚有足够支持，可囊袋内或睫状沟置入人工晶体。如果没有足够支持，可选择前房型人工晶体、虹膜支持型人工晶体或睫状沟固定后房型人工晶体。

7. 植片缝合　前房注入少许黏弹剂，盖上植片，分别于 12 点、6 点、3 点、9 点做一间断缝合，然后行另外 8 针间断缝合外加 12 针连续缝合，或行 12 针的双连续缝合，两连续缝合的力矩相反。缝合深度应达 90% 角膜厚度，每针跨度为 1.5 ~ 2.0mm。线结为 2 - 1 - 1 方式。缝合完毕后修剪线结，并将线结埋于植床。

四、手术并发症

许多研究表明，白内障、角膜移植分期手术并不比联合手术具有更多优点，相反，联合手术可以避免分期手术的一些缺点，如一期角膜移植手术可影响二期手术的进行，二期白内障手术可造成已移植的植片内皮细胞的损害，延长术眼恢复时间。目前的研究结果也表明联合手术并未增加手术的并发症。

1. 术后散光　为最常见的术后并发症，通常难以避免。可通过提高缝合技巧减少散光程度。

2. 玻璃体压力增高、玻璃体脱出　常见原因为开睑器加压于眼球、术中紧张、咳嗽等。为了减轻开睑器对眼球的压迫作用，可采用 Schott 或 Smirmaul 开睑器。不管采用何种开睑器开睑，一旦发现后玻璃体压力增高，应立即重新放置开睑器及采取相应处理措施；如玻璃体压力无法减轻，可能导致后囊膜破裂或悬韧带断裂，玻璃体脱出，可用钻石刀做睫状体扁平部切口，行玻璃体切除，必须注意的是应将前房的玻璃体清除干净，否则极易嵌顿于角膜移植手术切口中，并导致瞳孔变形、黄斑囊样水肿等并发症。

3. 暴发性脉络膜上腔出血　是最严重的手术并发症，表现为玻璃体压力急骤增高、后囊破裂、玻璃体溢出、眼底红光反射消失、眼内容物脱出等。穿透性角膜移植手术过程中必须始终警惕此并发症的发生，一旦确诊，应立即关闭切口，用具有足够张力的缝线紧密缝合，防止眼内容物继续脱出，等待眼内解剖结构稳定后再重新手术。

4. 植片内皮失代偿　各种原因导致植片内皮细胞丢失过多，发生率为 6% ~ 20%，低于白内障摘除、角膜移植分期手术的发生率。

5. 植片排斥　发生率为 0% ~ 11%。同时行白内障手术并不增加植片排斥反应的发生率。

6. 青光眼　1.5% ~ 19% 患者术后发生青光眼。

7. 后囊混浊　发生率（7% ~ 10%）同常规白内障手术。

8. 黄斑囊样水肿　发生率为 0% ~ 6%。

9. 视网膜脱离　发生率为 0% ~ 2%。无明显证据表明三联手术增加视网膜脱离的发生率。

10. 眼内炎　0% ~ 1% 患者发生眼内炎。

五、注意事项

1. 巩膜支持　可常规使用巩膜支持环，尤其对于年幼患者、近视眼圆锥角膜及视网膜玻璃体手术眼，应使用 Flieringa 环或 MeNeill – Goldman 开睑器支持巩膜，以防巩膜塌陷。缝合时应避免眼球变形，减少术后散光。

2. 黏弹剂使用　整个手术过程都应使用黏弹剂，以便手术顺利进行，提高手术效果。植片切刻后可使切口边缘整齐垂直，并可避免损伤虹膜、晶状体；晶状体摘除时保护内皮；方便置入人工晶体；缝合植片时形成前房、保护眼内组织。

3. 人工晶体度数计算　与常规人工晶体计算相同。

4. 人工晶体的选择　如果瞳孔大小及形态正常，选择光学面为 6.0mm 的人工晶体。如果瞳孔较大，或形态异常，应选择光学面为 6.5mm 的人工晶体，以减少术后眩光等问题。

5. 置入人工晶体　睫状沟或囊袋内置入人工晶体时，因玻璃体的压力可将人工晶体推出，可轻轻将晶体下压，并缓慢旋转晶体，使其正位，然后缩瞳。术毕将前房内黏弹剂冲洗干净。

6. 控制术后散光　首先要正确缝合 12 点、6 点、3 点、9 点的间断缝线。然后行 12 针的双连续缝线，两者力矩相反。或用 10 – 0 缝线行 12 针间断缝合，再用 10 – 0 缝线行 12 针连续缝合，连续缝线的张力要小些。术后可根据角膜散光拆除相应间断缝线，最早可于术后 1 个月进行。

7. 其他　对于无后囊膜支撑的人工晶体置入，按照人工晶体双襻固定方法进行手术。

（汪　永）

第三十章

眼科护理

第一节　结膜炎患者的护理

　　结膜是一层半透明的薄的黏膜组织，覆盖于眼睑后部和眼球前部，其表面大部分暴露于外界环境中，容易受各种病原微生物侵袭和物理、化学因素的刺激。正常情况下结膜组织具有一定的防御能力。当全身或局部的防御能力减弱或致病因素过强时，将使结膜组织发生急性或慢性的炎症，统称为结膜炎（conjunctivitis）。结膜炎是最常见的眼病之一，结膜炎的致病原因可分为微生物性和非微生物性两大类。微生物性因素是结膜炎最常见的原因，主要是细菌和病毒感染。非微生物性因素主要由于物理性刺激如风沙、烟尘、紫外线等，和化学性损伤如药物、酸碱和气体等。

　　结膜炎的分类：①按病因分为感染性、免疫性、化学性或刺激性、全身疾病相关性、继发性结膜炎等。②按发病的快慢分为超急性（24 小时内）、急性或亚急性（几小时至几天）和慢性结膜炎（几天至几周）。通常病程小于 3 周称为急结膜病患者的护理性结膜炎，病程大于 3 周为慢性结膜炎。③按病变结膜的主要形态分为乳头性、滤泡性、膜性或假膜性、瘢痕性和肉芽肿性结膜炎。

一、急性细菌性结膜炎

　　急性细菌性结膜炎（acute bacterial conjunctivitis）是由细菌所致的急性结膜炎症的总称，包括超急性化脓性结膜炎和急性卡他性结膜炎。

　　（一）病因

　　1. 超急性化脓性结膜炎　由奈瑟菌属细菌（淋球菌或脑膜炎球菌）感染引起。对于淋球菌性结膜炎，成人主要为淋球菌性尿道炎的自身感染，新生儿主要是分娩时通过患有淋球菌性阴道炎的母体产道被感染。脑膜炎球菌性结膜炎最常见于血源性感染。

　　2. 急性细菌性结膜炎　是以革兰氏阳性球菌感染为主的急性结膜炎症，俗称"红眼病"。常见致病菌为肺炎双球菌、流感嗜血杆菌和金黄色葡萄球菌等。

　　（二）护理评估

　　1. 健康史　评估患者有无传染性眼病接触史，用眼卫生习惯。淋球菌性结膜炎患者应了解其有无淋球菌性尿道炎病史；新生儿患者则应了解其母亲有无阴道炎病史。

2. 身体状况

（1）超急性化脓性结膜炎

1）淋球菌性结膜炎：①新生儿：常在出生后 2～5 天发病，多为双眼。发病急速，表现为畏光、流泪，眼睑、结膜高度水肿和充血；重者球结膜突出于睑裂外，可有假膜形成；常伴有耳前淋巴结肿大；眼部分泌物由初期的浆液性迅速转为脓性，脓液量多，不断从睑裂流出，又称"脓漏眼"。本病具有潜伏期短，病程进展急剧，传染性极强的特点。严重者可引起角膜溃疡、穿孔和眼内炎。婴儿的淋球菌性结膜炎可并发身体其他部位的化脓性炎症，如关节炎、脑膜炎、肺炎、败血症等。②成人：潜伏期为 10 小时至 2～3 天，症状通常较小儿轻。

2）脑膜炎球菌性结膜炎：潜伏期为数小时至 1 天，常为双侧发病，多见于儿童，其症状与淋球菌性结膜炎相似，严重者可引起化脓性脑膜炎而危及生命。

（2）急性细菌性结膜炎（急性卡他性结膜炎）潜伏期为 1～3 天，病程约 2 周，通常有自限性。起病较急，传染性强，可以双眼同时或间隔 1～2 天发病。患者自觉有异物感、灼热感、发痒、畏光、流泪等；检查发现结膜充血、水肿，严重者可有结膜下出血；眼部有较多的浆液性、黏液性或脓性分泌物，晨起时上下睫毛常被粘住，睁眼困难。白喉杆菌感染的结膜炎可在睑结膜表面发现假膜。

3. 辅助检查　结膜分泌物涂片及结膜刮片可见大量多型核白细胞及细菌，必要时还可作细菌培养及药物敏感试验，以明确致病菌和选择敏感抗生素。脑膜炎球菌性结膜炎的特异性诊断为分泌物细菌培养和糖发酵试验。

4. 心理-社会状况　护士应了解患者发病以来的心理状况和疾病对患者工作、学习的影响。急性细菌性结膜炎发病突然，结膜高度充血、水肿和大量分泌物，常影响患者外观；如果患者被实行接触性隔离，容易产生孤独、自卑心理。

（三）治疗要点

祛除病因，抗感染治疗。常用眼药有广谱氨基苷类或喹诺酮类药物，如 0.3% 妥布霉素滴眼剂、0.3%～0.5% 左氧氟沙星滴眼剂或眼膏。淋球菌感染则局部和全身用药并重，局部用药有 5 000～10 000U/ml 青霉素溶液；常用全身药物有大剂量青霉素、头孢曲松钠（菌必治）或阿奇霉素等。

（四）常见护理诊断/护理问题

1. 急性疼痛　与结膜炎症累及角膜有关。

2. 潜在并发症　角膜炎症、溃疡和穿孔。

3. 有传播感染的危险　与细菌性结膜炎的传染性有关。

（五）护理目标

对急性细菌性结膜炎患者的护理目标为，患者能够：①自觉疼痛减轻或者消失。②无角膜炎症、溃疡和穿孔等并发症发生。③自觉执行消毒隔离措施，患者及家属无交叉感染发生。

（六）护理措施

（1）结膜囊冲洗：常选用生理盐水、3% 硼酸溶液冲洗结膜囊；淋球菌感染选用 1：5 000 的青霉素溶液。注意冲洗时使患者取患侧卧位，以免冲洗液流入健眼。冲洗动作要轻柔，以免损伤角膜。如有假膜形成，应先除去假膜再进行冲洗。

（2）遵医嘱留取结膜分泌物，作细菌培养及药物敏感试验。

（3）用药护理根据医嘱选择眼药，急性期每15～30分钟滴眼一次，夜间涂眼膏。症状缓解后改为1～2小时一次，分泌物较多时应先清除再给药。

（4）禁忌包扎患眼，因包盖患眼，使分泌物排出不畅，不利于结膜囊清洁，反而有利于细菌生长繁殖，加剧炎症。健眼可用透明眼罩保护。

（5）严密观察病情变化，特别是角膜刺激征或角膜溃疡症状。

（6）为减轻患者不适感，炎症严重时可用冷敷减轻充血水肿、灼热等不适；为减少眼部的光线刺激，建议配戴太阳镜。

（7）传染性结膜炎急性感染期应实行接触性隔离：①注意洗手和个人卫生，勿用手拭眼，勿进入公共场所和游泳池，以免交叉感染。接触患者前后双手要立即彻底冲洗与消毒。②接触过眼分泌物和病眼的仪器、用具等都要及时消毒隔离，用过的敷料要烧毁。③双眼患病者实行一人一瓶眼药；单眼患病者，实行一眼一瓶眼药；做眼部检查时，应先查健眼，后查患眼。④向患者和家属传授结膜炎预防知识，提倡一人一巾一盆。淋球菌性尿道炎患者，要注意便后立即洗手；⑤患有淋球菌性尿道炎的孕妇须在产前治愈。未愈者，婴儿出生后，立即用1%硝酸银液、青霉素液滴眼，0.5%四环素或红霉素眼膏涂眼，以预防新生儿淋球菌性结膜炎。

（七）护理评价

经过治疗和护理，评价患者能否达到：①疼痛减轻或者消失。②无角膜刺激征或角膜溃疡发生。③无交叉感染发生。

二、病毒性结膜炎

病毒性结膜炎（viral conjunctivitis）是一种常见的传染性眼病。按病程分为急性和慢性两组，前者多见，包括以急性滤泡性结膜炎为主要表现的流行性角结膜炎、流行性出血性结膜炎、咽结膜热、单疱病毒性结膜炎和新城鸡瘟结膜炎等。慢性病毒性结膜炎包括传染性软疣性睑结膜炎、水痘－带状疱疹性结膜炎、麻疹性角结膜炎等。传染力强，曾引起世界性大流行，好发于夏秋季节，通常有自限性。临床上以流行性角结膜炎、流行性出血性结膜炎为最常见。

（一）病因

1. 流行性角结膜炎　由腺病毒8、19、29和37型引起，其中主要为8型。通过接触传播，发病急剧，传染性强。

2. 流行性出血性结膜炎　病原体主要为新型肠道病毒70，也可由柯萨奇病毒A24变种引起，有自限性。主要通过接触传播，传染性强，人群普遍易感，可造成大面积暴发流行。

（二）护理评估

1. 健康史

（1）询问患者有无病毒性眼病接触史，或近期是否去过病毒性眼病流行区域。

（2）询问患者发病时间，评估其潜伏期，流行性角结膜炎多为5～7天，流行性出血性结膜炎常为18～48小时。

2. 身体状况

（1）症状：起病急、症状重、双眼发病。主要表现为眼红、异物感、眼痛、畏光、伴水样分泌物。部分患者可有头痛、发热、咽痛等全身症状，并有耳前淋巴结肿大、压痛。

（2）体征：眼睑水肿，结膜充血，睑结膜滤泡增生，分泌物呈水样，常侵犯角膜，荧光染色可见角膜上点状上皮脱落，流行性出血性结膜炎患者球结膜上有点、片状出血。

3. 辅助检查 分泌物涂片镜检可见单核细胞增多，并可分离到病毒。

4. 心理－社会状况 评估患者因被实行接触性隔离后的心理状态，以及患病对工作、学习的影响；了解家庭、朋友给予的支持。

（三）治疗要点

眼部滴用抗病毒药，如干扰素滴眼剂、0.1%阿昔洛韦、0.15%更昔洛韦等；如果合并细菌感染，再加用抗生素眼药。

（四）常见护理诊断/护理问题

1. 急性疼痛 与病毒侵犯角膜有关。

2. 有传播感染的危险 与病毒性结膜炎的传染性有关。

（五）护理目标

对病毒性结膜炎患者的护理目标为，患者能够：①患者眼部疼痛减轻或消失。②患者及家属无交叉感染发生。

（六）护理措施

（1）生理盐水冲洗结膜囊，眼局部冷敷以减轻充血和疼痛。

（2）用药护理：根据医嘱选择药物，抗病毒眼液每小时1次滴眼；合并角膜炎、混合感染者，可配合使用抗生素眼药水；角膜基质浸润者可酌情使用糖皮质激素，如0.02%氟美瞳。角膜上皮病变可选择人工泪液及促进上皮细胞修复药物。

（3）一旦发现本病，应及时按丙类传染病要求，向当地疾病预防控制中心报告。注意做好传染性眼病的消毒隔离，发病期间勿去公共场所、游泳池等，防止交叉感染。

（七）护理评价

经过治疗和护理，评价患者能否达到：①自觉疼痛感消失。②严格消毒隔离，患者及家属无感染及交叉感染发生。

三、沙眼

沙眼（trachoma）是由沙眼衣原体引起的一种慢性传染性结膜角膜炎，因其睑结膜面粗糙不平，形似沙粒，故名沙眼。沙眼是致盲性眼病之一。

（一）病因

由沙眼衣原体感染所致，双眼发病。通过直接接触或污染物间接接触传播，节肢昆虫也是传播媒介。易感因素包括营养不良、卫生条件差、环境酷热、沙尘气候等。

（二）护理评估

1. 健康史 询问患者有无沙眼接触史。了解患者生活居住条件和个人卫生习惯。

2. 身体状况 沙眼多发生于儿童及青少年时期，常双眼发病，起病缓慢，潜伏期5～14

天，经过 1～2 个月急性期之后进入慢性期。慢性沙眼可反复感染，病程迁延数年至数十年。

（1）症状：急性期有异物感、刺痒感、畏光、流泪、少量黏性分泌物。慢性期症状不明显，若有角膜并发症，可出现不同程度视力障碍及角膜炎症表现。

（2）体征：急性期：①上穹隆部和上睑结膜血管模糊、充血；②乳头增生：由于炎症刺激导致结膜上皮增生而形成；③滤泡形成：因结膜上皮下淋巴细胞浸润、聚集，形成大小不等的黄白色半透明隆起，内有胶样内容物，称滤泡形成。慢性期结膜充血减轻，仍可见乳头增生和滤泡形成，角膜缘滤泡发生瘢痕化改变称为 Herbet 小凹。慢性期沙眼的特有体征：①角膜血管翳：由于角巩膜缘血管扩张并伸入角膜引起。角膜血管翳记录方法：将角膜水平分成四份，按侵犯的面积以"P＋""P＋＋""P＋＋＋""P＋＋＋＋"表示。②睑结膜瘢痕：乳头、滤泡破坏代之以瘢痕，呈白色线状、网状、片状。

我国于 1979 年制定的沙眼分期方法：

Ⅰ期（活动期）：上睑结膜乳头与滤泡并存，上穹隆结膜血管模糊不清，有角膜血管翳。

Ⅱ期（退行期）：除少许活动期病变外，有瘢痕形成。

Ⅲ期（完全瘢痕期）：活动性病变完全消失，代之以瘢痕，此期无传染性。

（3）后遗症与并发症：重症沙眼会留下后遗症与并发症：①倒睫及睑内翻：由于睑板肥厚变形与睑结膜瘢痕收缩。②上睑下垂与睑球粘连：因结膜瘢痕性收缩引起。③慢性泪囊炎：由沙眼病变侵袭泪道黏膜引起。④结膜角膜干燥症：由于结膜瘢痕破坏杯状细胞及阻塞泪腺排出口引起。⑤角膜混浊：因沙眼衣原体可致上皮性角膜炎，角膜血管翳可发生角膜浸润，加以倒睫及睑内翻，最终导致角膜混浊。

沙眼的临床诊断至少要具备下列两项：①上睑结膜滤泡 5 个以上。②角膜缘滤泡或 Herbet 小凹。③典型的睑结膜瘢痕。④广泛的角膜血管翳。

3. 辅助检查　结膜刮片行 Giemsa 染色可找到包涵体；应用荧光抗体染色法或酶联免疫法，可测定沙眼衣原体抗原。

4. 心理-社会状况　护士要评估患者的心理状况。沙眼患者的心理变化比较复杂，部分患者认为沙眼病程长、容易复发，对治疗丧失信心；也有患者认为沙眼症状不明显，对治疗不重视，缺乏坚持治疗的毅力。

（三）治疗要点

1. 局部治疗　用 0.1% 利福平滴眼液、0.3% 氧氟沙星滴眼液等点眼，睡前涂眼膏，疗程至少 10～12 周，重症者需要用药半年以上。

2. 全身治疗　急性期或严重的沙眼，可口服阿奇霉素、强力霉素、红霉素和螺旋霉素等。一般疗程 3～4 周。

3. 并发症及后遗症的治疗　如倒睫可选电解术、睑内翻可行手术矫正、角膜混浊可行角膜移植术。

（四）常见护理诊断/护理问题

1. 舒适受损　眼部刺激症状与结膜感染有关。

2. 有传播感染的危险　与沙眼的传染性有关。

3. 知识缺乏　缺乏沙眼的防治知识。

4. 潜在并发症　倒睫、睑内翻、上睑下垂、睑球粘连、慢性泪囊炎、实质性结膜干燥症、角膜混浊。

（五）护理目标

对沙眼患者的护理目标为，患者能够：①眼部不适症状减轻或消失　②消毒隔离措施到位，无交叉感染发生　③掌握沙眼防治知识　④无并发症发生。

（六）护理措施

（1）保持患眼清洁，分泌物多时，可用生理盐水或3%硼酸溶液冲洗结膜囊，冲洗时头偏向患侧，冲洗液勿流入健眼。操作时注意勿损伤角膜上皮。

（2）按医嘱选用抗生素眼药，教会患者正确滴眼药或涂眼膏的方法，用药时先点健侧再点患侧。观察用药疗效及不良反应，向患者强调坚持用药的重要性，提高其依从性。

（3）严格消毒患者接触过的医疗器械及患者的洗脸用具。

（4）健康指导

1）向患者宣传沙眼的危害性，重视沙眼的防治，坚持用药；积极治疗并发症，做到早发现、早诊断、早治疗，尽量在疾病早期治愈。

2）指导患者和家属做好消毒隔离，接触患者分泌物的物品，通常选用煮沸和75%酒精消毒方法。

3）培养良好的卫生习惯，不与他人共用毛巾、脸盆；不用手揉眼，防止交叉感染。

4）加强对服务行业的卫生监管，特别是理发店、游泳池、浴室等。

（七）护理评价

经过治疗和护理，评价患者能否达到：①眼部不适症状减轻或消失。②消毒隔离措施到位，无交叉感染发生。③掌握沙眼防治知识。④无并发症发生。

四、免疫性结膜炎

免疫性结膜炎（immunologic conjunctivitis）是结膜对外界过敏原的一种超敏性免疫反应，又称变态反应性结膜炎。临床上常见春季角结膜炎和泡性角结膜炎两种。春季角结膜炎（vemal keratoconjunctivitis）又名春季卡他，多在春夏季节发病，可持续5～10年，有自限性。泡性角结膜炎（phlyctenular keratoconjunctivitis）是由细胞介导的、以结膜角膜疱疹结节为特征的迟发性过敏反应，本病易复发。眼部长期用药也可以导致医源性接触性或过敏性结膜炎，有速发型和迟发型。还有一种较常见的自身免疫性疾病引起的免疫性结膜炎，如干燥性角结膜炎、结膜类天疱疮等。

（一）病因和发病机制

1. 春季角结膜炎　病因还不确定，可能是Ⅰ型（速发型超敏反应）、Ⅳ型（迟发型超敏反应）共同作用的结果；过敏原可能为花粉、微生物、动物羽毛等。

2. 泡性角结膜炎　一般认为是对结核杆菌、葡萄球菌、球孢子菌属及沙眼衣原体等微生物蛋白的变态反应。

（二）护理评估

1. 健康史　了解疾病反复发作和季节性的特点，有无接触花粉、烟尘等变应原或在户外活动后症状加重。

2. 身体状况

（1）春季角结膜炎：眼部奇痒、畏光、流泪、异物感，可有大量的黏液性分泌物，夜间加重，好发于男性青年，可有家族过敏史。按病变部位可分3型：①睑结膜型：上睑结膜呈硬而扁平的肥大乳头，呈铺路石样，乳头直径 0.1～0.8mm。球结膜呈典型的暗红色。②角结膜缘型：角膜缘充血、结节，外观呈黄褐色或污红色增厚的胶状物，多见于黑色人种。③混合型：上述两种表现同时存在。

（2）泡性角结膜炎：一般有轻微异物感。如侵犯角膜，有明显角膜刺激征：刺痛、畏光、流泪及眼睑痉挛。好发生于女性、儿童及青少年。根据病变部位分为：①泡性结膜炎：在睑裂部球结膜上出现灰红色微小结节隆起，其周围结膜有局限性充血，其结节顶部易破溃形成浅表溃疡，愈合后不留瘢痕。②泡性角膜炎：角膜上有灰白色点状浸润，角膜基层受累，愈合后可遗留角膜薄翳。③泡性角结膜炎：在角膜缘及附近球结膜可见单个或多个灰白色小结节，周围结膜充血。如有溃疡形成，愈合后可遗留浅淡瘢痕。

3. 辅助检查 春季角结膜炎患者的结膜刮片中发现嗜酸性粒细胞或嗜酸性颗粒。

4. 心理-社会状况 常因季节性的反复发作而影响患者的学习、工作和生活，容易产生焦虑和厌烦心理。护士应了解患者的心理状态，以及对疾病的认识。

（三）治疗要点

1. 春季角结膜炎 本病有自限性，以对症治疗为主。局部应用抗组胺药物和肥大细胞稳定剂如色甘酸钠、奈多罗米等可缓解眼部痒、结膜充血、流泪等，物理治疗包括冰敷。症状严重者可结合应用糖皮质激素或2%环孢霉素A滴眼液。疾病发作时，可选用糖皮质激素短时间冲击治疗，可以提高疗效。

2. 泡性角结膜炎 局部滴用糖皮质激素眼药水，如0.1%地塞米松、0.5%可的松眼药水，一般24小时可缓解症状，48小时病灶可以消失。严重者可在球结膜下注射地塞米松。如合并感染要选用抗感染药物治疗。

（四）常见护理诊断/护理问题

1. 舒适受损 患眼痒、异物感与变态反应有关。

2. 潜在并发症 角膜炎。

（五）护理目标

对结膜炎患者的护理目标为，患者能够：①患眼痒、异物感减轻或消失；②无角膜炎发生。

（六）护理措施

（1）用药护理

1）根据医嘱选用眼药，对于急性期患者可以选择激素间歇疗法：开始时眼部滴药每2小时1次，症状减轻后迅速降低滴药频率，此时提醒患者不能随意使用和停用，告知其危害性。

2）对于顽固性春季角结膜炎根据医嘱可在睑板上方注射短效激素，如地塞米松钠（5mg/ml）或长效激素如曲安西龙奈德（40mg/ml）。长期用药应警惕激素性青光眼和白内障等严重并发症，注意观察眼痛、头疼、眼压及视力变化。

3）局部应用抗组胺药物和肥大细胞稳定剂，要观察眼部痒、结膜充血、流泪等症状和体征改善情况。

（2）患眼红肿严重时，可用冰袋裹以毛巾局部冷敷，冷敷过程中注意观察，时间不宜过长，避免眼睑皮肤冻伤。分泌物较多时可用生理盐水冲洗。

（3）饮食指导提供清淡、易消化、足够热量的饮食，多补充维生素，加强营养，改善体质。不宜食用鱼、虾、蟹、蛋类、牛奶等易过敏食物。

（4）健康指导

1）避免接触致敏原，外出戴有色眼镜，减少与光线、花粉的接触及刺激等。

2）根据春季角结膜炎发病的季节性和规律性，在发病前1个月提早应用抗组胺药物和肥大细胞稳定剂如色甘酸钠、奈多罗米，以预防疾病发作或减轻症状。

（唐菱若）

第二节　干眼症患者的护理

干眼症（dry eye syndrome）又称角结膜干燥症（keratoconjunctivitis sicca），是因泪液分泌质或量的异常，或动力学的异常引起泪膜不稳定，并伴有眼部不适和（或）眼表组织病变的一类疾病。

泪液中水占98%，还含有免疫球蛋白、葡萄糖、Na^+、K^+、Cl^-等。泪膜是通过瞬目运动，将泪液均匀覆盖于角结膜表面而形成的超薄膜，它有保护眼表组织的作用。泪膜的结构由外至内分3层：①脂质层：睑板腺分泌，减少泪液蒸发、增加表面张力和润滑眼睑。②水液层：泪腺副泪腺分泌，为角膜上皮运输氧气；提供平滑表面增加光学质量；具有抗菌性；冲洗眼表分泌物。③黏蛋白：杯状细胞分泌，降低表面张力、使角膜由疏水转向亲水性表面。

泪膜的主要生理功能：①形成光滑的光学折射面，提供良好的光学介质。②湿润眼球前表面。③向角膜提供必需的营养物质。④通过机械的冲刷及其抗菌成分抑制微生物生长，保护角膜。

一、病因和发病机制

干眼的病因复杂，受多种因素影响，眼表面改变、基于免疫的炎症反应、细胞凋亡、性激素水平降低及外界环界因素等是导致干眼发生发展的主要因素。干眼症临床上通常分为两类：泪液生成不足型和蒸发过强型。①泪液生成不足型；为水样液缺乏性干眼症，部分患者伴有 Sjogren 综合征，它是一种自身免疫性疾病。②蒸发过强型为泪液分泌正常，蒸发过强导致的，如睑板腺功能障碍，暴露过久、长期佩戴角膜接触镜等原因。

二、护理评估

（一）健康史

评估患者性别、年龄，有无长时间用电脑、看电视的习惯，或长时间处于空调或烟尘生活环境；有无沙眼病史或角膜接触镜佩戴史，有无眼部手术史等。

（二）身体状况

最常见症状为眼部干涩感、异物感和视疲劳，其他还有烧灼感、痒感、畏光、视物模糊、不能耐受有烟尘的环境等。严重干眼症多见于 Sjogren 综合征，常伴有口干、关节痛等。眼部体征有球结膜血管扩张、球结膜失去光泽、增厚水肿、皱褶。泪膜的相关检查发现泪河变窄或中断；泪膜不稳定；眼表面上皮细胞损害；泪液渗透压增加等。干眼症早期轻度影响视力，随着病情进展，可以出现丝状角膜炎，症状加重，严重者可以出现角膜溃疡、角膜变薄，甚至角膜穿孔。

（三）辅助检查

1. 泪河宽度　正常情况裂隙灯下检查结膜，泪液沿着睑缘形成一泪液条，其宽度为 0.5～1.0mm，表面为凹状的泪河。如果泪河曲率半径≤0.35mm，提示泪液分泌异常。

2. 泪液分泌试验　常用 Schirmer 试验。Schirmer 试验根据检测方法不同又分为 Schirmer Ⅰ 和 Schirmer Ⅱ。

（1）Schirmer Ⅰ 试验：测量泪液分泌总量。

方法：用宽 5mm，长 35mm 的滤纸条放入结膜穹隆中外 1/3 处，嘱受试者轻轻闭眼，5 分钟后取下滤纸条，观察滤纸条湿润长度。正常值：滤纸条湿润长度为 10～30mm，＜10mm 提示基础分泌和反射分泌减退，水性泪液不足；检查结果结合泪膜破裂时间（BUT）综合考虑。

（2）Schirmer Ⅱ 试验：检查泪液反射性分泌有无缺陷。

方法：在结膜下穹隆滴入眼部表面麻醉药 30 秒后置入滤纸条，5 分钟后观察滤纸条湿润长度。正常值 10～15mm/5min，低于 10mm/5min 为低分泌，低于 5mm/5min 提示干眼可能。

3. 泪膜破裂时间（BUT）　方法为结膜囊内滴荧光素钠溶液，被检查者瞬目几次后平视前方，医生在裂隙灯的钴蓝光下观察，于最后一次瞬目后睁开眼睛至角膜上第 1 个黑斑（即干燥斑）出现的时间为泪膜破裂时间。正常值为 10～45 秒，小于 10 秒为泪膜不稳定。但检查结果受年龄、种族、睑裂大小、温度、湿度等影响，适用于干眼患者的初筛。

4. 眼表上皮活性染色

（1）荧光素染色：方法是结膜囊内滴荧光素钠溶液，抗生素或生理盐水冲洗后，在裂隙灯的钴蓝光下观察，阳性表示角膜上皮缺损。但在干眼早期，多发生结膜上点状染色。

（2）虎红染色：可观察到角结膜失活细胞着色，即为阳性。但因虎红染色刺激性大，患者难以接受。

（3）丽丝胺绿染色：因丽丝胺绿染色无明显刺激性而受临床欢迎。可观察到角结膜失活细胞着色，即为阳性。

5. 泪液的渗透压测定　用微量泪液收集管从泪阜的泪河处采集泪液 0.1μl，用渗透压计测量。如大于 312mOms/L，提示干眼可能。

（四）心理－社会状况

干眼症是慢性病，需长期用药；患者容易产生视觉疲劳，影响工作、学习。护士应评估患者的心理状况，了解有无焦虑、厌烦情绪以及应对方法。

三、治疗要点

根据临床类型选择治疗方法：①泪液生成不足型：补充泪液、保存泪液、减少泪液蒸发、增加泪液分泌、抑制炎症和免疫反应。②蒸发过强型：治疗睑板腺功能障碍，抑制炎症、清洁眼睑、减少泪液蒸发、脂质替代治疗。

干眼的治疗要注意消除诱因，避免长时间使用电脑、空调，或处于烟尘环境。

泪液替代治疗最佳方法是自家血清，但来源受限。临床上常用的是人工泪液。

1. 减少泪液蒸发　佩戴硅胶眼罩、湿房镜、治疗性角膜接触镜；中、重度患者可以选择泪点栓塞；严重者可以选择永久性泪小点闭塞。

2. 促进泪液分泌　口服溴己新、盐酸毛果芸香碱、新斯的明等药物可以促进泪液分泌；Sjogren 综合征可以选择糖皮质激素或雄激素。

3. 抑制免疫反应　重度干眼症可以选择 0.05% ~ 0.1% 的环孢素 A 滴眼剂或 0.05% FK506 滴眼剂。

4. 泪膜重建手术　严重干眼症而颌下腺功能正常者，可行颌下腺导管移植手术。

5. 睑板腺功能障碍　眼睑部清洁、口服多西环素、眼部抗生素滴眼剂；近年尝试局部雄激素治疗，如 3% 睾酮油脂条置于上下穹隆内。

四、常见护理诊断/护理问题

1. 舒适受损　眼部干涩感、痒感、畏光与角结膜缺乏泪液、睑板腺功能障碍有关。
2. 知识缺乏　缺乏干眼症的预防和自我保健知识。

五、护理目标

对干眼症患者的护理目标为，患者能够：①眼部干涩感、痒感、畏光等症状减轻或消失。②掌握干眼症的预防和自我保健知识。

六、护理措施

（1）健康指导

1）消除诱因：注意用眼卫生，避免长时间阅读和使用电脑等容易产生视疲劳的因素，对于因长期应用电脑等视屏引起的干眼症，应以预防为主，教育患者要保持正确的姿势，视线稍向下，眼与屏幕距离 40 ~ 70cm；一般在用电脑 1 ~ 2 小时后休息 10 ~ 15min，并向远处眺望，按摩眼部，放松眼部肌肉。避免接触烟雾、风尘环境；使用空调时要增加环境湿度。屈光不正者，应佩戴适合度数的眼镜，如选戴角膜接触镜，应配用质量较好的护理液。

2）用药护理：根据医嘱指导正确用药。干眼症是慢性病，要鼓励患者坚持用药，注意观察药物副作用。

3）保留泪液：指导患者戴硅胶眼罩、湿房镜、治疗性角膜接触镜（重症者不宜使用）。鼓励患者经常做瞬目动作，保持眼睛湿润。

（2）睑板腺功能障碍者，指导患者进行眼睑的局部清洁卫生，可选择生理盐水或硼酸水清洗眼睑缘和睫毛。睑板腺阻塞时可以先热敷眼睑 10 分钟，再用棉签顺着睑缘方向挤压排出分泌物。为减轻疼痛可在操作前滴表面麻醉药。

（3）泪小点栓塞术的护理：术前向患者解释泪点栓塞术的目的、优点及注意事项，消除患者顾虑。术中协助患者保持头部位置固定，嘱患者眼球转向上方并保持不动。术后嘱患者注意眼部卫生，内眦角处不可揉擦，防止栓子脱出。

（4）颌下腺导管移植手术患者做好手术前后护理。

七、护理评价

经过治疗和护理措施，评价患者能否达到：①眼部干涩感、痒感、畏光等症状减轻或消失。②掌握干眼症的预防和自我保健知识。

（唐菱若）

第三节　细菌性角膜炎患者的护理

细菌性角膜炎（bacterial keratitis）是由细菌感染引起的角膜上皮缺损及缺损区下角膜基质坏死的化脓性炎症，又称为细菌性角膜溃疡。病情多较危重，发展迅速，感染如未及时控制，可发生角膜溃疡、穿孔，甚至眼内感染，最终眼球萎缩。即使药物能控制也残留广泛的角膜瘢痕、角膜新生血管或角膜葡萄肿及角膜脂质变性等后遗症，严重影响视力甚至导致失明。

一、病因

常见的致病菌有表皮葡萄球菌、金黄色葡萄球菌、肺炎双球菌、链球菌、铜绿假单胞菌（绿脓杆菌）等。多为角膜外伤后感染或剔除角膜异物后感染所致，特别与无菌操作不严格、滴用污染的表面麻醉剂及荧光素等有关。一些局部乃至全身疾病如干眼症、慢性泪囊炎、倒睫、糖尿病、免疫缺陷、佩戴角膜接触镜、酗酒等，可降低机体对致病菌的抵抗力，或造成角膜对细菌易感性增加。

二、护理评估

（一）健康史

了解有无角膜外伤史、角膜异物剔除史、戴角膜接触镜史；有无慢性泪囊炎、眼睑异常、倒睫病史等；有无营养不良、糖尿病病史；有无长期使用激素或免疫抑制剂，以及发病以来的用药情况，治疗效果等。

（二）身体状况

起病急骤，有明显的眼痛、畏光、流泪、异物感、视力障碍、眼睑痉挛等症状，伴有较多的脓性分泌物。

常见体征为眼睑、球结膜肿胀，睫状充血或混合性充血，病变早期角膜上出现界限清楚的上皮溃疡，溃疡下有边界模糊、致密的浸润灶，周围组织水肿。浸润灶迅速扩大，继而形成溃疡，溃疡表面和结膜囊多有脓性分泌物。并发虹膜睫状体炎，表现为角膜后沉着物（KP）、瞳孔缩小、虹膜后粘连及前房积脓，是由于毒素渗入前房所致。

不同致病菌引发的特征不同：

（1）革兰阳性球菌角膜感染，常表现为圆形或椭圆形局灶性脓肿、边界清楚，灰白基质浸润。金黄色葡萄球菌、肺炎双球菌所致的匐行性角膜溃疡是典型的细菌性角膜溃疡，常伴前房积脓。

（2）革兰阴性球菌角膜感染，多表现为快速发展的角膜液化性坏死。其中铜绿假单胞菌引起的感染具有特征性，起病迅速、发展迅猛，剧烈眼痛，严重的睫状充血或混合性充血，眼睑及球结膜水肿，角膜溃疡浸润灶及分泌物略带黄绿色，前房积脓严重。感染如未控制，可导致角膜坏死穿孔、眼内容物脱出或全眼球炎。

（三）辅助检查

角膜病变区刮片镜检可发现致病菌；微生物培养，药物敏感试验可进一步明确病因和指导临床用药。

（四）心理－社会状况

患者因眼痛、畏光、流泪、视力下降而烦躁不安，以及对疾病的发生发展、治疗转归缺乏了解，产生紧张、焦虑、悲哀等心理。护士应评估患者的心理状况；了解该疾病对患者工作、学习的影响；了解患者的用眼卫生和个人卫生习惯；评估患者及家属对疾病的认知程度。

三、治疗要点

积极控制感染，减轻炎症反应，促进溃疡愈合，减少瘢痕形成。

1. 药物治疗　局部使用抗生素是治疗细菌性角膜炎最有效的途径。治疗前应常规行角膜刮片、细菌培养和药物敏感试验。治疗过程中应根据细菌学检查结果及药物敏感试验，及时调整用药。并发虹膜睫状体炎者，使用1%阿托品滴眼剂或眼膏散瞳。

2. 手术治疗　药物治疗无效、病情急剧发展，可能或已经导致角膜溃疡穿孔，眼内容物脱出者，可考虑行治疗性角膜移植，是一种以挽救眼球不至于毁坏，保存眼球视功能为目的施行的角膜移植。

3. 支持疗法　局部使用胶原酶抑制剂如依地酸钠、半胱氨酸等，抑制溃疡发展。选用维生素 B_2、C、A、D 等药物，有助于角膜溃疡的愈合。

四、常见护理诊断／护理问题

1. 急性疼痛　与角膜炎症刺激有关。
2. 有传播感染的危险　与细菌的传染性及患者缺乏预防知识有关。
3. 焦虑　与担心疾病预后不良有关。
4. 潜在并发症　角膜穿孔和眼内炎。
5. 感知紊乱　视力下降与角膜炎症引起角膜混浊有关。
6. 知识缺乏　缺乏细菌性角膜炎相关的防治知识。

五、护理目标

对细菌性角膜炎患者的护理目标为，患者能够：①眼痛缓解或消失。②患者及家属掌握防止交叉感染的知识，无交叉感染发生。③了解焦虑的原因，能自我调节，情绪稳定，积极配合治疗和护理。④无并发症发生或发生并发症后得到及时处理。⑤视力提高或稳定。⑥患者或家属理解细菌性角膜炎的病情发展，获得该病的自我护理知识。

六、护理措施

1. 疼痛管理　提供安静、舒适的环境，病房要适当遮光，减少眼睛受光线刺激。向患者解释眼痛的原因，按医嘱及时用药。进行球结膜下注射时，先向患者解释清楚，并充分麻醉后进行，以免加重局部疼痛，必要时给予止痛药，保证患者充分休息、睡眠，减少转动眼球。

2. 隔离护理　①告知患者床边隔离和手卫生的相关知识，严格执行消毒隔离制度。②检查、换药、滴眼药等操作要遵守隔离技术和无菌技术操作原则。③保持患眼清洁，用生理盐水清洁睑缘和眼睑皮肤。④滴眼剂、眼膏及器械应采取专人专眼专用。

3. 心理护理　鼓励患者表达自己的感受，及时给予安慰和理解，消除焦虑和自卑心理，指导患者听喜爱的音乐，想开心的事情，与患者聊感兴趣的话题，分散注意力。

4. 预防角膜溃疡穿孔

（1）治疗操作时动作要轻柔，禁止翻转眼睑，避免加压眼球。

（2）嘱患者不用手擦眼睛，勿用力眨眼。

（3）饮食宜清淡，多吃易消化、富含维生素、粗纤维食物，保持大便通畅，避免便秘，以防增加腹压。

（4）嘱患者头部减少活动，避免低头、咳嗽、打喷嚏。

（5）用眼罩保护患眼，避免外物撞击。

（6）按医嘱使用散瞳剂，防止虹膜后粘连而导致眼压升高。

（7）若角膜后弹力层膨出，可绷带加压包扎患眼，配合全身应用降低眼压药物，嘱患者静卧休息。

5. 病情观察　严密观察患者的视力、角膜刺激征、结膜充血以及角膜病灶和分泌物的变化，并注意有无角膜穿孔的表现。如角膜穿孔，房水从穿孔处急剧涌出，虹膜被冲至穿孔处，可出现眼压下降，前房变浅或消失、疼痛减轻等症状。

6. 健康指导

（1）用药护理：遵医嘱积极抗感染治疗，急性期用强化局部给药模式，即抗生素滴眼液频繁滴眼（每15分钟滴药一次），严重病例，可在开始30分钟内，每5分钟滴药一次，使角膜基质很快达到抗生素治疗浓度。病情控制后，逐渐减少滴眼次数。夜间可使用抗生素眼膏和凝胶剂。频繁滴眼时向患者做好解释工作，让患者了解眼局部用药治疗的重要性。

（2）帮助患者了解疾病有关知识，树立治病信心，保持良好的心理状况。

（3）教会患者正确滴眼药水、涂眼膏。

（4）养成良好的卫生习惯，不用手或不洁手帕揉眼。

（5）注意保护眼睛，避免角膜受伤，外出要戴防护眼镜。

七、护理评价

通过治疗和护理计划的实施，评价患者是否能够达到：①眼痛症状缓解或消失。②患者及家属获得防止交叉感染的知识，无院内感染发生。③心情平稳，积极配合治疗和护理。④角膜溃疡得到控制，无角膜穿孔发生或发生角膜穿孔后得到及时处理。⑤视力提高或稳定。⑥获得该病的自我护理知识。

（唐菱若）

第四节　年龄相关性白内障患者的护理

年龄相关性白内障（age - related cataract）是最为常见的白内障类型，由于多见于老年人，以往称为老年性白内障，但部分患者发生于中年，随着年龄增加，患病率明显升高。常双眼发病，但可有先后，程度也可不一致。

一、病因和发病机制

年龄相关性白内障病因较为复杂，是多种因素长期综合作用导致的晶状体退行性改变。流行病学研究表明，年龄、职业、紫外线照射、过量饮酒、吸烟、营养状况以及糖尿病、高血压、心血管疾病等均是年龄相关性白内障的危险因素。年龄相关性白内障的发病机制尚未十分清楚。一般认为，氧化损伤是白内障的最早期改变，目前已知氧化作用可改变晶状体上皮细胞膜上的 $Na^+ - K^+ - ATP$ 酶的活性，并氧化水解晶状体的可溶性蛋白成为不溶性蛋白。上述变化使晶状体内结构发生改变，使得通过晶状体的光线发生散射，导致混浊。

二、护理评估

（一）健康史

询问患者视力下降的时间、程度、发展的速度和治疗经过等。了解有无糖尿病、高血压、心血管疾病和家族史等。

（二）身体状况

1. 症状　渐进性、无痛性视力下降。早期患者常出现眼前固定不动的黑点，可出现单眼复视或多视，屈光改变等表现；注视灯光可有虹视现象。由于光线通过部分混浊的晶状体时产生散射，干扰视网膜上成像，可出现畏光和眩光。

2. 体征　肉眼、聚光灯、裂隙灯显微镜下可见晶状体混浊并定量。不同类型的白内障具有其特征性的混浊表现。根据晶状体开始出现混浊的部位不同，可分为 3 种类型：皮质性、核性、后囊下性。以皮质性白内障为最常见。按其发展过程分为 4 期。

（1）初发期：裂隙灯下见晶状体皮质内空泡和水隙形成，散瞳下可见周边楔状混浊，未累及瞳孔区一般不影响视力。

（2）膨胀期或未成熟期：晶状体混浊继续加重，呈不均匀灰白色，视力明显下降，眼底看不清，皮质吸水肿胀，体积增加，将虹膜推移向前，前房变浅，可诱发急性闭角型青光眼。因晶状体皮质层尚未完全混浊，虹膜瞳孔缘部与混浊的晶状体皮质之间尚有透明皮质，用斜照法检查时，光线投照侧的虹膜阴影投照在深层的混浊皮质上，在该侧瞳孔区内出现新月形投影，称虹膜投影，为此期的特点。

（3）成熟期：晶状体内水分逸出，肿胀消退，前房深度恢复正常，晶状体完全混浊至乳白色，患眼视力降至眼前手动或光感，眼底不能窥入。

（4）过熟期：晶状体内水分继续丢失，体积缩小，囊膜皱缩，表面出现钙化点或胆固醇结晶，前房加深，虹膜震颤，晶状体纤维分解液化，核下沉，视力可突然提高。过熟期白内障囊膜变性可使囊膜通透性增加或出现细小的破裂，液化的皮质漏出，进入房水的晶状体蛋白诱发自身免疫反应，引起晶状体过敏性葡萄膜炎。此外，晶状体皮质颗粒或吞噬了晶状体皮质的巨噬细胞容易在房角积聚，堵塞小梁网，产生继发性青光眼，称为晶状体溶解性青光眼。

（三）辅助检查

（1）眼电生理检查，了解视网膜、视神经的功能。

（2）角膜曲率及眼轴长度检查，可计算手术植入人工晶体的度数。

（四）心理－社会状况

患者因视力障碍影响工作、学习、日常生活，产生心理不适感，对手术治疗产生恐惧，护士应评估患者的心理状况，了解视力障碍对患者自理能力的影响。

三、治疗要点

至今为止尚无药物可完全阻止或逆转晶状体混浊，手术是主要治疗方法。当白内障的发展影响到工作和日常生活时，即主张手术。手术方法有白内障囊外摘除术联合人工晶状体植入术、超声乳化白内障吸除术联合人工晶状体植入术、激光乳化白内障吸除术联合人工晶状体植入术等。

四、常见护理诊断/护理问题

1. 感知紊乱　视力下降与晶状体混浊有关。
2. 有受伤的危险　与视力障碍有关。
3. 潜在并发症　急性闭角型青光眼、术后眼内炎等。
4. 知识缺乏　缺乏有关白内障防治和自我保健的相关知识。

五、护理目标

对年龄相关性白内障患者的护理目标为，患者能够：①视力得到提高。②适应正常生活，能采取预防外伤的措施。③无并发症的发生或发生并发症得到及时处理。④掌握相关的自我护理知识和技能。

六、护理措施

（一）预防意外损伤

（1）有跌倒危险的患者床头悬挂"防跌倒"标识，加强巡视。

（2）做好患者的安全教育，指导患者如何预防跌倒。教会患者使用床头的呼叫系统，将呼叫器放置于患者方便取到的位置，鼓励患者寻求帮助。

（3）评估患者自理能力，根据患者情况协助洗漱、进食等，做好生活护理，保证安全。

（4）病床位置固定，高低适宜，需要时安装床栏。将常用物品定位放置，方便患者取用。提供充足的光线，通道无障碍物。厕所安装防滑垫、扶手等，并教会患者使用。

（二）手术护理

1. 手术前护理

（1）心理支持：了解患者对手术的心理接受程度，耐心解答患者的疑问，安慰患者，给予心理疏导，减轻对手术的恐惧心理。对于老年患者，因感觉器官和神经功能的衰退，不能迅速正确地接受和理解语言信息，护士要注意沟通技巧，交流时语速放慢，耐心细致。

（2）术前准备：①讲解术前各项检查的目的、意义并协助患者完成，包括眼部检查、全身检查、人工晶体度数的测量等。②对合并有糖尿病、高血压、心血管疾病的患者，术前注意控制血糖、血压，评价心脏功能能否耐受手术。③双眼泪道冲洗和术眼结膜囊冲洗。④用散瞳滴眼剂术眼充分散瞳。

2. 手术后护理

（1）术后注意观察术眼有无疼痛不适：术眼胀痛伴同侧头痛、恶心、呕吐等症状，可能为高眼压。术眼剧烈疼痛和视力急剧下降，流泪、畏光可能为感染性眼内炎，应及时通知医生处理。

（2）由于手术的应激，合并糖尿病、高血压的患者血糖、血压可能会升高，注意密切观察全身情况，及时控制血糖、血压。

3. 健康指导 目前大多数白内障患者的手术均在门诊进行，无需住院，所以患者术前术后的健康指导尤为重要，护士应根据患者的年龄、身体状况、自理能力、认知水平等采取不同的健康教育方法以保证达到效果。

（1）向患者讲解年龄相关性白内障的相关知识，指导患者用眼的卫生知识，不宜长时间看电视、电脑和阅读，宜多休息，外出戴防护眼镜。

（2）合并全身性疾病者，积极治疗，尤其是高血压、糖尿病。

（3）教会患者滴眼药水和涂眼膏的正确方法，叮嘱其必须遵医嘱按时滴用眼药水。

（4）术后1个月内术眼的保护：①嘱患者多卧床休息，头部不可过多活动，不要用力闭眼；避免低头、弯腰，防止碰撞术眼；避免重体力劳动和剧烈运动。②不用手或不洁物品擦揉眼睛，指导眼部周围皮肤清洁方法，洗脸时勿用力擦洗。洗头、洗澡时，避免水进入眼睛。③注意保暖，预防感冒，避免咳嗽、打喷嚏、擤鼻涕。④不穿领口过紧的衣服。⑤头部不要过度紧张或悬空。

（5）饮食宜清淡，易消化的食物，少进食坚硬、辛辣的食物，多进食维生素、纤维素的食物，保持大便通畅。

（6）严格按医嘱门诊随访，若出现头痛、眼痛、视力下降、恶心、呕吐等症状，应立即到医院就诊。

（7）术后配镜指导：白内障摘除术后，未植入人工晶体者，无晶状体眼呈高度远视状态，指导患者佩戴框架眼睛或角膜接触镜；植入人工晶体者，3个月后屈光状态稳定时，可验光佩戴近用或远用镜。

七、护理评价

通过治疗和护理计划的实施，评价患者是否能够达到：①视力提高　②无外伤发生　③无并发症发生或并发症得到及时处理　④获得相关的自我护理知识及技能。

（唐菱若）

第五节 糖尿病性白内障患者的护理

糖尿病性白内障患者（diabetic cataract）是指白内障的发生与糖尿病有直接关系的白内障，临床上分为两种类型：真性糖尿病性白内障和合并年龄相关性白内障。

一、病因和发病机制

糖尿病时血糖升高，晶状体内葡萄糖增多，正常的己糖激酶作用饱和，而醛糖还原酶作用被激化，将葡萄糖转化为不能通过晶状体囊膜的山梨醇，在晶状体内大量积聚，使晶状体内渗透压增加，吸收水分，纤维肿胀变性而混浊。

二、护理评估

（一）健康史

询问患者糖尿病发病情况和治疗经过，有无家族史；了解目前糖尿病病情控制情况；评估患者视力下降的时间、程度、发展的速度等。

（二）身体状况

1. 真性糖尿病性白内障 多见于30岁以下、病情严重的幼年型糖尿病患者。常双眼发病，病程发展迅速，晶状体可于数天、数周或数月内完全混浊。最初在前、后囊膜下皮质区出现无数分散的、灰色或蓝色雪花样或点状混浊，可伴有屈光改变。血糖升高时，血液中无机盐含量下降，渗透压降低，房水渗入晶状体内使之变凸，形成近视；血糖降低时，晶状体内水分渗出，晶状体变扁平，形成远视。

2. 合并年龄相关性白内障 此型较多见。临床表现与无糖尿病的年龄相关性白内障相似，只是起病年龄更早，病程发展更快。

（三）辅助检查

（1）实验室检查如血糖、尿糖和酮体检查等，了解糖尿病情况。

（2）眼电生理检查，了解视网膜和视神经功能。

（3）角膜曲率及眼轴检查可计算手术植入人工晶体的度数。

（四）心理－社会状况

糖尿病为终身性疾病，漫长的病程和并发症的出现使患者产生焦虑不安或对疾病治疗失去信心。护士应评估患者心理状况，了解患者对糖尿病的认知程度，对治疗护理的依从性等；了解视力障碍对患者学习、工作、生活的影响，家庭和朋友的支持情况。

三、治疗要点

积极治疗糖尿病，当白内障明显影响患者的工作和生活时，控制血糖后行白内障摘除术联合人工晶状体植入术。

四、常用护理诊断／护理问题

1. 感知紊乱 视力下降，与晶状体混浊有关。

2. 自理缺陷 与视力障碍有关。

3. 焦虑 与糖尿病病程漫长，担心引起各种并发症有关。

4. 潜在并发症 术后眼内出血、眼内炎。

5. 知识缺乏 缺乏糖尿病和糖尿病性白内障的治疗、护理的相关知识。

五、护理目标

对糖尿病性白内障患者的护理目标为，患者能够：①适应正常生活，能采取预防外伤的措施；②视力得到提高；③情绪稳定，积极配合治疗；④无并发症发生或发生并发症后得到及时处理；⑤掌握该疾病相关的自我护理知识和技能。

六、护理措施

（1）注意糖尿病性白内障术后易发生出血及感染，应密切观察病情变化，注意无菌操作。

（2）根据患者心理状况，进行心理疏导，帮助患者树立战胜疾病的信心。

（3）密切观察血糖变化，提供糖尿病的治疗护理指导，如用药护理、饮食护理、运动指导，预防低血糖发生等。

（4）健康指导

1）向患者及家属讲解糖尿病的有关知识，提高患者对糖尿病的自我管理能力，指导患者自我监测血糖。

2）指导患者到糖尿病专科就诊，严格控制血糖。

七、护理评价

通过治疗和护理计划的实施，评价患者是否能够达到：①无外伤发生；②视力提高；③情绪稳定，配合治疗护理；④无并发症发生或发生并发症后得到及时处理，恢复良好；⑤能应用相关的护理知识及技能自我管理。

（唐菱若）

第六节　先天性白内障患者的护理

先天性白内障（congenital cataract）是常见儿童眼病，指出生时即存在或出生后第 1 年内发生的晶状体混浊，是造成儿童失明和弱视的重要原因。可为家族性或散发性。先天性白内障因晶状体混浊的形态、部位和程度不同，可分为膜性、核性、前极、后极、盘状、缝状、珊瑚状、花冠状、硬核液化和全白内障。

一、病因和发病机制

各种影响胎儿晶状体发育的因素均可引起先天性白内障。常见原因有：①遗传因素：常染色体显性遗传最多见。其他方式还有隐性遗传和伴性遗传等；②环境因素：母亲妊娠期（尤其是前 3 个月内）的病毒性感染，如风疹病毒、单纯疱疹病毒等，是导致胎儿发生白内障的常见原因。此时晶状体囊膜尚未发育完全，不能抵御病毒的侵犯，晶状体蛋白的合成容易受到干扰导致异常，最终引起晶状体混浊。妊娠期营养不良、盆腔放射线照射、服用某些药物（激素、水杨酸制剂、抗凝剂等）、患有系统性疾病等，都可导致胎儿晶状体发育不良。此外，早产儿、胎儿宫内缺氧等也可引起先天性白内障；③原因不明：难以确定遗传因素或环境因素，多表现为散发。

二、护理评估

（一）健康史

询问患儿母亲孕期是否有病毒感染、用药、接触放射线等；了解患儿出生的健康情况；有无家族史；发现患儿白内障的时间。

（二）身体状况

可为单眼或双眼起病，多数为静止期。视力障碍程度可因晶状体混浊发生部位和形态不同而异，因患儿年龄太小，不能自诉，需依赖其父母观察才发现。常合并其他眼病如斜视、眼球震颤、先天性小眼球等。

（三）辅助检查

实验室检查如血糖、尿糖和酮体检查等可以帮助了解病因。

（四）心理－社会状况

患儿父母对患儿视力障碍非常担心，对该疾病的知识缺乏了解。护士应注意评估患儿父母的情绪状况、文化层次、经济状况等，了解患儿父母对该病的认知程度。

三、治疗要点

（1）视力影响不大者，一般不需治疗，定期随访观察。

（2）视力明显影响者，应尽早手术。手术方式可选择白内障囊外摘除术或吸除术。一般考虑在出生 3~6 个月内摘除。白内障摘除后无晶体眼需进行及时屈光矫正和视力训练，防治弱视，促进融合功能的发育。屈光矫正包括框架眼镜、角膜接触镜、人工晶状体植入。

四、常见护理诊断/护理问题

1. 感知紊乱　视力下降，与晶状体混浊有关。
2. 潜在并发症　形觉剥夺性弱视。
3. 无能性家庭应对　与家庭照顾者掌握照顾患儿的相关知识和技能不足有关。

五、护理目标

对先天性白内障患者的护理目标为，患者能够：①视力得到提高；②弱视得到及时治疗；③家庭照顾者掌握照顾患儿的相关知识和技能，有效应对。

六、护理措施

主要针对患儿家长。①注意术眼的保护，指导家长修剪好患儿指甲，防止抓伤眼睛；加强安全防护，避免碰伤等意外发生；②指导家长带患儿定期随诊，及时进行屈光矫正和正确的弱视训练，如精细动作训练、遮盖疗法、光学药物压抑法等；③未植入人工晶状体患儿一般 2 岁时可施行人工晶状体植入手术；④内源性先天性白内障具有遗传性，注意优生优育；⑤外源性先天性白内障应做好孕妇早期保健，特别是孕期前 3 个月的保健护理。

七、护理评价

通过治疗和护理计划的实施，评价患者是否能够达到：①视力提高；②能及时进行屈光矫正和视力训练；③家庭照顾者掌握照顾患儿的相关知识和技能，有效应对。

（唐菱若）

第七节　原发性闭角型青光眼患者的护理

原发性闭角型青光眼（primary angle – closure glaucoma）是由于前房角被周边虹膜组织机械性阻塞导致房水流出受阻，造成眼压升高的一类青光眼。其发病有地域、种族、性别、年龄上的差异；主要分布于亚洲地区，尤其是我国；黄种人发病率最高，黑种人次之，白种人最少；女性多见，男女之比为 1∶3；多发生在 40 岁以上，50～70 岁者最多。可分为急性闭角型青光眼和慢性闭角型青光眼。本节主要介绍急性闭角型青光眼患者的护理。

一、病因和发病机制

1. 解剖结构因素　特征性的眼部解剖结构包括：眼轴短、角膜较小、前房浅、房角窄、晶状体较厚，位置相对靠前等。发病机制主要是周边部虹膜机械性堵塞了房角，阻断了房水的出路而致眼压急剧升高。

2. 促发因素　情绪激动、暗室停留时间过长、长时间阅读或近距离用眼、过度疲劳和疼痛、局部或全身应用抗胆碱类药物、气候变化、季节更替等，均可直接或间接影响自主神经功能，加重周边虹膜堵塞房角，诱发急性闭角型青光眼。

二、护理评估

（一）健康史

询问患者起病时间、起病的缓急；有无上述促发因素存在；疾病发作次数、有无规律性等；发病时的伴随症状；了解患者有无青光眼家族史。

（二）身体状况

典型的急性闭角型青光眼有以下几个不同的临床阶段（分期）：

1. 临床前期　急性闭角型青光眼为双侧性眼病，当一眼急性发作被确诊后，另一眼即使没有任何临床症状也可以诊断为急性闭角型青光眼临床前期。另外，部分闭角型青光眼在急性发作以前，可以没有自觉症状，但具有浅前房、虹膜膨隆、房角狭窄的解剖特征，暗室激发试验呈阳性表现。

2. 先兆期　表现为一过性或反复多次的小发作，多出现在傍晚时分，突感雾视、虹视，可能有患侧额部疼痛，或伴同侧鼻根部酸痛。上述症状历时短暂，休息后自行缓解或消失。若即刻检查可发现眼压升高，常在 40mmHg 以上，眼局部充血或不充血，角膜上皮水肿呈轻度雾状，前房极浅，但房水无混浊，房角大范围关闭，瞳孔稍扩大、光反射迟钝。小发作缓解后，除具有特征性浅前房外，一般不留永久性损害。

3. 急性发作期　表现为剧烈头痛、眼痛、畏光、流泪、虹视、雾视、视力急剧下降，可伴有恶心、呕吐等全身症状。多为一眼，也可双眼同时发作。由于房角突然大部分或全部关闭，眼压急剧上升，多在50mmHg以上，可超过80mmHg；症状剧烈，视力严重减退，可仅存光感。眼部检查可见球结膜水肿、睫状充血或混合充血，角膜水肿，呈雾状混浊、角膜后色素性颗粒沉着（色素性KP）、前房浅、房水闪辉阳性．虹膜水肿、隐窝消失、瞳孔散大，多呈竖椭圆形或偏向一侧，对光反射消失，眼部刺激征等。眼底常看不清，如能看到则见视网膜中央动脉搏动。发病过后，尚可见虹膜脱色素或节段萎缩，晶状体前囊下有灰白色斑点状、粥斑样混浊，称为青光眼斑。临床上凡见到上述改变，即可证明患者曾有过急性闭角型青光眼大发作。

4. 间歇期　指小发作后自行缓解，关闭的房角重新开放，小梁未遭受严重损害，不用药或仅用少量缩瞳剂眼压能稳定在正常水平。但瞳孔阻滞的病理基础尚未解除，随时有再次发作的可能。

5. 慢性期　急性大发作或多次小发作后，房角广泛粘连，小梁功能严重损害，眼压中度升高，视力进行性下降，眼底可见青光眼性视神经盘凹陷，并有相应的视野缺损。

6. 绝对期　指高眼压持续过久，眼组织特别是视神经遭到严重破坏，视力已降至无光感且无法挽救的晚期病例，偶尔可因眼压过高或角膜变性而剧烈疼痛。

（三）辅助检查

1. 房角镜、眼前段超声生物显微镜检查　可观察和评价前房角的结构，对明确诊断、用药以及手术方式的选择有重要意义。

2. 暗室试验　可疑患者可进行暗室试验，即在暗室内，患者清醒状态下，静坐60～120min，然后在暗光下测眼压，如测得的眼压比试验前升高＞8mmHg，则为阳性。

3. 视野检查　视野缺损情况反映病变的严重程度。

（四）心理－社会状况

急性闭角型青光眼发病急，视力下降明显且反复发作后视力很难恢复，患者心理负担重，易产生紧张、焦虑、恐惧心理。护士注意评估患者情绪反应的强度和紧张度及性格特征、文化层次；了解患者及家属对本病的认知程度。

三、治疗要点

尽快降低眼压、挽救视功能。首先用药物降低眼压，待眼压降低后，可考虑手术治疗。对于急性发作期，应作急诊全力抢救，在最短时间内控制眼压，减少对视功能的损害并防止房角形成永久性粘连。

1. 药物治疗

（1）缩瞳剂：能将根部虹膜拉离房角，促进房角开放和房水引流，保护房角免于粘连损害。常用1%毛果芸香碱滴眼液。

（2）β－肾上腺素受体阻滞剂：通过抑制房水生成降低眼压，不影响瞳孔大小和调节功能。常用0.5%噻吗洛尔、0.25%倍他洛尔滴眼液等。

（3）碳酸酐酶抑制剂：通过减少房水生成来降低眼压。常用1%布林佐胺滴眼液、2%

多佐胺滴眼液，口服乙酰唑胺或醋甲唑胺。

（4）高渗剂：短期内提高血浆渗透压，使眼组织特别是玻璃体中水分进入血液，从而减少眼内容积。常用20%甘露醇、异山梨醇。

（5）辅助治疗：局部或全身应用皮质类固醇制剂或非甾体抗炎药，有利于患眼反应性炎症消退和减轻房角组织的炎症水肿，有利于房水引流，减少或避免粘连发生。

（6）视神经保护性治疗：自由基清除剂、抗氧化剂如维生素E、维生素C等，可对受损的视网膜视神经组织起到一定的保护作用。

2. 手术治疗　急性发作的患眼，由于房角多已广泛粘连而丧失功能，只能降眼压后行滤过手术。对于不典型发作者，根据眼压情况和房角的开放范围选择手术方式。手术目的是：①解除瞳孔阻滞，避免房角关闭，阻止病程进展；②建立房水向外引流通道。常见的手术方法有：①激光手术：如激光周边虹膜切除术；②显微手术：周边虹膜切除术、小梁切除术等。

四、常见护理诊断/护理问题

1. 急性疼痛　与眼压升高有关。
2. 感知紊乱　视力障碍，与眼压升高致角膜水肿、视网膜及视神经损害有关。
3. 焦虑　与担心疾病的预后有关。
4. 有外伤的危险　与视野缺损、视力下降或绝对期青光眼视力完全丧失有关。
5. 知识缺乏　缺乏急性闭角型青光眼的相关知识。

五、护理目标

对急性闭角型青光眼患者的护理目标为，患者能够：①眼压下降，眼痛、头痛等症状减轻或消失；②视力逐渐提高或稳定；③情绪稳定，积极配合治疗和护理；④熟悉周围环境，无外伤发生；⑤患者获得急性闭角型青光眼的自我护理知识。

六、护理措施

1. 疼痛管理　提供安静、整洁、舒适、安全的休息环境，按医嘱正确及时使用降眼压药，向患者解释头痛、眼胀痛的原因，帮助患者放松，分散患者注意力。

2. 心理护理　根据青光眼患者性情急躁，易激动的特点，应耐心做好心理疏导工作。教会患者控制情绪的方法，如深呼吸、听音乐等，消除紧张、焦虑心理，保持良好心态。

3. 预防外伤　①提供光线充足的环境；②做好患者的安全教育，指导患者了解预防跌倒的安全措施；③教会患者使用床边传呼系统，并鼓励患者寻求帮助；④协助患者生活护理，厕所、浴室等必须安置方便和安全防护的设施，如坐便器、扶手等，并教会患者使用方法；⑤将常用物品按方便患者的原则定位放置，活动的空间不设置障碍物，避免患者绊倒。

4. 手术护理　按眼科手术患者的常规护理。术后第一天换药，注意询问患者有无眼痛、头痛，密切观察眼压、滤过泡、前房情况，对于滤过过盛、前房形成迟缓合并低眼压者应加压包扎；为预防炎症发生和促进前房形成，遵医嘱使用散瞳剂，必须严格执行查对制度，确认眼别，严防差错的发生。注意保护滤过泡，护理操作要轻巧，不能压迫滤过泡，包眼后外加眼罩保护。

5. 健康指导

（1）用药护理：遵医嘱使用降眼压药，观察疗效和药物不良反应。①眼局部频滴高浓度缩瞳剂（如2%毛果芸香碱）时要压迫泪囊区2～3分钟，减少药物吸收。该药可引起眉弓疼痛、视物发暗、近视加深等副作用，偶可出现胃肠道反应、头痛、眩晕、脉快、气喘、流涎、多汗等全身中毒症状。应及时停药报告医生，给患者更衣、保暖，防止受凉；②β-肾上腺素受体阻滞剂使用时注意观察心率、脉率，发现异常及时停药报告医生。脉率小于60次/min，停止使用，窦性心率过缓或房室传导阻滞患者慎用，有支气管哮喘、肺源性心脏病、心力衰竭病史的患者禁用；③碳酸酐酶抑制剂局部用药副作用小，常有味觉异常，视力模糊等；口服碳酸酐酶抑制剂如乙酰唑胺应少量多次饮水，与小苏打同服，密切观察药物不良反应，如唇麻痹、手足有蚁爬行感，个别患者可能出现血尿、肾绞痛，有泌尿系统结石的患者慎用，用药后定期检查尿常规，一旦出现异常，立即停药。有磺胺过敏史的患者禁用此类药物；④使用高渗剂时应注意观察尿量以及有无电解质紊乱，心、肾功能不全者慎用。20%甘露醇250ml静脉滴注30～40min内滴注完，静脉滴注后患者需卧床休息，防直立性低血压出现。口服利尿脱水药异山梨醇口服溶液后不宜多喝水，可用温开水漱口，注意观察胃肠道的不良反应。使用高渗剂半小时后测眼压，观察用药后的情况。

（2）自我保健知识指导：①向患者及家属讲解青光眼是一种不能完全根治的疾病，对视力的损害不可逆，一旦确诊，需定期复诊；②指导患者遵医嘱按时用药，教会患者正确滴眼药水、涂眼膏，观察药物不良反应。不得随意自行停药、改药；③指导患者及家属识别可能发生急性发作的征象，如头痛、眼痛、恶心、呕吐，应及时就诊；④指导滤过手术后的患者保护滤过泡，避免碰童或用力揉术眼，避免剧烈运动，如打球、游泳等。

（3）避免促发因素：①选择清淡易消化的饮食，少吃辛辣和刺激性强的食物，不宜饮用咖啡和浓茶，多吃粗纤维食品，保持大便通畅；②学会控制情绪，保持心情舒畅，避免过度疲劳，生活规律，睡眠充足，特别注意睡眠时枕头高度要适宜，不能过低；③短时间内饮水不宜过多，应少量多次，但无需限制每天的摄取量；④避免长时间阅读、看电影、电视，不要在暗室久留。不要长时间低头、弯腰，衣领、腰带不要过紧等，减少一切导致眼压升高的因素，减少急性发作的机会。

七、护理评价

通过治疗和护理计划的实施，评价患者是否能够达到：①眼压得到控制，眼痛、头痛等症状减轻或消失；②视力提高或稳定；③情绪稳定；④无外伤发生；⑤能正确运用急性闭角型青光眼的相关知识并进行自我管理。

（唐菱若）

第八节　原发性开角型青光眼患者的护理

原发性开角型青光眼（primary open angle glaucoma）具有以下特征：①两眼中至少一只眼的眼压持续≥21mmHg；②房角是开放的，具有正常外观；③眼底存在青光眼特征性视神经损害和（或）视野缺损。这类青光眼的病程进展较为缓慢，多数没有明显症状，因此不易早期发现。在我国的原发性青光眼中开角型少于闭角型，但近年有上升趋势。年龄多分布在 20～60 岁，随着年龄增高，发病率增高。具有种族（白种人较多）和家族倾向性。糖尿病、甲状腺功能低下、心血管疾病和血液流变学异常、近视眼、以及视网膜静脉阻塞等患者是原发性开角型青光眼的高危人群。

一、病因和发病机制

病因尚不十分清楚，房角开放，但房水排出系统病变使房水流出阻力增加造成眼压升高。主要因为小梁网胶原纤维及弹力纤维变性，内皮细胞减少，细胞外基质堆积，小梁间隙变窄或消失，Schlemm 管壁内皮细胞的空泡减少，内壁下有细胞外基质沉着等，但确切的发病机制尚未阐明。

二、护理评估

（一）健康史

评估患者的发病年龄，有无近视眼及视网膜静脉阻塞；询问有无青光眼家族史；有无糖尿病、甲状腺功能低下、心血管疾病和血液流变学异常。

（二）身体状况

1. 症状　早期几乎没有症状，部分患者表现为进行性近视，伴视疲劳；病变进展到一定程度，眼压波动较大或眼压水平较高时患者始有视力模糊、眼胀或头痛等症状，甚至出现虹视或雾视；晚期因双眼视野缩小，可有行动不便和夜盲等表现。中心视力一般不受影响，但视野逐渐缩小。

2. 眼压　早期眼压不稳定，眼压波动幅度增大。眼压可有昼夜波动和季节波动，规律是一般在清晨和上午较高，到下午逐渐下降，至半夜最低，而冬天的眼压则较夏天要高些。随着病情的发展，眼压水平逐渐升高，但很少超过 60mmHg。

3. 眼底表现　①典型青光眼视神经损害表现为视神经盘凹陷的进行性扩大和加深；②视神经盘上下方局限性盘沿变窄，C/D（杯盘比，即视神经盘凹陷与视神经盘直径的比值。正常人 C/D 多在 0.3 以下，双侧对称。若 C/D＞0.6 或两眼 C/D 差值＞0.2，多视为异常，应做进一步检查。）值增大，形成切迹；③双眼视神经盘凹陷不对称，C/D 差值＞0.2；④视神经盘上或其周围浅表线状或片状的出血；⑤视网膜神经纤维层缺损。

4. 视功能　主要表现为视野缺损。一般说来，视野改变与视神经盘的凹陷等体征的严重程度相对应，根据视野的变化，可估计病变的严重程度和治疗效果。

（1）中心视野的损害：中心视野是指中央 30°范围。早期改变最常见的是旁中心暗点，鼻侧阶梯，随着病情发展，可出现弓形暗点、环形暗点。

（2）周边视野损害：在中心视野出现暗点损害的同时或稍后，周边视野开始出现变化，通常先是鼻上方，然后是鼻下方，最后是颞侧。颞侧视野进行性凹陷，并与鼻侧视野缺损共同形成向心性视野缩小，最后仅存颞侧视岛和管状视野。管状视野仍可保留较好的中心视力。如果残存的视野完全消失，则导致失明。

（三）辅助检查

1. 24 小时眼压测定　在 24 小时内，每隔 2～4 小时测眼压一次，并记录。正常眼压低于 21mmHg，大于 24mmHg 为异常；眼压波动应≤5mmHg，若≥8mmHg 者为病理状态；双眼眼压相差≥5mmHg 为异常。

2. 前房角、眼前段超声生物显微镜检查　观察和评价前房角的结构，对明确诊断、用药以及手术方式的选择有重要意义。

3. 视野、光学相干断层成像（OCT）检查　了解视神经的损害情况，反映病变的损害程度。

（四）心理 - 社会状况

开角型青光眼除视野改变外，黄斑功能也受损，严重影响患者的工作和生活，易产生焦虑、抑郁、悲观心理。护士注意评估患者的心理状况，了解患者的自理能力、教育程度和对疾病的认知程度。

三、治疗要点

治疗的目的是尽可能阻止青光眼的病程进展，减少视网膜神经节细胞的丧失，保护视功能。主要治疗方法有药物治疗、激光治疗和手术治疗，可以联合采用。

1. 药物治疗　若局部用 1～2 种药物即可使眼压控制在安全水平，视野和眼底改变不再进展，患者能耐受并配合定期复查，则可选用药物治疗。

（1）拟胆碱作用药物：常用1% 毛果芸香碱滴眼液或眼膏，其降眼压机制是增加小梁途径的房水引流。

（2）α - 肾上腺素受体激动剂：常用酒石酸溴莫尼定滴眼液，通过抑制房水生成和增加房水经葡萄膜巩膜途径外流而降低眼压。

（3）β - 肾上腺素受体阻滞剂：常用 0.5% 噻吗洛尔、0.25% 倍他洛尔滴眼液等，通过抑制房水生成降低眼压。

（4）β - 肾上腺素受体激动剂：常用地匹福林滴眼液，使小梁网房水流出阻力降低，以及增加葡萄膜巩膜途径房水外流。

（5）碳酸酐酶抑制剂：常用1% 布林佐胺滴眼液、2% 多佐胺滴眼液，口服乙酰唑胺或醋甲唑胺，通过减少房水生成来降低眼压。

（6）高渗剂：常用 20% 甘露醇静脉快速滴注，异山梨醇溶液口服。

（7）前列腺素衍生物：常用 0.005% 拉坦前列素、0.004% 曲伏前列素滴眼液，主要是增加葡萄膜巩膜途径房水引流的药物。

2. 激光治疗　如药物治疗不理想，目前推荐选择性激光小梁成形术。

3. 手术治疗　常用的手术方式有小梁切除术、青光眼减压阀植入手术。

4. 视神经保护治疗　钙离子通道阻滞剂如倍他洛尔、尼莫地平、硝苯地平，抗氧化剂如维生素 C 和 E，α_2 - 受体激动剂如溴莫尼定；植物药如银杏叶提取液，中药如葛根素、当归素、黄芩苷及灯盏细辛方剂等，有一定的视神经保护作用。

四、常见护理诊断／护理问题

1. 感知紊乱　视野缺损，与视神经纤维受损有关。

2. 焦虑　与担心疾病的预后不良有关。

3. 知识缺乏　缺乏原发性开角型青光眼相关的知识。

4. 有外伤的危险　与原发性开角型青光眼晚期视野缺损、视物模糊有关。

五、护理目标

对原发性开角型青光眼患者的护理目标为，患者能够：①视野损害不再进展；②情绪稳定，积极配合治疗；③患者和家属获取本病的自我护理知识；④熟悉周围环境，无外伤发生。

六、护理措施

1. 心理护理　鼓励患者表达自己的感受，协助患者树立积极治疗疾病、战胜疾病的信心，克服焦虑、恐惧心理，保持良好的心态，配合治疗护理。

2. 健康指导

（1）用药护理：①参考本章"原发性闭角型青光眼药物治疗的护理"；②α-肾上腺素受体激动剂注意用药后观察有无口干、疲劳、倦怠、眼部充血、异物感等不良反应，从事危险作业者会出现精神集中下降的可能性，应慎用。由于α-肾上腺素受体激动剂对心血管有潜在影响，有心血管疾病者应密切观察生命体征变化。

（2）有屈光不正的患者，应定期验光检查，以得到恰当的处理。

（3）注意饮食卫生，给予营养丰富、易消化、清淡的饮食。一次性饮水不能过多，一般不超过300ml，但无需限制每天的摄取量。

（4）注意用眼卫生，合理分配用眼时间，避免长时间低头弯腰。

（5）强调遵医嘱坚持用药和按时复诊的重要性。

（6）有青光眼家族史者应定期进行眼部检查。

七、护理评价

通过治疗和护理计划的实施，评价患者是否能够达到：①视野损害不再加重；②情绪稳定，恢复社交；③能掌握原发性开角型青光眼的相关知识并进行自我管理；④无外伤发生。

（于　伟）

第九节　先天性青光眼患者的护理

先天性青光眼系胎儿发育过程中，前房角发育异常，小梁网–Schlemm管系统不能发挥有效的房水引流功能而使眼压升高的一类青光眼。分为原发性婴幼儿型青光眼、青少年型青光眼和伴有其他先天异常的青光眼三类。

一、病因

病因尚不完全清楚，目前认为是多基因遗传。发育性青光眼在解剖上有3类发育异常：①单纯的小梁发育不良；②虹膜小梁网发育不良；③角膜小梁发育不良。

二、护理评估

（一）健康史

了解患者发病时间、主要症状；询问母亲妊娠期情况、有无家族史、治疗经过。

（二）身体状况

1. 婴幼儿型青光眼（infantile glaucoma）　畏光、流泪、眼睑痉挛是本病三大症状。23岁以前发病，眼压升高常导致眼球增大，眼轴增长，角膜增大，横径常大于12mm，角膜水肿，后弹力层破裂，Haab线形成，眼底检查可见青光眼性视神经盘凹陷。

2. 青少年型青光眼（juvenile glaucoma）　一般无症状，多数直到有明显视功能损害时才注意到，有的甚至以失用性斜视为首次就诊症状。除眼压有较大的波动外，其余表现与开角型青光眼基本一致。因为眼压升高开始在3岁以后，通常无眼球增大征，但由于巩膜仍富弹性，可以表现为进行性近视。

3. 伴有其他先天异常的青光眼　这类青光眼同时伴有角膜、虹膜、晶状体、视网膜、脉络膜等的先天异常，或伴有全身其他器官的发育异常，多以综合征的形式表现。

（三）辅助检查

1. 眼压测量。

2. 超声检查　了解眼轴长度和眼内情况。

（四）心理－社会状况

患儿家长对该病的相关知识缺乏了解，担忧疾病的预后，有焦虑、紧张情绪；年龄较大的患儿会出现恐惧、孤单的心理。护士应做好患儿及家长情绪状况的评估，了解患儿的年龄、性别、家庭状况、父母对疾病的认知程度。

三、治疗要点

一旦确诊，及早手术。常用的术式有小梁切开术或房角切开术。抗青光眼药物仅用作短期的过度治疗，或使用于不能手术的患儿。

四、常见护理诊断/护理问题

1. 感知紊乱　视力障碍，与眼压升高、视神经受损有关。

2. 无能性家庭应对　与家庭照顾者掌握照顾患儿的相关知识和技能不足有关。

3. 潜在并发症　前房出血、眼球破裂等。

五、护理目标

对发育性青光眼患者的护理目标为，患者能够：①控制眼压，保护视功能；②家庭照顾者掌握照顾患儿的相关知识和技能，有效应对；③无并发症发生。

六、护理措施

1. 手术护理　参考"眼科手术患者的常规护理"。

2. 饮食护理　保证充足的营养，饮食要均衡，维持患儿生长发育的需要。

3. 健康指导

（1）教会主要照顾者正确为患儿滴眼药水、涂眼膏，定期门诊随访。

（2）帮助患儿及家长了解相关知识，必要时进行遗传基因的相关检查。

（3）婴幼儿出现怕光、流泪和不愿睁眼时，应尽早到医院检查。如遇眼球明显增大的患儿，应特别注意保护眼睛，避免受到意外的伤害而出现眼球破裂。对于年龄较大的患儿要正确引导，做好心理护理，消除自卑情绪，恢复小朋友间的正常交往。

（4）如合并有身体其他器官发育异常要同时进行积极治疗。

七、护理评价

经过治疗和护理计划的实施，评价患者是否能够达到：①眼压得到控制，视神经不再受损；②家庭照顾者掌握照顾患儿的相关知识和技能并有效应对；③无并发症发生。

（于　伟）

第十节　糖尿病性视网膜病变患者的护理

糖尿病性视网膜病变（diabetic retinopathy，DR）是指糖尿病的病程中引起的视网膜循环障碍，造成视网膜发生缺血和增殖性变化而引起视网膜结构和功能的改变，是糖尿病引起失明的主要并发症。研究表明，糖尿病病史在20年以上，1型糖尿病有99%，2型糖尿病60%以上有DR。我国糖尿病患者中糖尿病性视网膜病变的患病率达44%~51.3%，已成为防盲的重要课题。

一、病因和发病机制

DR的发病机制不确切，高血糖主要损害视网膜的微小血管。视网膜毛细血管内皮细胞受损，失去其屏障功能，发生渗漏，从而引起视网膜水肿及视网膜小点状出血。进一步损害出现毛细血管闭塞，闭塞区附近的毛细血管产生大量的微动脉瘤。同时视网膜长期水肿，留下硬性脂质存留以及黄斑囊样水肿。

二、护理评估

（一）健康史

评估患者的糖尿病病史、血糖控制状况、肾功能情况，是否合并有其他全身并发症。

（二）身体状况

（1）多数患者有糖尿病多饮、多尿、多食和体重下降等全身症状。眼部症状主要表现为不同程度的视力障碍、视物变形、眼前黑影飘动和视野缺损等症状，最终导致失明。

（2）眼底检查可见视网膜微动脉瘤、视网膜出血、新生血管、增生性玻璃体视网膜病变和牵引性视网膜脱离等。

（三）心理-社会状况

糖尿病性视网膜病变晚期严重损害视力，甚至失明，患者可能有严重的焦虑心理。因此要注意评估患者的情绪状态，还有评估患者的年龄、饮食习惯、生活习惯、经济状况，对疾病的认知等。

三、治疗要点

1. 积极控制高血糖　长期控制血糖在正常范围可减少视网膜病变的发生和发展。

2. 控制高血压和高血脂　高血压和高血脂均可使血管发生病理改变加上血糖增高更易使病变恶化。故应积极控制血压和血脂降至正常水平。

3. 眼部治疗　非增生期早期可口服具有调节微血管壁的生理功能、降低血浆黏稠度、调节微循环功能的药物，如导升明、多贝斯、地法明等。对黄斑水肿和黄斑囊样水肿可行氩黄激光局灶或格栅光凝术，减轻水肿。进入高危期或有新生血管时应作全视网膜光凝术。对于玻璃体大量出血或增生膜形成可行玻璃体切割术和（或）膜剥离术。

四、常见护理诊断／护理问题

1. 知识缺乏　缺乏此病的防治知识。

2. 潜在并发症　新生血管性青光眼、牵引性视网膜脱离等。

3. 有外伤的危险　与严重视力下降有关。

五、护理目标

对糖尿病性视网膜病变患者的护理目标为，患者能够：①获取本病的预防及护理知识；②了解并发症的早期表现，及时发现和治疗；③避免外伤的发生。

六、护理措施

1. 健康教育

（1）告知患者控制血糖的意义。指导患者进食糖尿病饮食，并向患者介绍饮食治疗的目的、意义及其具体措施，并监督落实。

（2）指导患者按医嘱用药和复查眼底，以便能早期发现糖尿病视网膜病变，早期治疗。

（3）告知患者如有眼痛、头痛、虹视、雾视、视力突然下降、视野突然缺损，可能是并发症的表现，应立即来院就诊。

（4）视力严重下降的患者，应指导其家属如何在家庭和其他活动环境中保护患者，注意患者的安全，防止意外。

2. 心理护理　关心患者，解释疾病的有关知识和治疗效果，帮助患者树立信心。

七、护理评价

通过治疗和护理计划的实施，评价患者是否能够达到：①掌握有关的护理和保健知识；②识别并发症发生的早期表现；③学会避免外伤的方法。

（于　伟）

第十一节　年龄相关性黄斑变性患者的护理

年龄相关性黄斑变性（aged - related macular degeneration，AMD）是发达地区 50 岁以上人群常见的致盲眼病。患者可双眼先后或同时发病并且进行性损害视力。该病是 60 岁以上老人视力不可逆性损害的首要原因，其发病率随年龄增加而增高。

一、病因

AMD 确切的病因尚不明，累及视网膜色素上皮、感光细胞层和脉络膜多层组织。可能与遗传因素、代谢因素、环境因素和黄斑受长期慢性的光损伤等有关。

二、护理评估

（一）健康史

评估患者的发病年龄，视力损害是否呈进行性，有无家族史。

（二）身体状况

AMD 根据临床表现和病理的不同分为萎缩型老年性黄斑变性（干性型）和渗出型老年性黄斑变性（湿性型）两型。

1. 萎缩型老年性黄斑变性（干性 AMD）患者初期自觉视物变形，视力轻度减退，双眼程度相近。眼底特点可见视网膜外层、色素上皮层、玻璃膜、脉络膜毛细血管均有不同程度的萎缩变性，色素上皮下可见大小不一的黄白色玻璃膜疣，视功能有不同程度的损害。

2. 渗出型老年性黄斑变性（湿性 AMD）患者单眼视力突然下降，严重减退，视物变形或出现中心暗点。眼底特点可见后极部视网膜下出血、渗出，有时可见灰黄色病灶，或新生血管膜。神经上皮下或色素上皮下的出血颜色暗红，边缘略红，同时可伴有浅层鲜红色出血，附近有时可见玻璃膜疣，病变区可隆起。

（三）辅助检查

FFA 检查，可见脉络膜新生血管和渗漏。

（四）心理－社会状况

由于年龄相关性黄斑变性患者的视力损害严重，甚至中心视功能完全丧失，且目前尚无有效的治疗方法，因此，对患者的生活影响大，患者的焦虑心理比较严重。注意评估患者年龄、职业、生活环境等。

三、治疗要点

由于 AMD 的病因不明，本病至今尚无有效治疗和根本性的预防措施。

1. 激光光凝治疗　软性玻璃膜疣可行激光光凝或微脉冲激光照射，可促进吸收。对于湿性 AMD，新生血管膜位于距中心凹 200μm 以外，为防止继续发展可行激光光凝封闭新生血管，但不能解决复发问题。

2. 药物治疗　目前临床上应用的药物是抑制血管内皮生长因子及抑制新生血管的糖皮质激素类药物。

3. 光动力疗法　利用与脉络膜新生血管（choroidal neovascularization CNV）内皮细胞特异结合的光敏剂，受一定波长光照射激活，产生光氧化反应，杀伤内皮细胞，从而达到破环 CNV 的作用。目前已被广泛采用。

4. 手术治疗　手术治疗是一种能够根除脉络膜新生血管 CNV 的方法。目前主要的经典手术方式有 2 种：视网膜切开 CNV 取出术和黄斑转位术。CNV 取出后联合自体视网膜色素上皮细胞（retinal pigment epithelial，RPE）脉络膜植片移植是近年来研究探索的新方法。

四、常见护理诊断/护理问题

1. 感知紊乱 视力下降与视网膜色素上皮变性、出血、渗出、瘢痕改变有关。
2. 知识缺乏 缺乏与疾病有关的预防保健知识。
3. 焦虑 与本病治疗效果不佳，担心预后有关。
4. 有意外受伤的可能 与患者双眼视力均下降，自我保护能力下降有关。

五、护理目标

对年龄相关性黄斑变性患者的护理目标为，患者能够：①配合医生完成治疗方案，视网膜病变得到控制；②了解有关本病的防治知识；③情绪稳定，配合治疗；④无意外受伤发生。

六、护理措施

1. 告知患者有关的治疗方法和可能的效果，使患者能积极配合治疗。
2. 健康指导 为避免光损伤造成的光毒性蓄积作用，接受光动力疗法的患者在强光下活动时应佩戴手套、深色太阳镜，并穿长袖衣裤，防止皮肤暴露于阳光下。有条件者定期检查视力。平时注意饮食均衡，可适当增加维生素 B、C 等的摄入。
3. 心理护理 向患者说明黄斑变性的发病机理和疗效，使患者有充分的思想准备，客观对待疾病，保持良好的心理状态。
4. 加强安全防护，指导患者使用视障辅助用具。

七、护理评价

通过治疗和护理计划的实施，评价患者是否能够达到：①积极配合治疗，控制病情发展；②了解有关的保健知识进行自我保健；③客观地认识和接受疾病；④无意外受伤发生。

（于 伟）

第十二节 斜视与弱视患者的护理

当双眼同时注视一个目标时，物像分别投射在两眼视网膜黄斑中心凹上或对应点上，视觉冲动通过每眼的视觉传导系统，传到视皮质中枢，被融合成一个完整的、具有立体感的单一的物像称为双眼单视。双眼单视的必备条件：两眼视力相等或接近；双眼具备同时注视同一目标的能力，而且能协调的追随同一目标，有正常的视网膜对应点，视路传导功能正常、融合功能正常，知觉功能正常。其中任何一个环节异常都会破坏双眼单视功能，引起斜视或弱视等眼病。

斜视（strabismus）是眼外肌平衡异常产生的眼位偏斜。指双眼不能同时注视一个目标，视轴呈分离状态，当一眼注视目标时另一眼偏离目标称为斜视，临床上分为共同性斜视和非共同性（麻痹性）斜视。

一、共同性斜视

眼位偏斜不能被融合机能所遏制，眼球运动无障碍，各种方向注视时斜视程度（斜视角）保持恒定者，称为共同性斜视。主要是调节与集合失调、双眼屈光参差导致融合功能障碍、眼外肌力量不平衡、遗传或解剖等因素所致。如远视眼多需要较大调节与集合力，逐渐促使内直肌力量大于外直肌而产生内斜视；反之，近视眼多引起外斜视。

（一）护理评估

1. 健康史　了解斜视发生的时间、诊疗经过、转归；患者的出生史、家族史及外伤史；职业性质与工作学习条件；目前视力状况，有无复试和头位偏斜等。

2. 身体状况

（1）单眼或双眼交替性眼位偏斜，常伴有屈光不正或弱视。

（2）运动无障碍，两眼向各个方向转动时偏斜的程度保持不变。常无复视及代偿头位；但在某些高级神经活动的影响下，如在沉睡、麻醉或使用调节集合等不同情况时，其斜度可能有所不同。

（3）健眼注视目标，斜视眼的偏斜角（第一斜视角）与用斜视眼注视目标，健眼的偏斜角（第二斜视角）相等。

3. 心理－社会状况　多数患者为儿童，心理－社会评估应包括患者及家属，评估年龄、受教育水平、生活环境、对斜视认识程度。因眼位偏斜影响个人外貌形象，容易产生自卑、焦虑心理。

4. 辅助检查　外观有眼球的偏斜，临床常用的检查方法有：遮盖法、棱镜片加遮盖法、角膜映光法、同视机检查等。

5. 诊断与治疗要点

（1）根据患者临床表现，结合视力检查和斜视定性、定量检查可以诊断。

（2）在睫状肌完全麻痹下进行验光，属于调节型者应充分矫正其屈光不正，AC/A 比值高的内斜视，需加用强缩瞳剂或戴双光眼镜治疗。非调节型者应在适当时候进行手术矫正。

（3）对斜眼视力已经减退或已形成抑制性弱视的儿童，应及早进行弱视治疗。

（4）用同视机或实体镜作双眼单视训练，进一步改善双眼视功能和矫正眼球位置。

（5）手术治疗：原则是增强或减弱眼外肌力量，以矫正眼位偏斜，前者常采用眼外肌截除术，后者采用眼外肌后徙术。手术后根据情况继续配戴眼镜和进行双眼单视训练。

（二）护理问题

1. 感知改变　立体视觉差、视力低下与眼位偏斜有关。

2. 焦虑和自卑　与视力下降、眼位偏斜，面容改变有关。

3. 知识缺乏　患者及家属对斜视早期治疗的必要性缺乏了解。

4. 潜在并发症　斜视性弱视。

（三）护理措施

1. 一般护理

（1）配合医生对 12 岁以下的儿童散瞳、验光以及配镜，矫正屈光不正。

（2）术后患者注意保证充足的休息。

2. 病情观察 正位视训练，力争早日建立正常的双眼视功能。

3. 治疗配合

（1）术者按外眼手术常规准备。协助完成手术患者的术前检查，如棱镜片耐受试验。如可能发生融合无力性复视者，一般不宜手术。

（2）术后双眼包扎，使患眼得到充分休息，防止肌肉缝线被扯脱。

（3）术后换药，每天1次，保持术眼清洁。

（4）术后第二日开始指导患者做正位视训练。

（5）部分患者术后可出现复视，但大多可自行消失，须向患者及家属解释清楚。

4. 心理护理 耐心心理疏导，使患者消除自卑感。

（四）健康教育

（1）重视儿童的眼保健，定期检查视力，及时发现和矫正屈光不正。

（2）斜视治疗的疗程长，应坚持戴镜，不可时戴时脱，应遵医嘱定期复查观察疗效、以便及时调整治疗方案，从而巩固疗效和预防并发症的发生。

（3）对于斜视手术患者，指导患者按医嘱用药，并定期随访。

二、非共同性（麻痹性）斜视

由于炎症、肿瘤、外伤、感染等因素，使眼外肌或支配眼外肌运动的神经核或神经发生病变，引起眼外肌麻痹而发生的眼位偏斜，双眼注视各方向时所表现的斜视角不同。

（一）分类

1. 先天性麻痹性斜视 与先天发育异常有关。

2. 后天性麻痹性斜视 主要是由于外伤、炎症、脑血管疾病、肿瘤、内外毒素、全身疾病，以及眼外肌的直接损伤及肌源性疾患（如重症肌无力）等原因所致。

（二）护理评估

1. 健康史 询问疾病发生的时间、诊疗经过、转归；有无外伤、感染、肿瘤等全身病史。

2. 身体状况

（1）单眼眼位偏斜，可伴有头晕、恶心、呕吐、步态不稳等症状。遮盖一眼，症状可消失。

（2）复视及代偿头位。

（3）第二斜视角大于第一斜视角。

（4）运动障碍：眼球不能向麻痹肌作用的方向转动或受到限制。

3. 心理-社会状况 评估患者年龄、受教育水平、职业、生活和学习工作环境、对斜视认识程度。因眼位偏斜影响个人外貌形象，容易产生自卑、焦虑心理。

4. 辅助检查 外观有眼球的偏斜，临床常用的检查方法有：复视像检查、Parks 三步法、同视机等。

5. 诊断与治疗要点

（1）根据患者有无复视、代偿头位及外伤、感染、肿瘤等病史结合临床表现可以诊断。

（2）先天性麻痹性斜视有代偿头位或斜视角较大可以考虑手术治疗。

（3）后天性麻痹性斜视主要为病因治疗和对症处理，如暂时不能消除复视者可以遮盖一眼（常为健眼），遮盖必须双眼轮换进行，防止双眼视功能恶化。对病因消除后药物治疗半年以上无效者可以考虑手术治疗。

（三）护理问题

1. 舒适改变　复视、代偿头位与眼外肌功能障碍有关。

2. 焦虑　与视力下降、突然出现斜视、复视、形象改变有关。

3. 知识缺乏　缺乏对麻痹性斜视相关知识的了解。

（四）护理措施

1. 一般护理

（1）寻找病因，并及时去除病因。

（2）给予营养丰富、易消化的饮食。

2. 病情观察

（1）保守治疗6个月后麻痹肌功能不能恢复者，可考虑手术。

（2）遮盖疗法时，防止复视的困扰，最好遮盖健眼，遮盖必须双眼轮换进行，防止双眼视功能恶化。预防拮抗肌发生挛缩。严密观察，在挛缩发生前施行手术。

3. 治疗配合

（1）协助完成手术患者的术前准备和做好术后护理工作。

（2）手术后应再次仔细检查患者的双眼视功能情况，积极进行双眼视功能训练。

（3）支持疗法：给予肌肉注射维生素 B_1、维生素 B_{12}、针灸及理疗，以促进麻痹肌的恢复。

4. 心理护理　进行耐心的心理疏导，使患者消除自卑心理。

（五）健康教育

（1）积极治疗脑炎、感冒、高血压、糖尿病、肿瘤、外伤等疾病，消除引起麻痹性斜视的病因。

（2）指导患者正确的术前和术后用药以及护理的注意事项。

（3）耐心向患者讲解麻痹性斜视的相关知识。

（4）有弱视的患者，应向患者及其家长详细讲解弱视治疗的措施和注意事项，鼓励其坚持规范训练。

三、弱视

弱视（amblyopia）是指在视觉发育期间，由于各种原因导致的视觉细胞有效刺激不足，导致单眼或双眼最佳矫正视力低于0.8，或低于同龄儿童的平均视力，而眼部并无器质性病变的一种视觉状态。大多数弱视是可治疗的视力缺陷性眼病。在学龄前儿童及学龄儿童的患病率为1.3% ~3%。通常大多数弱视越早发现、越早治疗，预后越好。

（一）按发病机制的不同，弱视的分类

1. 斜视性弱视　斜视患者由于物像落在双眼视网膜的非对应点上，引起复视和视觉混淆，使患者感到极度不适，大脑主动抑制由斜视眼传入的视觉冲动，导致黄斑部功能长期被抑制，从而形成了弱视。

2. 屈光参差性弱视 当两眼屈光度数差别大于 2.5D 以上时，致双眼黄斑上的物像大小与清晰度差别较大，融合困难，所以大脑视皮质长期抑制屈光不正度数大的眼，使视觉得不到有效刺激而发生弱视。

3. 形觉剥夺性弱视 在婴幼儿期，常因为角膜混浊、先天性或外伤性白内障、上睑下垂或患眼遮盖，致使光线不能充分进入眼内，剥夺了黄斑接受正常光刺激的机会，从而产生视觉障碍而形成弱视。

4. 屈光不正性弱视 多见于未经及时矫正的屈光不正（多为高度远视、散光、近视）无法使物像清晰聚焦在视网膜上，使得视觉细胞不能得到充分的刺激，从而引起弱视。

（二）护理评估

1. 健康史 询问患者的出生史、家族史及外伤史；工作学习条件；目前视力状况，有无复视和代偿头位；了解有无眼部疾病及疾病发生的时间、治疗经过、转归。

2. 身体状况

（1）视力差：最佳矫正视力 ≤0.8，达不到该年龄段的正常视力，矫正视力 0.6～0.8 者为轻度弱视；0.2～0.5 者为中度弱视；≤0.1 者为重度弱视。

（2）拥挤现象：对排列成行的视标分辨能力较单个视标的分辨能力差，对比敏感度显著降低。

（3）常伴有眼位偏斜、屈光不正及眼球震颤。

（4）双眼单视功能障碍，立体视觉差。

（5）异常固视弱视眼固视能力不良，多为旁中心注视。

3. 心理–社会状况 由于弱视多为年幼患儿，视力差，治疗时间长，患者及家属担心视力不能恢复，易产生焦虑心理或丧失信心。应评估患儿家长受教育水平，对弱视认识和心理承受能力。

4. 辅助检查 进行正确的验光，常用客观验光包括检影法、电脑自动验光法。常用主觉验光包括综合验光仪，插片法等。视觉皮层诱发电位（VEP）对弱视早期诊断很有意义。

5. 诊断与治疗要点

（1）根据视觉检查，发现屈光异常且最佳矫正视力低于 0.8，或低于同龄儿童的平均视力可以诊断。

（2）消除抑制，提高视力，矫正眼位，训练黄斑固和和融合功能，以达到恢复两眼视功能。弱视的治疗效果与年龄及固视性质有关，5～6 岁较佳，8 岁后较差；中心固视较佳，旁中心固视较差。

（三）护理问题

1. 感知改变 视力下降与弱视、无立体视有关。

2. 知识缺乏 患者及家属对弱视早期治疗的必要性认识不足，不积极接受和配合治疗。

3. 自理能力缺陷 与视力明显下降有关。

（四）护理措施

1. 一般护理

（1）协助医生对有屈光不正的弱视患儿进行散瞳验光矫正屈光不正。

（2）加强营养，给予易消化、富含蛋白质的饮食。

2. 病情观察 观察患儿视功能训练的过程，尤其是遮盖弱视眼的严密程度，先后顺序及时间长短等。

3. 治疗配合

（1）指导患儿进行视功能训练，包括常规遮盖疗法、红色滤光胶片法、压抑疗法、后像疗法、视刺激疗法及增视疗法等。

（2）定期复查视力，了解治疗效果与注视性质，防止遮盖性弱视的发生。

（3）对治疗过程中出现复视的患儿，要仔细检查、分析原因，必要时调整治疗方案。治疗有效时，应鼓励其坚持治疗。

4. 心理护理 向患儿家长详细解释弱视相关知识、治疗方法，让家长知道治疗弱视年龄越小效果越好。治疗弱视必须持之以恒，否则事倍功半，甚至无效。

（五）健康教育

（1）向患儿家长讲解，早期发现弱视是治疗成功的关键。一般 6 岁之前效果较好，12 岁后效果较差。

（2）告知家长要有信心和耐性，弱视治疗时间长，方法复杂，有很多因素可影响疗效，要监督孩子接受治疗。临床治愈者应定期随访，以 3 年为宜。

（3）及时矫正屈光不正、治疗斜视及去除人为因素。避免发生形觉剥夺性弱视。

（4）进行广泛的卫生宣教，如用眼卫生、眼位姿势的示教；保持身心健康，生活有规律，增强体质。

（于　伟）

第十三节　屈光不正与老视患者的护理

人眼球的屈光系统是一种复合的光学系统，人能够看清楚外界的物体，是由于外界物体发出的光线进入眼内，经眼的屈光系统（角膜、房水、晶状体及玻璃体）屈折后，在视网膜黄斑部形成物像，这种功能称为眼的屈光。决定眼的屈光状态的是眼的屈光力与眼轴的长度。表示屈光力的单位为屈光度（diopter，普通缩写为 D）。正常眼的屈光状态是眼在调节静止的状态下，来自远处（5m 以外）的平行光线，经过眼的屈光系统的屈折后，聚焦在视网膜上，称为正视。正视眼的临床屈光度标准为 −0.25 ~ +0.50D。

正常情况下，人眼为了适应看清不同距离的物体而改变晶状体的弯曲度，增强眼的屈光力，这种改变眼屈光力的能力称为调节。当双眼视近时，在调节的同时，双眼内直肌也收缩，同时两眼瞳孔缩小，称为视近反射。这种双眼在调节时两眼同时向内转动称为集合。调节力越强，集合也越大。调节与集合一般是协调的，但也有不平衡的现象，例如：老年人调节力很弱，但是集合功能仍然存在。

当眼在调节静止状态下，来自远处（5m 以外）的平行光线进入眼内，经眼的屈光系统屈折后，不能聚焦在视网膜上，称为屈光不正（ametropia）。屈光不正包括近视、远视和散光。

一、近视

近视（myopia）指眼在调节静止状态下，平行光线通过眼的屈光系统屈折后，焦点落在视网膜之前的一种屈光状态。在青少年近视中，部分因过度使用眼的调节导致睫状肌持续性痉挛，表现出一时性近视现象，用阿托品散瞳后检影检查发现近视消失，称为调节性近视，又叫假性近视。

（一）近视眼形成相关因素

1. 遗传因素　调查发现遗传在近视眼发生发展中起重要作用，一般认为，病理性近视属常染色体隐性遗传，而单纯性近视为多因素遗传，既服从遗传规律又有环境因素参与，以环境因素为主。

2. 发育因素　婴幼儿期眼球较小，为生理性远视，但随着年龄增长，眼球各屈光成分协调生长，逐步正视化。如果眼轴过度发育，即成为轴性近视。

3. 环境因素　研究表明近视的发生主要与长时间近距离阅读、用眼不卫生有关。此外，大气污染、微量元素的不足、营养成分的失调和照明不足、字迹模糊不清等也是形成近视的原因。最新研究提示离焦点理论在近视发展中起重要作用，即外界物体成像于视网膜之后，容易使眼轴变长导致近视产生，如验光配镜过矫。

（二）近视眼的分类方法

1. 近视根据功能分为

（1）单纯性近视：多起自青春期，进展缓慢，近视一般为中低度数，远视力可以矫正到正常，眼底一般无异常，为多基因遗传。

（2）病理性近视：幼年即开始，持续加深，发展快，成年后仍进展，一般近视度数高于 -6.00D。眼轴长，眼底表现为豹纹状改变，常有黄斑变性、出血，可能导致视网膜脱离。远视矫正度数常低于 1.0，为常染色体隐性遗传。

2. 根据屈光成分分为

（1）轴性近视：眼轴长度超出正常范围，而眼的屈光力正常。

（2）屈光性近视：由于角膜、晶状体曲率过大或屈光指数增加，眼的屈光力超出正常范围所致。

3. 根据近视程度分为

（1）轻度近视：低于 -3.00D。

（2）中度近视： -3.00 ~ -6.00D。

（3）高度近视：高于 -6.00D。

（三）护理评估

1. 健康史　了解有无近视眼的家族史，营养发育情况及平时用眼卫生是否得当，近视发生时间、进展程度，是否戴镜、是否经过正规验光，以及戴旧镜舒适度等。

2. 身体状况

（1）视力：远视力下降，近视力正常。视远不清是最主要的症状，为了产生针孔效应常常眯眼和皱眉。

（2）视疲劳：常有眼干、异物感、眼胀痛、头痛等视疲劳症状，适当休息后可以缓解。

（3）眼位偏斜：常表现为外隐斜或外斜视，主要由于视近时调节和集合失调而发生。

（4）眼球改变高度近视眼球前后径常变长，使眼球向前突出、前房变深、瞳孔偏大且对光反射迟钝等，多为病理性近视。

（5）眼底改变常见为高度近视，有眼底退行性改变，常有玻璃体异常（液化、混浊、后脱离）、豹纹状眼底、视盘大且色淡，近视弧形斑或环行斑，可发生黄斑出血、色素紊乱、变性；后巩膜葡萄肿、视网膜脱离。

3. 心理－社会状况　评估患者年龄、受教育程度，学习、工作以及生活环境，对近视了解程度和经济情况。部分患者担心戴镜影响个人形象或误解近视度数会因为戴镜而加深；散瞳验光所致的畏光、视物模糊等症状以及屈光手术，易使患者产生焦虑心理。

4. 辅助检查　正确地进行验光，包括客观验光和主觉验光。常用客观验光包括检影法、电脑自动验光法。常用主觉验光包括综合验光仪、插片法等。

5. 诊断与治疗要点

（1）根据患者远视力下降、视疲劳等，结合屈光检查可以确诊。

（2）进行屈光矫正或者屈光手术。

（四）护理问题

1. 感知改变　远视力下降与屈光介质屈光力过强或眼轴偏长有密切关系。

2. 舒适改变　眼胀痛、头痛以及眼干涩等与近视引起的视疲劳有关。

3. 知识缺乏　缺乏与近视相关的保健、防治以及进行手术的相关知识。

4. 潜在并发症　外隐斜、外斜视、玻璃体混浊、视网膜脱离等。

（五）护理措施

1. 一般护理

（1）指导患者注意眼部休息，放松紧张的心情。

（2）多食富含维生素 A 的食物，如胡萝卜等。

2. 病情观察　年龄较小的儿童需要散瞳验光，使用睫状肌麻痹剂，如 1% 阿托品眼液或眼膏、0.5%～1% 托吡卡胺眼液等。注意点眼后指压泪囊区 3～5 分钟，以免引起不良反应。

3. 治疗配合

（1）配戴框架眼镜是最常用和最好的矫正视力的方法，近视用凹透镜矫正，配镜原则是使患者获得最佳视力的最低度数配镜，以便患者能持续和舒服的用眼。告诉患者及家属配镜后应注意用眼卫生，定期复查，以便及时更换合适度数的镜片。近年推出的青少年渐进多焦眼镜可降低眼的调节，有助于控制中低度青少年近视度数的加深。

（2）角膜接触镜可以增加视野，减少两眼像差，并有较佳的美容效果。角膜接触镜的护理注意事项：①养成良好的卫生习惯；②注意镜片的使用期限，避免超时佩戴；③如有眼部不适症状应停戴并及时到医院就诊；④定期更换镜片；⑤不能戴镜洗澡、游泳，睡前应取下并用专用护理液进行清洁和消毒。

（3）准分子激光角膜屈光手术患者的护理：①向患者及其家属详细讲解手术相关知识、过程和注意事项。②术前 3 天停用眼部化妆品；术前如戴硬性透氧性角膜接触镜者应停戴 1 个月以上；戴软性角膜接触镜者应停戴 1 周以上。③术前配合医生做全面的眼部检查。④指导术前固视训练，嘱术中始终注视激光机上方固视灯，避免用力挤眼和移动眼球。⑤术前点抗生素滴眼液，预防感染，术后点抗生素滴眼液、非甾体抗炎药滴眼液以及糖皮质激素滴眼液等，并注意用药的时间和方法。

4. 心理护理　向患者及家长解释戴镜与近视度数的加深无关，也不会影响个人形象，消除患者对戴眼镜的误会。

（六）健康教育

1. 指导患者养成良好的用眼卫生习惯　端正用眼姿势，用眼距离应保持在 30cm 左右；用眼 1 小时后应休息 5～10 分钟并向远处眺望；不在乘车、走路时看书，不能躺在床上看书。

2. 改善视觉环境　保持阅读环境的光亮度和对比度，不宜在太暗或太强的光线下看书写字，照明应无眩光或闪烁。

3. 做好眼保健工作　定期查视力，注意营养，加强锻炼，保持身心健康，常做眼保健操。

二、远视

远视（hyperopia）指眼在调节静止的状态下，平行光线经过眼的屈光系统屈折后，聚焦在视网膜后的一种屈光状态。

远视常见的原因是眼球前后轴较短（称为轴性远视），眼轴越短，远视程度越高，一般眼轴每短 1mm，约有 3D 的远视。其次是眼的屈光力较弱（称为屈率性远视）。远视可以认为是眼球发育不全，也可以是后天眼病所致，如无晶状体眼等。

（一）远视的分类

1. 根据屈光成分类

（1）轴性远视：指眼的屈光力正常，眼轴相对较短，为远视的最常见原因。多见于儿童或眼球发育不良的小眼球，在儿童时一般常为远视，以后随年龄增长而程度减低。如果发育受到影响，眼轴不能达到正常长度，即成为轴性远视。

（2）屈光性远视：①曲率性远视：由于眼的屈光成分弯曲度变小导致屈光度力较弱所致。如扁平角膜；②屈光指数性远视：由于眼的屈光成分的屈光指数变化所致，主要为晶状体变化引起，如老年人晶状体的改变。③屈光成分缺失：晶状体全脱位或无晶状体眼常表现为高度远视。

2. 根据远视程度分类　远视眼按度数不同可分为：①轻度：小于 +3.00D；②中度：+3.00～+5.00D；③高度：高于 +5.00D。

3. 根据调节状态分类

（1）隐性远视：未行睫状肌麻痹验光不会发现的远视，这部分远视被调节所掩盖，在充分睫状肌麻痹验光后表现出来。

（2）显性远视未行睫状肌麻痹验光表现出来的远视。

（3）全远视指隐性远视和显性远视的总和，是睫状肌麻痹后的最大正镜度数。

（4）绝对性远视指调节无法代偿的远视，需通过镜片矫正。是常规验光中矫正正常的最小正镜度数。

（5）随意性远视指显性远视和绝对性远视之差，即自身调节所掩盖的远视度数，但在未行睫状肌麻痹验光可以发现的远视。

（二）护理评估

1. 健康史　询问患者有无与用眼有关的视疲劳、视物模糊，是否规范验光，戴镜史以及戴镜后的视力和舒适度。儿童应注意有无内斜视。

2. 身体状况

（1）视疲劳：是远视患者的重要症状，常表现为视物模糊、眼胀痛、眼睑沉重、头痛及视物重影等视疲劳症状，近距离工作不能持久，常常休息后症状缓解。

（2）视力下降：青少年眼的调节力强，轻度远视者远、近视力均可正常；中高度远视者近视力下降或远、近视力不同程度下降；中年人因眼调节作用减弱，度数较高时远、近视力均有不同程度下降，但总体来说远视力优于近视力。

（3）内斜视：远视程度较重的儿童，常因视近时过度的调节引起过度的集合而引发内隐斜或内斜视。

（4）眼底：远视眼眼底呈假性视盘炎表现：即视盘较正常小而红、边界常不清，但视力可以矫正到正常，视野为正常。

（5）并发症：中、高度远视易发生屈光性弱视；远视眼常伴有小眼球、前房浅、房角窄，易引起急性闭角型青光眼。

3. 心理－社会状况　由于远视有视物模糊、眼干涩、眼胀痛、头痛、近距离工作不能持久等视疲劳表现，从而使个人的生活、学习、工作受到影响，患者容易产生焦虑、悲观心理。

4. 辅助检查　在睫状肌麻痹状态下进行正确的验光，包括客观验光和主觉验光。常用客观验光包括检影法、电脑自动验光法。常用主觉验光包括综合验光仪，插片法等。

5. 诊断与治疗要点

（1）根据视疲劳、内斜视等，结合屈光检查可以确诊。

（2）用凸透镜矫正：轻度远视是生理现象，一般不需要矫正。如内斜、远视程度高、视疲劳症状重则需要戴镜矫正，一般内斜视需要全矫正。

（三）护理问题

1. 感知改变　视力下降与屈光力过弱或眼轴偏短有关。

2. 舒适度改变　眼胀痛、眼干涩、头痛等症状与视疲劳有关系。

3. 知识缺乏　缺乏远视防治的相关知识。

（四）护理措施

1. 一般护理

（1）告知定期检查视力。

（2）注意用眼卫生，避免用眼过度。

2. 病情观察　戴镜矫正者，应定期验光复查，及时调整镜片度数；原则上青少年应坚持每半年一次验光，避免配戴过度矫正的眼镜。

3. 治疗配合

（1）原则上远视眼的屈光检查应在睫状肌麻痹状态下进行，用凸透镜矫正。配合医生做好对患者进行散瞳检查。

（2）斜视患者，嘱其应及早矫正斜视，进行正位视训练。

4. 心理护理　耐心向患者及家属讲解远视眼治疗的相关知识，使其能主动积极地配合治疗，消除紧张和焦虑心理。

（五）健康教育

（1）保持身心健康，避免影响眼球发育的诸多因素，如营养不良、眼部疾病或外伤，加强锻炼身体。

（2）注意平时身体锻炼，多做些户外活动，以增强体质。

（3）定期进行视力及眼部检查。

三、散光

散光（astigmatism）是由于眼球屈光系统中各屈光面在各径线（子午线）的屈光力不同，从而使眼在调节静止状态下，来自远处（5m以外）的平行光线进入眼内，经眼的屈光系统屈折后不能形成焦点的一种屈光状态。

散光形成的常见原因是角膜、晶状体因先天发育异常导致的各径线屈光力不一致，通常是相互垂直的两条主径线的差别最大引起的规则散光；不规则散光是因一些后天性角膜疾病如翼状胬肉、角膜溃疡、瘢痕或圆锥角膜等所致角膜屈光面凹凸不平所致。

（一）散光的分类

根据屈光径线的规则性可以分为规则性散光和不规则性散光。

1. 规则性散光　角膜和晶状体表面曲率不等，但最强和最弱的两主径线相互垂直，可用柱镜矫正。

根据两主径线聚焦与视网膜的位置关系可分为：

（1）单纯近视散光：屈光力强的径线聚焦在视网膜前，屈光力弱的径线聚焦在视网膜上。

（2）单纯远视散光：屈光力强的径线聚焦在视网膜上，屈光力弱的径线聚焦在视网膜后。

（3）复性近视散光：两条主径线均聚焦在视网膜前。

（4）复性远视散光：两条主径线均聚焦在视网膜后。

（5）混合散光：屈光力强的径线聚焦在视网膜前，屈光力弱的径线聚焦在视网膜后。

根据垂直和水平主径线屈光度的强弱比较，又分为：顺规散光、逆规散光、斜轴散光。

（1）顺规散光：两条主径线分别位于垂直和水平方向的（±30°），并且垂直主径线屈光力大于水平主径线屈光力。

（2）逆规散光：两条主径线分别位于垂直和水平方向的（±30°），并且水平主径线屈光力大于垂直主径线屈光力。

（3）斜轴散光：两条主径线分别位于45°（±15°）和135°（±15°）方向。

2. 不规则性散光　眼球屈光系统各条径线的屈光力不相同，同一径线上各部分的屈光力也不同，没有规律，不能用柱镜片矫正。

（二）护理评估

1. 健康史　了解患者的用眼卫生情况，有无视疲劳、视物模糊，是否患有屈光不正、后天性角膜疾病以及视力状况、发生时间、程度等症状，是否戴镜及戴镜后的视力和舒适度。

2. 身体状况

（1）视力：通常根据散光的度数和轴位不同，视力下降的程度往往也不同。轻度散光对视力影响不大；高度散光，看远及看近都不清楚，视物常常有重影。

（2）视疲劳：眼胀、头痛、流泪、看近物不能持久，看书易错行，视物有重影等现象等。

（3）眯眼：为了起到针孔或裂隙作用来看清楚目标，患者常表现为眯眼；散光患者眯眼与近视眯眼不同的是散光看远看近均眯眼，而近视仅在看远时眯眼。

（4）代偿头位：为求得较清晰的视力常常利用头位倾斜和斜颈等自我调节。

（5）散光性弱视：幼年时期的高度散光常引起弱视。

（6）眼底检查：视盘较正常者小呈垂直椭圆形、边缘模糊，通常不能用同一屈光度清晰地看清楚眼底全貌。视力可矫正，随访观察视野无变化。

3. 心理－社会状况　患者常常因反复的视疲劳症状，影响到日常工作、学习、生活，从而产生焦虑、悲观的心理。

4. 辅助检查　常用综合验光仪精确散光的轴和度数。另外屈光检查方法还有检影法、电脑自动验光法、插片法等。

5. 诊断与治疗要点

（1）根据视疲劳、眯眼、代偿头位等，结合屈光检查可以确诊。

（2）规则散光可以带柱镜片矫正，不规则散光可以试用硬性透氧性角膜接触镜（RGP）矫正，目前准分子激光屈光性角膜手术可以矫正散光。

（三）护理问题

1. 感知改变　视物不清与散光导致光线不能聚焦有关。

2. 知识缺乏　缺乏与散光相关的保健知识。

（四）护理措施

1. 一般护理

（1）告知患者避免用眼过度而导致视疲劳。

（2）如伴有弱视，应同时积极治疗。

2. 病情观察　定期复查视力，以便及时调整眼镜度数。

3. 治疗配合

（1）规则散光可通过框架眼镜、角膜接触镜矫正，准分子激光屈光性角膜手术通常可以矫正 6.00D 以内的规则性散光。

（2）不规则散光可试用硬性透氧性角膜接触镜（RGP）矫正。

4. 心理护理　告知患者散光镜片佩戴需要一定适应期，避免患者焦虑不安及紧张。

（五）健康教育

（1）正确指导患者戴镜，告知配戴时的注意事项。轻度散光，可以不必矫正，如出现视物模糊、视疲劳的症状则需要及时矫正。

（2）注意用眼卫生，保持身心健康，合理饮食，积极防治角膜疾病。

四、老视

老视（presbyopia）又称老花，是指随着年龄的增长，生理性调节功能减弱，近距离阅读或工作感觉困难的现象。是一种生理现象，一般出现在 40～45 岁。是由于随着年龄的增长，晶状体核逐渐硬化，弹性减弱，睫状肌功能逐渐减弱，使眼的调节力减弱，近点逐渐远移。这是一种由于年龄的增长，眼组织、细胞自然老化所致的生理性调节能力减弱的现象。

（一）护理评估

1. 健康史　询问患者视力下降的年龄时间，以往视力是否正常，有无患其他眼病情况以及患者戴镜史。

2. 身体状况

（1）视近物或近距离工作困难近点逐渐远移，通常将注视目标放得远些才能看清。

（2）阅读时需要更强的照明度足够的照明可以增加阅读的对比度，同时照明度增加可以使瞳孔缩小，提高视力。

（3）视疲劳近距离阅读工作时由于调节力减弱，故不能持久，同时过度使用集合容易引起眼胀、头痛等视疲劳症状。

3. 心理-社会状况　因老视有眼胀、头痛、看近物不能持久等视疲劳表现，影响了个人的工作、阅读、生活，易产生焦虑、悲观心理。评估其年龄、受教育的水平以及对老视的认识程度。

4. 辅助检查　常用综合验光仪和远、近视力表进行屈光检查。

5. 诊断与治疗要点

（1）根据年龄和视觉症状，结合屈光检查可以确诊。

（2）老视需戴凸透镜，目前有三种配戴方式：单光镜、双光镜和渐变多焦点镜。

（二）护理问题

1. 感知改变　视近物困难，近距离无法阅读书、报及杂志与生理性调节力减弱有关。

2. 知识缺乏　缺乏关于老视的相关知识。

（三）护理措施

1. 一般护理

（1）避免用眼过度导致视疲劳。

（2）给予易消化、富有营养的饮食，多食蔬菜水果。

2. 病情观察　观察患者戴镜后视觉症状是否消失。

3. 治疗配合

（1）根据老视者工作性质和阅读习惯，选择合适的镜片，使患者能持久的、清晰的和舒服的阅读。配戴近用的凸透镜，镜片的屈光度依年龄和原有的屈光状态而定。

1）原为正视眼者：40～45 岁配戴 +1.00～+1.50D；50 岁配戴 +2.00D；以后每增加 5 岁度数递增 +0.50D 即可。

2）非正视眼者所需戴老视眼镜的屈光度数为年龄所需的屈光度与原有屈光度的代数和。

（2）中老年人配戴渐变多焦点镜能满足老视患者远、中、近不同距离的视觉需求。

（3）手术治疗有巩膜扩张手术以及射频传导性热角膜成形术等。

4. 心理护理 告知患者配戴渐变多焦点镜需要一定适应期，避免患者初期配戴不适应而产生悲观心理。

（四）健康教育

（1）详细解释老视相关知识，使其能正确进行老视矫正。

（2）指导老视戴镜者根据用眼需要和年龄情况及时调整镜片度数。

（3）保持身心健康，增强体质，锻炼身体，合理饮食。

（于　伟）

第十四节　眼外伤患者的护理

机械性、物理性和化学性等因素直接作用于眼部，引起眼结构和功能的损害，统称为眼外伤（ocular trauma）。患者多为男性、青壮年。眼外伤往往造成视力障碍甚至眼球丧失，是单眼失明的最主要原因。根据外伤的致伤因素，可分为机械性眼外伤和非机械性眼外伤两大类。前者包括异物伤、钝挫伤、穿通伤；后者有热烧伤、化学伤、辐射伤和毒气伤等。

大多数眼外伤是可以预防的，加强安全生产教育，严格执行操作规章制度，完善防护措施，如应用防护面罩或眼镜等能有效减少眼外伤。

一、眼球表面异物

是指细小的、颗粒状的物体黏附或嵌顿在角膜、结膜表面而不能自行去除称为眼球表面异物。常见有结膜异物和角膜异物。

（一）护理评估

1. 健康史 有明确的外伤史，仔细询问致伤过程。异物常为灰尘、沙粒、金属碎屑、煤屑、谷壳、飞虫或爆炸造成的火药、粉尘等。

2. 身体状况

（1）明显的异物感、眼痛、畏光、流泪、眼睑痉挛、视力下降等。

（2）检查可见结膜充血或混合性充血，结膜异物多位于上睑板下沟或穹隆部结膜及半月皱襞处；角膜异物轻者黏附在角膜表层，重者可嵌入角膜浅层或深层，铁屑异物周围可形成铁锈斑。

3. 心理－社会状况 因眼球表面异物伤突然发生、有明显的异物感、眼痛、视力下降等表现，易产生紧张、恐惧心理。

4. 辅助检查 裂隙灯检查可发现眼球表面异物。

5. 诊断与治疗要点

（1）根据外伤史和典型的临床表现来诊断。

（2）采取冲洗、擦拭、剔除的方法取出异物。

（3）抗生素眼药水点眼，以控制感染。

（二）护理问题

1. 疼痛 与异物损伤角膜上皮，三叉神经末梢暴露在外有关。

2. 舒适改变 与异物刺激有关。

3. 潜在并发症 由于异物带菌，可导致结膜炎、角膜炎、甚至化脓性眼内炎等。

（三）护理措施

1. 一般护理

（1）指导患者不要用力揉眼。

（2）保持眼局部清洁。

（3）指导患者按时滴抗生素眼药水，预防感染。

2. 病情观察 密切观察视力、结膜充血、角膜情况，对症处理。

3. 治疗配合

（1）结膜异物：遵医嘱用生理盐水冲出或消毒棉签蘸生理盐水拭出，点抗生素眼药水预防感染。

（2）角膜异物：遵医嘱滴 0.5% 丁卡因表面麻醉后，表面异物可用无菌棉签拭去。较深异物可用无菌注射针头或异物针剔除，如有锈斑尽量一次刮除干净，治疗时严格执行无菌操作。术后遵医嘱滴抗生素眼药水及眼膏，无菌包盖，次日复诊。爆炸伤所致的多发细小异物，应分批剔除。

（3）剔除角膜异物时，严格无菌操作。可在裂隙灯显微镜下剔除，以尽量减少对正常角膜组织的损伤。

4. 心理护理 向患者说明异物取出后，注意预防感染，不易发生并发症，消除其顾虑心理。

（四）健康教育

（1）加强安全生产教育，特殊环境戴防护眼镜，避免异物飞入眼内。

（2）异物进入眼内后，不要用力搓揉患眼应及时到医院处理。

二、眼钝挫伤

眼钝挫伤（ocular blunt trauma）是指机械性钝力造成眼球或眼附属器的损伤。致伤物除在打击部位产生直接损伤外，由于眼球是个不易压缩的球体，外力在眼内和球壁传递，可造成各种间接性损伤。

（一）护理评估

1. 健康史 了解有无明确的外伤史，仔细询问致伤过程。常见的致伤原因有拳头、木棒、石块、铁块、球类打击、玩具、跌撞、交通事故及爆炸的冲击等。

2. 身体状况 依据挫伤部位不同，可有不同的症状和体征。

（1）眼睑挫伤：可引起眼睑肿胀、皮下瘀血、眼睑皮肤裂伤、泪小管断裂，以及眶壁及鼻窦骨折伴皮下气肿、眶内出血等。

（2）结膜挫伤：可引起结膜水肿、球结膜下瘀血及结膜裂伤。

（3）角膜挫伤：可引起角膜上皮擦伤脱落、角膜基质层水肿、增厚及混浊、后弹力层皱褶、角膜层间或全层裂伤。

（4）巩膜挫伤：多见于巩膜最薄弱的角巩膜缘或眼球赤道部。裂口小时需结膜下探查才能发现。

（5）虹膜睫状体挫伤：可引起外伤性虹膜睫状体炎、外伤性瞳孔散大、瞳孔括约肌断裂。虹膜根部离断瞳孔呈"D"形（图30-1）及前房积血、挫伤使睫状肌的环行纤维与纵形纤维分离，虹膜根部向后移位，前房角加宽、变深，称房角后退，甚至导致房角后退性青光眼。

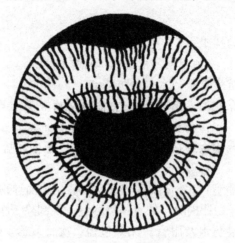

图30-1　虹膜根部离断瞳孔呈"D"形

（6）晶状体挫伤：可引起晶状体脱位或半脱位及外伤性白内障。

（7）玻璃体积血：因损伤睫状体、脉络膜和视网膜血管引起。

（8）脉络膜、视网膜及视神经挫伤：主要表现为脉络膜破裂及出血、视网膜震荡和脱离以及视神经损伤。

3. 心理-社会状况　眼钝挫伤因受伤突然意外，患者及家属一时难于接受外伤所致的视功能损害或面部形象受损，常有紧张和焦虑心理。

4. 辅助检查　X线、CT、超声等影像学检查，有助于对眼钝挫伤的程度进行判断。

5. 诊断与治疗要点

（1）主要根据外伤史和典型的临床表现来诊断。

（2）根据挫伤部位、症状，进行对症治疗，包括药物和手术治疗。

（二）护理问题

1. 疼痛　与眼组织挫伤有关。

2. 感知改变　视力下降与眼内积血和眼内组织损伤等因素有关。

3. 潜在并发症　有发生感染、外伤性白内障、继发性青光眼的可能。

4. 焦虑　与担心预后及容貌破坏有关。

5. 自理能力缺陷　与视力下降、眼部包扎等因素有关。

（三）护理措施

1. 一般护理

（1）前房积血者，应取半卧位卧床休息，双眼包扎。

（2）鼓励多进食富含纤维素、易消化的软食，保持大便通畅。

（3）避免用力排便、咳嗽及打喷嚏。

（4）需行内眼手术者，遵医嘱做好术前准备和术后护理。

2. 病情观察　重视患者主诉，密切观察眼部伤情变化，及时向医生报告患者情况。

3. 治疗配合

（1）眼睑挫伤：眼睑组织水肿及皮下瘀血者，通常数日至 2 周逐渐吸收，一般 6 小时内冷敷，24 小时后热敷；皮肤裂伤或泪小管断裂者，协助医生及时清创缝合或行泪小管吻合术，术后遵医嘱使用抗生素，5 ~ 7 天拆线；眼睑皮下气肿者禁止用力擤鼻。

（2）角膜挫伤：角膜上皮擦伤者遵医嘱涂抗生素眼膏包扎，通常 24 小时即可愈合。角膜基质层水肿者遵医嘱用糖皮质激素治疗；角膜层间和小于 3mm 的全层裂伤不需手术，角巩膜裂伤大于 3mm 者应在显微镜下行次全层缝合；术后遵医嘱抗感染治疗，换药 1 天。

（3）外伤性虹膜睫状体炎：遵医嘱用 1% 阿托品散瞳，以防止瞳孔粘连，指导患者使用抗生素和糖皮质激素类眼药水及眼膏，必要时遵医嘱球结膜下注射用药。

4. 心理护理　加强心理护理，向患者讲解病情和各项治疗目的，消除患者焦虑情绪，积极配合治疗。

（四）健康教育

（1）加强宣传教育，教育青少年应远离致伤物，儿童玩耍不宜使用具有危险性的玩具如气弹枪、木棒等；工作中注意安全生产，加强个人防护如戴防护眼镜等。

（2）受伤后及时就诊，避免延误病情。

（3）眼挫伤后瞳孔外伤性散大者，指导患者外出戴墨镜遮光，以减少强光刺激；晶状体缺如者可选择配戴高度凸透镜或择期行人工晶体植入术。

三、眼球穿通伤及眼内异物

眼球穿通伤（perforating injuries of the eyeball）是指眼球壁被锐器刺破或被异物碎片击穿，常伴有眼内损伤或眼内组织脱出，有时可合并异物碎片存留眼内，称为眼内异物（intraocular foreign body）。眼球穿通伤按其损伤部位可分为角膜穿通伤、角巩膜穿通伤和巩膜穿通伤。

（一）护理评估

1. 健康史　了解有无明确的外伤史，仔细询问致伤过程。临床上以刀、针、剪等刺穿眼球，敲击金属、石头或玻璃飞溅出的碎片击伤眼球，或火器伤、爆炸伤伤及眼球等多见。

2. 身体状况　受伤后突然眼痛，视力下降，自觉"热泪"流出，检查时可见创口。

依据致伤物的大小、性质、形态、速度、部位、污染的程度以及有无眼球内异物存留，可有不同的眼部体征：

（1）角膜穿通伤：角膜有穿通伤口，若伤口较小且规则，常自行闭合，无眼内容物脱出。伤口大且不规则者，常有虹膜脱出、嵌顿，瞳孔呈梨形、前房变浅或消失、部分有积血、眼压偏低，严重者可伴有晶状体破裂及白内障，或眼后段损伤。

（2）角巩膜穿通伤：伤口累及角膜和巩膜，若伤口小自行闭合，常难以发现。较大的伤口，可引起虹膜睫状体、晶状体和玻璃体的损伤、脱出，常合并有眼内出血，甚至眼球塌陷。

（3）巩膜穿通伤：较小的巩膜伤口可被结膜下出血掩盖，不仔细检查，难以发现，球结膜下探察术有助于发现巩膜损伤。大的伤口常伴有脉络膜、玻璃体和视网膜的损伤及眼内出血等。

3. 心理－社会状况　眼球穿通伤及眼内异物多为意外伤害，伤情严重。患者及家属大多没有心理准备，患者常有焦虑、恐惧、因害怕毁容，心理负担很重，易产生悲观绝望心理。

4. 辅助检查　疑有眼内异物者，可行 X 线片、CT 或磁共振成像，可判异物的性质。X 线片可测定异物的径线位置，距角巩膜缘后距离、距眼球水平轴与矢状轴距离。

5. 诊断与治疗要点

（1）有明确的外伤史，有角膜或巩膜伤口并出现相应的临床表现，可怀疑异物存留。穿通伤伤口是诊断的重要依据。

（2）急诊手术缝合伤口，取出异物，减少并发症发生。

（3）结合全身及眼局部应用抗生素和糖皮质激素，防治眼内炎。

（二）护理问题

1. 疼痛　与眼组织损伤有关。

2. 感知改变　视力下降与眼球穿通伤及异物存留有关。

3. 自理缺陷　与视力下降、疼痛、术后眼部包扎有关。

4. 潜在并发症　有可能发生外伤性虹膜睫状体炎、外伤性白内障、继发性青光眼、化脓性眼内炎、交感性眼炎等，与眼组织损伤有关。

5. 焦虑　与眼球穿通伤、担心视力不能恢复有关。

（三）护理措施

1. 一般护理

（1）安静卧床休息，减少活动。

（2）保持眼局部清洁卫生：指导患者不用手揉眼、不用流水洗脸等，预防感染。

（3）给予清淡、易消化的饮食。

2. 病情观察　密切观察伤口情况。

3. 治疗配合

（1）眼球穿通伤及眼内异物属眼科急诊，协助医生做好急诊手术前准备，向患者及家属交代伤情并签手术协议书，立即手术缝合伤口，恢复眼球壁的完整性。

（2）小且规则的角膜伤口可自行闭合，可不缝合；角膜伤口在光学区大于 3mm，如无眼内容物嵌顿且伤口密闭无房水渗漏，前房存在者，可加压包扎，密切观察直至痊愈。

（3）协助医生对有眼内组织嵌顿的伤口，若脱出的虹膜无明显污染，时间在 24 小时内，可用抗生素溶液冲洗后还纳眼内；如伤后时间长、组织污染重或不能还纳者，应予以剪除。

（4）协助医生对较复杂的病例采取分期手术：即初期缝合伤口，恢复前房，控制感染；在 1～2 周内，再行内眼手术，处理外伤性白内障、玻璃体积血、异物或视网膜脱离等。对眼球破坏严重，无法恢复眼球外形和视功能者，可行眼球摘除术。

（5）术后遵医嘱全身应用抗生素和糖皮质激素，注射破伤风抗毒素血清；遵医嘱指导患者用抗生素眼药频繁滴眼，酌情用 1% 阿托品散瞳，以及必要的对症治疗等。

4. 心理护理 术后加强心理疏导，多与患者交谈，介绍伤情和治疗情况，使患者能面对现实，积极配合治疗。

（四）健康教育

（1）眼外伤重在预防：生活中要注意远离危险物品，儿童不要玩弹弓、刀棍、投掷石子等，燃放鞭炮须注意安全；工作时需搞好安全防护，必要时佩戴防护眼镜。

（2）眼部受伤后及时就诊，避免延误病情。

（3）如眼内异物未取出或择期取出者，应注意眼部情况变化，定期复查。

（4）健眼发生不明原因的疼痛、视力下降、眼部充血等应及时就诊，以防发生交感性眼炎。

四、眼化学伤

眼化学伤（ocular chemical injury）是由于化学性溶液、粉尘或气体接触眼部所致的眼部损伤。其中以酸性和碱性烧伤最多见。多发生在化工厂、实验室或施工现场。

（一）护理评估

1. 健康史 了解患者有无明确的外伤史，仔细询问致伤过程。酸性烧伤多为硫酸、盐酸、硝酸；碱性烧伤常为氢氧化钠、生石灰、氨水等。

2. 身体状况 伤眼有明显的疼痛、畏光、流泪、眼睑痉挛、视力下降，甚至失明。

（1）轻度：多由弱酸或稀释的弱碱引起。检查可见眼睑皮肤潮红，结膜充血水肿，角膜上皮点状脱落或水肿。数日后水肿消退，上皮修复，不留瘢痕。

（2）中度：由强酸或较稀的碱引起。检查可见睑皮肤有水疱或糜烂；结膜水肿，出现小片缺血坏死，角膜明显混浊水肿，上皮完全脱落或形成白色凝固层。治愈后可遗留角膜斑翳，影响视力。

（3）重度：大多由强碱引起。检查可见结膜出现广泛缺血性坏死，角膜全层灰白或瓷白色混浊。由于基质层溶解，可导致角膜溃疡、穿孔，碱可立即渗入前房引起葡萄膜炎、继发性青光眼及并发性白内障等；晚期可致眼睑畸形、睑球粘连、结膜干燥症、角膜混浊等。

3. 心理－社会状况 由于严重的眼组织损伤、剧烈疼痛、容貌损毁，以及对治疗效果和经济问题的担心，患者常有焦虑、恐惧、心理负担很重，易产生悲观绝望心理。

4. 辅助检查 可做结膜囊 pH 值测定，确定是酸性还是碱性烧伤。

5. 诊断与治疗要点

（1）根据外伤史和临床表现可诊断。

（2）现场紧急彻底冲洗眼部，根据病情进一步选择药物和手术治疗。

（二）护理问题

1. 疼痛 与化学物质刺激眼部组织有关。

2. 感知改变 与化学物质损害眼组织引起视力下降有关。

3. 潜在并发症 有发生感染、睑球粘连、角膜穿孔，继发性青光眼及白内障的可能，与眼化学损伤有关。

4. 焦虑 与担心视力继续下降及预后有关。

（三）护理措施

1. 一般护理

（1）使用冲洗液彻底冲洗患眼。

（2）涂抗生素眼膏，防止粘连。

（3）按时滴抗生素、散瞳剂等眼药水，防止发生并发症。

2. 病情观察　密切观察角膜、结膜情况，有无感染、睑球粘连的情况。

3. 治疗配合

（1）现场急救及时彻底冲洗眼部，能将烧伤造成的损伤降到最小的程度。争分夺秒，就地取材，用大量清水或其他水源反复冲洗，至少 30 分钟。冲洗结膜囊时，应翻转眼睑，转动眼球，暴露穹隆部，将结膜囊内的化学物质彻底洗出。送至医疗单位后根据时间的早晚也可再次冲洗并检查结膜囊内是否还有异物存留。详细询问患者眼化学烧伤的时间、致伤物的名称、浓度、量及眼部接触时间，并询问患者是否进行过现场冲洗，如未冲洗或冲洗不彻底，应遵医嘱给予彻底冲洗。

（2）中和治疗，酸性眼化学伤者，遵医嘱用 2% 碳酸氢钠或 5% 磺胺嘧啶钠行结膜囊冲洗及球结膜下注射；碱性眼化学伤者，早期可遵医嘱用维生素 C 行结膜下注射。严重的碱性眼化学伤者，可遵医嘱协助医生行结膜下冲洗（将结膜放射状剪开）或在伤后 3 ~ 5 小时内行前房穿刺冲洗术，以清除前房内含碱性物质的房水。

（3）抗炎对症治疗，遵医嘱局部或全身应用抗生素和糖皮质激素，但伤后 2 ~ 3 周内角膜有溶解倾向，应停用。虹膜睫状体炎者遵医嘱每天用 1% 阿托品散瞳。

（4）为防止睑球粘连，每天换药时遵医嘱用玻璃棒分离或安放隔膜，并涂大量的抗生素眼膏。

4. 心理护理　心理疏导，稳定患者情绪，关心照顾患者饮食起居等。

（四）健康教育

（1）进行卫生宣教，加强对一线工人的安全防护，配备防护眼镜、衣服；进行安全生产教育和自我急救措施的教育。

（2）讲解眼化学伤的致伤特点，强调现场急救的重要性。

（3）指导患者积极治疗后遗症或并发症如眼睑畸形、睑球粘连、角膜白斑、并发性白内障等。

五、辐射性眼外伤

辐射性眼外伤包括电磁波谱中各种辐射线造成的损害，如微波、红外线、紫外线、X线、可见光等。本节主要介绍紫外线损伤造成的电光性眼炎。

电光性眼炎（electric ophalmitis）是指大剂量的紫外线长时间照射眼部所引起的结膜和角膜损伤。

（一）护理评估

1. 健康史　了解致伤的原因、部位、时间，受伤后是否经过处理。常见的原因有电焊、紫外线灯、强太阳光，沙漠或雪地及水面反光等发出的紫外线被眼组织吸收后，产生光化学反应，导致眼结膜及角膜上皮细胞损伤。

2. 身体状况

(1) 接触紫外线照射后 3～8 小时，常在晚上或夜间，突然出现双眼疼痛、畏光、流泪、异物感、眼睑痉挛等症状。

(2) 检查可见双眼眼睑皮肤红肿，结膜充血水肿，角膜上皮脱落，荧光素染色可见角膜上皮点状着色，严重者角膜上皮大片剥脱，感觉减退、瞳孔痉挛缩小。

3. 心理 - 社会状况　辐射性眼外伤因有双眼疼痛、畏光、流泪、异物感、眼睑痉挛等眼部刺激症状，易产生紧张、焦虑心理。

4. 辅助检查　荧光素染色可以帮助诊断角膜病变。

5. 诊断与治疗要点

(1) 有紫外线接触史，结合临床表现可以诊断。

(2) 治疗以止痛、预防感染为原则。

（二）护理问题

1. 疼痛　眼痛与紫外线损伤角膜引起角膜上皮脱落有关。

2. 焦虑　与眼痛、视力下降有关。

3. 潜在并发症　有可能发生结膜炎、角膜炎、角膜溃疡。

（三）护理措施

1. 一般护理

(1) 嘱患者注意休息，减少活动。

(2) 加强营养，预防感染。

2. 病情观察　密切观察患者角膜情况。

3. 治疗配合

(1) 遵医嘱早期冷敷、针刺合谷穴可减轻症状，滴 0.5% 丁卡因眼药水 1～2 次可立即消除疼痛。如无感染一般经 6～8 小时可以自行缓解，24～48 小时完全消退。

(2) 指导患者按医嘱滴眼药水，严重者遵医嘱双眼涂抗生素眼药膏并包盖，嘱患者注意休息。

(3) 遵医嘱适量补充维生素 A，嘱患者勿用手揉眼，防止角膜上皮损伤。

(4) 对症处理，减轻疼痛。

4. 心理护理　向患者讲解本病的病因、病程短、预后良好，以消除焦虑心理，积极配合治疗。

（四）健康教育

(1) 加强卫生宣教，加强个人防护，电焊，或雪地、沙漠、野外强太阳光下作业时注意戴防护面罩或眼镜预防。

(2) 提醒患者眼部损伤后应及时就诊。

（吴凤琳）

第十五节　白内障手术的护理

（一）术前护理

1. 评估和观察要点

（1）病情评估

1）评估患者视力下降情况，包括视力下降的时间、程度、进展情况，有无单眼复视、屈光改变等症状。

2）评估患者的生命体征、原发病治疗用药情况、既往病史及全身有无合并症等。

3）了解患者饮食、二便及睡眠情况。

（2）安全评估：评估患者有无视觉障碍、头晕等症状，评估患者年龄、精神状况及自理能力。

（3）疾病认知：了解患者及家属对疾病和手术的认知程度，评估患者及家属的配合程度。

（4）心理状况：了解患者和家属的心理状态。

2. 护理要点

（1）术前检查：①常规检查：血、尿常规，肝、肾功能，APTT + PT，HBsAg，HIV，HCV，梅毒抗体，心电图，胸部 X 线。②专科检查：影像学检查：眼科 B 超检查。眼专科检查：视力、眼压测量，角膜内皮检查，人工晶状体测量，验光。③注意事项：向患者及家属讲解术前检查的目的、方法，积极协助其完成各项检查；告知患者静脉抽血前需要禁食水 6 小时以上；留取尿标本时，应取晨起、空腹、首次、中段尿液。

（2）术前准备：①呼吸道：保暖，预防感冒，必要时遵医嘱应用抗生素控制感染。②胃肠道：全麻手术需禁食、水 6~8 小时，防止全身麻醉所导致的吸入性肺炎、窒息等，局麻患者术日晨可进少量易消化食物，不可过饱，以免术中发生呕吐。③术眼准备：术前 3 日点消炎滴眼液，术晨以温度适宜的生理盐水洗眼遮盖眼垫，遵医嘱点散瞳眼药，充分散大瞳孔。④个人卫生术：前 1 日沐浴、剪指（趾）甲，保持全身清洁，男性患者剃净胡须。⑤睡眠：创造良好环境，保证充足的睡眠，必要时，遵医嘱于术前晚给予口服镇静剂。⑥术晨准备：嘱患者取下假牙、眼镜、角膜接触镜，将首饰及贵重物品交予家属妥善保存，入手术室前应排空二便。⑦床单位准备：全麻患者需备全麻床、血压表、听诊器等。⑧心理护理：合理运用沟通技巧，与患者进行有效沟通；向患者进行健康宣教，讲解简要手术方法，告知患者白内障手术所需时间不长，但术中需要患者密切配合，这点非常重要，除不必要的紧张情绪。并向患者讲解术后可能出现的不适及需要的医疗处置；使患者有充分的心理准备，解除顾虑，消除紧张情绪，增强信心，促进患者术后的康复。

3. 宣教和指导要点

（1）病种宣教：就所患疾病对患者及家属进行宣教，包括疾病的原因、临床表现、治疗原则、预后、预防等。

（2）用药宣教：患者术前 3 日给予抗生素眼药水点眼，向患者讲解主要目的、方法及副作用，为手术做好准备。

（3）饮食指导：告知患者术后进温凉清淡易消化饮食，避免进食酸、辣、硬、刺激性饮食，以免因进食不善引起出血。

（4）体位指导：告知患者全麻术后回病房 3～4 小时内，采取去枕平卧位，头偏向一侧，目的是避免呕吐发生窒息及促进分泌物引流，局麻患者可采取自由体位，以不压迫术眼为宜。

4. 注意事项

（1）手术禁忌：注意患者有无上呼吸道感染症状，术前监测生命体征，注意有无发热，若有异常，应及时通知医生予以处理；女性患者月经来潮时及时通知医生。

（2）服药禁忌：入院后及时询问患者是否长期服用抗凝或麻醉禁忌的药物，服用者应及时通知医生，术前应停药 1 周，以免引起术中出血或麻醉意外。

（3）效果评价：评价患者对白内障疾病相关知识的了解程度，医患配合效果；评估责任护士对患者病情和精神状态的掌握程度。

（二）术后护理

1. 评估和观察要点

（1）手术交接：患者安返病房后，责任护士与麻醉护士严格交班，了解患者的麻醉方式、术中病情变化、生命体征、出血量、意识恢复状态及皮肤完整性。

（2）病情评估：密切观察患者病情变化，如生命体征、意识、呼吸道通畅情况；观察伤口疼痛、敷料渗血渗液情况。

（3）并发症的观察：观察患者有无畏光、流泪等角膜水肿症状，观察有无人工晶体脱位、感染等症状。

（4）术后不适症状评估：观察患者有无明显眼痛、恶心、呕吐、发热等常见术后反应。

2. 护理要点

（1）体位护理：全麻术后回病房 3～4 小时内，应保持呼吸道通畅，采取去枕平卧，头偏向一侧，以免呕吐物误吸入呼吸道发生窒息；局麻患者可采取自由体位，以不压迫术眼为宜。

（2）生命体征监测：术后严密监测患者生命体征，每日测量体温、脉搏、呼吸 4 次。

（3）术眼护理：敷料打开后，观察术眼睑是否红肿、结膜是否充血及术眼分泌物情况，如分泌物较多者，可用无菌棉签蘸取生理盐水擦拭干净，部分患者术后仍有视物不清、轻度眼睑红肿、轻度结膜充血、轻度异物感、眼眶淤血属于正常现象，如有明显眼痛、恶心、呕吐症状，应及时通知主管医生予以处理。

（4）并发症观察与护理：①感染：监测患者体温，若体温升高，或患者主诉视力下降，应及时遵医嘱给予用药处理，嘱患者放松心情，适量多饮水，注意休息，术后 2 周内勿让不洁水及肥皂水进入眼内，保持局部清洁干燥。②植入性人工晶体脱位：倾听患者主诉是否有视物模糊，如出现症状及时通知医生。嘱患者术后避免长时间弯腰低头，避免用力过度，避免剧烈活动。③角膜水肿：观察患者有无畏光、流泪症状，轻度角膜水肿可不予特殊处理，若出现严重异物感、疼痛等症状，应通知医生。

（5）疼痛护理：患者术后出现头部轻微疼痛或眼痛属正常现象，可让患者听音乐、聊天等转移注意力；疼痛较重或不可耐受的患者，必要时遵医嘱使用止痛药。

（6）基础护理：关注患者的需求，随时询问，积极提供相应的帮助，并按等级护理的要求及专科特点完成患者的基础护理内容。

3. 宣教和指导要点

（1）用药宣教：告知患者术后给予抗炎治疗的目的是为了预防感染、减轻黏膜水肿、减少出血。

（2）饮食指导：根据患者的身体状况，有个性化地、针对性地指导患者进食，以清淡易消化饮食为主，避免进食酸、辣、硬、刺激性饮食，多进食高营养、高维生素饮食，多食新鲜蔬菜水果，糖尿病患者应选择低糖、低脂、适量蛋白质、高纤维素、高维生素饮食。保持大便通畅，注意饮食卫生，以免发生腹泻、腹胀的不适。

（3）安全指导：术后观察患者有无乏力、头晕等症状，指导患者首次下床时应渐进下床活动，防止虚脱摔倒，教会患者使用床旁呼叫系统；老年人活动时应注意地面湿滑，防止摔倒，儿童患者注意不要随处跑动，以免撞伤。

4. 注意事项

（1）活动指导：避免长时间弯腰低头，避免用力过度，避免剧烈活动。

（2）效果评价：评价患者对手术及健康相关知识掌握程度；评价患者住院期间医患配合程度。

（三）出院指导

1. 眼部护理　适当避免剧烈活动，勿碰伤术眼，以免引起植入的人工晶体移位、出血，避免长时间弯腰低头，避免用力过度。术后2周勿让不洁水进入眼内，以免引起感染，保持眼局部清洁干燥。

2. 治疗指导　嘱坚持按时点药，预防感染，点药前洁净双手，将下睑缘向下牵拉，眼药滴入下结膜囊内，轻轻闭合眼睑，缓慢转动眼球，使药液均匀分布，眼药瓶口距眼睛1～2cm，用后将瓶盖拧紧。

3. 复查　出院后常规1周复诊，复诊时请携带门诊病历卡，挂号取门诊病历后到白内障中心复查，若病情发生变化，应及时来院就诊，以免延误病情。

4. 饮食　疾病恢复期应选择含丰富维生素、蛋白质的饮食以增强体质，促进疾病的恢复，如瘦肉、鸡蛋、鱼类、新鲜蔬菜、水果（糖尿病患者除外），还应注意粗细粮的搭配。

5. 验光配镜　做白内障手术，未植入人工晶体者，可在术后3个月验光配镜。

6. 环境　环境应安静舒适，保持温度、湿度适宜，注意通风，保持室内空气清新。

7. 心理　保持良好的心理状态，避免情绪激动，适当参加锻炼，增强自信心，愉快的心情有利于疾病的康复。

8. 其他　人工晶体植入术后视力下降，可能出现后囊浑浊，医生检查后可行激光治疗。

（吴凤琳）

第十六节　复合式青光眼滤过手术的护理

（一）术前护理

1. 评估和观察要点

（1）病情评估：①评估患者发病的时间，起病的缓急，视功能改变情况，特别是视野缺损，以及眼底视盘改变情况。②评估24小时眼压的波动范围及眼压高峰值，眼压升高的程度、进展情况等症状。③评估患者的生命体征、原发病治疗用药情况、既往病史、外伤史、家族史及全身有无合并症等。④了解患者饮食、二便及睡眠情况。

（2）安全评估：评估患者有无视觉障碍、头晕等症状，评估患者年龄、精神状况及自理能力。

（3）疾病认知：了解患者及家属对疾病和手术的认知程度，评估患者及家属的配合程度。

（4）心理状况：了解患者和家属的心理状态。

2. 护理要点

（1）术前检查：①常规检查：血、尿常规，肝、肾功能，APTT + PT，HBsAg，HIV，HCV，梅毒抗体，心电图，胸部 X 线。②专科检查：房角镜检查、视野检查、眼部超声检查、超声生物显微镜检查。③注意事项：向患者及家属讲解术前检查的目的、方法，积极协助其完成各项检查；告知患者静脉抽血前需要禁食水 6 小时以上；留取尿标本时，应取晨起、空腹、首次、中段尿液。

（2）术前准备：①呼吸道：保暖，预防感冒，必要时遵医嘱应用抗生素控制感染。②胃肠道：全麻手术需禁食、水 6~8 小时，防止全身麻醉所导致的吸入性肺炎、窒息等，局麻患者术日晨可进少量易消化食物，不可过饱，以免术中发生呕吐。③术眼准备：术前 3 日点消炎滴眼液，术晨以温度适宜的生理盐水洗眼遮盖眼垫，眼压较高不稳定者，遵医嘱术前给予降眼压药物。④个人卫生：术前 1 日沐浴、剪指（趾）甲，保持全身清洁，男性患者剃净胡须。⑤睡眠：创造良好环境，保证充足的睡眠。⑥术晨准备：嘱患者取下假牙、眼镜、角膜接触镜，将首饰及贵重物品交予家属妥善保存，入手术室前应排空二便。⑦床单位准备：全麻患者需备全麻床、血压表、听诊器等。⑧心理护理：针对青光眼患者的性格特点，耐心讲解青光眼手术的治疗方法、目的及简要手术步骤。讲解各项检查的目的、意义争取患者配合。

3. 宣教和指导要点

（1）病种宣教：就所患疾病对患者及家属进行宣教，包括疾病的原因、临床表现、治疗原则、预后及预防等。

（2）用药宣教：患者术前 3 日给予抗生素眼药水点眼，向患者讲解主要目的、方法及副作用，为手术做好准备。

（3）饮食指导：告知患者术后进温凉清淡易消化饮食，避免进食刺激性饮食，保持排便通畅。饮水以分次少量为宜，每次引水量不超过 300ml，不饮用如浓茶、咖啡等有兴奋作用的饮品。

（4）体位指导：告知患者全麻术后回病房 3~4 小时内，采取去枕平卧位，头偏向一侧，目的是避免因呕吐物导致窒息及促进分泌物引流，局麻患者可采取自由体位，以不压迫术眼为宜。

4. 注意事项

（1）手术禁忌：注意患者有无上呼吸道感染症状，术前监测生命体征，注意有无发热，若有异常，应及时通知医生予以处理；女性患者月经来潮时及时通知医生。

（2）服药禁忌：入院后及时询问患者是否长期服用抗凝或麻醉禁忌的药物，服用者应及时通知医生，术前应停药 1 周，以免引起术中出血或麻醉意外。

（3）效果评价：评价患者对白内障疾病相关知识的了解程度，医患配合效果；评估责任护士对患者病情和精神状态的掌握程度。

（二）术后护理

1. 评估和观察要点

（1）手术交接：患者安返病房后，责任护士与麻醉护士严格交班，了解患者的麻醉方式、术中病情变化、生命体征、意识恢复状态及皮肤完整性。

（2）病情评估：密切观察患者眼压的变化，病情变化如生命体征、意识、呼吸道通畅情况；观察伤口疼痛、敷料渗血渗液情况、有无松脱，观察有无视力突然丧失等症状。

（3）并发症的观察：观察患者有无眼痛、眼胀、头痛、恶心、呕吐等高眼压症状，观察有无浅前房、脉络膜上腔出血等症状。

（4）术后不适症状评估：观察患者有无明显眼痛、眼胀、恶心、呕吐、发热等常见术后反应。

2. 护理要点

（1）体位护理：全麻术后回病房 3~4 小时内，应保持呼吸道通畅，采取去枕平卧，头偏向一侧，以免呕吐物误吸入呼吸道发生窒息；局麻患者可采取自由体位，以不压迫术眼为宜。

（2）生命体征监测：术后严密监测患者生命体征，每日测量体温、脉搏、呼吸 4 次。

（3）术眼护理：敷料打开后，观察术眼睑是否红肿、结膜是否充血及术眼分泌物情况，如分泌物较多者，可用无菌棉签蘸取生理盐水擦拭干净，如患者有明显眼痛、眼胀、恶心、呕吐症状，应及时通知主管医生予以处理。

（4）并发症观察与护理：①高眼压：密切观察患者眼压的变化，倾听患者主诉，告知患者如出现眼痛、眼胀、头痛、恶心症状，应立即通知医护人员，遵医嘱应用降眼压药物，并嘱患者饮水注意分次少量，每次引水量不超过 300ml。②浅前房：注意观察患者视力有无明显下降，角膜有无水肿或角膜刺激症状，如有此类症状应通知主管医师。对于伴有低眼压的Ⅰ度浅前房，可加强病情观察，不需要特殊治疗，对于伴有低眼压的Ⅱ度浅前房，采取药物保守治疗，局部加压包扎。③脉络膜上腔出血：密切观察患者可有剧烈的眼痛、视力突然丧失、头痛等症状，出现上述症状，应立即通知医生，遵医嘱给予镇静剂、止血剂、高渗脱水剂治疗，控制出血和眼压。④感染：监测患者体温，若体温升高或患者主诉视力下降，应及时遵医嘱给予用药处理。嘱患者放松心情，适量多饮水，注意休息，术后 2 周内勿让不洁水及肥皂水进入眼内，保持局部清洁干燥。

（5）疼痛护理：患者术后出现头部轻微疼痛或眼痛属正常现象，可让患者听音乐、聊天等转移注意力；疼痛较重或不可耐受的患者，必要时遵医嘱使用止痛药。

（6）基础护理：关注患者的需求，随时询问，积极提供相应的帮助，并按等级护理的要求及专科特点完成患者的基础护理内容。

3. 宣教和指导要点

（1）用药宣教：告知患者术后给予抗炎治疗的目的：是为了预防感染、减轻黏膜水肿、减少出血。给予散瞳剂的目的是预防炎症发生和促进前房形成。

（2）饮食指导：根据患者的身体状况，个性化地、有针对性地指导患者进食，以清淡易消化饮食为主，避免进食刺激性饮食，保持大便通畅，注意饮食卫生，以免发生腹泻、腹胀的不适。饮水宜分次少量，每次饮水量不超过 300ml。避免饮用兴奋性饮品。

（3）安全指导：术后观察患者有无乏力、头晕等症状，指导患者首次下床时应渐进活动，防止虚脱摔倒，教会患者使用床旁呼叫系统；对视觉障碍患者，应保持病室整洁无障碍物，防止磕碰；老年人活动时应注意地面湿滑，防止摔倒，儿童患者注意不要随处跑动，以免撞伤。

（4）按摩眼球指导：协助和指导患者按摩眼球，并按医嘱监督患者按摩，具体方法为嘱其闭眼，示指和中指适当用力，一放一压，压迫眼球 10～15 秒，以促进视网膜动脉扩张，加速眼内血液流通，降低眼压。

4. 注意事项

（1）眼压控制：密切观察眼压的变化，嘱患者避免一些升高眼压的诱因，如术后不大声说话等。如出现头痛、眼痛、恶心呕吐，应遵医嘱给予降眼压药物治疗。

（2）效果评价：评价患者对手术及健康相关知识掌握程度；评价患者住院期间医患配合程度。

（三）出院指导

1. 眼部护理　做滤过手术的患者应遵照医生的要求，定时按摩眼球，保证房水的正常流通维持正常眼压。嘱患者不要在阴暗处久留，看电视时要开一小瓦数的照明灯。术后 2 周勿让不洁水进入眼内，以免引起感染，保持眼局部清洁干燥。

2. 治疗指导　嘱坚持按时点药，预防感染，防止眼压升高，点药前洁净双手，将下睑缘向下牵拉，眼药滴入下结膜囊内，轻轻闭合眼睑，缓慢转动眼球，使药液均匀分布，眼药瓶口距眼睛 1～2cm，用后将瓶盖拧紧。

3. 复查　出院后常规 1 周复诊，若病情发生变化，应及时来院就诊，以免延误病情。

4. 饮食　疾病恢复期应选择含丰富维生素、蛋白质的饮食以增强体质，促进疾病的恢复，如瘦肉、鸡蛋、鱼类、新鲜蔬菜、水果（糖尿病患者除外），还应注意粗细粮的搭配。少吃或不吃刺激较强的食物如辣椒、酒类。饮水宜分次少量，每次饮水量不超过 300ml。避免饮用兴奋性饮品。

5. 环境　环境应安静舒适，保持温湿度适宜，注意通风，保持室内空气清新。

6. 心理　保持良好的心理状态，避免情绪激动，适当参加锻炼，增强自信心，愉快的心情有利于疾病的康复。

（吴凤琳）

第十七节　非穿透性小梁手术的护理

（一）术前护理

1. 评估和观察要点

（1）病情评估：①评估患者发病的时间、起病的缓急、视功能改变情况，特别是视野缺损，以及眼底视盘改变情况。②评估 24 小时眼压的波动范围及眼压高峰值，眼压升高的程度、进展情况等症状。③评估患者的生命体征、原发病治疗用药情况、既往病史、外伤史、家族史及全身有无合并症等。④了解患者饮食、二便及睡眠情况。

（2）安全评估：评估患者有无视觉障碍、头晕等症状，评估患者年龄、精神状况及自理能力。

（3）疾病认知：了解患者及家属对疾病和手术的认知程度，评估患者及家属的配合程度。

（4）心理状况：了解患者和家属的心理状态。

2. 护理要点

（1）术前检查：①常规检查：血、尿常规，肝、肾功能，APTT + PT，HBsAg，HIV，HCV，梅毒抗体，心电图，胸部 X 线。②专科检查：房角镜检查、视野检查、眼部超声检查、超声生物显微镜检查、眼底立体像检查。③注意事项：向患者及家属讲解术前检查的目的、方法，积极协助其完成各项检查；告知患者静脉抽血前需要禁食、水 6 小时以上；留取尿标本时，应取晨起、空腹、首次、中段尿液。

（2）术前准备：①呼吸道：保暖，预防感冒，必要时遵医嘱应用抗生素控制感染。②胃肠道：全麻手术需禁食、水 6 ~ 8 小时，防止全身麻醉所导致的吸入性肺炎、窒息等，局麻患者术日晨可进少量易消化食物，不可过饱，以免术中发生呕吐。③术眼准备：术前 3 日点消炎滴眼液，术晨以温度适宜的生理盐水洗眼遮盖眼垫，眼压较高不稳定者，遵医嘱术前给予降眼压药物。④个人卫生：术前 1 日沐浴、剪指（趾）甲，保持全身清洁，男性患者剃净胡须。⑤睡眠：创造良好环境，保证充足的睡眠。⑥术晨准备：嘱患者取下假牙、眼镜、角膜接触镜，将首饰及贵重物品交予家属妥善保存，入手术室前应排空大、小便。⑦床单位准备：全麻患者需备全麻床、血压表、听诊器等。⑧心理护理：针对青光眼患者的性格特点，耐心讲解青光眼手术的治疗方法、目的及简要手术步骤。讲解各项检查的目的、意义争取患者配合。

3. 宣教和指导要点

（1）病种宣教：就所患疾病对患者及家属进行宣教，包括疾病的原因、临床表现、治疗原则、预后及预防等。

（2）用药宣教：患者术前 3 日给予抗生素眼药水点眼，向患者讲解主要目的、方法及副作用，为手术做好准备。

（3）饮食指导：告知患者术后进温凉清淡易消化饮食，避免进食刺激性饮食，保持排便通畅。饮水以分次少量为宜，每次引水量不超过 300ml，不饮用如浓茶、咖啡等有兴奋作用的饮品。

（4）体位指导：告知患者全麻术后回病房 3 ~ 4 小时内，采取去枕平卧位，头偏向一侧，目的是避免因呕吐物导致窒息及促进分泌物引流，局麻患者可采取自由体位，以不压迫术眼为宜。

4. 注意事项

（1）手术禁忌：注意患者有无上呼吸道感染症状，术前监测生命体征，注意有无发热，若有异常，应及时通知医生予以处理；女性患者月经来潮时及时通知医生。

（2）服药禁忌：入院后及时询问患者是否长期服用抗凝或麻醉禁忌的药物，服用者应及时通知医生，术前应停药 1 周，以免引起术中出血或麻醉意外。

（3）效果评价：评价患者对白内障疾病相关知识的了解程度，医患配合效果；评估责任护士对患者病情和精神状态的掌握程度。

（二）术后护理

1. 评估和观察要点

（1）手术交接：患者安返病房后，责任护士与麻醉护士严格交班，了解患者的麻醉方式、术中病情变化、生命体征、意识恢复状态及皮肤完整性。

（2）病情评估：密切观察患者眼压的变化，病情变化如生命体征、意识、呼吸道通畅情况；观察伤口疼痛、敷料渗血渗液情况、有无松脱，观察有无视力突然丧失等症状。

（3）并发症的观察：观察患者有无眼痛、眼胀、头痛、恶心、呕吐等高眼压症状，观察有无浅前房、脉络膜上腔出血等症状。

（4）术后不适症状评估：观察患者有无明显眼痛、眼胀、恶心、呕吐、发热等常见术后反应。

2. 护理要点

（1）体位护理：全麻术后回病房 3~4 小时内，应保持呼吸道通畅，采取去枕平卧，头偏向一侧，以免呕吐物误吸入呼吸道发生窒息；局麻患者可采取自由体位，以不压迫术眼为宜。

（2）生命体征监测：术后严密监测患者生命体征，每日测量体温、脉搏、呼吸 4 次。

（3）术眼护理：敷料打开后，观察术眼睑是否红肿、结膜是否充血及术眼分泌物情况，如分泌物较多者，可用无菌棉签蘸取生理盐水擦拭干净，如患者有明显眼痛、眼胀、恶心、呕吐症状，应及时通知主管医生予以处理。

（4）并发症观察与护理：①高眼压：密切观察患者眼压的变化，倾听患者主诉，告知患者如出现眼痛、眼胀、头痛、恶心症状，应立即通知医护人员，遵医嘱应用降眼压药物，并嘱患者饮水注意分次少量，每次引水量不超过 300ml。②浅前房：注意观察患者视力有无明显下降，角膜有无水肿或角膜刺激症状，如有此类症状应通知主管医师。对于伴有低眼压的 I 度浅前房，可加强病情观察，不需要特殊治疗；对于伴有低眼压的 II 度浅前房，采取药物保守治疗，局部加压包扎。③脉络膜上腔出血：密切观察患者可有剧烈的眼痛、视力突然丧失、头痛等症状，出现上述症状，应立即通知医生，遵医嘱给予镇静剂、止血剂、高渗脱水剂治疗，控制出血和眼压。④感染：监测患者体温，若体温升高或患者主诉视力下降，应及时遵医嘱给予处理及用药，嘱患者放松心情，适量多饮水，注意休息，术后 2 周内勿让不洁水及肥皂水进入眼内，保持局部清洁干燥。

（5）疼痛护理：评估患者疼痛情况，患者术后出现头部轻微疼痛或眼痛属正常现象，可让患者听音乐、聊天等转移注意力；疼痛较重或不可耐受的患者，必要时遵医嘱使用止痛药。

（6）基础护理：关注患者的需求，随时询问，积极提供相应的帮助，并按等级护理的要求及专科特点完成患者的基础护理内容。

3. 宣教和指导要点

（1）用药宣教：告知患者术后给予抗炎治疗的目的：是为了预防感染、减轻黏膜水肿、减少出血。给予散瞳剂的目的是预防炎症发生和促进前房形成。

（2）饮食指导：根据患者的身体状况，个性化地、有针对性地指导患者进食，以清淡易消化饮食为主，避免进食刺激性饮食，保持大便通畅，注意饮食卫生，以免发生腹泻、腹胀的不适。饮水宜分次少量，每次饮水量不超过 300ml。避免饮用兴奋性饮品。

（3）安全指导：术后观察患者有无乏力、头晕等症状，指导患者首次下床时应渐进活动，防止虚脱摔倒，教会患者使用床旁呼叫系统；对视觉障碍患者，应保持病室整洁无障碍物，防止磕碰；老年人活动时应注意地面湿滑，防止摔倒，儿童患者注意不要随处跑动，以免撞伤。

（4）按摩眼球指导：协助和指导患者按摩眼球，并按医嘱监督患者按摩，具体方法为嘱其闭眼，示指和中指适当用力，一放一压，压迫眼球 10～15 秒，以促进视网膜动脉扩张，加速眼内血液流通，降低眼压。

4. 注意事项

（1）眼压控制：密切观察眼压的变化，嘱患者避免一些升高眼压的诱因，如术后勿大声说话等。如出现头痛、眼痛、恶心呕吐，应遵医嘱给予降眼压药物治疗。

（2）非穿透性小梁切除手术因为术中未进入前房，所以术后炎症反应轻，并发症小，患者不适感小，因此更应提醒患者注意休息，避免过分低头、弯腰的动作、大声说话、打喷嚏、擤鼻涕等。

（3）效果评价：评价患者对手术及健康相关知识掌握程度；评价患者住院期间医患配合程度。

（三）出院指导

1. 眼部护理　做滤过手术的患者遵照医生的要求，定时按摩眼球，保证房水的正常流通维持正常眼压。嘱患者不要在阴暗处久留，看电视时要开一小瓦数的照明灯。术后 2 周勿让不洁水进入眼内，以免引起感染，保持眼局部清洁干燥。

2. 治疗指导　嘱坚持按时点药，预防感染，防止眼压升高，点药前洁净双手，将下睑缘向下牵拉，眼药滴入下结膜囊内，轻轻闭合眼睑，缓慢转动眼球，使药液均匀分布，眼药瓶口距眼睛 1～2cm，用后将瓶盖拧紧。

3. 复查　出院后常规 1 周复诊，若病情发生变化，如眼红、畏光、流泪应及时来院就诊，以免延误病情。

4. 饮食　疾病恢复期应选择含丰富维生素、蛋白质的饮食以增强体质，促进疾病的恢复，如瘦肉、鸡蛋、鱼类、新鲜蔬菜、水果（糖尿病患者除外），还应注意粗细粮的搭配。少吃或不吃刺激较强的食物如辣椒、酒类。饮水宜分次少量，每次饮水量不超过 300ml。避免饮用兴奋性饮品。

5. 环境　环境应安静舒适，保持温度、湿度适宜，注意通风，保持室内空气清新。

6. 心理　保持良好的心理状态，避免情绪激动，适当参加锻炼，增强自信心，愉快的心情有利于疾病的康复。

（吴凤琳）

第十八节　板层角膜移植手术的护理

（一）术前护理

1. 评估和观察要点

（1）病情评估：①评估患眼疼痛、畏光、流泪、异物感、视力下降情况，起病的缓急。

②评估患者眼睑肿胀、球结膜充血、水肿、角膜溃疡情况，原发病治疗用药情况、既往病史、外伤史、家族史以及全身有无合并症等。③了解患者饮食、二便及睡眠情况。

（2）安全评估：评估患者有无视觉障碍，评估患者年龄、精神状况及自理能力。

（3）疾病认知：了解患者及家属对疾病和手术的认知程度，评估患者及家属的配合程度。

（4）心理状况：了解患者和家属的心理状态。

2. 护理要点

（1）术前检查

1）常规检查：血、尿常规，肝、肾功能，APTT + PT，HBsAg，HIV，HCV，梅毒抗体，心电图，胸部 X 线。

2）专科检查：泪液分泌试验、眼科超声检查。

3）注意事项：向患者及家属讲解术前检查的目的、方法，积极协助其完成各项检查；告知患者静脉抽血前需要禁食水 6 小时以上；留取尿标本时，应取晨起、空腹、首次、中段尿液。

（2）术前准备：①呼吸道：保暖，预防感冒，必要时遵医嘱应用抗生素控制感染。②胃肠道：全麻手术需禁食、水 6 ~ 8 小时，防止全身麻醉所导致的吸入性肺炎、窒息等，局麻患者术日晨可进少量易消化食物，不可过饱，以免术中发生呕吐。③术眼准备：冲洗泪道，术日晨以温度适宜的生理盐水冲洗结膜囊（角膜穿孔严禁冲洗），遮盖眼垫。④术前用药：术前 1 小时滴用 2% 毛果芸香碱眼药水，10 分钟 1 次，共 3 次。术前 30 分钟给予 20% 甘露醇 250ml 静脉快速输入（全麻患者禁止）。⑤个人卫生：术前 1 日沐浴、剪指（趾）甲，保持全身清洁，男性患者剃净胡须。⑥睡眠：创造良好环境，保证充足的睡眠。⑦术晨准备：嘱患者取下假牙、眼镜、角膜接触镜，将首饰及贵重物品交予家属妥善保存，入手术室前应排空二便。⑧床单位准备：全麻患者需备全麻床、血压表、听诊器等。⑨心理护理：向患者讲述手术前注意事项，讲解术前用药的目的。讲解放松技巧，减轻疼痛，提高睡眠质量。介绍麻醉方式手术医生，术前晚保证充足睡眠，防止感冒。

3. 宣教和指导要点

（1）病种宣教：就所患疾病对患者及家属进行宣教，包括疾病的原因、临床表现、治疗原则、预后及预防等。

（2）用药宣教：患者术前给予抗生素眼药水、缩瞳剂点眼，降眼压药物输入，向患者讲解主要目的、方法及副作用，为手术做好准备。

（3）饮食指导：告知患者术后进温凉、清淡、易消化的饮食，鼓励患者多食富含维生素 A 的食物，以促进溃疡面的愈合，禁食刺激性食物。

（4）体位指导：告知患者全麻术后回病房 3 ~ 4 小时内，采取去枕平卧位，头偏向一侧，目的是避免因呕吐物导致窒息及促进分泌物引流，局麻患者可采取自由体位，以不压迫术眼为宜。

4. 注意事项

（1）手术禁忌：①注意患者有无全身手术禁忌证，全身情况不能耐受眼科手术，如严重高血压、糖尿病、心脏病、精神障碍等。②注意有无眼部禁忌证，如青光眼、眼内活动性炎症、麻痹性角膜炎等。③注意患者有无上呼吸道感染症状，术前监测生命体征，注意有无发热，若有异常，应及时通知医生予以处理。④女性患者月经来潮时及时通知医生。

（2）服药禁忌：入院后及时询问患者是否长期服用抗凝或麻醉禁忌的药物，服用者应及时通知医生，术前应停药1周，以免引起术中出血或麻醉意外。

（3）效果评价：评价患者对白内障疾病相关知识的了解程度，医患配合效果；评估责任护士对患者病情和精神状态的掌握程度。

（二）术后护理

1. 评估和观察要点

（1）手术交接：患者安返病房后，责任护士与麻醉护士严格交班，了解患者的麻醉方式、术中病情变化、生命体征、意识恢复状态及皮肤完整性。

（2）病情评估：密切观察患者眼压的变化；观察病情变化如生命体征、意识、呼吸道通畅情况；观察伤口疼痛、敷料渗血渗液情况、有无松脱。观察有无疼痛、流泪、畏光等症状。

（3）并发症的观察：观察患者有无高眼压症状，观察有无疼痛及有无角膜穿孔等症状。

（4）术后不适症状评估：观察患者有无视力改变、眼磨、流泪、眼痛、眼胀、恶心、呕吐及发热等常见术后反应。

2. 护理要点

（1）体位护理：全麻术后回病房3~4小时内，应保持呼吸道通畅，采取去枕平卧，头偏向一侧，以免呕吐物误吸入呼吸道发生窒息；局麻患者可采取自由体位，以不压迫术眼为宜。有前房积血者取半卧位，利于血液沉积于前房下部。

（2）生命体征监测：术后严密监测患者生命体征，每日测量体温、脉搏、呼吸4次。

（3）术眼护理：术后佩戴硬性眼罩，保护术眼；患者主诉磨、流泪等不适均属于术后正常反应，应向患者做好解释工作。敷料打开后，观察术眼睑是否红肿、结膜是否充血及术眼分泌物情况，如分泌物较多者，可用无菌棉签蘸取生理盐水擦拭干净，如患者有视力改变、明显眼痛、眼胀、恶心、呕吐症状，应及时通知主管医生予以处理。

（4）并发症观察与护理

①高眼压：密切观察患者眼压的变化，倾听患者主诉，告知患者如出现眼痛、眼胀、头痛、恶心症状，应立即通知医护人员，遵医嘱应用降眼压药物，并嘱患者饮水注意分次少量，每次引水量不超过300ml。②角膜穿孔的危险：注意患者有无视力改变，患眼有无疼痛、流热泪等不适症状。对患者进行眼部操作时动作须轻柔、避免对眼球施压；嘱患者勿用力打喷嚏、咳嗽；患眼遮盖眼垫，嘱患者勿用手揉眼；遵医嘱使用散瞳剂，防止虹膜后粘连，防止眼压升高。③疼痛：注意观察患者的面部表情及患者的主诉。患者术后出现轻微疼痛属正常现象，可让患者听音乐、聊天等转移注意力；疼痛较重或不可耐受的患者，必要时遵医嘱使用止痛药。④感染：监测患者体温，若体温升高或患者主诉视力下降，应及时遵医嘱给予用药处理，嘱患者放松心情，适量多饮水，注意休息，术后2周内勿让不洁水及肥皂水进入眼内，保持局部清洁干燥。

（5）保护隔离：术后实行保护性隔离，眼药专用，操作前消毒双手。

（6）基础护理：关注患者的需求，随时询问，积极提供相应的帮助，并按等级护理的要求及专科特点完成患者的基础护理内容。

3. 宣教和指导要点

（1）用药宣教：告知患者术后遵医嘱应用糖皮质类固醇及免疫抑制剂者，注意观察有无药物副作用。糖皮质类固醇有抗排斥作用，要坚持足量、规则用药和缓慢停药的原则，并注意观察有无眼压升高等副作用。

（2）饮食指导：根据患者的身体状况，个性化地、有针对性地指导患者进食，以清淡易消化饮食为主，避免进食刺激性饮食，鼓励患者多食富含维生素 A 的食物，以促进溃疡面的愈合，保持大便通畅。

（3）安全指导：术后观察患者有无乏力、头晕等症状，指导患者首次下床时应渐进下床活动，防止虚脱摔倒，教会患者使用床旁呼叫系统；对视觉障碍患者，应保持病室整洁无障碍物，防止磕碰；老年人活动时应注意地面湿滑，防止摔倒，儿童患者注意不要随处跑动，以免撞伤。

4. 注意事项

（1）培养良好卫生习惯：嘱患者不随意用脏手或脏手帕揉拭眼睛，洗脸用具定期煮沸消毒，预防感染。

（2）动作轻柔：对患者实施眼部操作时，动作要轻柔，严防对眼球施压而致移植片移位、创口裂开、创口渗漏等并发症。

（3）效果评价：评价患者对手术及健康相关知识掌握程度；评价患者住院期间医患配合程度。

（三）出院指导

1. 眼部护理

（1）培养良好卫生习惯，嘱患者不随意用脏手或脏手帕揉拭眼睛，洗脸用具定期煮沸消毒，预防感染。

（2）术后 2 周勿让不洁水进入眼内，以免引起感染，保持眼局部清洁干燥。

（3）避免长时间低头及俯卧，避免用力咳嗽等动作。

2. 治疗指导

（1）讲解家庭用药的注意事项，遵医嘱坚持按时用药，不可随意停用激素类药物，停药时应遵医嘱逐渐减量。

（2）滴眼液用药前洁净双手，将下睑缘向下牵拉，眼药滴入下结膜囊内，轻轻闭合眼睑，缓慢转动眼球，使药液均匀分布，眼药瓶口距眼睛 1～2cm，用后将瓶盖拧紧。

3. 复查 出院后常规 1 周复诊，若病情发生变化，如出现移植片混浊，结膜充血，应及时来院复诊，以免延误病情。

4. 拆线 角膜移植缝线一般于术后 6 个月～1 年拆线。

5. 饮食 疾病恢复期应选择含丰富维生素、蛋白质的饮食以增强体质，促进疾病的恢复，如瘦肉、鸡蛋、鱼类、新鲜蔬菜、水果（糖尿病患者除外），还应注意粗细粮的搭配。

6. 环境 环境应安静舒适，保持温度、湿度适宜，注意通风，保持室内空气清新。

7. 心理 保持良好的心理状态，避免情绪激动，适当参加锻炼，增强自信心，愉快的心情有利于疾病的康复。

（吴凤琳）

第十九节　穿透性角膜移植术的护理

（一）术前护理

1. 评估和观察要点

（1）病情评估：①评估患眼疼痛、畏光、流泪、异物感、视力下降情况，起病的缓急。②评估患者眼睑肿胀、球结膜充血、水肿、角膜情况等，原发病治疗用药情况、既往病史、外伤史、家族史及全身有无合并症等。③了解患者饮食、二便及睡眠情况。

（2）安全评估：评估患者有无视觉障碍，评估患者年龄、精神状况及自理能力。

（3）疾病认知：了解患者及家属对疾病和手术的认知程度，评估患者及家属的配合程度。

（4）心理状况：了解患者和家属的心理状态。

2. 护理要点

（1）术前检查：①常规检查：血、尿常规，肝、肾功能，APTT + PT，HBsAg，HIV，HCV，梅毒抗体，心电图，胸部 X 线。②专科检查：泪液分泌试验、眼科超声检查。③注意事项：向患者及家属讲解术前检查的目的、方法，积极协助其完成各项检查；告知患者静脉抽血前需要禁食水 6 小时以上；留取尿标本时，应取晨起、空腹、首次、中段尿液。

（2）术前准备：①呼吸道：保暖，预防感冒，必要时遵医嘱应用抗生素控制感染。②胃肠道：全麻手术需禁食、水 6～8 小时，防止全身麻醉所导致的吸入性肺炎、窒息等，局麻患者术日晨可进少量易消化食物，不可过饱，以免术中发生呕吐。③术眼准备：冲洗泪道，术日晨以温度适宜的生理盐水冲洗结膜囊（角膜穿孔严禁冲洗），遮盖眼垫。④术前用药：术前 1 小时滴用2% 毛果芸香碱眼药水，10 分钟 1 次，共 3 次。术前 30 分钟给予 20% 甘露醇 250ml 静脉快速输入（全麻患者禁止）。⑤个人卫生：术前 1 日沐浴、剪指（趾）甲，保持全身清洁，男性患者剃净胡须。⑥睡眠：创造良好环境，保证充足的睡眠。⑦术晨准备：嘱患者取下假牙、眼镜、角膜接触镜，将首饰及贵重物品交予家属妥善保存，入手术室前应排空二便。⑧床单位准备：全麻患者需备全麻床、血压表、听诊器等。⑨心理护理：向患者讲述手术前注意事项，讲解术前用药的目的。讲解放松技巧，减轻疼痛，提高睡眠质量。介绍麻醉方式手术医生，术前晚保证充足睡眠，防止感冒。

3. 宣教和指导要点

（1）病种宣教：就所患疾病对患者及家属进行宣教，包括疾病的原因、临床表现、治疗原则、预后、预防等。

（2）用药宣教：患者术前给予抗生素眼药水、缩瞳剂点眼，降眼压药物输入，向患者讲解主要目的、方法及副作用，为手术做好准备。

（3）饮食指导：告知患者术后进温凉清淡易消化饮食，鼓励患者多食富含维生素 A 的食物，以促进溃疡面的愈合，禁食刺激性食物。

（4）体位指导：告知患者全麻术后回病房 3～4 小时内，采取去枕平卧位，头偏向一侧，目的是避免因呕吐物导致窒息及促进分泌物引流，局麻患者可采取自由体位，以不压迫术眼为宜。

4. 注意事项

（1）手术禁忌：注意患者有无全身手术禁忌证，全身情况不能耐受眼科手术，如严重高血压、糖尿病、心脏病、精神障碍等；注意有无眼部禁忌证，如青光眼、眼内活动性炎症、麻痹性角膜炎等；注意患者有无上呼吸道感染症状，术前监测生命体征，注意有无发热，若有异常，应及时通知医生予以处理；女性患者月经来潮时及时通知医生。

（2）服药禁忌：入院后及时询问患者是否长期服用抗凝或麻醉禁忌的药物，服用者应及时通知医生，术前应停药1周，以免引起术中出血或麻醉意外。

（3）效果评价：评价患者对白内障疾病相关知识的了解程度，医患配合效果；评估责任护士对患者病情和精神状态的掌握程度。

（二）术后护理

1. 评估和观察要点

（1）手术交接：患者安返病房后，责任护士与麻醉护士严格交班，了解患者的麻醉方式、术中病情变化、生命体征、意识恢复状态及皮肤完整性。

（2）病情评估：密切观察患者眼压的变化；观察病情变化如生命体征、意识、呼吸道通畅情况；观察伤口疼痛、敷料渗血渗液情况、有无松脱。观察有无疼痛、流泪、畏光等症状。

（3）并发症的观察：观察患者有无高眼压症状，观察有无疼痛及有无排斥反应等症状。

（4）术后不适症状评估：观察患者有无视力改变、眼磨、流泪、眼痛、眼胀、恶心、呕吐及发热等常见术后反应。

2. 护理要点

（1）体位护理：全麻术后回病房3~4小时内，应保持呼吸道通畅，采取去枕平卧，头偏向一侧，以免呕吐物误吸入呼吸道发生窒息；局麻患者可采取自由体位，以不压迫术眼为宜。有前房积血者取半卧位，利于血液沉积于前房下部。

（2）生命体征监测：术后严密监测患者生命体征，每日测量体温、脉搏、呼吸4次。

（3）术眼护理术：后佩戴硬性眼罩，保护术眼；患者主诉眼磨、流泪等不适均属于术后正常反应，应向患者做好解释工作。敷料打开后，观察术眼睑是否红肿、结膜是否充血及术眼分泌物情况，如分泌物较多者，可用无菌棉签蘸取生理盐水擦拭干净，如患者有视力改变、明显眼痛、眼胀、恶心、呕吐症状，应及时通知主管医生予以处理。

（4）并发症观察与护理：①高眼压：密切观察患者眼压的变化，倾听患者主诉，告知患者如出现眼痛、眼胀、头痛、恶心症状，应立即通知医护人员，遵医嘱应用降眼压药物，并嘱患者饮水注意分次少量，每次引水量不超过300ml。②排斥反应：注意患者有无视力改变，患眼有无疼痛，观察角膜植片的透明度及有无水肿、混浊等现象。如出现上述症状，立即通知医生，遵医嘱用药。③疼痛：注意观察患者的面部表情及患者的主诉。患者术后出现轻微疼痛属正常现象，可让患者听音乐、聊天等转移注意力；疼痛较重或不可耐受的患者，必要时遵医嘱使用止痛药。④感染：监测患者体温，若体温升高或患者主诉视力下降，应及时遵医嘱给予处理及用药，嘱患者放松心情，适量多饮水，注意休息，术后2周内勿让不洁水及肥皂水进入眼内，保持局部清洁干燥。

（5）保护隔离：术后实行保护性隔离，眼药专用，操作前消毒双手。

（6）基础护理：关注患者的需求，随时询问，积极提供相应的帮助，并按等级护理的要求及专科特点完成患者的基础护理内容。

3. 宣教和指导要点

（1）用药宣教：告知患者术后遵医嘱应用糖皮质类固醇及免疫抑制剂者，注意观察有无药物副作用。糖皮质类固醇有抗排斥作用，要坚持足量、规则用药和缓慢停药的原则，并注意观察有无眼压升高等副作用。

（2）饮食指导：根据患者的身体状况，个性化地、有针对性地指导患者进食，以清淡、易消化饮食为主，避免进食刺激性饮食，鼓励患者多食富含维生素 A 的食物，以促进溃疡面的愈合，保持大便通畅。

（3）安全指导：术后观察患者有无乏力、头晕等症状，指导患者首次下床时应渐进下床活动，防止虚脱摔倒，教会患者使用床旁呼叫系统；对视觉障碍患者，应保持病室整洁无障碍物，防止磕碰；老年人活动时应注意地面湿滑，防止摔倒；儿童患者注意不要随处跑动，以免撞伤。

4. 注意事项

（1）培养良好卫生习惯：嘱患者不随意用脏手或脏手帕揉拭眼睛，洗脸用具定期煮沸消毒，预防感染。

（2）动作轻柔：对患者实施眼部操作时，动作要轻柔，严防对眼球施压而致移植片移位、创口裂开、创口渗漏等并发症。

（3）效果评价：评价患者对手术及健康相关知识掌握程度；评价患者住院期间医患配合程度。

（三）出院指导

1. 眼部护理

（1）培养良好卫生习惯，嘱患者不随意用脏手或脏手帕揉拭眼睛，洗脸用具定期煮沸消毒，预防感染。

（2）术后 2 周勿让不洁水进入眼内，以免引起感染，保持眼局部清洁干燥。

（3）避免长时间低头及俯卧，避免用力咳嗽等动作。

2. 治疗指导

（1）讲解家庭用药的注意事项，遵医嘱坚持按时用药，不可随意停用激素类药物，停药时应遵医嘱逐渐减量。

（2）滴眼液用药前洁净双手，将下睑缘向下牵拉，眼药滴入下结膜囊内，轻轻闭合眼睑，缓慢转动眼球，使药液均匀分布，眼药瓶口距眼睛 1～2cm，用后将瓶盖拧紧。

3. 复查

（1）出院后常规 1 周复诊，若病情发生变化，如出现移植片混浊，结膜充血，可随时来院复诊，以免延误病情。

（2）排斥反应多发生在术后数周到术后 2 年，即使手术成功也不能掉以轻心，凡出现视力下降、眼部红痛、畏光、流泪等症状，应及时就诊。

4. 拆线　角膜移植缝线一般于术后 6 个月～1 年拆线。

5. 饮食　疾病恢复期应选择含丰富维生素、蛋白质的饮食以增强体质，促进疾病的恢复，如瘦肉、鸡蛋、鱼类、新鲜蔬菜、水果（糖尿病患者除外），还应注意粗细粮的搭配。

6. 环境　环境应安静舒适，保持温度、湿度适宜，注意通风，保持室内空气清新。

7. 心理 保持良好的心理状态，避免情绪激动，适当参加锻炼，增强自信心，愉快的心情有利于疾病的康复。

（吴凤琳）

第二十节 巩膜扣带手术的护理

（一）术前护理

1. 评估和观察要点

（1）病情评估：①评估患者视力下降情况及有无视物变形、视野缺损情况。②评估有无眼部前驱症状，如飞蚊症、雾尘样混浊、闪光感等症状。③评估既往病史，有无高度近视、眼部外伤或眼部手术史。④评估患者的生命体征、原发病治疗用药情况，以及全身有无合并症等。⑤了解患者饮食、大小便及睡眠情况。

（2）安全评估：评估患者有无视觉障碍、头晕等症状，评估患者年龄、精神状况及自理能力。

（3）疾病认知：了解患者及家属对疾病和手术的认知程度，评估患者及家属的配合程度。

（4）心理状况：了解患者和家属的心理状态。

2. 护理要点

（1）术前检查：①常规检查血、尿常规，肝、肾功能，APTT + PT，HBsAg，HIV，HCV，梅毒抗体，心电图，胸部 X 线。②专科检查：间接检眼镜检查、眼底血管造影、视觉电生理、光学相干断层成像及眼科超声检查。③注意事项：向患者及家属讲解术前检查的目的、方法，积极协助其完成各项检查；告知患者静脉抽血前需要禁食、水 6 小时以上；留取尿标本时，应取晨起、空腹、首次、中段尿液。

（2）术前准备：①呼吸道：保暖，预防感冒，必要时遵医嘱应用抗生素控制感染。②胃肠道：全麻手术需禁食、水 6~8 小时，防止全身麻醉所导致的吸入性肺炎、窒息等；局麻患者术日晨可进少量易消化食物，不可过饱，以免术中发生呕吐。③术眼准备：术前 3 日点消炎滴眼液，术晨以温度适宜的生理盐水洗眼遮盖眼垫，遵医嘱点散瞳眼药，充分散大瞳孔。④个人卫生：术前 1 日沐浴、剪指（趾）甲，保持全身清洁，男性患者剃净胡须。⑤睡眠：创造良好环境，保证充足的睡眠，必要时，遵医嘱于术前晚给予口服镇静剂。⑥术晨准备：嘱患者取下假牙、眼镜、角膜接触镜，将首饰及贵重物品交予家属妥善保存，入手术室前应排空二便。⑦床单位准备：全麻患者需备全麻床、血压表、听诊器等。⑧心理护理：讲解视网膜脱离病因及简要手术方法，告知患者由于手术中需要牵拉肌肉，所以可能会有恶心感，需要患者的配合，使患者有足够的思想准备。为手术的顺利进行，奠定基础。

3. 宣教和指导要点

（1）病种宣教：就所患疾病对患者及家属进行宣教，包括疾病的原因、临床表现、治疗原则、预后、预防等。

（2）用药宣教：患者术前 3 日给予抗生素眼药水点眼，向患者讲解主要目的、方法及副作用，为手术做好准备。

（3）体位护理：嘱患者术前调整好心情，多休息，限制头部过度活动，保持裂孔处于最低位,以免视网膜脱离范围增大。对拟行惰性气体注入或硅油填充术的患者进行术后体位的训练,告知患者只有充分发挥气体或硅油的顶压作用,才最利于视网膜的复位及裂孔的粘闭。

(4)生活、饮食指导:告知患者术后进温凉、清淡、易消化饮食,避免进食酸、辣、硬、刺激性饮食,以免因进食不善引起出血。患者保证充足的睡眠,糖尿病、高血压患者要保持血糖、血压的平稳。

(5)体位指导:告知患者全麻术后回病房 3～4 小时内,采取去枕平卧位,头偏向一侧,目的是避免因呕吐物导致窒息及促进分泌物引流,局麻患者可采取自由体位,以不压迫术眼为宜。

4. 注意事项

(1)手术禁忌:注意患者有无全身手术禁忌证,全身情况不能耐受眼科手术,如严重高血压、糖尿病、心脏病、精神障碍等;注意有无眼部禁忌证,如青光眼、眼内活动性炎症、麻痹性角膜炎等;注意患者有无上呼吸道感染症状,术前监测生命体征,注意有无发热,若有异常,应及时通知医生予以处理;女性患者月经来潮时及时通知医生。

(2)服药禁忌:入院后及时询问患者是否长期服用抗凝或麻醉禁忌的药物,服用者应及时通知医生,术前应停药 1 周,以免引起术中出血或麻醉意外。

(3)效果评价:评价患者对视网膜疾病相关知识的了解程度,医患配合效果;评估责任护士对患者病情和精神状态的掌握程度。

(二)术后护理

1. 评估和观察要点

(1)手术交接:患者安返病房后,责任护士与麻醉护士严格交班,了解患者的麻醉方式、术中病情变化、生命体征、出血量、意识恢复状态及皮肤完整性。

(2)病情评估:密切观察患者视力变化情况及病情变化,如生命体征、意识情况;观察伤口疼痛、敷料渗血渗液情况、眼睑有无肿胀、流泪等眼部刺激症状。

(3)并发症的观察:观察患者有无恶心、呕吐等高眼压症状,观察有无脉络膜脱离、感染等症状。

(4)术后不适症状评估:观察患者有无眼磨、眼痛、恶心、呕吐、发热等常见术后反应。

2. 护理要点

(1)体位护理全麻术后回病房 3～4 小时内,应保持呼吸道通畅,采取去枕平卧,头偏向一侧,以免呕吐物误吸入呼吸道发生窒息;局麻患者可采取自由体位。一般情况,单纯视网膜复位术后,患者可自由体位,以不压迫术眼为宜。硅油及气体填充术后,需保持裂孔位于最高点(相反,重硅油填充术后,患者需保持裂孔处于最低点),充分发挥其顶压作用,以利于视网膜的复位及裂孔的粘闭。

(2)生命体征监测:术后严密监测患者生命体征,每日测量体温、脉搏、呼吸 4 次。

(3)术眼护理:手术当日严密观察敷料有无渗血、渗液、包扎带有无松脱。敷料打开后,观察术眼睑是否红肿、结膜是否充血及术眼分泌物情况,如分泌物较多者,可用无菌棉签蘸取生理盐水擦拭干净,部分患者术后仍有视物不清、轻度眼睑红肿、轻度结膜充血、轻度异物感,属于正常现象,如有明显眼痛、恶心、呕吐症状,应及时通知主管医生予以处理。

（4）皮肤护理：由于术后长期保持同一体位，需密切观察受压局部组织的血液循环情况，尤其枕后、肩胛骨、肘部、尾骨、臀部、足跟、内踝及外踝部位。指导并协助患者按摩颈肩、背部及肢体，2次/日，20～30分/次，以缓解肌肉疲劳和酸痛，增加舒适程度；臀部及肢体部位可以垫软枕或气圈，避免易受损部位因长期受压而发红，甚至引起压疮。

（5）生活护理：指导患者避免头部和眼部过度活动，勿用力憋气、咳嗽或打喷嚏，勿用力挤眼、大声谈话。有咳嗽或呕吐者，要服用镇咳或止吐药。指导患者保持大便通畅，不可用力大便，有便秘者通知医生，可给予缓泻剂。

（6）并发症观察与护理：①高眼压：密切观察患者眼压的变化，倾听患者主诉，告知患者如出现眼痛、眼胀、头痛、恶心症状，应立即通知医护人员，遵医嘱应用降眼压药物，并嘱患者饮水注意分次少量，每次引水量不超过300ml。②脉络膜脱离：注意患者主诉，询问患者有无视力改变、视物变形等视觉功能改变症状，如有发生及时通知医师处理。③感染：监测患者体温，若体温升高或患者在术后反应减轻时，又突然主诉眼痛、眼睑结膜水肿，且有脓性分泌物，应立即通知主管医师，及时遵医嘱给予处理及用药，嘱患者放松心情，适量多饮水，注意休息，术后2周内勿让不洁水及肥皂水进入眼内，保持局部清洁干燥。

（7）疼痛护理：一般情况下，患者24小时内可有轻微的疼痛，不需要用止痛药，可让患者听音乐、聊天等转移注意力；如有疼痛剧烈、头痛、眼胀、恶心、呕吐等症状及时通知医生，以免延误病情，必要时遵医嘱使用止痛药。

（8）基础护理：关注患者的需求，随时询问，积极提供相应的帮助，并按等级护理的要求及专科特点完成患者的基础护理内容。

3. 宣教和指导要点

（1）用药宣教：根据医嘱选择药物，术后眼部用消炎目水，预防术后感染发生；口服抗生素和止血药，起到抗感染和预防术后出血发生的作用；如有其他用药，遵医嘱执行。

（2）饮食指导：根据患者的身体状况，个性化地、有针对性地指导患者进食，以清淡、易消化饮食为主，避免进食酸、辣、硬、刺激性饮食，多进食高营养、高维生素饮食，多食新鲜蔬菜水果，糖尿病患者应选择低糖、低脂、适量蛋白质、高纤维素、高维生素饮食。保持大便通畅，注意饮食卫生，以免发生腹泻、腹胀的不适。

（3）安全指导：术后观察患者有无乏力、头晕等症状，指导患者首次下床时应渐进下床活动，防止虚脱摔倒，教会患者使用床旁呼叫系统；视觉障碍的患者，应加强巡视，避免摔伤或坠床等意外情况发生，老年人活动时应注意地面湿滑，防止摔倒，儿童患者注意不要随处跑动，以免撞伤。

4. 注意事项

（1）体位指导：术后眼内注入硅油或气体的患者，一定要保持医嘱体位，即裂孔最高位（重硅油患者为裂孔最低位），教会患者各种体位方式，并1～2小时更换体位，减少疲劳，防止受压部位皮肤压红或压疮的发生。

（2）效果评价：评价患者对手术及健康相关知识掌握程度；评价患者住院期间医患配合程度。

（三）出院指导

1. 眼部护理

（1）适当避免剧烈活动，避免高空作业，避免搬运重物用力过度。

（2）眼内注入气体的患者，气体未完全吸收前禁止坐飞机。

（3）术后2周勿让不洁水进入眼内，以免引起感染，保持眼局部清洁干燥。

2. 治疗指导

（1）嘱坚持按时点药，预防感染，点药前洁净双手，将下睑缘向下牵拉，眼药滴入下结膜囊内，轻轻闭合眼睑，缓慢转动眼球，使药液均匀分布，眼药瓶口距眼睛1～2cm，用后将瓶盖拧紧，立即恢复体位。

（2）先滴刺激性弱的，后滴刺激性强的，毒性药物滴后压迫泪囊2～3分钟，混悬液摇匀后滴，2种及以上眼药水之间间隔5～10分钟。

3. 复查　出院后常规1周复诊，若病情发生变化，如出现眼前闪光、视物变形、暗视、眼胀、眼疼、视力忽然下降等情况，立即到医院就诊，以免延误病情。

4. 定期检查眼底　检查眼底对于视网膜患者至关重要。通过检查眼底，患者可以了解视网膜脱离情况，包括黄斑受累的程度、视网膜裂孔的位置、周边视网膜变性区、视网膜下液的深度和流动性、脱离视网膜的活动性，以便采取有效的治疗方案。

5. 饮食　疾病恢复期应选择含丰富维生素、蛋白质的饮食以增强体质，促进疾病的恢复，如瘦肉、鸡蛋、鱼类、新鲜蔬菜、水果（糖尿病患者除外），还应注意粗细粮的搭配。

6. 环境　环境应安静舒适，保持温度、湿度适宜，注意通风，保持室内空气清新。

7. 心理　保持良好的心理状态，避免情绪激动，适当参加锻炼，增强自信心，愉快的心情有利于疾病的康复。

8. 避免诱发因素　老年人、高度近视者、白内障术后无晶体眼者、有眼外伤病史者、视网膜变性者是视网膜脱离的高危人群，此类人群应尽量避免其诱发因素。

（于　伟）

第二十一节　玻璃体切除手术的护理

（一）术前护理

1. 评估和观察要点

（1）病情评估：①评估患者视力下降情况及有无实物变形、视野缺损情况。②评估有无眼部前驱症状，如飞蚊症、闪光感等症状。③评估既往病史，有无高度近视，眼部外伤或眼部手术史，有无自身免疫性疾病、身体其他部位是否有感染病灶及治疗的情况。④评估患者的生命体征、原发病治疗用药情况，以及全身有无合并症等。⑤了解患者饮食、二便及睡眠情况。

（2）安全评估：评估患者有无视觉障碍、头晕等症状，评估患者年龄、精神状况及自理能力。

（3）疾病认知：了解患者及家属对疾病和手术的认知程度，评估患者及家属的配合程度。

（4）心理状况：了解患者和家属的心理状态。

2. 护理要点

（1）术前检查：①常规检查：血、尿常规，肝、肾功能，APTT + PT，HBsAg，HIV，HCV，梅毒抗体，心电图，胸部 X 线。②专科检查：间接检眼镜检查、眼底血管造影、视觉电生理、光学相干断层成像、彩色多普勒超声检查。③注意事项：向患者及家属讲解术前检查的目的、方法，积极协助其完成各项检查；告知患者静脉抽血前需要禁食水 6 小时以上；留取尿标本时，应取晨起、空腹、首次、中段尿液。

（2）术前准备：①呼吸道：保暖，预防感冒，必要时遵医嘱应用抗生素控制感染。②胃肠道：全麻手术需禁食、水 6～8 小时，防止全身麻醉所导致的吸入性肺炎、窒息等，局麻患者术日晨可进少量易消化食物，不可过饱，以免术中发生呕吐。③术眼准备：术前 3 日点消炎滴眼液，术前 1 日备皮、剪眼睫毛，术晨手术当日用 20% 肥皂水充分擦洗备皮范围，以温度适宜的生理盐水冲洗结膜囊，遮盖眼垫，遵医嘱点散瞳眼药，充分散大瞳孔。④个人卫生：术前 1 日沐浴、剪指（趾）甲，保持全身清洁，男性患者剃净胡须。⑤睡眠：创造良好环境，保证充足的睡眠，必要时，遵医嘱于术前晚给予口服镇静剂。⑥术晨准备：嘱患者取下假牙、眼镜、角膜接触镜，将首饰及贵重物品交予家属妥善保存，入手术室前应排空二便。⑦床单位准备：全麻患者需备全麻床、血压表、听诊器等。⑧心理护理：讲解玻璃体混浊病因及简要手术方法，告知患者手术时间一般较长，让患者做好心理准备，以减轻不必要的恐惧、紧张心理。取得患者术中、术后的配合，使患者得到预期的康复。

3. 宣教和指导要点

（1）病种宣教：就所患疾病对患者及家属进行宣教，包括疾病的原因、临床表现、治疗原则、预后、预防等。

（2）用药宣教：患者术前 3 日给予抗生素眼药水点眼，向患者讲解主要目的、方法及副作用，为手术做好准备。

（3）生活护理：嘱患者术前调整好心情，多休息，保证充足的睡眠，糖尿病、高血压患者要保持血糖、血压的平稳。

（4）饮食指导：告知患者术后进温凉、清淡、易消化饮食，避免进食酸、辣、硬、刺激性饮食。

（5）体位指导：告知患者全麻术后回病房 3～4 小时内，采取去枕平卧位，头偏向一侧，目的是避免因呕吐物导致窒息及促进分泌物引流，局麻患者可采取自由体位，以不压迫术眼为宜。

4. 注意事项

（1）手术禁忌：注意患者有无全身手术禁忌证，全身情况不能耐受眼科手术，如严重高血压、糖尿病、心脏病、精神障碍等；注意有无眼部禁忌证，如青光眼、眼内活动性炎症、麻痹性角膜炎等；注意患者有无上呼吸道感染症状，术前监测生命体征，注意有无发热，若有异常，应及时通知医生予以处理；女性患者月经来潮时及时通知医生。

（2）服药禁忌：入院后及时询问患者是否长期服用抗凝或麻醉禁忌的药物，服用者应及时通知医生，术前应停药 1 周，以免引起术中出血或麻醉意外。

（3）效果评价：评价患者对视网膜疾病相关知识的了解程度，医患配合效果；评估责任护士对患者病情和精神状态的掌握程度。

（二）术后护理

1. 评估和观察要点

（1）手术交接：患者安返病房后，责任护士与麻醉护士严格交班，了解患者的麻醉方式、术中病情变化、生命体征、出血量、意识恢复状态及皮肤完整性。

（2）病情评估：密切观察患者视力变化情况及病情变化，如生命体征、意识、呼吸道通畅情况；观察伤口疼痛、敷料渗血渗液情况、眼睑有无肿胀、流泪等眼部刺激症状。

（3）并发症的观察：观察患者有无恶心、呕吐等高眼压症状，观察有无角膜水肿、白内障、青光眼、玻璃体出血等症状。

（4）术后不适症状评估：观察患者有无眼磨、眼痛、恶心、呕吐、发热等常见术后反应。

2. 护理要点

（1）体位护理全麻术后回病房3~4小时内，应保持呼吸道通畅，采取去枕平卧，头偏向一侧，以免呕吐物误吸入呼吸道发生窒息；局麻患者可采取自由体位。一般情况，单纯视玻璃体切除术后，患者可自由体位，以不压迫术眼为宜。硅油及气体填充术后，需保持裂孔位于最高点（相反，重硅油填充术后，患者需保持裂孔处于最低点），充分发挥其顶压作用，以利于视网膜的复位及裂孔的粘闭。

（2）生命体征监测：术后严密监测患者生命体征，每日测量体温、脉搏、呼吸4次。

（3）术眼护理：手术当日严密观察敷料有无渗血、渗液、包扎带有无松脱。敷料打开后，观察术眼睑是否红肿、结膜是否充血及术眼分泌物情况，如分泌物较多者，可用无菌棉签蘸取生理盐水擦拭干净，部分患者术后仍有视物不清、轻度眼睑红肿、轻度结膜充血、轻度异物感，属于正常现象，如有明显眼痛、恶心、呕吐症状，应及时通知主管医生予以处理。

（4）皮肤护理：由于术后长期保持同一体位，需密切观察受压局部组织的血液循环情况，尤其枕后、肩胛骨、肘部、尾骨、臀部、足跟、内踝、外踝部位。指导并协助患者按摩颈肩、背部及肢体，2次/日，20~30分/次，以缓解肌肉疲劳和酸痛，增加舒适程度；臀部及肢体部位可以垫软枕或气圈，避免易受损部位因长期受压而发红甚至引起压疮。

（5）生活护理：指导患者避免头部和眼部过度活动，勿用力憋气、咳嗽或打喷嚏，勿用力挤眼、大声谈话。有咳嗽或呕吐者，要服用镇咳或止吐药。指导患者保持大便通畅，不可用力大便，有便秘者通知医生，可给予缓泻剂。

（6）并发症观察与护理：①高眼压：密切观察患者眼压的变化，倾听患者主诉，告知患者如出现眼痛、眼胀、头痛、恶心症状，应立即通知医护人员，遵医嘱应用降眼压药物，必要时前房穿刺，并嘱患者饮水注意分次少量，每次引水量不超过300ml。②角膜水肿：注意患者主诉，有无眼痛症状，询问患者有无视力改变、视物变形等视觉功能改变症状，观察角膜透明程度，如有发生及时通知医师处理、遵医嘱用药。嘱患者勿揉眼，避免损伤角膜，注意休息。③白内障：注意观察患者视力改变，向患者强调体位重要性，避免因体位不当，填充物影响晶状体代谢造成白内障。④青光眼：密切观察患者眼压变化，如出现眼压高的症状及时通知医生给予处理。⑤玻璃体出血：护士应密切观察患者视功能，倾听患者主诉，如出现视力突然下降或仅有光感、眼前有飞蚊症或大片黑影出现，及时通知医生，遵医嘱给予止血、加压绷带包扎治疗。⑥感染：监测患者体温，若体温升高，或患者在术后反应减轻时，又突然主诉眼痛、眼睑结膜水肿，且有脓性分泌物，应立即通知主管医师，及时遵医嘱给予处理及用药，嘱患者放松心情，适量多饮水，注意休息，术后2周内勿让不洁水及肥皂水进入眼内，保持局部清洁干燥。

（7）疼痛护理：评估患者疼痛情况，一般情况下，患者24小时内可有轻微的疼痛，不需要用止痛药，可让患者听音乐、聊天等转移注意力；如有疼痛剧烈、头痛、眼胀、恶心、呕吐等症状及时通知医生，以免延误病情，必要时遵医嘱使用止痛药，眼压高者使用降眼压药物。

（8）基础护理：关注患者的需求，随时询问，积极提供相应的帮助，并按等级护理的要求及专科特点完成患者的基础护理内容。

3. 宣教和指导要点

（1）用药宣教：根据医嘱选择药物，术后眼部用消炎目水，预防术后感染发生；口服抗生素和止血药，起到抗感染和预防术后出血发生的作用；使用降眼压药物起到降低眼压的作用。

（2）饮食指导：根据患者的身体状况，个性化地、有针对性地指导患者进食，以清淡、易消化饮食为主，避免进食酸、辣、硬、刺激性饮食，多进食高营养、高维生素饮食，多食新鲜蔬菜、水果，糖尿病患者应选择低糖、低脂、适量蛋白质、高纤维素及高维生素饮食。保持大便通畅，注意饮食卫生，以免发生腹泻、腹胀的不适。

（3）安全指导：术后观察患者有无乏力、头晕等症状，指导患者首次下床时应渐进下床活动，防止虚脱摔倒，教会患者使用床旁呼叫系统；视觉障碍的患者，应加强巡视，避免摔伤或坠床等意外情况发生；老年人活动时应注意地面湿滑，防止摔倒；儿童患者注意不要随处跑动，以免撞伤。

4. 注意事项

（1）体位指导：术后眼内注入硅油或气体的患者，一定要保持医嘱体位，即裂孔最高位（重硅油患者为裂孔最低位），教会患者各种体位姿势，并1~2小时更换体位，减少疲劳，防止受压部位皮肤压红或压疮的发生。

（2）效果评价：评价患者对手术及健康相关知识掌握程度；评价患者住院期间医患配合程度。

（三）出院指导

1. 眼部护理

（1）适当避免剧烈活动，避免高空作业，避免搬运重物用力过度。

（2）眼内注入气体的患者，气体未完全吸收前禁止乘坐飞机。

（3）术后2周勿让不沾水进入眼内，以免引起感染，保持眼局部清洁干燥。

2. 治疗指导

（1）嘱坚持按时点药，预防感染，点药前洁净双手，将下睑缘向下牵拉，眼药滴入下结膜囊内，轻轻闭合眼睑，缓慢转动眼球，使药液均匀分布，眼药瓶口距眼睛1~2cm，用后将瓶盖拧紧，立即恢复体位。

（2）先滴刺激性弱的，后滴刺激性强的，毒性药物滴后压迫泪囊2~3分钟，混悬液摇匀后滴，2种及2种以上眼药水之间间隔5~10分钟。

3. 复查　出院后常规1周复诊，若病情发生变化，如出现眼前闪光、视物变形、暗视、眼胀、眼疼、视力忽然下降等情况，立即到医院就诊，以免延误病情。

4. 硅油取出时间　眼内注入硅油，复查时医生将根据眼底情况及硅油的反应决定取出时间，一般为术后 3~6 个月取出。

5. 活动指导　注入硅油者，出院后注意休息、卧位、减少活动。

6. 饮食　疾病恢复期应选择含丰富维生素、蛋白质的饮食以增强体质，促进疾病的恢复，如瘦肉、鸡蛋、鱼类、新鲜蔬菜、水果（糖尿病患者除外），还应注意粗细粮的搭配。

7. 环境　环境应安静舒适，保持温度、湿度适宜，注意通风，保持室内空气清新。

8. 心理　保持良好的心理状态，避免情绪激动，适当参加锻炼，增强自信心，愉快的心情有利于疾病的康复。

9. 验光配镜　术中晶体摘除，注入硅油患者待硅油取出 3 个月后再验光配镜。

10. 监测血糖　糖尿病患者定期内科复查，严格控制饮食，遵医嘱按时服药。可随时查尿糖，定期查血糖。

（殷承英）

第二十二节　斜视矫正术的护理

（一）术前护理

1. 评估和观察要点

（1）病情评估：①评估患者发病的时间、年龄、有何诱因、斜视的变化和发展情况，有无治疗及家族史。②评估患者的视力及屈光度、眼球偏斜的方向、眼球运动，生命体征、原发病治疗用药情况，以及全身有无合并症等。③了解患者饮食、二便及睡眠情况。

（2）安全评估：①评估患者有无视觉障碍。②评估患者年龄、精神状况及自理能力。

（3）疾病认知　了解患者及家属对疾病和手术的认知程度，评估患者及家属的配合程度。

（4）心理状况了解患者和家属的心理状态。

2. 护理要点

（1）术前检查：①常规检查：血、尿常规，肝、肾功能，APTT + PT，HBsAg，HIV，HCV，梅毒抗体，心电图，胸部 X 线。②专科检查：同视机检查、斜视度检查、立体视检查、Hess 屏检查、验光。③注意事项：向患者及家属讲解术前检查的目的、方法，积极协助其完成各项检查；告知患者静脉抽血前需要禁食水 6 小时以上；留取尿标本时，应取晨起、空腹、首次、中段尿液。

（2）术前准备：①呼吸道：保暖，预防感冒，必要时遵医嘱应用抗生素控制感染。②胃肠道：全麻手术需禁食、水 6~8 小时，防止全身麻醉所导致的吸入性肺炎、窒息等，局麻患者术日晨可进少量易消化食物，不可过饱，以免术中发生呕吐。③术眼准备：术前 3 日点消炎滴眼液，术前 1 日备皮，术日晨以 20% 的肥皂水充分擦洗备皮范围，用 0.9% 的生理盐水洗眼遮盖眼垫，遵医嘱注射术前针。④个人卫生：术前 1 日沐浴、剪指（趾）甲，保持全身清洁，男性患者剃净胡须。⑤睡眠：创造良好环境，保证充足的睡眠，必要时，遵医嘱于术前晚给予口服镇静剂。⑥术晨准备：嘱患者取下假牙、眼镜，角膜接触镜，将首饰及贵重物品交予家属妥善保存，入手术室前应排空二便。⑦床单位准备：全麻患者需备全麻床、血压表、听诊器等。⑧心理护理：讲解斜视手术的简要方法，以减轻患者的恐惧紧张心理。取得患者术中、术后的配合。做好患儿家属的心理护理，术前预防感冒。

3. 宣教和指导要点

（1）病种宣教：就所患疾病对患者及家属进行宣教，包括疾病的原因、临床表现、治疗原则、预后、预防等。

（2）用药宣教：患者术前 3 日给予抗生素眼药水点眼，向患者讲解主要目的、方法及副作用，为手术做好准备。

（3）饮食指导：告知患者术后进温凉、清淡、易消化饮食，避免进食酸、辣、硬、刺激性饮食。

（4）体位指导：告知患者全麻术后回病房 3～4 小时内，采取去枕平卧位，头偏向一侧，目的是避免因呕吐物导致窒息及促进分泌物引流，局麻患者可采取自由体位，以不压迫术眼为宜。

4. 注意事项

（1）手术禁忌：注意患者有无全身手术禁忌证，全身情况不能耐受眼科手术；注意有无眼部禁忌证；注意患者有无上呼吸道感染症状；术前监测生命体征，注意有无发热，若有异常，应及时通知医生予以处理；女性患者月经来潮时及时通知医生。

（2）服药禁忌：入院后及时询问患者是否长期服用抗凝或麻醉禁忌的药物，服用者应及时通知医生，术前应停药 1 周，以免引起术中出血或麻醉意外。

（3）效果评价：评价患者对疾病相关知识的了解程度，医患配合效果；评估责任护士对患者病情和精神状态的掌握程度。

（二）术后护理

1. 评估和观察要点

（1）手术交接：患者安返病房后，责任护士与麻醉护士严格交班，了解患者的麻醉方式、术中病情变化、生命体征、出血量、意识恢复状态及皮肤完整性。

（2）病情评估：密切观察患者病情变化，如生命体征、意识情况；观察伤口疼痛、敷料渗血渗液、敷料有无松脱情况。

（3）并发症的观察：观察患者有无恶心、呕吐等症状，观察有无矫正不足、矫正过度、复视等症状。

（4）术后不适症状评估：观察患者有无恶心、呕吐、发热、疼痛等常见术后反应。

2. 护理要点

（1）体位护理：全麻术后回病房 3～4 小时内，应保持呼吸道通畅，采取去枕平卧，头偏向一侧，以免呕吐物误吸入呼吸道发生窒息；局麻患者可采取自由体位，以不压迫术眼为宜。

（2）生命体征监测：术后严密监测患者生命体征，每日测量体温、脉搏、呼吸 4 次。

（3）术眼护理：手术当日严密观察敷料有无渗血、渗液、包扎带有无松脱。敷料打开后，观察术眼睑是否红肿及术眼分泌物情况，如有明显眼痛、恶心、呕吐症状，应及时通知主管医生予以处理。

（4）生活护理：指导患者安静休息，避免头部和眼部过度活动，勿用力憋气、咳嗽或打喷嚏，勿用力挤眼、大声说话。有咳嗽或呕吐者，要服用镇咳或止吐药。

（5）并发症观察与护理：①矫正不足：若明显矫正不足，6周左右后行第二次手术。②矫正过度：对轻度外斜，可嘱患者做集合训练。③复视：术前必须向患者及家属交待清楚，以使其具有充分思想准备。

（6）疼痛护理：一般情况下，患者24小时内可有轻微的疼痛，不需要用止痛药，可让患者听音乐、聊天等转移注意力；如疼痛剧烈、恶心、呕吐等症状及时通知医生，以免延误病情，必要时遵医嘱使用止痛药。

（7）基础护理：关注患者的需求，随时询问，积极提供相应的帮助，并按等级护理的要求及专科特点完成患者的基础护理内容。

3. 宣教和指导要点

（1）用药宣教：根据医嘱选择药物，术后眼部用消炎目水，预防术后感染发生。口服抗生素和止血药，起到抗感染和预防术后出血发生的作用。注意观察患者用药后反应。

（2）饮食指导：以清淡、易消化饮食为主，避免进食酸、辣、硬、刺激性饮食；多食新鲜蔬菜、水果，保持大便通畅；注意饮食卫生，以免发生腹泻、腹胀的不适。

（3）安全指导：斜视患者多为学龄前儿童，因此嘱家长注意患儿日常活动安全，防止意外发生。术后观察患者有无乏力、头晕等症状，指导患者首次下床时应渐进下床活动，防止虚脱摔倒，教会患者使用床旁呼叫系统；视觉障碍的患者，应加强巡视，避免摔伤或坠床等意外情况发生。

4. 注意事项

（1）安全指导：斜视患者多为学龄前儿童，因此嘱家长注意患儿日常活动安全，防止意外发生。

（2）效果评价：评价患者对手术及健康相关知识掌握程度；评价患者住院期间医患配合程度。

（三）出院指导

1. 眼部护理　适当避免剧烈活动，术后2周勿让不洁水进入眼内，以免引起感染，保持眼局部清洁干燥。

2. 治疗指导　嘱坚持按时点药，预防感染，点药前洁净双手，将下睑缘向下牵拉，眼药滴入下结膜囊内，轻轻闭合眼睑，缓慢转动眼球，使药液均匀分布，眼药瓶口距眼睛1~2cm，用后将瓶盖拧紧。先滴刺激性弱的，后滴刺激性强的，混悬液摇匀后滴，2种及以上眼药水之间间隔5~10分钟。

3. 复查　出院后常规1周复诊，可选择术后2周或1个月门诊复查，斜视患者术后定期（3~6个月）复查眼位，必要时行二次手术。若病情发生变化，立即到医院就诊，以免延误病情。

4. 饮食　疾病恢复期应选择含丰富维生素、蛋白质的饮食以增强体质，促进疾病的恢复，如瘦肉、鸡蛋、鱼类、新鲜蔬菜和水果（糖尿病患者除外），还应注意粗细粮的搭配。

5. 环境　环境应安静舒适，保持温度、湿度适宜，注意通风，保持室内空气清新。

6. 心理　保持良好的心理状态，避免情绪激动，适当参加锻炼，增强自信心，愉快的心情有利于疾病的康复。

7. 其他　对于部分调节性内斜视患儿，术后应该继续戴镜矫正眼位；有弱视的患儿术后应至弱视门诊继续治疗弱视；如需更换眼镜，应于术后 6 周进行验光配镜。

（殷承英）

第二十三节　眼球摘除联合羟基磷灰石植入术的护理

（一）术前护理

1. 评估和观察要点

（1）病情评估：①评估患者发病的时间、年龄、有何诱因、病情发展情况，有无治疗及家族史。②评估患者的视力。③评估患者的生命体征、原发病治疗用药情况，以及全身有无合并症等。④了解患者饮食、二便及睡眠情况。

（2）安全评估：①评估患者有无视觉障碍。②评估患者年龄、精神状况及自理能力。

（3）疾病认知：了解患者及家属对疾病和手术的认知程度，评估患者及家属的配合程度。

（4）心理状况：了解患者和家属的心理状态。

2. 护理要点

（1）术前检查

①常规检查血、尿常规，肝、肾功能，APTT + PT，HBsAg，HIV，HCV，梅毒抗体，心电图，胸部 X 线。②专科检查：CT 检查。③注意事项：向患者及家属讲解术前检查的目的、方法，积极协助其完成各项检查；告知患者静脉抽血前需要禁食水 6 小时以上；留取尿标本时，应取晨起、空腹、首次、中段尿液。

（2）术前准备：①呼吸道：保暖，预防感冒，必要时遵医嘱应用抗生素控制感染。②胃肠道：全麻手术需禁食水 6～8 小时，防止全身麻醉所导致的吸入性肺炎、窒息等，局麻患者术日晨可进少量易消化食物，不可过饱，以免术中发生呕吐。③术眼准备：术前 3 日点消炎滴眼液，术前 1 日备皮，术日晨以 20% 的肥皂水充分擦洗备皮范围，用 0.9% 的生理盐水洗眼遮盖眼垫，遵医嘱注射术前针。④义眼台的准备：术前根据患者的年龄、眼窝大小及经济情况选择直径合适的义眼台。⑤个人卫生：术前 1 日沐浴、剪指（趾）甲，保持全身清洁，男性患者剃净胡须。⑥睡眠：创造良好环境，保证充足的睡眠，必要时，遵医嘱于术前晚给予口服镇静剂。⑦术晨准备：将术中用物如羟基磷灰石眼台及异体巩膜，连同患者病历一并带人手术室。嘱患者取下假牙、眼镜、角膜接触镜，将首饰及贵重物品交予家属妥善保存，入手术室前应排空二便。⑧床单位准备：全麻患者需备全麻床、血压表、听诊器等。⑨心理护理：眼球摘除术患者常非常自卑，由于他们求治心切，既对手术效果寄予过高期望，又对手术并发症思虑较多，担心手术不成功，心理负担很重，我们对患者及家属应表示同情，劝慰他们理智面对现实，并根据患者的具体情况介绍相关的医学知识，告之术中的配合要点及注意事项，使他们充分了解情况，减轻焦虑及自卑心理，树立信心，调动起主观能动性，积极配合治疗。

3. 宣教和指导要点

（1）病种宣教：就所患疾病对患者及家属进行宣教，包括疾病的原因、临床表现、治疗原则、预后、预防等。

（2）用药宣教：患者术前 3 日给予抗生素眼药水点眼，向患者讲解主要目的、方法及副作用，为手术做好准备。

（3）饮食指导：告知患者术后进温凉、清淡、易消化饮食，避免进食酸、辣、硬、刺激性饮食。

（4）体位指导：告知患者全麻术后回病房 3~4 小时内，采取去枕平卧位，头偏向一侧，目的是避免因呕吐物导致窒息及促进分泌物引流，局麻患者可采取自由体位，以不压迫术眼为宜。

4. 注意事项

（1）手术禁忌：注意患者有无全身手术禁忌证，全身情况不能耐受眼科手术，如严重高血压、糖尿病、心脏病、精神障碍等；注意有无眼部禁忌证，如青光眼、眼内活动性炎症、麻痹性角膜炎等；注意患者有无上呼吸道感染症状，术前监测生命体征，注意有无发热，若有异常，应及时通知医生予以处理；女性患者月经来潮时及时通知医生。

（2）服药禁忌：入院后及时询问患者是否长期服用抗凝或麻醉禁忌的药物，服用者应及时通知医生，术前应停药 1 周，以免引起术中出血或麻醉意外。

（3）效果评价：评价患者对疾病相关知识的了解程度，医患配合效果；评估责任护士对患者病情和精神状态的掌握程度。

（二）术后护理

1. 评估和观察要点

（1）手术交接：患者安返病房后，责任护士与麻醉护士严格交班，了解患者的麻醉方式、术中病情变化、生命体征、出血量、意识恢复状态及皮肤完整性。

（2）病情评估：密切观察患者病情变化，如生命体征、意识情况、呼吸道通畅情况；观察伤口疼痛、敷料渗血渗液、敷料有无松脱情况。

（3）并发症的观察：观察患者有无恶心、呕吐等症状，观察有无结膜水肿、球后出血、结膜及 Tenon 膜切口裂开、疼痛，义眼台暴露、移位、脱出，结膜囊狭窄等症状。

（4）术后不适症状评估：观察患者有无恶心、呕吐、发热、疼痛等常见术后反应。

2. 护理要点

（1）体位护理：全麻术后回病房 3~4 小时内，应保持呼吸道通畅，采取去枕平卧，头偏向一侧，以免呕吐物误吸入呼吸道发生窒息；局麻患者可采取自由体位。以不压迫术眼为宜。

（2）生命体征监测：术后严密监测患者生命体征，每日测量体温、脉搏、呼吸 4 次。

（3）术眼护理：手术当日严密观察敷料有无渗血、渗液、包扎带有无松脱。敷料打开后，观察结膜水肿情况，如有明显眼痛、恶心、呕吐症状，应及时通知主管医生予以处理。若呕吐频繁，可遵医嘱肌内注射维生素 B_6，疼痛不耐受者应用止痛剂。

（4）生活护理：指导患者安静休息，不可剧烈活动，避免抬头、低头、咳嗽，防止缝线脱落、脱出，防止出血。

（5）并发症观察与护理：①疼痛：对于轻微的疼痛，不需要用止痛药，可让患者听音乐、聊天等转移注意力；如疼痛剧烈或不耐受者应及时通知医生，以免延误病情，必要时遵医嘱使用止痛药。②义眼台暴露、移位、脱出：注意患者的主诉，换药时注意义眼台的位置。如出现上述现象，及时通知医生给予处理。③结膜囊狭窄：注意观察有无眼窝缩窄、上下穹隆有无消失、义眼片容易脱落等情况，如出现上述情况，立即通知医生，进行穹隆重定或眼窝再造术。

（6）基础护理：关注患者的需求，随时询问，积极提供相应的帮助，并按等级护理的要求及专科特点完成患者的基础护理内容。

3. 宣教和指导要点

（1）用药宣教：根据医嘱选择药物，术后眼部用消炎目水，预防术后感染发生口服抗生素和止血药，起到抗感染和预防术后出血的发生，注意观察患者用药后反应。

（2）饮食指导：以清淡、易消化饮食为主，避免进食酸、辣、硬、刺激性饮食，多食新鲜蔬菜、水果，保持大便通畅，注意饮食卫生，以免发生腹泻、腹胀的不适。

（3）安全指导：术后观察患者有无乏力、头晕等症状，指导患者首次下床时应渐进下床活动，防止虚脱摔倒，教会患者使用床旁呼叫系统；视觉障碍的患者，应加强巡视，避免摔伤或坠床等意外情况发生；老年人活动时应注意地面湿滑，防止摔倒；儿童患者注意不要随处跑动，以免撞伤。

4. 注意事项

（1）心理护理：眼球摘除术后的患者开始时很难接受失去一只眼睛的事实，应密切关注患者的心理状态，加强与其沟通，鼓励患者多与其他病友交流，解除顾虑，勇敢面对事实。

（2）效果评价：评价患者对手术及健康相关知识掌握程度；评价患者住院期间医患配合程度。

（三）出院指导

1. 心理护理　指导患者自我心理调试，使患者克服心理障碍，树立生活信心。保持良好的心理状态，避免情绪激动，适当参加锻炼，增强自信心，愉快的心情有利于疾病的康复。

2. 义眼片的护理　教会装卸义眼，义眼片应于术后 3 周安装，义眼片要及时清水冲洗，不可用汽油、酒精清洗。

3. 眼部护理　适当避免剧烈活动，术后 2 周勿让不洁水进入眼内，以免引起感染，保持眼局部清洁干燥。

4. 治疗指导　嘱坚持按时点药，预防感染，点药前洁净双手，将下睑缘向下牵拉，眼药滴入下结膜囊内，轻轻闭合眼睑，缓慢转动眼球，使药液均匀分布，眼药瓶口距眼睛 1～2cm，用后将瓶盖拧紧。先滴刺激性弱的，后滴刺激性强的，混悬液摇匀后滴，2 种及 2 种以上眼药水之间间隔 5～10 分钟。

5. 复查　出院后常规 1 周复诊，如有异常情况，如眼部分泌物增多，健眼视力下降应及时到医院复诊。

6. 饮食　疾病恢复期应选择含丰富维生素、蛋白质的饮食以增强体质，促进疾病的恢复，如瘦肉、鸡蛋、鱼类、新鲜蔬菜和水果（糖尿病患者除外），还应注意粗细粮的搭配。

7. 环境　环境应安静舒适，保持温度、湿度适宜，注意通风，保持室内空气清新。

（殷承英）

第二十四节　眼睑整形手术的护理

（一）术前护理

1. 评估和观察要点

（1）病情评估：①评估患者有无眼部外伤史，如眼部创伤、烧伤、化学伤等，有无眼睑手术史。②评估有无神经系统疾病，发病的时间、年龄、有何诱因、病情发展情况和特点。③评估视力情况。④评估患者的生命体征、原发病治疗用药情况，以及全身有无合并症等。⑤了解患者饮食、二便及睡眠情况。

（2）安全评估：①评估患者有无视觉障碍。②评估患者年龄、精神状况及自理能力。

（3）疾病认知：了解患者及家属对疾病和手术的认知程度，评估患者及家属的配合程度。

（4）心理状况：了解患者和家属的心理状态。

2. 护理要点

（1）术前检查：①常规检查：血、尿常规，肝、肾功能，APTT + PT，HBsAg，HIV，HCV，梅毒抗体，心电图，胸部 X 线。②注意事项：向患者及家属讲解术前检查的目的、方法，积极协助其完成各项检查；告知患者静脉抽血前需要禁食水 6 小时以上；留取尿标本时，应取晨起、空腹、首次、中段尿液。

（2）术前准备

①呼吸道：保暖，预防感冒，必要时遵医嘱应用抗生素控制感染。②胃肠道：全麻手术需禁食、水 6~8 小时，防止全身麻醉所导致的吸入性肺炎、窒息等，局麻患者术日晨可进少量易消化食物，不可过饱，以免术中发生呕吐。③术眼准备：术前 3 日点消炎滴眼液，术前 1 日备皮，术日晨以 20% 的肥皂水充分擦洗备皮范围，用 0.9% 的生理盐水洗眼遮盖眼垫，遵医嘱注射术前针。④保护角膜：眼睑畸形的患者多伴有眼睑闭合不全，应注意保护好患者的角膜，防止暴露性角膜炎的发生。⑤个人卫生：术前 1 日沐浴、剪指（趾）甲，保持全身清洁，男性患者剃净胡须。⑥睡眠：创造良好环境，保证充足的睡眠，必要时，遵医嘱于术前晚给予口服镇静剂。⑦术晨准备：嘱患者取下假牙、眼镜、角膜接触镜，将首饰及贵重物品交予家属妥善保存，入手术室前应排空二便。⑧床单位准备：全麻患者需备全麻床、血压表、听诊器等。⑨心理护理：此种患者多伴有自卑心理，心理负担较重，对手术期望较高，应多关心患者，向患者讲述手术前注意事项及术前用药的目的。讲解放松技巧，减轻疼痛，提高睡眠质量。介绍麻醉方式及手术医生，术前晚保证充足睡眠。

3. 宣教和指导要点

（1）病种宣教：就所患疾病对患者及家属进行宣教，包括疾病的原因、临床表现、治疗原则、预后、预防等。

（2）用药宣教：患者术前 3 日给予抗生素眼药水点眼，向患者讲解主要目的、方法及副作用，为手术做好准备。

（3）饮食指导：告知患者术后进温凉、清淡、易消化饮食，避免进食酸、辣、硬、刺激性饮食。

（4）体位指导：告知患者全麻术后回病房 3~4 小时内，采取去枕平卧位，头偏向一侧，目的是避免因呕吐物导致窒息及促进分泌物引流，局麻患者可采取自由体位，以不压迫术眼为宜。

4. 注意事项

（1）手术禁忌：注意患者有无全身手术禁忌证，全身情况不能耐受眼科手术，如严重高血压、糖尿病、心脏病、精神障碍等；注意有无眼部禁忌证，如青光眼、眼内活动性炎症、麻痹性角膜炎等；注意患者有无上呼吸道感染症状，术前监测生命体征，注意有无发热，若有异常，应及时通知医生予以处理；女性患者月经来潮时及时通知医生。

（2）服药禁忌：入院后及时询问患者是否长期服用抗凝或麻醉禁忌的药物，服用者应及时通知医生。术前应停药1周，以免引起术中出血或麻醉意外。

（3）效果评价：评价患者对疾病相关知识的了解程度，医患配合效果；评估责任护士对患者病情和精神状态的掌握程度。

（二）术后护理

1. 评估和观察要点

（1）手术交接：患者安返病房后，责任护士与麻醉护士严格交班，了解患者的麻醉方式、术中病情变化、生命体征、出血量、意识恢复状态及皮肤完整性。

（2）病情评估：密切观察患者病情变化，如生命体征、意识情况、呼吸道通畅情况；观察伤口疼痛、敷料渗血渗液、敷料有无松脱情况。

（3）并发症的观察：观察患者有无恶心、呕吐等全麻反应症状，观察有疼痛、出血、感染等症状。

（4）术后不适症状评估：观察患者有无恶心、呕吐、发热、疼痛等常见术后反应。

2. 护理要点

（1）体位护理：全麻术后回病房3~4小时内，应保持呼吸道通畅，采取去枕平卧，头偏向一侧，以免呕吐物误吸入呼吸道发生窒息；局麻患者可采取自由体位。以不压迫术眼为宜。

（2）生命体征监测：术后严密监测患者生命体征，每日测量体温、脉搏、呼吸4次。

（3）术眼护理：手术当日严密观察敷料有无渗血、渗液、包扎带有无松脱，如渗血较多应及时更换敷料，重新包扎。敷料打开后，观察眼睑情况，如有眼痛、恶心、呕吐症状，应及时通知主管医生予以处理。若呕吐频繁，可遵医嘱肌内注射维生素 B_6，疼痛不耐受者应用止痛剂。

（4）清洁换药：每日清洁换药，常规绷带包扎2日，嘱患者不要自行解开，以防伤口水肿、出血。对于供区伤口也应每日清洁换药。皮肤缝线应在5~7日后拆除。

（5）保护角膜：眼睑整形术后的患者仍多伴有眼睑闭合不全，应遵医嘱用药，保护好患者的角膜，防止暴露性角膜炎的发生。

（6）并发症观察与护理：①疼痛：对于轻微的疼痛，不需要用止痛药，可让患者听音乐、聊天等转移注意力；如疼痛剧烈或不耐受者应及时通知医生，以免延误病情，必要时遵医嘱使用止痛药。②出血：注意观察伤口敷料有无渗血，如渗血较多者，通知医生，重新包扎，必要时给予止血剂。③感染：观察眼部分泌物情况，观察体温变化。如出现异常情况，应及时遵医嘱给予处理及用药，嘱患者放松心情，适量多饮水，注意休息，保持局部清洁干燥。

（7）基础护理：关注患者的需求，随时询问，积极提供相应的帮助，并按等级护理的要求及专科特点完成患者的基础护理内容。

3. 宣教和指导要点

（1）用药宣教：根据医嘱选择药物，术后眼部用消炎目水，预防术后感染的发生。口服抗生素和止血药，起到抗感染和预防术后出血发生的作用。注意观察患者用药后反应。

（2）饮食指导：以清淡、易消化饮食为主，避免进食酸、辣、硬、刺激性饮食，多食新鲜蔬菜、水果，保持大便通畅，注意饮食卫生，以免发生腹泻、腹胀的不适。

（3）安全指导：术后观察患者有无乏力、头晕等症状，指导患者首次下床时应渐进下床活动，防止虚脱摔倒，教会患者使用床旁呼叫系统；视觉障碍的患者，应加强巡视，避免摔伤或坠床等意外情况发生。老年人活动时应注意地面湿滑，防止摔倒；儿童患者注意不要随处跑动，以免撞伤。

4. 注意事项

（1）保护角膜：眼睑整形术后的患者仍多伴有眼睑闭合不全，应遵医嘱用药，保护好患者的角膜，防止暴露性角膜炎的发生。

（2）效果评价：评价患者对手术及健康相关知识掌握程度；评价患者住院期间医患配合程度。

（三）出院指导

1. 眼部护理　适当避免剧烈活动，勿用不洁手或脏手帕擦眼睛，保持眼局部清洁干燥。

2. 治疗指导　嘱坚持按时点药，预防感染，点药前洁净双手，将下睑缘向下牵拉，眼药滴入下结膜囊内，轻轻闭合眼睑，缓慢转动眼球，使药液均匀分布，眼药瓶口距眼睛 1 ~ 2cm，用后将瓶盖拧紧。先滴刺激性弱的，后滴刺激性强的，混悬液摇匀后滴，2 种及 2 种以上眼药水之间间隔 5 ~ 10 分钟。

3. 拆线　遵医嘱按时拆除皮肤缝线。

4. 复查　出院后常规 1 周复诊，如有异常情况，如眼部分泌物增多等应及时到医院复诊。

5. 饮食　疾病恢复期应选择含丰富维生素、蛋白质的饮食以增强体质，促进疾病的恢复，如瘦肉、鸡蛋、鱼类、新鲜蔬菜、水果（糖尿病患者除外），还应注意粗细粮的搭配。

6. 环境　环境应安静舒适，保持温度、湿度适宜，注意通风，保持室内空气清新。

（殷承英）

第二十五节　眼外伤手术的护理

（一）术前护理

1. 评估和观察要点

（1）病情评估：①评估患者眼局部情况，有无眼痛、头痛、视力下降或复视、视物变形等症状。②评估患者眼压、瞳孔、眼底、伤口大小、出血及视力状况。③评估患者受伤时间、经过、受伤时的环境、致伤物质、磁性或非磁性、是否有昏迷、伤后处理诊治过程等。④评估患者全身状况，意识及有无全身出血。⑤评估患者的生命体征、原发病治疗用药情况，以及全身有无合并症等。⑥了解患者饮食、二便及睡眠情况。

（2）安全评估：①评估患者有无视觉障碍、昏迷。②评估患者年龄、精神状况及自理能力。

（3）疾病认知：了解患者及家属对疾病和手术的认知程度，评估患者及家属的配合程度。

（4）心理状况：了解患者和家属的心理状态。

2. 护理要点

（1）术前检查：①常规检查：血、尿常规，肝、肾功能，APTT + PT，HBsAg，HIV，HCV，梅毒抗体，心电图，胸部 X 线。②专科检查：X 线检查、眼科超声检查，必要时行 CT 检查。③注意事项：向患者及家属讲解术前检查的目的、方法，积极协助其完成各项检查；告知患者静脉抽血前需要禁食水 6 小时以上；留取尿标本时，应取晨起、空腹、首次、中段尿液。

（2）术前准备：①呼吸道：保暖，预防感冒，必要时遵医嘱应用抗生素控制感染。②胃肠道：全麻手术需禁食、水 6～8 小时，防止全身麻醉所导致的吸入性肺炎、窒息等，局麻患者术日晨可进少量易消化食物，不可过饱，以免术中发生呕吐。③术眼准备：术前 1 小时备皮，以 20% 的肥皂水充分擦洗备皮范围，用 0.9% 的生理盐水洗眼遮盖眼垫，遵医嘱注射术前针。④个人卫生：术前 1 日沐浴、剪指（趾）甲，保持全身清洁，男性患者剃净胡须。⑤睡眠：创造良好环境，保证充足的睡眠，必要时，遵医嘱于术前晚给予口服镇静剂。⑥术晨准备：嘱患者取下假牙、眼镜、角膜接触镜，将首饰及贵重物品交予家属妥善保存，入手术室前应排空二便。⑦床单位准备：全麻患者需备全麻床、血压表、听诊器等。⑧心理护理：眼外伤多为意外伤害，患者多伴有紧张、焦虑、悲观、难于接受，应多关心鼓励患者，讲解手术的注意事项，取得患者的积极配合。

3. 宣教和指导要点

（1）病种宣教：就所患疾病对患者及家属进行宣教，包括疾病的原因、临床表现、治疗原则、预后、预防等。

（2）用药宣教：患者术前 3 日给予抗生素眼药水点眼，向患者讲解主要目的、方法及副作用，为手术做好准备。

（3）饮食指导：告知患者术后进温凉、清淡、易消化饮食，避免进食酸、辣、硬、刺激性饮食。

（4）体位指导：告知患者全麻术后回病房 3～4 小时内，采取去枕平卧位，头偏向一侧，目的是避免因呕吐物导致窒息及促进分泌物引流，局麻患者可采取自由体位，以不压迫术眼为宜。

4. 注意事项

（1）手术禁忌：注意患者有无全身手术禁忌证，全身情况不能耐受眼科手术，如严重高血压、糖尿病、心脏病、精神障碍等；注意有无眼部禁忌证，如青光眼、眼内活动性炎症、麻痹性角膜炎等；注意患者有无上呼吸道感染症状，术前监测生命体征，注意有无发热，若有异常，应及时通知医生予以处理；女性患者月经来潮时及时通知医生。

（2）服药禁忌：入院后及时询问患者是否长期服用抗凝或麻醉禁忌的药物，服用者应及时通知医生，术前应停药 1 周，以免引起术中出血或麻醉意外。

（3）效果评价：评价患者对疾病相关知识的了解程度，医患配合效果；评估责任护士对患者病情和精神状态的掌握程度。

（二）术后护理

1. 评估和观察要点

（1）手术交接：患者安返病房后，责任护士与麻醉护士严格交班，了解患者的麻醉方式、术中病情变化、生命体征、出血量、意识恢复状态及皮肤完整性。

（2）病情评估：密切观察患者病情变化，如生命体征、意识情况、呼吸道通畅情况；观察伤口疼痛、敷料渗血渗液、敷料有无松脱情况。

（3）并发症的观察：观察患者有无恶心、呕吐等全麻反应症状，观察有疼痛、出血、感染等症状。

（4）术后不适症状评估：观察患者有无恶心、呕吐、发热、疼痛等常见术后反应。

2. 护理要点

（1）体位护理：全麻术后回病房 3~4 小时内，应保持呼吸道通畅，采取去枕平卧，头偏向一侧，以免呕吐物误吸入呼吸道发生窒息；局麻患者可采取自由体位。以不压迫术眼为宜。

（2）生命体征监测：术后严密监测患者生命体征，每日测量体温、脉搏、呼吸 4 次。

（3）术眼护理：手术当日严密观察敷料有无渗血、渗液、包扎带有无松脱，如渗血较多应及时更换敷料，重新包扎。敷料打开后，观察结膜充血及分泌物、视力情况，如有眼痛、恶心、呕吐症状，应及时通知主管医生予以处理。若呕吐频繁，可遵医嘱肌内注射维生素 B_6；疼痛不耐受者应用止痛剂；眼压高者应用降眼压药物。

（4）并发症观察与护理：①疼痛：对于轻微的疼痛，不需要用止痛药，可让患者听音乐、聊天等转移注意力；如疼痛剧烈或不耐受者应及时通知医生，以免延误病情，必要时遵医嘱使用止痛药。②出血：注意观察伤口敷料有无渗血，如渗血较多者，通知医生，重新包扎，必要时给予止血剂。③感染：观察眼部分泌物情况，观察体温变化。如出现异常情况，应及时遵医嘱给予处理及用药，嘱患者放松心情，适量多饮水，注意休息，保持局部清洁干燥。

（5）基础护理：关注患者的需求，随时询问，积极提供相应的帮助，并按等级护理的要求及专科特点完成患者的基础护理内容。

3. 宣教和指导要点

（1）用药宣教：根据医嘱选择药物，术后眼部用消炎目水，预防术后感染的发生。口服抗生素和止血药，起到抗感染和预防术后出血发生的作用。注意观察患者用药后反应。

（2）饮食指导：以清淡、易消化饮食为主，避免进食酸、辣、硬、刺激性饮食，多食新鲜蔬菜、水果，保持大便通畅，注意饮食卫生，以免发生腹泻、腹胀的不适。

（3）安全指导：术后观察患者有无乏力、头晕等症状，指导患者首次下床时应渐进下床活动，防止虚脱摔倒，教会患者使用床旁呼叫系统；视觉障碍的患者，应加强巡视，避免摔伤或坠床等意外情况发生。老年人活动时应注意地面湿滑，防止摔倒；儿童患者注意不要随处跑动，以免撞伤。

4. 注意事项

（1）心理护理：告知患者急诊手术往往只能做前期缝合，后期可能仍需多次手术，让患者做好足够的思想准备。

（2）效果评价：评价患者对手术及健康相关知识掌握程度；评价患者住院期间医患配合程度。

（三）出院指导

1. 眼部护理　适当避免剧烈活动，勿用不洁手或脏手帕擦眼睛，保持眼局部清洁干燥。不得用力挤眼及大声说笑。勿碰伤术眼，以免引起出血感染。

2. 治疗指导　嘱坚持按时点药，预防感染，点药前洁净双手，将下睑缘向下牵拉，眼药滴入下结膜囊内，轻轻闭合眼睑，缓慢转动眼球，使药液均匀分布，眼药瓶口距眼睛 1～2cm，用后将瓶盖拧紧。先滴刺激性弱的，后滴刺激性强的，混悬液摇匀后滴，2 种及 2 种以上眼药水之间间隔 5～10 分钟。

3. 复查　出院后常规 1 周复诊，如有异常情况，如出现视力改变、疼痛、分泌物增多等症状时，应及时到医院复诊。

4. 饮食　疾病恢复期应选择含丰富维生素、蛋白质的饮食以增强体质，促进疾病的恢复，如瘦肉、鸡蛋、鱼类、新鲜蔬菜和水果（糖尿病患者除外），还应注意粗细粮的搭配。

5. 环境　环境应安静舒适，保持温度、湿度适宜，注意通风，保持室内空气清新。

6. 心理　保持良好的心理状态，避免紧张激动的情绪，适当参加锻炼，增强自信心，愉快的心情有利于疾病的恢复。

（殷承英）

第二十六节　泪器手术的护理

一、泪道探通术

1. 适应证　溢泪，压挤泪囊部有黏液或脓性分泌物自泪点溢出，冲洗泪道不通；新生儿泪囊炎经药物治疗泪道仍不通。

2. 麻醉方式　表面麻醉。

3. 手术体位　仰卧位。

4. 特殊用物泪点扩张器、泪道探针。

手术步骤与手术配合（表 30－1）。

表 30－1　泪道探通术手术步骤与手术配合

手术步骤	手术配合
1. 扩大泪点	用手指把下睑推向下外方；递泪点扩张器垂直插入泪点，水平转向鼻侧扩大泪点
2. 插入探针，判断阻塞部位	递 0 号、1 号探针垂直插入点，在泪小管内徐徐向前推进，碰到有弹性的抵抗时，有提示泪小管有阻塞，如稍用力能通过，继续进针，依据进针长短判断阻塞部位
3. 留置探针，扩张泪道	一般留针 30min 左右，再拔针
4. 冲洗泪道	递 10ml 注射器抽吸生理盐水冲洗泪道，递抗生素眼液注入泪道

二、泪小管泪囊吻合术

1. 适应证　泪小管中段或末段阻塞；总泪小管阻塞。

2. 禁忌证　泪囊急性炎症。

3. 麻醉方式　局部浸润麻醉。

4. 手术体位　仰卧位。

5. 特殊用物　眼科剪、眼科镊、15号刀片、泪道探针。

手术步骤与手术配合（表30-2）。

表30-2　泪小管泪囊吻合术手术步骤与手术配合

手术步骤	手术配合
1. 于内眦鼻侧、内眦韧带上方弧形切开皮肤、皮下组织	递眼科有齿镊，15号刀切开，生理盐水棉棒拭血
2. 分离切口缘至内眦韧带，分离薄筋膜，显露肌层	递弯蚊式钳提起切缘，结膜剪锐性分离
3. 剪断内眦韧带，放置泪囊扩张器	递结膜剪剪断，递泪囊扩张器置入
4. 分离眼轮匝肌纤维，掀起泪隔，显露泪囊前壁	递结膜有齿镊提夹眼轮匝肌，结膜剪锐性分离，蚊式钳掀开泪隔，递生理盐水棉棒拭血
5. 切开泪小管阻塞部	递泪道探针插入泪点，探查泪小管阻塞部。递结膜弯剪垂直剪断
6. 纵行切开泪囊前壁。若中段阻塞，切口在泪囊中部；若末段或总泪小管阻塞，切口偏鼻侧	递蚊式钳夹持泪囊，15号刀切开
7. 吻合泪小管、泪囊	递结膜有齿镊提夹泪小管断端与泪囊下部、圆针8-0丝线端端吻合，其上部做端侧吻合
8. 缝合切口，依次缝合泪隔、内眦韧带及皮肤	递结膜有齿镊提夹，5-0丝线依次缝合
9. 覆盖切口	递金霉素眼膏涂于切口上，纱布覆盖、胶布固定

三、泪囊肿物摘除及眼睑成形术

1. 适应证　泪囊肿物较大，突出于泪囊窝，已涉及眼睑时，在彻底摘除肿物的同时，应施行眼睑成形术。

2. 禁忌证　结膜及睑部皮肤急性炎症。

3. 麻醉方式　局部浸润+神经阻滞麻醉，必要时，采用全麻。

4. 手术体位　仰卧位。

5. 特殊用物　骨膜剥离子、小刮匙、咬骨钳。

手术步骤与手术配合（表30-3）。

表30-3　泪囊肿物摘除及眼睑成形术手术步骤与手术配合

手术步骤	手术配合
1. 外眦切口亚甲蓝定样	递无菌牙签蘸亚甲蓝液画出切除肿瘤部位的标记线
2. 切开外眦，剪断外眦韧带下支	递11号刀切开，递结膜有齿镊提夹切缘，结膜剪剪断
3. 距肿物5mm切开皮肤、皮下及眼轮匝肌至骨膜	递11号刀切开
4. 沿下穹隆结膜向眶下缘及外侧游离下眼睑及鼻根部皮瓣，形成眶下缘的长矩形皮瓣	递结膜有齿镊提起结膜，结膜剪游离，生理盐水棉棒拭血
5. 距下眼缘2mm处做一与睑缘相平行的切口，切口越过外眦部，距睑缘4~5mm处再做一与睑缘平行的切口	递结膜有齿镊，11号刀切开皮肤
6. 缝合长矩形皮瓣与鼻侧皮肤	递角针3-0丝线缝合
7. 覆盖切口	递金霉素眼膏涂于切口，眼垫覆盖，胶布固定

四、泪囊鼻腔吻合术

1. 适应证 慢性泪囊炎鼻泪管阻塞。
2. 禁忌证 急性泪囊炎。
3. 麻醉方式 局部浸润+神经阻滞麻醉，中鼻道和鼻甲放置麻黄碱和丁卡因浸润麻醉。
4. 手术体位 仰卧位。
5. 特殊用物 泪囊扩张器、骨膜剥离子、咬骨钳、泪囊探针、泪囊牵开器、骨锤、骨凿、枪状镊、二齿拉钩。3-0，5-0.6-0丝线。

手术步骤与手术配合（表30-4）。

表30-4 泪囊鼻腔吻合术手术步骤与手术配合

手术步骤	手术配合
1. 切开皮肤、皮下组织	递15号刀切开，生理盐水棉棒拭血
2. 分离、切断内眦韧带	递结膜有齿镊提夹切缘，弯蚊式钳分离、结膜剪剪断
3. 切开、分离骨膜，暴露泪骨前的脊泪囊窝	递11号刀切开，骨膜剥离子剥离，生理盐水棉棒拭血
4. 于泪骨骨板做骨孔	递弯蚊式钳将薄的泪骨骨板压破，造成一骨孔，小咬骨钳将孔扩大
5. "I"形切开泪囊及鼻黏膜	递11号刀切开
6. 吻合泪囊及囊鼻黏膜	递结膜有齿镊，角针5-0丝线做对端缝合
7. 缝合内眦韧带及皮下组织	递结膜有齿镊提夹，圆针5-0丝线缝合
8. 缝合皮肤	递结膜有齿镊，角针5-0丝线缝合
9. 覆盖切口	递乙醇棉棒擦拭切口，乙醇纱卷压于切口处，眼垫、纱布覆盖，绷带包扎

五、泪腺部分切除术

1. 适应证 泪腺脱垂。
2. 禁忌证 泪腺炎。
3. 麻醉方式 局部眶深部、眉及其周围组织皮下及眼轮匝肌浸润麻醉。
4. 手术体位 仰卧位。
5. 特殊用物 四爪钩。

手术步骤与手术配合（表30-5）。

表30-5 泪腺部分切除术手术步骤与手术配合

手术步骤	手术配合
1. 眉弓下眶中部向颞侧延长约2cm，稍呈弧形切开皮肤、皮下组织	递11号刀切开
2. 分离皮下组织	递结膜剪分离
3. 切开眼轮匝肌，并分离至眶隔	递11号刀切开、结膜剪分离
4. 切开眶隔，切除泪腺及水肿的眶脂肪	递弯蚊式钳向眶内稍加压，泪腺自眶隔薄弱松弛处涌出，递11号刀切开
5. 固定眶隔	递弯蚊式钳将眶隔相互叠加，角针3-0丝线褥式缝合

手术步骤	手术配合
6. 缝合眼轮匝肌及皮肤	递眼科镊，圆针 5 - 0 丝线缝合
7. 覆盖切口	递金霉素眼膏涂于切口，纱布覆盖，胶布固定

六、泪囊摘除术

1. 适应证　慢性泪囊炎，泪囊甚小伴严重萎缩性鼻炎，年老体弱不宜行泪囊鼻腔吻合术；泪囊太小做吻合术有困难；严重角膜溃疡、眼球穿通伤以及需做内眼手术；结核性泪囊炎、泪囊肿瘤。

2. 麻醉方式　①浸润麻醉（泪点部、泪囊区皮下、泪囊顶部、鼻泪管上口）2% 利多卡因 2～3ml。②表面麻醉（下鼻道内）1% 丁卡因 + 0.5% 麻黄碱棉片 10min。

3. 手术体位　仰卧位。

4. 手术切口　内眦皮肤切口。

5. 特殊用物　鼻镜、枪状镊、各号探针、6 - 0 可吸收线、棉片，鼻泪管手术器械。

手术步骤与手术配合（表30 - 6）。

表30 - 6　泪囊摘除术手术步骤与手术配合

手术步骤	手术配合
1. 于内眦切开皮肤，切断内眦韧带，暴露泪囊	递结膜有齿镊，15 号刀切开，递眼睑撑开器
2. 分离泪筋膜、泪囊壁。分离泪总管后侧时，从上至下，潜行分离；拉开泪筋膜，将泪囊自泪囊窝与骨壁分开	递骨膜分离器向两侧分离；递血管钳牵拉协助
3. 切断泪总管（尽可能远离泪囊）	递血管钳夹住泪总管，剪刀剪断
4. 检查摘除的泪囊是否完整。若有组织残留，应刮除	递眼科刮匙刮尽鼻泪管上口处
5. 烧灼鼻泪管、泪总管断端及泪囊窝空腔	递 3% 碘酊或硝酸银棉签烧灼
6. 探查鼻泪管	递探针插入鼻泪管，直达下鼻道
7. 缝合内眦韧带、泪筋膜、皮肤切口	递结膜有齿镊，4×10 圆针 3 - 0 丝线缝合内眦韧带，6 - 0 可吸收线间断缝合泪筋膜，3 - 0 丝线缝合皮肤
8. 覆盖切口	递金霉素眼膏涂于切口，纱布覆盖。泪囊摘除部放一压迫枕，加压包扎

1. 术野暴露小，巡回护士应及时调整无影灯的照明，便于手术操作

2. 术前冲洗泪道，挤尽泪囊分泌物。填塞棉片时，嘱患者忍耐，配合操作不要乱动

3. 泪囊标本保留，送病理

（吴凤琳）

第二十七节 眶壁骨折整复术的护理

（一）术前护理

1. 评估和观察要点

（1）病情评估：①评估患者视功能情况、眼内出血及眼压情况。②评估是否眼球运动障碍或复视、眼球内陷程度等。③评估患者全身状况、意识状态。④评估患者的生命体征及全身有无合并症等。⑤了解患者饮食、二便及睡眠情况。

（2）安全评估：①评估患者有无视觉障碍、昏迷。②评估患者年龄、精神状况及自理能力。

（3）疾病认知：了解患者及家属对疾病和手术的认知程度，评估患者及家属的配合程度。

（4）心理状况：了解患者和家属的心理状态。

2. 护理要点

（1）术前检查：①常规检查：血、尿常规，肝、肾功能，APTT + PT，HBsAg，HIV，HCV，梅毒抗体，心电图，胸部 X 线。②专科检查：眼眶 CT 检查、眼部 MRI 检查。③注意事项：向患者及家属讲解术前检查的目的、方法，积极协助其完成各项检查；告知患者静脉抽血前需要禁食水 6 小时以上；留取尿标本时，应取晨起、空腹、首次、中段尿液。

（2）术前准备：①呼吸道：保暖，预防感冒，必要时遵医嘱应用抗生素控制感染。②胃肠道：全麻手术需禁食、水 6 ~ 8 小时，防止全身麻醉所导致的吸入性肺炎、窒息等。③术眼准备：术前 1 小时备皮，以 20% 的肥皂水充分擦洗备皮范围，用 0.9% 的生理盐水洗眼遮盖眼垫，遵医嘱注射术前针。④个人卫生：术前 1 日沐浴、剪指（趾）甲，保持全身清洁，男性患者剃净胡须。⑤睡眠：创造良好环境，保证充足的睡眠，必要时，遵医嘱于术前晚给予口服镇静剂。⑥术晨准备：嘱患者取下假牙、眼镜、角膜接触镜，将首饰及贵重物品交予家属妥善保存，入手术室前应排空二便。⑦床单位准备：全麻患者需备全麻床、血压表、听诊器等。⑧心理护理：眼外伤多为意外伤害，患者多伴有紧张、焦虑、悲观，难于接受，应多关心鼓励患者，讲解手术的注意事项，取得患者的积极配合。

3. 宣教和指导要点

（1）病种宣教：就所患疾病对患者及家属进行宣教，包括疾病的原因、临床表现、治疗原则、预后、预防等。

（2）用药宣教：患者术前 3 日给予抗生素眼药水点眼，向患者讲解主要目的、方法及副作用，为手术做好准备。

（3）饮食指导：告知患者术后进温凉、清淡、易消化饮食，避免进食酸、辣、硬、刺激性饮食。

（4）体位指导：告知患者全麻术后回病房 3 ~ 4 小时内，采取去枕平卧位，头偏向一侧，目的是避免因呕吐物导致窒息及促进分泌物引流。

4. 注意事项

（1）手术禁忌：注意患者有无全身手术禁忌证，全身情况不能耐受眼科手术，如严重高血压、糖尿病、心脏病、精神障碍等；注意有无眼部禁忌证，如青光眼、眼内活动性炎症、麻痹性角膜炎等；注意患者有无上呼吸道感染症状，术前监测生命体征，注意有无发热，若有异常，应及时通知医生予以处理；女性患者月经来潮时及时通知医生。

（2）服药禁忌：入院后及时询问患者是否长期服用抗凝或麻醉禁忌的药物，服用者应及时通知医生，术前应停药1周，以免引起术中出血或麻醉意外。

（3）效果评价：评价患者对疾病相关知识的了解程度，医患配合效果；评估责任护士对患者病情和精神状态的掌握程度。

（二）术后护理

1. 评估和观察要点

（1）手术交接：患者安返病房后，责任护士与麻醉护士严格交班，了解患者的麻醉方式、术中病情变化、生命体征、出血量、意识恢复状态及皮肤完整性。

（2）病情评估：密切观察患者病情变化，如生命体征、意识情况、呼吸道通畅情况；观察伤口疼痛、敷料渗血渗液、敷料有无松脱情况。

（3）并发症的观察：观察患者有无恶心、呕吐等症状，观察有疼痛、出血、感染、眼球位置上移、眶尖综合征等症状。

（4）术后不适症状评估：观察患者有无恶心、呕吐、发热、疼痛等常见术后反应。

2. 护理要点

（1）体位护理：全麻术后回病房3～4小时内，应保持呼吸道通畅，采取去枕平卧，头偏向一侧，以免呕吐物误吸入呼吸道发生窒息。

（2）生命体征监测：术后严密监测患者生命体征，每日测量体温、脉搏、呼吸4次。

（3）术眼护理：手术当日严密观察敷料有无渗血、渗液、包扎带有无松脱，如渗血较多应及时更换敷料，重新包扎。敷料打开后，观察视力情况，如有眼痛、恶心、呕吐症状，应及时通知主管医生予以处理。若呕吐频繁，可遵医嘱肌内注射维生素 B_6，疼痛不耐受者应用止痛剂，眼压高者应用降眼压药物。

（4）眼球运动训练：指导于术后第一日开始进行眼球运动训练。

（5）并发症观察与护理：①疼痛：评估患者疼痛情况，对于轻微的疼痛，不需要用止痛药，可让患者听音乐、聊天等转移注意力；如疼痛剧烈或不耐受者应及时通知医生，以免延误病情，必要时遵医嘱使用止痛药。②出血：注意观察伤口敷料有无渗血，如渗血较多者，通知医生，重新包扎，必要时给予止血剂。③感染：观察眼部分泌物情况，观察体温变化。如出现异常情况，应及时遵医嘱给予处理及用药。嘱患者放松心情，适量多饮水，注意休息，保持局部清洁干燥。④眼球位置上移：平视时双眼眼位不一致。⑤眶尖综合征：注意观察患者视力变化，有无上睑下垂症状出现等。

（6）基础护理：关注患者的需求，随时询问，积极提供相应的帮助，并按等级护理的要求及专科特点完成患者的基础护理内容。

3. 宣教和指导要点

（1）用药宣教：根据医嘱选择药物，术后眼部用消炎目水，预防术后感染的发生。口服抗生素和止血药，起到抗感染和预防术后出血发生的作用。注意观察患者用药后反应。

（2）饮食指导：以清淡、易消化饮食为主，避免进食酸、辣、硬、刺激性饮食，多食新鲜蔬菜、水果，保持大便通畅，注意饮食卫生，以免发生腹泻、腹胀的不适。

（3）安全指导：术后观察患者有无乏力、头晕等症状，指导患者首次下床时应渐进下床活动，防止虚脱摔倒，教会患者使用床旁呼叫系统；视觉障碍的患者，应加强巡视，避免摔伤或坠床等意外情况发生。老年人活动时应注意地面湿滑，防止摔倒；儿童患者注意不要随处跑动，以免撞伤。

4. 注意事项

（1）病情观察：观察病情，询问患者感受，注意区别术后伤口痛与眼压增高、眶压增高引起的疼痛，通知医生及时给予相应处理。

（2）效果评价：评价患者对手术及健康相关知识掌握程度；评价患者住院期间医患配合程度。

（三）出院指导

1. 眼部护理　适当避免剧烈活动，勿用不洁手或脏手帕擦眼睛，保持眼局部清洁干燥。不得用力挤眼及大声说笑。出院半年内勿碰伤术眼，以免引起出血感染。

2. 治疗指导　嘱坚持按时点药，预防感染，点药前洁净双手，将下睑缘向下牵拉，眼药滴入下结膜囊内，轻轻闭合眼睑，缓慢转动眼球，使药液均匀分布，眼药瓶口距眼睛 1 ~ 2cm，用后将瓶盖拧紧。先滴刺激性弱的，后滴刺激性强的，混悬液摇匀后滴，2 种及 2 种以上眼药水之间间隔 5 ~ 10 分钟。

3. 复查　出院后常规 1 周复诊，如有异常情况应及时到医院复诊。

4. 眼球运动训练　告知患者坚持做眼球运动训练。

5. 缝线拆除　眼睑缝线将于术后 5 ~ 7 日拆除。

6. 饮食　疾病恢复期应选择含丰富维生素、蛋白质的饮食以增强体质，促进疾病的恢复，如瘦肉、鸡蛋、鱼类、新鲜蔬菜、水果（糖尿病患者除外），还应注意粗细粮的搭配。

7. 环境　环境应安静舒适，保持温度、湿度适宜，注意通风，保持室内空气清新。

8. 心理　保持良好的心理状态，避免紧张激动的情绪，适当参加锻炼，增强自信心，愉快的心情有利于疾病的恢复。

（殷承英）

第二十八节　LASIK 手术的护理

（一）术前护理

1. 评估和观察要点

（1）病情评估：①评估患者年龄，是否满 18 周岁，近 2 年近视屈光是否稳定，双眼近视度及散光度，是否佩戴隐形眼镜等。②评估有无眼部疾患、全身状况。③评估患者的生命体征以及全身有无合并症等。④了解患者饮食、二便及睡眠情况。

（2）安全评估：①评估患者有无视觉障碍。②评估患者年龄、精神状况及自理能力。

（3）疾病认知：了解患者及家属对疾病和手术的认知程度，评估患者及家属的配合程度。

（4）心理状况：了解患者和家属的心理状态。

2. 护理要点

（1）术前检查：①常规检查：血、尿常规，肝、肾功能，APTT + PT，HBsAg，HIV，

HCV，梅毒抗体，心电图，胸部 X 线。②专科检查：眼底检查，角膜地形图，角膜内皮镜，视功能。③注意事项：向患者及家属讲解术前检查的目的、方法，积极协助其完成各项检查；告知患者静脉抽血前需要禁食水 6 小时以上；留取尿标本时，应取晨起、空腹、首次、中段尿液。

（2）术前准备：①呼吸道：保暖，预防感冒，必要时遵医嘱应用抗生素控制感染。②胃肠道：LASIK 手术为局部麻醉手术，术日不可进食过饱即可。③术眼准备：手术当日洗脸，眼部不化妆，以免影响术前眼部消毒效果。④注视训练：术前应做注视训练，以便在术中与医生更好的配合。⑤个人卫生：术前 1 日沐浴、剪指（趾）甲，保持全身清洁，男性患者剃净胡须。⑥睡眠：创造良好环境，术前 1 晚保证充足的睡眠，必要时，遵医嘱于术前晚给予口服镇静剂。⑦术晨准备：嘱患者取下眼镜、角膜接触镜，将首饰及贵重物品交予家属妥善保存，入手术室前应排空二便。⑧心理护理：因为准分子激光屈光性角膜手术是目前矫正近视最有效的、最安全的手术方法，但这是在健康眼睛上进行的手术，所以患者往往期望值较高，对手术医生的要求更高。因此要求我们术前必须完善各种检查，耐心回答患者的各项疑问，消除紧张情绪，以最好的精神状态迎接手术。

3. 宣教和指导要点

（1）用药宣教患者术前 3 日给予抗生素眼药水点眼，向患者讲解主要目的、方法及副作用，为手术做好准备。

（2）饮食指导告知患者术后进温凉、清淡、易消化饮食，避免进食酸、辣、硬、刺激性饮食。

4. 注意事项

（1）手术禁忌：注意患者有无全身手术禁忌证，全身情况不能耐受眼科手术；注意有无眼部禁忌证，如青光眼、眼内活动性炎症、麻痹性角膜炎等；注意有无佩戴隐形眼镜，应停戴 1 周后检查、2 周后手术；注意患者有无上呼吸道感染症状，术前监测生命体征，注意有无发热，若有异常，应及时通知医生予以处理；女性患者月经来潮时及时通知医生。

（2）服药禁忌：入院后及时询问患者是否长期服用抗凝或麻醉禁忌的药物，服用者应及时通知医生，术前应停药 1 周，以免引起术中出血或麻醉意外。

（3）效果评价：评价患者对手术相关知识的了解程度，医患配合效果；评估护士对患者病情和精神状态的掌握程度。

（二）术后护理

1. 评估和观察要点

（1）病情评估：密切观察患者病情变化，如生命体征、观察伤口疼痛、敷料渗血渗液情况。

（2）并发症的观察：观察患者有无疼痛、出血、感染等症状。

（3）术后不适症状评估：观察患者有无发热、疼痛等常见术后反应。

2. 护理要点

（1）生命体征监测：术后严密监测患者生命体征，每日测量体温、脉搏、呼吸 4 次。

（2）术眼护理：手术当日严密观察敷料有无渗血、渗液。敷料打开后，观察视力情况，刺痛缓解后，应保持正常睁闭双眼，不可用力挤眼、揉眼，以免角膜瓣移位或发生皱褶。

（3）眼部刺痛护理：术后明显的不适感就是眼部刺痛，一般持续 3~4 小时，必要时遵医嘱给予口服止痛药。

3. 宣教和指导要点　因准分子激光屈光性角膜手术不需住院,因此应详细交待术后注意事项。

（1）复诊:要保证按时复诊,术后第一日、第三日、第七日,以后术后 1 个月,3 个月、半年、1 年均应复诊。外地患者可于 1 周后在当地复诊。

（2）治疗指导:遵医嘱按时用药,用药不当会影响手术效果。

（3）注意用眼:伤口愈合需要 1 个周期,所以 2 周内尽量避免近距离用眼,如阅读、电脑操作等。强烈建议 1 个月之内不要开车。用药期间不要到公共游泳池内游泳。

（4）避免剧烈活动及头部和眼部的撞击。

（5）避免接触刺激性气体和尘埃,早期禁辛辣、禁烟酒。

4. 效果评价　评价患者对手术及健康相关知识掌握程度。

（殷承英）

第二十九节　眼科门诊外眼手术的护理

（一）术前护理

1. 评估和观察要点

（1）病情评估:①评估患者视力下降情况及有无畏光、流泪、红肿热痛、脓性分泌物情况。②评估病情发展史、治疗经过、治疗结果。③评估有无既往眼部疾病史,有无不良卫生习惯及不良嗜好。④评估既往全身病史、眼部外伤或眼部手术史。⑤评估患者的生命体征、原发病治疗用药情况,以及全身有无合并症等。⑥了解患者饮食、二便及睡眠情况。

（2）安全评估:①评估患者有无视觉障碍症状。②评估患者年龄、精神状况及自理能力。

（3）疾病认知:了解患者及家属对疾病和手术的认知程度,评估患者及家属的配合程度。

（4）心理状况:了解患者和家属的心理状态。

2. 护理要点

术前准备:外眼手术一般在门诊手术室进行。因此术前很多护理工作是由患者或家属自行完成的。预约手术时,应将护理内容和注意事项向患者及其家属详细交待,或把护理内容和注意事项印在手术预约单的背面,以便参阅。

①时间:首先告知患者何月、何日手术,在可行的条件下,应尽可能满足患者在时间上的要求。②点眼药:为防止术后感染,术前 3 日必须滴用消炎药。要把滴药的方法和注意事项向患者交待清楚,必要时可给以示范表演,以保证手术如期施行。③心理护理:外眼手术为小手术,但有的患者仍很紧张。为消除患者的紧张情绪可讲解手术简单过程及手术所需时间。④术眼准备:手术当日,检查患眼有无炎症,确定可行手术后,认真核对手术眼别,洗眼。协助患者躺上手术床后以治疗巾包裹头部并再次核对眼别。以 75% 酒精消毒术眼皮肤。⑤个人卫生:术前 1 日沐浴、剪指（趾）甲,保持全身清洁,男性患者剃净胡须。⑥睡眠:创造良好环境,保证充足的睡眠,必要时,遵医嘱于术前晚给予口服镇静剂。⑦术晨准备:嘱患者取下假牙、眼镜、角膜接触镜,将首饰及贵重物品交予家属妥善保存,入手术室前应

排空二便。

3. 宣教和指导要点

（1）病种宣教：就所患疾病对患者及家属进行宣教，包括疾病的原因、临床表现、治疗原则、预后、预防等。

（2）用药宣教：患者术前3日给予抗生素眼药水点眼，向患者讲解主要目的、方法及副作用，为手术做好准备。

（3）生活护理：嘱患者术前调整好心情，多休息，保证充足的睡眠，糖尿病、高血压患者要保持血糖、血压的平稳。

（4）饮食指导：告知患者术后进温凉清淡易消化饮食，避免进食酸、辣、硬、刺激性饮食。

（5）体位指导：患者术后可采取自由体位，以不压迫术眼为宜。

4. 注意事项

（1）手术禁忌：注意患者有无全身手术禁忌证，全身情况不能耐受眼科手术，如严重高血压、糖尿病、心脏病、精神障碍等；注意有无眼部禁忌证，如青光眼、眼内活动性炎症、麻痹性角膜炎等；注意患者有无上呼吸道感染症状，术前监测生命体征，注意有无发热，若有异常，应及时通知医生予以处理；女性患者月经来潮时及时通知医生。

（2）服药禁忌：入院后及时询问患者是否长期服用抗凝或麻醉禁忌的药物，服用者应及时通知医生，术前应停药1周，以免引起术中出血或麻醉意外。

（3）效果评价：评价患者对疾病相关知识的了解程度，医患配合效果；评估护士对患者病情和精神状态的掌握程度。

（二）术后护理

1. 宣教和指导要点

（1）病情评估：术后请患者到观察室稍行观察，如无出血或其他不适，即可离院。

（2）嘱患者按医嘱服药、换药和检查，并嘱其在拆线前避免着水，以免引起眼部感染。

（3）霰粒肿切除无缝线患者，术后覆盖双层眼垫，嘱其用手掌稍用力按压手术部位，10分钟后观察有无出血，如无出血即可更换眼垫离院。嘱患者翌日揭去眼垫，自用消炎药膏和药水，无须换药及再检查。如有缝线，则按外眼手术换药要求常规换药。

（4）泪囊摘除患者手术毕须单眼加压包扎，其目的在于止血，观察10分钟后，无出血方可离去。如10分钟内绷带有渗血，即应报告医师，给予必要的处理并重新包扎术眼。

（5）肿物切除术毕一般常规送病理检查，尤其怀疑有恶性病理改变之患者，须等待切片检查结果再做最后诊断。如患者有家属陪同，应嘱患者家属数日后到病案室取病理报告；如患者无家属陪伴，医护人员应注意保护性医疗，切勿直言告知患者自取病理结果，以免加重患者思想负担，而应婉转、策略地嘱其复查日由家属陪同前来会诊，先取病理报告再复查。避免病理结果对患者的直接刺激而引起其他问题。

2. 效果评价　评价患者对手术及健康相关知识掌握程度。

（殷承英）

参考文献

[1] 黎晓新. 现代眼科手册. 第3版. 北京：人民卫生出版社，2014.

[2] 管怀进. 眼科手术操作技术. 第二版. 北京：科学出版社，2012.

[3] （美）查尔斯，主编. 解正高，译. 玻璃体显微手术学. 第5版. 北京：人民军医出版社，2013.

[4] 张宗端. 眼科显微手术学基础. 北京：人民卫生出版社，2012.

[5] 高占国. 眼眶病临床实践与思考. 北京：人民卫生出版社，2014.

[6] 任霞，贺经，冯延琴. 原发性开角型青光眼治疗进展. 国际眼科杂志，2016，16 (3)：458-461.

[7] 杨培增，陈家祺，葛坚，等. 眼科学基础与临床. 北京：人民卫生出版社，2006.

[8] 李凤鸣. 中华眼科学. 北京：人民卫生出版社，2014.

[9] 胡诞宁. 近视眼学. 北京：人民卫生出版社，2009.

[10] 庞秀琴. 同仁眼外伤手术治疗学. 北京：北京科学技术出版社，2016.

[11] 陆烨，童剑萍. 视网膜母细胞瘤的发生机制及诊断和治疗进展. 现代肿瘤医学，2016，24 (6)：1007-1014.

[12] 王鲔，刘艳丽，林翠霞. 糖尿病视网膜病变病人生存质量现状及其影响因素分析. 护理研究：下旬版，2016 (2)：694-696.

[13] 徐亮，吴晓，魏文彬. 同仁眼科手册. 第二版. 北京：科学出版社，2011.

[14] 黄叔仁，张晓峰. 眼底病诊断与治疗. 北京：人民卫生出版社，2003.

[15] 王宁利. 整合眼科学. 北京：人民卫生出版社，2014.

[16] 刘虎. 白内障和屈光手术. 辽宁：辽宁科学技术出版社，2009.

[17] 姚克. 复杂病例白内障手术学. 北京：科学技术出版社，2004.

[18] 刘素平，周好. 影响糖尿病性白内障患者早期诊治的原因分析. 包头医学院学报，2016，32 (2)：107-109.

[19] 陈丽欣. 葡萄膜炎眼科临床类型与病因探讨. 文摘版：医药卫生，2015 (12)：217-217.

[20] 施玉英. 现代白内障治疗. 北京：人民卫生出版社，2006：31-32.

[21] 曹允芳，刘峰，逯传凤. 临床护理实践指南. 北京：军事医学科学出版社，2011.

[22] 施殿雄. 实用眼科诊断. 上海：上海科学技术出版社，2005.

[23] 赵堪兴，杨培增，姚克. 眼科学. 北京：人民卫生出版社，2013.

[24] 孟淑芳. 眼球摘除病因分析. 中华现代眼科学杂志，2011.

[25] 刘家琦，李凤鸣. 实用眼科学. 北京：人民卫生出版社，2012.

[26] 廖瑞端，骆荣江. 眼科疾病临床诊断与治疗方案. 北京：科学技术文献出版社，2011.

［27］董方田．眼科诊疗常规．北京：人民卫生出版社，2013.

［28］北京协和医院．眼科诊疗常规．北京：人民卫生出版社，2013.

［29］王宁利．眼科疾病临床诊疗思维．北京：人民卫生出版社，2011.

［30］刘庆淮，方严．视盘病变．北京：人民卫生出版社，2015.

［31］陈雪梅，李美玉．青光眼学．北京：人民卫生出版社，2004.

［32］陈艳．真菌性角膜炎的治疗现状．实用防盲技术，2016（1）：41－44.

［33］曾继红，何为民．眼科护理手册．北京：科学出版社，2015.

［34］詹汉英．眼科护士培训手册．湖北：湖北科学技术出版社，2014.

眼科疾病
诊治与显微手术应用

（上）

张秋丽等◎主编

吉林科学技术出版社

图书在版编目（CIP）数据

眼科疾病诊治与显微手术应用/ 张秋丽等主编. --

长春：吉林科学技术出版社，2016.9

ISBN 978-7-5578-1100-6

Ⅰ．①眼… Ⅱ．①张… Ⅲ．①眼病—诊疗②眼外科手

术—显微外科学Ⅳ．①R77②R779.62

中国版本图书馆CIP数据核字(2016) 第168029号

眼科疾病诊治与显微手术应用

Yanke jibing zhenzhi yu xianwei shoushu yingyong

主　编	张秋丽　朱习峪　汪　永　刘　珣　孙晓萍　陈　艳
副主编	陈　瑶　刘月君　许思思　殷承英
	吴凤琳　何金梅　于　伟　唐菱若
出 版 人	李　梁
责任编辑	张　凌　张　卓
封面设计	长春创意广告图文制作有限责任公司
制　版	长春创意广告图文制作有限责任公司
开　本	787mm×1092mm　1/16
字　数	992千字
印　张	40.5
版　次	2016年9月第1版
印　次	2017年6月第1版第2次印刷

出　　版	吉林科学技术出版社
发　　行	吉林科学技术出版社
地　　址	长春市人民大街4646号
邮　　编	130021
发行部电话/传真	0431-85635177　85651759　85651628
	85652585　85635176
储运部电话	0431-86059116
编辑部电话	0431-86037565
网　　址	www.jlstp.net
印　　刷	虎彩印艺股份有限公司

书　号	ISBN 978-7-5578-1100-6
定　价	160.00元

主编简介

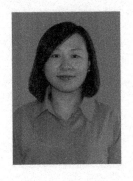

张秋丽

　　1978年出生。内蒙古民族大学附属医院眼科副主任医师，研究生办公室、学科建设办公室主任。主要致力于白内障、青光眼、糖尿病性视网膜病变等方面的临床与基础研究。主持、参与科研项目3项，获市级科技进步奖3等奖2次。发表多篇SCI、国家级、省级论文（其中SCI论文第一作者3篇），并发表著作2部。

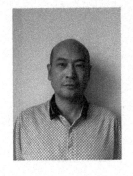

朱习峪

　　1968年出生。湖北省襄阳市东风人民医院眼科主任，副主任医师。从事眼科临床工作20余年，先后到武汉，广州进修眼科，多次参加眼科专科短期培训、学习，具有扎实的眼科学基本功和丰富的临床工作经验。独立开展了人工晶体植入，显微小梁切除，义眼胎的植入，全层角膜移植，眼眶前部肿瘤切除等眼科较大、较精细的手术，特别对青光眼有较深的认识。参加了国家"视觉第一，中国行动"的眼科复明工程，是香港国际眼科"狮子会"成员。有多篇文章在国家、省级刊物上发表，具有良好的医学素养和敬业精神。

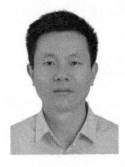

汪　永

　　1976年出生。安徽医科大学第一附属医院眼科副主任医师，副教授，眼科学博士，硕士研究生导师。从事眼科临床工作近20年，有丰富的临床诊治经验，尤其擅长白内障、青光眼、眼表疾病的诊治。现为安徽医科大学第一附属医院"后备人才"，安徽医学会医学美容分会青年委员。主持安徽省自然科学基金资助项目，曾荣获"安徽省科学技术进步二等奖"，第十届"安徽省优秀青年科技创新奖"。

编　委　会

·前　言·

　　近年来，随着生命科学、基础医学和各种高新技术的发展，眼科学取得了前所未有的进步，一些新的医疗手段、方法不断涌现，对眼科疾病的认识已从细胞水平上升到分子水平，这些先进技术使眼科的临床诊疗技术更加的全面化和科学化，眼科的医务工作者需要不断学习新理论、掌握新方法，才能提高业务水平，更好地为患者服务。

　　本书前面几个章节主要介绍眼科常用的诊断技术，如眼部检查、视功能检查、检眼镜检查、角膜和青光眼的特殊检查等；中间章节则主要介绍常见眼科疾病的诊治及眼科显微手术应用；后面的章节简单介绍眼科护理。内容夯实，覆盖面广，突出临床实用性。为各基层医院的住院医生，主治医生及医学院校本科生、研究生提供参考使用。

　　本书涉及内容专业性较强，编者各有侧重，经验各持所长，书中内容难免格调不一，再加上当今医学发展迅速，因此难免有一些不足之处，诚请广大读者批评指正。

编　者

2016 年 9 月

·目　录·

第一章

眼部检查

第一节　眼睑检查

一、适应证

(1) 就诊的眼病患者。

(2) 健康体检。

二、禁忌证

精神状态和智力情况不佳，无法完整配合所有检查者。

三、操作方法及步骤

(1) 在自然光、人工照明光下，可肉眼进行眼睑的一般检查，特殊情况下，需借助放大镜、裂隙灯显微镜进行检查。

(2) 多数的检查顺序是先查右眼后查左眼。

(3) 观察双侧额纹是否对称，双侧眉毛是否等高对称，睁眼、闭眼动作是否轻松自如，是否伴有抬眉、抬头等异常表现。

(4) 观察双眼眼睑是否完整，位置形态有无异常，眼睑闭合是否完全，是否存在上眼睑异常遮挡角膜的现象。

(5) 观察眼睑皮肤是否红肿、发热及压痛，有无瘢痕、鳞屑皮疹、包块结节、溃疡，皮下有无出血、气肿等异常。

(6) 观察睑缘是否光滑，有无硬结、充血肥厚、内卷或外翻等，睑板腺开口位置数量是否正常。

(7) 观察睫毛位置、颜色、数量是否正常，有无乱睫、倒睫、秃睫，有无睫毛根部的红肿、脓疱、脓痂、溃疡、鳞屑。

(8) 对于有提上睑肌功能异常的患者，需要对提上睑肌的肌力进行检测。

四、注意事项

(1) 若患眼为感染性疾病，为了避免交叉感染的发生，应按先查健眼，后查有感染性疾病的患眼的顺序。

（2）对于严重眼外伤，尤其是开放性损伤的患眼，在行翻眼睑的检查时动作一定要轻柔，尽量避免压迫眼球，以防引起医源性的眼内容物脱出，加重病情。

（汪 永）

第二节　泪器检查

一、适应证

（1）有泪液分泌质和/或量异常的患者。

（2）有泪器结构或功能异常的患者。

（3）怀疑有泪器炎症或肿瘤的患者。

（4）可能伴有泪器器质性损伤的眼外伤患者。

二、禁忌证

（1）部分急性泪囊炎患者不适于立即进行泪囊挤压或冲洗泪道检查。

（2）精神状态和智力情况不佳，无法完整配合所有检查者。

三、操作方法及步骤

（一）泪腺检查

1. 泪腺的一般检查

（1）触诊双侧颞上方眶缘位置，明确有无包块，描述包块的质地、大小、边界、有无结节等。

（2）检查因炎症或肿物引起的睑部泪腺异常者时，翻转上眼睑后，将外眦部皮肤向外上放牵引，嘱患者患眼向鼻下方转动，在穹窿部的外眦部结膜下可见脱垂的泪腺。

（3）当泪腺发生炎症时，轻按泪腺时可有压痛表现。

2. 泪液分泌试验（Schirmer Ⅰ试验）

（1）对于干眼等怀疑泪液分泌量减少的患者需行泪液分泌试验检查。

（2）告知患者双眼向上看，用准备好的 5mm×35mm 的标准试纸，将其一端折弯 5mm 后夹持于下睑外 1/3 结膜囊内，另一端垂挂于睑外，先右眼后左眼，放置完毕后嘱受检者轻闭双眼休息。

（3）5 分钟后，同时用双手无名指分别轻翻双眼下睑轻柔取下试纸，记录被泪液浸湿的试纸条长度（不包括结膜囊内折叠端的 5mm），<10mm 为泪液分泌量不足。

（4）若试纸条在 5 分钟内就完全被泪液浸湿，则以分钟为单位记录下试纸条被完全浸湿所需要的准确时间。

3. 泪膜破裂时间（tear break up time，TBUT 或 BUT）测定

（1）让患者双眼向头顶方向注视，暴露患者下睑结膜囊，在结膜囊内滴入一滴 0.125% 或 1% 荧光素钠溶液（约 0.01ml）。

（2）将裂隙灯滤光片调至钴蓝色，光斑调至最大，放大倍数调至最小放大倍数，嘱患者完全眨眼 3～5 次，睁大双眼，注视正前方，记录被检查者睁眼至受检眼出现第一个深蓝

色斑时，此时代表泪膜破裂，期间所持续的时间，就是BUT，共测量3次，取其平均值，以秒为单位。BUT<10s表明泪膜稳定性异常，泪膜破裂时间缩短。

（二）泪道检查

1. 泪道的一般检查

（1）泪小点检查：将裂隙灯调至宽裂隙或者在放大镜下，观察上泪小点时嘱患者向下方注视，观察下泪小点时嘱患者向上方注视，充分暴露泪小点后，检查管口有无闭锁、缩窄，有无外翻、赘生物等异常征象。

（2）泪囊区的皮肤有无红、肿、热、压痛，有无瘘管，皮下有无包块、硬节。

（3）对泪囊区进行挤压，同时观察有无粘液或脓性分泌物自泪小点溢出。

2. 荧光素钠试验　主要是用来检查有无泪道的阻塞。具体方法就是：将一棉片塞入一侧下鼻道的深部，结膜囊内点1%～2%荧光素钠溶液，2分钟后取出棉片，若棉片上有黄绿色的荧光素着染，表明泪道是通畅的，否则可能就是泪道阻塞。

3. 冲洗泪道

（1）怀疑有泪道狭窄或泪道阻塞时可行该项检查。

（2）受检者取坐位或仰卧位，按压受检眼侧泪囊部，观察有无异常分泌物自泪小点溢出，如有，尽量挤压干净。

（3）将蘸有0.5%丁卡因的棉签夹在上、下泪小点之间1～2分钟。

（4）嘱受检者双眼向上注视，尽量清晰的暴露并观察下泪小点。

（5）如泪小点较小，先用泪点扩张器垂直插进泪小点1～2mm，再向鼻侧转至水平方向，轻轻捻转，扩张泪小点。

（6）装有冲洗针头的注射器内装满约4ml的生理盐水，针头涂上抗生素眼膏后将其垂直插入泪小点1～2mm后向鼻侧转动90°，使针头呈水平位，顺着下泪小管方向将针头水平推进直至碰至骨壁或至无法前进处，稍微后退针头后注入生理盐水，注意冲水时阻力大小，观察液体有无返流，询问受检者有无液体流入咽部，或请受检者低头，观察有无液体从鼻腔流出。如有必要，上下泪小管均冲洗，上泪小管的冲洗方法基本相同。

（7）泪道冲洗完毕后，结膜囊滴用抗生素滴眼液。

（8）对泪道冲洗结果进行分析：

1）泪道通畅：泪道冲洗时没有阻力，液体没有从上、或下泪小点的反流溢出，受检者感觉咽喉部有液体流入，或者从鼻腔外流。对于幼儿，会观察到有吞咽动作。

2）泪道狭窄：泪道冲洗有部分反流，但加压冲洗后液流通畅。

3）泪小管阻塞：冲洗液注入时感到有阻力，冲洗液全部从原路返回，口咽及鼻腔部无液体流入。

4）泪总管阻塞：冲洗液注入时感到有阻力，从上泪点冲洗时冲洗液自上下泪点反流；从下泪点冲洗时冲洗液自上泪点反流，口咽部及鼻腔均无液体流入。

5）鼻泪管阻塞：自下泪小点注入较多冲洗液后，冲洗液从上泪点反流出，表明鼻泪管阻塞，若带有黏脓性分泌物一道流出，则说明同时合并有慢性泪囊炎。

4. 泪道碘油造影

（1）目的是通过造影剂显影来判断泪道具体的阻塞位部位，并能看到泪囊的形态、大小，为选择具体手术方式提供依据。

（2）准备做检查前，尽量冲洗干净泪道中的异常分泌物。

（3）按着泪道冲洗的方法分别经上、下泪小点 40% 碘化油、30% 碘苯酯（乙碘油）或泛影葡胺 0.3 ~ 0.5ml，随即行 X 线摄片。其中 40% 碘化油造影效果较佳。

如怀疑鼻泪管阻塞或泪总管阻塞，由上或下泪小点注入造影剂，观察到造影剂从相对的泪小点溢出即可进行造影；如怀疑同时伴有泪小管阻塞，则应先从阻塞侧的泪小点注入造影剂，拍片后再次从未阻塞侧注入造影剂，再次拍摄，即可发现泪小管阻塞的部位以及鼻泪管的通畅情况，通常泪小管阻塞需要即刻注药即刻造影，否则很难显影。

四、注意事项

（1）在进行泪液分泌试验检查时，泪纸条的放置和取出动作都要轻柔，避免造成眼表的刺激或损伤，影响检查结果。

（2）避免在开有风扇的检查室内做 BUT 检查

（3）行泪道冲洗时，动作要尽量轻柔，避免造成医源性的泪道损伤。

（4）泪道冲洗时，若在注入冲洗液的过程中出现下睑肿胀现象，表明有假道形成，应立即停止冲洗，病情严重者考虑使用抗生素预防感染。

（5）泪道造影检查时，需在 X 线申请单上注明造影剂注入的时间，最好能即刻注药、即刻造影，否则除了伴有泪囊扩大的慢性泪囊炎患者外，其他患者的造影结果可能不太理想。

（汪　永）

第三节　结膜和半月皱襞检查

一、适应证

（1）眼部常规检查的一部分。
（2）怀疑患有结膜疾病。
（3）眼部外伤者。
（4）健康体检。

二、禁忌证

精神状态和智力情况不佳，无法完整配合所有检查者

三、操作方法及程序

1. 上睑结膜暴露法

（1）单手翻转法：嘱被检者双眼正下方注视，检查者用拇指和示指轻轻夹起上睑部分皮肤，示指向下轻压睑板上缘，拇指同时向上方捻转，即可翻转暴露上睑结膜。

（2）双手翻转法：用一手借助棉签、玻璃棒或示指向下轻压睑板上缘，另一手挟提上睑皮肤向上翻转，即可较容易的翻转上睑暴露上睑结膜，适用于有眼睑皮肤疤痕或者不配合者。

2. 上穹隆结膜暴露法　用拇指指腹将已翻转的上睑皮肤固定于眶上缘，嘱受检者尽量向下方注视，充分暴露上方穹窿部结膜，若用另一手拇指协助由下睑中央部位轻轻将眼球向上方推压，同时稍向上牵引上睑皮肤，可促使上方穹窿部结膜更为向前方突出，暴露将更为充分。

3. 下睑翻转法　嘱受检者双眼尽量向上方注视，用拇指前部指腹轻轻向下牵拉下睑中部皮肤，即可充分暴露下睑结膜和下穹隆结膜。

4. 球结膜暴露法　嘱患者正视前方，将拇指和示指分别放置在近上、下睑缘皮肤处充分分开上、下睑，告知患者依次分别上、下、左、右充分转动眼球，暴露各部位球结膜。

5. 检查睑结膜和穹隆结膜　有无充血、水肿、乳头、滤泡、瘢痕、结石、息肉等，有无睑球粘连、异物分泌物滞留等，检查球结膜有无充血，及充血类型，有无结节、疱疹、增生等。

四、注意事项

（1）检查过程中，动作要绝对轻柔，尤其是对于开放性眼外伤或角膜穿孔的患者，禁止操作过程中压迫眼球。

（2）要掌握结膜充血与睫状充血的区别。

（3）结膜囊内如有分泌物储留，记录分泌物的颜色和性质。

（4）对怀疑有感染性眼病的患者，先检查健眼，再检查患眼，并及时清洗、消毒检查者双手，避免交叉感染。

（汪　永）

第四节　眼前节的检查

一、适应证

（1）眼部常规检查的一部分。

（2）眼病患者。

（3）健康体检。

二、禁忌证

精神状态和智力情况不佳，无法完整配合所有检查者

三、操作方法及步骤

1. 角膜检查

（1）以聚光手电联合放大镜进行检查：用裂隙灯显微镜检查可获得更为满意的结果。

（2）注意观察角膜的完整性，形状大小、透明度及弯曲度是否有明显异常，有无水肿、溃疡浸润灶、瘢痕（云翳、斑翳、白斑）、异常血管、异物、KP等。

2. 巩膜检查

（1）嘱患者正视前方，将拇指和示指分别放置在近上、下睑缘皮肤处充分分开上、下

睑，告知患者依次分别上、下、左、右充分转动眼球，暴露各部位巩膜行巩膜检查。

（2）观察巩膜有无充血、结节、溃疡等，观察颜色变化，有无黄染、巩膜葡萄肿等

3. 前房检查

（1）中央和周边前房检查：将裂隙灯光镜臂角调至 40～45°，应用窄裂隙，取角膜中央径线切面，投射瞳孔区，观察角膜内皮面于虹膜表面之间的距离，以所截角膜切面厚度为 1CT，目测估计中央前房深度；应用窄裂隙向最颞侧角膜径线切面投射，观察该切面角膜内皮面于虹膜表面之间的距离，以所截角膜切面厚度为 1CT 估计周边前房深度；

（2）观察有无前房积血、下方的前房积脓，将裂隙灯显微镜调至高倍观察房水有无细胞、房水闪辉及 Tyndall 现象；渗出物、浮游体等。

4. 虹膜检查

（1）宽裂隙直接扫视虹膜全貌，对比观察双眼的虹膜；

（2）注意观察虹膜的形态、纹理、色泽，有无瞳孔残膜、虹膜震颤、前后粘连和根部离断等，有无虹膜的萎缩、缺损、新生血管、结节，有无色素增生及脱失。

5. 瞳孔检查

（1）首先用肉眼观察在自然光线下的瞳孔自然状态，再用手电筒对瞳孔的对光反射进行检查判断是否正常，最后在裂隙灯下行细节检查。对瞳孔大小的测量可以使用 Bourbon 瞳孔计或 Haab 瞳孔计。

（2）裂隙灯显微镜下观察瞳孔大小、位置、形状，边缘是否整齐。

（3）瞳孔对光反应：包括直接对光反应和间接对光反应。暗光环境下，用手电筒直接照射被检眼瞳孔处，若瞳孔立即缩小，表明该眼直接对光反应灵敏，同样的方法检测对测眼，注意观察比较双眼反应的速度和程度是否一致。间接对光反应是指瞳孔在暗光环境下，用手遮盖一眼使其不受手电光照射，再用手电光直接照射另眼瞳孔，然后打开遮盖眼，若该眼瞳孔缩小，为该眼间接对光反应存在。

6. 晶状体检查

（1）可在手电光下、直接检眼镜下检查晶状体。裂隙灯显微镜下可仔细地检查晶状体。

（2）可以通过扩瞳药物散大瞳孔后对晶状体的具体情况进行检查，以便详细、全面的了解。

（3）观察了解晶状体的位置是否正常，是否透明，如有浑浊，明确混浊的部位和形态。在没有裂隙灯的情况下，可以借助虹膜投影这一体征来判断晶状体的混浊程度，对于晶体完全混浊成熟期时虹膜投影将不存在。

四、注意事项

（1）对于巩膜黄染的检查应在自然光下进行，以区分是否是由黄疸引起时。

（2）在检查时，需要双眼对照观察。

（3）因瞳孔大小与光照强弱、调节、药物等因素有关，因此在行瞳孔大小检查时，要了解受检者是否有使用影响瞳孔大小的药物，在弥散光下，嘱患者正视 5m 以外的目标。

（4）对晶状体进行检查时，需要大致判断晶状体的浑浊程度是否与患者的视力视力下降程度相匹配。

（汪　永）

第五节　眼后节的检查

一、适应证

（1）眼部常规检查的一部分。
（2）眼病患者。
（3）健康体检。

二、禁忌证

（1）精神或智力状态不配合者，部分检查不能进行。
（2）屈光间质混浊时无法检查眼的后节。

三、操作方法及程序

1. 玻璃体检查

（1）可以使用间接检眼镜、直接检眼镜、裂隙灯显微镜联合前置镜或三面镜对其进行检查。

（2）散瞳后可以更为全面的检查玻璃体。

（3）使用直接检眼镜检查时，将检眼镜放置于受检眼前 10～20cm 的位置，透镜盘调至 +8～+10D，将光线经瞳孔射入眼内，可观察到透明屈光介质形成的橘红色反光。检查过程中，嘱受检者转动眼球数次后注视正前方，当橘红色反光中出现有飘动的黑影时，并且其运动方向与眼球转移动方向相反时，表明玻璃体有浑浊。

（4）裂隙灯显微镜检查：常规行裂隙灯显微镜检查时，将裂隙灯光臂夹角降低至 30°以下，调整焦点，用窄裂隙可看到清晰的前 1/3 玻璃体切面。若要观察后 2/3 玻璃体或者全部玻璃体时需借助前置镜或三面镜。

（5）观察玻璃体病变的性质，有无液化、混浊、后脱离、积血等异常、及病变与视网膜和晶状体的位置关系。

2. 视网膜检查

（1）可以使用间接检眼镜、直接检眼镜，或者裂隙灯联合全视网膜镜、三面镜、前置镜均可对视网膜进行检查，散瞳后后两者检查的范围更为广泛清晰。

（2）检查顺序为一般为先后极部再周边部，看后极部网膜时，嘱患者正视正前方，观察周边部网膜时，可嘱患者向不同方位转动眼球，协助查看周边部视网膜的情况。

（3）记录视盘颜色、形态、边界、大小和杯盘比等情况；观察视网膜血管动静脉比、有无交叉压迫现象、出血、渗出等异常；观察视网膜色素分布是否均匀，有无出血、渗出、色素改变，有无裂孔或脱离等；观察黄斑部中心凹反光是否存在，有无黄斑水肿、出血、渗出、瘢痕、玻璃膜疣、色素改变等。

四、注意事项

（1）散瞳检查眼底前，要观察患者前房深浅，避免诱发急性原发性闭角性青光眼的发作。

（2）如受检眼有开放性眼外伤或有眼表炎症等异常情况时，应避免行接触镜检查。

（3）若屈光介质浑浊，难以观察到眼底时，可通过 B 超、神经电生理等检查手段，粗略评估视网膜的结构和功能是否有异常。

（汪　永）

第六节　眼球的检查

一、适应证

（1）双眼或单眼异常突出或凹陷者；

（2）存在复视或斜视者

（3）眼外伤患者

（4）怀疑眶内占位性病变者。

二、禁忌证

精神状态和智力情况不佳，无法完整配合所有检查者。

三、操作方法及程序

（1）在自然光下，可肉眼观察眼球有无突出、凹陷、震颤，眼球大小、形态、位置有无异常。

（2）嘱受检查双眼注视手电光，检查眼位是否正常及眼球转动是否受限。

（3）眼球有凹陷或突出时，需测量记录具体眼球突出和凹陷的程度。

四、注意事项

（1）在检查眼球的形态时，要注意观察角膜的大小有无异常。

（2）测量眼球突出度时，测量尺务必准确水平放置，否则会有误差出现。

（汪　永）

第七节　眼眶的检查

一、适应证

（1）可能有眶骨骨折的眼外伤患者。

（2）怀疑可能有眶内占位性病变者。

（3）可能有眶内炎症、眶内出血或眶压升高者。

二、禁忌证

（1）眶周皮肤有急性炎症表现者；

（2）不能配合检查者。

三、操作方法及程序

（1）用双手拇指触膜两侧眶缘，进行比较，必要时用示指或小指沿眶缘向眼眶深部探入、触诊。

（2）观察眶缘完整性、形态、大小，是否有骨折移位或压痛，有无眶内症、出血、炎肿瘤等。

四、注意事项

（1）在检查有眶骨骨折的患者时，手法操作要轻柔，以避免额外加重病情。

（2）伴有开放性眼外伤时，检查过程中不可压迫眼球。

（3）对于眶内占位性病变患者，触诊时要了注意观察肿物与眶骨之间的关系。

（汪　永）

第二章

视功能检查法

第一节 视觉功能检查

视力检查是对视力敏锐度的检查。视力（Visual acuity）分为中心视力与周边视力。前者反应黄斑中心凹处的视觉敏锐度，是形觉的主要标志，可代表分辨二维物体形状大小和位置的能力，它分为远视力、近视力。周边视力又称视野。

视力表是根据视角原理设计的，它是测定视力的主要工具。正常眼辨认目标最小距离两点间的视觉不得小于 1 分（1′）视角。视力是根据视角换算出来的，视力是视角的倒数，如视角为 1′时，则视力为 1/1′ = 1.0；如视角为 5′时，则视力为 1/5′ = 0.2。目前常用的是国际标准视力表、对数视力表及早期治疗糖尿病性视网膜病变研究（Early treatment diabetic retinopathy study，ETDRS）视力表。

国际标准视力表上的 E 字符号，每一字的每边宽度都等于 5 分视角，每一笔画的宽度和笔画间隙的宽度各相当于 1′视角，在 5m 处正确认清 1.0 这一行的，就记为视力 1.0。有些视力表不采用小数记录而是采用分数记录，其将视力表置于 6m 或 20ft（1ft = 0.304 8m）处，将视力记录为 6/6、6/12、6/30、6/60 或 20/20、20/40、20/200 等，亦可换算成小数。视力表的 E 字图形亦可用有缺口的环行符号、黑白相间的条纹和简单易识的图形代替。视力检查包括远视力检查、近视力检查、婴幼儿视力检查、学龄前儿童视力检查等。

一、远视力检查

（1）选用视力表：目前常用的有对数视力表、国际标准视力表、ETDRS 视力表等，以对数视力表最常用。前两种视力表的检查距离为 5m，在房间距离不足标准要求时，于被检查面前 2.5m 处放置一平面镜，视力表置于被检者坐位的后上方，让患者注视由镜内反映的视力表。后者 ETDRS 视力表的检查距离是 4m。

（2）被检眼的高度应与视力表 1.0 行处高度相同。

（3）视力表的照明可用自然照明，也可用人工照明。如用人工照明，照明强度为 300 ~ 500lux，我国多采用两支 20W 白色荧光灯。

（4）双眼视力均需检查，一般采用先右眼后左眼的顺序。

（5）检查时告知患者用挡眼板遮挡非被检眼眼，避免压迫眼球。

（6）检查者由上而下指点视力表上的字符，被检者应在 3s 内指出字符的缺口方向，能完全正确认清的那一行的标志数字为被检者的视力。

（7）在5m处，若患者无法辨认最大视标时，嘱患者向视力表靠近，直至看清最大视标为止，记录此时患者据视力表的距离，记为：0.1×被检者与视力表的实际距离（m）/5。例如在3m处能看清0.1，视力为0.1×3/5＝0.06。

（8）如被检者在1m处不能辨认最大视标，则检查数指（counting finger，CF）。嘱被检者背光而立，检查者每次伸出数目不同的手指，记录为距多少厘米指数，如"指数/15cm"。如距眼5cm处仍不能正确数指，则检查手动，在被检眼的眼前摆动检查者的手，记录被检者能正确判断手动的距离，如"手动/5cm"。

（9）如被检者不能正确判断手动，则检查光感。在暗室内用检眼镜或手电照射被检眼，由被检者判断眼前是否有光亮，如判断正确，则记录"光感/距离"，否则，记录"无光感"。检查时将对侧眼遮盖，不透光。还要检查光源定位能力。被检眼向前方注视不动，将光源放在被检眼前1m处上、下、左、右、左上、左下、右上、右下8个方位，检测被检眼能否正确判定光源方向，记录各方位光定位能力是否存在，"＋"表示有光定位，"－"表示无光定位。

二、近视力检查

（1）选用标准近视力表，可选用徐广第E字近视力表、耶格（Jaeger）近视力表、对数近视力表。

（2）照明需充足，避免眩光。

（3）检查时用遮眼板或空掌心遮挡非受检眼，先查右眼，后查左眼。

（4）受检眼距离视力表的距离一般为30cm。

（5）对于屈光不正的患者的近视力检查，需要适当调整检查距离才能测得最佳的近视力。若近视力表的检查距离增大，患者的近视力增加，则受检眼可能为远视眼或老视眼；若近视力表的检查距离减小，患者的近视力增加，则受检眼可能为近视眼或假性近视眼。

（6）以被检者能看清的最小一行字母作为测量结果。

（7）正常近视力：徐广第E字近视力表为1.0。对数近视力表为5.0。如用耶格近视力表，从上到下记录为J7～J1，正常为J1，并注明检查距离。

三、婴幼儿视力检查

婴幼儿检查难以合作，检查视力应选择与其行为相结合的方法进行。检查者可根据条件选择其中的方法进行检查，来判断婴幼儿的视力。检查方法有追随光源或追随眼前移动目标、遮盖厌恶试验、注视反应、视动性眼球震颤、视觉诱发电位、优选注视法等。

1. 追随光源或追随眼前移动目标

（1）检查者在受检儿童眼前摆动光源或颜色鲜艳的玩具。

（2）婴幼儿的眼或头能追随目标转动，其视力至少有眼前光感或眼前指数。

（3）对周围事物患儿有无反应及表情变化，若无，可疑为双眼视力丧失者。

（4）假装打击患儿眼球，观察患儿有无瞬目反应。若无，可疑为双眼视力丧失者。

2. 遮盖厌恶试验

（1）令家长把婴幼儿抱坐于膝上。

（2）分别进行单眼遮盖检查。

（3）当遮挡视力较好的眼睛时，患儿会用手推开遮挡物，或有哭闹、烦躁的表现。，而遮挡视力较差的眼镜时，患儿无异常表现。

（4）被检婴幼儿厌恶表现不明显时表明两眼视力接近。

3. 注视反应

（1）检查者右手执活动玩具。

（2）左手固定婴幼儿头部，且用左大拇指分别挡住婴幼儿左眼或右眼。

（3）观察未被遮挡眼能否跟随和注视眼前的活动玩具。例如挡住左眼，右眼能注视玩具，挡住右眼，左眼不能注视，反复测试数次均如此，则表明左眼视力差，应当散瞳做眼底及屈光检查。

4. 视动性眼球震颤（Opticokinetic nystagmus）

（1）检查者在患儿眼前转动有不同空间频率条纹的视鼓。

（2）观察患儿是否有眼球震颤表现。

5. 视觉诱发电位

（1）最好选在屏蔽隔离室中进行检查。

（2）选择刺激源，一般采用电视反转棋盘图像或反转黑白条方波光栅。

（3）在放置电极前先剪净被检婴幼儿局部头发、涂电极胶。

（4）放置电极，一般将作用电极安放在被检婴幼儿枕骨粗隆上 2cm 处；将地电极放置于额头正中间位置，参考电极放置于右侧耳垂。

（5）观察频率变化，记录阈值，当反转频率不变，而空间频率逐步增加时，即棋盘格逐步变小时可见 P100 波逐步变小，当棋盘格小到某一空间频率至视觉诱发电位记录不到时称为 VEP 视力的阈值。

（6）根据其前一档的空间频率推算出单眼或双眼的视力值。

6. 优选注视法

（1）在婴幼儿前方和两侧放置大的灰色纸作为屏幕。

（2）中央开一窥视孔。

（3）两侧各开一个图像呈现孔，距中央窥视孔约 17cm 处，直径约 9cm 大小。

（4）屏幕后有一转轮，装有成对的黑白条栅画面及灰色无图像卡片，可随机在一侧呈现条栅，另一侧呈灰色卡片。

（5）婴幼儿坐在家长或医务人员的腿上，距窥视孔 31cm，固定婴儿头部。

（6）检查者由幕后经窥视孔观察并记录婴幼儿的注视反应。每画面做 10 次测试。

四、学龄前儿童视力检查

1. 图形视力表检查　根据视角的设计原理，以小动物、手指、水果图案等代替各种文字视标，检查条件与国际标准视力表相同。

2. 点状视力检查仪

（1）有一定的背景灯照明。

（2）使用有大小不等的黑色圆点排列的乳白色圆盘，圆盘开一个观察孔，表面有一遮板。

（3）转动圆盘，在观察孔处出现圆点视标。

（4）根据患儿识别的圆点大小估算患儿视力。

（5）适用于 2～3 岁的儿童。

3. E 字视力表检查

（1）检查者和患儿各执一块 E 字视力表，要求被检者将 E 字缺口放置的方向与检查者一致。

（2）熟练后行普通视力表视力的检查。

4. 激光干涉条纹视力计检查

（1）被检查者取坐位，头部固定于颌架上。

（2）嘱被检者单眼注视激光干涉测试仪的窥视孔。

（3）检查者通过旋转旋钮改变条纹的空间频率。

（4）检查者还可改变干涉条纹的位置为竖、横、左斜、右斜位。

（5）被检者可见到粗细不等黑白相间的条纹。

（6）根据被检者能分辨的最细条纹来换算视力，最粗条纹相当于 0.05 的视力，最细条纹相当于 2.0 的视力，每档条纹间隔视力为 0.05。

（汪　永）

第二节　视野

视野（Visual field）是当眼向正前方固视某一点时，除去黄斑区中心凹以外所有视网膜感光细胞所能看见的范围。与"中心视力"相对应，视野又称为"周边视力"。

正常视野包含以下两个含义：一是指视野达到一定的范围；二是指除生理盲点外，正常视野内其余各点光敏感度均应在正常的范围。

中心视野是指距注视点 30°以内所能见到的范围。周边视野是指距注视点 30°以外所能见到的范围。这里应注意中心视野与中心视力、周边视野与周边视力是不同的概念。

在中心视野中，固视点颞侧 15.5°水平线下方 1.5°处有一竖椭圆形暗点为生理盲点，垂直径为 7.5°±2°，横径为 5.5°±2°，是视盘在视野屏上的投影，因此处仅有神经纤维，无视细胞，故在视野上呈现为一个暗点，称之为生理性暗点。视野中生理暗点以外的任何暗点均为病理性暗点。

根据检查原理不同可将视野检查分为动态视野检查、静态视野检查。

动态视野检查指用同一刺激强度的视标从周边不可见区向可见区移动，不可见区与可见区的分界点为该视标的阈值，连接阈值成连线即称等视线。

静态视野检查指维持视标位置保持不动，但不断改变视标刺激强度，检测被检眼视野中某一处不可见光强度与可见光强度的阈值。

一、对比法（Confrontation methods）

（1）为简单易行的动态视野检查方法。

（2）被检者与检查者呈面对面对视状态，查右眼时，嘱咐被检者的右眼注视检查者的左眼，同时需遮盖患者左眼，查左眼时，嘱咐被检者左眼注视检查者的右眼，同时需遮盖患者右眼。

（3）被检者与检查者的眼位等高，相距 0.5m。

（4）检查者可持电筒等物体作为视标，置于两人相等距离处，分别从上、下、内、外、内上、内下、外上、外下各个方向从外周向中央移动。

（5）若受检者在各个方向均与受检者同时看到视标物，则初步判断二者视野范围相近。

（6）可以粗略检查出明显的视野缩小。

二、弧形视野计（Arc perimeter）检查

（1）弧形视野计为半径 33cm 的半圆弧形板，又称视野弓，内面有刻度记录角度。

（2）遮盖对侧眼，嘱患者集中注意力用被检眼注视中央视标。

（3）检查者手持带柄视标，沿视野弓的内侧面由周边向中央缓缓移动，直到受检者看见为止。

（4）检查者在记下视野弓标记的角度之后，需继续将视标向中心移动，直至到中心注视点为止。

（5）如检查过程中被检者感觉在某处看不见视标，应记录该处角度，继续移动视标，如果之后又重新看见视标，就再记录该处的角度。

（6）在依次检查 12～16 个径线之后，即可连接各径线开始看见视标的角度，此时所呈现的区域，即为视野范围。

（7）将所有检测方向内看不见视标的各点连接起来，便可显示暗点。

（8）用以动态检查周边视野。

三、平面视野计（Tangent screen）检查

（1）用于检测中心视野缺损。

（2）用不反光的黑色绒布制成布屏，并标记出 6 个相间 5° 的同心圆和 4 条径线。

（3）被检眼在与视屏的距离为 1m 处。

（4）常用白色视标在不同的子午线上从周边向中央移动，注意记录下视标消失和重新出现的位置。

（5）连接成线，即可显示暗点。

四、Amsler 方格（Amsler grid）图检查法

（1）面积为 $10cm^3$ 无反光白底的方格，其中有 400 个小方格，每方格长宽均为 5mm，线条均匀笔直，中央有一黑色圆形注视点。

（2）检查者将 Amsler 方格图置于被检眼前 30cm 处。

（3）被检者一眼注视，遮盖另一眼，嘱其集中注意力注视小格图形的中心，询问被检者：

1）方格内线条是否扭曲、连续。

2）各个方格大小是否相等、清晰。

3）方格是否有缺失等。

（4）Amsler 方格图主要用于中心 10° 范围的视野检查，帮助判断黄斑功能或测定中心、旁中心暗点。

五、Goldmann 视野计（Goldmann kinetic perimeter）

（1）为投射式半球形视野计。

（2）能精确控制视标大小、视标亮度。

（3）半球形背景照度比较均匀，又能够校正。此种构造明显增加了视野计检查的量化性、准确性、可重复性和敏感性。

（4）不仅可以行周边视野检查，还可作中心视野检查。

六、自动视野计（Automated static threshold perimeter）

（1）为利用电子计算机程序控制的静态视野仪。新型自动视野计也可进行动态视野检查。

（2）检测程序主要有筛选程序（为定性和阈上值筛选）、阈值程序（为定量检测）及动态视野检查。

（3）自动视野计能用不同亮度的光刺激视野的各个位点，进行视网膜光阈值定量测定，并加以记录，可以计算出视野丢失总量及视野缺损的深度和范围，增加了视野检查的准确性和敏感度，排除了检查者主观诱导的影响。

（4）检查者开启视野计，选择所需备用程序。

（5）嘱被检者遮盖一眼，头部安放在球壳前下颌托架上，固视于视野屏十字中心。

（6）告知被检者，每次察觉视野屏上出现闪亮光点就立即按一下手柄按钮，无论光点明暗、大小、方位如何，只要出现就按一下按钮，不能多按或漏按。在检查过程中被检者始终保持注视正前方的固视点。

（7）检查完毕，机器自动监测及记录结果。

（8）将记录结果保存并打印。

（9）结果分析的常用参数

1）缺失变异（Loss variation，LV）：判断有无局限性视野缺损的敏感指标。

2）矫正缺失变异（Corrected loss variation，CLV）：为视野缺失变异的短期波动校正值。

3）可信度因素（Reliability factor，RF）：为多次检查时回答控制及固视控制的结果，此因素的正常值应在 0.7～1.0。

4）假阳性：无光刺激时，被检者回答看见。

5）假阴性：已测量的部位用超阈值刺激，被检者无应答。

七、病理性视野改变

1. 偏盲　以注视点为界，缺损一半的视野称为偏盲。不同性质的偏盲可有助于颅脑疾病的定位诊断。

（1）同侧偏盲：常见于视束病变，表现为一眼颞侧和另一眼鼻侧偏盲。可以分为部分性、完全性和象限性同侧偏盲等。

1）部分性同侧偏盲：最常见，缺损边缘呈倾斜性，双眼可对称或不对称。见于视束或外侧膝状体病变，颞叶、顶叶或枕叶病变（脑卒中、肿瘤、动脉瘤、外伤），偏头痛（一过性）。

2）上象限性同侧偏盲：见于颞叶损害（不一致性），距状裂下唇损害（一致性）。

3）下象限性同侧偏盲：见于顶叶视放射上部损害（不一致性），距状裂上唇损害（一致性）。

4）黄斑分裂：同侧偏盲的中心注视点完全二等分者，称为黄斑分裂，见于视交叉后视束的病变，检查时被检者必须充分合作，否则不易查出。

5）黄斑回避：偏盲时注视点不受影响者称为黄斑回避，见于后视路后部脑皮质疾患。

（2）异侧偏盲：分为双颞侧偏盲和双鼻侧偏盲。

1）双鼻侧视野缺损：双鼻侧视野缺损不是真正的偏盲，常由一个以上病变所致，为不规则、不对称的视野缺损。见于双颞侧视网膜对称性病变（视网膜色素变性），青光眼，视交叉外侧受压（视交叉部蛛网膜炎，颈内动脉梭形动脉瘤，动脉硬化，肿瘤或动脉瘤压迫视神经或视交叉），垂体瘤伴第三脑室扩张由侧方推压，双外侧枕叶病变。

2）双颞侧偏盲（视交叉受压）：双颞侧偏盲为视交叉病变所导致，从轻度颞上方视野低下逐渐发展到双颞侧全盲。见于视交叉病变：肿瘤，血管瘤，动脉硬化，炎症；垂体病变：垂体瘤，增生；蝶鞍周围病变：颅咽管瘤，脑膜瘤，松果体瘤，嗅沟瘤，第三脑室肿瘤或积水，额叶肿瘤，蝶鞍通路外伤，偏头痛。

2. 向心性视野缩小　即周边视野缺损仅残留少许中心视野。常见于视神经萎缩，视网膜色素变性，晚期青光眼，慢性视盘水肿，避开睫状视网膜动脉的视网膜中央动脉阻塞，缺血性视神经病变晚期，视神经或视交叉病变，全视网膜光凝后，痛症相关的视网膜病变，夜盲症，双侧大脑枕叶梗死伴有黄斑回避，额叶肿瘤，中毒（奎宁、氯喹、砷等）。瘟病性的视野缩小，可出现颜色视野颠倒、螺旋状视野收缩等现象。

3. 水平性偏盲

（1）为视野的上半部或下半部缺损。

（2）单侧视野缺损为视交叉前部病变所致；例如视网膜中心静脉的鼻上和颞上支阻塞，下方或上方的缺血性视盘病变，青光眼，上或下视网膜动脉分支阻塞，视神经缺损，视交叉病变，嗅沟肿瘤，枕叶外伤或供血不足。

（3）双眼上方或下方水平性偏盲见于距状裂的双侧上唇或下唇病变。

4. 扇形视野缺损

（1）扇形尖端位于生理盲点，见于缺血性视神经病变，视网膜分支动脉或静脉阻塞。

（2）扇形尖端位于中心注视点为视路疾患。

（3）象限盲为视放射的前部损伤。

（4）鼻侧阶梯为青光眼的早期视野缺损。

5. 暗点

（1）绝对性暗点（Absolute scotoma）：为完全看不见视标的暗点。

（2）相对性暗点（Relative scotoma）：为虽然能看见但感暗淡的暗点。

（3）中心暗点：位于中心注视点，常见于黄斑疾病，视神经炎，中毒、代谢性疾病（烟酒中毒，甲醇中毒，药物中毒，金属中毒），家族性视神经萎缩，偏头痛，B族维生素缺乏，恶性贫血，大脑枕叶皮质病变（少见）。

（4）弓形暗点：为视神经纤维束损伤所导致，常见于青光眼，高度近视，视盘先天性缺损，缺血性视神经病变等。

（5）环形暗点：见于视网膜色素变性，青光眼。

（6）生理盲点扩大：见于视盘水肿，视盘炎，青光眼，视神经缺损，药物中毒，近视眼伴视盘颞侧弧形斑。

（汪 永）

第三节 暗适应检查

从明处进入暗处时，一开始对周围物体辨认不清，以后可以逐渐看清暗处物体，对暗光的敏感度逐渐增加，最终达到最佳状态，这种视觉现象称为暗适应（Dark adaptation）。暗适应检查可以反映光线非常暗弱条件下的视功能。

定量地控制视觉环境的昏暗程度，测定并记录视觉敏感度以及时间，通过这些参数能绘出受检者的暗适应曲线。正常人最初 5min 暗适应能力提高很快，以后渐慢，8 ~ 15min 再次加快，15min 后又减慢，直到 50 ~ 60min 达到稳定的最高度。

临床通过暗适应检查，可用于诊断和观察各种夜盲性疾病，诸如视网膜色素变性、维生素 A 缺乏症等。还可用于其他疾病的检查，如原发性开角型青光眼、白内障、玻璃体混浊、糖尿病视网膜病变等。

一、对比法

（1）被检者与检查者同时进入暗室，检查者的暗适应功能需为正常。

（2）分别记录下两人在相同的条件和距离下，在暗室内辨认周围物体所需要的时间。

（3）根据检查结果，即可判断被检者的暗适应功能是否正常。

二、暗适应仪法

（1）选用暗适应仪，常用的有 Goldmann – Weeker 计、Hartinger 计以及与计算机相连的暗适应计等。

（2）向被检者解释检测方法及注意事项。

（3）将被检者的头位固定。

（4）在刺激器亮光下明适应 5min。

（5）关闭室内所有光源，嘱被检者暗适应阶段开始。

（6）被检者保持固视，发现刺激器内光亮就按应答键。

（7）40 ~ 50min 完成检查。记录暗适应曲线及其阈值，进行对照分析。

（汪 永）

第四节 色觉检查

色觉（color vision）是区分不同波长光线成分的视觉功能。

色觉障碍按其程度可分为色盲和色弱。色盲中最常见的为红绿色盲。色觉异常包括先天性色觉异常和后天性色觉异常。前者与遗传相关，患者自出生就患有该病，会遗传给下一代。后者常为获得性色觉异常，与既往所患有的眼病如青光眼、中晚期视网膜色素变性、视神经萎缩、年龄相关性黄斑变性等，及颅脑病变、全身疾病、中毒有关，一般不遗传。

色盲本中，在同一色彩图中既有相同亮度但颜色不同的斑点组成的画面，也有颜色相同但亮度不同的斑点组成的画面。正常人根据颜色辨认图形，而色盲者仅能根据亮度不同来分辨。

一、假同色图表法（又称色盲本法）

（1）自然光线下检查，避免阳光的直射，以免影响检查结果。双眼同时检查，告知被检者将视线与图形垂直。

（2）被检者双眼需距离图面 60~100cm。

（3）先用"示教图"教被检者正确读法。

（4）任意选择一组图，被检者应在 5s 内读出图上的图形或文字。

（5）一般体检者可采用数字组，成人文盲可采用简单几何图形组，儿童采用动物图形组。特殊检查如特种兵体检可采用图形、数字的多组检查。

（6）根据检查图的规定说明，确定检查结果。

二、色向排列法

（1）选用 FM-100 色彩试验或 DY5 色盘试验。

（2）在固定照明条件下进行。

（3）嘱被检者将许多形状与大小一致但不同颜色的色相子依次排列。

（4）检查者需要将色相子背面标明的序号在记分纸上记录好。

（5）画出其轴向图并计算总错误得分，依此来判断色觉异常的类型和严重程度。

三、色觉镜法

（1）利用原色混合形成间色的原理来选择色觉镜。

（2）将红光与绿光适当混合形成黄光。

（3）嘱受检者调配红光与绿光的比例，依此判断色觉障碍的类型与程度。

（汪　永）

第五节　立体视觉检查

立体视觉（Stereoscopic vision）是视觉器官对周围物体远近、深浅、高低三维空间位置的分辨感知能力，感受三维视觉空间和感知深度的能力。包括定性检查图和定量检查图检查法。

立体视觉锐度的正常值≤60°。被检者有屈光不正时要先予矫正。

一、Titmus 立体视检查图法

（1）患者处于自然光线下。

（2）调整被检眼与检查图之间的距离至 40cm。

（3）让被检者戴上偏振光眼镜来观察图案。

（4）有立体视者，能够感知定性检查图中的苍蝇翅膀高高浮起。

（5）定量检查图有动物图、圆圈图。

二、TNO 立体视检查法

（1）自然光线下，调整被检眼与检查图之间的距离至40cm。

（2）采用红绿眼镜分离双眼。

（3）一共有7块检查板，为随机点图。板1~3用于定性检查，板4用于测定有无抑制及抑制眼，板5~7用于测定定量立体视锐值。

三、随机点立体图法

（1）在自然光线下检查。

（2）被检者戴红绿眼镜。

（3）调整被检眼与检查图之间的距离至30~40cm。

（4）可以测定立体视锐值、交叉视差和非交叉视差。

四、同视机检查法

（1）调整被检者下颌托的位置及瞳距大小，使被检者双眼视线与同视机镜筒的高度相平行。

（2）用同视知觉画片分别检查主观斜视角及客观斜视角。

（3）两者近似或相同时表明存在正常视网膜对应。

（4）在融合点位置放置随机点立体图画片，主导眼放标准画片，检查有无立体功能及立体视锐值。

（汪　永）

第六节　伪盲检查

伪盲检查用于临床怀疑伪盲或诈盲者。检查时注意与癔症盲和皮质盲相鉴别。

一、癔症盲表现

（1）患者眼部检查未发现异常。

（2）患者主诉有视力下降但仍能接受视野检查，检查结果显示视野呈向心性收缩。

（3）皮层视觉诱发电位无明显异常。

（4）患者检查合作，暗示治疗效果明显。

二、皮质盲表现

（1）患者瞳孔对光反射存在。

（2）调节集合反应消失。

（3）眼底检查正常。

（4）缺乏瞬目反射。

（5）皮层视觉诱发电位异常。

三、伪装单眼全盲的检查

（1）嘱患者用受检眼注视某一具体目标时，伪盲者常常往其他的方向注视。

（2）观察被检者双眼瞳孔是否等大，瞳孔对光反射是否存在、是否对称，如检查均无异常，提示不符合单眼全盲。

（3）指眼试验：在被检者注意力不集中的情况下，突然用手指快速指向"盲眼"，若存在瞬目动作，则是伪盲，而真盲则没有反应。

（4）同视机检查：用双眼同视知觉型画片，如能看到小鸡或狮子进笼，表示有双眼视，所谓盲眼为伪盲。

（5）Harlan 实验

1）在健眼前放置 +6.0D 的凸透镜镜片后嘱咐被检者指认近视力表。

2）一般情况下，只有距离较近才能看清近视力表，检查者在检查过程中不知不觉将视力表移远，如被检者仍能继续指认并读出，则使用了伪盲眼的视力。

（6）检查远视力时，可在所谓的盲眼前放置 +0.25D 镜片，好眼前放置 +6.0D 镜片，如仍可看清视力表则为伪盲。

（7）视野检查：在不遮挡所谓盲眼的情况下检查被检者健眼的视野，如果健眼的鼻侧视野范围超过 60°，说明盲眼为伪盲。

（8）视觉诱发电位检查：若 VEP 检查结果显示盲眼 P100 波潜伏期正常则提示伪盲。

四、伪装单眼视力减退的检查

（1）遮盖健眼，检查"病眼"视力，若检查者每次改变视力表的检查距离后，患者的视力检查结果仍相同，则属伪装。

（2）分别检查双眼视力后，在健眼前放置 +11.0D 镜片，在伪低视力眼前放置 −0.25D 镜片，同时检查双眼视力，如发现伪低视力眼视力比单独检查好，则该眼为伪装视力减退。

五、伪装双眼全盲检查

1. 行走试验　双眼伪盲者行走时可不自觉的避开障碍物。

2. 视动性试验　在被检者眼前转动带有黑白色条纹的视动鼓，伪盲者则可出现有节奏的眼球震颤，而真盲者不会出现。

3. 视觉诱发电位　若 VEP 检查结果显示盲眼 P100 波潜伏期正常则提示伪盲。

（汪　永）

第七节　对比敏感度检查

对比敏感度（Contrast sensitivity，Cs）是一种视功能检查的方法，检测受检者在不同明暗背影下能看清视标所需的最小对比度。

将不同空间频率（即在一定视角内黑白相间的条纹数目不同）作为横坐标，将条纹与背景之间灰度的对比度作为纵坐标，得出不同空间频率的图形在不同背景灰度对比条件下的分辨能力，可标记为不同的点，不同点连成的线为对比敏感度曲线。

临床发现，在一些眼病如黄斑病变、青光眼、弱视、视神经病变患者中，在其中心视力仍正常时，而患者的对比敏感度检查已经出现异常，这项检查有助于诊断和鉴别诊断。

一、对比敏感度检测表法

（1）选用 F. A. C. TTM 远、近对比敏感度检测表。

（2）确定充分的照明（85～120cd/m³），矫正被检者的屈光不正。

（3）远距离测量。

1）被检者取站位，距离检测表3m。

2）被检者阅读检测表下方的视标模式，理解视标的形态和辨认的方式。

3）遮盖另一眼，被检眼从 A 行开始，从 1～8 逐行逐个辨认视标条纹的方向，直至无法辨别视标方向为止。

4）在记录纸上分别标示从 A 纵行至 E 行视标的号码。

5）检测另一眼。

（4）近距离测量。

1）被检者取坐位，距离视标40cm，将下颌固定在颌托上。

2）其余步骤同远距离测量。

（5）在记录表上登记测试结果，与正常曲线进行对照分析。

二、计算机检查程序法

（1）被检者距监视器屏幕3m。

（2）矫正被检者的屈光不正。

（3）遮盖未被检查眼。

（4）嘱被检者注视屏幕出现的条栅。

（5）被检者手持应答器，注视监视器屏幕。

（6）嘱被检者能识别条栅时即可按下应答器按钮。

（7）检查 5 种不同空间频率后，计算机能自动生成对比敏感度结果的曲线。

（汪　永）

第八节　视觉电生理检查

视觉电生理检查是通过视觉系统的生物电活动检测视觉功能，是一种无创性、客观性、视功能检查方法，包括眼电图（Electrooculogram，EOG）、视网膜电图（Electro retinogram，ERG）以及视觉诱发电位（Visual evoked potential，VEP）检查法。

外界物体在视网膜成像，经光电转换后以神经冲动的生物电形式经由视路传导到视皮层，形成视觉。视觉电生理检查适用于检测不合作的儿童、智力低下患者及诈盲者的视功能；可分层定位从视网膜至视皮层的病变；在屈光间质混浊时亦可了解眼底有无严重病变；选用不同的刺激与记录条件，还可反映出视网膜黄斑部中心凹的局部病变，对视杆细胞和视锥细胞的功能状况进行检测。

一、眼电图法

眼电图（EOG）是测定随着明适应和暗适应状态改变或药物诱导而使眼球静息电位发生改变的规律性变化，主要反映视网膜色素上皮和光感受器的功能，也用于测定眼球位置及眼球运动的变化，及黄斑部营养障碍性疾病的诊断和鉴别诊断，药物中毒性视网膜病变的诊断和视网膜变性疾病的诊断、用于眼球运动障碍的检查。

1. 基本技术

（1）使用带有局部光源的全视野球，水平注视点夹角为 30°。

（2）电极使用非极性物质，如氯化银或金盘皮肤电极。电极电阻 <10kΩ。

（3）光源为白色，光的亮度用光度计（Photometer）在眼球所在位置的平面测量。

（4）使用交流电放大器时，高频截止为 10Hz 或更高（但要低于 50Hz 或 60Hz），低频截止（Low frequency cut off）为 0.1Hz 或更低。

（5）应将放大器和被检者分隔开。

（6）信号记录开始后，监视器上出现原始波形，根据该波形可判断信号的稳定性和伪迹等。

2. 检查前准备

（1）自然状态的瞳孔或散大的瞳孔均可。

（2）电极置于被检者每只眼内外眦部的皮肤。接地电极置于其前额正中或其他不带电的位置。

（3）嘱咐患者跟随两个固视点的光的交替变换而往返扫视，让患者事先了解检查的过程。

（4）变换频率一般在 0.2~0.5Hz（每 1~2.5s 变换 1 次），若患者不能坚持，可适当放慢扫视到每分钟一次。

3. 检查步骤

（1）预适应：被检者在开始暗适应检查前 30min 应避免日光、检眼镜或荧光血管造影灯光的照射，并在自然的室内光线下至少适应 15min，预适应光保持在 35~70cd/m²。

（2）暗适应阶段

1）暗谷：关闭室内灯光，在暗室环境下记录 15 分钟 EOG 值，其中最小的电位值为暗谷，通常发生在 11~12 分钟，也存在稍提前或稍退后的情况。

2）暗基线：建立暗基线要求暗适应至少 40min，在进入明适应前 5min 开始测量 EOG 值。

（3）明适应阶段：打开刺激光直到出现光峰、信号振幅开始下降时记录 EOG。如果未出现光峰，应持续记录 20 分钟，避免遗漏延迟出现的光峰。根据瞳孔状态不同调整背景光的照明条件：瞳孔处于自然状态时，选择 400~600cd/m² 范围内的固定刺激光，当瞳孔处于散大状态时，应选择在 50~100cd/m² 范围内的固定刺激光。

4. 测量

（1）扫描振幅：测量 EOG 振幅波时，要注意识别信号伪迹，过度注视会引起过大的信号伪迹，使用交流电会引起衰减的信号伪迹。建议取稳定值。

（2）光峰/暗谷比（Arden 比）：测量明适应阶段的最高值（光峰）与暗适应阶段的最

低值（暗谷）的比值，对于常发生的无规律变化值，通过对曲线"平滑"处理，确定真正的谷值和峰值。

（3）光峰/暗基线比：暗基线值为暗适应过程中稳定基线的平均值，光峰为测量明适应阶段的最高值。光峰/暗基线比低于 Arden 比。

（4）检查的注意事项

1）各实验室应建立自己设备的正常值范围。

2）不使用过大的电极，避免其对被检者皮肤的影响。

3）放置电极前，接触电极部位的皮肤应用乙醇或导电膏去除油性物质。

4）电极使用完毕后需及时清洁干净。

临床上视网膜色素变性、维生素 A 缺乏性病变、全色盲、药物性病变、视网膜脱离、脉络膜病变等，其色素上皮、感受器组织受到损害，EOG 光峰可降低，Arden 比降低，严重者可为平坦波形。

二、视网膜电图法

视网膜电图（ERG）是视网膜受光刺激后，在视网膜上节细胞电冲动之前从角膜电极记录到的视网膜电反应。它代表了视感受器到无长突细胞的视网膜各层的电活动。将一接触镜式的特制电极置于被检者角膜上，另一皮肤电极放置于靠近其眼球后部的眶缘部分。当视网膜受到瞬间的闪光刺激时，通过适当的放大装置将视网膜的电位变化记录下来，即为视网膜电图。

ERG 又分为闪光视网膜电图（Flash - ERG，FERG）图形视网膜电图（Pattern ERG，PERG），闪辉视网膜电图（Flicker ERG）和多焦点视网膜电图（Multifocal ERG，mERG）。

闪光视网膜电图以闪光作为刺激，主要反映神经节细胞以前的视网膜细胞状态；图形视网膜电图以图形作为刺激，主要反映视网膜神经节细胞层的状态，二者结合起来会更加全面地反映视网膜各层细胞的功能状态。多焦点视网膜电图（mERG）是采用伪随机的二进制 m - 序列的输入 - 输出系统，在同一时间内对视网膜多个部位进行高频刺激，由体表电极记录反应，经过计算机程序处理与分析，得到对应于每一被刺激区域的局部反应波形，而且可用立体三维伪彩图像反映视网膜的功能。进一步分析 mERG 的时间和空间非线性成分，可以了解视网膜不同层次的状态。

1. 闪光视网膜电图检查

（1）基本技术

1）闪光 ERG（FERG）必须用全视野球刺激。

2）记录电极采用角膜接触电极，皮肤电极用银 - 氯化银脑电图电极。

3）参考电极可装配在接触镜 - 开睑器内，接地电极必须放在无关点上接地，比如额部或耳部。

4）记录选用的标准刺激光（Standard flash，SF）强度为在全视野凹面上产生 1.5 ~ 3.0cd/（s·m²）的亮度。标准化要求将 SF 按 0.25log 梯度减弱 3log 单位范围。明适应的背景照明要求在全视野内产生至少 17 ~ 34cd/（s·m²）或（5 ~ 10fl）的照明度。

5）放大器和前置放大器的通频带范围为 0.3 ~ 300Hz。前置放大器输入阻抗至少为 1m。放大器导线必须与受检者保持一定距离。

（2）检查前准备

1）放大瞳孔：用托吡卡胺或去氧肾上腺素（新福林滴眼液）充分散大瞳孔，使得瞳孔直径在 8mm。

2）在暗室中适应至少 20min。

3）在暗红光下放置 ERG 电极。

4）滴用表面麻醉药，放置角膜接触镜电极。

5）嘱被检者向前注视指示灯并且保持眼位。

（3）测量：包括暗适应状态和明适应状态。先测暗适应状态，后测明适应状态。

1）暗适应状态：是记录视杆细胞反应、最大反应和 OPs。①视杆细胞反应：低于白色 SF2.5log 单位的弱刺激反应。②最大反应：由 SF 刺激产生，为视网膜视锥细胞和视杆细胞综合反应。③OPs：由 SF 刺激获得，将高通（high - pass）放在 75～100Hz，低通（low - pass）选择 300Hz，刺激间隔 15s，取第 2 个以上的反应或叠加反应。

2）明适应状态：记录单闪光视锥细胞反应和 30Hz 闪烁反应：①单闪烁视锥细胞反应：背景光为 17～34cd/（s·m²）（5～10fl），可抑制视杆细胞，经 10min 明适应后，用白色 SF 刺激即获得视锥细胞反应。②30Hz 闪烁反应：在记录单次闪光视锥细胞反应后，使用相同的背景光和 SF 刺激，每秒钟闪烁 30 次，弃去最初的几个反应，在稳定状态时测量振幅，30Hz 闪烁反应用于测定视锥细胞功能。

（4）ERG 各波的振幅和峰时值

1）a 波和 b 波：a 波振幅是从基线测至 a 波的波谷；b 波振幅是从 a 波的波谷测至 b 波的波峰。a、b 波的峰时值是从闪光刺激开始到波峰的时间。

2）OPs：OPs 振幅测量方法较多，目前绝大多数方法是在 ERG 的 b 波上先画出每个 OPs 小波的基线，再测量其高度，称"两脚规测量法"。较准确的测量是将 ERG 波形用傅里叶变换进行频谱分析，根据 OPs 在频域的分布，采用滤波技术去掉 a、b 波后再测量。

（5）将检查结果打印并保存至硬盘。

（6）所有电极全部摘下后，受检眼滴入抗生素滴眼液以预防感染。

（7）检查的注意事项

1）各个实验室需建立各自仪器的正常参考值。

2）先用乙醇清除被检者皮肤的油脂后，再安放皮肤电极。

3）散大瞳孔至 8mm 或以上，如瞳孔不够大会影响 a 波和 b 波振幅的大小。

4）放置角膜电极后，需确保电极与角膜之间无气泡产生。

5）检查结束后及时清洁所有使用过的电极。

临床上如 Leber 先天黑矇、视网膜发育不全、视网膜色素变性、视网膜脱离等疾病时 ERG 可有不同类型的改变。

2. 图形视网膜电图检查

（1）基本技术

1）选用 DTL 角膜电极。

2）将 DTL 电极置于被检眼下穹窿部。

3）将参考电极置于被检眼外眦部或颞侧皮肤处。

4）作单眼记录，叠加次数 >100 次，以减少噪声干扰和伪迹。

（2）检查前准备

1）检查前，嘱被检者全身放松，但要精力集中。

2）记录 PERG 时确保被检者瞳孔维持在自然状态下。

3）检查前尽量矫正被检者的屈光不正状态，获得理想的矫正视力从而可以看清刺激器。

4）PERG 从视网膜中心凹和中心凹旁引出，刺激图形如果在视网膜上聚焦好，引出的振幅就大。

（3）测量

1）P_{-50} 波振幅高度的测量是从基线或从一个负相波谷（N_{-95}）向上到波峰。

2）N_{-95} 波振幅高度可从基线或 P_{-50} 波峰向下到波谷。

3）各波潜伏期均从光刺激开始到各波的波峰或波谷的时间，称峰时间。

4）稳态反应测量峰谷值，或用傅里叶变换测量功率。

（4）检查结束后打印出检查结果并存盘

（5）摘除所有电极，被检眼内滴入抗生素滴眼液，以预防感染。

（6）检查时注意事项

1）各实验室需建立各自仪器的正常参考值。

2）结果的变异较大。

3）如被检者眼表有急性炎症时暂不能进行该项检查。

4）检查前，电极接触的皮肤部位需用乙醇去除油脂后才可放置电极。

3. 多焦视网膜电图检查

（1）检查前准备

1）可用托吡卡胺或去氧肾上腺素滴眼液充分散大瞳孔，使得瞳孔直径在 8mm。

2）滴用表面麻醉药。

3）安放角膜接触镜双极电极，地电极置于被检者的耳垂部或额部正中的位置。

4）提醒患者集中注意力注视屏幕中央标记。

（2）测量

1）振幅：所选定区域（六环、四象限、多位点等）a、b 波的振幅（nV），a、b 波单位面积的平均振幅（nV/deg^2）。

2）潜伏期：所选定区域 a、b 波的潜伏期（ms）。

（3）检查结束后，注意记录和保存检查结果。

（4）摘除所有电极后，被检眼内滴入抗生素滴眼液，以预防感染。

三、视觉诱发电位检查

视觉诱发电位（VEP） 包括闪光视觉诱发电位（flash – VEP）和图形视觉诱发电位（pattern – VEP），是视网膜接受闪光或图形刺激后，在视皮层枕叶视觉中枢诱发出来的生物电，可反映视网膜、视路、视觉中枢的功能状态。其中，图形视觉诱发电位是较为常用的检查方法。

1. 基本技术

（1）电极：使用 ERG 盘电极。将记录电极放置在放于被检者枕骨粗隆上方 2.5cm 处的

O_2 位，参考电极放置在鼻根上 12cm 处的 Fz 位、耳垂或乳突处，地电极放置在另一侧耳垂或乳突处。如用双通道或多通道测定，记录电极也可置于 O_1 和 O_2 位（分别在 O_2 位左右各 2.5cm 处）。

（2）刺激方式

1）图形刺激：使用瞬态翻转图形 VEP。记录系统的带通为 0.2~1.0Hz、200~300Hz；分析时间为 250ms，也可用 500ms；叠加次数 100~200 次。刺激野 >20°，方格为 50，对比度 >70%，平均亮度接近 30cd/m²，翻转间隔时间为 0.5s。平均亮度取刺激屏中心和周边几个位置亮度的平均值。

2）闪光刺激：使用氙光或发射二极管作刺激光源，亮度 5cd/（s·m²），如屈光间质混浊时亮度可达 50cd/（s·m²）。背景光亮度为 3cd/（s·m²），如屈光间质混浊时亮度可达 30cd/（s·m²）。刺激间隔为 1s。对于屈光间质混浊的患者，闪光刺激常选用 7.5Hz 以上的稳态反应。

2. 检查前准备

（1）使瞳孔保持自然状态。

（2）矫正被检者屈光不正。

（3）检查前，电极与皮肤接触的部位需用乙醇去除油脂。

（4）测量安放电极处皮肤的电阻，需要电阻 <10Ω。

（5）接受检查前，告知被检者不要紧张，在全身肌肉放松的情况下进行为佳。

3. 测量

（1）潜伏期：是从刺激开始到反应波峰出现的时间。VEP 的主要参数是 P1 波潜伏期，正常情况 P_1 波潜伏期接近 100ms，故 P_1 波又称作 P_{100} 波。

（2）振幅：即峰谷电位高度，临床主要用来检测 P_{100} 波的振幅大小。

（3）方格视角计算公式为：

<1° 视角时，B =（3 450×W）/D

>1° 视角时，B =（57.3×W）/D

B 表示视角，以分为单位，W 表示格子宽带，以 mm 为单位，D 表示格子与角膜之间的距离，以 mm 为单位。

（4）空间频率计算公式

F = 60/1.4W

式中 F 为周/度，W 代表图形的宽度，以分为单位。

（5）对比度计算公式

C =（Lx + Lm）×100

C 表示对比度，Lx 代表最大亮度，Lm 代表最小亮度。

4. 检查的注意事项

（1）检查前矫正被检者的屈光不正状态，以获得最佳矫正视力。

（2）告知患者在检查过程中不要紧张，注意力保持高度集中，注视视标。

（3）与电极接触的皮肤需用乙醇去除油脂，用完后的电极需及时清洗干净。

（4）检查前被检者严禁使用缩瞳药或者散瞳药，使得瞳孔保持自然状态下进行。

（5）被检者最佳矫正视力低于 0.3 时应查闪光 VEP，高于 0.3 时应查图形 VEP。

（6）要求检查时的环境较为安静，以免患者在检查过程中无法集中注意力。

（7）针状电极只有经过高温灭菌后才可重复使用，否则应一次性使用；银盘电极需要氯化，以防止伪迹。临床上用该检查判断视神经、视路疾患；鉴别伪盲；监测弱视治疗疗效；判断合并皮质盲的神经系统病变的婴幼儿的视力预后；判断婴儿和无语言能力儿童的视力；对屈光间质混浊患者预测手术后视功能。

（汪 永）

第三章

检眼镜检查

第一节 直接检眼镜检查

一、适应证

（1）眼底病或怀疑眼底病患者。

（2）健康体检。

二、禁忌证

（1）屈光间质明显混浊者。

（2）瞳孔明显缩小者。

三、操作方法及程序

（1）开始检查时，转动检眼镜转盘，先用 +8 ~ +10D 的镜片，检眼镜距受检眼 10 ~ 20cm。以侧照法检查眼屈光间质。由前逐次向后，分别检查角膜、晶状体、玻璃体。正常情况下，瞳孔区呈现橘红色反光，如有屈光间质混浊，红色反光中出现黑影。此时嘱受检者转动眼球，根据黑影移动方向与眼球转动方向的关系，判断混浊的屈光间质部位。

（2）检查眼底时，将检眼镜置于受检眼前约 2cm 处。检查者根据受检眼的屈光状态，旋转检眼镜转盘，直至看清眼底。

（3）检查时嘱受检者先注视正前方，检眼镜光源经瞳孔偏鼻侧约 15° 可检查视神经盘，再沿血管走行观察视网膜后极部，最后嘱受检者注视检眼镜的灯光，检查黄斑部。若要观察周边部视网膜，嘱受检者转动眼球，以扩大观察范围。

（4）眼底检查的记录内容是以眼底解剖结构为基础，对视神经盘、视网膜血管、黄斑等部位进行描述。可以视神经盘和血管直径来描述病变大小，以屈光度描述病变隆起高度。

四、注意事项

（1）直接检眼镜下所见并不是眼底的实际大小，检查所见比实际物像放大 14 ~ 16 倍。

（2）若要观察视网膜神经纤维层改变时，应在无赤光下观察。

（3）检查结束时，应将检眼镜的转盘拨到 0 处，以免转盘上的镜片受到污染。

（4）一般检查时可不散大瞳孔。若要详细检查眼底时，需要散瞳后检查。

（5）直接检眼镜观察范围小，屈光间质混浊可影响眼底的观察。

（6）对于高度屈光不正者，直接检眼镜检查较为困难，可应用间接检眼镜进行检查。

（张秋丽）

第二节　间接检眼镜检查

一、适应证

（1）眼底病或怀疑玻璃体、眼底病患者。

（2）健康体检。

二、禁忌证

（1）近期内眼手术、外伤缝合术后及眼球破裂伤患者禁用巩膜加压检查。

（2）瞳孔明显缩小者。

三、操作方法及程序

（1）检查者自己调节好间接检眼镜头带或镜架，使间接检眼镜目镜与检查者双眼的水平相接近，并调节目镜的瞳距。

（2）使受检者瞳孔散大后，取坐位或仰卧位进行眼底检查。检查者一般用左手持物镜，并用左手无名指协助分开受检眼眼睑，固定于眶缘。右手不持巩膜压迫器时，可用中指辅助牵开受检眼眼睑。

（3）先以弱光线从眼底中周部开始检查，这样可给受检者一个对光线的适应过程，以便用较强光线检查眼底后极部时，受检者可以较好地配合。

（4）根据屈光间质混浊程度调整检眼镜的照明强度，根据瞳孔大小选择不同直径照明光斑，根据眼底病变情况选择不同度数的非球面镜。

（5）检查眼底时，先在物镜中心找到以视神经盘为中心的眼底后极部。从视神经盘开始，沿着某一眼底血管走向从后极部向周边部眼底观察，直至尽可能周边部眼底。然后再沿其邻近部位由周边部眼底向着视神经盘观察。

（6）请受检者分别注视上、下、鼻、颞、鼻上、鼻下、颞上和颞下 8 个检查眼位，以便检查全部眼底。对于病变或可疑病变部位进行重点检查。

（7）检查眼底锯齿缘和睫状体平坦部等远周边部眼底时，需用巩膜压迫器辅助检查。

（8）绘图记录检查结果时，应以不同颜色代表不同组织的病变。

四、注意事项

（1）由于间接检眼镜所见图像放大倍数较小，因而不易发现细微病变。

（2）检查时所见眼底像为倒像。

（3）检查时避免强光长时间照射黄斑部，以免引起黄斑部光损伤。

（4）使用物镜时，将其表面弧度大的一面向上，以免反光过强，图像变形扭曲。

（5）注意保持物镜清洁，否则会影响成像效果。

（张秋丽）

第四章

裂隙灯显微镜检查

裂隙灯显微镜（slitlamp microscope）是眼科最重要、最常用、最基本的检查方法之一。主要由光路和电路两大部分构成。光路部分由照明系统和双目显微镜两部分组成，照明系统装有裂隙装置、光栏盘及滤光片等。双目显微镜由目镜和物镜组成，更换目镜或物镜倍率可变，常用倍率为10～25倍。显微镜的瞳孔距离可以调整。转动镜筒上的调整环，可调整目镜的焦点，矫正检查者的屈光不正，获得清晰的像。不同类型的裂隙灯还备有前置镜、前房角镜、三面镜等附件。如加上压平眼压计、前房深度计、角膜内皮检查仪、照相机摄像系统和激光治疗仪，将明显扩大其应用范围。

裂隙灯照明方法有直接焦点照明法、弥散光线照明法、间接照明法、后部照明法、镜面反光照明法、角巩膜缘分光照明法等，临床上各种方法可结合使用。

检查方法及步骤：

（1）在暗室或半暗室内进行检查。

（2）嘱被检者坐在裂隙灯前，调整检查台、座椅、颌架及裂隙灯显微镜的高度，使被检者下颌舒适地置于下颌托上，前额紧贴于头架的额带横档上。

（3）检查者调节目镜间距及目镜的屈光度。

（4）将操纵杆向前后、左右及上下调节，使裂隙灯光线聚焦于检查的部位。

（5）一般先用低倍镜进行检查。光源一般从受检眼的颞侧射入，按照从前到后的顺序从颞侧到鼻侧逐一行光学切面检查。同时根据需要，调节裂隙灯与显微镜之间的夹角、光线强弱和裂隙光的宽窄。

（6）根据检查部位和病变情况选择适当的检查方法

1）直接焦点照射法：①最常用，操作时应使裂隙灯光线的焦点与显微镜的焦点合二为一。②将光线投射在结膜、角膜及巩膜上，仔细地观察该区的形态。③将裂隙光线投照到透明的角膜或晶状体，形成光学切面，观察这些屈光间质弯曲度、厚度、透明度及有无异物、混浊、沉着物、浸润、溃疡等，以及前1/3玻璃体的状态。④将光线调成细小裂隙射入前房，可检查房水闪辉。

2）弥散光照射法：①在低倍镜下将弥散宽光源以较大角度斜向投向眼前部组织。②对结膜、角膜、虹膜等表面进行全面观察。

3）角膜缘分光照射法：①将光线照射在一侧的角膜缘。②在角膜缘上形成一个光环和因巩膜突所致的环形暗影。③角膜应呈黑色，此时能清晰见到角膜薄翳、斑翳及穿孔等。

4）后部反光照射法：①将灯光照射到所要观察组织的后方。②把显微镜聚焦到检查部位。③借助后方组织反射回来的光线检查透明、半透明、正常或病变组织。④适用于角膜和晶状体的检查。

5）间接照射法：①将裂隙灯光线聚焦到所要观察部位旁边的组织上。②观察虹膜细小变化和角膜新生血管等。③借助三面镜或前置镜，可以观察视网膜细小的改变。

6）镜面反光照射法：①将光线自颞侧透照。②在角膜可出现两个光亮区，即鼻侧的光学切面和颞侧出现的反光区。③嘱被检眼稍向颞侧注视，再将裂隙灯向颞侧偏移，当光学切面与反光区重合时，检查者就会感到有光线刺目。④将显微镜焦点对好，进行观察。⑤适用于检查角膜和晶状体的前、后表面。

（张秋丽）

第五章

角膜特殊检查

第一节　角膜内皮镜检查

角膜内皮镜面反射显微镜（corneal specular microscope，CSM）简称角膜内皮镜，系利用镜面反射的光学原理，将显微镜改装而成。1919 年，Vogt 最早描述在裂隙灯下用高倍镜看到镜面反射的活体角膜内皮细胞，但未被眼科医师们在临床上充分利用。1968 年 David Maurice 设计和试制成功，并命名为镜面反射显微镜。此后，又经 Bourne、Laing 等加以改进和完善，终于能对放大到 100 倍以上的活体角膜内皮细胞进行形态观察、密度计算、图像拍摄、录像而获得重要资料。近年来，角膜内皮镜与计算机技术相结合，功能增多并可自动对角膜内皮细胞状态进行数据处理和分析，已成为临床上研究正常和病理条件下角膜内皮细胞的变化及其规律的有力手段。

一、基本原理

当一束光入射一个非同质性介质时，多数光线能被传送过去，但有一定比例的少量光束会在界面处被反射回来，即镜面反射原理。如光线由空气射入眼内时，遇到第一个非同质界面是角膜上皮层，再经角膜进入前房水时，所遇第二个非同质界面是角膜内皮细胞层。因此，在这两个界面处可以出现镜面反射现象。在检查角膜内皮细胞层时，照明的角度一定要避开反光的上皮细胞层，而将焦点稍向后移至内皮细胞层。

二、临床意义

（1）角膜内皮层是由位于角膜最后面的单层六角形细胞镶嵌连接而成。它具有被动的屏障功能和主动的生物钠泵功能，它可以将按压力梯度进入角膜基质内的前房水泵出角膜再回至前房中，以维持角膜恒定的含水量。因此，角膜内皮细胞是保持角膜透明的重要因素之一。

（2）角膜内皮细胞较脆弱，极易受低氧、年龄衰老、代谢障碍、炎症侵袭以及眼内手术干扰等各种物理和化学因素的损害，其结果导致角膜内皮细胞的气泡形成、形态变异和数量缺失。

（3）人类角膜内皮细胞缺失后一般不能再生。正常情况下，角膜内皮细胞数目在两岁以后以 0.5% ~1% 的年下降率下降，因而其细胞密度从出生时的 6 000 个/mm^2 下降到老年时的 2 000 个/mm^2。年龄与角膜内皮细胞密度呈负相关。但由于个体间的差异较大，角膜内皮细胞密度并不能反映确切的年龄。

正常角膜中央与周边各区间的细胞密度无差异，双眼间或孪生子（女）间的角膜内皮细胞密度亦高度一致。

（4）由于角膜内皮细胞不能再生，缺失后要依靠邻近细胞的伸展、扩大与滑行来完成修复工作，因而角膜内皮细胞受损伤后不仅细胞数量减少，而且形态变异、面积不一的现象也将增多，致使正常六角形内皮细胞所占百分比下降。六角形镶嵌模式是几何学和热力学上最稳定的模式，角膜正常六角形内皮细胞数目减少意味角膜内皮细胞的功能减退。

（5）维持角膜内皮细胞正常功能的细胞密度最低值（阈值）一般认为是 300～500 个/mm^2，如低于此阈值角膜将发生失代偿，角膜出现水肿，甚至出现大泡性角膜病变。一般来说，角膜内皮细胞密度低于 800 个/mm^2 者应尽量避免行内眼手术。

三、检查方法

应先行常规裂隙灯检查，如角膜有大面积擦伤、基质层水肿、角膜混浊或结膜、角膜感染等情况时，不宜进行此项检查。

1. 非接触型角膜内皮镜　适于儿童、心理紧张或角膜有新鲜伤口的患者。此型放大倍数较低，照相范围较大，见到的内皮细胞数目多，但分辨率较差，仅可宏观了解角膜内皮细胞密度及有无气泡或滴状赘疣（guttata）。

2. 接触型角膜内皮镜　检查前应先行角膜表面麻醉，滴 0.5% 丁卡因或倍诺喜 2 次。将患者头部置于固定托架上，物镜须接触患者角膜，调节焦点使图像清晰，进行摄影或录像，每次检查在角膜上取 3～5 个点，内皮图像存入计算机，将所得结果再进行分析。检查时焦点不易移动、影像清晰，分辨率较好，便于分析和诊断。目前国内多采用该类型角膜内皮镜。

四、结果分析

1. 定性分析　角膜内皮细胞的结构和形态保持正常是其具有良好生物泵功能的物质基础。正常的角膜内皮细胞多数为六角形，且边长一致，直径约 18～20μm。进行角膜内皮镜检查时，要注意观察以下各项：

（1）细胞大小是否一致：如有的细胞伸展变大、变长，有的未变。这种细胞大小出现异常差异的现象称为大小不均（polymegathism），它预示角膜内皮细胞具有发生功能失代偿的高危因素。

（2）细胞形态是否一致：如细胞形态发生变异，有的变成七角形、八角形，有的变成四角形、五角形，而六角形细胞减少。这种细胞形态异常变异称为形态不均（多形性，pleomorphism）。六角形细胞百分比下降，预示角膜内皮细胞的稳定性减弱。

（3）细胞内或细胞间有无异常结构出现：如有无暗区或亮区出现，有无炎性细胞或色素附着，细胞间镶嵌处有无缺损等。暗区表明该处的角膜内皮细胞已不出现，可能由于某些角膜内皮病变如后弹力膜结节增生或油滴状角膜营养不良，有些原因不清；亮区可能为细胞核的反光。

2. 定量分析

（1）细胞密度：即每平方毫米含有的角膜内皮细胞个数。计数时为减少样本小的误差，一般须在同一区域内至少数角膜内皮细胞100个，再根据平方毫米面积进行计算。如用已知面积的方格标尺计数，至少要计算5个方格内的细胞数，取其均值，再除以方格面积。

内皮细胞密度 = 方格内细胞数（均值）/已知方格面积 = 细胞数/mm²

美国报道正常角膜内皮细胞密度在40～90岁之间者平均为2 400个细胞/mm²（范围1 500～3 500）。我科观察34～87岁之间者正常角膜内皮细胞密度为2 809±401个细胞/mm²（范围1 443～3 560），似乎显示种族间角膜内皮细胞密度存在差异。我国李贺诚报告年龄范围在2.5～110岁间正常角膜内皮细胞密度为2 903±26.3个细胞/mm²（范围1 600～4 366）；谢立信报告年龄范围在5～86岁间正常角膜内皮细胞密度为2 899±450.53个细胞/mm²（范围1 876～3 988）。

（2）平均细胞面积：由于角膜内皮细胞丢失后不能再生，依靠邻近细胞的伸展、移行、扩大进行修复。因此当角膜内皮细胞密度下降时，平均内皮细胞面积随之增大。其计算方法如下：平均内皮细胞面积（μm²/个内皮细胞）= 方格面积×10⁶/方格内细胞数

美国报道60～69岁间角膜内皮细胞平均面积为每个内皮细胞380.1μm²±47.4μm²，我科观察61～70岁间角膜内皮细胞平均面积为357μm²±37μm²。

（3）细胞面积变异系数：此参数较平均内皮细胞面积的临床意义更大，它直接反映内皮细胞大小不均的程度，预示角膜功能贮备状况，是表示角膜内皮细胞稳定与否的敏感指标。其计算方法为：

细胞面积变异系数（CV）= 平均内皮细胞面积的标准差（SD）/平均内皮细胞面积

正常情况下此值应小于0.30，约为0.25。

（4）六角形细胞百分比：此参数亦是常用以表示角膜内皮细胞结构是否正常的重要指标。正常为70%～80%，愈大愈好，至少要大于50%才能维持角膜内皮细胞的稳定性。

（5）其他：此外尚有报道以细胞边数（number of sides）、顶角数（number of apices）以及细胞的边长、细胞的直径等作为分析指标者。

五、实用价值

1. 诊断某些眼病 对后部多形性角膜营养不良和虹膜角膜内皮综合征以及Fuchs角膜内皮营养不良的早期诊断有重要的辅助价值。

2. 评估某些疾病对角膜的侵害 如患虹膜炎或青光眼时，由于虹膜的炎症或眼内压升高，可对角膜内皮细胞造成一定程度的损伤，应用角膜内皮镜检查可了解并评估对角膜内皮损伤的程度。其他如圆锥角膜、眼外伤等所引起的角膜内皮细胞损伤也采用角膜内皮镜来观察。

3. 指导角膜接触镜的质材选用和配戴方式 由于低氧可使角膜内皮细胞出现急性一过性的气泡，因此配戴角膜接触镜时应尽可能选用透气性能良好的硬性接触镜或含水量高的软性接触镜，并减少配戴时间，睡眠时应取下接触镜，以避免角膜内皮细胞受到持久的缺氧损害。长期戴透气性差的角膜接触镜可使内皮细胞密度下降，六角形细胞数目减少，细胞面积变异系数增大。

4. 评估并改善眼内手术技巧 由于眼内手术中很多因素都可直接对角膜内皮细胞引起损伤，以致术后角膜内皮细胞有所丢失，因而改进手术技巧、保护角膜内皮以减少内皮丢失率是临床上评价和监测眼内新手术、新技术的重要手段。白内障手术中，手术方式、熟练程

度、灌注液及人工晶状体类型与质量等都对角膜内皮细胞产生不同的影响。据报道，白内障囊内摘除术角膜内皮细胞损失约8%，囊外摘除加人工晶状体植入术角膜内皮细胞损失约12%，超声乳化术约18%，加人工晶状体植入者约29%。

5. 指导前房内给药　在眼内手术中或眼内感染时常需向前房内注入平衡盐液、缩瞳剂、散瞳剂或抗菌药物等，这些液体或药物均可能对角膜内皮细胞有一定损害。通过角膜内皮镜检查可观察到这些因素对角膜内皮细胞的影响，据此规定合理的药物浓度和剂量，尽量减小对角膜内皮细胞的损伤。

6. 为穿透性角膜移植术优选高质量供体材料　一般来说，穿透性角膜移植术可使角膜内皮细胞损失15%~20%，为了提高穿透性角膜移植术的成功率，选用的供体角膜内皮细胞密度应大于2 000个/mm^2，没有滴状赘疣，无明显大小不均和形态不均现象，六角形镶嵌应良好。

（陈　瑶）

第二节　角膜曲率检查

角膜的前表面是整个眼球屈光力最强的地方，其屈光力的大小与角膜曲率半径成反比。为能测到角膜前表面的曲率半径，1619 年 Scheiner 最早想到以一玻璃球面反射出的影像大小与角膜反射出的影像相比较，1796 年 Ramsden 设计出一简单设备用一已知大小的物像投向角膜来测角膜曲率，1854 年 Helmhohz 改进 Ramsden 的设计，制成角膜曲率计（keratome-ter），又名测眼仪（ophthalmometer），用于实验室研究工作，1881 年 Javal 和 Schiotz 将此仪器应用于临床。

一、基本原理

1. 光学原理　物体的大小与物体从凸面镜反射出的影像大小存在一定的关系，影像的大小又与凸面镜的曲率半径存在函数关系，其公式为：

r = 2d b′/b

r 为凸面镜的曲率半径

d 为物体至凸面镜的距离

b 为物体大小

b′为物体反射的影像大小

2. 成双原理　由于眼在固视静态物体时常常出现不自觉的颤动，在测量角膜上的影像时比较困难。Ramsder 采用三棱镜移位的方法将影像成双，测量时沿光轴移动三棱镜，使两个影像相遇即可读数。一旦角膜前表面曲率半径 r 测知，角膜的屈光力即可由下列公式求出：

F =（n′-1）/r×1 000

F 为角膜前表面屈光力（屈光度 D）

n′是角膜屈光指数（1.376）

r 是角膜前表面曲率半径（mm）

因为角膜后表面曲率半径小，角膜的总屈光力是小于前表面屈光力的，为求得大体上更接近于总角膜屈光力值，很多角膜计用的角膜屈光指数 n′是 1.337 5，而不是 1.376。

二、临床意义

角膜曲率检查法是应用角膜曲率计客观地检测角膜屈光力或角膜前曲率半径，此种检查对眼科临床的某些病理情况的诊断和治疗可以提供重要帮助。

1. 判定散光性质　通过检测角膜散光的量和方向，可以判定散光的性质。如最大屈光力的轴向与最小屈光力的轴向相差 90°者为规则散光。最大屈光力的轴向位于垂直子午线（60°~120°之间）者为循规散光，最大屈光力的轴向位于水平子午线（150°~180°或 0°~30°之间）者为逆规散光，最大屈光力的轴向位于 30°~60°或 120°~150°者为斜散光。

2. 用于某些疾病的诊断　某些角膜病如圆锥角膜、扁平角膜或大散光，都需借助角膜曲率的检查，作为诊断的依据。

3. 追踪观察某些疾病　可应用此种方法追踪观察圆锥角膜和各种角膜手术后的角膜曲率变化。

4. 指导配戴角膜接触镜　配戴适宜的角膜接触镜，接触镜的背曲应与角膜曲率一致。角膜曲率检查可以提供需要的参考数据。

5. 指导角膜屈光手术　角膜曲率检查的结果是各种角膜屈光手术的设计和效果分析时的必要参数。

6. 测算置入晶状体度数　角膜曲率测定的结果是人工晶状体植入术前，测算植入晶状体度数的必要参数。

三、检查方法

（1）分别测双眼。

（2）被检者将下颌置于托架上，前额顶住头架，被检眼直视镜筒。

（3）调整眼位，使仪器上图像的光投照在被检眼角膜的正中。

（4）观察者通过目镜观看被检眼角膜上的影像，调试旋钮使影像清晰。

（5）为主子午线定位：按不同角膜曲率计的设计，影像有的是红色方格与绿色台阶（如 Javal）、也有的是轴向垂直的带"＋"、"－"符号的三个圆圈，还有的是空心十字与十字标。测量时应在目镜观察下转动镜筒，先确定接近水平位的第一主经线，即将图像水平位（或接近水平位）对齐，再旋转微调，使两水平影像恰相接触或重合（按仪器设计要求）。

（6）记录：①轴向度数（150°~180°）或 0°~30°。②屈光力（度）。③曲率半径（mm）。

（7）再将镜筒转到与第一主子午线成 90°的垂直位，或直接由镜筒内看到轴向垂直的两圆圈，旋转微调至垂直影像恰相接触（红方格与绿台阶）或重合（两十字）。

（8）记录垂直轴向及标尺上的屈光力和曲率半径值。

四、结果分析

（1）角膜曲率计所测的结果，习惯上称之为"K"读数，以屈光力度数表示之。记录方法为先记屈光度数小的轴向 K 值，再记屈光度数大的轴向 K 值，同时标以屈光力大的轴向。例如：

例 1　K = 42.50/43.50 × 90° 为循规散光

例 2　K = 42.50/43.50 × 180° 为逆规散光

（2）正常角膜的 K 值多为 43.00 ~ 44.00D。

（3）由于所测结果仅为角膜前表面曲率，不能作为矫正散光的依据，须用 Javal 公式对散光度数进行矫正。

矫正散光度 = 所测角膜散光度 × 1.25 + （ - 0.50D、ax90°）

上述例 1 与例 2 同为 1D 角膜散光，例 1 为循规散光，经矫正后，散光度 = 1.25 - 0.50 = 0.75D；例 2 为逆规散光，经矫正后，例 2 的散光度 = 1.25 + 0.50 = 1.75D。

五、实用价值

（1）目前眼科临床上推出的电脑辅助角膜地形图仪虽然对角膜前表面屈光力的检测具有多数据、直观、准确等优点，但因价格昂贵，不易在临床普遍推广使用。相反，角膜曲率计检查则具有简便、快速、无创、价廉等优点，能对圆锥角膜等角膜病的诊断、角膜散光及屈光力的测定、指导角膜接触镜的配戴、人工晶状体度数的测算等提供重要参数，仍不失为眼科临床诊治工作中一种经常使用的重要检查方法。

（2）因为所测的角膜面积较小，仅限于角膜中央 3mm 范围（约占角膜面积 7%），对于目前眼科临床上盛行的屈光性角膜手术（包括 PRK、LASIK 等）的疗效，仅以角膜曲率计检查法是不能全面对其进行评估的。

（陈　瑶）

第三节　角膜地形图检查

角膜地形图仪是从 Placido 盘衍变产生的。它采用计算机图像分析系统，将投射到角膜表面上的影像进行摄影，经程序软件处理后将影像数字化，再用彩色编码绘制出地形图。它可以直观、详尽而准确地获得角膜前表面曲率的定性和定量信息。

1880 年 Placido 发明了手执 Placido 盘，通过中央观察孔，观察盘上黑白相间的同心环，反射在角膜表面的映像有无扭曲、变形或环距不同等改变。1896 年 Gullstrand 在观察孔后安装照相机制成照相角膜镜，可将资料保存以供分析。1981 年 Rowsey 最早将角膜环上很多点用数字表示其屈光力。1984 年 Klyce 引入计算机辅助分析系统，并用编码彩色地形图将角膜前表面的屈光力分布状况展现出来。

1992 年 Belin 使用光栅摄影测量技术测量角膜高度制成角膜地形图，称为 PAR 法。其精确性与以 Placido 环为基础的测量角膜曲率的方法相比无明显差异。

目前临床上可采用的计算机辅助角膜地形图系统型号很多，如 TMS，Eyesys System 2000，Alcon EyeMap EH290，Humphrey Mastervue，Humphrey Atfas，Dicon CT2000，Technomed C - Scan 等。随着研究的进展，近年来已有一些新型的角膜地形图仪用于临床，如 ATLAS 995，Allegro Topolyzer，OPD - Scan 和 Orbscan 等。OPD - Scan 结合屈光检查和角膜地形图于一体，又可图形化、定量化整个眼球光学系统的像差状况；Orbscan 角膜地形图仪不仅能检测角膜前表面的形态，而且可同时检测角膜后表面的曲率以及整个角膜的厚度，其检测获得的信息量更多。近期，还将有更新的地形图系统问世，如 Oculyzer 角膜地形图仪，它采用旋转照相机系统，能全方位测量角膜厚度精确到 5μm、并可真实反映角膜后表面。

一、基本原理

角膜地形图仪由四部分组成：

1. 投射系统　一种是以 Placido 环为基础，将同心圆环投射到角膜的前表面上。1992 年后又有一种 PAR 角膜地形图测绘装置，向角膜表面投射光栅图形。

2. 实时图像监测系统　对投射到角膜上的圆环图像进行实时观察、监测和调整，当角膜表面图形处于最清晰状态时进行摄像并储存于电脑中。

3. 计算机图像分析系统　计算机将储存的图像数字化，并按一定的程序软件进行处理分析。

4. 彩色编码系统　将分析结果（角膜不同的曲率和屈光力总值）转换为编色地形图并显示出来。

二、临床意义

（1）对角膜曲率的评价更为充分、准确，它可以对角膜中央 3mm 以外及非球面或不规则平面的曲率改变进行检测。不仅获得的信息量大、详尽、准确，而且可以迅速直观编色地形图上区域的变化。

（2）监测各种类型眼部手术后角膜的变化：如上睑下垂矫正术、翼状胬肉切除术、斜视矫正术、巩膜手术、视网膜脱离的外加压和环扎术、白内障手术、角膜成形术等角膜的前表面曲率均可发生一定的改变。可以多个图形同时显示同一眼手术前后或疾病前后的改变，利于直观比较，有助于手术改进或疗效观察。

（3）指导角膜屈光手术（包括 PRK、LASIK、LASEK 等）：包括对入选患者的筛选，避免在禁忌眼（如圆锥角膜）上手术；根据术前地形图像，设计合理手术方案；术后进行追踪，监测分析地形图可予以适当的补充治疗。不规则散光、角膜移植和外伤后所致的角膜不规则、角膜屈光手术后的偏心等可采用地形图引导的"个体化"准分子切削来矫正。

（4）研究某些角膜膨隆性疾患的早期诊断特点，如可疑圆锥角膜、早期圆锥角膜、角膜屈光手术后发生的圆锥角膜或角膜后膨隆，其共同特点为：角膜中央曲率增加、下方角膜变陡、角膜中央变薄、双眼角膜曲率及厚度差值增加。观察角膜地形图的改变可深入了解圆锥角膜的发展过程，明确诊断，并可指导治疗。

（5）设计和指导配戴角膜接触镜和 OK 镜以及评估它们的配戴效果。

（6）观察干眼症患者角膜表面较差的规则性及使用人工泪液后的改善情况，对于干眼症的程度评估和疗效评估是有量化意义的，并可能在干眼症的用药选择方面有指导意义。

（7）了解外伤后角膜表面地形的改变及尽可能地恢复其正常形态来提高患者的视力。

三、检查方法

（1）指导患者检查时要坚持注视 Placido 盘的靶心，否则会出现假圆锥角膜的不对称图像。

（2）患者坐位，下颌置于托架上，额头顶住头架，分别测双眼。

（3）选择适宜的角膜镜镜头投影。

（4）调试焦点，嘱患者眨眼数次后睁大双眼，当监视器屏幕上影像最清晰时摄影。

（5）选用已设定的计算机程序将影像转换为数字，结果可用绝对等级（absolute scale）图和标化等级（normalized scale）图显示地形图形态。

四、结果分析

目前临床上应用的角膜地形图仪有很多种，但以 TMS－1 及 EyeSys 系统为主。TMS－1 可从角膜表面测到 6 400（25 环）或 7 680（30 环）个数据点，EyeSys 从角膜表面可测到 5 760 个数据点。它们经计算机处理后，所显示的地形图表现为：

1. 彩色显示　每个角膜以 15 种色泽（或称 15 个级阶）区分其屈光程度，将中数屈光度标为深绿色，陡区（屈光力大者）以暖色（如红、黄色）标示，扁平区（屈光力小者）以冷色（如深浅不同的蓝色）标示。正常角膜彩色编码图从中央到角膜缘颜色由暖色逐渐过渡到冷色。绝对等级图跨越范围从 9D 至 100D，标化等级图的跨越范围从 28D 至 65.5D。Klyce 与 Wilson 设置的标化图间距为 1.5D。

2. 形态识别　角膜地形图的图形可以分为：①圆形。②椭圆形。③对称蝴蝶结形。④不对称蝴蝶结形。⑤不规则形。另外，在 PAR 和 Orbscan 角膜地形图系统中，角膜的高度地形图图形可分为：①对称峰形。②不对称峰形。③不完全峰形。④岛形。⑤未分类。Orbscan 角膜地形图系统的全角膜厚度图形又可分为圆形、椭圆形、偏心圆形及偏心椭圆形 4 种。

3. 其他参数　①图形位置。②最陡点位置。③最平点位置。④散光度及轴向。⑤最陡点距视轴中心距离。⑥K 值等。

4. 角膜表面的分区（4 区划分法）

（1）中央区：为角膜中心 3mm 范围，近似球面，为光学区。

（2）旁中央区（中间区或中周区）：为角膜中央区外 2mm 环形区。

（3）周边区（过渡区）：为旁中央区外 2mm 环形区。

（4）角膜缘区：角膜缘周边 0.5～1.0mm 宽之环形区。

5. 角膜地形图常用的几种描述的含义

（1）SAI（surface asymmetry index，表面不对称指数）：10 环内各环相距 180° 的两相应屈光度差值的总和。理论上，正常角膜中央区附近近似球面，屈光力呈高度对称性分布，SAI 应接近于 0 小于 0.3。刘祖国报道我国正常眼为 0.3±0.1。SAI 值愈大表示角膜表面愈不规则，当角膜呈高度不对称性（如圆锥角膜）时，SAI 可达 5.0 以上。

（2）SRI（surface regulating index，表面规则指数）：为 10 环内表面规则情况。理论上亦应接近于 0，SRI 值愈小角膜表面愈规则，刘祖国报道我国正常人为 0.2±0.2。

（3）SimK（simulated keratoscope reading，模拟角膜镜读数）值：为子午线上最大屈光力在第 7、8、9 环上的平均值，以及距离此子午线 90° 方向的相同 3 环的平均值，同时标出所在轴向。

（4）MinK（mininum keratoscope reading，最小角膜镜读数）值：为最小屈光度子午线上第 7、8、9 环的平均值以及轴向。

（5）PVA（potential visual acuity，角膜预测视力）：指眼的屈光、视网膜、视神经及屈光间质正常时，此角膜可获得的视力。PVA 与 SAI 和 SRI 明确相关，通过比较 PVA 与患者实际矫正视力，可分辨出视功能障碍是否角膜源性。

6. 正常角膜地形图　正常角膜 Placido 盘检查呈规则的同心圆映像，地形图呈比较均匀的颜色改变，中央屈光度大，周边屈光度小。按照角膜中央颜色划分各种形态图形所占比例为（Bogan）：22.6% 圆形，20.8% 椭圆形，17.5% 对称蝴蝶结形，32.1% 不对称蝴蝶结形，7.1% 不规则形。国人正常角膜（刘祖国）中央曲率为 43.45D ± 1.47D，角膜中央与角膜缘屈光度差值为 1.78D ± 0.89D，与旁中央的差值为 0.65D ± 0.47D，同一个体双眼中央曲率差值为 0.6D ± 0.3D。角膜表面不对称指数（SAI）为 0.247 ± 0.008，角膜表面规则指数（SRI）为 0.194 ± 0.181，绝大多数角膜散光为循规性，逆规性散光较少。角膜顶点的位置在不同的个体不同，多位于视轴的 0.5mm 以内。

五、实用价值

角膜地形图能客观地记录全角膜前表面状态，有助于对某些角膜病的诊断，对角膜接触镜配戴状况的评估、了解各种眼科手术对角膜曲率的影响，尤其是在角膜屈光手术中进行患者的筛选、设计手术方案、追踪评价手术效果、地形图引导 LASIK 手术等方面，都起到重要的作用。目前我国已较普遍地应用于临床。

（陈　瑶）

第四节　角膜共聚焦显微镜检查

角膜共聚焦显微镜（confocal microscopy through focusing，CMTF）全称为扫描裂隙角膜共聚焦显微镜，简称共焦显微镜，是近年来发展起来的一种活体显微检查技术。

1955 年 Minsky 发明了第一台用于研究脑神经网络的共焦显微镜，Cavanagh 等于 1986 年将其应用于眼科的动物实验，又于 1989 年首次用于活体人眼的观察。此后，共焦显微镜在角膜病的基础研究和临床工作中得到广泛应用，使角膜病的研究和诊断水平向前推进了一大步。

一、基本原理

角膜共聚焦显微镜的原理是利用共轭焦点技术，运用光扫描对活体组织进行三维空间的显示和实时的观察，其获得图像的扫描范围为 $300\mu m \times 400\mu m$，厚约 $5\mu m$，放大倍数 1 000 倍，X、Y、Z 轴由三轴机器杆控制，移动范围可精确到小于 $1\mu m$。与普通的光学显微镜相比，它具有高分辨率和图像高对比度的特点，能够在细胞水平对活体角膜进行无创伤的动态观察。临床主要有两种类型：Tandem scanning 共焦显微镜和 Confoscan 裂隙扫描型共焦显微镜。

目前共焦显微镜已由录像系统转化为数码摄像系统，使图像更为清晰、完整，图片摄取速度更快捷，如 Confoscan 2.0 共焦显微镜。近来，激光角膜共焦显微镜也已用于临床，其图像清晰、分辨率高至 $1\mu m$、可对角膜病变和角膜缘疾病进行多层次立体及连续动态观察。我科首次应用激光共焦显微镜（HRT Ⅱ/RCM）对正常人活体角膜缘和角膜中央组织结构进行了观察，获得了传统光学共焦显微镜无法获得的图像和效果，填补了活体观察角膜缘的空白。

共焦显微镜由三大部分组成：①主机：由一个一维的扫描裂隙装置和一个与图像光路相一致的物体聚集盘组成，在一维的光切面上做三维的点状分层扫描。②光学传输系统：把连续、同步的光扫描信号传到计算机屏幕和录像机磁带上。③计算机分析系统：对记录在录像带上的图像进行分析、处理得到较清晰的图片资料。对角膜的各层细胞数、大小、面积进行统计和数据分析。

二、临床意义

（1）快速无创伤地诊断角膜感染、营养不良、变性等角膜疾病。

（2）观察屈光性角膜手术、角膜缘和角膜移植术后角膜各层细胞和神经纤维等组织结构的变化。

（3）观察泪液膜和角膜各层细胞的变化及角膜缘干细胞是否缺乏。

（4）随访配戴不同接触镜后的角膜结构状态的改变。

（5）观察不同眼药水在角膜各层组织中的渗透。

（6）动态观察新生血管在角膜内的增生变化过程、角膜上皮和内皮损伤的修复。

（7）储存受检者的角膜资料，利于将来的对照观察和研究。

三、检查方法

（1）先行角膜表面麻醉，滴 0.5% 丁卡因 1~2 次，嘱睁大眼，对配合欠佳者可行开睑器开睑。

（2）摄像镜头用 75% 乙醇浸泡、擦拭消毒，对可疑感染性角膜病变患者要严格消毒，避免交叉感染。

（3）下颌置于托架上，额部顶紧托架上方的头带，保持头与显微镜的镜头相垂直。

（4）镜头上覆以适量的黏弹剂做介质（过多易流失，过少影响图像清晰）。

（5）对准中心区或有选择地对病变处进行扫描。至少测 2 个点，以提高阳性率。

（6）扫描图像通过计算机显示屏幕快速显示，并被记录在录像机或计算机系统（整个过程约 1 分钟）。

（7）结果处理：对角膜各层的细胞形态、神经生长情况、病原体的大小、形态进行计算分析，图像资料可经数字化处理存于磁盘，随时打印。

四、结果分析

1. 正常角膜结构　共焦显微镜下所见到的正常角膜结构分 5 层：上皮细胞、基底上皮、前基质、后基质和内皮细胞层。一般情况下，角膜前、后弹力层不能被显示，前弹力层只见神经纤维丛，呈一白线状。正常人角膜表层上皮为扁平细胞，有高亮度的细胞核。角膜基质细胞在正常条件下仅能见到排列整齐、反光强的基质细胞核，暗背景光下能见到基质细胞的内部联结，前基质较后基质细胞密度高，形态略不规则；内皮细胞则为均匀规则的高反光六角形细胞。

利用 Z-scan 功能，共焦显微镜可测量出角膜厚度、角膜基质的混浊程度和深度以及任一图像的深度。

2. 感染性角膜病的表现　共焦显微镜下，棘阿米巴感染的角膜上皮下和浅基质中可发现棘阿米巴包囊，直径 12~25μm，圆形白点状，较炎性细胞大，滋养体较难发现，在异常的角膜前基质内留有嵴、沟和腔，一些腔内是单个包囊或多个包囊；真菌性角膜炎的病灶中可清晰地显示出菌丝，综合分析真菌的直径、长度、分支的角度等，可粗略鉴别真菌感染的菌属，谢立信等报道共焦显微镜下真菌性角膜炎的诊断率为98%以上；疱疹性角膜炎的特点是在病毒侵袭的角膜处有比正常扩大的上皮细胞，前基质层纤维化，上皮下神经丛消失，可能与单疱病毒性角膜炎角膜的敏感性下降有关；细菌感染性角膜炎，目前在共焦显微镜下尚不能区别何种细菌感染，可见上皮或基质层感染灶内有大量的炎性细胞聚集，病灶周围角膜基质细胞密度增大。

3. 角膜变性和营养不良的表现　在共焦显微镜下，Fuchs 角膜内皮营养不良可见多种形态的角膜内皮黑区和不规则或扩大的角膜内皮细胞，常伴有不完整的角膜上皮和基质的混浊；地图-点状-指纹状角膜营养不良，可见角膜上皮基底膜有皱褶和代表小囊肿的上皮下的小的高反射圆点；颗粒状角膜营养不良显示角膜基质细胞密度增高，纤维排列紊乱；虹膜角膜内皮综合征发现角膜内皮呈上皮样外观，而且是多层细胞；Meesmann 角膜营养不良仅有点状囊肿样改变；圆锥角膜的后期可见角膜中央表皮脱落，上皮变形，前弹力层下的基质内胶原排列紊乱，深基质可见皱褶，部分区域后弹力层和内皮剥脱。

4. 屈光性手术后共焦显微镜下角膜的特点　PRK 术后角膜变化显示在前基质层，不同时间细胞数目变化不同，1 周内基质细胞明显减少，10 天、1 个月基质细胞数目增加，3 个月减少，6 个月后逐渐恢复正常。共焦显微镜可发现 haze 及亚临床 haze。PRK 术后上皮下的神经再生是从切削区的周边部开始的，术后 1 个月能观察到纤细的少量上皮下神经，术后 6~8 个月神经再生基本停止，但结构仍不正常。

LASIK 术后各时间点角膜细胞及角膜厚度变化很小，上皮细胞层保持完整，基质的反应明显较 PRK 术后轻微，细胞反应主要表现在基质板层切口前后面，并可见层间残留的微小颗粒和杂质。LASIK 术后神经的再生过程基本上同 PRK。

5. 角膜移植术后伤口愈合和神经再生以及免疫排斥反应　Richter 发现 PKP 术后 8 周植片周边可见神经长入，7 个月时角膜中央基质出现粗大的神经干，2 年后分支达到上皮下，3 年时分布尚不正常；移植术后免疫排斥反应的早期可见渗入角膜基质层的白细胞，大部分围绕在缝线和新生血管的周围，并伴有周围角膜基质细胞的减少，这些炎症细胞主要是来自于新生血管的渗出，部分沿缝线来自于植床。角膜上皮排斥线表现为大量的炎性细胞和被破坏的上皮细胞，上皮下浸润表现为细胞外间质大量反光的炎性细胞，在基质排斥中，可见水肿的角膜基质内大量炎性细胞，KP 表现为突出于前房的炎性细胞的积聚，而内皮排斥线则表现为被破坏的、核反光强的内皮细胞和炎性细胞的积聚。出现移植片的混浊，是由于白细胞的浸润，加上角膜基质细胞的变性所致。无论急性或迟发排斥，应用抗排斥药物后，炎性细胞逐渐消失。

五、实用价值

共焦显微镜是提高角膜疾病的基础研究和临床诊断水平的重要工具，是目前其他活体检查技术所不及的。但它也有其不足的方面，如不易获得清晰的图像，强光刺激给患者带来眼部不适感，临床疾病诊断方面也尚需进一步积累资料等。相信随着科技的进步，共焦显微镜对屈光性角膜手术后的观察、角膜缘和角膜移植术后的观察、角膜感染等疾病的无创快速诊断、配戴角膜接触镜后的角膜状态随访等有着广阔的发展前景。

（陈　瑶）

第五节　角膜测厚检查

随着角膜移植和角膜屈光手术的进展，角膜厚度的精确测量成为临床检查和科研工作中不可缺少的一部分。顾名思义，角膜厚度计（Pachymeter）是用来测量角膜厚度的仪器。1880 年生理学家 Blix 第一次用光学方法测量活体人眼角膜厚度；1951 年 Maurice 和 ciardin 设计了一种安装在 Haag – Streit 360 型裂隙灯的附件装置测量角膜厚度；1952 年，Jaeger 制造出能在 Zeiss 裂隙灯上应用的测厚装置；1966 年 Lowe 将此装置改进后安装在 Haag – Streit 900 型裂隙灯上，即为现在的 Haag – Streit 角膜厚度计，其精确度为 0.02mm。随着科学的发展，超声角膜测厚仪也已普遍应用于临床，其精确度更高。

一、基本原理及检查方法

1. Haag – Streit 角膜厚度计　是目前常用的光学角膜测厚仪，其原理是在显微镜的物镜和角膜之间安装两片平行的玻璃片，下片固定，上片可以转动。当旋转上片玻璃时就出现移动的光学切面，使移动的角膜的内表面和固定的角膜前表面衔接成一直线，根据旋转玻璃片的角度计算出角膜厚度，其精确度是 0.02mm，装置安装在 Haag – Streit900 型裂隙灯上。

测量方法：①将裂隙灯显微镜换上分影目镜。②调整裂隙灯成 40°~50°角，使裂隙光束通过裂隙，聚集于瞳孔中央的角膜表面。③令患者看光，调整裂隙灯显使分裂影像分成相等的两半，且位于瞳孔内，再将刻度表恢复到"0"位。④轻轻转动刻度表，从 0 点开始，使分裂影像的下半的前表面正好与上半的后表面衔接，刻度表的读数，即为角膜的厚度。

该仪器简单、精确、价格低、实用、无须接触角膜，便于普及，临床应用已很久，但由于其固有的缺点已渐被超声测厚仪所取代。由于光学角膜厚度测量仪是一种带有主观因素的测量方法，因而对于同一个被测眼各个测量者和各次测量的结果都有差别。又由于 Kappa 角的原因使左右眼的测量数值常不一致，通常左眼偏高，右眼偏低。另外，这种方法不能进行复制性记录，也不能在手术中应用。

国产光学角膜测厚仪有 Qc – Ⅰ型前房深度测量仪，可用于测量角膜厚度、前房深度及晶状体厚度，测量精度为 0.05mm。

2. 超声角膜厚度仪（ultrasonic pachymeter）　以其准确性高、重复性强，检测数据客观不受观察者的个人因素影响，受到眼科工作者的欢迎，超声角膜厚度仪可检测角膜各个部位的厚度，还可以测量混浊的角膜，特殊情况下可在手术中应用。其精确度达到 0.005~0.01mm。

（1）结构原理：当声波脉冲撞击一个界面时，部分声波被反射，另一部分声波则穿透折射界面继续前进，角膜超声测厚仪就是利用声波脉冲从角膜后面反射回来的时间进行角膜厚度测定的。

（2）检查方法

1）被检眼表面麻醉，0.5% 的丁卡因或倍诺喜 1~2 次。

2）患者取仰卧位，注视正上方，检查者一手分开患者眼睑，一手持超声检查探头，测量各点角膜厚度，探头与角膜保持垂直接触，勿对角膜加压，压力过大将导致检测角膜厚度偏薄，过小则不显示结果。

3）根据临床需要测量角膜厚度，一般为 5 个点（中央、上、下、鼻、颞）。

4）所测数据可打印储存，并可重复进行。

5）滴抗生素眼液。

临床常用的超声角膜厚度测量仪有：Kreme Ⅱ Corneometor，Cilco 55 Villaxenor，Cooper Vision Pachymeter（A/B），Jedmod Pachysonicall Ⅱ，Storz. cs 1000，DGH 1000 等。更先进的测量角膜厚度的激光干涉仪也已用于临床。

二、临床意义

1. 正常角膜厚度　一般中央角膜厚度为 0.510 ± 0.030mm，周边厚度为 0.66 ± 0.070mm。每个人的角膜厚度并不相同，大部分人在 0.48 ~ 0.54mm 之间。周边角膜比中央角膜厚，厚度为 0.66 ~ 0.76mm，并随年龄增加而减少。角膜厚度与角膜曲率有关，但其影响甚微。

2. 评价角膜内皮细胞损害的程度　如眼内和眼局部用药对角膜内皮细胞的毒性反应。

3. 评价内眼手术的效果　如果角膜中央厚度大于 0.65mm，提示可能内皮功能失代偿。

4. 应用于角膜移植手术　板层角膜移植术前测厚，以制定手术方案；穿透性角膜移植术后观察内皮细胞功能及移植术后内皮型排斥反应。

5. 屈光手术前精确的角膜厚度测量十分重要　放射状角膜切开术（RK）、准分子激光角膜切削术（PRK）及准分子激光角膜原位磨镶术（LASIK）术前必须精确测量角膜厚度，否则将大大影响手术安全性和准确性。

6. 判断眼压测量值的准确性　眼压的测量值与角膜厚度呈正相关，LASIK 术后所测眼压值普遍偏低。

7. 指导早期并发症　角膜厚度测量对于指导配戴接触镜和观察配戴接触镜后的早期并发症有重要意义。

（陈　瑶）

第六节　印迹细胞学检查

印迹细胞学（Impression cytology）检查是一种简单、无创伤、可重复进行的眼表细胞学检查方法，常代替组织活检来了解疾病的进程，是由 Egbert 等 1977 年发现并介绍的。

一、基本原理

当用一种具有微孔的滤膜贴覆于眼表面片刻后，能够得到杯状细胞、上皮细胞和粘蛋白等的印迹，染色后可以观察细胞和蛋白的变化。印迹细胞学技术是用醋酸纤维素滤纸或生物孔膜获取角、结膜细胞标本，经固定染色或行免疫组织化学染色，来研究细胞形态结构等用以早期诊断眼表疾病的可靠方法。其结果与角结膜活检类似，可称为一种简单的活检。

二、临床意义

（1）主要用于各种干眼病的诊断（敏感度 100%、特异性 87%）及其病情进展和治疗效果的观察。是诊断干眼病的重要实验室检查方法。

（2）用于一些眼病的辅助诊断，如干燥性角结膜炎、春季卡他性角结膜炎、睑缘炎、眼天疱疮、Steven – Johnson 综合征、Sjögren 综合征（SS）、异位性皮炎、甲亢性眼病等。角膜缘干细胞缺乏症的诊断以角膜表面发现有杯状细胞的存在为依据。

（3）观察一些滴眼液、眼部手术或配戴接触镜对眼表的影响。如用 0.5% 噻吗洛尔一个月后，结膜杯状细胞显著减少。

（4）快速测定眼表病毒感染（HSV、VZV 及腺病毒）。

（5）眼表面肿瘤的活检病理诊断。

三、检查方法

1. 表面麻醉　0.5% 丁卡因或倍诺喜 5min ×2 次。

2. 取材　用镊子将修剪好的 4mm ×3mm 半梯形、孔径为 0.025μm 的乙酸纤维素滤膜置于眼表，毛面朝下，轻压四角，10～30 秒后揭下，置于含固定液（96% 乙醇）的培养槽中。4℃保存至染色。

3. 记录　记录采集标本的日期、患者姓名、眼别及采集区域。

4. 染色　目前一般有两种染色方法，Nelson 法（即 PAS 法）和 Tseng 法。在染色的全过程中，保证滤纸片毛面完全染色。

5. 镜下观察和临床评定　在光镜下观察杯状细胞密度、上皮细胞核形态、核/浆比例（N/C 值）及胞浆颜色等并分级。Nelson 将鳞状上皮化生分为 4 个级别（1989），即 0 级（正常）、1 级（轻度）、2 级（中度）、3 级（重度）。Tseng 将结膜上皮鳞状角质化从 0 到 5 共分为 6 级（1987）。

四、结果分析

Egbert 等发现，人类结膜杯状细胞的密度以鼻侧睑结膜为最高，依次递减为颞侧睑结膜、穹隆结膜、睑裂部球结膜。一般认为球结膜中杯状细胞密度小于 350 个/mm² 时即提示眼表异常。

几种眼表疾病印迹细胞学特点：

1. 干眼病　病变程度与鳞状化生程度一致，与蛇行染色体细胞的量成正比，与炎症反应程度有关。外源性干眼先影响球结膜及角膜，然后是下睑结膜；内源性干眼睑球结膜同时受累。泪液分泌试验结果与鳞状化生程度无关。

2. 干燥性角结膜炎　核/浆比及杯状细胞数量自下睑结膜到上球结膜下降，炎性细胞自上球结膜到下睑结膜下降，上球结膜可出现蛇行染色体细胞，严重病变可出现双核、固缩核及无核细胞。

3. 眼天疱疮　睑缘间结膜、下球结膜核/浆比下降，杯状细胞数下降，下方睑球结膜少量炎性细胞。

4. 局部点眼药　睑裂间结膜、下球结膜核浆比下降，各区域杯状细胞数下降，下方球睑结膜出现炎性细胞。

5. Sjögren 综合征　球结膜区及下睑区出现明显的鳞状上皮化生及杯状细胞数下降。出现蛇行染色体细胞、固缩核细胞、双核细胞、无核细胞及炎性细胞。

6. 其他　维生素 A 缺乏的早期即能引起结膜干燥、杯状细胞减少和上皮细胞鳞状化生；

配戴角膜接触镜患者的结膜印迹细胞学检查结果显示其上皮细胞形态、杯状细胞密度和核染色质均发生了不同程度的改变。

五、实用价值

近年来，印迹细胞学检查技术范围不仅仅限于组化染色，免疫细胞化学染色、免疫电镜技术及分子生物学技术的应用使其研究范围大大扩大。它不仅能协助诊断干眼病等一些眼表疾病，也可快速测定眼表感染的病毒，还可测定结膜细胞的角蛋白表达、结膜上皮细胞的炎性表达及结膜黏液素的表达等。

（陈　瑶）

第六章

有关青光眼的特殊检查

第一节　24 小时眼压波动检查

一、适应证

（1）临床上怀疑开角型青光眼的患者。

（2）原发性开角型青光眼与正常眼压性青光眼的鉴别诊断。

（3）确诊为开角型青光眼的患者，可作为降眼压用药指导。

二、禁忌证

急性角结膜炎。

三、操作方法及程序

（1）在 24 小时内，定时多次测量眼压一般选择的时间点为 8AM、10AM、12AM、2PM、4PM、6PM、8PM、10PM、6AM。

（2）为操作简便，可选择日间测量 4 次眼压，一般选择的时间点为 8AM、11AM、2PM 和 5PM。

（3）以时间为横坐标，眼压值为纵坐标，将所测眼压值绘制成眼压曲线，并作出分析。

四、注意事项

（1）患者应在安静环境和自然状态下进行眼压测量，避免干扰因素。

（2）测量眼压者最好为同一个人。

（汪　永）

第二节　暗室俯卧试验

一、适应证

（1）疑为原发性闭角型青光眼临床前期或前驱期的患者。

（2）周边前房浅，有可能发生房角关闭者。

（3）已进行激光或手术虹膜周边切除术为证实疗效者。

二、禁忌证

全身状况不允许俯卧者。

三、操作方法及程序

（1）试验前让受试者在明室中停留半小时，然后滴用0.5%丁卡因两次，以Goldmann压平眼压计或Perkins手持压平眼压计测量眼压。

（2）进入暗室后嘱受试者取坐位，双手掌向下，并且上下交叠，然后靠于桌上。身体前俯，额部置于手背上，使面朝下方。或者躺于床上，头部和全身均保持俯卧位。

（3）1小时后，仍在暗室里微弱红灯光下测量眼压。

（4）如果试验后眼压比试验前升高8mmHg或以上，或绝对值高于30mmHg，判断试验结果阳性。

（5）对于试验结果阳性者应立即在暗室内弱光下检查前房角。如果发现前房角全部或部分关闭，即可确诊为原发性闭角型青光眼。

四、注意事项

（1）受试者在试验前不用或停用毛果芸香碱滴眼液3日以上。

（2）受试者需在试验期间睁眼，保持清醒。

（3）1小时暗室俯卧试验结果呈阴性者，可考虑行2小时暗室俯卧试验。

（4）对于已经确诊为原发性闭角型青光眼者，没有必要因诊断需要进行暗室俯卧试验。

（5）对于结果阳性者，应及时按原发性闭角型青光眼处理。

（汪　永）

第三节　去氧肾上腺素－毛果芸香碱试验

一、适应证

（1）疑为原发性闭角型青光眼临床前期或前驱期的患者。

（2）周边前房浅，有可能发生房角关闭者。

（3）暗室俯卧试验结果阴性，但仍高度怀疑为原发性闭角型青光眼者。

二、禁忌证

对去氧肾上腺素或毛果芸香碱过敏者。

三、操作方法及程序

（1）试验前先以Goldmann压平眼压计或Perkins手持压平眼压计测量眼压。

（2）以2%毛果芸香碱和5%去氧肾上腺素（新福林）滴眼液交替滴眼，各两次，间隔1分钟。

（3）半小时后每 15 分钟测眼压一次。

（4）如果眼压比试验前升高 8mmHg 或以上，或绝对值高于 30mmHg，判断试验结果阳性。

（5）对试验结果阳性者应立即检查前房角。如果发现前房角全部或部分关闭，即可确诊为原发性闭角型青光眼。

四、注意事项

（1）本试验不宜双眼同时进行，以免双眼原发性闭角型青光眼同时急性发作。

（2）试验结果阳性者不宜马上滴用缩瞳剂控制眼压，可用房水生成抑制剂控制眼压，待去氧肾上腺素（新福林）作用明显减弱后再滴用缩瞳剂。

（3）对于已经确诊为原发性闭角型青光眼者，没有必要因诊断需要进行去氧肾上腺素－毛果芸香碱试验。

（汪　永）

第四节　明暗光线下超声生物显微镜前房角检查

一、适应证

（1）疑为原发性闭角型青光眼临床前期或前驱期的患者。
（2）周边前房浅，有可能发生房角关闭者。
（3）已进行激光或手术虹膜周边切除术为证实疗效者。

二、禁忌证

眼表急性炎症。

三、操作方法及程序

（1）检查时被检者仰卧，用 0.5% 丁卡因滴眼液进行表面麻醉，选择与被检者睑裂相适应的不同型号的眼杯置于结膜囊内，盛入纯净水。

（2）检查者先在暗室下以垂直于角膜缘的方向分别对受检眼上方、颞上方、颞侧、颞下方、下方、鼻下方、鼻侧及鼻上方 8 个位置进行前房角、睫状体检查，检查时嘱患者对侧眼注视 3m 远处。

（3）暗室下检查结束 5 分钟后，在距离受检眼 30cm 处的 30W 白炽灯照射下重复以上检查。

四、注意事项

在暗室下行 UBM 检查时，除显示屏外无其他光源，而且显示屏不直接对着检查眼。

（汪　永）

第五节　计算机软件辅助的视盘检查

一、适应证

（1）临床怀疑青光眼患者的视盘检查。

（2）监测青光眼患者的病情发展变化。

二、禁忌证

闭角型青光眼未行周边虹膜切除术时，不宜散瞳检查。

三、操作方法及程序

目前常用的视神经定量测量的仪器有：①扫描激光拓扑仪（scanning laser topography），如海德堡视网膜断层扫描仪（Heidelberg retinal topography，HRT）。②扫描激光偏振仪（scanning laser polarimetry），如德国蔡司 GDx。③相干光断层扫描（OCT）。以 HRT－Ⅱ 为例说明检查的主要步骤：

（1）被检者下颌置于下颌托上，受检眼注视指示灯，保持不动。

（2）检查者截取视盘图像。

（3）确定参考点位置，描画视盘边界。

（4）计算机对视盘形态进行分析。

（5）读取数据。

四、注意事项

（1）上述视神经定量测量仪在结果的可重复性、准确性、敏感性及特异性方面均有其各自的特点，应结合临床进行综合评价。

（2）通常检查时不需要被检者散瞳。但散瞳可以提高信噪比和图像质量。当发现被检者存在屈光间质混浊时，则推荐散瞳。

（汪　永）

第六节　视网膜神经纤维层照相

一、适应证

（1）临床怀疑青光眼患者的视盘检查。

（2）监测青光眼患者的病情发展变化。

（3）怀疑其他导致视网膜神经纤维层缺损的眼部疾患。

二、禁忌证

无。

三、操作方法

摄取眼底照片（黑白或彩色），特别应注意颞上、颞下部位。

四、注意事项

视网膜神经纤维层缺损可分为裂隙状、楔形、弥漫性和混合性4种。具体应结合视盘形态分析。

（汪　永）

第七章

眼底血管造影

第一节　荧光素眼底血管造影

一、适应证

（1）帮助确立眼底疾病的诊断。

（2）提供对某些眼底疾病分期分型的依据。

（3）了解疾病程度和选择治疗。

（4）比较治疗眼底疾病前后的疗效。

二、禁忌证

（1）严重心、血管和肝、肾功能损害等全身疾病者。

（2）全身情况不允许取坐位接受检查者。

（3）对注射用的荧光素钠过敏者。

（4）有严重过敏家族史者。

（5）有原发性闭角型青光眼或不宜散大瞳孔疾病者。

三、操作方法及程序

（1）术前准备

1）向受检者介绍造影要点和注意事项，并签署知情同意书。

2）充分散瞳。

（2）将有关资料输入计算机内。

（3）安排受检者入座，适当调整位置，固定头带。检查者调整目镜，看清十字瞄准线。

（4）助手做好给受检者静脉注射的准备。

（5）注射荧光素前，先拍摄彩色眼底像，摄双眼无赤光眼底片。然后对准主要拍片眼，启用蓝色滤光片，再拍摄双眼荧光对照片。

（6）造影

1）助手给受检者注射荧光素钠，剂量为 10～20mg/kg。一般成人用 20% 荧光素钠 3～5ml，于 4～5s 注射完毕。开始注射时即启动计时器。注射完毕时即拍片一次。儿童或不宜静脉注射的成人可口服 2% 的荧光素钠水溶液或氯化钠溶液，剂量为 25～30mg/kg，一般只能照到荧光造影晚期像。

2）在30s内连续拍片，每秒拍1~2张。至30s后每5s左右拍一张直至1min。然后于2min、5min、10min各拍一张。视病情需要可缩短或延长拍片间隔时间。

3）标准的眼底像应按顺序拍摄，应尽量包括全部眼底。一般拍摄7~9个视野，其顺序为：后极部、颞侧、颞上、上方、鼻上、鼻侧、鼻下、下方和颞下。

4）造影早期可安排拍摄视神经盘及黄斑的立体像。方法：将眼底照相机上的立体像钮锁定，然后在同一视野内将方向操纵柄迅速水平方向移动，向左移拍摄一张，随即向右移动再拍摄一张。造影过程中尽可能穿插拍另一眼的照片。

（7）眼底照片储存于数码眼底照相系统。

四、注意事项

（1）造影室内应常规备有血压计、注射用肾上腺素及地塞米松等急救药品以备急救所需。

（2）根据所用眼底照相器械进行必要的准备。如为数码眼底照相系统，需事先查看电路联接和显像是否正常；如为应用底片的照相机，则妥当安放胶卷。

（3）荧光素钠是无毒染料，只要制剂纯净，一般患者均可耐受，不发生毒性反应。少数偶觉恶心，嘱其张口呼吸，仍可继续拍片。

（4）个别年轻患者如心情紧张，迷走神经反射有呕吐或晕厥，应立即停止造影，嘱其平卧。特殊患者需请内科或急诊人员会诊，协同紧急处理。

（5）操作完毕嘱多喝水，并告之不必介意24h内皮肤和尿色发黄。

（朱习岭）

第二节　吲哚青绿眼底血管造影

一、适应证

（1）协助诊断某些眼底病，尤其是脉络膜相关性病变。如渗出性年龄相关性黄斑病变、息肉状脉络膜血管病变、眼内占位性肿物等。

（2）比较某些眼底病治疗前后的疗效。

二、禁忌证

参见荧光素眼底血管造影的禁忌证。

三、操作方法及程序

（1）造影时以吲哚青绿作为造影剂，将25mg吲哚青绿溶解在2ml注射用水内，按照0.5~1mg/kg计算用量。吲哚青绿皮试检查阴性者，签署知情同意书后即可行造影检查。

（2）具体操作参见荧光素眼底血管造影的操作步骤。

四、注意事项

（1）造影室内应常规准备血压计和必要的急救药品，以备急救时所用。

（2）由于脉络膜循环速度快，早期影像特别重要，因此要高度重视早期影像的拍摄，有条件可以行录像摄影早期影像。

（3）注射吲哚青绿后，少数患者偶有恶心等反应，嘱其张口呼吸，仍可继续拍片；个别患者有呕吐或晕厥等反应，应立即停止造影，嘱其平卧。特殊患者需请内科会诊，协同急救处理。

（朱习峪）

第八章
常见全身病的眼底改变

第一节　高血压性视网膜病变

高血压是一种常见的心血管系统疾病，约 70% 的患者有眼底改变。眼底改变与年龄、病程长短有关。高血压早期眼底可正常，随着高血压持续缓慢进行或呈急进型发展，眼底出现改变。由于视网膜中央动脉为全身唯一能在活体上直接观察到的小动脉，因此，高血压患者的眼底情况，常能反映机体心、脑、肾等器官的受损程度，对高血压的诊断和预后判断有重要意义。

一、诊断步骤

（一）病史采集要点

（1）有高血压多少年，有无伴有高血脂、糖尿病、肾病、妊娠等，有无规律治疗高血压及血压控制情况。

（2）过去有无进行过眼科检查，有无发现眼部病变。

（3）有无出现一过性视物模糊或视力下降。

（二）体格检查要点

1. 一般情况　血压、脉搏、身高、体重等。

2. 眼科情况

（1）视力。

（2）眼底：散大瞳孔检查。仔细检查有无以下异常改变。

1）病变为双眼或单眼。

2）视盘有无边界模糊不清，有无水肿隆起。

3）视网膜动脉有无普遍或局限性缩窄、管壁反光增强，有无铜丝状或银丝状改变，有无血管白鞘；动脉、静脉管径比例如何（正常动脉/静脉管径比例为 2：3）；有无动静脉交叉压迫征：偏移（Salus 征），远端膨胀（静脉斜坡）或被压呈梭形（Gunn 征）等。

4）视网膜有无火焰状、线状出血，有无视网膜水肿、渗出，有无棉絮斑，黄斑区有无星芒状排列的硬性渗出，有无视网膜隆起脱离。

二、诊断对策

（一）诊断要点

1. 病史　有高血压病史。

2. 眼底　双眼眼底出现视网膜动脉普遍或局限性缩窄、反光增强，动脉/静脉管径比例变小（可合并有或无视网膜或视盘病变），即可做出临床诊断。

3. 分级

（1）Ⅰ级：视网膜动脉普遍或局限性缩窄、反光增强，特别是动脉小分支。

（2）Ⅱ级：视网膜动脉普遍缩窄，呈铜丝状或银丝状，出现动静脉交叉压迫征。

（3）Ⅲ级：除有Ⅰ级、Ⅱ级的改变外，可见视网膜出血、水肿、渗出、棉絮斑等，当血压突然急剧升高，还可出现渗出性视网膜脱离。

（4）Ⅳ级：除Ⅲ级改变外，有视盘水肿。

（二）特殊类型的高血压

1. 肾性高血压　由肾脏疾病引起的高血压，是最常见的一种继发性高血压，其眼底改变与原发性高血压眼底改变基本相同。但在病程晚期，伴有肾功能不全、尿毒症的患者，由于有严重贫血，整个眼底颜色较淡，视网膜水肿较严重，棉絮斑较多，黄斑区常出现星芒状排列的硬性渗出，视盘水肿时颜色也较淡白。

2. 妊娠高血压综合征　妊娠高血压综合征多发生在妊娠后期，其主要病理生理改变是全身小动脉痉挛，眼底改变是睫状后动脉和视网膜中央动脉痉挛所致。其眼底表现的特点是病程早期局限性或弥漫性视网膜小动脉狭窄，当血压急剧升高时视网膜可见火焰状、线状出血，棉絮斑，严重者出现渗出性视网膜脱离、视盘水肿，较少见动静脉交叉压迫征；这些改变在血压控制后或终止妊娠后可消退。

三、治疗对策

（1）积极治疗全身病。

（2）对症支持疗法：神经营养药、血管扩张药等药物对症治疗。

四、随访

对高血压的患者应定期随访。无眼底病变者，应每年散瞳检查眼底一次；当血压急剧变化时应及时检查眼底；出现Ⅰ级～Ⅱ级眼底改变者，每6个月检查一次；出现Ⅲ级以上眼底改变者，应根据血压情况，遵内科或产科医师医嘱检查眼底。

（朱习峪）

第二节　系统性红斑狼疮眼底病变

系统性红斑狼疮（SLE）是一种多系统损害的自身免疫性疾病，常合并有各种眼部病变，约15%的患者眼底表现异常，其他的眼部病变有干燥性角结膜炎、弥漫性前巩膜炎或结节状巩膜炎、慢性睑缘炎等。SLE眼底病变是多种多样的，与其他视网膜病变有许多共同的地方，需综合判断。

一、诊断步骤

（一）病史采集要点

（1）患者性别，年龄，有 SLE 病史多少年，有无伴有高血压、肾损害、红斑狼疮性脑病等，有无规律治疗及 SLE 控制情况。

（2）有无出现视力下降、眼红痛、眼干涩或异物感等眼部不适。

（3）过去有无进行过眼科检查，有无发现眼部病变。

（二）体格检查要点

1. 一般情况　血压、脉搏、身高、体重等。

2. 眼科检查

（1）视力。

（2）眼前段裂隙灯检查：睑缘有无红肿、结节、溃疡；结膜有无充血；角膜是否透明，有无点状荧光素染色；巩膜有无充血、结节，有无压痛；房水是否混浊；虹膜有无新生血管等。

（3）眼底：散大瞳孔检查。仔细检查有无以下异常改变。视盘边界是否清晰，有无水肿隆起，有无苍白；视网膜动脉有无狭窄或呈节段状，视网膜静脉有无迂曲扩张，有无血管白鞘，有无纤维增殖；有无视网膜出血、渗出、棉絮斑，有无视网膜水肿，有无视网膜脱离，有无新生血管。

（4）玻璃体：有无玻璃体积血或混浊。

（5）泪膜破裂时间和 Schirmer 试验。

（6）眼压。

（三）辅助检查要点

1. FFA　了解视网膜损害情况。

2. ICGA　了解脉络膜受累情况。

（四）实验室检查

血常规、尿常规、抗核抗体、抗双链 DNA 抗体、补体、血沉等。

二、诊断对策

（一）诊断要点

1. 病史　多见于女性，有 SLE 病史。

2. 眼底　SLE 的眼底改变是多种多样的，可表现为以下几种：

（1）"典型的" SLE 视网膜病变：最常见，以棉絮斑为特征，可伴或不伴有视网膜出血。棉絮斑可以是单个的，也可以是散在多个或与视网膜出血同时出现。"典型的"眼底改变通常为双眼发病，也可与视网膜静脉充盈迂曲、毛细血管扩张或视网膜动、静脉阻塞同时出现。

（2）视网膜大血管的阻塞：SLE 可以表现为视网膜大血管的血管阻塞，其表现与视网膜中央或分支动脉或静脉阻塞一样。

（3）增殖性视网膜病变：视网膜新生血管形成、纤维增殖；虹膜新生血管；新生血管性青光眼。

（4）脉络膜病变：较少见，可表现为多灶性浆液性视网膜色素上皮和神经上皮脱离、渗出性视网膜脱离等。

（5）视神经病变：较少见，可表现为视盘水肿、缺血性视神经病变等。SLE 患者视盘水肿可以继发于高血压、视网膜中央静脉阻塞或 SLE 脑病所致的颅内压增高，也可以单独出现。单独出现者应行头颅 CT 或 MRI 检查排除颅内占位病变。

3. FFA　棉絮状斑为毛细血管前小动脉闭塞，FFA 表现为毛细血管无灌注区形成；SLE 患者视网膜血管屏障功能损害严重，在有血管病变的患者 FFA 可显示静脉早期即出现视网膜静脉及毛细血管广泛渗漏，可见视网膜毛细血管无灌注区形成。

（二）鉴别诊断

1. 高血压性视网膜病变　视网膜动脉显著狭窄，常见火焰状出血，有高血压病史，无 SLE 病史。视网膜动脉/静脉阻塞常为单眼，较少以棉絮斑为主，无 SLE 病史。

2. 视网膜静脉周围炎　多见于青年男性，病变以视网膜周边明显，周边视网膜小血管纡曲扩张或有白鞘，其附近视网膜有出血，可伴有玻璃体积血。

三、治疗对策

（1）内科全身治疗。

（2）激光：FFA 发现有视网膜毛细血管无灌注区或新生血管形成、黄斑囊样水肿，则进行激光光凝治疗。

（3）手术治疗：出现增殖性玻璃体视网膜病变，可行玻璃体手术。

（4）其他眼部病变的治疗：如干燥性角结膜炎、弥漫性前巩膜炎或结节状巩膜炎、慢性睑缘炎等的治疗。

（朱习峒）

第三节　白血病的眼底表现

白血病（leukemia）引起的眼部病变多发生在血循环丰富的组织，如视网膜、脉络膜、视神经等处。多累及双眼，当黄斑受累时，发生严重视力下降。

一、诊断步骤

（一）病史采集要点

（1）有无白血病病史，红细胞、血小板数量减少的程度以及治疗情况。

（2）有无不明原因发热、全身疼痛、牙龈出血、皮下淤血、贫血等症状。

（3）有无出现单眼或双眼视力下降。

（二）体格检查要点

1. 一般情况　血压、脉搏、身高、体重、神志等。

2. 视力　包括裸眼视力和矫正视力。

3. 眼前段裂隙灯检查　有无结膜下出血，这在白血病很常见；角膜是否透明；前房是否有积血；瞳孔大小、对光反射是否存在。

4. 玻璃体　有无积血或混浊。

5. 眼底　白血病的眼底改变变异极大，应仔细检查有无以下异常改变：

（1）视网膜静脉充盈、纡曲、扩张，是白血病首先出现的眼底改变。有些患者眼底周边部视网膜静脉可见白鞘。

（2）视网膜出血：线状、火焰状、圆点状出血，视网膜前出血；部分出血斑中有白色中心称为 Roth 斑，是白血病眼底出血比较典型的改变。

（3）视网膜色泽改变：色泽变淡，严重时眼底呈广泛性苍白、混浊。

（4）视网膜水肿、渗出、棉絮斑、渗出性视网膜脱离。

（5）视盘边界不清、水肿隆起。

6. 眼球突出度　白血病的白细胞浸润可引起眼眶占位病变而发生眼球突出，称为"绿色瘤"（chloroma），多见于儿童。

（三）辅助检查要点

主要是实验室检查，包括：血常规、尿常规、血糖、血脂、肝功能、肾功能等。

二、诊断对策

（一）诊断要点

（1）有白血病病史，眼底检查发现上述眼底异常改变，即可诊断为白血病眼底病变。

（2）对有些患者，因视力下降或结膜下出血或其他眼部异常首诊眼科，如出现双眼眼底视网膜静脉迂曲扩张并有 Roth 斑，应高度怀疑白血病并请内科会诊。

（二）鉴别诊断

由于白血病的各种眼底表现，都不具有特异性，均可见于其他血液病和心血管疾病，因此，必须结合全身情况，排除其他内科疾病，才能正确诊断。

三、治疗对策

（1）内科治疗白血病。

（2）眼科随诊。

（朱习峣）

第四节　获得性免疫缺陷综合征的眼底表现

获得性免疫缺陷综合征（acquired immunodeficiency syndrome，AIDS）又称艾滋病，是近年来严重威胁人类生命的传染病，其病原体是人类免疫缺陷病毒（human immunodeficiency virus，HIV），HIV 感染后导致免疫系统的 CD_4 T 淋巴细胞减少，免疫功能异常。感染途径包括性生活感染、通过共用注射器静脉吸毒、接触和输入污染的血液或血制品及通过宫内、产道、母乳引起母婴垂直感染等。感染 HIV 后数月或数年，当免疫功能减退时出现发热、乏力、厌食、腹泻、消瘦、肌痛、皮疹、全身淋巴结肿大、全身多系统多器官感染及恶性肿瘤等全身表现，眼部表现常见有带状疱疹病毒感染，眼睑、结膜、眼眶卡波西肉瘤，结膜炎，角膜炎，巩膜炎，虹膜睫状体炎，卡式肺囊虫脉络膜病变，视网膜微血管病变，视网膜血管阻塞，巨细胞病毒性视网膜炎，急性视网膜坏死综合征等。

一、诊断步骤

（一）病史采集要点

（1）有无不洁性生活史、共用注射器静脉吸毒、输血或血制品史及与艾滋病患者密切接触史等。

（2）有无发热、消瘦、肌痛、皮疹等全身症状。

（3）有无眼红痛、畏光、视力减退、复视；单眼或双眼发病。

（二）体格检查要点

（1）一般情况：体温、血压、脉搏、身高、体重、发育等。

（2）视力：包括裸眼视力和矫正视力。

（3）眼睑和结膜：有无红肿、疱疹或结节。

（4）眼前段裂隙灯检查：角膜有无点状染色、溃疡、KP；前房有无细胞或房水闪辉；瞳孔大小、对光反射是否存在。

（5）玻璃体：有无混浊。

（6）眼底：散大瞳孔检查。仔细检查有无以下异常改变：

1）棉絮斑、出血和白色颗粒状病灶：是HIV感染和艾滋病常见的眼底表现，多出现在眼底后极部。

2）视网膜水肿、灰白色渗出或坏死。

3）视网膜静脉纡曲扩张、血管闭塞或血管白鞘。

4）视网膜裂孔和视网膜脱离。

5）视盘水肿。

（7）眼压。

（8）眼位和眼球运动情况。

（三）辅助检查要点

（1）FFA：了解视网膜受累情况。

（2）请感染科及相关科室会诊。

（四）进一步检查项目

1. 免疫缺陷的实验室检查　外周血淋巴细胞计数和 CD_4 细胞计数等。

2. HIV实验室检查　包括HIV抗体检测、抗原检测、病毒分离培养等。

二、诊断对策

诊断要点：

（1）有艾滋病的流行病学。

（2）临床表现和实验室检查符合我国制定的艾滋病病例诊断标准。

（3）有上述眼部病变。

三、治疗对策

（1）全身抗 HIV 治疗。

（2）促进免疫功能。

（3）眼科根据眼部感染情况进行相应治疗。

四、预防

（1）避免不洁性生活。

（2）禁止共用注射器静脉注射。

（3）使用进口血液、血液成分、血液制品时，需经严格 HIV 检测。

（4）HIV 感染者避免妊娠，所生婴儿应避免母乳喂养。

（5）医务人员接触 HIV 感染或艾滋病患者的血液、体液时，要严格注意防范。

（朱习峪）

第五节 放射性视神经视网膜病变

放射性视神经视网膜病变是由于头面部放射治疗，放射线对视盘、视网膜、脉络膜产生的迟发性、慢性进行性损害，通常与放射剂量有关。视力损害常由于黄斑水肿、黄斑出血、黄斑渗出、黄斑中心凹旁毛细血管闭塞和视盘缺血所致。

一、诊断步骤

（一）病史采集要点

（1）有无头面部放射治疗史。

（2）有无出现视力下降、视野缺损、眼痛等。

（二）体格检查要点

（1）一般情况：血压、脉搏、身高、体重等。

（2）视力。

（3）眼前段裂隙灯检查：结膜有无充血；角膜是否透明；虹膜有无新生血管；瞳孔大小、对光反射是否存在；晶状体是否混浊。

（4）眼底：散大瞳孔检查。仔细检查有无以下异常改变：

1）微动脉瘤和毛细血管扩张：黄斑部微动脉瘤和/或毛细血管扩张是最早期和最常见的眼底表现。

2）视网膜出血、硬性渗出、棉絮斑：常发生于后极部。

3）黄斑水肿。

4）视网膜血管狭窄、血管周围鞘膜和血管阻塞。

5）视盘水肿或视神经萎缩。

6）新生血管：可发生于视盘和视网膜。

（5）玻璃体：有无积血。

（6）眼压。

（三）辅助检查要点

1. FFA　主要观察有无毛细血管扩张、微动脉瘤、黄斑水肿、视盘荧光渗漏，有无血管阻塞等。

2. OCT　了解眼底损害特别是黄斑水肿情况。

3. VEP　了解视神经损害情况。

4. 视野　有无视野缺损。

（四）进一步检查项目

放射性视神经视网膜病变易与糖尿病、高血压等疾病引起的视网膜病变混淆，必要时应检查血常规、尿常规、血糖、糖耐量、糖化血红蛋白、血脂、血黏度、肾功能等。

二、诊断对策

（一）诊断要点

（1）有头面部放射治疗病史。

（2）眼底：出现上述眼底改变之一或以上。

（二）鉴别诊断

（1）与糖尿病视网膜病变或高血压性视网膜病变鉴别：患者无放射治疗史，而有高血压及高血糖、糖耐量、糖化血红蛋白、血脂等实验室检查异常。

（2）视神经炎、缺血性视神经病变：患者无放射治疗史，黄斑部无微动脉瘤或毛细血管扩张。

三、治疗对策

（1）神经营养药治疗。

（2）高压氧治疗。

（3）激光治疗：对于有黄斑水肿、视网膜毛细血管闭塞、视盘或视网膜新生血管的患者，可行激光治疗。

四、预防

放疗时尽可能降低放射剂量。

（朱习峪）

第六节　垂体肿瘤的眼部表现

垂体肿瘤是常见的颅内肿瘤，当垂体肿瘤向鞍上发展可压迫视神经、视交叉甚至视束，引起一系列眼部改变，包括视力下降、视野缺损、视神经萎缩和眼球运动障碍。有不少垂体肿瘤患者是因眼部症状而首诊眼科，然而疾病早期眼底无异常，容易误诊，因此，对不明原因视力下降者，应进行详细的眼底和视野检查，并结合头颅 CT 或 MRI，防止垂体肿瘤误诊。

一、诊断步骤

（一）病史采集要点

（1）有无视力下降或视野缺损。

（2）有无头痛、呕吐等颅内压增高表现。

（3）有无复视、斜视。

（4）有无伴有其他神经系统和内分泌系统功能失调症状如肥胖、月经失调、性功能减退等。

（二）体格检查要点

（1）一般情况：血压、脉搏、身高、体重、发育等。

（2）视力：包括裸眼视力和矫正视力。

（3）瞳孔：大小、直接和间接对光反射情况。

（4）眼底：视盘边界是否模糊不清，有无充血、水肿隆起，颜色是否呈灰白、苍白色；视网膜静脉有无纤曲扩张；黄斑区有无异常。

（5）眼位和眼球运动。

（6）眼压。

（三）辅助检查要点

1. 视野　有无双颞侧偏盲或其他视野缺损。

2. 头颅 CT 或 MRI　了解有无垂体或颅内肿瘤。

（四）进一步检查项目

1. FFA　无特异性，对垂体瘤的诊断帮助不大，但当诊断不能确定时，FFA 有助于鉴别诊断。

2. VEP　VEP 检查对视路病变有一定的应用价值，对垂体肿瘤的早期诊断有一定的帮助。

二、诊断对策

（一）诊断要点

1. 病史　有视力下降或视野缺损。视力下降可双眼或单眼，程度也可不同。

2. 眼底　病程早期，眼底无异常；随着视神经的受压，大部分患者可见视盘颞侧苍白或视盘全苍白的视神经萎缩的表现，两眼的视神经萎缩程度可不同，甚至一眼视神经萎缩，另一眼眼底正常；少数患者由于肿瘤产生颅内压增高而出现视盘水肿。

3. 视野　典型的特征性视野改变为双颞侧偏盲；由于视交叉位置的变异和肿瘤大小的不同，视野的损害也不是双眼绝对对称，两眼可出现颞侧偏盲、象限性视野缺损或近全盲；也可一眼较重，而另一眼视野改变轻微或正常。

4. 头颅 CT 或 MRI　显示有垂体肿瘤或鞍区占位病变。

（二）鉴别诊断

1. **球后视神经炎** 垂体肿瘤早期，眼底无异常，易误诊为球后视神经炎。但球后视神经炎患者常为突然发生视力下降，伴有眼球痛，转动眼球时加剧；瞳孔散大，直接对光反射迟钝或消失，间接对光反射存在；视野检查为中心暗点、旁中心暗点、哑铃状暗点、周边视野缩小。

2. **缺血性视神经病变** 多数患者年龄大于 50 岁，伴有全身心脑血管疾病，视力突然下降，视盘水肿呈白色，视网膜动脉较细窄，视野改变为与生理盲点相连的弧形或扇形缺损。

三、治疗对策

（1）神经外科手术治疗。

（2）眼科定期随诊，复查视力、视野、眼底。

（朱习峪）

第九章

眼睑病

第一节　眼睑充血、出血和水肿

一、眼睑充血

眼睑充血（congestion of the eyelids）可因眼睑皮肤的炎症、睑腺炎症、睑周围组织炎症的蔓延，虫咬、化学物质刺激、物理性刺激，如热、辐射等均可造成。睑缘充血为睑缘炎、屈光不正、眼疲劳、卫生条件差等均可引起。充血一般为亮鲜红色。

暗红色的充血为血液回流障碍，凡是血液回流障碍的疾病均可引起，常同时伴有眼睑水肿。

治疗：根据发病的原因治疗。

二、眼睑出血

眼睑出血（hemorrhage of the eyelids）：造成眼睑出血的全身原因如咳嗽、便秘、高血压动脉硬化、败血症、有出血素质者、胸部挤压伤等，一般出血较局限。

局部原因造成的眼睑出血多为外伤，可以是眼睑直接外伤引起，也可以是眼眶、鼻外伤或颅底骨折引起，出血渗透到眼睑皮下，可以沿着皮下疏松的组织向四周蔓延，一直跨过鼻梁侵入对侧眼睑。严重的是颅底骨折所致的出血一般沿着眶骨底部向鼻侧结膜下和眼睑组织渗透，多发生在受伤后的数日。眶顶骨折所致的出血沿提上睑肌进入上睑，眶尖骨折沿外直肌扩散，眶底骨折出血进入下睑。

随血量的多少，出血可为鲜红色、暗红色、紫红色或黑红色。

治疗：

（1）少量浅层出血无需治疗，数日后可自行吸收。

（2）出血多时，于当时立即作冷敷以停止出血，同时可使用止血药物如止血敏、维生素K、氨甲苯酸、三七粉或云南白药等。数日后不再出血时可作热敷促进吸收。

（3）用压迫绷带包扎。

（4）有眶顶、眶尖、颅底骨折需请神经外科会诊，治疗。

三、眼睑水肿

眼睑水肿（oedema of the eyelids）系眼睑皮下组织中有液体潴留，表现为皮肤紧张、光亮感。

（1）炎性水肿：为局部原因，眼睑炎症或附近组织炎症如眼睑疖肿、睑腺炎、睑皮肤炎、泪囊炎、眶蜂窝织炎、丹毒、严重的急性结膜炎、鼻窦炎等。眼睑皮肤肿、红、局部温度升高，有时有压痛，可伴有淋巴结肿大，严重者全身畏寒、发热。

（2）非炎性水肿：为血液或淋巴液回流受阻。局部原因见眶内肿物。全身病见于心、肾病、贫血，非炎性者皮肤色为苍白。

治疗：根据病因进行治疗。

（刘　珣）

第二节　眼睑皮肤病

一、眼睑湿疹

（一）概述

眼睑湿疹又称眼睑湿疹性皮炎，是由于眼睑部慢性炎症或致敏物质引起的急性或慢性眼睑皮肤炎症。也可为全身或面部湿疹的一部分，可单独出现在眼睑。

（二）临床表现

（1）有致敏物质接触史。

（2）患处奇痒、烧灼感。

（3）急性者眼睑突然红肿，继而出现丘疹、水疱、糜烂、结痂、脱屑等。

（4）亚急性者表现为眼睑皮肤暗红斑块，伴有结痂、鳞屑、少量丘疹、渗出等。

（5）慢性者起病缓慢，眼睑皮肤增厚，表面鳞屑脱落，也可伴有结膜和角膜炎症表现。

（6）多见于过敏体质者。

（三）诊断

根据致敏物质接触史、患处奇痒，及临床表现可以诊断。

（四）鉴别诊断

1. 眼睑疱疹　常发生于感冒、高热或身体抵抗力下降时。病变多发生在下眼睑三叉神经眶下支分布的范围内，患处刺痒和烧灼感，出现多个或成群的针尖大小、半透明的疱疹，结痂脱落后通常不留痕迹。严重者耳前淋巴结肿痛。

2. 眼睑脓疱病　金黄色葡萄球菌或溶血性链球菌感染引起的眼睑皮肤脓疱病。眼睑出现鲜红色丘疹、水疱、黄色脓疱，脓疱破溃后形成一层黄色的痂皮，脱落后不留瘢痕。

（五）治疗

（1）仔细询问病史，寻找致敏原，去除病因，避免接触外界刺激因素。

（2）急性期可应用生理盐水或2%～3%硼酸溶液湿敷，每次30分钟。待炎症控制后改用糖皮质激素软膏、氧化锌油剂或糊剂局部涂用，每日3～4次。

（3）全身应用抗组胺药物，如口服苯海拉明、阿司咪唑（息斯敏）、特非那定（敏迪）等，可减轻局部反应。

（4）严重病例可口服或静脉给予糖皮质激素，以便迅速控制症状。

（5）如有继发感染应给予敏感的抗生素治疗。

（六）临床路径

1. 询问病史　注意过敏史、特殊物质接触史。

2. 体格检查　注意眼睑部湿疹形态、分布、大小等。

3. 辅助检查　一般不需要。严重或复发病例可进行过敏原检查。如有继发感染，应进行细菌培养和药物敏感试验。

4. 处理　根据病情及病变严重程度选择治疗，主要措施为避免过敏原、抗过敏治疗，必要时应用糖皮质激素。

5. 预防　积极寻找过敏原。避免接触外界刺激因素。

二、单纯疱疹病毒性睑皮炎

（一）概述

本病是由单纯疱疹病毒感染所引起的眼睑部病变。多发生于感冒、高热或身体抵抗力降低时，易复发，也可并发单纯疱疹病毒性角膜炎。

（二）临床表现

（1）常有感冒发热史。

（2）自觉眼睑患处刺痒和烧灼感。

（3）病变多发生在下眼睑的三叉神经眶下支分布的范围内。

（4）眼睑或睑缘部出现多个或成群的针尖大小、半透明的疱疹，多在 7 日后结痂脱落，通常不留痕迹。

（5）鼻翼皮肤以及口唇部也可出现疱疹。

（6）严重者耳前淋巴结肿痛。

（三）诊断

（1）根据病史和典型的眼部表现，可做出诊断。

（2）实验室检查，如疱液涂片检查、疱液病毒培养与接种、间接荧光抗体检查、血清抗体测定等，有助于诊断。

（四）鉴别诊断

1. 眼睑脓疱病　金黄色葡萄球菌或溶血性链球菌感染引起的眼睑皮肤脓疱病。眼睑出现鲜红色丘疹、水疱、黄色脓疱，脓疱破溃后形成一层黄色的痂皮，脱落后不留瘢痕。

2. 眼睑湿疹　急性或慢性过敏性睑皮炎症。多有过敏史。局部皮肤潮红、水疱、奇痒、皮肤增厚。

（五）治疗

（1）保持局部清洁，防止继发感染。

（2）结膜囊内滴用抗病毒滴眼液如阿昔洛韦。皮损处涂敷更昔洛韦眼膏。

（3）支持疗法：多饮水，适当休息。

（4）可酌情选用干扰素。

（六）临床路径

1. 询问病史　注意眼部症状是否出现于受凉、感冒、上呼吸道感染后。

2. 体格检查　全身检查，尤其是呼吸系统检查。测量体温。注意眼睑的改变。

3. 辅助检查　一般不需要。如不能确定诊断，可进行实验室检查，以便确定是否是单纯疱疹病毒感染。

4. 处理　主要为眼部抗病毒治疗。

5. 预防　预防病毒感染。

三、带状疱疹病毒性睑皮炎

（一）概述

本病是由带状疱疹病毒感染三叉神经半月神经节或三叉神经第一支所致。多见于老年人或体弱者。

（二）临床表现

（1）多有发热、乏力、全身不适的前驱症状。

（2）随后病变区出现剧烈的神经痛和皮肤知觉减退或消失。

（3）数日后可出现相应部位额部和眼睑皮肤潮红、肿胀，出现成簇的透明小泡。小泡基底有红晕，疱疹间可见正常皮肤。随之水疱破溃、结痂、色素沉着及皮肤永久性瘢痕。

（4）病变通常局限于单侧，以颜面正中为分界线。

（5）带状疱疹除侵犯眼睑前额皮肤外，常合并角膜炎、虹膜炎等。

（6）炎症消退后，皮肤感觉数月后才能恢复。

（三）诊断

根据病史和典型的眼部表现，可做出诊断。

（四）鉴别诊断

1. 单纯疱疹病毒性睑皮炎　为单纯疱疹病毒感染所引起的眼睑部病变。多发生于感冒、高热或身体抵抗力下降后。眼睑或睑缘部出现多个或成簇的针尖大小的疱疹，多在 7 日后结痂脱落，通常不留痕迹。

2. 眼睑湿疹　为急性或慢性过敏性睑皮肤炎症。多有过敏史。局部皮肤潮红、水疱、奇痒、皮肤增厚。

（五）治疗

（1）一般治疗适当休息，提高机体抵抗力，必要时给予镇痛剂和镇静剂。

（2）疱疹未溃破时，局部无需用药治疗。

（3）疱疹破溃无继发感染时，患处可涂敷 3% 阿昔洛韦眼膏或 0.5% 疱疹净眼膏。

（4）患处如有继发感染，加用抗生素滴眼液湿敷，每日 2～3 次。

（5）滴用 0.1% 阿昔洛韦滴眼液，防止角膜受累。

（6）对重症患者应全身应用阿昔洛韦、抗生素及糖皮质激素。

（7）伴有角膜炎、虹膜睫状体炎患者，除抗病毒治疗外，应滴用睫状肌麻痹剂。

（六）临床路径

1. 询问病史　重点注意全身情况，有无发热、乏力、不适等前驱症状。患处是否有明显的神经痛。

2. 体格检查　患处是否有成簇水疱，是否单侧性，病变是否沿三叉神经分布区域分布。

3. 辅助检查　一般不需要。如对诊断有怀疑，可在皮损处刮片查细胞核内包涵体。

4. 处理　对症处理，以及眼部抗病毒治疗。

5. 预防　增强体质，预防病毒性感染。

四、眼睑丹毒

（一）概述

眼睑丹毒是由溶血性链球菌感染所致的眼睑皮肤及皮下组织的急性炎症。常因眼睑擦伤、伤口感染、面部或其他部位丹毒蔓延而来。常同时累及上下眼睑。

（二）临床表现

（1）眼睑局部剧烈疼痛和压痛。

（2）常有高热、寒战、乏力等全身中毒症状。

（3）眼睑皮肤呈鲜红色，充血、肿胀、隆起、质硬，表面光亮、紧张，病灶边缘与正常组织之间分界清楚，周围有小疱疹包围。严重者皮肤呈黑色，深部组织坏疽。

（4）炎症可向眶内或颅内蔓延，导致蜂窝织炎、视神经炎、海绵窦炎或脑膜炎。

（5）耳前和颌下淋巴结常肿大。

（6）血常规检查可见白细胞特别是中性粒细胞升高。

（三）诊断

根据急性发病过程和临床表现，可以确诊。

（四）鉴别诊断

1. 眼睑麻风　是麻风杆菌感染的眼部表现。皮肤主要累及眉部及眼睑。皮肤涂片可查到麻风杆菌。

2. 鼻窦炎　眼睑丹毒合并有眶蜂窝织炎患者应拍 X 线片除外鼻窦炎。

（五）治疗

（1）积极抗感染治疗，早期、足量、有效使用敏感的抗生素。

（2）眼部热敷或理疗，涂抗生素软膏，局部紫外线照射。

（3）炎症控制 1 周后，皮肤颜色逐渐恢复正常，但仍需继续给药，以防复发或转为慢性。

（4）支持疗法尽量卧床休息，补充维生素。

（5）寻找眼睑附近的原发病灶，如鼻窦炎、咽炎、口腔疾病等进行治疗。

（六）临床路径

1. 询问病史　眼睑有否擦伤和伤口感染，面部或其他部位丹毒史。

2. 体格检查　重点注意眼睑皮肤的改变。

3. 辅助检查　进行血常规检查，可发现中性粒细胞升高。

4. 处理 选择敏感的抗生素进行眼部和全身早期、足量的治疗。

5. 预防 积极治疗眼睑擦伤，防止伤口感染，治疗眼睑附近病灶如鼻窦炎、咽炎、口腔疾病等。

五、眼睑脓疱病

（一）概述

眼睑脓疱病是由金黄色葡萄球菌或溶血性链球菌感染所致的眼睑皮肤脓疱病。病变位于真皮内，为广泛的皮肤表层化脓性炎症。

（二）临床表现

（1）眼睑出现鲜红色丘疹及水疱，水疱很快变成黄色脓疱，破溃后形成一层黄色的痂皮，脱落后不留瘢痕。

（2）新生儿的脓疱病称为新生儿脓疱病，多发生在颜面并常伴有全身症状。

（3）成人眼睑脓疱病常波及眉弓部、面部、头部等。

（三）诊断

根据临床表现可以诊断。

（四）鉴别诊断

1. 单纯疱疹病毒性睑皮炎 是由单纯疱疹病毒感染所致的眼睑病变。多发生于感冒、发热之后。在下睑三叉神经眶下支分布的范围内出现成簇的半透明疱疹，1周左右结痂脱落，不留痕迹。严重者伴有耳前淋巴结肿大及压痛。

2. 眼睑湿疹 是由于致敏物质引起的急性或慢性眼睑皮肤炎症。眼睑红肿、丘疹、水疱、糜烂、结痂、脱屑或眼睑暗红斑块等。

（五）治疗

1. 局部治疗 用3%～4%硼酸溶液或1∶5 000高锰酸钾溶液清洗局部，除去皮痂，涂抗生素眼药膏。

2. 全身治疗 选择敏感的抗菌药物进行治疗。较大的脓疱可切开排脓。

（六）临床路径

1. 询问病史 有无全身或眼睑感染史。有无糖尿病等易导致机体抵抗力下降的疾病。

2. 体格检查 注意眼睑和全身的感染情况。

3. 辅助检查 一般不需要。

4. 处理 选择敏感的抗菌药物进行早期、足量的治疗。

5. 预防 增强体质。

六、眼睑疖

（一）概述

眼睑疖又称毛囊炎，是由葡萄球菌感染所致的眼睑毛囊及毛囊周围的急性或亚急性化脓性炎症。皮肤有轻微擦伤或体质虚弱者容易发生。

（二）临床表现

（1）毛囊口处发炎，其周围逐渐形成硬结。

（2）硬结周围皮肤肿胀充血，数日后疖的顶端形成脓栓。

（3）脓栓和坏死组织脱落、溃疡形成、结疤。

（4）眼睑患病处局部明显触痛。

（5）可伴有全身发热、耳前淋巴结肿大。

（三）诊断

根据临床表现可以做出诊断。

（四）鉴别诊断

1. 单纯疱疹病毒性睑皮炎　是由单纯疱疹病毒感染所致的眼睑病变。多发生于感冒、发热之后。在下睑三叉神经眶下支分布的范围内出现成簇的半透明疱疹，1周左右结痂脱落，不留痕迹。严重者伴有耳前淋巴结肿大及压痛。

2. 眼睑湿疹　通常有致敏物接触史。急性起病者眼睑突然红肿，继而出现丘疹、水疱、糜烂、结痂、脱屑等。亚急性者表现为眼睑暗红斑块，伴有结痂、鳞屑、少量丘疹、渗出等。

（五）治疗

（1）局部热敷或理疗：大脓点可切开排脓，避免挤压以免感染扩散。局部涂抗生素眼膏。

（2）全身应用抗生素、磺胺药物。

（3）给予支持疗法及局部超短波治疗。

（六）临床路径

1. 询问病史　眼睑局部皮肤擦伤史。
2. 体格检查　毛囊口处发炎、硬结，硬结周围皮肤肿胀充血。
3. 辅助检查　一般不需要。
4. 处理　以抗感染治疗为主。
5. 预防　注意皮肤清洁。

七、眼睑炭疽

（一）概述

眼睑炭疽是炭疽杆菌经损伤的皮肤或黏膜进入眼睑皮下组织所引起的急性、无痛性皮肤坏疽性炎症。患者多为畜牧、屠宰场等工作人员。

（二）临床表现

（1）有畜牧类接触史，潜伏期2~3天。

（2）眼睑皮肤炎性丘疹迅速发展为含脓或血的大疱，周围组织红肿，很快中央坏死形成黑色结痂，周围有珍珠样透明紫色水疱。

（3）数日后，轻者水疱结痂、痂皮脱落、遗留瘢痕，重者焦痂腐烂、化脓、肉芽性溃疡，逐渐缓慢愈合，形成较大瘢痕，常导致眼睑畸形、外翻，甚至眼睑闭合不全。

（4）耳前淋巴结肿大、疼痛，发热、乏力等全身不适症状。

（三）诊断

（1）根据畜牧类接触史、发病急和临床表现，可以诊断。

（2）局部病变组织或水疱涂片检查可找到炭疽杆菌。

（四）鉴别诊断

1. 眼睑丹毒　由溶血性链球菌感染所致的眼睑皮肤及皮下组织的急性炎症。眼睑部剧烈疼痛和压痛。常有高热、寒战、乏力等全身中毒症状。眼睑皮肤呈鲜红色，充血、肿胀、隆起、质硬，表面光亮、紧张。严重者皮肤呈黑色，深部组织坏疽。耳前和颌下淋巴结常肿大。血常规检查可见白细胞特别是中性粒细胞升高。

2. 眼睑脓疱病　由金黄色葡萄球菌或溶血性链球菌感染所致的眼睑皮肤脓疱病。病变位于真皮内，为广泛的皮肤表层化脓性炎症。眼睑出现鲜红色丘疹及水疱，水疱很快变成黄色脓疱，破溃后形成一层黄色的痂皮，脱落后不留瘢痕。

（五）治疗

（1）充分休息，隔离治疗。

（2）局部双氧水或 1：5 000 高锰酸钾溶液洗涤，以保创面清洁，涂抗生素油膏。

（3）严禁切开、挤压，以防炎症扩散。

（4）全身抗生素治疗，如应用青霉素或磺胺类药物。原则为足量、长期（10 天以上），待全身症状消失且皮肤局部反复查菌阴性后方可以停药。

（5）病情严重者同时可加适量糖皮质激素治疗。

（六）临床路径

1. 询问病史　有无病畜接触史。

2. 体格检查　病变部位多个含脓血的水疱，黑色坏死的溃疡。

3. 辅助检查　病变组织涂片检查找到炭疽杆菌。

4. 处理　清洁皮肤，以药物来清洗。全身应及时、足量应用敏感抗生素。

5. 预防　注意工作环境卫生。早期发现皮肤受损处并及时治疗。

八、眼睑麻风

（一）概述

眼睑麻风为麻风杆菌感染所致的一种慢性全身性传染病的眼部表现，主要累及眉部及眼睑。

（二）临床表现

（1）全身性麻风感染可分为结核样型、界限类偏结核样型、中间界限类、界限类偏瘤型和瘤型五种。

（2）眼睑皮肤出现对称性边界不清的淡色斑或红斑。以后斑疹可转变为浅黄色或浅褐色圆形的疙瘩或肥厚斑块。晚期皮肤增厚，凹凸不平，使面貌丑怪，呈假面具状。

（3）眉毛发白、脱落，甚至脱光。

（4）早期眼睑感觉敏感，晚期感觉消失。

（5）瞬目运动减少。

（6）眼轮匝肌麻痹，眼睑闭合不全，睑外翻。

（7）可发生眼球萎缩。

（8）伴有面神经麻痹时可出现暴露性角膜炎，甚至角膜穿孔等。

（9）眼睑及附近可有粗大的皮神经。

（三）诊断

（1）根据典型的皮肤改变、感觉障碍等临床表现，可以诊断。

（2）皮肤涂片查出麻风杆菌，可以确诊。

（3）组织病理的典型改变及发现麻风细胞。

（四）鉴别诊断

1. 眼睑结核　由结核杆菌感染所引起的慢性眼睑皮肤疾病。溃疡灶直接涂片找结核杆菌。

2. 丹毒　全身症状明显，周围血白细胞增多，周围浅神经不粗大，检查抗酸杆菌阴性。

3. 结节病　无感觉障碍，周围浅神经不粗大，病损处查不到麻风杆菌。

（五）治疗

1. 原则　终止麻风传播，有效治疗，防止耐药，减少复发。

2. 应用抗麻风药物　如氨苯砜、醋氮苯砜、氯苯酚嗪、利福平等，通常两种以上联合用药。

3. 免疫治疗　如麻风疫苗、转移因子等。

4. 局部治疗　清洁眼睑，局部涂抗麻风药物。必要时清创、引流以清除溃疡组织。

5. 面神经麻痹者应做上下眼睑缝合

（六）临床路径

1. 询问病史　有否麻风患者或环境接触史。

2. 体格检查　注意全身情况，皮肤结节状或结核样变化。

3. 辅助检查　胸部 X 线检查，皮肤涂片查菌，麻风病免疫学检查。

4. 处理　全身联合抗麻风药物治疗；局部对症处理。

5. 预防　预防为主，避免与麻风病患者及环境接触。

九、眼睑结核及眼睑寻常狼疮

（一）概述

眼睑结核及眼睑寻常狼疮均是由结核杆菌感染所引起的慢性眼睑皮肤疾病。

（二）临床表现

（1）眼睑结核表现为结核性溃疡，多发生于睑缘，呈小结节，逐渐形成溃疡。溃疡底部凹凸不平，疼痛，溃疡逐渐愈合，形成瘢痕，导致睑外翻。

（2）眼睑寻常狼疮初期表现皮肤小而软的结节，红色或褐色，半透明，周围有红圈，表面有细小鳞屑的苹果酱样软性结节。结节逐渐扩大形成狼疮红斑，最终导致严重的瘢痕性眼睑外翻，甚至失明。

（三）诊断

（1）根据其缓慢的病程、典型的临床表现，可以诊断。

（2）溃疡灶直接涂片找结核杆菌。

（3）结核菌素试验阳性可辅助诊断。

（四）鉴别诊断

1. 眼睑麻风 为麻风杆菌感染的眼部表现。皮肤主要累及眉部及眼睑。皮肤涂片可查到麻风杆菌。

2. 睑板腺囊肿 结核性溃疡的初发期眼睑极小的结节，类似睑板腺囊肿。应注意结节周围及全身情况加以鉴别。

3. 睑板腺癌 眼睑结核性溃疡表现为睑缘逐渐扩大的结节及边界不整齐的溃疡，类似睑板腺癌的溃疡，必要时需要溃疡灶直接涂片找结核杆菌进行鉴别。

（五）治疗

（1）全身抗结核药物治疗。

（2）辅助治疗：口服或肌内注射维生素 D，特别是维生素 D_2。可服用钙制剂。

（3）病变周围皮下注射链霉素及普鲁卡因混合液。局部涂抗结核药物如 5% 的链霉素软膏。

（六）临床路径

1. 询问病史 有无眼睑皮肤外伤史，全身其他部位结核病史。

2. 体格检查 注意眼睑皮肤的改变。

3. 辅助检查 拍摄 X 线胸片，进行细菌学检查、结核菌素试验。可应用聚合酶链反应（PCR）鉴别皮肤损伤处结核杆菌的 DNA。

4. 处理 及时、足量、规则、联合、全程抗结核药物治疗。

5. 预防 增强机体抵抗力，预防结核菌感染。

十、眼睑真菌感染

（一）概述

眼睑真菌感染是指由真菌引起的眼睑皮肤病变，由于真菌类型不同，临床表现也有差异。临床上分为浅层型和深层型。浅层感染多由念珠菌、小孢子菌等引起。深层感染多由孢子丝菌引起。

（二）临床表现

（1）有眼部长期应用抗生素、糖皮质激素史或全身长期应用糖皮质激素史。

（2）皮肤表层感染时，表现为睑缘充血水肿、眼睑部皮癣，病变逐渐扩大，病灶互相连接成环行。炎症大多限于表层，个别病例也可由化脓转为溃疡。睫毛脱落，逐渐再生。患处皮肤瘙痒、烧灼感。

（3）皮肤深层感染时，表现为逐渐扩大的炎性结节，肉芽组织增生，溃疡形成。疼痛症状往往不明显。但感染可向深层如眼眶骨、眼球发展。

（4）刮取鳞屑直接镜检可发现大量菌丝。真菌培养可鉴定出菌种。

（三）诊断

根据临床表现和实验室检查，如直接刮片或涂片检查，真菌培养、真菌荧光反应，免疫试验及组织病理检查等，可以诊断。

（四）鉴别诊断

眼睑湿疹是由于致敏物质引起的急性或慢性眼睑皮肤炎症。表现为眼睑红肿、丘疹、水疱、糜烂、结痂、脱屑或眼睑暗红斑块等。

（五）治疗

（1）尽可能停用抗生素及糖皮质激素。

（2）局部涂碘酊及抑制真菌的软膏，0.05%氯己定溶液局部湿敷后以0.01%克霉唑霜涂患处。必要时全身抗真菌治疗，两性霉素B对于念珠菌有较强的抑制作用，伊曲康唑或酮康唑对深浅部真菌都有抑制作用。

（3）支持疗法：加强营养，适当休息，增强抵抗力等。

（六）临床路径

1. 询问病史　有无眼部或全身长期应用抗生素或糖皮质激素史。

2. 体格检查　注意眼睑部皮肤有无鳞屑、癣。

3. 辅助检查　刮片镜检可发现菌丝。

4. 处理　眼睑部抗真菌治疗为主。反复发作的眼睑感染或合并全身症状者可联合全身抗真菌药物治疗。

5. 预防　注意合理应用糖皮质激素。保持皮肤清洁卫生。

十一、眼睑寄生虫感染

（一）概述

眼睑寄生虫感染少见。可通过蚊虫叮咬传播或毛囊蠕螨造成眼睑感染。也可因阴虱侵犯而致眼睑感染。

（二）临床表现

（1）多无自觉症状。但少数患者可有眼睑红肿、奇痒、皮肤丘疹、眦部结膜充血、溃疡或泪道受累等。

（2）病程缓慢。

（3）镜下可见蠕螨或成虫阴虱。

（三）诊断

根据临床表现和镜下可见寄生虫，可以诊断。

（四）鉴别诊断

1. 眼睑湿疹　是由于致敏物质引起的急性或慢性眼睑皮肤炎症。眼睑红肿、丘疹、水疱、糜烂、结痂、脱屑或眼睑暗红斑块等。

2. 睑缘炎　睑缘皮肤、结膜、睫毛毛囊及其腺组织的炎症。睑缘充血、肿胀或肥厚，分泌物增多或糜烂或鳞屑。

（五）治疗

（1）针对感染寄生虫治疗。

（2）去除病因，局部清洁。

（六）临床路径

1. 询问病史　有无寄生虫感染史。

2. 体格检查　局部检查发现丘疹或寄生虫。

3. 辅助检查　病灶组织直接镜检。

4. 处理　注意睫毛根部的清洁，必要时拔掉病变睫毛。针对感染的寄生虫治疗。

5. 预防　讲究卫生。

（刘　珣）

第三节　睑缘炎

睑缘炎是是睑缘表面睫毛毛囊及其附属腺体的的亚急性或慢性炎症，是眼科常见病种。睑缘是眼睑皮肤与睑结膜移行处，富有腺体组织。睑缘因暴露于外界，易沾染尘垢和细菌而诱发感染。根据临床特点可分为三型。

一、鳞屑性睑缘炎

1. 病因　鳞屑性睑缘炎（blepharitis squamosa）是由于眼睑皮肤皮脂腺及睑板腺分泌过度旺盛，加上轻度感染所致。其他如理化刺激，屈光不正，睡眠不足及不注意眼部卫生都可促使发生。

2. 症状

（1）症状较轻微，仅有睑缘轻度发痒。

（2）睑缘部充血，睫毛根部皮肤表面有头皮屑样的鳞片，因皮脂溢出可与鳞屑混合形成黄痂，去除黄痂后即可露出充血、水肿的睑缘，没有溃疡灶，睫毛可脱落，但可再生。

（3）病变迁延不愈者留有永久性的水肿、肥厚，内唇丧失锐利而变得钝圆，下睑可外翻露出下泪小点，继发引起泪溢及下睑皮肤湿疹。

3. 治疗

（1）病因治疗，预后较好。

（2）局部用3%硼酸水湿敷，去除黄痂，涂以抗生素眼药膏。病愈后至少应继续用药两周，防止复发。

二、溃疡性睑缘炎

1. 病因　溃疡性睑缘炎（blepharitis ulcerosa）系由葡萄球菌感染，附加致病因素同鳞屑性睑缘炎。

2. 症状

（1）炎症与病情均较鳞屑性睑缘炎重，系睫毛毛囊、Zeis 和 Moll 腺化脓性炎症，开始睑缘毛囊根部充血，形成小脓疱，继之炎症扩展进入周围结缔组织，皮脂溢出增多，与破溃脓疱的脓性物混合形成黄痂，睫毛被粘成束状，拭之可出血。

（2）移去黄痂，睑缘高度充血，有小溃疡，睫毛可脱落，形成瘢痕。在睑缘有脓疱、溃疡和瘢痕同时存在。愈来愈多的睫毛破坏，形成睫毛秃。个别残留的睫毛由于瘢痕收缩，形成倒睫可触及角膜，引起角膜上皮脱落，甚至发生溃疡，脱落的睫毛不再生长。

（3）睑缘肥厚、水肿、长期不愈留有永久性眼睑变形，上下睑变短不能闭合，形成兔眼及暴露性角膜炎，甚至失明。下睑外翻导致泪溢、眼睑湿疹。

3. 治疗

（1）局部治疗同鳞屑性睑缘炎。因本病较顽固，故治疗必须彻底。为便于药物吸收，可挑破脓疱，同时拔除睫毛，清洁溃疡面再用药。

（2）因本病预后欠佳，可导致秃睫、倒睫、兔眼、下睑外翻及泪溢等一系列并发症，因此早发现早治疗，用能抑制葡萄球菌强效的抗生素药膏来控制本病，会收到较好的效果。

三、眦部睑缘炎

1. 病因　眦部睑缘炎（blepharitis angularis）是由摩 - 阿（Morax - Axenfeld）双杆菌感染所致，体质原因常见维生素 B_2 缺乏或营养不良。

2. 症状

（1）眦部发痒，刺痛。

（2）眦部皮肤发红、糜烂，近眦部球结膜常伴炎症性充血，通常也同时伴有口角发炎。

3. 治疗　0.5%硫酸锌液为特效药，可每日滴眼 2～3 次，眦角可涂以抗生素眼药膏，口服复合维生素 B 或维生素 B_2。

（汪　永）

第四节　睑腺疾病

睑板腺分泌亢进或皮脂溢是常见的眼病，睑板腺分泌亢进主要症状是睑缘有白色泡沫状分泌物，它好集中于眦角，特别是在早晨。睑板腺分泌亢进可以伴有皮脂溢，在青春期更显著，有时在更年期也可以是孤立的和局部的皮脂溢。分泌物也可变成半固体和奶酪样，黄色油状如脓，患者常有眼痒、磨等不适感。裂隙灯下可见睑板腺开口处隆起，轻挤压有分泌物自开口处溢出。分泌物量大时可挡住角膜造成雾视，眨眼后视物变清楚。严重的病例睑板增生和睑板水肿，而产生皮脂溢性鳞屑性睑缘炎或慢性睑板腺结膜炎，有的病例有慢性感染而恶化。治疗采用睑板腺按摩术。

睑腺疾病指眼睑腺体急性、慢性、化脓或非化脓性炎症。因睑腺腺体位于眼睑组织深部，但开口于睑缘部，病菌可通过开口处进入腺体从而引起睑腺炎症。睑腺炎分外睑腺炎及内睑腺炎。

一、外睑腺炎

（一）病因

外睑腺炎（external hordeolum）俗称"针眼"，又称睑缘疖或叫外麦粒肿，为睫毛毛囊根部 Zeis 腺急性化脓性炎症。为葡萄球菌感染所致。

（二）症状

（1）自觉眼睑胀痛或眨眼时疼痛，尤其发生在眦角者疼痛更明显。

（2）初起眼睑局限性红肿，如炎症严重可以是上睑或下睑弥漫性红肿，指触有硬结及压痛，发生在眦角者常伴有球结膜水肿。

（3）轻者经治疗消退或未治疗自行消退，或过 3~5 天后硬结变软、化脓，脓头在睫毛根部破溃排脓后红肿、疼痛逐渐消退。

（4）重者伴有耳前或下颌下淋巴结肿大。致病菌毒力强或全身抵抗力弱者，可发展为眶蜂窝织炎，同时伴有全身症状如畏寒、发热等。

（三）治疗

（1）早期用超短波治疗或局部热敷，促进浸润、硬结吸收，或促进化脓。但也有主张用冷敷，局部滴抗生素眼药水及眼药膏。

（2）如已出现脓头，在皮肤消毒后切开排脓，切口应平行于睑缘以免损伤眼轮匝肌，痊愈后瘢痕不明显。如脓腔大未能排净脓液，应放入橡皮引流条，每日换药更换引流条，直至无脓时取去。1~2 天后伤口即可愈合。

（3）局部炎症重者或伴有淋巴结肿大者应全身使用磺胺制剂或抗生素口服或肌内注射，必要时可静脉滴注。

（4）顽固反复发作者，可做脓液培养，结合药敏结果选用敏感的抗生素。注意睑腺炎未成熟或已破溃出脓，切忌挤压，以免感染扩散，引起蜂窝织炎、海绵窦栓塞等严重并发症。

二、内睑腺炎

（一）病因

内睑腺炎（internal hordeolum）为睑板腺（Meibomian 腺）急性化脓性炎症或睑板腺囊肿继发感染。多为葡萄球菌感染。

（二）症状

（1）眼睑红肿、疼痛，由于炎症为致密的睑板纤维组织所包绕，红肿通常较外睑腺炎轻，而疼痛相比却较重，对应的睑结膜面充血明显。

（2）数日后化脓，脓点出现在睑结膜面，并从该处自行穿破，向结膜囊内排脓，也有从睑板腺开口处排脓者。

（三）治疗

（1）同外睑腺炎治疗。

（2）化脓后切开应作在睑结膜面，切口应与睑缘垂直，但注意切开勿达及睑缘，以免愈合后留有切迹。

三、睑板腺囊肿

（一）病因

睑板腺囊肿（chalazion）为是一种非化脓、慢性炎症。系由睑板腺排出受阻，分泌物潴留而形成慢性炎性肉芽肿。

（二）症状

（1）可发生于任何人，任何年龄，尤以儿童更常见，自觉症状很少，常在闭眼时发现囊肿处皮肤隆起，皮肤颜色正常，可单发、多发、单眼或双眼同时发病，上下睑也可同时发生。

（2）囊肿局限于睑板腺内者，眼睑皮下可触及一至数个大小不等的圆形肿块，小至米粒、绿豆，大至黄豆、樱桃，表面光滑，不与皮肤粘连，边缘清楚，无触痛。相应的睑结膜面为局限性紫红色充血。

（3）小型囊肿可自行完全吸收，大型囊肿可自行穿破结膜面，排出胶样内容物，该处常留有红色息肉，少数囊肿也可自睑缘或眼睑皮肤面脱出，呈一淡红色隆起，该处皮肤极薄，破溃后形成突出的肉芽组织。

（三）治疗

（1）较小的囊肿可用1%氧化氨基汞眼药膏涂于结膜囊内，每日两次，并按摩可帮助吸收。又囊肿内注射地塞米松（5mg/ml）0.1ml或泼尼松龙（25mg/ml）0.1ml有效。国外用地塞米松（24mg/ml）0.1ml注射于囊肿内。

（2）较大的囊肿应手术切除，切除时如未刮出胶样内容物，则考虑有睑板腺癌的可能性，应切除部分送病理检查进一步确诊，老年患者尤其应送活检。

（3）眼睑皮下脱出或睑缘脱出的肉芽组织可手术治疗，但因皮肤破溃，切除肉芽组织后皮肤极脆，难于对合，缝合易豁开。如取冷冻治疗，选择合适大小的冷冻头，待出现冰霜时，将冷冻头压在肉芽肿上，持续2~3分钟，待肉芽肿全部变白，取下冷冻头，待其自行复温。如上两个冻融周期，间隔2~3周后，再行第二次冷冻，一般冻2~3次，愈后不留瘢痕，但该处睫毛会脱落，而不再生。

（汪　永）

第五节　眼睑位置异常

正常眼睑位置：眼睑应紧贴眼球表面，上下睑缘垂直，与眼球保持一相适应的弯曲度，上睑睫毛向外上，下睑睫毛向外下，且弯曲，睫毛不致触及眼球，睁眼时睑裂开大，上睑缘应遮盖上角膜缘2mm，不影响注视，闭眼时上下睑缘应紧密闭合，不暴露角膜。保持眼球湿润，眼睑内面与眼球表面形成一窄的间隙——结膜囊，泪液在结膜囊内自颞上向鼻侧泪湖部流动。

保持上下睑位置正常有：

（1）睑板起到支架作用，睑板疾病如肥厚、变形，则会影响眼睑的位置，睑板或睑缘瘢痕可致倒睫、内翻等。

（2）内外眦韧带内外眦韧带分别附着于前后泪嵴及颧骨的眶结节，如韧带断裂或松弛则引起睑裂横径变短或下睑外翻。

（3）眼轮匝肌作用眼轮匝肌作用是闭合眼睑，如肌肉麻痹将导致睑裂闭合不全，从而造成兔眼和引起暴露性角膜炎，如肌肉抽搐则导致眼睑紧闭（睑痉挛）。

（4）提上睑肌作用提上睑肌收缩时，提举上睑，开大眼裂，如遇发育不良、麻痹或外伤可造成上睑下垂。此外眼球突出，眼球萎缩不能在后方支撑眼睑，也可造成眼睑位置异常，如产生眼睑内、外翻、倒睫、眼睑塌陷等。

一、倒睫

倒睫（trichiasis）是指睫毛的位置不是向外下或外上，是向后方生长，可以刺激角膜及眼球造成损伤，不规则的乱生则称为乱睫。倒睫可以一根、数根或多数，细而短小的需仔细检查才能发现。

1. 病因　沙眼、睑缘炎、睑外伤、皮肤及结膜瘢痕等。

2. 症状

（1）自觉畏光、流泪、异物感。

（2）睫毛刺激角膜可引起外伤性浅层点状角膜炎，角膜上皮脱落，荧光素染色可见点状着染，长期摩擦刺激角膜，可出现角膜混浊或继发感染形成角膜溃疡、血管新生、角膜角化等。

3. 治疗

（1）少数倒睫可作电解术。单纯拔除倒睫可再生，新生长的倒睫刺激可能更明显。

（2）有多数倒睫者需手术矫正，有内翻者可作内翻矫正术，靠近外眦部无内翻者，可自灰线切开将倒睫作一皮瓣转移手术。

（3）用冷冻方法破坏毛囊，倒睫不会再生。

二、睑内翻

1. 病因　睑内翻（entropion palpebrate）是指睑缘方向向后转，睫毛随之而内翻刺激角膜。根据病因可分为：

（1）痉挛性睑内翻（spastic entropion）：由于眼轮匝肌痉挛，主要发生在下睑，由于结膜炎、结膜异物、角膜炎的刺激而引起，长期包扎绷带也是诱因。又无眼球、小眼球、眶内脂肪不足和眼睑皮肤松弛者容易发生，老年人皮肤松弛、眶组织萎缩、脂肪减少、眼睑后面缺乏足够的支撑而致痉挛性睑内翻称为老年性痉挛性睑内翻。

（2）瘢痕性睑内翻（cicatricial entropion）：由于睑结膜睑板瘢痕收缩，主要见于沙眼、结膜烧伤、天疱疮等引起，常伴随倒睫。

（3）先天性睑内翻（congenital entropion）：少见，发生在下睑，通常伴有其他异常，如睑板发育不良、小眼球，它可以与先天内眦赘皮或下睑赘皮同时存在。

2. 症状

（1）自觉症状同倒睫，但较之为重。

（2）睑缘常钝圆，睫毛后卷刺激角膜可引起浅层点状角膜炎，甚至角膜溃疡，继发新生血管、角膜混浊等。瘢痕性者睑结膜可见瘢痕形成。

3. 治疗

（1）根据原因治疗：痉挛性睑内翻为暂时缓解刺激症状，可用胶布将下睑牵拉。老年性可作缝线术或眶部轮匝肌折叠术，无眼球者可安装义眼，由包扎绷带引起者可去除绷带。

（2）瘢痕性睑内翻作睑内翻矫正术。

（3）先天性内眦赘皮所致者可先作眼睑按摩，在发育过程中常可自行消失，不能恢复者作内眦赘皮成形手术或缝线术。

三、睑外翻

1. 病因　睑外翻（ectropion palpebrae）指眼睑向外翻卷，下睑较上睑更为常见。症状较轻者睑缘后唇离开眼球，如涉及内眦侧致泪点外转则引起泪溢，重者导致睑结膜暴露，甚至睑裂闭合不全。

临床上可分为：

（1）痉挛性睑外翻（spastic ectropion）：眼睑皮肤紧张而眶内容又充盈的情况下，眶部轮匝肌痉挛所致。见于青少年，特别是在患泡性角膜炎及眼球突出的患者可见。

（2）老年性睑外翻（senile ectropion）：为常见病，见于下睑。睑部轮匝肌及睑外眦韧带松弛所致，加之泪点外转产生泪溢，频频擦拭泪液加重外翻及泪溢程度。

（3）瘢痕性睑外翻（cicartricial ectropion）：眼外伤、睑皮肤溃疡、丹毒、骨髓炎穿破皮肤形成瘢痕，而瘢痕收缩所致。

（4）麻痹性睑外翻（paralytic ectropion）：见于下睑，面神经麻痹，眼轮匝肌弛缓，由于下睑的重力使之外翻。

2. 症状

（1）轻度外翻产生泪溢，眦部皮肤湿疹，重度者睑结膜暴露，充血、粗糙、干燥、肥厚。

（2）睑裂闭合不全者可使角膜暴露，导致角膜表面干燥、上皮脱落，引起暴露性角膜炎。

3. 治疗

（1）病因治疗：痉挛性睑外翻常用绷带包扎，使眼睑回复原位。

（2）老年性睑外翻：教会患者拭泪方法（向上或横向拭泪），严重需手术者可作 Kuhnt - Szymanoski 术或行 Snellen 缝线矫正。

（3）瘢痕性睑外翻：小瘢痕可取 V 字切开，再行 Y 字缝合手术（参见后章眼成形术）。大片瘢痕需切除瘢痕同时作皮肤移植术。

（4）麻痹性睑外翻：首先治疗面神经麻痹，可作外眦部睑缘缝合术，预防暴露性角膜炎的发生。不论何种原因造成的睑外翻，在外翻未矫正前均应注意保护角膜，涂大量眼膏润滑眼表，睡前可将患眼遮盖。

四、上睑下垂

1. 病因　上睑下垂（blephroptosis）是由于提上睑肌或 Muller 肌功能不全或丧失，以致上睑不能提起，而使上睑呈下垂状态，从而遮盖部分或全部瞳孔，可能引起视力障碍。

临床上分为先天性与后天性两大类：

（1）先天性上睑下垂（congenital ptosis）：为第三神经核发育不全所致，出生即有，多为双侧，也可为单侧，有遗传性。提上睑肌发育不良者上睑下垂可伴有也可不伴有上直肌功能不全，但单纯先天性上直肌麻痹者可产生假性上睑下垂。

（2）后天性上睑下垂（acquired ptosis）：根据不同病因可分为：

1）动眼神经麻痹性上睑下垂：由于动眼神经麻痹所致，通常为单侧性。常常合并动眼神经支配的其他眼外肌或眼内肌麻痹，并可发生复视。

2）交感神经麻痹性上睑下垂：单侧多见，程度较轻，为 Muller 肌的功能障碍，或因颈交感神经节受损所致（常见于颈部手术、外伤等）。

3）肌源性上睑下垂：多见于重症肌无力患者，常有全身随意肌疲劳现象，但也有单纯出现于眼外肌而长期不向其他肌肉发展的病例。

4）机械性上睑下垂：系眼睑本身的病变，直接破坏提上睑肌引起上睑下垂。

5）其他：外伤伤及提上睑肌可导致外伤性上睑下垂。此外，小眼球、无眼球、眼球萎缩等及各种原因导致眶内容物减少，上睑缺乏正常支撑，而引起假性上睑下垂，另外还有癔症性上睑下垂。

2. 症状

（1）先天性上睑下垂：睑裂变窄，需要额肌皱缩以抬高眉部使睑裂开大，因此常有现耸眉皱额现象，额部皱纹明显。压迫眉弓阻断额肌则上睑部分或完全不能上举。单眼或双眼皆可见，如为双眼，患者常需抬头仰视。先天性上睑下垂常合并其他先天异常，如内眦赘皮、斜视、小睑裂及眼球震颤等。

（2）动眼神经麻痹性上睑下垂：常可伴有其他动眼神经支配的眼外肌麻痹，因而可产生复视。

（3）颈交感神经受损的上睑下垂：可同时出现同侧瞳孔缩小（瞳孔扩大肌麻痹）、眼球内陷、颜面无汗、皮肤潮红、温度升高称为 Horner 综合征，滴可卡因加肾上腺素可兴奋交感神经使睑裂开大。

（4）肌源性上睑下垂：一般早晨症状轻、下午重，休息后好转，连续眨眼后立即加重，用甲基硫酸新斯的明（prostigmin）$0.3 \sim 0.5$mg 皮下注射后 $15 \sim 30$ 分钟症状明显减轻或缓解可作出诊断。

3. 鉴别诊断　Marcus – Gunn 综合征（下颌瞬目综合征）为一种特殊的、单侧性、先天性、部分性上睑下垂，当患者咀嚼或张口时，患侧上睑突然开大，出现比对侧眼位置提举还高的奇特现象。可能是动眼神经核与三叉神经核外翼部分或下行神经纤维之间发生联系所致。

先天性上直肌麻痹性假性上睑下垂健眼注视时，患眼上睑下垂。用麻痹眼注视时睑裂开大为正常，下垂消失，而健眼位置上升。

4. 治疗

（1）先天性上睑下垂不伴有上直肌麻痹者（即闭眼时眼球能上转，称为 Bell 现象阳性）需手术矫正。儿童手术时间由下垂程度决定，如遮盖瞳孔区，足以引起弱视者应尽早手术。或为美容因素也可尽早手术，但因儿童需全麻手术，或可至年龄稍长大在局麻下进行手术。手术方式采用提上睑肌缩短术，或借助于额肌提举上睑的弗 – 盖术，采用额肌悬吊材料有丝线、阔肌膜，也有人用新的悬吊材料如经扩张的四氟乙烯条状或带状植入，此物生物相容性好，无毒、无抗原性，用于重度上睑下垂患者。

（2）神经麻痹性上睑下垂应针对病因治疗，加用维生素 B_1、B_{12}、ATP（三磷腺苷）等神经营养药物肌肉注射，如无效，待病情稳定后再考虑手术。单纯上直肌麻痹的假性上睑下垂不能错作提上睑肌手术，而应作眼外肌手术使两眼位于同一水平才能矫正上睑下垂。

（3）重症肌无力者宜用新斯的明治疗，每日 $2 \sim 3$ 次口服吡啶新斯的明 60mg，不宜采用手术。

（4）机械性上睑下垂者应切除病变组织，外伤性者受伤早期可能找见提上睑肌并进行修复。

五、睑裂闭合不全

1. 病因　睑裂闭合不全又称兔眼（lagophthamus）是指上、下睑闭合不全，可暴露出部分或大部分眼球。

可由于：

（1）面神经麻痹而致眼轮匝肌失去功能。

（2）睑外翻、眼睑皮肤瘢痕致使眼睑缩短、先天性眼睑缺损。

（3）严重眼球突出，如眶内肿瘤、角膜葡萄肿、甲亢、牛眼等。

（4）全身麻醉、昏迷的病人，角膜失去知觉，瞬目的反射消失。

又如有的正常人睡眠时，睑裂不能完全闭合，暴露出下部的球结膜，称为生理性兔眼症，无临床意义。

2. 症状

（1）轻度睑裂闭合不全用力闭眼尚能闭合，睡眠时因眼球上转（Bell 现象），仅下部球结膜外露，故不会造成严重损害。

（2）重度睑裂闭合不全暴露的球结膜充血、干燥，因为睡眠时眼睑不能闭合，角膜干燥混浊，可发生暴露性角膜炎（exposure keratitis），若继发感染可发生角膜溃疡，甚至角膜穿孔。

3. 治疗

（1）首先保护好眼球，涂以大量的油膏或戴以湿房或戴亲水角膜镜。

（2）按原因治疗，重症者行睑缘缝合术。

（3）皮肤瘢痕所致者应切除瘢痕组织并进行植皮术或眼睑再造术。

（汪　永）

第六节　眼睑痉挛

一、概述

眼睑痉挛是指眼轮匝肌的痉挛性收缩，是一种不随意的不断重复的闭眼。眼睑痉挛时常伴有眉弓下降，称为 Charcot 征。引起眼睑痉挛的原因有多种，眼病性痉挛是常见的一种，患者可因倒睫、结膜炎、角膜炎、眼外伤、电光性眼炎等疾病引起眼睑痉挛；特发性痉挛一般见于老年人，双眼受累，痉挛逐渐加重、持续时间逐渐延长，精神紧张可使痉挛加剧；反射性痉挛，也称 Fisher 征，是脑干皮质束损害的释放现象；脑炎后痉挛，为有意识闭眼引起的非意识性、双侧性眼睑严重痉挛；周围性面神经刺激性痉挛，为眼睑及面部阵发性痉挛，患者可伴有基底动脉瘤、岩骨椎部肿瘤及面神经管内肿瘤等，也可见于无明显原因的中年女性。

二、临床表现

（1）不能自控的眨眼、眼睑颤搐、闭眼，伴有视力下降，常双眼发生。
（2）眼轮匝肌非自主的间断性收缩。
（3）睡眠时眼睑痉挛可消失。
（4）可伴有不能自控的颜面、头部和颈部的运动。

三、诊断

根据临床表现可做出诊断。

四、鉴别诊断

1. 半侧颜面肌痉挛　单侧全脸部肌肉痉挛，睡眠时不会消失。最常见的原因是脑干水平第Ⅶ颅神经损伤。小脑脚磁共振（MRI）检查可除外是否肿瘤引起本病。
2. Tourette 综合征　多发性强迫性肌痉挛，并有奇异的发音或污秽语言。
3. 三叉神经痛　第Ⅴ颅神经分布区域急性阵发性疼痛，常引起抽搐和痉挛。
4. 迟发性运动障碍　脸部肌肉运动障碍，伴有躯干及肢体无休止的肌张力障碍性运动。
5. 眼睑肌纤维颤搐　眼睑抽搐，与精神压力大或咖啡因有关。

五、治疗

（1）治疗引起眼部刺激的眼病。
（2）针对病因治疗。
（3）可试用复方樟柳碱 2 号注射液，双侧颞浅动脉旁皮下注射，每日 1 次，15 次 1 个疗程。
（4）如果眼睑痉挛严重，可考虑对眼轮匝肌内注射肉毒杆菌毒素治疗。

六、临床路径

1. 询问病史　注意是单眼或双眼发病，有无其他眼病或全身疾病史。
2. 体格检查　可观察到眼睑痉挛性收缩。
3. 辅助检查　一般不需要。必要时进行头颅部 CT、MRI 检查，以便了解病因。
4. 处理　针对病因进行治疗。
5. 预防　积极治疗各种眼病或全身疾病。

（刘志宏）

第七节　眼睑先天性异常

一、内眦赘皮

（一）概述

内眦赘皮是遮盖内眦部垂直的半月状皮肤皱褶。是一种比较常见的先天异常。在所有种族的 3~6 个月胎儿中常见。有些民族中在胎儿出生前即已消失，但在有些民族中持续存在。

可能的病因是因颅骨及鼻骨发育不良，使过多的皮肤形成皱褶。本病为常染色体显性遗传，但有的病例无遗传关系。

（二）临床表现

（1）常为双侧性，两侧可不对称。

（2）患者的鼻梁低平。

（3）内眦赘皮的形态分类

1）眉型：赘皮起自眉部，向下延伸至泪囊区或鼻部。

2）睑型：赘皮起于上睑的睑板上区，向下延伸至眶下缘处。

3）睑板型：赘皮起自上睑，向下延伸至内眦稍下处。

4）逆向型：赘皮起自下睑，向上延伸至上睑。

（4）本病常合并上睑下垂、睑裂缩小、内斜视、眼球向上运动障碍及先天性睑缘内翻。少数病例泪阜发育不全。

（三）诊断

根据临床表现，可以诊断。

（四）鉴别诊断

共同性内斜视：皮肤皱褶可遮蔽内眦部和泪阜，使部分鼻侧巩膜不能显露，常被误认为共同性内斜视，须用交替遮眼法仔细鉴别。

（五）治疗

（1）轻者及年幼者无需治疗。

（2）如有美容要求可行整形手术。

（3）如合并其他先天异常者应酌情手术矫治。

（六）临床路径

1. 询问病史　一般无特别的主诉。注意内眦赘皮发生的时间。

2. 体格检查　注意内眦部皮肤皱褶的改变。

3. 辅助检查　不需特殊辅助检查。

4. 处理　一般无需特殊处理。可考虑美容手术。

5. 预防　无有效的预防措施。

二、双行睫

（一）概述

双行睫为正常睫毛根部后方相当于睑板腺开口处生长另一排多余的睫毛，也称副睫毛。为先天性睫毛发育异常，可能为显性遗传。

（二）临床表现

（1）副睫毛少则 3~5 根，多则 20 余根。

（2）常见于双眼上下睑，但也有只发生于双眼下睑或单眼者。

（3）一般副睫毛短小细软，且色素少，但也有与正常睫毛相同者。

（4）如果副睫毛细软，对角膜的刺激并不重。如果副睫毛较粗硬，常引起角膜刺激症状，裂隙灯检查可发现角膜下半部荧光素着染。

（5）副睫毛排列规则，直立或向后倾斜。

（三）诊断

根据临床表现可做出诊断。

（四）鉴别诊断

1. 内翻倒睫　指眼睑，特别是睑缘向眼球方向卷曲的位置异常。因此睑内翻和倒睫常同时存在。

2. 倒睫和乱睫　倒睫指睫毛向后生长，乱睫是指睫毛不规则生长。两者都致睫毛触及眼球的不正常状况。

（五）治疗

（1）如副睫毛少和细软，触及角膜不多，刺激症状不重者，可常涂用眼膏或戴软角膜接触镜以保护角膜。

（2）如副睫毛多且硬，可电解其毛囊后拔除，或切开睑缘间部加以分离，暴露副睫毛毛囊后，在直视下逐一拔除，再将缘间部切口的前后唇对合复位。

（六）临床路径

1. 询问病史　有无角膜刺激症状。
2. 体格检查　重点注意睫毛的情况。
3. 辅助检查　不需特殊的辅助检查。
4. 处理　根据副睫毛的细软程度而采取不同的治疗。
5. 预防　无有效预防措施。

三、先天性睑裂狭小综合征

（一）概述

本症的特征为睑裂狭小，是一种先天性异常，常为常染色体显性遗传，可能为胚胎3个月前后由于上颌突起发育抑制因子的增加与外鼻突起发育促进因子间平衡失调所致，因此本症还有两眼内眦间距扩大，下泪点外方偏位。

（二）临床表现

（1）睑裂左右径及上下径与正常相比明显变小。有的横径仅为13mm，上下径仅为1mm。

（2）同时有上睑下垂、逆向内眦赘皮、内眦距离过远、下睑外翻、鼻梁低平、上眶缘发育不良等一系列眼睑和颜面发育异常，面容十分特殊。

（3）偶有合并不同程度的智力缺陷或侏儒症。

（三）诊断

根据临床表现可做出诊断。

（四）鉴别诊断

1. 上睑下垂　为提上睑肌和Muller平滑肌的功能不全或丧失，导致上睑部分或全部下垂。轻者影响外观。上睑下垂可以是先天性的或获得性的。它无先天性睑裂狭小综合征的特殊面容。

2. 眼睑痉挛 为眼轮匝肌的痉挛性收缩，是一种不随意的不断重复的闭眼。睑裂也显得较小。但眼睑痉挛消失时睑裂可恢复正常。

（五）治疗

（1）睑裂过小或合并上睑下垂影响视功能者可分期进行整形手术，如外眦切开或外眦成形术、上睑下垂矫正术。

（2）合并小眼球者应做眼部全面检查，以尽可能地保护其视功能。

（六）临床路径

1. 询问病史 睑裂缩小是否自幼发生。

2. 体格检查 面容是否特殊，睑裂是否明显改变。

3. 辅助检查 不需特殊的辅助检查。

4. 处理 可考虑施行整形手术。

5. 预防 无有效预防措施。

四、先天性眼睑缺损

（一）概述

本症为少见的先天发育异常，大多与遗传无关。怀孕妇女在孕期受 X 线照射及注射胆碱或萘，第二代发生眼睑缺损、先天性白内障及小眼球的可能性大。有的患者家族有血亲结婚史。

（二）临床表现

（1）多为单眼。发生于上睑者较多见。

（2）缺损部位以中央偏内侧者占绝大多数。

（3）缺损的形状多为三角形，基底位于睑缘。但也有呈梯形或横椭圆形者。

（4）眼睑缺损的大小很不一致，轻者仅为睑缘一小的切迹，严重者可累及大块组织而暴露角膜，引起暴露性角膜炎。

（5）常伴有眼部或全身其他先天异常，如睑球粘连、角膜混浊、白内障、小眼球、虹膜与脉络膜缺损、颌面部畸形、唇裂、腭裂、并指（趾）、智力低下等。

（三）诊断

根据临床表现可做出诊断。

（四）鉴别诊断

外伤或手术后眼睑缺损有外伤或手术史。

（五）治疗

手术修补可达到保护角膜或改善面容的目的。

（六）临床路径

1. 询问病史 是否自幼发生眼睑缺损，有无眼睑外伤或手术史。

2. 体格检查 重点注意眼睑的改变。

3. 辅助检查　不需特殊的辅助检查。
4. 处理　手术修补眼睑缺损。
5. 预防　无有效预防措施。

（刘志宏）

第十章

泪器病

第一节　泪腺病

一、急性泪腺炎

急性泪腺炎（Acute dacryoadenitis）较少见，侵犯睑部较眶部为多，也有两者同时受累，多数为单侧发病，原发性者感染系由腺体开口处上行感染。继发性者来自于周围邻近组织炎症的蔓延或各种急性传染病。睑部泪腺炎有泪腺部疼痛、上睑外侧水肿，同时有炎症性上睑下垂。病初起流泪，近泪腺部球结膜水肿、充血，如抬高上睑，眼球下转，则肿胀的泪腺可自外上方结膜囊膨出，耳前淋巴结肿大、压痛、全身不适，体温可上升。2~3 周后可有脓性分泌物在结膜囊内出现，排脓后疼痛减轻。眶部泪腺炎除以上症状外，还可见眼球向内下方突出，向外上转动受限，复视，症状类似眶蜂窝织炎，化脓后排脓从皮肤面穿破，可形成泪腺瘘。治疗上全身用抗生素，局部热敷，滴抗生素眼药水，化脓则需切开，睑部者从结膜面切开，眶部则从皮肤面切开。

二、慢性泪腺炎

慢性泪腺炎（Chronic dacryodenitis）可由急性泪腺炎转来，但原发者多见或有全身性疾病如结核等。临床上见上睑外上方肿胀，一般无疼痛，但可有触痛，仅在上睑外侧眶缘摸到一团块，呈分叶状，可移动，伴有上睑下垂。病程进展缓慢，多为双侧发病。睑部慢性泪腺炎在举起上睑可见肿大的泪腺，眶部慢性泪腺炎则使眼球被推向鼻下方，眼球运动受限，复视。治疗应针对病因，有时难于确诊需切除送活检以进一步确定病因。

三、眼干燥症

眼干燥症（Dry eye disease）是以泪液减少，泪膜稳定性降低而导致眼表损害的疾病。眼干燥症是眼科门诊常见的疾病，影响患者生活质量。症状以疲劳、眼干涩、异物感、眼红及疼痛。特别是在科学迅速发展的今天，用电脑的工作者和经常看电视的人更多因眼干而就诊。另 Lasik 术后可能有眼干感。此外，更年期妇女也有主诉眼干，但无唾液分泌异常。

临床上眼干燥症可分为质脂缺乏型（睑板腺功能障碍）、水液缺乏型和黏蛋白缺乏型。脂质缺乏型如睑缘炎，睑板腺分泌减少或异常而造成泪液稳定性下降，蒸发过强。水液缺乏型是由于泪液分泌不足，或是由于蒸发过强，两者需在临床上予以鉴别，门诊最简便的方法是通过 Schirmer 试验（吸墨试验）测泪液分泌量，和用荧光素染色在裂隙灯下查泪液稳定性（泪膜破裂时间）。如能做试验室检查，如溶菌酶检查，可测定泪液蛋白分析。泪液蕨样结晶的检查对干眼症有特异性及敏感性。为查眼表疾病可采用苯酚红染色。更进一步如作结膜细胞印迹细胞学检查上皮细胞形态与杯状细胞密度更有益于诊断。黏液缺乏型为杯状细胞减少或消失。

治疗方法：

（1）补充泪液：是眼干燥症的治疗目前最常用的方法。是使用接近正常人泪液，有着同样的 pH，黏稠适度，不含有害的防腐剂及无不良反应的人工泪液。最理想的是还能具有对眼有营养成分的合成的人工泪液制剂。多年来临床上一直使用医院制备的人工泪液，各国厂家不断推行出新的产品，如"潇莱威"、"瑞新"、Tear natuale forte 等，不胜枚举。每日数次点眼，也有晚间用的药膏。也有使用水性喷雾状的产品可以穿透质脂层到水液层补充泪液，可多次使用，无化学成分。目前有些研究证明泪膜的高渗透性对眼表产生不利，导致干燥性角结膜炎，建议用低渗透性人工泪液如 Thera Tears，其内添加有亚麻子油、鱼油、维生素 E 的 $\Omega - 3$ 型等营养物以改善泪膜营养成分。

（2）对睑板腺功能障碍者要消除睑缘炎；由于睑板腺其他原因者有用亚麻子油（含 $\Omega - 3$ 脂肪酸）治疗，症状得以改善，延长泪膜破裂时间。

（3）近来有研究干眼症患者泪腺组织内活化 T 细胞增多以至泪腺组织凋亡，治疗上采用 0.05% 环孢霉素乳剂（有人认为它可恢复自身健康泪液的能力），2 次/d 滴眼，配合人工泪液，经组织学查淋巴细胞总数 CD_3 减少，杯状细胞密度增加。Schirmey 试验显示有显著改善，从而改善患者症状和生活质量。环孢霉素乳剂在眼表面可停留 $2.5 \sim 3h$，很少穿透角膜进入眼内，无不良反应。

（4）置入泪点或泪小管栓子：使生成的微量的泪液或滴入的人工泪液不致由泪道排出。栓子一般置入下泪点或下泪小管水平部（即植入至少 $3 \sim 5mm$），由胶原蛋白制成的暂时性栓子置入泪点或泪小管水平部后，$7 \sim 10d$ 完全溶解，通过暂时性栓子可知其疗效，再决定是否用硅树脂永久性栓子。此外还有智能性栓子（聚丙烯酸多聚体制成），室温下坚硬，插入泪小管后变柔软能依据泪管形状而固定，不易脱出。

用栓子前要测量泪点大小，有不同大小规格的栓子，用大小合适的栓子置入不易脱出或损害组织。栓子为不透明体，形态有多种，如伞状、锥状、杆状、螺旋状等。如植入下泪点未能解决问题，可再植入上泪点内。

（5）做 Lasik 手术前如有眼干燥，应先治疗眼干燥后再手术。

手术并发症为栓子脱出落入泪囊或鼻泪管，引起泪小管炎、泪囊炎、泪道肉芽肿。必要时要取出，采用水冲洗法或挤压出，甚至需做泪小管切开术取出。栓子移位常与揉眼有关。

国内有人用下颌下腺植入于严重的干眼症患者取得良好效果，但不适于 Sjögren 综合征，极严重者也可做睑缘缝合术，从空隙处滴入人工泪液。轻症者，嘱操作电脑或看电视时多次眨眼（正常人应眨眼 10 次/min）。

四、Mikulicz 综合征

Mikulicz 综合征又称为泪腺涎腺肿大综合征，临床上分为 Mikulicz 病和 Mikulicz 综合征。Mikulicz 病特点为原因不明的双侧泪腺、唾液腺慢性炎症所致泪腺、腮腺、颌下腺肿大。泪腺肿大一般为缓慢发生，有时也有突然急性发生。开始可以是单侧，以后双侧对称性出现肿大，不伴有局部疼痛或全身不适，肿大的腺体软有弹性，在皮下可以移动，以后数周、数月或数年后双侧腮腺、颌下腺肿大，唾液分泌减少或缺如，使口腔、咽喉干燥，多在 30 岁以后发病。如并发有白血病、淋巴肉瘤、结核、肉样瘤、贫血、关节炎或网状内皮组织病时，则称为 Mikulicz 综合征。针对病因治疗，也可用抗生素配以激素或使用放射治疗。

五、特发性泪腺萎缩

特发性泪腺萎缩即 Sögren 综合征。表现为泪液减少，伴有口腔、鼻、咽喉干燥，故又称干燥综合征（Sicca syndrome）。原因不明，目前认为是自身免疫性疾病，涉及腺体和身体其他组织的炎症。多发于 40～60 岁女性绝经后，能引起眼、口腔和呼吸道感染的并发症。唾液腺活检能帮助诊断。

临床表现：患者有畏光、异物感、眼干燥，分泌物为黏稠胶样，用镊子可拉出呈细条。泪液减少，Schirmer 试验滤纸条长度不足 5mm（正常人 5min 10～30mm），甚至为 0mm。在哭泣或激动时也无泪液。泪膜破裂时间（Tear break up time，BUT）在 10s 以内，角膜点染，吞咽有异物感，甚至进食较干的食物吞咽困难，唾液腺流量检查在正常值以下。有些患者常合并伴有全身结缔组织病，如结节性动脉炎、类风湿、系统性红斑狼疮、硬皮病等。治疗主要用保护角膜的药物，如人工泪液、重组牛碱性成纤维细胞生长因子滴眼液、羟丙基甲基纤维素，为预防感染可滴用抗生素眼药水、软膏或带软角膜镜辅以人工泪液、环孢霉素眼药点眼以减少泪腺炎症。为减少泪液的排出，可烧灼封闭泪小点，或用栓子拴在泪小点或泪小管内，如有结缔组织病可用激素或免疫抑制剂治疗。

六、泪腺脱垂

泪腺脱垂（Prolapse of the lacrimal gland）自发性脱垂是由于支持泪腺的组织薄弱所致。本病常见为双侧对称性脱垂，女性多于男性，发生于年轻人，也有的有家族史。表现为在上睑外上方有隆起，触之在皮下可活动无粘连，可压回泪腺凹的组织，翻转眼睑可见从外上穹隆部向下突出，在结膜下有明显的分叶状，不引起眼干燥。一般可不予以治疗，为美容目的可推回脱出的泪腺，加强眶隔，缝合于眶骨膜上。

（刘 珣）

第二节 泪道病

泪液分泌过多，而泪道系统排出正常，以致泪液溢出眼外者称为"流泪"。泪液分泌正常，由于泪道疾病引起泪液排出障碍而流出眼外称为"溢泪"。引起泪溢的疾病有泪小点外翻、泪道功能不全、泪道狭窄或阻塞、泪道炎症等。溢泪是常见病，通过滴荧光素溶液在结膜囊内或冲洗泪道可了解泪道排出能力。

一、下泪点外翻

下泪点外翻（Eversion of the lower punctum）是常见病，下泪点、下泪小管对排出泪液起重要作用。正常泪点紧贴眼球表面，当眼球上转时从正面看不到泪点。泪液借毛细管作用和泪囊的负压而被吸进泪囊，当下泪点外翻时则产生溢泪。凡能造成下睑外翻的疾病都可引起下泪小点外翻，如老年性、麻痹性、瘢痕性睑外翻。老年人由于拭泪不当更加重睑外翻，治疗下睑外翻或结膜面电凝以矫正泪点位置。

二、泪道功能不全

泪道功能不全是指有泪溢症状，但无泪道器质性病变。临床检者冲洗泪道通畅，在结膜囊内滴入荧光素溶液在鼻腔内不能查出。

（一）泪囊功能不全

眼轮匝肌在引流泪液进入泪囊上起重要作用，当眼轮匝肌收缩或闭合眼睑时，泪小管被压迫和缩短，而肌肉放松，开睑时泪小管扩张产生负压，泪液从结膜囊吸入泪小管内。眼轮匝肌纤维附着于泪囊壁的方式有着同样的机械作用。轮匝肌收缩时，泪囊上部扩张，下部压缩，泪液从泪小管进入泪囊，当轮匝肌放松（开睑时），泪囊上部塌陷，下部扩张，迫使泪液向下进入鼻泪管，在眼轮匝肌功能不足或麻痹时，这种机械作用减弱或消失，产生泪溢。泪囊功能不全需鉴别于泪道狭窄或泪道阻塞，可通过冲洗泪道证明通畅，本病不少见，严重者可作结膜囊泪囊吻合术。

（二）瓣膜功能不全

在正常情况下，在鼻腔内鼻泪管下口处有一跨越管口的黏膜活瓣，名 Hasner 瓣，对鼻泪管起活门作用，当瓣关闭时阻止鼻腔空气流至泪囊。如果此瓣膜先天薄弱或细小，则瓣膜关闭不全，空气上行至泪囊，由于空气在泪囊内使泪囊壁弹性减低，以致引起泪溢。当触及泪囊时有捻发音。

三、泪道阻塞

（一）泪点阻塞

可以是先天性泪点缺如，外伤、炎症后瘢痕形成或泪点息肉。息肉为泪溢常见的原因，息肉似一小盖将泪点部分或全部遮盖，息肉有一蒂，蒂端连于泪小点开口，有一束血管随之进入息肉内，如推开息肉冲洗泪道通畅。息肉的治疗需用微型剪、镊在显微镜下剪除，对泪溢有效。泪小点狭窄者可先用泪小点探针扩大泪点，如不能维持通畅可作泪小点三角形切除以增大泪小点。如泪点完全闭塞，可从相当于泪点开口的突起处中央，用探针刺入，并用线状刀切开泪小管或做泪小点三角形切除。

（二）泪小管阻塞

泪小管阻塞（Dacryogogatresia）可以是部分的（泪小管狭窄），也可以是完全性的。泪小管管口阻塞可见有睫毛插入或异物堵塞，也可为真菌菌丝所致。泪小管阻塞常见在靠近泪囊端，用探针或冲洗泪道针头可探知阻塞的位置，病因有先天畸形、泪小管及其周围组织炎症后瘢痕、外伤泪小管断裂未得到适当处理。

治疗方法很多，泪小管口为异物堵塞则取出异物；如瘢痕性阻塞在泪囊端，如外端尚留有 8mm 正常泪小管，可考虑切除阻塞部，作泪小管泪囊吻合术；如阻塞在泪囊端及外伤泪小管断裂缝合后通畅再次阻塞，都可用 Nd－YAG 激光（倍频掺钕－钇铝石榴石激光）通过光导纤维击射阻塞部位有效。阻塞过长则可作泪湖部结膜泪囊吻合术。

（三）鼻泪管阻塞

常发生在泪囊与鼻泪管连接部，也可位于鼻泪管下口处，多由于沙眼、炎症性阻塞，也可以是先天性异常、外伤、肿瘤压迫等。鼻泪管阻塞是引起泪囊炎的重要原因。

治疗方法颇多，如探通后放入义管，义管有多种，如丙烯酸酯、硅胶等做成，也有用理化性质稳定的金属物质，但都有义管脱出的危险性。在无分泌物的鼻泪管阻塞，有条件的可用 YAG 激光治疗，治疗后用抗生素加少量激素冲洗，效果好。在有脓性分泌物的慢性泪囊炎则应作泪囊鼻腔吻合术。

泪道阻塞用冲洗泪道可做出粗略的评估：

（1）冲洗液自下泪点注入仅有部分液体进入鼻咽部，而部分液体从上泪点反流者为泪道狭窄。

（2）冲洗液全部由上泪点反流为泪总管泪囊端阻塞或鼻泪管阻塞，如有大量的黏液性或脓性分泌物冲出为鼻泪管阻塞慢性泪囊炎。

（3）冲洗液全部由下泪点返回，冲洗时阻力大，应再从上泪小点冲洗，如泪道通畅，则为下泪小管阻塞，如上泪点冲洗也从原上泪小点反流则为泪总管（上下泪小管汇合处）阻塞。

（4）冲洗时眼睑发生肿胀，既不从泪点反流，鼻腔、口腔也无液体，说明冲洗针头进入周围皮下组织，应立即停止冲洗，并给以抗生素以防止发生感染。

精确判断阻塞部位可采用泪道注入碘油，做 X 线照片。

四、泪道炎症

（一）泪小管炎

多见于泪小管鼻侧端阻塞或慢性泪囊炎伴有泪小管炎。也可见于沙眼，有的由于链丝菌或放线菌所致。可用抗生素冲洗，若做泪囊摘除时，应同时摘除一段泪小管或刮除泪小管内壁，并缝合泪小点开口。

（二）慢性泪囊炎

为常见病。主要由于鼻泪管阻塞，泪液潴留，细菌在泪囊内繁殖，多见于沙眼及泪道形成瘢痕，其次见于外伤。

临床上患者主诉泪溢、眼分泌物增多，外观皮肤正常或内眦部皮肤湿疹，泪阜、半月瓣及内眦部结膜充血，泪囊部无压痛，挤压泪囊部有黏液性、黏液脓性或脓性分泌物自泪小点溢出，细菌培养多为肺炎链球菌或葡萄球菌。

慢性泪囊炎的危害在于角膜受外伤如角膜擦伤、角膜异物等，可引起匐形性角膜溃疡，甚至角膜穿孔造成失明。如做内眼手术则可引起眼内炎、全眼球炎而失明。因此不论做外眼手术或内眼手术时都必须冲洗泪道，证明泪道通畅，无分泌物溢出，这是必不可少的程序。如有慢性泪囊炎应先做泪囊手术，痊愈后始可做眼的其他手术。又有时由于分泌物的聚集，泪囊丧失张力，在皮肤表面可看到泪囊部有一半球形隆起，皮肤颜色正常，按之较硬，但用力挤压后有大量黏液性分泌物自泪小点溢出，称为泪囊黏液性囊肿，可手术治疗。

治疗：慢性泪囊炎需手术治疗。首选泪囊鼻腔吻合术或在鼻窥镜下做泪囊鼻腔造孔置管术，手术成功后可无泪溢。在条件不允许下可做泪囊摘除术，术后仍有泪溢但较术前减少，也有用溶菌酶冲洗泪道或插义管等，但均不如泪囊鼻腔吻合术好。用 YAG 治疗慢性泪囊炎不如治疗泪道阻塞无脓者效果好。

（三）急性泪囊炎

急性泪囊炎（Acute dacryocystitis）可因慢性泪囊炎急性发作，或因细菌毒力强或身体抵抗力弱，也可以无泪溢史突然发作者。临床上为泪囊区红肿，严重者可波及上下睑、鼻根部，状如丹毒，局部压痛，全身不适、体温升高、白细胞增高、耳前淋巴结肿大，数日后脓肿形成，局部有波动感，可自行穿破，排脓、脓排出后症状减轻，但局部会形成瘘管，瘘管闭合后又引起急性发作。

治疗：早期热敷，全身用抗生素促使炎症消退。如脓肿已形成则切开排脓，放入引流条，待急性炎症已经完全消退后可作泪囊鼻腔吻合术。有瘘管者剔除瘘管或做泪囊摘除术。急性炎症期不可作泪道冲洗，以免炎症扩散。

（四）新生儿泪囊炎

新生儿泪囊炎（Neonatal dacryocysitis）以慢性泪囊炎为多见，主要为鼻泪管下端先天Hasner 膜出生时未吸收阻塞鼻泪管所致，也可由于结膜炎、炎性分泌物堵塞鼻泪管。一般为出生后数日或数周，亲属发现患儿泪溢或伴有分泌物多。检查时压迫泪囊即可见有黏液脓性或脓性分泌物自泪小点溢出。

治疗：早期发现应即施行泪囊按摩术。用食指自泪囊上方向下方（鼻泪管方向）挤压，同时压住泪小管部使分泌物向下冲破先天残膜，挤压后滴入抗生素眼药水，经一到多次按摩绝大多数均能获得成功，未能成功者在 9～12 个月可用加压冲洗或全麻下行泪道探通术，有人主张探通的导管顶端有一气球，探通后充气加压较单纯探通效果好。探通时要特别慎重，避免造成假道。

五、泪道先天异常

（一）先天性泪点闭缩

泪点开口甚小或表面为上皮遮盖，泪小管可正常。泪点开口小者可用泪点扩张器扩张泪点，泪点闭缩者该突起中常有一小凹，可以从此凹进行探通或切开。

（二）双泪小点及双泪小管

有时在眼睑有两个泪小点及泪小管分别进入泪囊，可不予治疗。

（三）先天性泪囊瘘

可为单侧或双侧，开口于鼻外侧，内眦韧带下方，与泪囊相通，常流出透明液体（泪液），可烧烙封闭或手术剔除。

（刘　珣）

第三节　泪器肿瘤

一、泪腺多形性腺瘤

（一）概述

泪腺多形性腺瘤又称泪腺混合瘤，是泪腺的良性肿瘤。它由上皮和间质成分组成。多数来源于泪腺的眶叶，也可来源于泪腺睑叶。

（二）临床表现

（1）多见于青壮年，单侧发病，病程进展缓慢。

（2）患侧眼眶前外上方相对固定、无压痛的包块。

（3）眼球向前下方突出，向颞上转动受限。

（4）患侧上睑肿胀，沿眶外上缘下可扪及肿物，质地有软有硬，或呈结节状，无明显压痛。

（5）肿物压迫眼球，可引起屈光不正，或视网膜水肿、脉络膜皱褶，视力下降。

（6）影像学检查：CT扫描显示泪腺窝内有近圆形、边界清楚、均质或不均质的高密度团块影，可被增强剂增强，可发现泪腺窝有压迫性骨凹陷及眼眶扩大。B超检查可见近圆形病变区，边界清楚，中等或强回声，透声性较强等典型声像。X线平片可见眶外上方软组织密度增加，眼外上角变锐并向外上方隆起。

（三）诊断

根据缓慢发病史、肿物部位、没有疼痛、眼球运动障碍和骨质破坏，以及影像学检查结果，可做诊断。

（四）鉴别诊断

1. 慢性泪腺炎　X线检查泪腺区可发现钙化液化等病灶区。其影像学特征与泪腺混合瘤明显不同。

2. Mikulicz综合征　除慢性泪腺炎外还伴有唾液腺炎症。

3. 甲状腺相关眼病　常双眼发病，大多有甲状腺功能的改变。

4. 泪腺囊肿　多为单侧，触之软，有波动，穿刺可抽出液体。

5. 泪腺脱垂　上睑外半皮肤饱满，眼睑皱褶消失，上睑轻度下垂。在皮下可触及一较硬如杏仁大小分叶状、可移动肿物。可用手还纳到泪腺窝内，但松手后又自动脱出。

（五）治疗

（1）对无明显眼球突出和眼球运动障碍、视力正常者可临床观察。

（2）对有明显临床症状和骨质破坏者，做完整的肿瘤切除并做病理检查。

二、泪腺多形性腺癌

（一）概述

泪腺多形性腺癌又称泪腺恶性混合瘤，是泪腺的一种原发性恶性上皮癌。

（二）临床表现

（1）多见于青中年患者。

（2）可由泪腺多形性腺瘤转化而来。常为泪腺多形性腺瘤不全切除后复发，或泪腺区肿胀多年、近来短期内症状体征明显加重。

（3）肿瘤生长较快。

（4）单侧进行性眼球突出，上睑下垂和复视。

（5）肿瘤生长使眼球向内下方突出。

（6）颞上方眶缘处可触摸到坚硬的肿块，压痛。

（7）肿瘤可向颅内或淋巴结转移。

（8）影像学检查：CT扫描可见肿物形状不规则，边界不清楚，不均质的眶骨破坏，肿物向鼻窦、颞窝或颅内扩展。X线检查可见骨质破坏。

（三）诊断

根据泪腺多形性腺瘤不全切除后复发，或泪腺区肿胀多年、近来短期内症状体征明显加重的病史，以及临床表现，影像学检查所见，可以诊断。

（四）鉴别诊断

（1）泪腺多形性腺瘤：一般无眶骨骨质的破坏。

（2）慢性泪腺炎：X线检查泪腺区可发现钙化、液化等病灶区。其影像学特征与泪腺腺样囊性癌明显不同。

（3）Mikulicz综合征：除慢性泪腺炎外还伴有唾液腺炎症。

（4）甲状腺相关性眼病：常双眼发病，大多有甲状腺功能的改变。

（五）治疗

（1）一经确诊立即行眶内容摘除术根治。

（2）切除受累的眶骨。

（3）术后辅以放射治疗。

三、泪腺腺样囊性癌

（一）概述

泪腺腺样囊性癌又称泪腺圆柱瘤，是泪腺原发性上皮性肿瘤之一。其高度恶性，易向周围骨质、神经及软组织浸润生长。易于复发，预后差。

（二）临床表现

（1）多见于青中年女性。

（2）发病缓慢。

（3）常有眼部疼痛，头痛等。

（4）肿瘤生长使眼球向前下方突出，眼球运动受限。

（5）颞上方眶缘处有坚硬的实体固定肿块，局部有压痛。

（6）影像学检查：CT扫描可见泪腺负密度影不规则、边界不清、质地不均，骨质有破坏。X线平片可发现泪腺窝骨质破坏。超声显示病变区内为不规则回声，透声性较差。

（三）诊断

根据患侧泪囊区坚硬、固定的肿块，眼球向前下方突出和运动受限的临床表现，以及影像学检查所见，可以诊断。

（四）鉴别诊断

（1）泪腺的良性肿瘤：一般无眶骨骨质的破坏。

（2）慢性泪腺炎：X线检查泪腺区可发现钙化、液化等病灶区。其影像学特征与泪腺腺样囊性癌明显不同。

（3）Mikulicz综合征：除慢性泪腺炎外还伴有唾液腺炎症。

（4）甲状腺相关性眼病：常双眼发病，大多有甲状腺功能的改变。

（五）治疗

（1）一经确诊立即行眶内容摘除术根治。

（2）术后加局部放射治疗，防止复发。

（3）术后选择敏感的抗肿瘤药物化疗。

四、泪囊肿瘤

（一）概述

泪囊肿瘤多为原发性，以恶性居多，多见于中老年，易扩展到周围组织。也可继发于邻近的睑结膜、眼睑、眼眶等组织器官。良性泪囊肿瘤较少见。

（二）临床表现

（1）溢泪。

（2）内眦部或泪囊区肿块，一般较硬，不可压缩，无触痛。但泪囊恶性肿瘤后期可有疼痛、鼻出血、眼球突出或全身症状。

（3）冲洗泪道通畅、部分通畅或可以探通，可伴有血性或黏液性分泌物反流。

（4）泪囊挤出分泌物后仍饱满，有弹性和波动感。

（5）如泪道阻塞后继发感染，可表现为急性泪囊炎或泪囊脓肿。

（6）影像学检查：X线平片及泪道造影均显示泪囊不规则扩张、充盈、缺损、泪囊囊壁变形，周围骨质有破坏。

（三）诊断

泪囊肿瘤生长缓慢，初期常误诊为慢性泪囊炎或急性炎症。如抗炎治疗无效、可触及肿块时应怀疑为泪囊肿瘤。泪囊造影可有助于诊断。活组织病理检查可提供可靠的诊断依据。

（四）鉴别诊断

（1）慢性泪囊炎：泪囊肿瘤的早期可有慢性泪囊炎的表现，容易误诊。泪囊造影可有助于鉴别诊断。X线平片可显示泪囊周围的骨质破坏。

（2）泪小管肿物：泪点肿物位置偏向外侧。

（3）内眦部炎性病变：P有急性炎症的表现，但无溢泪。

（五）治疗

（1）对良性肿瘤可手术切除，行泪小管鼻腔吻合术或泪囊单纯切除术，后期再行泪道重建手术。

（2）对恶性肿瘤应尽可能完全切除瘤体。手术后辅以放射治疗加化疗。

五、泪小管肿瘤

（一）概述

临床上泪小管肿瘤极少见，可分为良性肿瘤和恶性肿瘤。在良性肿瘤中以乳头状瘤最常见，其次是血管瘤。恶性肿瘤多为邻近组织扩散而来。

（二）临床表现

（1）溢泪，血泪。

（2）肿瘤可见有细蒂连接泪小管内，菜花状，呈红色或粉红色。

（3）泪小管睑缘部肿胀可触及肿物，质地柔软。

（4）冲洗泪道早期通畅，晚期狭窄阻塞有分泌物。

（5）晚期可向周围组织浸润转移。

（6）X线泪道造影检查：泪小管占位性扩张，或狭窄、阻塞，管壁粗细不均。

（三）诊断

根据临床表现可以诊断。泪道影像学检查有助于诊断。

（四）鉴别诊断

（1）泪道狭窄阻塞：有溢泪，但无肿瘤可见。

（2）慢性泪小管炎及泪囊炎：有炎症的表现，有时可见泪点充血，凸起，肿胀外翻，类似肿瘤，但是挤压泪囊区会出现脓性分泌物或结石溢出，触诊无实体感。

（五）治疗

（1）良性肿瘤：一般行手术切除治疗，术中尽量避免泪小管、泪点损伤。

（2）恶性肿瘤：要根据肿瘤的类型、有无扩散转移等决定治疗方法。对较局限的可手术切除治疗；对周围浸润较大的肿瘤，不宜手术治疗，可采用直接放射治疗或术后放射治疗加化疗。

（刘　珣）

第十一章

角膜病

第一节　细菌性角膜炎

20世纪60年代最主要的感染性角膜疾病当属细菌性角膜炎,尽管病毒性角膜炎、真菌性角膜炎、棘阿米巴性角膜炎在70年代迅速增多,但细菌性角膜炎仍是当前发病率和致盲率最高的感染性角膜病。由于细菌性角膜炎的耐药感染、混合感染和机会感染不断增多,给其诊断和治疗带来一定困难,需要引起高度警惕和重视。

任何能够破坏泪液、角膜上皮、角膜缘血管及角膜内皮细胞完整性的因素均可为细菌性角膜炎的危险因素,常见的有外伤、角膜接触镜配戴、眼表疾病、角膜手术、局部(慢性泪囊炎)或全身性疾病等。眼表疾病主要使泪液量和泪液成分发生改变,同时破坏眼睑闭合功能,以上均为角膜细菌感染相关的因素。此外,单疱病毒性角膜上皮病变、长期应用抗生素或抗病毒药物导致的上皮细胞中毒、局部长期使用糖皮质激素、内皮失代偿所引起的大泡性角膜病变,以及各种累及角膜上皮的变性与营养不良等通过造成角膜上皮的破坏而激发细菌感染。

致病菌随着时代的变迁亦发生了巨大反而改变,20世纪50年代以肺炎链球菌为主;60年代金葡菌占优势;70年代则以绿脓杆菌为主;80年代的国外,绿脓杆菌由于氨基糖苷类抗生素的应用而减少,耐青霉素葡萄球菌增多,但国内仍以绿脓杆菌为主。革兰阳性球菌中的肺炎链球菌(streptococcus pneumoniae,S)和葡萄球菌(staphylococcus,S);革兰阴性杆菌中的绿脓杆菌(pseudomonas aeruginosa,P)和莫拉菌(moraxella,M),为近期文献统计中最常见的四种致病菌,简称SSPM感染。比较常见的致病菌还有链球菌、不典型分枝杆菌、变形杆菌、黏质沙雷菌等,有增多倾向的致病细菌有厌氧性细菌、不发酵革兰阴性杆菌、放线菌等。

表皮葡萄球菌、微球菌、类白喉杆菌存在于正常人眼睑和睑缘处;表皮葡萄球菌、类白喉杆菌、甲型链球菌、丙酸杆菌,偶见金黄色葡萄球菌、卡他球菌、肠道细菌可存在于正常结膜囊内。菌群失调是指正常菌群比例关系发生改变,或耐药菌株转为优势株,造成这一现象的原因可有长期使用广谱抗生素,长期大剂量使用激素等。革兰阴性杆菌感染,耐药菌感染和条件致病菌感染在眼科领域中已日益突出。

细菌只能通过受损的角膜上皮侵入角膜基质,进入角膜基质后即发生多核白细胞(polymorphonuclear leukocytes,PMN)趋化,此过程中产生的溶解酶导致基质坏死。绿脓杆菌在繁殖过程中产生蛋白溶解酶会加速基质的损伤。角膜后弹力层虽然对细菌穿透有一定抵御作用但最终仍避免不了角膜穿孔。

一、匐行性角膜溃疡

匐行性角膜溃疡（serpiginous ulcer）也称前房积脓性角膜溃疡（hypopyon ulcer），发病以夏秋多见，农村患者多余城市，且老人多见主要由金黄色葡萄球菌、肺炎链球菌、溶血性链球菌、枯草杆菌、淋球菌、枯草杆菌等毒力较强的细菌引起，并伴有角膜上皮外伤史。慢性泪囊炎，长期使用糖皮质激素和佩戴角膜接触镜亦可引起本病。

（一）肺炎链球菌性角膜炎（pneumococcus keratitis）

是最常见的革兰阳性球菌所引起的急性化脓性角膜炎，具有典型革兰阳性球菌所特有的角膜体征，局限性椭圆形溃疡和前房积脓。

1. 致病菌　肺炎链球菌（streptococcus pneumoniae）是革兰阳性双球菌，大小约 $0.5 \sim 1.2 \mu m$，菌体呈弹头或卵圆状、宽端相对、尖端向外成双排列，周围有多糖荚膜（具有抗原性和抗吞噬作用），呈不着染环状半透明区。兼性厌氧，营养要求较高，需含血、血清培养基才生长。血平板上菌落细小，$0.5 \sim 1mm$，灰色半透明扁平圆形，周围有草绿色溶血环。细菌发酵菊糖，可被胆盐溶解。其荚膜多糖为型特异抗原，以特异抗血清做荚膜肿胀试验可用于分型。肺炎链球菌抵抗力低，易死亡，$52℃$ 10 分钟即灭活。本菌致病力较弱，不能侵入完整的黏膜上皮屏障，但微损伤时神经氨酸酶增强，对宿主细胞黏附侵入。

2. 临床表现　临床表现为球结膜充血水肿，角膜缘混合充血，角膜受损处出现米粒大小灰白色浸润灶，周围角膜表现为水肿。$1 \sim 2$ 天后，病灶扩大至数毫米，表面溃烂形成溃疡，向周围及深部发展。其进行缘（溃疡的浸润越过溃疡边缘）多潜行于基质中，呈穿凿状，向中央匐行性进展，另一侧比较整齐，炎症浸润较静止。有时浸润灶表面不发生溃疡，而向基质内形成致密的黄白色脓疡病灶，伴有放射状后弹力膜皱褶形成。当溃疡继续向深部发展，坏死组织不断脱落，可导致后弹力膜膨出或穿孔。一经穿孔，前房积脓将失去原先的无菌性，造成眼内感染，最终导致眼球萎缩。由于细菌毒素不断渗入前房，刺激虹膜睫状体，故会表现为虹膜睫状体炎。可出现瞳孔缩小、角膜后壁沉着物、房水混浊及前房积脓（占前房 $1/3 \sim 1/2$ 容积）。

3. 诊断

（1）发病前有角膜外伤、慢性泪囊炎或局部长期应用糖皮质激素病史。

（2）起病急，角膜中央部出现灰白色局限性溃疡呈椭圆形匐行性进展，很快向深基质层发展，甚至穿孔。常伴有前房积脓，病灶区后弹力层皱褶。

（3）实验室检查：①取角膜病变处分泌物或组织的沉淀物涂片，经革兰染色或荚膜染色后，查细菌形态、染色性、排列及有无荚膜，可初步诊断。②荚膜肿胀试验：此为肺炎链球菌的快速诊断。取少量标本置于玻片上，加入适量未稀释的肺炎链球菌多价抗血清，混匀后再加入适量的亚甲蓝溶液，混匀加盖玻片。以油镜检查：如为肺炎链球菌，荚膜显著肿大，菌体周围有一无色而宽的环状物（即荚膜与抗体形成的复合物），菌体本身无变化，且染成蓝色。此即荚膜胀试验阳性。③分离培养：血琼脂平板肺炎链球菌呈细小、圆形、灰白色、半透明，有光泽的扁平菌落，周围有狭窄绿色溶血环，很易死亡。为进一步与甲型链球菌鉴别，可用菊糖发酵试验和胆汁溶解试验。5% 血清肉汤培养基 $18 \sim 24$ 小时培养后，肺炎链球菌呈均匀混浊生长。

4. 治疗　首选青霉素类抗生素（1%磺苄西林）、头孢菌素类（0.5%头孢氨噻肟唑）等滴眼液频繁滴眼。如存在慢性泪囊炎，应及时给予清洁处置或摘除。药物治疗不能控制病情发展或角膜穿孔者，应施行治疗性角膜移植术。

（二）葡萄球菌性角膜炎

葡萄球菌性角膜炎表现多种多样，可有表皮葡萄球菌性角膜炎、金黄色葡萄球菌性角膜炎、耐药金黄色葡萄球菌性角膜炎、耐药表皮葡萄球菌性角膜炎及葡萄球菌性边缘性角膜炎等。

1. 致病菌　葡萄球广泛分布于自然界、空气、水、土壤以及人和动物的皮肤与外界相通的腔道中，菌体呈球形，直径为 $0.8 \sim 1 \mu m$，细菌排列呈葡萄串状，革兰染色阳性。细菌无鞭毛，缺乏运动能力，不形成芽孢。兼性厌氧，营养要求不高，普通培养基上可生长。按产生血浆凝固酶与否区分为凝固酶阳性的金黄色葡萄球菌（staphylococcus aureus）和以表皮葡萄球菌（staphylococcus epidermidis）为代表的凝固酶阴葡萄球（coagulase negative staphylococcus）。前者可产生毒素及血浆凝固酶，故其毒力最强；后者毒性较少、不产生血浆凝固酶，一般不致病，但近来也已成为眼科感染的重要条件致病菌之一。葡萄球菌最易产生耐药性，原对青霉素 G、红霉素、林可霉素、利福平、庆大霉素、杆菌肽、磺胺剂等敏感。近年耐药菌株明显增加，如产生 β - 内酰胺酶使青霉素水解失活，产生耐甲氧西林菌株。宜选用耐青霉素酶的青霉素，第一、第二代头孢菌素，第三代氟喹诺酮治疗。耐甲氧西林的金黄色葡萄球菌和表皮葡萄球菌对万古霉素高度敏感。

2. 临床特征

（1）金黄色葡萄球菌性角膜炎（staphylococcus aureus keratitis）：是一种与肺炎链球菌引起的匐行性角膜溃疡非常形似的急性化脓性角膜溃疡。具有革兰阳性球菌典型的局限性圆形灰白色溃疡，边缘清楚，偶尔周围有小的卫星灶形成，一般溃疡比较表浅，很少波及全角膜及伴有前房积脓。进展较肺炎链球菌性角膜炎缓慢。

（2）表皮葡萄球菌性角膜炎（staphylococcus epidermidis keratitis）：又称凝固酶阴性葡萄球菌性角膜炎，是一种医源性角膜感染病，多发生于眼局部免疫功能障碍的个体，如糖尿病、变应性皮肤炎、长期滴用糖皮质激素及眼科手术后的患者。发病缓慢，临床表现轻微，病变一般较局限，溃疡范围小而表浅，与金黄色葡萄球菌性角膜炎相比，前房反应较轻。很少引起严重角膜溃疡及穿孔。

（3）耐甲氧西林金黄色葡萄球菌性角膜炎（methicillin resistant staphylococcus aureus keratitis，MRSAK）和耐甲氧西林表皮葡萄球菌性角膜炎（MRSEK）：近来由于广泛使用抗生素，耐甲氧西林金黄色葡萄球菌和表皮葡萄球菌逐年增多，因此给治疗带来很大困难。MRSA 或 MRSE 角膜炎其临床表现与金黄色葡萄球菌所致的角膜炎相同，多为机会感染，常发生于免疫功能低下的患者，如早产儿或全身应用化疗后发生；眼部免疫功能低下者，如眼内手术（角膜移植术、白内障等）后、眼外伤、干眼症、配戴角膜接触镜等。

（4）葡萄球菌边缘性角膜炎（staphylococcal marginal keratitis）：又叫葡萄球菌边缘性角膜浸润（marginal corneal infiltrate），多发生于葡萄球菌性眼睑结膜炎患者，是葡萄球菌外毒素引起的一种Ⅲ型变态反应（免疫复合物型）。中年女性较多见，时重、时轻，反复发作，常伴有结膜充血及异物感。浸润病灶多位于边缘部 2、4、8、10 点处（即眼睑与角膜交叉处，该处免疫复合体容易沉积），呈灰白色孤立的圆形、串珠形或弧形浸润，位于上皮下及浅基质层。病灶与角膜缘之间有一透明区（lucid interval）。反复发作后，周边部可有浅层血管翳长入浸润灶。很少引起角膜溃疡发生。

3. 实验室诊断

（1）直接刮取角膜溃疡处组织涂片，革兰染色后镜检。根据革兰染色为阳性球菌，且细菌形态符合葡萄球菌者，可报告"找到革兰阳性球菌（疑为葡萄球菌）"。致病性葡萄球菌一般较非致病性小，直径 $0.4 \sim 1.2 \mu m$，菌体排列大小也较整齐。涂片染色检查中只能作初步诊断，属于何种葡萄球菌尚需做培养检查。

（2）分离培养与鉴定：血琼脂平板：一般于涂片前先行接种于血平板，或含硫酸镁对氨苯甲酸血平板，经37℃ 24小时培养后，形成菌落较大、湿润、有光泽、圆而凸出。菌落周围形成透明溶血环（此为多数致病性葡萄球菌产生溶血毒素，使菌落周围红细胞溶解所致。非致病性菌无此现象）。此外菌落内因菌种不同，产生不同脂溶性色素，如金黄色、白色及柠檬色三类。

经培养涂片染色，如为葡萄球菌须做下述鉴定：

（1）血浆凝固酶试验：测定此菌致病性，通常以能否产生血浆凝固酶为准，产生者为致病株，不产生者为非致病株。

（2）甘露醇发酵试验：致病性葡萄球菌大多能分解甘露醇产酸。非致病性葡萄球菌无此作用。

（3）溶血试验：应为阳性。一般根据血平板上情况即可代替。

上述实验如符合致病性葡萄球菌特征即可报告"有金黄色葡萄球菌生长"。

4. 治疗

（1）葡萄球菌性角膜炎：一般采用头孢菌素类0.5%头孢甲肟（cefmenoxine）、青霉素类（1%磺苄西林、sulbenicillin，SBPC），或氟喹诺酮类（0.3%氧氟沙星、ofloxacin）眼液频繁滴眼。特别注意表皮葡萄球菌性角膜炎，对于氨基糖苷类药物治疗效果较差。

（2）MRSAK 或 MRSEK：可采用米诺环素（minocycline）和头孢美唑（cefametazole）进行治疗。近来文献推荐的方法采用5%万古霉素（vancomycin）溶于磷酸盐作缓冲的人工泪液中频繁滴眼，或25mg结膜下注射，每日一次。同时每日两次口服，每次1g，对早期病例有较好疗效。

（3）葡萄球菌边缘性角膜炎：主要采用糖皮质激素0.1%氟米龙（fluorometholone）和1%磺苄西林或0.3%氧氟沙星眼液交替滴眼，一般1周左右即可明显好转；重度患者除清洁眼睑缘外，还应联合结膜下注射或口服糖皮质激素。

（4）药物治疗不能控制病情发展或病变迁延不愈，有穿孔倾向者，应早期施行治疗性角膜移植术。

（三）链球菌性角膜炎

临床上多表现为匐行性角膜溃疡，现在还可表现为感染性结晶样角膜病变。

1. 致病菌　链球菌为圆或卵圆形的革兰阳性球菌，直径约为 $0.6 \sim 1.0 \mu m$，在液态培养基内呈链状排列。无鞭毛，无芽孢。多数菌株在幼龄（约2~4小时的培养物）时期，可形成荚膜，继续培养则荚膜消失。此菌营养要求较高，在普通培养基中生长不良，在有血液、血清、腹水、葡萄糖等的培养基中则生长较好。兼性厌氧在37℃、pH 7.4~7.6左右环境生长最为适宜。链球菌根据在血平板上的菌落有不同的溶血表现，分为三型：甲型，α溶血；

乙型，β溶血；丙型，不溶血。化脓性链球菌大体指的是乙型 - β 型 - 溶血性链球菌，即致病力最强的一种，该菌也常被称为乙型溶血性链球菌（hemolytic streptococci）。链球菌的致病因素除有各种毒素和酶外，菌体本身的一些成分，在致病过程中也起重要作用，如荚膜物质及菌体表面的 M 蛋白均有抗吞噬作用。甲型溶血性链球菌（α - hemolytic streptococcus）又称为草绿色链球菌（streptococcus viridans），可引起以下两种角膜感染。

2. 临床表现

（1）匐行性角膜溃疡（serpiginous ulcer）：临床表现与肺炎链球菌所引起的匐行性角膜溃疡相似，但无向一个方向性进行的特征。曾经是 50 年代最常见的急性化脓性角膜炎，现已逐渐减少。最近报道常与单纯疱疹病毒性角膜炎（HSK）和流行性角膜结膜炎（EKC）混合感染。

（2）感染性结晶性角膜病变（infective crystalline keratopathy）：单眼发病，既往有外伤、配戴软性角膜接触镜及局部使用糖皮质激素史。角膜浅基质层有颗粒状、针状结晶物沉着，角膜上皮完整，荧光素染色阴性，病灶区常伴有基质浸润；角膜刮片和细菌培养可见革兰阳性链球菌。其结晶性角膜病变是由细菌在角膜基质内形成慢性菌落所致。

3. 实验室诊断

（1）取角膜化脓感染处的脓性分泌物，直接涂片行革兰染色后镜检。如镜下发现有典型链状排列长短不一的球菌即可做"检出链球菌（革兰阳性）"的初步诊断。其型号必须通过培养方可确定。

（2）分离培养：所取标本接种于血平板上二份。分别置于有氧及厌氧环境下培养，置 37℃ 24～48 小时，观察菌落特征、溶血情况。

甲链：菌落似针尖状，周围有狭窄草绿色溶血环。

乙链：灰白色小菌落，周围溶血环宽而透明。

丙链：灰白色干燥小菌落，周围无溶血环。

如为甲型溶血性链球菌，需与肺炎链球菌鉴别。如为乙型溶血性链球菌，需与葡萄球菌区别。

（3）鉴定实验：杆菌肽敏感试验：用每片含 0.02 单位杆菌肽的滤纸片来测定细菌敏感性，抑菌圈大于 15mm 者，大多为乙型链球菌。胆汁溶解试验与菊糖发酵试验：甲型链球菌不被胆汁溶解，一般不分解菊糖。

4. 治疗　链球菌性角膜炎对氟喹诺酮类和氨基糖苷类抗生素耐药。本病应首选青霉素 G，次选红霉素、林可霉素或万古霉素，全身和局部应用。对于药物治疗无效的严重角膜溃疡或结晶性病变浸润较深者，考虑穿透性角膜移植或在角膜板层切除的同时行部分或全板层角膜移植术。

二、绿脓杆菌性角膜炎

绿脓杆菌性角膜炎（pseudomonas keratitis）常在极短时间内席卷整个角膜而导致毁灭性的破坏。常常表现为典型革兰阴性杆菌所引起的环形脓疡的体征，是一种严重的急性化脓性角膜炎。一旦发病，后果严重，必须立即抢救。

1. 病因

（1）致病菌：绿脓杆菌大小为（0.5～1.0）μm ×（1.5～30）μm 的直或微弯杆菌，属假单孢菌属，革兰阴性杆菌，可产生色素，分泌物呈蓝绿色，故又称为铜绿色假单胞菌。该菌分布广泛，土壤和水中可存活，正常人皮肤和结膜囊也能发现，有时还可存在于污染的荧光素钠或阿托品、丁卡因、荧光素、毛果芸香碱等滴眼液中。有时甚至可在磺胺类滴眼液中存活。专性需氧，在普通琼脂培养基上发育良好，18～24小时形成较大圆形扁平菌落。细菌除产生水溶性蓝绿色吩嗪类色素（绿脓素）外，还可产生荧光素。绿脓杆菌的主要致病物质是外毒素，包括弹力性蛋白酶、碱性蛋白酶及外毒素 A 和内毒素，包括菌细胞壁脂多糖。

（2）危险因素：绿脓杆菌毒性很强，但侵袭力很弱，只有角膜上皮的完整性遭到破坏时才有可能引起角膜组织的感染，临床上较为多见发病危险因素有①使用被绿脓杆菌污染的手术器械和眼药水。①角膜异物剔除后，或各种眼部疾病引起的角膜损伤。②长时间配戴角膜接触镜，或使用污染过的清洁液或消毒液。

2. 临床表现

（1）症状潜伏期短（6～24小时），发病急，病情发展快。眼部疼痛剧烈、畏光、流泪、视力急剧减退，眼科检查可见眼睑红肿，球结膜混合充血、水肿。

（2）体征：发病初期，可见角膜灰白色浸润灶，病灶迅速扩大形成圆形或半圆形灰黄色溃疡，并伴有大量黄绿色有特殊臭味的脓性分泌物。前房可见大量积脓。由于病灶的中央与周围角膜被环形脓疡隔绝，加上绿脓杆菌和炎症细胞释放的胶原酶，使得溃疡区迅速扩大和加深，24小时左右即可波及全角膜，形成全角膜溃疡，严重者可波及巩膜。

（3）预后：若未能及时诊治，大部分角膜将出现坏死、穿孔，甚至引起眼内炎、全眼球炎；部分病例即便溃疡愈合，也可能因为形成粘连性角膜白斑或角膜葡萄肿而引起失明，少数病例经积极抢救可保存眼球，以后通过角膜移植手术恢复部分裸眼视力。

3. 诊断

（1）有外伤史或角膜接触镜佩戴史。

（2）发病迅速。

（3）典型的环形浸润或环形溃疡。

（4）大量的黄绿色脓性分泌物伴有特殊的臭味。

（5）实验室检查：①涂片革兰染色：为阴性细长杆菌，长短不一，或如丝状，常互相连接成双或成短链。菌体末端有鞭毛1～3根，运动活泼。②细菌培养及生化反应鉴定：普通琼脂平板：菌落形态呈大而软的菌落，表面光滑滋润，形态不规则，呈点滴状。本菌所产生的水溶性色素渗入培养基内使其变成黄绿色、蓝绿色、棕色或紫色。8小时后色素逐渐变深，菌落的表面放出一种金属光泽，有特殊生姜味。生化反应：本菌能产生绿脓素、荧光素及其他色素。③鲎试验：敏感性极高但非绿脓杆菌所特异。④疑有污染的眼用药品包括荧光素液、表面麻醉剂、各种滴眼剂、洗液及接触镜配戴者使用的镜用系列物品等培养出本菌对临床诊断有一定意义。

4. 治疗

（1）局部首选庆大霉素、妥布霉素、阿米卡星等氨基糖苷类抗生素或氧氟沙星、环丙沙星等氟喹诺酮类抗菌药频繁滴眼，也可采用第三代头孢菌类抗生素滴眼液交替滴眼。用法为Q1H，夜间改用氧氟沙星眼膏涂眼。

（2）全身用药：重症患者可先选用抗生素球结膜下注射同时给予全身用药。待药敏试验结果出来后，改用敏感抗生素。

（3）糖皮质激素的应用：适当应用糖皮质激素可以减轻炎症反应和瘢痕形成，但前提是在使用大量抗生素并有效控制炎症的同时。用法为口服泼尼松 10mg，每日 3 次或地塞米松 15mg 静脉点滴。但荧光素染色阳性，溃疡尚未愈合时忌用糖皮质激素治疗。

（4）其他治疗：1% 阿托品散瞳，大量维生素和用胶原酶抑制剂对症治疗。有条件者可在药物治疗 24 小时 ~ 48 小时后行彻底的病灶清除和板层角膜移植。后期角膜白斑者，可选择做穿透性角膜移植。术后每天结膜下注射抗生素可挽救眼球。

三、莫拉菌性角膜炎

莫拉菌性角膜炎（Moraxella keratitis）是最常见的革兰阴性细菌性角膜炎之一，因其临床症状轻微，预后较好，常被眼科医生所忽视。

1. 病因

（1）致病菌：莫拉菌是一种大型的革兰阴性双杆菌，长约 2.0 ~ 3.0μm，宽约 1.0 ~ 1.5μm，菌体端端相连，成双排列，常存在于人的呼吸道，是眼部特有的细菌，一般致病力不强。引起角膜炎的主要是结膜炎莫拉杆菌（Moraxella lacunata）又称莫一阿双杆菌（Morax Axenfeld）。专性需氧，需要在含血、血清或鸡蛋培养基上生长，高 CO_2 较湿环境下 32 ~ 35℃ 培养可提高分离率。除引起角膜炎外，也常引起睑缘炎、结膜炎及泪道的炎症。

（2）危险因素：多发生于抵抗力低的老年人和嗜酒者。

2. 临床表现

（1）症状：自觉症状较轻，多合并眦部睑缘结膜炎（angular blepharo conjunctitis）发生。

（2）体征：一般局灶性、灰白色浅层溃疡，多发生于中央偏下方，较小，形态不规则，边界较清楚，发展缓慢，很少发生穿孔。但也有迅速形成角膜深部溃疡，前房积脓．甚至穿孔的病例发生。

3. 治疗　现在多主张采用青霉素类、头孢菌素类、β－内酰胺类、氨基糖苷类及氟喹诺酮类抗菌药滴眼液滴眼。

四、非典型分枝杆菌性角膜炎

非典型分枝杆菌性角膜炎（atypical mycobacteria keratitis）为革兰阴性杆菌性角膜炎，是一种典型的机会感染，是以角膜基质多灶性浸润为主的慢性炎症。1965 年由 Turner 和 Stinson 报道了第一例，随后，眼部激素药物的广泛应用和角膜屈光手术的普及使分支杆菌性角膜炎有集中发生的趋势。

1. 病因

（1）致病菌：非典型分枝杆菌又称非结核分枝杆菌（non - tuberculous mycobacteria，NTM），属于需氧杆菌，是指人型、牛型结核杆菌与麻风杆菌以外的分枝杆菌，广泛分布于自然环境中，因具有抗酸染色阳性的特性，又称作为抗酸杆菌（acid - fast bacilli）。Runyon 根据生物学特性将 NTM 分为四组，其中引起角膜炎的 NTM 属于第Ⅳ组，临床中以偶发分枝杆菌及龟分枝杆菌最为常见。

研究发现 NTM 的繁殖周期长，生长周期缓慢，一般需 20 小时左右，故 NTM 性角膜炎潜伏期长，发病慢，呈持续带菌状态。NTM 细胞壁上的糖脂和脂肪酸给予了 NTM 逃逸细胞吞噬的能力，使得 NTM 具有在组织内长期生存的能力，再加上角膜基质的无氧状态使 NTM 长期处于休眠状态，但机体抵抗力下降或长期使用激素时会唤醒休眠的 NTM。现代免疫学观点提出：NTM 性角膜炎时一种免疫紊乱性疾病，细菌导致角膜免疫失衡，朝病理免疫反应进展。

（2）危险因素：偶发分枝杆菌感染 50% 以上是由于角膜异物所致（包括配戴角膜接触镜），龟分枝杆菌感染 90% 是眼部手术后（如角膜移植、放射状角膜切开及 LASIK 术等）引起。近来还有 AIDS、重症免疫功能低下引起本病的报告。

2. 临床表现

（1）本病的特征是病程长及无痛性角膜炎（indolent keratitis）。

（2）典型的体征为角膜基质多灶性点状浸润、无痛性角膜溃疡及基质脓疡，严重时出现前房积脓，常常可以合并病毒、真菌和其他细菌感染。

（3）有些患者在感染早期可表现为角膜基质内细小线样混浊（"毛玻璃样"外观），逐渐发展成为基质环形浸润、钱币形角膜炎以及感染性结晶样角膜病变等。当角膜病变呈线状或树枝状，并伴有上皮性角膜溃疡时应注意单纯疱疹性角膜炎相鉴别；对于无痛性角膜溃疡以及角膜脓疡应与厌氧菌性以及真菌性角膜溃疡相鉴别。

（4）临床症状变异性很大，有的病例不痛，有的很痛，有的很快自愈，有的治疗非常困难。

3. 诊断　确定诊断须行实验室检查为：

（1）病灶区刮片，Gram 染色、Ziehl – Neelsen 抗酸染色检菌。LASIK 术后瓣下浸润的患者则应掀开角膜瓣取材进行涂片和培养。

（2）Lowenstein – Jensen 培养基培养。NTM 培养时间比普通细菌长，判定结果一般需 7～60 天。

（3）PCR 技术可快速、敏感、特异地对 NTM 做出诊断。

4. 治疗　NTM 性角膜炎的治疗原则为：急性期禁用激素，全身与局部联合治疗，药物与手术治疗结合。

（1）1%～2% 阿米卡星（Amikacin）滴眼液应用于偶发分枝杆菌性角膜炎，每 30 分钟至 60 分钟一次，持续使用 48 小时之后酌情减量。中、重度患者可给予结膜下注射 4% 阿米卡星 0.5ml，同时口服多西环素 100mg，每日 2 次。

（2）龟分枝杆菌性角膜炎首选头孢酊、红霉素及妥布霉素进行治疗。

（3）NTM 对氟喹诺酮类抗生素极为敏感，以 0.3% 加替沙星滴眼液效果最佳，且其角膜毒性较氨基糖苷类抗生素低。

（4）重症病例可采用手术清创术，晚期大多需要进行角膜移植术。术后局部使用加替沙星或阿米卡星可预防复发。

五、变形杆菌性角膜炎

变形杆菌性角膜炎（proteus keratitis）是一种急性化脓性角膜感染，临床表现酷似绿脓杆菌性角膜炎，发病迅猛，预后差。

1. 病因

（1）致病菌：变形杆菌为革兰阴性杆菌，两端钝圆，有明显多形性，呈球状或丝状，自然界分布很广，人和动物肠道也存在，是医源性感染的重要条件致病菌。引起角膜炎的致病菌有奇异变形杆菌（P. mirabilis）、莫根变形杆菌（P. morganii）和普通变形杆菌（P. vulgaris）。

（2）危险因素：变形杆菌不能穿通正常的角膜上皮，故角膜在细菌感染之前一般均有角膜外伤或异物剔除的病史。

2. 临床表现　角膜损伤后，48小时内灰白色隆起的小浸润灶，迅速扩大加深并形成环形角膜浸润，与绿脓杆菌性角膜炎极为相似，2~3天后病灶波及全角膜，大量前房积脓，角膜穿孔，发生全眼球炎甚至眶蜂窝组织炎。

3. 诊断　本病仅根据临床症状、体征很难与绿脓杆菌或黏质沙雷菌引起的急性化脓性角膜炎相鉴别，必须通过细菌培养才能确定诊断。

4. 治疗　首选氨基糖苷类（妥布霉素、丁胺卡那霉素、庆大霉素）或氟喹诺酮类（氧氟沙星、诺氟沙星）抗菌药滴眼。

六、黏质沙雷菌性角膜炎

黏质沙雷菌性角膜炎（serratia marcescens keratitis）为革兰阴性小杆菌所引起的机会感染，近来逐渐增多，严重者临床表现与绿脓杆菌性角膜炎酷似，需加以警惕。

1. 病因

（1）致病菌：黏质沙雷菌又名灵杆菌，一度被认为是非致病菌，是一种革兰阴性小杆菌，有周鞭毛，无芽孢。被发现存在于土壤、水、空气和食物中，现已明确为条件致病菌。根据是否产生红色色素又分为产生色素菌株和不产生色素菌株。后者近年来增多，该菌株菌体外可产生多种溶蛋白酶（如56KP蛋白酶），可致角膜溶解、坏死、后弹力膜膨出及角膜穿孔。

（2）危险因素：①配戴角膜接触镜、角膜外伤及长期用糖皮质激素滴眼。②老年人和糖尿病者。③通过污染的医疗器械或物品造成院内医源性感染。

2. 临床表现　不同菌株所引起的角膜炎，临床上有较大差别。

（1）轻症者表现为局限性灰白色浅层浸润，溃疡小，病程短，一般预后较好。

（2）重症者可致环形角膜脓疡和前房积脓（有些菌株可产生红色色素，使前房积脓呈红色或粉红色），病程发展迅速，预后差。

3. 治疗

（1）与绿脓杆菌性角膜炎相同，采用氟喹诺酮类抗菌药物（0.3%氧氟沙星）或氨基糖苷类（0.3%妥布霉素）、单独或联合第三代头孢菌素（0.5%头孢甲肟）交替频繁滴眼。待获得药敏试验的结果后，应及时修正使用敏感抗生素治疗。

（2）重症者应联合使用胶原酶抑制剂（2%乙酰半胱氨酸）或自家血清滴眼。

七、厌氧菌性角膜炎

厌氧菌性角膜炎（anaerobic keratitis）是一种机会感染性角膜病，以往报道较少见，近来有增多趋势，常与需氧菌和兼性厌氧菌混合感染致病。

1. 病因

（1）厌氧菌（anaerobes）普遍存在于眼结膜囊穹窿皱襞处，其感染为内源性。氧化作用减少和黏膜表面破损（创伤、手术）可导致感染。

（2）该菌种类繁多，可引起多种眼病，以往报告较多的是产气荚膜杆菌所引起的气性坏疽性全眼球炎、泪囊炎及眼眶感染等。

（3）近来引起厌氧菌性角膜炎的报道逐渐增多，分离出的致病性厌氧菌有消化链球菌（peptostreptococcus）、痤疮丙酸杆菌（propionibacterium acnes）、梭杆菌（fusobacterium）、类杆菌（bacteroides）等。

2. 临床表现　多为角膜局灶性浸润，不易与一般细菌性角膜炎相区别。如果与需氧菌同时感染，则表现为典型的化脓性角膜炎伴前房积脓。目前，尚未见有厌氧菌性角膜炎的典型角膜体征性改变的报道，仅有产气荚膜杆菌所引起的角膜感染多见于眼外伤发生后，发病初表现为局限性的浅层溃疡，其后病情急速发展，病灶迅速扩大，基质浅层可见有破裂倾向的小气泡。

3. 治疗　各种厌氧菌对氨基糖苷类抗生素均有抗药性。作为首选治疗药物有林可霉素和克林达霉素。克林达霉素是林可霉素的脱氧衍生物，有更大的抗菌活性，但易形成耐药株，使用中必须注意。次选药物有第二、第三代头孢菌素及氟喹诺酮类抗菌药。

八、不发酵革兰阴性杆菌性角膜炎

不发酵革兰阴性杆菌性角膜炎（non-fermentative gram rods keratitis）多发生于医院内的年老体弱患者，是典型的机会感染，近来有增多趋势，需加以警惕。

1. 病因

（1）不发酵革兰阴性杆菌（non-fermentative gram negative rods），自然界中分布广，医院内检出率高。为革兰阴性无芽孢需氧菌，依靠呼吸进行代谢和发育，不分解葡萄糖。易污染角膜接触镜护理液。

（2）引起角膜炎报告较多的有葱头假单胞菌（P. cepacia）、嗜麦芽假单胞菌（P. maltophila）、施氏假单胞菌（P. stutzeri）等。

2. 临床表现

（1）症状：局部刺激症状重，睁眼困难，球结膜水肿伴有睫状充血。

（2）体征：病情较缓慢，角膜中央有浓密的黄白色浸润灶，可有虹膜红变及前房积脓等。典型体征有待进一步观察。

3. 治疗　绿脓杆菌以外的非发酵革兰阴性杆菌对合成青霉素、头孢菌素类、氨基糖苷类及林可霉素均不敏感。治疗时可选用米诺环素（minocycline，MINO）和多西环素（doxycycline，DOXY）或氯霉素（chloramphenicol，CP）。一般采用 0.5% MINO 溶液及 0.5% CP 溶液滴眼，重症者可联合 MINO 和 DOXY 全身应用，口服每日 200mg，静滴每日 100mg，或结膜下注射。

4. 预防　该菌对医院常用的消毒药氯己定具有较强的抗药性，实验证明在 0.02% 氯己定液中仍能增殖。因此必须注意院内交叉感染。

九、放线菌性角膜炎

放线菌性角膜炎（actinomycetes）又称角膜放线菌病（keratoactinomycosis），是由放线菌所引起的一种非常罕见的感染性角膜病。其发病诱因及临床特征与真菌性角膜炎相似，常被误诊，需引起足够的警惕。

1. 病因

（1）致病菌：放线菌广泛分布于土壤、草木、水、谷物等自然界，可发育出细长的菌丝，断裂后成短杆状或球状，革兰染色阳性。过去曾认为它是介于真菌和细菌之间的一种微生物，现已证实它是属于真性细菌。其中厌氧衣氏放线菌（actinomyces israelii）和需氧星形诺卡菌（nocardia asteroides）可引起泪小管炎和角膜炎。厌氧衣氏放线菌对氨苄西林、青霉素、四环素、红霉素、林可霉素等敏感。需氧星形诺卡菌对复方磺胺甲唑、磺胺嘧啶、青霉素、多西环素、阿米卡星等药物较敏感。

（2）危险因素：与真菌性角膜炎的发病诱因非常相似，有植物性外伤，配戴角膜接触镜及长期滴用糖皮质激素等病史。

2. 临床特征

（1）星形诺卡菌引起的角膜炎起病相对缓慢，病程迁延，早期表现为点状上皮浸润，逐渐形成基质浸润。典型角膜体征：①溃疡边缘不规则呈硫磺颗粒样线状混浊；②溃疡微隆起，表面粗糙不平，呈污灰白色；③常伴有环形浸润或前房积脓。

（2）衣氏放线菌引起的角膜溃疡特征为溃疡表面较干燥，周边有沟状溶解，常伴有卫星灶和前房积脓，严重时可形成后弹力层膨出或角膜穿孔。

3. 诊断

（1）仅依靠临床特征很难与真菌相鉴别，最后必须依靠角膜刮片及细菌培养才能确诊。

（2）放线菌丝革兰染色阴性，直径≤1μm，比真菌菌丝还要细，此点可与真菌相区别。

4. 治疗

（1）一般可采用青霉素类、四环素类、氨基糖苷类、抗生素进行治疗。

（2）近来有人采用10%～30%磺胺类药物滴眼或磺胺甲唑-甲氧苄啶（sulfamethoxazole - trimethoprim，ST）合剂（按1∶5比例混合）滴眼或口服治疗本病，获得较好效果。

（汪 永）

第二节 真菌性角膜炎

真菌性角膜炎（fungal keratitis）是严重的致盲性眼病，由于发病与植物外伤有关，中国是农业大国，目前真菌性角膜炎已成为我国部分地区首位的感染致病菌。

一、真菌的一般特性

真菌是一种真核细胞微生物，细胞结构比较完整，有细胞壁和完整的核，少数为单细胞，大多为多细胞，由丝状体和孢子组成。真菌种类繁多，有10余万种，引起人类疾病约200余种，有报道70余种可引起角膜的感染。

二、真菌的生物学特性

真菌与细菌在结构、形态及组成上有很大的差别。真菌比细菌大几倍至几十倍，体外有一层坚硬的细胞壁，一般由四层不同结构组成，最外层是糖菌类；第二层是糖蛋白；第三层是蛋白质；第四层是几丁质的微原纤维。各种真菌细胞壁的结构不完全相同，菌丝与孢子外的细胞壁结构也不相同。

单细胞真菌呈圆形或卵圆形，称酵母菌。多细胞真菌大多长出菌丝与孢子，交织成团，称丝状菌或霉菌。有些真菌可因环境条件的改变，两种形态可以互变。

酵母菌的形态与结构，外形与细胞很相似，以出芽方式繁殖，芽生孢子成熟后脱落成独立体。角膜很少有酵母菌感染。丝状菌能长出菌丝，菌丝延伸分枝，长出孢子，各种丝状菌长出的菌丝与孢子形态不同，是鉴别的重要标志。

（一）菌丝

真菌的孢子以出芽方式繁殖，逐渐延长至丝状，按菌丝的功能可分为营养菌丝，为部分向下生长深入被寄生的组织或培养基中，吸取和合成养料的菌丝。按菌丝的结构分为有隔和无隔菌丝两类。

（二）孢子

是真菌的繁殖器官，一条菌丝上可长出多个孢子。在环境适宜的条件下，孢子又可发芽伸出芽管，发育成菌丝体。孢子又分：①分生孢子，由生殖菌丝末漏细胞分裂或收缩形成，也可在菌丝侧面出芽形成；②叶状孢子，由菌丝内细胞直接形成；③孢子囊孢子，为菌丝末漏膨大成孢子囊，内含许多孢子。

三、致病性

（1）致病性感染，主要是一些外源性真菌感染，角膜感染以外源性为多见，通过机械刺激和代谢产物作用，引起局部的炎症和病变。

（2）条件致病性真菌感染，常见于眼科长期应用广谱抗生素和糖皮质激素后继发感染。

四、发病机理

各种致病性真菌确切的致病因子还不完全清楚。致病性真菌中，只有极少数在一定条件下可使正常人致病，多数发病则与全身或局部的防御功能障碍有关。机体对真菌的防御功能包括非特异性和特异性两方面。

（一）对真菌的非特异性防御功能

人类对真菌的非特异性防御功能包括屏障因素、体液因素和细胞因素。

1. 屏障因素　屏障因素指角膜上皮防御功能。完整的正常角膜上皮能防止真菌侵入。有报道正常人结膜囊内培养真菌的阳性率为 10% ~ 60% 不等。但这些人并没有发生真菌性角膜炎，只有角膜上皮损伤后才容易招致真菌感染。

真菌一旦突破屏障因素，其他非特异的和特异的防御功能即被启动。如果真菌未能被机体排出或消灭，下述各种非特异的和特异的防御功能就可能形成病理反应，即真菌性角膜炎。

2. 体液因素　具有非特异防御功能的体液因素指血液、淋巴液、细胞间液、泪液中所含的各种抗微生物的分子，包括体液中的补体系统、溶菌酶、干扰素、各种细胞因子等。补体激活的旁路途径可能被真菌多糖所激活而产生 C3b、C3a、C5a 等。C3a、C5a 对中性粒细胞有趋化作用，且能使肥大细胞释放各种炎症介质。补体经典途径的激活，主要由抗原、抗体复合物启动。

3. 细胞因素　人体非特异性免疫细胞包括粒细胞、巨噬细胞、自然杀伤细胞和肥大细胞等。中性粒细胞常见于真菌侵入处，可能因真菌本身能释放趋化因子；或因真菌激活补体旁路途径，产生 C3a 和 C5a（C3a 和 C5a 不但本身有趋化作用，并能使肥大细胞释放各种炎症介质）。中性粒细胞能吞噬真菌，并通过髓过氧化酶依赖性氧化系统而杀死真菌；中性粒细胞还能通过髓过氧化酶非依赖活性而杀死真菌。

当真菌或其产物中的抗原初次进入机体时，抗原呈递细胞摄取、加工抗原后，在淋巴系统内增殖。已致敏的特异性 T 细胞再循环到真菌侵入部位时，再次受到抗原呈递细胞表面的特异性真菌抗原的刺激，进行克隆增殖，释放各种淋巴因子。并招致各种淋巴因子聚集于局部，造成病理改变。这种病理改变可能消灭真菌而自愈；也可能因未能消灭真菌而长期存在，甚至波及全身其他部位。

（二）真菌与角膜的黏附在真菌感染中的作用

对许多真菌来说，黏附于宿主上皮的能力是其在宿主中集落形成及侵入体内的前提，也是感染发生的首要步骤，进一步黏附于细胞外基质（ECM）是感染扩散的必要条件。研究表明白念菌可与多种 ECM 成分如纤维连接蛋白（fibronectin，FN）、基膜连接蛋白（laminin，LN）、I 型、IV 型胶原、纤维蛋白原、明胶和补体结合，白念菌与 ECM 结合能力的强弱与其致病性成正比，说明与 ECM 的黏附能力为白念菌重要毒力因子。烟曲霉在体内体外可与多种 ECM 成分结合，LN 和 IV 型胶原是构成肺泡上皮和毛细血管内皮下基底膜的主要成分，当上皮受损时，基底膜成分暴露，同时损伤后炎症反应导致纤维蛋白原合成增加并沉积于上皮表面，烟曲霉与这些成分接触并结合从而引起烟曲霉肺病的发生。

真菌与宿主组织的黏附机制包括特异性配一受体反应和广泛的非特异性理化反应。研究证实白念菌、烟曲霉通过表面的多肽分子（受体）识别结合宿主细胞上的底物（配体），这种结合具有特异性和可饱和性。刀豆素 A（Con – A）结合实验显示白念菌上与纤维蛋白原和 LN 结合的受体蛋白为甘露聚糖蛋白（mannoprotein，MP）。MP 存在于大多数真菌细胞壁外层，可占细胞壁干重 50%，扫描电镜发现烟曲霉菌与 laminin 结合受体分布于静息孢子外层，SDS – PAGE 分析显示此受体为胞壁上一种分子量为 72kD 的糖蛋白。研究还显示烟曲霉菌与纤维蛋白原和 laminin 以及 C3 结合的受体有同一性，受体结合于纤维蛋白原的 D 区和 laminin 的 P1 区。烟曲霉孢子除与纤维蛋白原和 laminin 有高亲和力外，还可结合纤维连接素及胶原成分，与纤维连接素结合受体分子量为 23kD 和 30kD 的多肽，且识别依赖于 RGD 序列。

细胞壁外层结构对孢子黏附性能起重要作用。成熟有色素的烟曲霉孢子表面可见多量棘状突起，其无色素突变体孢子表层光滑，这种孢子疏水性明显下降，对 ECM 黏附能力明显下降，同时对氧化剂敏感，对鼠侵袭力下降。

由上可见，真菌依靠其特有的分子结构与特定宿主组织发生黏附，黏附在疾病的起始及扩散中起重要作用。通过抑制真菌表面特异性受体或封闭宿主表面配体，破坏真菌疏水性，阻止孢子成熟和棘状化，可以阻止真菌对宿主组织的黏附，从而阻止疾病的发生发展。

（三）真菌分泌的酶类与角膜感染的关系

研究证实许多真菌在感染宿主的过程中，通过分泌一些特异性酶降解破坏宿主细胞膜成分以利侵袭扩散，病原性真菌分泌的酶类是构成其侵袭力的重要部分，可分为两大类：降解磷脂的磷脂酶和降解肽类的蛋白酶。Ghannoum MA 提出分泌酶类可认为是致病性真菌（例如白色念珠菌）的完整的发病机理，说明酶类在白色念珠菌致病过程中发挥重要作用。其中主要为蛋白酶、磷脂酶。

1. 磷脂酶在白色念珠菌、曲霉菌发病机理中的研究 磷脂酶在致病真菌的形态转换和毒力方面起重要作用。磷脂酶 D 在真菌形态转换过程中激活。现在已知磷脂酶 B 是白色念珠菌的毒力因素。

近来研究证明在白色念珠菌、曲霉菌致病过程中细胞外磷脂酶作为一潜在的毒力因素而存在。Ghannoum 的实验表明磷脂酶在白色念珠菌及烟曲霉菌的致病过程中起作用。他们克隆了编码念珠菌磷脂酶的三个基因：caPLB1，caPLB2，PLD。利用基因干扰的方法，建立了不能分泌磷脂酶 B（磷脂酶 B 由 caPLB1 编码）的白色念珠菌基因突变株。患有念珠菌病的小鼠动物模型实验性研究中，磷脂酶 B 缺失株导致念珠菌的毒力降低，表明磷脂酶 B 对于念珠菌的毒力是必需的。

2. 基质金属蛋白酶在真菌性角膜溃疡发病机理中的研究 Ramakrishna 等人在动物实验研究中，以兔子作为研究工具，研究了黄曲霉菌、茄病镰刀菌以胶原作为唯一氮源的时候，在体外产生细胞外蛋白酶的特征。在感染、未感染的兔子角膜中均可见到基质金属蛋白酶 2（MMP-2）。在感染的兔子角膜中发现了基质金属蛋白酶 9（MMP-9）。酶抑制试验表明体外真菌培养主要是丝氨酸蛋白酶与金属蛋白酶在起作用。在感染的角膜组织中，MMP-9 的表达与多形核细胞密切相关，他们推测激活的宿主角膜细胞或炎症细胞很大程度上可能在真菌感染的角膜中有助于蛋白酶活性的增加，从而导致真菌性角膜溃疡中基质的降解。

在可溶性胶原或弹性蛋白作为氮源的培养基中生长的时候，真菌产生丝氨酸蛋白酶、半胱氨酸蛋白酶和基质金属蛋白酶。因此他们推测胶原酶活动是此提取菌株导致角膜严重破坏的中介物质。

综上可知，MMPs 在茄病镰刀菌、黄曲霉菌等真菌性角膜炎发病过程中发挥重要作用，而这两种真菌是真菌性角膜炎最常见的致病菌种。因此，充分了解 MMPs 在真菌性角膜炎中所起的作用对于研究真菌性角膜炎的发病机理非常重要。

目前已知 MMPs 在绿脓杆菌性角膜溃疡的发病过程中 MMPs 的产生受许多细胞因子调节。当 MMPs 与 MMPs 抑制剂的比例倾向于 MMPs 的时候，胶原基质将过多降解，从而导致溃疡形成。

MMPs 的作用底物不同，为了避免过多的组织损伤，这些酶受到严密的调节。这些酶生成增多将会损伤角膜，参与角膜上皮损伤与溃疡的病理过程。不同病因引起的角膜溃疡的共同特征是丝氨酸蛋白酶和 MMPs 的活动失调。这些酶不但参与 ECM 降解和溃疡形成，而且参与角膜的生理愈合过程。因此，理解这些蛋白水解酶的活动及表达调控机制对于开发阻止疾病发展和促进角膜愈合的新型药物是非常重要的。

对蛋白酶在真菌侵袭过程中的作用尚有争议。对人及动物烟曲霉性肺病的组织病理学研究显示，未见明显的与真菌侵袭有关的基质胶原、弹性蛋白及血管壁蛋白的降解，推测菌丝通过机械作用穿透组织。但亦有作者认为可能蛋白酶（ALP、PEP）仅分布于生长菌丝的顶端，从而只在局部降解破坏组织蛋白，尚有待于进一步精确定位研究。总之，尚无确切证据表明蛋白酶在真菌感染组织时扮演重要角色，有可能其作用在于使真菌能降解坏死组织作为营养物质从而与其他腐生菌竞争。

3. 黑色素 已发现多种菌株如曲霉菌、新型隐球菌、巴西芽生菌均可产生黑色素或黑色素样化合物，研究表明黑色素的合成与真菌毒力密切相关，通过黑色素合成酶基因突变产生的数种真菌白化株对小鼠侵袭力下降。烟曲霉产生灰绿色孢子，Jahn 证实其孢子色素缺失株表面光滑，易被宿主的防御机制如氧化剂、单核细胞所杀灭，与野生型相比，此突变株对鼠的侵袭力下降。

黑色素是一种强效自由基清除剂，研究表明黑色素主要作用机制为保护孢子逃避机体免疫防御系统，如补体 C3 介导的调理作用、中性粒细胞介导的吞噬作用和氧化系统，从而延长菌株体内存活时间。抑制黑色素的合成可以破坏其逃逸作用从而起到杀菌的作用，临床上应用较广的三唑类药物即可通过抑制黑色素的合成减慢真菌的侵袭速率。

除了上述有相对普遍意义的毒力因子外，各种病原性真菌都有其特有的侵袭方式，如酵母菌的表型转换、曲霉菌的毒素均被证实在其发病机制中起一定作用。多种真菌毒力因子的共同作用引起真菌感染的发生发展。

由于真菌感染的发生是由多种真菌毒力因子的共同作用引起，目前常用单个毒力基因分离突变方法不能完全了解真菌侵袭的总体机制，对与发病有关的毒力基因群的调控基因的研究有望进一步明确真菌感染的发病机制。

五、感染角膜的途径

真菌感染角膜有 3 种途径：

（1）源性：常有植物、泥土外伤史。

（2）附属器的感染漫延。

（3）内源性：身体其他部位深部真菌感染，血行扩散，大多数。

学者认为真菌是一种条件致病菌，因为正常结膜囊内培养出真菌，检查阳性率高达 27%，但不发病，只有长期使用抗生素，致结膜囊内菌群失调或长期应用糖皮质激素，使局部免疫力低下或角膜的外伤等情况下，才引起真菌性角膜炎。

六、常见的致病真菌

有丝状菌包括镰刀、曲霉和青霉菌，酵母菌常见为白色念珠菌，有学者的研究资料表明，造成山东地区真菌性角膜炎的 80% 为镰刀菌。

（一）镰刀菌

在培养的条件下，镰刀菌菌落呈绒毛状或棉团样，白色或淡紫色。气生菌丝发达，菌丝有中隔，菌丝的短爪状突起或分子孢子座上有大分生孢子，呈镰刀状，纺镰形。常感染角膜的镰刀菌有茄病镰刀菌（图 11-1～图 11-3）。

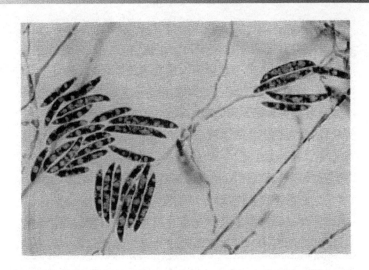

图 11 -1 茄病镰刀菌镜下特征：小分生孢子卵圆形、椭圆形、短腊肠形、逗点形。浅黄色、黄褐色、褐色、蓝色等，呈假头状着生。大分生孢子近镰刀形、纺锤 - 镰刀形、纺锤 - 柱形，稍弯曲，顶细胞短，稍窄或圆钝，有时呈喙状，脚胞明显或无，壁厚，2 ~ 5 隔，以 3 隔者为多。厚壁孢子球形、椭圆形、壁厚，多为端生，少数为间生，有单生、对生或串生等方式

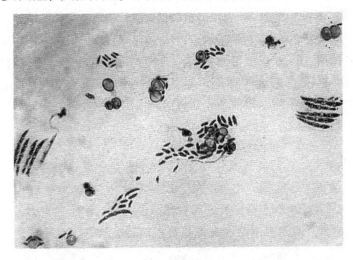

图 11 -2 尖孢镰刀菌镜下特征：小分生孢子椭圆形或腊肠形，多为橙色，量多。大分生孢子纺锤形、镰刀形，有尖的顶细胞及典型的足细胞。以 3 ~ 4 隔为多。菌丝中有较多的顶生或间生的厚壁孢子，单细胞或双细胞，光滑或粗糙，或有疣状突起

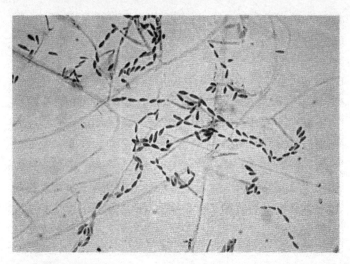

图 11-3　串珠镰刀菌镜下特征：小分生孢子量极多，卵形或棍棒形，单细胞，大多数以长链状排列，少数具有假头状排列。大分生孢子 3~6 隔，量少，镰刀形、壁薄，顶细胞尖细且弯曲，基细胞足形。无厚壁孢子

（二）曲霉菌

是一种条件致病菌，正常人对该菌有抵抗力。引起曲霉菌感染的主要因素是机体抵抗力下降。曲霉菌生长迅速，2~6 天即可出现白色绒状或灰绿色菌落。菌丝有中隔，分生孢子垂直生长，梗无横隔，顶部膨大为球形，烧瓶形或半球形顶囊。在我国感染角膜有烟曲（图 11-4）、黄曲（图 11-5）、黑曲和土曲霉菌，但以前两种菌为常见。

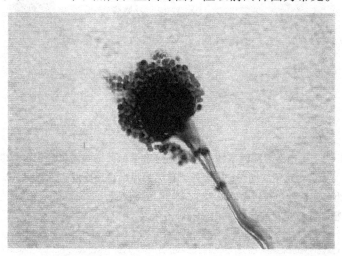

图 11-4　烟曲霉菌镜下特征：分生孢子梗绿色，光滑、短，顶囊绿色，烧瓶形，小梗单层，密集，布满顶囊表面 2/3，分生孢子球形、近球形，表面粗糙有刺，绿色，分生孢子头短柱状，长短不一

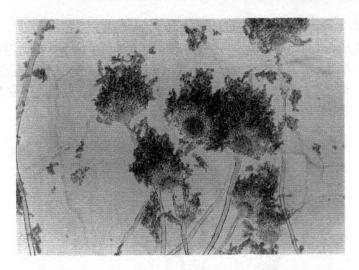

图 11 -5　黄曲霉菌镜下特征：分生孢子头疏松放射状，继变为疏松柱状。分生孢子梗壁粗糙、无色、微弯曲，近顶囊处略粗大。顶囊烧瓶形、球形、近球形，小梗单层、双层或单双层并存于一个顶囊上，以双层为多。分生孢子球形、近球形、洋梨形，表面粗糙

（三）青霉菌

培养的菌落可为暗绿色，白色或其他色。表面呈绒毛状至粉末状的织物样外观。菌丝有中隔，直接分化生成分生孢子梗。小梗基部膨大，末端变尖成管状，产生卵形分子孢子（图 11 -6）。

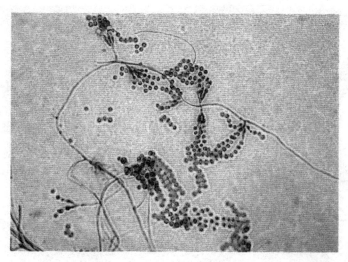

图 11 -6　青霉菌镜下特征：37℃培养，见到 2.5 ~ 3μm 圆形、椭圆形酵母样细胞。25℃有分枝分隔菌丝，粗糙有典型帚状枝，双轮生对称。分生孢子柄光滑、不形成顶囊，梗基常不平行，分散 4 ~ 6 个，梗基上有 4 ~ 6 个小梗，小梗短、直，具有梗茎，顶端着生单链分生孢子，分生孢子光滑椭圆或球形，有孢间连体

（四）白色念珠菌

为 7 种念珠菌中致病力最强的一种，培养 2 ~ 3 天可长生菌落，呈典型类酵母型，呈灰白色或奶油色，表面光滑，菌细胞为卵圆形或球形，2μm×4μm 大小，芽生繁殖（图 11 -7）。孢子伸长成芽管，不与母菌体脱离，形成较长的假菌丝，芽生孢子多集中在假菌丝的接部位，是常感染角膜的一种条件致病菌。

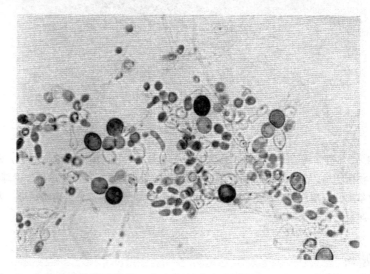

图 11 -7 白色念珠菌镜下特征：芽生孢子球形或椭圆形，可见假菌丝和真菌丝

（五）链隔孢霉菌（图 11 -8）

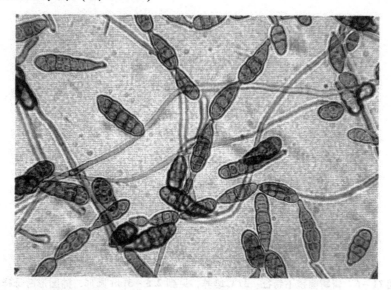

图 11 -8 链隔孢霉菌镜下特征：分生孢子梗分隔、分枝或不分枝、较短。分生孢子褐绿色或褐黑色，表面粗糙，约（30 ~ 60）μm×（14 ~ 15）μm，水平或垂直或斜形分隔，以水平分隔多见，常具 3 ~ 5 个横隔，呈砖格状，孢子排列成向顶性的长链，大小不规律，顶部有一鸟嘴状突起

（六）申克孢子丝菌

是一种二相性真菌，即可以单细胞或多细胞两种形式出现。培养 3～5 天可形成菌落，与其他菌落不同，开始为灰白色黏稠小点，逐渐扩大变为黑褐色皱褶薄膜菌落，是一种常见的深部感染真菌，角膜表现为基质炎者多见。

七、常见真菌致病机理的病理学特点

（一）组织病理学

山东省眼科研究所对 108 例真菌性角膜炎临床表现和行 PKP 术后角膜组织切片特点的分析。

1. 一般病理改变　角膜组织为广泛化脓性炎症，大量中性粒细胞浸润，炎症明显处，角膜基质纤维轻者肿胀，排列紊乱，重者基质细胞崩解，失去组织结构，呈凝固性坏死样改变。病灶周围见分离的小脓肿形成。病程长的慢性基质炎可见多核的细胞环绕真菌形成肉芽肿样改变。

2. 真菌的生长特征　①25 例角膜组织为明显的 3 层病理改变，表层为菌丝苔被似地毯样覆盖在角膜的表层，中间为炎症坏死组织，并无真菌菌丝长入，内层为完全正常的角膜组织。这些患者在临床上表现为角膜表层的病灶，面积较大，病程缓慢，角膜基质水肿轻，一般没有卫星灶和免疫环，前房反应轻，角膜刮片易找到菌丝。②35 例角膜组织片显示真菌为灶性板层生长，菌丝只在病灶处垂直和水平扩散，病灶周围组织炎症细胞浸润，离病灶越远，角膜组织越接近正常。临床上为单个溃疡，常达角膜基质深层，表面常为脂样脓液覆盖，周围卫星灶明显，一般没有伪足，穿透性角膜移植术易切除病灶，角膜刮片阳性率较低，采用角膜活检阳性率明显提高。③48 例角膜组织为全层可见真菌菌丝，菌丝垂直嵌在组织间，且杂乱无章生长，有的已伸入到后弹力层，炎症严重处为凝固性坏死，炎症反应轻处为炎症组织与正常组织相间。临床上患者表现为炎症反应明显，病灶范围广，常为全角膜炎症反应，溃疡周围有明显卫星灶，伪足，病程短而猛，均伴前房积脓。

3. 真菌性角膜炎分型　通过本组真菌性角膜炎的临床表现结合相应的病理学改变，我们可以把真菌性角膜炎大体上分为 2 种形式。

（1）表层（水平生长）型：真菌为表层地毯式生长，对抗真菌药物效果好，刮片阳性率高，是板层角膜移植的适应证；

（2）弥散（垂直和斜行生长）型：为临床较严重的真菌感染，有特异的真菌感染伪足、卫星灶等，抗真菌药物往往无效，板层移植为禁忌，PKP 时要尽可能切除病灶外 0.5mm 范围以上，才能有把握控制炎症。

（二）黏附和基质金属蛋白酶与真菌在角膜生长方式的病理学特点

不同致病真菌在角膜中存在不同生长方式的可能机制：

（1）真菌感染角膜的初始表现为真菌孢子与角膜上皮基底膜的黏附，黏附后组织中 MMPs 表达迅速增高。真菌孢子对角膜上皮基底膜黏附强度、角膜基质中炎性细胞浸润程度和 MMP-9 表达强度三者之间呈正相关。

（2）不同菌种黏附能力、对中性粒细胞趋化作用以及 MMP-9 表达的差异，是菌丝在角膜中存在不同生长方式的重要病理学基础。

（3）真菌孢子对角膜上皮基底膜的黏附能力以及 MMP - 9 的表达是真菌毒力的重要因素。

八、流行病学及病因

引起角膜感染的主要真菌菌种在不同地区差别较大。在发达国家及气候较寒冷地区（如美国北部和英国），最常见致病菌种为白色念珠菌（31.6% ~48.4%）；在发展中国家及气候温暖或炎热地区（如美国南佛罗里达州、印度、尼日利亚等），以镰刀菌和曲霉菌为主（曲霉菌 12% ~47%，镰刀菌 16% ~62%）。我国广东、河南、河北及山东地区以镰刀菌和曲霉菌为主，其中大部分地区镰刀菌为首位致病菌，占 28% ~65%，其次为曲霉菌，占 11% ~49%；第 3、第 4 位为青霉属（3.6% ~11.6%）或弯孢霉属（1.2% ~13.1%）。

丝状真菌感染发病前多有植物性眼外伤史，或戴角膜接触镜和既往眼部手术史，酵母菌感染多与机体免疫功能失调有关，如全身长期应用免疫抑制剂或单疱病毒性角膜炎、干燥性角结膜炎、暴露性角膜炎等慢性眼表疾病及长期局部使用糖皮质激素或抗生素病史。

九、临床表现

相对细菌感染性角膜炎，真菌性角膜炎发病和进展相对缓慢。早期描述其临床性时为角膜相对静止的病灶，但目前临床上滥用抗生素、抗病毒及糖皮质激素类药物后，典型病程的真菌性角膜炎已少见，而临床常见到的真菌性角膜炎的浸润、溃疡发展已较快，有的 1 周内可感染到全角膜，所以不能以病程作为一个主要临床指标来判断是否为真菌感染。

真菌性角膜炎典型的角膜病变：

1. 菌丝苔被　角膜感染病灶为灰白色轻度隆起，外观干燥，无光泽，有的为羊脂状，与下方炎症组织粘连紧密（图 11 -9）。

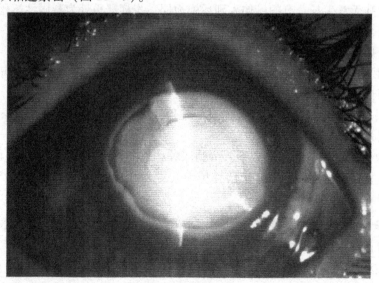

图 11 -9　菌丝苔被，表现为外观较干燥、表面无光泽，与下方炎症组织粘连较紧密，微高出角膜感染灶

2. 伪足　在感染角膜病灶周围有伪足，像树枝状浸润（图 11 - 10）。

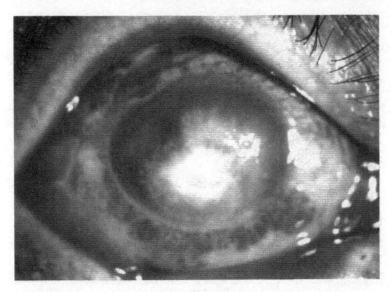

图 11 - 10 伪足均从病灶如树枝状伸出，其末端为足板状

3. 卫星灶 为角膜大感染灶周围，与病灶之间没有联系的小的圆形感染灶（图 11 - 11）。

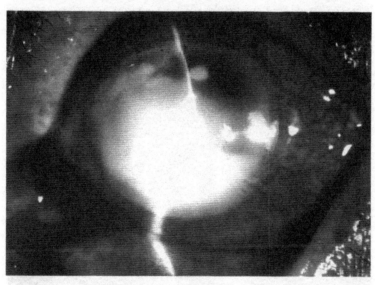

图 11 - 11 真菌性角膜炎的卫星灶是一些与主要感染灶不相连的小感染灶，往往围在大的感染灶周围

4. 免疫环 常表现为感染灶周围，有一混浊环形浸润，此环与感染灶之间有一模糊的透明带，此环的出现被认为是真菌抗原与宿主之间的免疫反应（图 11 - 12）。

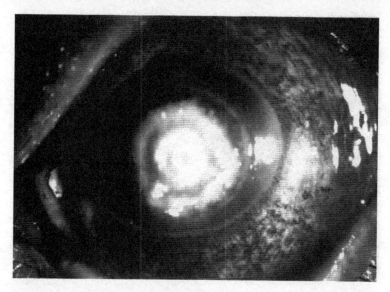

图 11 -12　免疫环并不是所有真菌性角膜炎特有的表现，其特征是在主要感染
灶的外面有一环形或半环形浸润灶

5. 内皮斑　约有50%患者可见到角膜内皮面有圆形块状斑，比 KP 大，常见病灶下方
或周围（图 11 -13）。

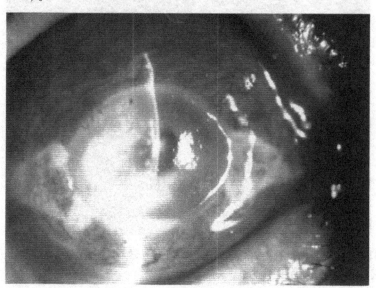

图 11 -13　真菌性角膜炎内皮斑为主要感染灶以外的角膜内皮面上有小的病灶。
图像显示裂隙切面部有多个内皮斑

6. 前房积脓　是判断角膜感染深度的一个重要指标，有前房积脓时说明感染已达角膜
基质层，有的甚至是部分菌丝已穿透后弹力层（图 11 -14）。前房的脓液在角膜穿孔前，只
有15% ~30%脓中有菌丝，大部分为反应性积脓，当出现角膜穿孔，前房脓液中高达90%
有真菌菌丝存在。

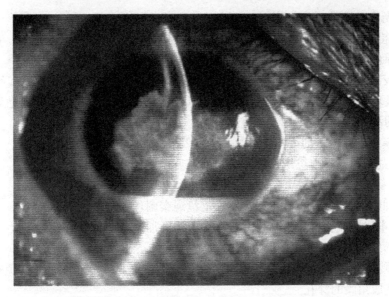

图 11-14　真菌性角膜炎感染的病灶大小、深度及感染的真菌菌种与前房积脓的多少有直接的关系

十、诊断

(一) 病史

角膜是否有植物性，泥土等外伤史，眼及全身长期应用糖皮质激素及广谱抗生素史。

(二) 临床表现

见上文。

(三) 角膜的真菌学检查

角膜的真菌学检查是确定真菌感染的最终手段，下列的检查中只要一项发现真菌就可确立诊断。

1. 涂片检查 (corneal scraping)　是早期快速诊断真菌感染的有效方法，随病变进展不同部位重复刮片可提高阳性率。分为光镜检查和荧光显微镜检查两类。特别是 KOH 湿片法，是简单可行和非常适宜基层医院的方法，但关键是取材和耐心。

(1) 检查常用染色法

1) 10%~20% 氢氧化钾湿片法：氢氧化钾可溶解非真菌杂质而显示真菌菌丝，阳性率 33%~46%；取病变明显处角膜组织活检加 10% 氢氧化钾湿片法检查，阳性率可达 97.5%。

2) Gram 染色和 Giemsa 染色：能非特异性着染丝状菌胞浆，Gram 染色阳性率 33%~55%，Giemsa 染色阳性率 27%~66%，两者准确性无显著性差异。

3) Gomori 六胺银 (GMS) 染色和过碘酸 - Schiff (PAS) 染色：能特异性着染真菌胞壁。GMS 染色特异性最高，铬酸可将真菌胞壁中的多糖氧化为醛，后者使六胺银还原为银，从而在绿色背景下显示出黑色的真菌细胞壁及横隔，全过程需 2~3 小时。PAS 染色时过碘酸将真菌胞壁多糖氧化为醛，后者与 Schiff 试剂反应呈红色。

（2）荧光显微镜常用染色法

1）吖啶橙染色法：能快速检测出真菌，吖啶橙染料能与真菌DNA结合，在黑色背景下可显示出橙绿色真菌。

2）二苯乙烯荧光增白剂（CFW）染色：CFW可与真菌胞壁的几丁质和纤维素紧密结合，使真菌显现为强烈发亮的淡绿色，如加入0.1% Even氏蓝，则可在橘红色背景上更清楚地识别发亮的淡绿色真菌。

（3）角膜的刮片检查的操作步骤（10%～20%氢氧化钾湿片法）

1）角膜刮取物或活检组织，放在清洁的载玻片上。

2）10%～20%氢氧化钾1～2滴于标本上，覆以盖玻片。

3）先用低倍镜找到标本位置，再用高倍镜观察菌丝和孢子。

4）如标本过厚或密度过大，可在弱火焰上微微加温，使杂质溶化后再检。

5）可加亮绿、亚甲蓝或优质蓝黑墨水混合染色。

注意事项：①刮片时应擦去表面坏死组织，刮取真正的病变组织。②避免在同一病变处反复刮取，造成角膜的穿孔。

结果分析：①丝状真菌因菌龄不同，其内容物不同，着色为紫蓝色、红色。②念珠菌等芽生细胞及假菌丝染为紫蓝色。

2. 组织病理学检查方法

1）角膜活检组织或行角膜移植取下的组织片。

2）10%甲醛或95%酒精固定，石蜡包埋，切片。

3）碘酸雪夫（PAS）染色，光学显微镜下见丝状菌，类酵母菌染为红色。

4）啶橙染色，在荧光显微镜下见丝状真菌呈亮绿色，类酵母菌呈橙红色、核绿色，厚膜孢子呈红橙色。

5）Gomori染色：银沉积在胞壁上把真菌染成明显的黑色轮廓，菌上中心染成深玫瑰红到黑色，背景染成淡绿色。

6）Gridley染色：上状菌或酵母菌染成暗蓝色或玫瑰红，组织深蓝，背景黄色。

7）荧光染色：钙荧光白染色，该染料是一种非特异性的染料，可结合真菌细胞壁上的多糖和某些原核生物，在不同紫外光下，真菌染成浅蓝或绿色。

8）2.5%戊二醛固定，做电镜切片，可观察真菌的超微结构。

3. 真菌培养和鉴定操作方法

1）常用培养基：沙氏培养基、土豆葡萄糖培养基、巧克力琼脂平板培养基。

2）培养温度：22～30℃，温度40%～50%。

3）时间：20天～1月。

真菌的鉴定：依据真菌生长速度、菌落外观、菌丝、孢子或菌细胞形态特征等进行鉴别。

菌落形态的观察，观察菌落要注意几个方面：菌落大小、形态、色素、颜色和质地。颜色可从灰黑到鲜黄，绿或白色。黑色是菌上体，分子孢子，胞壁中的黑色素所致。真菌如青霉素可在菌落表面形成带色的液滴。有些真菌可产生可扩散的色素并使培养基着色。

小培养：需要观察孢子或分生孢子的特点时需用小培养，因在菌落上分离菌丝会使菌上脱落原始状态而又难以观察。小培养常选用马铃薯琼脂，玉米琼脂或Ｖ-8果汁做培养基，所有操作均在超净工作台内，简述方法如下：把玉米琼脂培养基涂在一个约1cm的载玻片上，在玻片的琼脂上接种真菌，并散在与琼脂大小相等的玻片，22～25℃避光培养2周，培养成熟后取下盖玻片，可用微火烤固定结构后，封片观察。

生理盐水（或水）：可直接观察角膜刮片的标本，缺点是干燥，适用于短时间观察。还可用于观察真菌孢子的出芽现象，先在载玻片上滴一滴生理盐水，接种菌悬液后盖上盖玻片，用凡士林封固，置室温或37℃孵化，24小时观察有无出芽现象。

涂片的保存，对KOH等涂片标本需要保存，可在盖片四周用指甲油封固，可达保存数月的目的。

过碘酸－雪夫染色（PAS）：真菌细胞壁中碳水化合物上的羟基被氧化为醛，醛基与复红形成淡紫红色化合物，这种复合物的颜色被偏亚硫酸钠脱色。如果同时采用适当的组织染色形成对比可使组织中的真菌更易于区别。

注意事项：①可在培养基中加入抗生素防止细菌污染。②真菌培养阳性率较低，应多次或采用几种方法同时进行培养，以提高阳性率。

4. 共焦显微镜检查　共焦显微镜检查对真菌性角膜炎的诊断，研究结果显示达到96%的阳性率，并能对真菌性角膜炎抗真菌药物治疗的效果进行监控，是一种对真菌性角膜诊断和研究的很好仪器。

十一、治疗

1. 药物治疗　抗真菌（丝状菌、酵母菌）活性最高的药物，根据其结构中双链的多少分为大多烯类（两性霉素B、制霉菌素）和小多烯类（那他霉素）。多烯类药物与真菌细胞膜中的麦角固醇结合，使细胞膜通透性和电解质平衡改变。大多烯类药物能在细胞膜上形成微孔，引起可逆性电解质平衡紊乱小多烯类药物聚集在细胞膜上，引起细胞膜不可逆性破坏。由于哺乳动物细胞（如红细胞、肾小管上皮细胞等）的细胞膜含固醇，故全身应用时可导致肾脏和溶血等毒性反应。

（1）那他霉素（natamycin）是一种广谱、高效、毒性低的抗真菌药物。对各种丝状菌及念珠菌效果好，抗镰刀菌作用比两性霉素B强。报道其对镰刀菌有效率81%～85%，对暗色孢科真菌有效率90%，对酵母菌有效率75%。由于其混悬液角膜穿透性差，对角膜深部感染尤其合并前房积脓者效果不佳，长时间应用存在耐药性问题。一般开始应用时每半小时点眼一次，3～4天后可逐渐减少用药次数。

（2）两性霉素B（amphotericin B）对曲霉菌、念珠菌和新型隐球菌抗菌活性强，部分镰刀菌（35%）对其敏感，很少有菌种对其产生耐药。目前常用0.1%～0.25%眼药水和1%眼药膏，在开始48小时内1小时点眼一次，其后可逐渐减少点药次数。全身应用因其不能通过血眼屏障且全身毒副作用大，一般不提倡使用。

（3）唑类（azoles）：咪康唑（miconazole）为广谱抗真菌药物，对念珠菌和曲霉菌引起的感染有效，局部应用（10mg/ml）由于眼内通透性差，疗效较低（对丝状菌感染有效率22%）。

酮康唑（ketoconazole）抗菌作用与咪康唑相似，全身或局部应用对镰刀菌、白念菌、隐球菌、芽生菌均有效，对曲霉菌较差。优点为口服吸收好，常规用量可迅速渗透到角膜和前房，一般100～200mg，每日一次。

氟康唑（fluconazole），口服氟康唑对念珠菌、隐球菌、曲霉菌及球孢子菌感染有效，眼局部应用对白色念珠菌性角膜炎效果好，其他念珠菌和镰刀菌等对其不敏感。优点是全身毒副作用低，口服及静脉应用吸收良好，能自由穿透进入眼内，发炎眼中穿透力增强。一般应用 0.2%～1% 眼药水，1～2 小时一次，1% 眼药膏，每日一次，还可行结膜下注射，局部耐受性良好；口服或静注每天 100mg，疗程 6～8 周，与酮康唑相比，伊曲康唑能强有力地抑制大多数致病真菌如曲霉菌、念珠菌、隐球菌和组织胞浆菌等，尤其对咪唑类效果较差的曲霉菌抑菌效果好（80%）。口服易吸收，200mg，每日一次，一般不超过 3 周，全身毒副作用低。

（4）免疫抑制剂：研究发现许多真菌的天然代谢产物具有对其他真菌的毒性作用，从而抑制共生真菌的竞争生长。环孢霉素 A（cyclosporine A，CsA），FK506 和西罗莫司，它们除可作为免疫抑制剂抑制 T 细胞激活的信号传导途径，还能作为毒素抑制与其竞争的真菌的生长。

氯己定葡萄糖酸盐已广泛应用于临床近 40 年，对许多革兰阳性细菌、革兰阴性细菌、阿米巴原虫、沙眼衣原体具有抑制作用。临床随机对照观察显示 0.2% 氯己定溶液治疗轻中度真菌性角膜炎效果优于 0.25% 和 0.5% 那特真眼水，尤其对镰刀菌感染有效，对曲霉菌感染效果较差，眼局部耐受性良好，未见组织毒副作用，而且价格低廉易得。尤其对于病原菌尚不明确或可疑混合感染的患者，可将氯己定溶液作为一线药物选择。

2. 抗真菌药物治疗方案　根据临床特征和角膜刮片结果确诊为真菌感染即可开始药物治疗（表 11-1），根据涂片中真菌成分可大致区分丝状菌（菌丝）和酵母菌（孢子或假菌丝），建议用药的方案：

表 11-1　建议真菌性角膜炎首选用药

	点眼	结膜下	口服或静脉
菌丝	那他霉素	氟康唑	伊曲康唑或氟康唑
孢子或假菌丝	两性霉素 B	氟康唑	5-指胞嘧啶或伊曲康唑

根据真菌培养结果应进一步调整用药。镰刀菌感染首选那他霉素，其他丝状菌感染可选用那他霉素或两性霉素 B，酵母菌感染首选两性霉素 B。真菌药物敏感实验尚无统一标准，体外药敏结果与体内对抗真菌药物的敏感性往往不一致，因此对临床用药无指导价值。

3. 联合用药　5-氟胞嘧啶与两性霉素 B 或氟康唑联合应用有协同作用，能减少药物用量，降低毒副作用，并延缓 5-氟胞嘧啶耐药性的产生。利福平和两性霉素 B 合用亦有协同作用。伊曲康唑与两性霉素 B 或 5-氟胞嘧啶合用治疗念珠菌、曲霉菌和隐球菌感染有协同作用，伊曲康唑与氟康唑合用与单用伊曲康唑效果相同。

4. 共焦显微镜在临床抗真菌药物治疗的应用　引起真菌性角膜炎的致病菌种种类繁多、临床表现复杂，给临床的诊断和用药带来了困难。山东省眼科研究所通过应用共焦显微镜对 38 例真菌性角膜炎患者经药物治疗的效果和临床转归进行了观察和分析。

（1）治疗前患者的共焦显微镜表现：①患者的角膜病灶中央均表现为强烈的反光；②角膜周边的浸润区可查到菌丝，菌丝呈弥漫、交错分布；③患者的周边浸润区均可发现明显的炎症细胞浸润，炎症细胞的大小不一，边界模糊；④未发现正常的角膜基质细胞存在（图 11-15）。

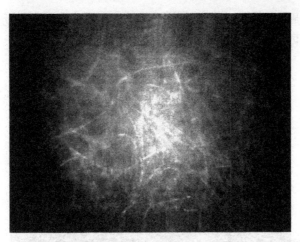

图 11 – 15 真菌性角膜炎在治疗前感染灶中央部可见大量的真菌菌丝

（2）药物治疗 7 天时的共焦显微镜检查表现为：①病灶中央反光明显减弱，可发现数量不等的菌丝（图 11 – 16）；②周边浸润区菌丝减少，且菌丝密度明显降低；③角膜病灶中央都可见到大量大小不等的炎症细胞浸润，周边浸润区的炎症细胞数量明显减少；④有的患者可见正常角膜基质细胞存在。

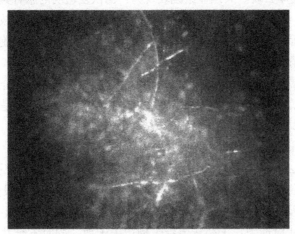

图 11 – 16 经治疗 7 天中央部真菌菌丝密度下降，可见有炎症细胞浸润

如共焦显微镜检查发现病灶中央反光增强，周边浸润区菌丝密度明显增加，应及时手术治疗。

（3）药物治疗 14 天时的共焦显微镜检查：治疗 14 天后，所有患者的溃疡灶均明显减小甚至愈合。荧光素染色发现 7 位患者角膜上皮完全愈合，只在角膜浅基质层残留有不同程度的云翳；另 29 位患者仍残留深浅不一的溃疡。共焦显微镜表现为：①在原角膜病灶的中央，部分患者的共焦显微镜检查仍可找到少量菌丝和炎症细胞；②原周边浸润区均未发现菌丝和炎症细胞；③在角膜病灶中央可发现菌丝的患者仍可见到少量炎症细胞存在，但细胞的大小比较均匀，边界清晰；④所有患者角膜病灶中央均未发现正常角膜基质细胞存在。

（4）药物治疗 28 天时的共焦显微镜检查：此时所有患者的角膜溃疡已完全愈合，上皮完整，共焦显微镜发现：①原角膜病灶中央，9 位患者仍可发现极少量菌丝存在，同时伴有少量炎症细胞；②原周边浸润区均未发现菌丝及炎症细胞，只见到低反光的灰白色混浊；所有患者均明显或隐约可见正常角膜基质细胞（图 11 - 17）。

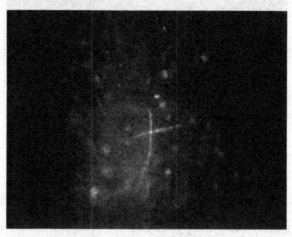

图 11 - 17　同一患者抗真菌药物治疗 28 天后病灶中央偶见菌丝，炎症细胞大大减少

（5）停药 7 天时的共焦显微镜检查：此时有 12 位患者其角膜已完全恢复透明，其余 24 位仍残留有不同程度的角膜云翳。共焦显微镜表现为：①恢复透明的患者其角膜病灶中央可以见到正常角膜基质细胞，部分患者可见浅灰色混浊；有云翳的患者则见到较浓密的白色混浊，隐见角膜基质细胞；②所有患者原周边浸润区均可见到正常的角膜基质细胞，偶有浅灰色混浊。

（6）所有患者在随访期间角膜均保持透明，未见复发灶。

真菌性角膜炎患者经过一段时间治疗后，其角膜上皮已经完全愈合，这时就必须对患者病情做出准确的判断，根据病灶中是否残留菌丝及活动性炎症来决定是继续维持治疗还是减少用药量甚至停药。共焦显微镜检查可得出准确判断。

5. 板层角膜移植治疗真菌性角膜炎

（1）手术适应证：对所有真菌性角膜溃疡，除非合并穿孔或有穿孔趋势者，都应先联合多种抗真菌药物进行治疗，并可辅以 1 ~ 2 次局部清创处理，然后根据治疗的转归、病灶的大小、部位、深度及视力等因素决定是否需行角膜移植手术及选择手术的方式。选择部分板层角膜移植手术的适应证为：①药物治疗 1 周以上无效，同时不合并前房积脓的中浅层溃疡；②对药物治疗有效，其中选择经治疗后前房积脓消失，病灶位于角膜基质的中浅层，视力严重下降至 0.1 以下者，尤其适宜于溃疡直径较大或偏中心的中浅层角膜溃疡（图 11 - 18，图 11 - 19）。

手术方法及围手术期处理：板层角膜移植术治疗真菌性角膜溃疡成功的关键之一是术中彻底清除病灶，术前应在裂隙灯下仔细观察溃疡的深度，确定切除的病变深度，术中应根据溃疡灶的深度用可控制切除深度的负压环钻或普通环钻钻取角膜厚度，争取一次把病灶清除。环钻的直径应在溃疡外水肿区 1 ~ 2mm，以保证病灶清除干净。剖切后向植床上冲水，冲洗液应用 1 ∶ 1 000 的氟康唑反复冲洗，然后观察植床透明度，从植床透明度决定是否再次剖切。每次剖切时植床一定要干燥，以避免植床反光，植床反光易在剖切时导致穿孔，必要时可多次剖切，因此要求术者具有较娴熟的手术技巧。

对术前考虑病灶较深，无确切把握能完成板层移植术者，可同时备有活性角膜供体以防术中发生穿孔或病灶可能为深达全层时改行穿透性角膜移植术。

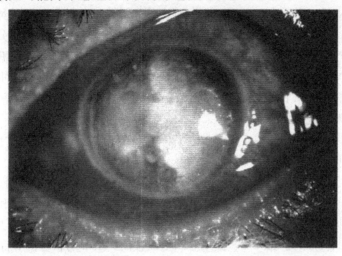

图 11 - 18 真菌性角膜炎术前

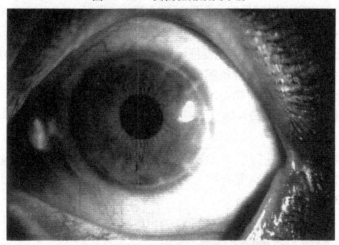

图 11 - 19 行部分板层角膜移植术后 4 年半

（2）围手术期处理

1）术前处理：所有患者入院后均先予局部应用氟康唑，二性霉素 B 眼水或那他霉素眼水频繁点眼和相应眼膏睡前包眼，口服伊曲康唑等抗真菌药物治疗，有前房积脓者加上氟康唑注射液静滴；每位患者联合行病灶清创 1～2 次，除去表层分泌物及菌丝苔被，清创后将抗真菌眼膏涂于病灶表面并包眼。

2）术中处理：有条件可采用 Hessburg - Barron 负压环钻，也可采用普通一次性环钻，环钻直径大于溃疡直径 0.5mm。根据术前裂隙灯检查结果判断病灶深度，预先钻取角膜厚度的 2/3。若 1 次剖切不彻底，可从角膜病变周边开始多次行板层角膜切除直至植床透明；85% 的患者剖切达角膜厚度的 4/5，15% 剖切接近角膜后弹力层。7 例角膜周边溃疡采用新月形板层角膜切除术。植片直径大于植床直径 0.25mm。供体为甘油冷冻保存的角膜，术中去除后弹力层。10 - 0 尼龙缝线间断缝合，线结包埋。

3）术后处理：术后 3 天内每日结膜下注射氟康唑 1mg，每晚用抗真菌眼膏及抗生素眼膏包眼，包双眼至植片上皮修复后开始点抗真菌眼水，继续每日口服伊曲康唑，疗程为包括术前治疗在内不超过3周。术后2周无复发则可停用局部抗真菌药物，单纯滴抗生素眼水。

4）术后随访：要求患者于术后每周随诊，1个月后改为每月复诊1次，复诊时注意记录视力及矫正视力、眼压、植片透明性、层间愈合情况等，3个月后可根据角膜曲率及验光结果选择性拆线以调整散光。对大植片及偏中心移植，植床有新生血管伸入者，予局部拆线，滴糖皮质激素眼水和1% CsA眼水等处理。

（3）术后近期情况和并发症

1）术后近期情况：术后3~5天角膜植片基本恢复透明，7~10天植片上皮修复；术后3~5天前房脓液吸收，角膜内皮斑消失。

2）并发症：层间积液，术后3天完全吸收。4例患者术后2~5天炎性反应复发，早期植床上呈点状浸润，2~3天后炎性反应在植床与植片间迅速蔓延，改行PKP后治愈。

（4）术后远期效果：术后1~3个月，裸眼视力在0.2~0.3；术后6个月，经部分拆线调整散光后，50%患者裸眼视力≥0.5，偏中心和植片直径>9mm的患者，术后2~3个月可见新生血管长入缝线或进入植片基质，表现为植片的轻度水肿，经及时拆线和糖皮质激素眼液滴眼治疗后，角膜植片在1周内恢复透明，角膜新生血管在2周内消退。术后3~6个月，偏中心和大植片移植患者可出现1或2次角膜上皮型或基质型免疫排斥反应，经常规局部和全身糖皮质激素及1%环孢素A眼液滴眼后，免疫排斥反应在1周内被控制，角膜植片透明。

6. 穿透性角膜移植治疗真菌性角膜溃疡

（1）手术适应证：真菌性角膜炎的穿透性角膜移植手术时机尚没有一个统一而明确的标准，术者多是根据当时的病情和结合自己的经验做出的。山东省眼科研究所行穿透性角膜移植术基本掌握以下原则：①局部和全身联合应用抗真菌药物治疗3~5天无明显疗效。②角膜溃疡直径>6mm，病变深度到达深基质层，视力低于0.1，局部药物治疗疗效不明显或前房积脓不断增加者，或溃疡面有扩大趋势者。③角膜溃疡到达后弹力层或穿孔者（图11-20，图11-21）。

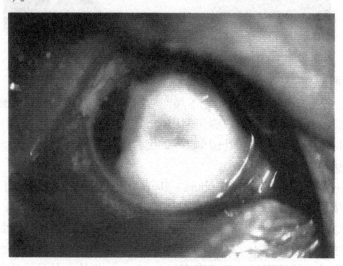

图11-20 真菌性角膜炎，除颞侧外几乎全角膜感染

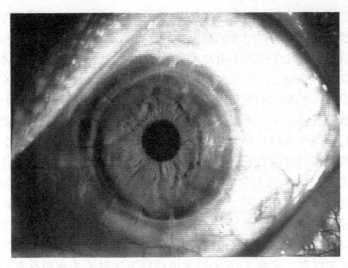

图 11 –21　行 PKP 术后 8 个月

（2）手术技巧和围手术期处理：①对溃疡范围≤6mm 者，一般采用全身和局部抗真菌治疗。即口服伊曲康唑胶囊 0.2，每日一次，或静脉滴注氟康唑 100mg，每日 3 次。局部用 0.5% 氟康唑溶液滴眼，每半小时 ~1 小时一次。两性霉素 B 眼水或那他霉素眼水，每小时 1 次。对治疗效果欠佳者和溃疡直径 >6mm，病变累及角膜全层，经上述药物频繁滴眼后，即行穿透性角膜移植手术治疗。②选取环钻的原则是环钻直径应大于角膜溃疡面 0.5mm。③术中应用 0.02% 氟康唑溶液，在手术显微镜下细心地冲洗房角处的积脓，对虹膜面或晶状体表面的纤维渗出膜应清除冲洗干净，虹膜表面可注入透明质酸钠止血。④采用 10 – 0 尼龙线间断缝合 12 ~16 针，术毕前房注入 BSS 呈水密状态。结膜下注射妥布霉素 2 万 U 和氟康唑 1mg/0.5ml。

（3）术后处理原则：术后口服伊曲康唑胶囊 0.2，每日一次，连同术前用药，一个疗程共 21 天，注意肝功能检查。结膜下注射氟康唑 1mg/0.5ml，每日一次，连续 3 ~5 天。结膜囊涂氟康唑眼膏或两性霉素 B 眼膏，每晚睡前一次。植片上皮修复后，改用 0.2% 氟康唑眼水滴眼，每日 4 次，连用 2 ~3 周。

一般抗生素用妥布霉素 16 万 ~24 万 U/ 日，静脉滴注或肌内注射 3 天。植片上皮修复后，用氧氟沙星眼水滴眼，每日 4 次。如前房积脓多，虹膜反应大者，可用阿托品眼膏散瞳。

局部在术后 2 周内禁用糖皮质激素，但对前房炎症反应重的患者，可用氢化可的松 100mg 静脉滴注，每日一次，共 1 ~2 次，以减轻术后的前房反应。

2 周后，如未见真菌复发感染，可开始全身和局部逐渐使用糖皮质激素和环孢素 A 滴眼。

（4）主要并发症：①术后真菌性角膜溃疡复发，平均手术后 8.5 天复发。术后复发可再次行穿透性角膜移植术，控制感染。②术后发生免疫排斥反应。③并发性白内障，与严重感染和术后长时间应用糖皮质激素有关。④继发性青光眼。

（5）手术要点：①手术原则：环钻直径的选择要大于溃疡面 0.5mm，目的是彻底切除真菌病灶，以防术后复发。不管是否有前房积脓或角膜穿孔，在钻切病变角膜片后，要用抗真菌药物冲洗房角和前、后房是必要的。实践证明，0.02% 的氟康唑溶液是安全有效的。如角膜穿孔或前房有较多积脓者，应在显微镜下边用抗真菌溶液冲洗，边用平镊仔细清除虹膜表面的纤维渗出膜，晶状体前囊的渗出物也要一并去除和反复冲洗后房。虹膜面出血可以在表面注入透明质酸钠，待几分钟后小出血可自行停止，如出血多，用眼内水下电凝探头灼烙出血点很有效。我们的经验是：手术台上认真地清除病变组织是控制感染的关键。本组有2例因角膜溃疡面积大，手术中未能彻底切除病灶，尽管术后积极抗真菌治疗和严禁用糖皮质激素，最终还是造成真菌复发，出现真菌性眼内容炎而摘除眼球。②术后处理：术后复发是真菌性角膜溃疡行穿透性角膜移植术后棘手的问题，故一般术后局部和全身禁用糖皮质激素，但对前房严重积脓和溃疡直径大于8mm以上或穿孔者，术后前房反应往往非常严重，所以术后全身慎用1～2次糖皮质激素，实践证明是有益的。本组的临床病例在术后均应全身和局部应用抗真菌药，用药时间、频度和方法应根据病情而定。一般原则是角膜溃疡愈小，前房反应愈轻，则用药时间相对短；反之，时间则长。如2周后不复发，全身用药可停止，局部用药仅限于晚间用一次抗真菌眼膏。术后早期一般全身和局部结膜下用抗真菌药为主，或再联合抗真菌眼膏。术后3～5天后才把结膜下注射改为滴眼抗真菌治疗。以便植片上皮修复和预防细菌感染。

真菌性角膜溃疡在临床治疗上非常棘手，其关键问题还是以预防为主，一旦发生感染，应早期确定诊断和应用抗真菌药物治疗，对疗效欠佳者，又应及时切除病灶，当病变切除不超过1/2角膜厚度时，应考虑行羊膜覆盖术或行板层角膜移植术，对深达1/2以上的病例，应坚决地行穿透性角膜移植术。

（张秋丽）

第三节　角膜变性和营养不良

一、角膜老年环

（一）概述

角膜老年环是角膜周边部基质内的类脂质沉着。常见于老年人，也可发生于青壮年，也称青年环。可能与脂质等代谢紊乱有关。

（二）临床表现

（1）发病与年龄相关，年龄越大发生率越高。80岁以上的人中几乎都有老年环。如果年轻人发病需要进行全身检查，特别是血脂的检查，因为往往伴有高血脂。

（2）双眼发病。

（3）无自觉症状，不影响视力。

（4）角膜缘内1mm、深层基质内灰白色、逐渐加重的环行混浊，其外界与角膜缘之间存在狭窄透明带。

（三）诊断

根据临床表现可诊断。

（四）鉴别诊断

边缘性角膜变性：是一种非炎症性、双眼慢性变性角膜病。病因不清，边缘部角膜灰白色混浊，基质逐渐变薄，可有新生血管长入。

（五）治疗

（1）眼部无需治疗。

（2）针对全身情况，如动脉硬化、高血脂、高胆固醇等进行治疗。

（六）临床路径

1. 询问病史 注意血脂代谢情况。

2. 体格检查 注意角膜缘的改变。

3. 辅助检查 一般不需要。必要时可进行血脂、血胆固醇检查。

4. 处理 无需处理。

5. 预防 少食高脂肪、高胆固醇食物。

二、带状角膜变性

（一）概述

带状角膜变性又称带状角膜病变（band shaped keratopathy），是主要累及角膜前弹力层的表浅角膜钙化变性。可发生于任何年龄。常继发于眼部慢性葡萄膜炎、长期眼局部应用糖皮质激素、硅油填充手术后和维生素 D 中毒等引起的高钙血症、遗传性疾病或慢性肾功能衰竭等。

（二）临床表现

（1）单眼、双眼均可发病。慢性进行性发展，病程可达 10 余年。

（2）病变起始于睑裂区角膜边缘部，角膜前弹力层有细点状钙质沉着，逐渐混浊向中央部发展，形成带状混浊，表面粗糙不平。

（3）部分病例出现角膜上皮糜烂，甚至溃疡，明显的刺激症状。

（4）晚期患者有不同程度的视力下降。

（三）诊断

根据慢性过程、角膜改变，或有钙、磷代谢紊乱的全身疾病史和临床表现，可以诊断。

（四）鉴别诊断

中央部角膜斑翳：角膜外伤或炎症恢复后遗留的角膜瘢痕。

（五）治疗

（1）针对病因治疗。

（2）轻度角膜变性者无需眼部治疗。

（3）如有角膜上皮糜烂，眼部刺激症状明显时，滴用角膜保护剂，如贝复舒、唯地息等，也可佩戴软性角膜接触镜。

（4）后期需要美容或增加视力，可用 0.5% 依地酸二钠滴眼液，每日 4~6 次。也可表面麻醉下刮除角膜上皮及病变处敷用 0.02% 依地酸二钠溶液的海绵片，5 分钟后去除钙质，涂抗生素眼药膏，盖眼垫。

（5）当病变位于角膜前 1/3 者可采用治疗性角膜切削术（PTK）去除混浊。

（五）临床路径

1. 询问病史　有无眼内疾病、硅油填充手术及眼部长期应用糖皮质激素史。

2. 体格检查　注意角膜的改变。

3. 辅助检查　一般不需要。

4. 处理　一般无需处理，或针对病因进行相应处理，如眼内疾病治疗、取出硅油、减少局部激素用量。

5. 预防　及时治疗原发病。

三、边缘性角膜变性

（一）概述

边缘性角膜变性又称 Terrien 角膜变性。是一种非炎症性、双眼慢性角膜变性。病因不清，可能与神经营养障碍或角膜缘毛细血管营养障碍有关。也可能是一种自身免疫性疾病。

（二）临床表现

（1）常见于男性，青年时期发病。

（2）双眼同时或先后发病，发展缓慢。

（3）早期视力不受影响。晚期因出现高度不规则散光，普通镜片或角膜接触镜均不能矫正，而出现慢性进行性视力减退。

（4）病变多位于角膜缘附近，上缘多见。灰色细小点状混浊，有新生血管长入，角膜基质逐渐变薄，可为正常厚度的 $1/4 \sim 1/2$，并形成沟状凹陷，甚者角膜膨隆。

（5）角膜上皮一般完整。

（6）患眼无充血、疼痛等炎症反应，或者轻度充血。

（三）诊断

根据临床表现进行诊断。

（四）鉴别诊断

1. 蚕食性角膜溃疡　是自发性、慢性、边缘性、进行性、疼痛性角膜溃疡。多发生于成年人。有剧烈眼痛、畏光、流泪及视力下降。病变初期睑裂部周边角膜浅基质层浸润，继而上皮缺损，形成溃疡。缺损区与角膜缘之间无正常的角膜组织分隔。溃疡沿角膜缘环行发展，然后向中央区浸润，最后累及全角膜。

2. 角膜带状变性　是累及角膜前弹力层的表浅角膜钙化变性。可发生于任何年龄。病变起始于睑裂区角膜边缘部，逐渐混浊向中央部发展，形成带状混浊，表面粗糙不平。可出现角膜上皮糜烂，甚至溃疡，明显的刺激症状。

（五）治疗

（1）轻者或早期病变无需治疗。

（2）病变区明显变薄者可行板层角膜移植手术（LK），可降低散光，提高视力。

（六）临床路径

1. 询问病史　有无全身自身免疫性疾病。

2. 体格检查　注意角膜缘的改变。

3. 辅助检查 一般不需要。

4. 处理 轻者无需处理。角膜边缘沟状凹陷明显或角膜膨隆者可手术治疗。

5. 预防 无特殊预防措施。

四、大泡性角膜病变

（一）概述

大泡性角膜病变是由于各种原因损害角膜内皮细胞，造成角膜内皮失代偿，角膜基质及上皮下水肿，导致角膜上皮下水疱形成。常见于眼前节手术损伤角膜内皮层后，长期高眼压状态，各种角膜内皮营养不良的晚期等情况。

（二）临床表现

（1）患眼视力下降。

（2）明显的眼红、磨疼、畏光、流泪等刺激症状。

（3）角膜大泡反复破裂，角膜基质明显水肿、雾状混浊，晚期新生血管长入。

（三）诊断

根据临床表现，特别是角膜的改变，可以诊断。

（四）鉴别诊断

角膜炎，特别是基质角膜炎：根据病史，角膜内皮镜及共聚焦显微镜检查可以鉴别。

（五）治疗

（1）积极治疗原发病。

（2）应用角膜保护剂、营养剂，如角膜上皮生长因子、润滑剂、甲基纤维素等。

（3）滴用角膜脱水剂，如5%氯化钠、50%葡萄糖溶液或甘油制剂，目前应用很少。

（4）佩戴角膜接触镜，定期更换。

（5）适当滴用抗生素及糖皮质激素滴眼液。

（6）手术治疗穿透性角膜移植术（PK）或角膜内皮移植术是治疗本病有效方法。

（六）临床路径

1. 询问病史 有无内眼手术史、长期高眼压史或角膜营养不良病史。

2. 体格检查 重点注意角膜的改变。

3. 辅助检查 角膜内皮镜及共聚焦显微镜检查，不仅了解内皮细胞数目，而且可详细观察异常形态及结构。

4. 处理 眼局部治疗为主。长期刺激症状明显且视力严重受到影响者，可行穿透性角膜移植术。

5. 预防 各种内眼手术时避免损伤角膜内皮层。

五、角膜营养不良

（一）上皮基底膜营养不良

1. 概述 上皮基底膜营养不良又称 Cogan 微囊肿性角膜营养不良（Cogan's microcystic dystrophy）或地图点状指纹状营养不良（map – dot – finger print dystrophy），是最常见的前部角膜营养不良，为双侧性，可能为常染色体显性遗传，女性多见。

2. 临床表现

（1）主要见于成人，个别病例幼年发病。

（2）角膜上皮细胞深层的基底膜呈点状、地图状、指纹状或囊泡状白色混浊。

（3）双眼混浊形状、分布、位置变化较大，25%～30%的患者反复发生角膜上皮剥脱，有明显的刺激症状，荧光素染色着色。

（4）临床症状轻微，预后较好，不留瘢痕。

（5）活体共聚焦显微镜下可见上皮基底膜层弥散分布的点状、条状不均匀灰白色高反光点，无炎性细胞及水肿反应，角膜基质细胞、内皮细胞正常。

3. 诊断　根据病史和角膜病变位置、形态，可以诊断。

4. 鉴别诊断　浅层角膜炎：眼部会出现疼痛、畏光、流泪和眼睑痉挛等刺激症状，以及睫状充血、角膜浸润混浊等体征。

5. 治疗

（1）刺激症状明显者可局部应用角膜保护剂，角膜上皮生长因子或5%氯化钠滴眼液和眼膏等。

（2）角膜上皮剥脱时可包扎或佩戴软性角膜接触镜，或进行上皮刮除术。

（3）适当应用刺激性小的抗生素滴眼液和眼膏，预防继发感染。

（4）可采用准分子激光去除糜烂的角膜上皮，重建光滑的角膜表面，促进角膜上皮愈合。

6. 临床路径

（1）询问病史：注意发病时间、速度、变化情况。有无家族史。

（2）体格检查：注意角膜上皮细胞深层点状、地图状、指纹状或囊泡状白色混浊区。

（3）辅助检查：一般不需要。

（4）处理：根据眼部刺激症状程度选择适当的治疗。

（5）预防：早期发现。特别是家族中有此类患者的其他人应进行检查。

（二）Meesmann 角膜营养不良

1. 概述　Meesmann 角膜营养不良又称青年遗传性角膜上皮营养不良，临床少见，是一种家族性角膜上皮营养不良。婴儿期起病，进展缓慢；青年期症状明显。为常染色体显性遗传。多数学者认为本病角膜上皮细胞内有黏多糖堆积。

2. 临床表现

（1）双眼对称性发病。

（2）早期为角膜上皮细胞内出现无数个细小、形态近似、透明的灰色囊泡，弥散分布于整个角膜。荧光素不着色，轻度影响视力。小囊泡破裂后，荧光素着色，上皮反复糜烂、瘢痕形成而影响视力。

3. 诊断　根据家族史、临床表现进行诊断。

4. 鉴别诊断　上皮基底膜营养不良：为角膜浅层营养不良，但病变位于角膜上皮细胞深层，常有荧光素着染。

5. 治疗

（1）一般无需治疗。

（2）角膜刺激症状明显时可对症治疗。

（3）严重影响视力者，可机械刮除角膜上皮或 PTK 去上皮，也可根据病情行 LK。

（4）无论何种治疗均有复发可能。

6. 临床路径

（1）询问病史：有无家族史。注意发病时间，进展程度。

（2）体格检查：注意浅层角膜上皮细胞间散在的细胞混浊。

（3）辅助检查：共聚焦显微镜检查发现散在于正常角膜上皮细胞间的无数个低反光团。

（4）处理：早期症状较轻无需治疗。严重者可局部应用糖皮质激素或 PTK。

（5）预防：早期发现。特别是家族中有此类患者的其他人应进行检查。

（三）Reis－Biicklers 角膜营养不良

1. 概述　本病为一种角膜前弹力层原发性营养不良。为常染色体显性遗传。

2. 临床表现

（1）发病早，双眼从几岁开始发病，病情一直到 30 岁后稳定下来。

（2）早期表现为周期性、反复发作性角膜上皮水肿、糜烂。

（3）有明显的角膜刺激症状。

（4）角膜前弹力层内有灰白色弥漫性、条状、地图状、网状、窝状、毛玻璃状混浊，混浊渐进性增加。

（5）严重者造成视力下降、角膜知觉减退。

3. 诊断　根据家族史、临床表现，可以诊断。

4. 鉴别诊断　上皮基底膜营养不良：为角膜浅层营养不良，但病变位于角膜上皮细胞深层，常有荧光素着染。

5. 治疗

（1）角膜上皮糜烂时对症治疗，滴用抗生素滴眼液、高渗滴眼液。

（2）佩戴角膜接触镜。

（3）严重影响视力者可行 LK 术。

6. 临床路径

（1）询问病史：注意发病时间、反复次数，病变位置。

（2）体格检查：注意角膜病变部位。

（3）辅助检查：一般不需要。

（4）处理：根据影响视力程度选择保守或手术治疗。

（5）预防：目前无有效预防措施。

（四）胶滴状角膜营养不良

1. 概述　本病为角膜前弹力层纤维变性，呈油滴状透明沉淀。为常染色体隐性遗传。

2. 临床表现

（1）儿童期起病。

（2）双眼同时或先后发病。

（3）病变区角膜表面粗糙不平，上皮下密集的胶滴状半球形、灰白色混浊隆起。

（4）伴有角膜上皮剥脱时，可出现畏光、流泪等刺激症状，视力减退。

3. 诊断　根据儿童双眼对称性角膜上皮胶滴状半球形混浊，可以诊断。

4. 鉴别诊断　斑点状营养不良：是一种最严重的角膜基质层营养不良，常在 10 岁前发病，进行性视力减退，无明显眼疼，角膜知觉减退，角膜基质变薄、弥漫性混浊，同时有散在的局限性、境界不清的白色斑块状混浊，由中央向周边进行性发展。

5. 治疗

（1）上皮病变有症状者对症处理，滴用高渗滴眼剂，或眼垫包扎。

（2）角膜中央混浊明显、影响视力者可行 LK 或 PK 手术。

6. 临床路径

（1）询问病史：注意发病时间，有无家族史。

（2）体格检查：注意双眼对称性角膜上皮胶滴状混浊。

（3）辅助检查：一般不需要。

（4）处理：根据眼部刺激症状和视力受影响程度选择治疗方案。

（5）预防：目前无有效预防措施。

（五）颗粒状角膜营养不良

1. 概述　颗粒状角膜营养不良为累及角膜基质的营养不良，为常染色体显性遗传。

2. 临床表现

（1）常于 10 岁左右发病，病程缓慢。

（2）一般无症状，多在 40 岁以后视力进行性下降。

（3）双眼对称性角膜病变，无角膜上皮糜烂。中央部角膜前基质灰白色斑点状、雪花样混浊，混浊逐渐向深层扩展。很少累及角膜边缘，非病变部位角膜组织透明。角膜厚度正常。

3. 诊断

（1）根据中年患者无明显原因双眼视力逐渐下降，及角膜基质层改变，可以诊断。

（2）活体共聚焦显微镜检查有助于发现角膜的改变。

4. 鉴别诊断　斑点状营养不良：是一种最严重的角膜基质层营养不良，常在 10 岁前发病，进行性视力减退，无明显眼疼，角膜知觉减退，角膜基质变薄、弥漫性混浊，同时有散在的局限性、境界不清的白色斑块状混浊，由中央向周边进行性发展。

5. 治疗

（1）轻者不需要治疗。

（2）有异物感时可用角膜上皮保护剂。滴用低浓度、小剂量糖皮质激素可延缓角膜混浊的发展。

（3）严重影响视力者可选择 PTK、LK 或 PK 术。

6. 临床路径

（1）询问病史：重点注意视力下降的速度。了解家族中有无相似患者。

（2）体格检查：注意角膜病变图像呈云雾中的雪花状混浊。

（3）辅助检查：一般不需要。活体共聚焦显微镜检查有助于了解病变位置和深度。

（4）处理：根据病变深度及对视力影响程度选择治疗方案。

（5）预防：目前无有效预防措施。

（六）斑点状角膜营养不良

1. 概述 本病是一种累及角膜基质层的严重的角膜营养不良。为常染色体隐性遗传。

2. 临床表现

（1）常在10岁前发病，进行性视力减退，30岁后视力严重下降。

（2）无明显眼疼，但角膜知觉减退，角膜基质变薄。

（3）角膜基质弥漫性混浊，同时有散在的局限性、境界不清的白色斑块状混浊，由中央向周边进行性发展。

3. 诊断 根据患者无明显眼部疼痛，进行性视力减退，30岁后视力严重下降及角膜基质弥漫性、白色斑块混浊，可以诊断。

4. 鉴别诊断

（1）颗粒状营养不良：也是角膜基质的营养不良，无角膜上皮糜烂。中央部角膜前基质灰白色斑点状、雪花样混浊，混浊逐渐向深层扩展。很少累及角膜边缘，非病变部位角膜透明。

（2）格子状营养不良：为一种累及角膜基质的营养不良，视力损害严重。10岁前发病，临床症状不明显。40岁后严重影响视力。双眼发病，病变呈对称性进行性发展。角膜基质内出现网格状、回格子状混浊。混浊主要位于中心和周边，一般不达角膜缘。

5. 治疗

（1）早期不需要治疗。

（2）视力下降明显者（如低于0.1）可行PK术，但术后仍有复发可能。

6. 临床路径

（1）询问病史：注意有无家族史，进行性视力减退，眼部刺激症状。

（2）体格检查：注意角膜基质层斑块状混浊。

（3）辅助检查：一般不需要。

（4）处理：根据视力受损程度决定是否手术。

（5）预防：目前无特效的预防措施。

（七）格子状角膜营养不良

1. 概述 为一种累及角膜基质的营养不良，发病早、视力损害严重。为常染色体显性遗传。

2. 临床表现

（1）10岁前发病，临床症状不明显。40岁后视力严重受到影响。

（2）双眼发病，病变呈对称性进行性发展。

（3）角膜基质内网格状、回格子状混浊。混浊主要位于中心和周边，一般不达角膜缘。

3. 诊断 根据发病年龄和特征性角膜基质层改变，可以诊断。

4. 鉴别诊断 斑点状营养不良：常在10岁前发病，进行性视力减退，无明显眼疼，角膜知觉减退，角膜基质变薄、弥漫性混浊，同时有散在的局限性、境界不清的白色斑块状混浊，由中央向周边进行性发展。

5. 治疗

（1）早期不需要治疗。

（2）视力下降明显者（如低于0.1）可行 PK 术。

6. 临床路径

（1）询问病史：双眼进行性视力下降，通常无眼部刺激症状。

（2）体格检查：注意角膜基质层呈格子样改变。

（3）辅助检查：一般不需要。对于角膜深层结构欠清晰者，可进行活体共聚焦显微镜检查，有助于了解病变位、深度和基质细胞受损程度。

（4）处理：根据视力下降程度选择手术时机。

（5）预防：目前无有效预防措施。

（八）Fuchs 角膜内皮营养不良

1. 概述　Fuchs 角膜内皮营养不良是累及角膜内皮细胞层、基质层和上皮细胞层的病变。至今病因不清。有人认为是一种常染色体显性遗传病。

2. 临床表现

（1）50～60 岁女性多见。

（2）双眼同时或先后发病，病程进展缓慢，可分为滴状角膜期、角膜上皮和基质水肿期、角膜瘢痕期。

（3）滴状角膜期：无任何症状，角膜中央部后表面多发赘疣（滴状角膜）突入前房，细小色素沉着。随着病变进展，赘疣区角膜内皮细胞消失。

（4）角膜上皮和基质水肿期：角膜水肿起始于中央部，逐渐向周围扩展。角膜增厚，呈毛玻璃状，后弹力层皱褶，基质层水肿。视力下降，并有眼痛、流泪。

（5）角膜瘢痕期：长期和持续的角膜水肿使角膜上皮下纤维结缔组织增生。角膜知觉下降，但上皮水肿减轻。可并发角膜上皮糜烂、溃疡、新生血管、钙化变性。

（6）可出现眼部刺激症状。部分病例可合并眼压升高。

（7）角膜内皮镜可见角膜内皮细胞大小不均匀；共聚焦显微镜检查可见内皮细胞层散在低反光突起细胞，角膜基质细胞间质高反光，正常内皮细胞数目减少。

3. 诊断　根据临床表现可以诊断。角膜内皮镜、共聚焦显微镜检查有助于确诊。

4. 鉴别诊断

（1）大泡性角膜病变：由于各种原因造成角膜内皮失代偿，角膜基质及上皮下水肿，导致角膜上皮下水疱形成。患眼视力下降，有明显的眼红、磨疼、畏光、流泪等刺激症状。

（2）Meesmann 角膜营养不良：出生时双侧角膜水肿。

（3）虹膜角膜内皮综合征：常单眼发病。角膜内皮呈槌击金属状改变，角膜水肿，可有眼压升高、虹膜变薄、瞳孔变形。

5. 治疗

（1）滴用角膜保护剂、营养剂，如角膜上皮生长因子、润滑剂、卡波姆、甲基纤维素等。

（2）滴用角膜脱水剂，如5%氯化钠、50%葡萄糖溶液或甘油制剂。

（3）佩戴角膜接触镜。

（4）适当滴用抗生素滴眼液，预防角膜继发感染。

（5）继发青光眼者，应用药物或手术降眼压治疗。

（6）手术治疗：PK 是治疗本病有效方法，术后易复发，复发后可再次手术。LK、烧灼术、结膜覆盖术可以治疗顽固性角膜病变且无条件行 PK 术者，可缓解疼痛，减轻症状。

6. 临床路径

（1）询问病史：重点注意有无家族史和内眼疾病史。

（2）体格检查：重点注意角膜的改变。

（3）辅助检查：一般不需要。对于角膜结构欠清晰者，应用活体共聚焦显微镜检查有助于了解病变位置、深度和各层细胞受损程度。

（4）处理：根据眼部症状和视力下降程度选择治疗方案。

（5）预防：目前无有效预防措施。

（刘月君）

第四节　角膜软化症

一、概述

角膜软化症是由维生素 A 缺乏所致的一种角膜病变。在发展中国家它是儿童最重要的致盲眼病。本病多双眼受累。食物中缺少维生素 A、喂养不当、吸收不良、慢性腹泻或患有其他消耗性疾病如麻疹、肺炎时，常会导致维生素 A 缺乏，是诱发本病的重要因素。

二、临床表现

（1）夜盲、畏光和不愿睁眼。

（2）根据临床过程分为 3 期（夜盲期、干燥期和软化期）。

（3）夜盲期：在暗光线下和夜间不能视物。但因幼儿不能叙述，常被忽略。

（4）干燥期：角膜失去光泽，呈现雾状混浊。结膜有干燥斑（Bitot 斑）。

（5）软化期：角膜呈现灰白色或灰黄色混浊，极易发生感染和自融坏死，形成溃疡和穿孔，最后形成粘连性角膜白斑或角膜葡萄肿，严重时引起眼球萎缩。

（6）伴有全身症状，如患儿消瘦、精神萎靡、声音嘶哑和皮肤干燥等。

三、诊断

根据维生素 A 缺乏史，夜盲、畏光等症状，结膜和角膜改变，可以诊断。

四、鉴别诊断

1. 视网膜色素变性　有夜盲史，但眼底有骨细胞样色素沉着。

2. 干燥综合征　有眼干的症状，但无结膜干燥斑。

五、治疗

（1）在角膜穿孔前应积极治疗。迅速补充维生素 A，同时补充维生素 B，矫正水电解质紊乱，治疗全身病。

（2）肌内注射维生素 A 7～10 天，每天不少于 2 万 U；也可以用维生素 A 油剂滴眼。

（3）眼部滴用抗生素滴眼液或眼膏，预防感染。

（4）如有角膜溃疡或穿孔，应滴用1%阿托品滴眼液或眼膏，防止虹膜后粘连。

（5）若角膜穿孔，当穿孔较小时可保守治疗；穿孔大者，考虑板层或穿透性角膜移植术。

六、临床路径

1. 询问病史　注意患儿的喂养史和有无消耗性疾病史。

2. 体格检查　注意角结膜改变和全身伴随症状。

3. 辅助检查　一般不需要。

4. 处理　除补充维生素 A、B 等外，根据病情对症治疗。

5. 预防　宣传科学喂养常识，防止维生素 A 缺乏。

（刘月君）

第五节　角膜肿瘤

一、角结膜皮样瘤

（一）概述

本病是一种类似肿瘤的先天性发育异常，为胚胎期胚裂闭合过程中表皮及其附件嵌入角膜、结膜组织而形成。在组织学上它并非是真正的肿瘤，而属于典型的迷芽瘤。遗传方式有常染色体显性遗传、常染色体隐性遗传和性连锁隐性遗传 3 种。

（二）临床表现

（1）出生时即有，静止或缓慢生长。肿瘤长大明显时可影响视力。

（2）肿物多位于颞下方球结膜及角膜缘处，有时位于角膜中央，仅遗留周边角膜。

（3）肿物多为表面光滑黄色圆形实体，表面有纤细的毛发。

（4）少数患者角膜缘处可出现多个皮样瘤。

（5）可合并耳部畸形和脊柱异常，称为 Goldenhar 综合征。

（三）诊断

根据出生时就发生，球结膜或角膜缘处圆形黄色实体肿物，可以诊断。

（四）鉴别诊断

角膜皮样囊肿：是一种先天性角膜异常。组织学上其囊壁最内层为上皮，外层为真皮及皮下组织，也有皮肤附属器官。囊肿内容物为皮脂腺分泌物及脱落的过度角化的上皮细胞。多位于内侧睑裂区角膜缘，境界清晰，一般约数毫米大小，呈黄色、有光泽、有弹性的隆起物。

（五）治疗

（1）根据病变在角膜的位置、大小选择单纯手术切除或联合角膜移植手术。

（2）位于角膜缘的肿物，可行半月形、带有角膜缘的板层角膜移植手术。

（3）位于角膜中央者应及早手术，并行板层角膜移植手术，如发现皮样瘤组织已侵犯角膜全层，需要穿透性角膜移植手术。

二、角膜上皮内上皮癌

（一）概述

本病又称为 Bowen 病或原位癌，是一种癌前期角结膜角化不良。多见于老年男性，单眼发病，病程进展缓慢。病理组织学表现为细胞呈现多形性，分裂象增多，上皮角化不良，间变明显，上皮细胞的基底膜仍然完整。

（二）临床表现

（1）在睑裂区，肿瘤常由角膜缘开始，同时向结膜和角膜伸展。

（2）肿瘤呈现灰白色半透明样隆起，有血管时呈现红色胶样扁平隆起，界限清晰。

（3）肿瘤发展缓慢，经若干年病变也可以只局限在上皮内，有时也可以向眼内蔓延。

（三）诊断

（1）根据角膜缘或角膜上灰白色肿物和病程发展缓慢的特点可以诊断。

（2）根据组织病理学检查结果可以确诊。

（四）鉴别诊断

角结膜鳞癌：病变外观呈现菜花状，新生血管丰富，邻近球结膜充血明显。病理活检可见癌细胞突破上皮基底膜，后期可破坏前弹力层侵入角膜实质层，也可经小梁入眼内，或沿淋巴及血管全身转移。

（五）治疗

（1）根据肿瘤大小、部位，选择单纯手术切除或联合板层角膜移植手术。

（2）病变局限者易于手术彻底切除。

（3）角膜广泛受累者可行全角膜板层切除，同时行全角膜板层移植术。

（4）已有眼内侵犯时行眼球摘除或眶内容摘除。

（5）术后易复发，应定期随诊。

三、角结膜鳞癌

（一）概述

发病原因不明。可发生于角膜溃疡遗留的瘢痕上，或翼状胬肉手术后或创伤后，也可以原发于健康的角膜上。多见于 40 ~ 60 岁者，以男性居多。

（二）临床表现

（1）睑裂区角膜缘部为好发部位，尤其以颞侧多见。

（2）初发时肿瘤呈现灰白色胶样隆起，或呈泡状，很快增大至杏仁状。

（3）肿瘤肥厚无蒂，富于血管，呈现粉红色乳头状或疣状肿块，触之易出血。

（4）可以沿眼球表面组织扩展，也可以向眼内转移。

（三）诊断

（1）根据肿瘤的形态、外观和部位可以诊断。

（2）肿瘤组织的组织病理学检查可确诊。

（四）鉴别诊断

角膜上皮内上皮癌：是一种癌前期角结膜角化不良，进展缓慢。病变呈灰白色半透明样隆起，有血管时呈现红色胶样扁平隆起，界限清晰。病理组织学检查为细胞呈现多形性，分裂象增多，上皮角化不良，间变明显，上皮细胞的基底膜仍然完整。

（五）治疗

（1）早期彻底局部切除。

（2）如标本切缘未见肿瘤细胞则手术后无需辅助治疗。

（3）角结膜广泛受累者，可行眼球摘除或眶内容摘除术。若患者不同意，可试行^{90}Srβ射线或软性接触性 X 线照射治疗。

（4）术后应密切随访。

四、角结膜色素痣

（一）概述

角结膜色素痣是一种先天性良性肿瘤。其病理组织学表现为痣细胞小、核浓缩、胞质稀少。根据病理组织学特点色素痣可分为交界痣、上皮下痣、混合痣和蓝痣 4 种类型。

（二）临床表现

（1）一般无刺激症状。

（2）角膜缘的结膜色素痣一般为棕色或黑色，扁平或轻度隆起，境界清楚。有时可以扩展到角膜周边部，也可以导致周边部角膜的脂质沉着。

（3）在球结膜一侧，其深度不会超过结膜固有层，能随结膜被推动。

（三）诊断

根据角膜缘静止性的棕色或黑色实体肿物可以诊断。

（四）鉴别诊断

黑色素瘤：肿块生长迅速、色素和血管增多，必要时行病理学活检。

（五）治疗

（1）一般无需特殊治疗。

（2）影响美容时可以切除，但须彻底。

（3）交界痣和混合痣有低度恶变倾向。一旦发现恶变倾向，应手术彻底切除，以免复发。切除的组织须送病理检查。

五、角结膜黑色素瘤

（一）概述

本病是一种发生于角结膜组织的恶性肿瘤。组织学上分为上皮样细胞型、纺锤细胞型、痣样细胞型和混合细胞型。确切病因不明。黑色素瘤可源于交界痣或混合痣，或源于原发性获得性黑色素沉着痣，或为新发。多于 40～60 岁时发病，30 岁前罕见。

（二）临床表现

（1）瘤体隆起，分叶或结节状，肿瘤发展较快。

（2）有时出现血性泪水。

（3）结膜黑色素瘤常侵犯角膜缘，并累及周边部角膜。有些则沿角膜缘环行扩展。

（4）成人期的黑色素痣和原发性获得性黑色素沉着症若病灶增厚、扩大，色素和血管增多，或黑色素痣与巩膜粘连，都应视为黑色素瘤的可能征象。

（5）根据肿瘤色素的多少，黑色素瘤可表现为黑色、棕色或淡红色。

（6）黑色素瘤可以沿眼表蔓延，也可以侵入眼内和全身转移。

（三）诊断

（1）根据患者为中老年，肿块生长迅速，并富于色素和血管，可以诊断。

（2）必要时行活检进行病理组织学检查。

（四）鉴别诊断

色素痣：是先天性良性肿瘤，静止或生长缓慢。必要时行病理活检。

（五）治疗

（1）首先对怀疑为黑色素瘤的病灶组织做活检，如病灶局限，则将整个瘤体切除以明确诊断。

（2）边缘切除干净，无肿瘤细胞者应定期密切随访。

（3）切缘残留可疑肿瘤细胞浸润者，对可疑范围作冷冻治疗，或在 5 周内行 600 ~ 1 000rd的 β 射线治疗。

（4）原发性获得性黑色素沉着症恶变的病例需对可疑范围作结膜和角巩膜板层切除，继以冷冻治疗。

（5）眼内和眶内已经被肿瘤波及或手术与放疗后复发的病例，可行眶内容物剜出术。但至今未能确切评估其对延长生命的意义。

（刘月君）

第六节　角膜先天异常

一、圆锥角膜

（一）概述

圆锥角膜是一种以角膜扩张为特征，使角膜中央部前凸呈圆锥形，产生高度不规则散光的角膜病变，严重影响视力。它可为常染色体隐性或显性遗传。多于青少年期起病，进展缓慢。多为双侧性，但发病时间可有先后，病变程度也可不同。

（二）临床表现

（1）进行性远视力减退，近视及散光度数增加，一般眼镜可以矫正视力。一旦出现典型的圆锥角膜症状时，只能用硬性角膜接触镜才能矫正视力。

（2）角膜地形图可显示部分区域角膜屈光力增加、非对称。Pentacam 前房成像系统测量可以发现角膜后表面局部不均匀或者屈光力增加；膜曲率计检查可发现规则或不规则散光。

（3）角膜向前锥状突起，锥顶往往位于角膜中央偏鼻下侧。在锥顶处角膜最薄。

（4）在病变进展过程中，角膜基质层出现许多呈垂直分布、相互平行的细线。以后细线逐渐变长变粗似栅栏状，称为圆锥角膜线，又称为 Vogt 条纹。

（5）在角膜圆锥的基底部可出现上皮下黄褐色环，称为 Fleischer 环，为含铁血黄素沉着于角膜上皮或前弹力膜所致。

（6）眼下视时上睑隆突，称为 Munson 征。

（7）角膜前弹力层可自发性破裂，出现角膜水肿。急性角膜水肿时可致视力突然下降、眼痛、眼红、畏光和大量流泪等。修复后形成浅层瘢痕。

（8）角膜后弹力膜破裂时，可引起急性角膜基质层水肿和混浊。水肿常于 4 个月内吸收，但遗留瘢痕组织。

（三）诊断

根据角膜特征性改变，可以诊断。

（四）鉴别诊断

1. 边缘性角膜变性　一种非炎症性、慢性角膜变性。常于青年期发病，出现进行性视力减退，双眼同时或先后发病。晚期因高度不规则散光，普通镜片或角膜接触镜均不能矫正视力。病变位于角膜缘附近，角膜基质逐渐变薄，以角膜上缘多见，病变区伴有新生血管长入。

2. 角膜边缘透明样变性　一种少见的非炎症性疾病，常发生于下方角膜周边部，多为双眼发病，病变区不伴有脂质沉积或新生血管形成。

3. 球形角膜　一种先天性角膜发育异常，通常为静止性，不发展，无症状；全角膜变薄，尤其以中周部明显，角膜呈现球形扩大，显著前突，有时合并有高频率神经性听觉障碍。

（五）治疗

（1）轻度圆锥角膜可以佩戴硬性角膜接触镜，也可以行表面角膜镜片术或板层角膜移植术。

（2）角膜水肿时，可滴用睫状肌麻痹剂，3% 氯化钠眼膏，必要时可予加压包扎。

（3）若角膜圆锥突起很高，且角膜有全层混浊时，应行穿透性角膜移植术。

（六）临床路径

1. 询问病史　注意有无家族史。

2. 体格检查　重点注意角膜曲率和形态的改变。

3. 辅助检查　角膜曲率计、角膜地形图检查和 Pentacam 前房成像系统测量。

4. 处理　根据视力下降程度和角膜病变情况选择佩戴角膜接触镜或手术治疗。

5. 预防　目前无有效预防措施。

二、大角膜

（一）概述

大角膜指角膜直径比正常大，但眼压和视功能均为正常。它是一种先天性发育异常。男性多见。通常为 X 连锁隐性遗传。

（二）临床表现

（1）为先天性，双侧性，静止性。

（2）多合并近视及散光，一般矫正视力较好。

（3）角膜缘界限清晰，横径 13mm 以上，竖径 12mm 以上。整个眼前段不成比例地扩大。

（4）少数患者伴有其他眼部异常，尤其是虹膜及瞳孔异常，甚至可以伴有全身先天性异常，如马方综合征。

（三）诊断

根据发病年龄和角膜直径扩大的特征性改变，可以明确诊断。

（四）鉴别诊断

先天性青光眼：角膜扩大，但有混浊。有畏光、流泪等症状，眼压升高。

（五）治疗

无需特殊治疗。

（六）临床路径

1. 询问病史　注意有无家族遗传史。
2. 体格检查　重点注意眼压、角膜直径和透明度的改变。
3. 辅助检查　角膜曲率检查。
4. 处理　无特殊处理。
5. 预防　无有效预防措施。

三、小角膜

（一）概述

小角膜是一种先天性发育异常。可能与视杯外胚叶生长的原发性畸变有关。可单眼或双眼发病，无性别差异。为常染色体显性或隐性遗传。

（二）临床表现

（1）先天性，静止性。

（2）单纯小角膜，视力较好。

（3）角膜扁平，横径小于 10mm，眼前节不成比例地缩小，而眼球大小可以正常。

（4）常伴有小眼球和眼前节多种异常，尤其是伴有浅前房者，易发生闭角型青光眼。

（三）诊断

根据家族史、发病年龄和角膜直径小于正常等特征，可以确诊。

（四）鉴别诊断

根据角膜所具有的特征性改变，无需特殊鉴别。

（五）治疗

（1）无需特殊治疗。

（2）若患者发生青光眼时，需针对性治疗。

（六）临床路径

1. 询问病史　注意有无家族遗传史。
2. 体格检查　重点注意角膜直径和可能伴有的眼前段其他异常。
3. 辅助检查　一般不需要。
4. 处理　若小角膜合并有青光眼时，应给予相应治疗。
5. 预防　无有效预防措施。

四、先天性角膜混浊

（一）概述

本病是一类先天性发育异常。发病原因不甚清楚，可能与发育障碍或妊娠头 3 个月母体子宫内炎症有关。

（二）临床表现

（1）先天性，静止性。

（2）角膜部分或全部混浊。

（3）角膜混浊程度和范围因临床类型而异，其中先天性角膜白斑与后部圆锥角膜混浊主要发生在中央部；硬化性角膜和先天性角膜葡萄肿多为弥漫性角膜混浊。

（4）不同临床类型先天性角膜混浊可伴有相关的眼部病变。

（三）诊断

根据出生就有的部分或全部角膜混浊，可以诊断。

（四）鉴别诊断

其他原因引起的角膜混浊：可以发现引起角膜混浊的疾病，如角膜炎等，不是出生时就发生的。

（五）治疗

如果角膜混浊明显影响视功能时应尽早行穿透性角膜移植术，以防止弱视。

（六）临床路径

1. 询问病史　注意有无家族遗传史及角膜混浊发生的时间。
2. 体格检查　重点注意角膜混浊程度、范围和可能伴有的眼部其他异常。
3. 辅助检查　一般不需要。
4. 处理　根据角膜混浊程度和对视功能的影响，确定是否实施穿透性角膜移植术。
5. 预防　妊娠头几个月母体尽量避免如风疹病毒等的感染。

五、扁平角膜

（一）概述

扁平角膜是一种先天性发育异常，比较少见。其弧度小于正常，使角膜呈扁平状态。病因不明，可能与发育停滞有关。有常染色体显性遗传和隐性遗传两种遗传方式。

（二）临床表现

（1）先天性视力不佳，常为远视眼。

（2）角膜弯曲度特小，外观扁平，曲率半径与巩膜相似，角膜屈光力明显降低，仅为20～30屈光度。

（3）角膜直径正常或较短，角膜与巩膜交界处不清晰，前房浅，眼球直径正常。

（4）有时伴有其他眼部异常，如晶状体异位、白内障、青光眼、葡萄膜缺损等。

（三）诊断

根据视力不佳，角膜较平坦，屈光力较正常明显减低，可以诊断。

（四）鉴别诊断

无需特殊鉴别。

（五）治疗

（1）一般无需特殊治疗。

（2）部分患者有晶状体异位、白内障或青光眼时，视具体情况给以相应治疗。

（六）临床路径

1. 询问病史　注意有无家族遗传史。
2. 体格检查　重点注意角膜形态、曲率和角膜屈光力的改变。
3. 辅助检查　可行角膜曲率检查。
4. 处理　若无明显症状，无需特殊治疗。
5. 预防　无有效预防措施。

六、球形角膜

（一）概述

球形角膜是整个角膜变薄，呈球状前隆。它是一种先天性发育异常的眼病。多为男性，累及双眼。其病因不明，似为一种与扁平角膜相反的发育异常，也有人认为是一种形态变异，或为水眼病变终止所致。属常染色体隐性遗传。

（二）临床表现

（1）视力不佳，常为高度近视。

（2）角膜球形扩大，显著前突；角膜基质变薄，尤其以近周边处为明显，角膜厚度可减少至正常1/5。

（3）由于角膜球形隆起，前房明显加深。

（4）球形角膜可伴有巩膜变薄。

（5）偶有年龄较大时，出现后弹力层破裂，突然发生角膜水肿混浊。

（6）角膜地形图呈现角膜屈光力明显增加的特殊改变。

（三）诊断

根据角膜球形隆起，基质变薄，屈光力较正常明显增高，可以诊断。

（四）鉴别诊断

圆锥角膜：多发生于青少年期，视力进行性下降，是角膜向前锥状突起，其锥顶部角膜基质变薄。

（五）治疗

（1）一般无需特殊处理。

（2）病情严重者，应行穿透性角膜移植术，以防角膜穿孔。

（六）临床路径

1. 询问病史　注意有无家族史和疾病发生的时间。

2. 体格检查　重点注意角膜形态和角膜屈光力的改变。

3. 辅助检查　可行角膜地形图检查。

4. 处理　病情严重者可选择穿透性角膜移植术。

5. 预防　无有效预防措施。

（刘　珣）

第十二章
结膜病与巩膜病

第一节 沙眼

一、概述

沙眼是由 A、B、C 或 Ba 抗原型沙眼衣原体感染所致的一种致盲性慢性传染性结膜角膜炎。发展中国家常见。多发于儿童及少年时期,潜伏期 5~14d。沙眼衣原体由我国汤飞凡、张晓楼等人于 1955 年用鸡胚培养的方法首次分离。

二、临床表现

1. 急性发作时
（1）眼红、眼痛、异物感、流泪及黏液脓性分泌物,伴耳前淋巴结肿大。
（2）睑结膜乳头增生,上下穹隆部结膜布满滤泡。
（3）急性期经 1~2 个月进入慢性期。

2. 慢性期
（1）结膜充血减轻,结膜肥厚,乳头增生,滤泡形成。滤泡大小不等,于上睑结膜和结膜上穹隆部最为显著。
（2）滤泡可发生坏死,愈合后留下明显瘢痕,呈线状或星状,逐渐发展成网状,最后睑结膜显现白色腱样光泽。
（3）角膜缘滤泡发生瘢痕化改变,称为 Herbert 小凹。
（4）角膜可发生角膜上皮炎、局灶性或多灶性基质浅层浸润。
（5）早期可出现角膜血管翳,常发生于角膜上方1/3,可向中央瞳孔区发展成垂帘状而影响视力。其尖端常见浸润且可形成溃疡。

3. 后遗症和并发症　睑内翻及倒睫、上睑下垂、睑球粘连、实质性角结膜干燥症、慢性泪囊炎和角膜混浊。

三、诊断

（1）根据睑结膜乳头、滤泡、角膜血管翳和结膜瘢痕可以做出诊断。
（2）实验室检查有助于确立沙眼的诊断。结膜刮片后行 Giemsa 染色可见包涵体。也可用荧光抗体染色、酶联免疫测定、聚合酶链反应等方法检测沙眼衣原体抗原。

（3）分期

1）我国于 1979 年制定的沙眼分期方法

Ⅰ期（活动期）：上睑结膜乳头与滤泡并存，上穹隆结膜模糊不清，有角膜血管翳。

Ⅱ期（退行期）：上睑结膜自瘢痕出现至大部分变为瘢痕。仅留少许活动病变。

Ⅲ期（完全瘢痕期）：上睑结膜活动性病变完全消失，代之以瘢痕，此期无传染性。

2）MacCallan 分期

Ⅰ期（浸润初期）：上睑结膜有不成熟的滤泡。上方角膜轻度浅层点状角膜炎和血管翳，之前可有脓性分泌物和轻度耳前淋巴结压痛。

Ⅱ期（活动期）：上睑结膜滤泡反应，呈鲜红色（Ⅱa 期），和（或）乳头增生（Ⅱb 期），伴有上方角膜上皮下浸润、血管翳和角膜缘滤泡。

Ⅲ期（瘢痕前期）：上睑结膜滤泡和瘢痕。

Ⅳ期（瘢痕期）：无滤泡，但有广泛的结膜瘢痕。

3）世界卫生组织（WHO）分期（1987）

沙眼炎症，滤泡（Trachomatous inflammation：follicular，TF）：上睑结膜滤泡多于 5 个。

沙眼炎症，重度（Trachomatous inflammation：intense，TI）：炎症伴有 50% 以上睑结膜增厚和血管模糊。

沙眼瘢痕（Trachomatous scarring，TS）：睑结膜瘢痕形成，伴有白色纤维条索。

沙眼性倒睫（Trachomatous trichiasis，TT）：至少有一根倒睫。

角膜混浊（Corneal opacity，CO）：角膜混浊至少累及部分瞳孔缘。

这 3 种沙眼分期方法各有优点和缺点。我国沙眼分期法强调临床与病理结合，对治疗的选择有实际意义。MacCallan 分期法较细致，但难于掌握。WHO 分期法主要适用于大面积的沙眼防治，存在着漏诊的可能。

四、鉴别诊断

（1）慢性滤泡性结膜炎：原因不清。常见于儿童及青少年，双侧发病。滤泡多见于下穹隆及下睑结膜，较小，大小均匀，排列整齐，无融合倾向，呈半透明状。结膜充血并有分泌物，但不肥厚，数年后不留痕迹而自愈，无角膜血管翳。本病中无分泌物和结膜充血等炎症者称之结膜滤泡症。一般无需治疗，有自觉症状时可按慢性结膜炎治疗。

（2）春季结膜炎：多见于春秋季，睑结膜增生的乳头大而扁平，上穹隆部无病变，也无角膜血管翳。结膜分泌物涂片中可见大量嗜酸性粒细胞。

（3）包涵体性结膜炎：病变以下穹隆部和下睑结膜滤泡以为主。急性期为脓性分泌物。无结膜瘢痕，也无角膜血管翳。

（4）巨乳头性结膜炎：本病常有明确的角膜接触镜佩戴史。

五、治疗

（1）抗生素治疗

1）全身治疗：急性期或严重的沙眼应全身应用抗生素治疗。目前阿奇霉素为治疗沙眼的特效药，首次口服 500mg，以后 250mg/d，4d 为一疗程。

2）眼部滴用抗生素滴眼液或眼膏，如0.1%利福平滴眼液、0.3%氧氟沙星滴眼液、金霉素眼膏、四环素眼膏、红霉素眼膏等。疗程最少10~12周。

（2）手术治疗：主要针对并发症进行治疗，如睑内翻矫正术治疗内翻倒睫、角膜移植术治疗角膜混浊等。

（3）注意个人卫生，特别要经常洗脸。

（4）注意环境卫生。

（陈　瑶）

第二节　细菌性结膜炎

一、超急性细菌性结膜炎

（一）概述

由奈瑟菌属细菌（淋球菌或脑膜炎球菌）引起的急性化脓性结膜炎，发病急，病情严重。如未能及时合理治疗，可并发角膜溃疡、化脓性眼内炎等并发症，危及视力，甚至因细菌播散而发生关节炎、脑膜炎、肺炎或败血症进而危及生命。淋球菌结膜炎主要是通过生殖器－眼接触或生殖器－手－眼传播而感染，成人多为自身淋球菌性尿道炎感染；新生儿通过母亲产道感染。奈瑟脑膜炎球菌结膜炎最常见的患病途径是血源性播散感染。

（二）临床表现

（1）新生儿淋球菌性结膜炎一般在生后2~3d内发病，双眼同时受累。

（2）畏光、流泪，有大量黄色脓性分泌物，故又称"脓漏眼"。

（3）眼睑高度水肿，结膜明显充血，重者突出于睑裂之外，可有炎性假膜形成。

（4）常有耳前淋巴结肿大和压痛。

（5）严重病例可并发角膜溃疡甚至眼内炎。

（6）感染的婴儿可能还并发其他部位的化脓性炎症，如关节炎、肺炎、败血症等。

（7）成人淋球菌性结膜炎症状与新生儿相似，但相对较轻。

（8）脑膜炎球菌性结膜炎潜伏期常仅有数小时至1天。

（9）严重者可引发化脓性脑膜炎，危及生命。

（三）诊断

（1）根据发病急，结膜明显充血、大量的脓性分泌物等临床表现可以诊断。

（2）结膜刮片和分泌物涂片行Gram和Giemsa染色检查、细菌培养、药物敏感试验和血培养等检查，有助于确定病原体。

（四）鉴别诊断

本病的炎性假膜应与严重的病毒性结膜炎、Stevens－Johnson综合征和眼化学伤相鉴别。

（五）治疗

（1）生理盐水或3%的硼酸水冲洗结膜囊，去除脓性分泌物。

（2）眼部滴用抗生素眼水和涂用抗生素眼膏。

（3）对于成人，可大剂量肌内注射青霉素或头孢曲松钠（Ceftriaxone），连续5d。

（4）对于新生儿，可用青霉素静脉滴注或分4次肌内注射，连续7d；头孢曲松钠0.125g，肌内注射；头孢曲松（cefotaxime）25mg/kg，静脉滴注或肌内注射，1次/8h或1次/12h，连续7d。

（5）如果确诊为脑膜炎球菌结膜炎时可滴用氧氟沙星滴眼液。急性期每30~60min滴药1次，以后减少为4次/d。

（6）注意隔离，防止传染。

（7）切勿包扎患眼。

二、急性细菌性结膜炎

（一）概述

多见于春秋季节，可散发，也可流行。常见病原菌为流感嗜血杆菌、肺炎链球菌、Kock-Weeks杆菌、葡萄球菌等。本病有一定自限性，常在两周痊愈，但是对于重症患者，如果治疗不及时也可导致角膜炎或结膜瘢痕形成。

（二）临床表现

（1）发病急，潜伏期1~3d，两眼同时或间隔1~2d发病。

（2）发病3~4d时病情最重，以后逐渐减轻。

（3）流泪、异物感、灼热感或刺痛感等。

（4）眼睑肿胀，结膜充血，以睑结膜尤其穹隆部最为显著。

（5）结膜表面分泌物，先为黏液性，以后呈脓性分泌物。因分泌物多，早晨起床时睁眼困难。

（6）偶可并发卡他性边缘性角膜浸润或溃疡。

（三）诊断

（1）根据发病急、结膜充血、黏液脓性分泌物等表现，可以诊断。

（2）结膜刮片和细菌培养可明确致病菌。

（四）鉴别诊断

流行性角结膜炎：为急性滤泡性结膜炎，可并发浅层点状角膜炎，耳前淋巴结大而压痛，分泌物涂片可见单核细胞增多等。

（五）治疗

（1）分泌物多时，以生理盐水或3%的硼酸水冲洗结膜囊。

（2）选用敏感抗生素滴眼液滴眼。

（3）睡前涂抗生素眼膏。

（4）并发角膜炎时按角膜炎处理。

三、慢性细菌性结膜炎

（一）概述

因急性细菌性结膜炎未及时治愈而转为慢性，或是因鼻泪道阻塞、慢性泪囊炎而引起。

常见病原菌为金黄色葡萄球菌、莫-阿双杆菌、变形杆菌、大肠杆菌等。本病无自限性，治疗较棘手。

（二）临床表现

（1）眼痒、异物感和疲劳感。可单眼或双眼发病。

（2）少量黏液性分泌物。晨起时可发现眼有分泌物，白天可见白色泡沫状分泌物。

（3）轻度结膜充血，少量乳头增生和滤泡形成，以睑结膜为主。

（三）诊断

（1）根据曾有急性结膜炎或鼻泪道疾病史和临床表现可以诊断。

（2）分泌物涂片或结膜刮片通过 Gram 和 Giemsa 染色检查，可在显微镜下发现大量多形核白细胞和细菌；必要时进行细菌培养和药物敏感试验均有助于诊断。

（四）鉴别诊断

沙眼：因沙眼衣原体感染所致。急性发作时眼红、眼痛、异物感，流泪及黏液脓性分泌物，伴耳前淋巴结肿大，睑结膜乳头增生。慢性期结膜充血减轻，结膜肥厚、乳头增生、滤泡形成。滤泡坏死愈合后留下瘢痕。早期出现角膜血管翳。

（五）治疗

（1）眼部滴用敏感的抗生素。

（2）治疗鼻泪道疾病。

（陈　瑶）

第三节　病毒性结膜炎

一、流行性角结膜炎

（一）概述

本病是由腺病毒 8、19、29 和 37 型腺病毒（人腺病毒 D 亚组）引起的一种传染性强、发病急剧的病毒性结膜炎，可散发或流行。

（二）临床表现

（1）可有上呼吸道感染史，发病急，潜伏期为 5～7d。

（2）初起时有异物感、眼痒、眼痛、水样黏液性分泌物、畏光和流泪等。

（3）眼睑水肿、结膜显著充血、球结膜水肿。

（4）发病 48h 内睑结膜和结膜穹隆部出现大量滤泡。结膜滤泡可被水肿的结膜掩盖。

（5）偶有结膜下出血，少数严重患者可有结膜假膜和膜形成。

（6）发病后 2～3 周出现角膜前弹力膜下数个至数 10 个灰白色圆点浸润。这些混浊斑点可于数月后吸收。部分患者需 1～2 年才能吸收，影响视力。

（7）急性期可合并咽喉痛，耳前淋巴结肿大。

（三）诊断

（1）根据临床表现可以诊断。

（2）分泌物涂片镜检可发现单核细胞增多，有助于诊断。

（四）鉴别诊断

急性细菌性结膜炎：发病急，有流泪、异物感、灼热感或刺痛感等症状，及眼睑肿胀、结膜充血和结膜表面分泌物等体征。结膜囊内有大量的黏液脓性分泌物。偶可并发卡他性边缘性角膜浸润或溃疡。

（五）治疗

（1）以眼部治疗为主，滴用抗病毒滴眼药液。

（2）当有角膜浸润时可滴用糖皮质激素滴眼液。

（3）滴用抗生素滴眼液，预防细菌感染。

（4）眼部冷敷和使用血管收缩剂可缓解症状。

二、急性出血性结膜炎

（一）概述

本病又称流行性出血性结膜炎，由微小核糖核酸病毒中的 70 型肠道病毒引起的一种暴发流行的自限性眼部传染性疾病，偶由 A24 型柯萨奇病毒引起。本病传染性极强，容易在夏秋季节、人口稠密、卫生条件差的地区暴发流行。

（二）临床表现

（1）潜伏期短，约 24h 内发病。

（2）多为双眼，一般持续 10d 左右或更短时间。

（3）有畏光、流泪、眼红、异物感和眼痛等症状。

（4）眼睑红肿，结膜充血，结膜下出血，睑结膜滤泡显著增生。

（5）有浆液性分泌物。

（6）可伴随角膜上皮糜烂，上皮下浸润。

（7）部分患者有发烧、咽喉痛，极少数会出现下肢麻痹。

（8）耳前淋巴结肿大。

（三）诊断

根据急性滤泡性结膜炎的症状、显著的结膜下出血、耳前淋巴结肿大即可诊断。

（四）鉴别诊断

结膜下出血：出血部位色鲜红，范围不等，以后随着血液的吸收逐渐变为棕色，出血一般于 7~12d 内吸收。无急性滤泡性结膜炎的症状，无耳前淋巴结肿大。

（五）治疗

与流行性角结膜炎的治疗相同。

三、单纯疱疹病毒性结膜炎

（一）概述

本病多由单纯疱疹病毒Ⅰ型所引起，新生儿可由单纯疱疹病毒Ⅱ型引起。患者多有单纯疱疹病毒性眼病史，常伴有眼睑、口角、颜面皮肤的热性疱疹。

（二）临床表现

（1）眼部异物感、疼痛、灼热感。

（2）为单眼急性滤泡性结膜炎反应。有时可以复发。

（3）儿童病例的严重结膜上可有伪膜形成。

（4）眼睑、睑缘出现疱疹。

（5）有角膜并发症者可有角膜上皮点状浸润，树枝状角膜炎，甚至盘状角膜炎。

（6）可有耳前淋巴结肿大。

（三）诊断

根据结膜改变、眼部其他的单纯疱疹病毒感染的特征可以诊断。

（四）鉴别诊断

（1）慢性细菌性结膜炎：为细菌感染所致。有眼痒、异物感和疲劳感。少量黏液性分泌物。轻度结膜充血，少量乳头增生和滤泡形成。眼部其他的单纯疱疹病毒感染的特征。

（2）沙眼：因沙眼衣原体感染所致。有眼红、异物感，睑结膜乳头增生。慢性期结膜充血减轻，结膜肥厚、乳头增生、滤泡形成和瘢痕。早期出现角膜血管翳。

（五）治疗

（1）抗病毒治疗，如 0.1% 阿昔洛韦滴眼液或 1% 利巴韦林滴眼液，5 次/d 或 1 次/h，更昔洛韦眼用凝胶 4 次/d。

（2）冷敷可减轻症状。

（陈　瑶）

第四节　免疫性结膜炎

一、泡性角结膜炎

（一）概述

泡性结膜炎是机体对微生物蛋白质发生迟发型免疫反应的一种结膜病变，以形成结膜泡性结节为特征。病变位于角膜缘者称为泡性角结膜炎。引起本病的最常见微生物是结核分枝杆菌和金黄色葡萄球菌，其次还有表皮葡萄球菌、白色念珠菌等。

（二）临床表现

（1）多见于营养不良、体质虚弱的儿童。

（2）起病时有异物感、流泪等刺激症状。

（3）位于角膜缘外，球结膜圆形红色小隆起，附近结膜充血，结节表面形成溃疡时疼痛。

（4）如果角膜受累，则有畏光、流泪，愈后遗留瘢痕和血管，会影响视力。

（5）本病易复发。

（三）诊断

根据角膜缘或球结膜处典型的小圆形实性结节样小泡、病变周围局限性充血等特征可以诊断。

（四）鉴别诊断

球结膜、角膜缘处异物：可以看到异物。

（五）治疗

（1）眼部滴用糖皮质激素滴眼液，可在 24h 内缓解症状。

（2）葡萄球菌过敏者应加用抗生素滴眼液或眼膏。

二、春季结膜炎

（一）概述

春季结膜炎又称春季卡他性结膜炎，是一种季节性反复发作的免疫性结膜炎。春夏发作，秋冬天缓解。多见于 20 岁以下的儿童和青少年，男性多见，常侵犯双眼。每年发病，可持续 5~10 年，有自限性。发病与免疫反应有关，但是过敏原常难以确定。

（二）临床表现

（1）有奇痒、畏光、流泪和异物感等症状。并有黏胶样分泌物。

（2）按其病变部位可分为睑结膜型、角膜缘型和混合型。

（3）睑结膜型病变主要位于上睑结膜。开始时整个结膜充血。睑结膜呈乳白色。出现巨大乳头，形状如铺路石样。

（4）角膜缘型表现为角膜缘呈黄褐色或污红色胶样增厚，以上角膜缘为明显。球结膜呈扇形充血。

（5）混合型睑结膜和角膜同时出现上述两型的改变。

（三）诊断

（1）据患者症状和体征，结合发病季节，可以诊断。

（2）结膜分泌物涂片可找到很多嗜酸性粒细胞。

（四）鉴别诊断

巨大乳头性结膜炎：睑结膜有巨大乳头，有佩戴角膜接触镜病史，无季节性。

（五）治疗

（1）本病尚无根治方法，但有自限性。

（2）滴用抗组胺药物，联合血管收缩剂，滴用非甾体类抗炎类滴眼液如双氯酚酸钠。

（3）滴用肥大细胞稳定剂如 2% 色甘酸钠滴眼液。

（4）眼部滴用糖皮质激素滴眼液，但应警惕长期用药后引起糖皮质激素性青光眼。

（5）滴用免疫抑制剂滴眼液如 1%~2% 环孢素 A 滴眼液。

（6）冷敷可减轻症状。

三、过敏性结膜炎

（一）概述

这里所指的过敏性结膜炎是由于接触药物或其他抗原物质而引起的结膜炎。患者常有过敏史，可伴有全身过敏症状。

（二）临床表现

（1）眼痒、畏光、流泪、异物感和水性分泌物。

（2）结膜水肿，眼睑红肿，结膜乳头。

（3）耳前淋巴结无肿大。

（三）诊断

（1）根据有药物或过敏原接触史，眼痒和眼部改变，可以诊断。

（2）结膜分泌物嗜酸性粒细胞增多有助于诊断。

（四）鉴别诊断

（1）沙眼：睑结膜乳头大小不一，结膜滤泡和角膜血管翳。

（2）春季结膜炎：睑结膜乳头巨大，形如铺路石样，有明显季节性。

（五）治疗

（1）消除过敏因素。

（2）冷敷可缓解症状。

（3）滴用抗组胺药物、滴用肥大细胞稳定剂，或联合滴用血管收缩剂。

（4）对于病情较重者，滴用糖皮质激素滴眼液。

（5）必要时可口服抗组胺药，如苯海拉明 25mg，3～4 次/d。

四、巨大乳头性结膜炎

（一）概述

因长期佩戴角膜接触镜或结膜表面受尼龙缝线刺激所致。

（二）临床表现

（1）眼痒、畏光、流泪和异物感等。黏液性分泌物。

（2）上睑结膜巨大乳头形成。

（3）角膜接触镜被沉淀物包裹。

（4）轻度结膜充血。

（5）可有上睑下垂。

（三）诊断

根据佩戴角膜接触镜或结膜面有尼龙线刺激，眼痒，上睑结膜巨大乳头形成，可以诊断。

（四）鉴别诊断

（1）沙眼：睑结膜乳头大小不一，结膜滤泡和角膜血管翳。

（2）春季结膜炎：睑结膜乳头巨大，形如铺路石样，有明显季节性。

（五）治疗

（1）根据病情酌情滴用肥大细胞膜稳定剂。或滴用糖皮质激素滴眼液、非甾体类抗炎类滴眼液、免疫抑制剂滴眼液。

（2）应选用无防腐剂的角膜接触镜保存液，或更换不同品牌镜片。如果这些措施无效，则应停戴角膜接触镜。

（3）结膜表面尼龙线应及时拆除。

（孙晓萍）

第五节　变应性结膜病

一、睑裂斑

睑裂斑（pingueculae）是出现在睑裂区近角膜缘处球结膜的一种变性性损害，呈黄白色。多见于鼻侧，一般是因紫外线或光化学性损伤所致。

（一）诊断步骤

1. 起病情况　缓慢起病。

2. 主要临床表现

（1）症状：无自觉症状，明显时影响美容。

（2）体征：睑裂区近角膜缘的球结膜出现三角形略隆起的斑块，三角形的基底朝向角膜，宽度2～3mm，开始为灰色，以后逐渐变为黄白色，随时间可逐渐变大。

3. 体格检查要点

（1）视力正常。

（2）睑裂区近角膜缘的球结膜出现三角形略隆起的黄白色斑块。

（二）诊断对策

1. 诊断要点　睑裂区近角膜缘的球结膜出现三角形略隆起的黄白色斑块。

2. 鉴别诊断要点　与翼状胬肉鉴别：翼状胬肉为睑裂区呈翼状增生的纤维血管组织，呈三角形向角膜侵入，可影响视力。

（三）治疗对策

（1）一般无需治疗。

（2）较大影响美观、反复发炎时考虑手术切除。

二、翼状胬肉

翼状胬肉（pterygium）俗称"攀睛"，为睑裂区肥厚增生的球结膜及其下的纤维组织呈三角形向角膜侵入，形态似翼状而得名，多在睑裂斑的基础上发展而成，户外工作的人群多见，如渔民、农民等，可能和紫外线照射、气候干燥、接触风尘等有一定关系。

（一）诊断步骤

1. 起病情况　缓慢起病。

2. 主要临床表现

（1）症状：一般无自觉症状。翼状胬肉如延伸至角膜时因牵拉可引起散光，如遮盖瞳孔区可引起视力下降，严重者可发生不同程度的眼球运动障碍。

（2）体征：可单眼或双眼同时发病，多见于鼻侧，颞侧也可见，或两侧同时存在。初期角膜缘发生灰色混浊，球结膜肥厚增生，可有充血，以后发展为三角形的纤维血管组织。分头、颈、体三部，头部为胬肉三角形的尖端，颈部为角膜缘部，体部为球结膜上的部分。进行性胬肉表现为充血、肥厚、头部前端角膜灰色浸润，有时可见色素性铁线。静止性胬肉薄而不充血，颈部和体部血管不明显。

3. 既往病史　有无眼部炎症、外伤病史。

4. 体格检查要点

（1）视力一般正常，如累及瞳孔区可下降。

（2）鼻侧或颞侧睑裂区球结膜肥厚增生，呈三角形向角膜侵入。

（3）严重者可发生不同程度的眼球运动障碍。

（4）进行性胬肉表现为充血、肥厚；静止性胬肉薄而不充血。

（二）诊断对策

1. 诊断要点　睑裂区呈翼状增生的纤维血管组织，呈三角形向角膜侵入。

2. 鉴别诊断要点　主要与假性胬肉鉴别：假性胬肉见于眼部化学伤、热烧伤或炎症所致，可发生于任何部位，并且无翼状胬肉的形态特点。

（三）治疗对策

1. 治疗原则

（1）较小的胬肉可保守治疗。

（2）较大影响视力和美观的胬肉可手术切除。

2. 术前准备

（1）眼部滴抗生素眼水 1~3 天。

（2）检查凝血功能。

（3）向患者充分解释术后胬肉复发及发生散光的可能。

（4）洗脸，清洁面部。

3. 非手术治疗

（1）佩戴防护镜减少日光及风沙的刺激。

（2）局部炎症明显的患者应用药物控制以减缓胬肉的生长，如双氯芬酸钠等。

4. 手术治疗

（1）手术指征

1）进行性翼状胬肉，其头部已侵入角膜 2mm 以上者。

2）静止性翼状胬肉部分或全部遮盖瞳孔，影响视力者。

3）翼状胬肉妨碍眼球运动时。

4）翼状胬肉妨碍角膜移植或白内障等内眼手术时。

（2）手术时机：翼状胬肉较大影响视力和美观时可考虑手术。眼前段有明显炎症时应禁忌手术。

（3）手术方法：有埋藏术、单纯切除术、联合手术方法。

（4）手术要点

1）埋藏术将胬肉头颈分离，头部用 7 - 0 丝线褥式缝合并转移至上或下穹隆部结膜下缝合固定。

2）单纯切除术将胬肉分离，剪除头颈部及体部结膜下增生组织。

3）联合手术是在胬肉分离的基础上联合结膜移植、黏膜移植、角结膜干细胞移植、羊膜移植或角膜移植，以此处理术中暴露的巩膜或混浊的角膜，防止结膜再度增生。

4）手术最好在显微镜下进行，切除翼状胬肉的深度要适宜，清除病灶要彻底，切除胬肉的角膜表面尽量保持光滑，以减少术后角膜散光和胬肉复发。

5）术毕涂抗生素药膏，无菌纱布覆盖。

（四）术后观察和处理

1. 一般处理

（1）术后第 2 天起每日换药，如有组织移植片，则隔日换药 1 次。

（2）眼部滴抗生素药物，角膜上皮痊愈后滴糖皮质激素眼液，3 次/d，持续 1~3 周。

（3）术后 5 天拆除结膜缝线。

2. 并发症的观察及处理

（1）角膜穿破：剖切翼状胬肉侵犯的角膜时进刀过深所致，一旦发生可先用 10 - 0 尼龙线缝合后继续完成手术，如缝合有困难，应将胬肉缝回原位覆盖破口，术毕涂抗生素药膏，加压包扎 1~2 天后再考虑择期手术。因此，手术尽量在显微镜下操作。

（2）切断直肌：在分离或剪除复发性胬肉或变性的筋膜组织时误将内直肌损伤，如术中发现术眼不能内转时应检查内直肌止端，如被切断应寻找并缝合于肌止端。

（3）角膜感染：急性结膜炎、睑缘感染、麦粒肿、慢性泪囊炎为翼状胬肉手术的绝对禁忌证。术前应彻底治疗感染性眼病方可进行手术，手术器械要严格消毒，术时应注意无菌操作，术后应保持术眼清洁，每日换药用抗生素眼药膏包眼以防止感染。如角膜创面发生感染，立即进行细菌培养和真菌涂片检查和培养，并同时加强局部抗生素应用，等培养有结果后应根据药敏选用敏感的抗生素治疗。

（五）疗效判断及处理

翼状胬肉手术有较高的复方发率，因此如有条件术中可局部应用 0.2%~0.4% 丝裂霉素 C，术毕时和术后 1~2 周时应 β 射线手术区，可降低术后翼状胬肉复发率。翼状胬肉充血明显时应暂缓手术防止复发。如果复发，不宜短期内行二次手术，以免加速胬肉发展。

（六）出院后随访

（1）出院时带药：抗生素眼药及人工泪液。

（2）定期门诊随诊。

三、结膜结石

结膜结石（conjunctival concretion）是在睑结膜表面出现的黄白色凝结物，多见于慢性结膜炎患者或老年人，病理检查示结膜结石为充满上皮和角质素残屑的上皮性囊肿。

（一）诊断步骤

1. 起病情况　缓慢起病。

2. 主要临床表现

（1）症状：一般无自觉症状，突出在结膜表面时可磨损结膜上皮或角膜上皮而有异物感。

（2）体征：睑结膜表面出现的黄白色、颗粒状凝结物。

3. 体格检查要点

（1）视力正常。

（2）睑结膜表面出现的黄白色、颗粒状凝结物。

（二）诊断要点

（1）多见于慢性结膜炎患者或老年人，可有异物感。

（2）睑结膜表面出现的黄白色、颗粒状凝结物。

（三）治疗对策

（1）一般无需治疗。

（2）突出在结膜表面时可在表面麻醉下用异物针剔除。

四、结膜下出血

结膜下出血（subconjunctival hemorrhage）是结膜下血管破裂或血管的渗透性增加所致。由于球结膜下组织疏松，出血后容易集聚成片状，常单眼发病，可发生于任何年龄，偶尔与剧烈咳嗽、呕吐、外伤、结膜炎症、高血压、动脉硬化、肾炎、血液病、传染病等有关。

（一）诊断步骤

1. 起病情况　突然发生。

2. 主要临床表现　初期呈鲜红色，以后血液逐渐吸收颜色变暗，一般 7 ~ 12 天可自行吸收。如反复发作或出血较多，应注意全身疾病的检查。

3. 既往病史　有无结膜炎症、高血压、动脉硬化、肾炎、血液病、传染病等。

4. 体格检查要点

（1）视力：本病一般不影响视力。

（2）体征：球结膜下可见片状鲜红色出血，严重时可布满眼球全周。

（二）治疗对策

1. 治疗原则

（1）向患者解释病情，出血可自行吸收，消除顾虑。

（2）寻找病因，治疗原发病。

2. 治疗方案　出血早期可冷敷，2 天后可热敷，促进血液吸收。

（孙晓萍）

第六节　巩膜炎

巩膜炎（Scleritis）是病理特征为细胞浸润、胶原破坏、血管重建的巩膜基质层炎症，其病情和预后比巩膜外层炎严重。由免疫介导的血管炎引起，巩膜炎通常与系统性免疫性疾病有关；约 1/3 的患者为弥漫性或结节性巩膜炎，约 2/3 的患者为伴有结缔组织或自身免疫疾病的坏死性巩膜炎。多发生于中青年人，女性明显多于男性，半数以上累及双眼。局部外伤可诱发炎症。巩膜炎常导致严重的疼痛和眼球结构的破坏而引起视功能的损害。

一、病因和分类

病因可能和免疫或感染有关。巩膜炎多伴有全身胶原性、肉芽肿性或代谢性疾病，免疫反应的类型多为 IV 型迟发性或 III 型免疫复合物性超敏反应。少数可由微生物直接感染所致。

临床上常按巩膜炎受累部位分为前巩膜炎和后巩膜炎，前巩膜炎又分为弥漫性、结节性、坏死性三种。坏死性前巩膜炎又分为伴有炎症性和穿孔性巩膜软化症。巩膜炎的分类有助于确定疾病的严重程度及选择合适的治疗方案。

二、临床表现

巩膜炎发病缓慢，但几天内病情进展。大多数患者会出现眼部明显的不适或疼痛，常在夜间加重而使患者难以入睡。眼痛常引起同侧的头痛或面部疼痛。视力轻度下降，眼压轻微升高。深层血管丛扩张，自然光下巩膜充血呈紫红色，巩膜血管充血、扭曲，贴附于巩膜表面，不能被棉签移动。裂隙灯检查可见明显的巩膜水肿。阻塞性血管炎发生后形成无血管区，提示预后不良，炎症过后巩膜变薄呈紫色。

1. 前巩膜炎（Anterior scleritis） 病变位于赤道部前，呈进展性，常沿受累的区域环形发展。

（1）结节性前巩膜炎（Nodular anterior scleritis）：病程缓慢，逐渐发展。表现为病变区巩膜单个或多个暗红色或紫红色充血、肿胀的炎症性结节样隆起，质硬、有压痛、不能推动。结节常位于眼睑中部区域，近睑缘处（亦可发生于其他区域）。病变部位的巩膜会变透明，但不发生穿孔。在这个类型的病例中，44% ~50% 的患者合并有系统性疾病，类风湿关节炎最常见，其次是其他的结缔组织疾病。

（2）弥漫性前巩膜炎（Diffuse anterior scleritis）：是最常见的临床类型，为巩膜炎中症状最轻的。主要表现为巩膜弥漫性紫色、蓝色或者橙红色充血，严重者球结膜严重水肿。有可能发展成为结节性前巩膜炎或者更为少见的坏死性前巩膜炎，总体预后相对较好。炎症消退后，由于胶原纤维的重排，病变的巩膜变成半透明或者蓝灰色。25% ~45% 的弥漫性前巩膜炎患者伴有系统性疾病。

（3）坏死性前巩膜炎（Necrotizing anterior scleritis）：较少见，是巩膜炎中最具破坏性的一种。60% 的患者出现眼部或全身的并发症；40% 的患者丧失视力；少数患者发病后 5 年内死亡。发病时眼痛明显，进展迅速，眼痛剧烈与炎症表现不成比例，局部表现为巩膜炎症性斑块，病灶边缘炎症反应重于中央。此后病灶可迅速向周围蔓延、扩展，如果得不到治疗，炎症范围可扩至整个眼球前段和周边角膜，产生角膜溃疡、葡萄膜炎和青光眼并发症。严重者可发生巩膜变薄、软化、坏死、葡萄肿形成。一般不引起眼球穿孔，除非合并有巩膜外伤或者眼压显著增高。50% ~81% 的患者合并有严重的结缔组织疾病或血管炎，最常见的是 Wegener 肉芽肿病、类风湿关节炎和复发性多软骨炎。

2. 后巩膜炎（Posterior scleritis） 临床少见，为发生于赤道部后方的肉芽肿性炎症。

可单独或与前巩膜炎同时出现。多单眼发病，眼前段一般无明显改变，患者可出现眼痛、眼球突出、视力下降，偶尔会出现眼球运动受限。眼痛可引起同侧的头痛。当向上方注视时会出现下睑回退，可能是炎症侵及了位于后部巩膜的肌肉。如发生葡萄膜炎、渗出性视网膜脱离等并发症视力可明显下降。当前部巩膜无明显炎症表现时易漏诊。采用超声波、CT、MRI检测后部巩膜是否增厚有助于诊断。大多数后巩膜炎患者不伴有系统性疾病，但可以伴有眼眶炎性假瘤。

三、并发症

巩膜炎患者中超过 1/3 的病例发生葡萄膜炎。前葡萄膜炎常见于坏死性巩膜炎，而后葡萄膜炎则常见于后巩膜炎。其可能原因是巩膜炎症直接波及邻近的葡萄膜。尽管可能会有虹膜的前粘连和后粘连的发生，但是前房的反应并不重。葡萄膜炎的出现是预后差的征象。

巩膜炎合并的角膜炎常侵犯周边角膜，其发生率为 14%～37%。在一些病例中，角膜炎发生于巩膜炎之前。临近病变巩膜组织的角膜常可见到小而浅的周边角膜浸润灶。另一个表现是轻度的周边角膜变薄，最常见于弥漫性前巩膜炎，也见于长期患类风湿关节炎的病例。巩膜炎引起的角膜基质炎表现为一个或者多个的灰色混浊，常发生在周边部，但也可以发生在角膜中央。如果得不到治疗，白色混浊灶可以从周边部向中央发展，具有透明的进行性边缘，发生脂质沉着后而具绒毛样外观，最终形成角膜硬化。

大约有 13% 的巩膜炎患者在炎症的急性发作期发生暂时性眼压升高，很少发生永久性的视野缺损。巩膜水肿和血管扭曲所致的上巩膜静脉压增高是眼压增高的可能原因。治疗中皮质类固醇的应用、葡萄膜炎所致的开角型青光眼或者引起房角关闭也可能是导致眼压升高的原因。

大约有 6% 的巩膜炎患者合并有眼底异常，常见的有黄斑囊样水肿、视盘水肿、视网膜脱离和脉络膜皱褶。睫状体平坦部炎症引起的视网膜色素上皮迁移可以导致特征性的周边视网膜改变。合并有脉络膜脱离的视网膜脱离发生率增高。脉络膜皱褶和渗出性视网膜脱离可以导致相对远视，这些均可治愈。如果长期发生眼底病变则可导致永久性视野缺损。眼后节并发症多见于后巩膜炎。

四、诊断和鉴别诊断

根据临床表现一般可以诊断。迅速诊断巩膜炎十分重要，因为它多与系统性疾病相关，可导致永久性的视力丧失。故除了检查眼部体征外，还应进行详细的全身体检，特别是关节、皮肤、心血管和呼吸道方面的检查，通常需要与风湿科医生和内科医生共同诊断治疗。

根据病史、外眼和裂隙灯检查可以鉴别诊断巩膜炎与巩膜外层炎。后巩膜炎 B 超/CT 显示后巩膜和脉络膜增厚有助于诊断，但局限性增厚可能被误认为脉络膜肿瘤。后巩膜炎的眼球突出不如眶蜂窝织炎明显，但球结膜水肿比其严重。

五、治疗

积极寻找病因，并对其进行有针对性的治疗，加强营养，改善全身情况。局部使用糖皮质激素滴眼液可减轻炎性反应，但禁用结膜下注射，以防巩膜穿孔。口服非甾体抗炎药如吲哚美辛 25～50mg，2～3 次/d，可减轻疼痛和炎症反应，服药 1～2 周无效，而且血管开始闭塞，加泼尼松 0.5 ~ 1.5mg/(kg·d) 口服。严重病例需肌注甲泼尼龙。

可全身应用免疫抑制剂如抗代谢药（如甲氨蝶呤）、免疫调节剂（如环孢素）或细胞毒制剂（如环磷酰胺）治疗。虽然目前尚存在争论，但用甲氨蝶呤治疗风湿性关节炎、细胞毒制剂治疗如 Wegener 肉芽肿一类的血管性疾病有一定疗效。全身应用免疫抑制剂治疗巩膜炎患者时应密切注意与药物有关的并发症。对高危患者应使用抗肺结核和抗肺囊虫治疗。眼科医生和风湿科医生应共同合作进行治疗。合并感染者加用抗生素治疗，巩膜/角膜穿孔时需手术治疗，可刮除坏死的巩膜组织，用异体巩膜移植片修补及分离带蒂的自体眼球筋膜覆盖，术后局部或全身应用免疫抑制剂。巩膜炎出现并发症时按相应的疾病处理原则进行。

（孙晓萍）

第十三章

葡萄膜病

第一节 葡萄膜炎

一、前部葡萄膜炎

（一）概述

前部葡萄膜炎是指累及虹膜和睫状体的炎症，包括虹膜炎、虹膜睫状体炎和前部睫状体炎3类。虹膜炎指炎症局限于虹膜和前房，有前房细胞和房水闪辉，但前玻璃体内无细胞存在。前部睫状体炎是指炎症仅局限于前部睫状体，表现为前玻璃体内有细胞存在。虹膜睫状体炎指炎症累及虹膜和睫状体，表现为前房和前玻璃体内细胞和房水闪辉。前部葡萄膜炎可表现为急性（持续时间一般不超过3个月）、慢性（持续时间3个月以上）、肉芽肿型和非肉芽肿型炎症。前部葡萄膜炎是临床上最常见的葡萄膜炎，其病因多为原发性或与HLA-B27相关性，少数可合并眼内其他疾病或全身性疾病。

（二）临床表现

1. 症状　眼红、眼痛、畏光、流泪及视物模糊，慢性期患者可无任何症状或症状轻微。

2. 体征

（1）球结膜睫状充血或混合性充血。

（2）角膜后有沉着物（KP）。

（3）房水闪辉及房水中有浮游细胞。

（4）虹膜结节：Koeppe结节出现于肉芽肿和非肉芽肿型前葡萄膜炎，Busacca结节出现于肉芽肿型前葡萄膜炎。虹膜肉芽肿是虹膜内在的结节，不透明，呈粉红色，可有新生血管，多见于结节病。

（5）虹膜色素脱失和实质的萎缩。

（6）前房积脓：多见于外源性或内源性革兰阳性细菌感染者，也见于HLA-B27相关性急性前葡萄膜炎和Behcet病。

（7）虹膜后粘连、周边前粘连和瞳孔改变。

（8）前房角改变：包括前房角结节（多见于结节病）、新生血管、幕状周边虹膜前粘连。

（9）眼压升高。

（10）晶状体前囊色素沉着。

（11）前玻璃体细胞和混浊。

（12）眼底：重症前葡萄膜炎可引起反应性黄斑区放射状皱褶及视盘充血。

3. 并发症　可有并发性白内障、继发性青光眼、低眼压和眼球萎缩等。

（三）诊断

（1）根据症状和体征，可以诊断。

（2）实验室检查：为明确病因，应作相关辅助检查，如 HLA－B27、骶髂关节像、抗核抗体等。如果怀疑是感染因素所致的葡萄膜炎，可做相关的病原体检查，必要时行前房穿刺取房水做相关病原学检查。

（四）鉴别诊断

1. 全葡萄膜炎　如 Behcet 病、Vogt－小柳原田病（VKH）、急性视网膜坏死等均可出现前葡萄膜炎的表现，应散瞳后详查眼底，同时询问有无相关的全身症状。

2. 急性原发性闭角型青光眼　患者有眼红、眼痛，有时也会出现前房反应，但是青光眼患者具有前房浅、前房角关闭、眼压急剧升高的特征。多数急性前葡萄膜炎患者眼压偏低或正常。

3. 眼内肿瘤　一些原发于眼内的肿瘤或转移癌，前房可出现浮游体或前房积脓。应询问患者有无肿瘤病史，散瞳详查眼底，必要时行眼部超声波、CT 或磁共振检查。

（五）治疗

1. 睫状肌麻痹和散瞳剂　应根据临床需要选择药物，如阿托品、托吡卡胺、后马托品滴眼液等。混合散瞳剂（阿托品＋肾上腺素）结膜下注射可以拉开新鲜的虹膜后粘连。

2. 糖皮质激素滴眼液　常用制剂有 1% 醋酸泼尼松龙、0.5% 醋酸泼尼松龙，0.1% 氟米龙或氟美瞳，还有地塞米松滴眼液等。根据炎症轻重选择滴药浓度及频率，根据炎症控制情况逐渐减量，浓度由高到低，滴药频率由多到少。

3. 非甾体类抗炎药　如普拉洛芬、双氯芬酸钠等，主要用于手术后或外伤后的抗炎。

4. 糖皮质激素全身应用　前葡萄膜炎时一般不需要，如果前房出现成形性或纤维素样渗出时，可给予泼尼松口服，首次剂量为 1mg/kg，逐日递减 20mg，一般 3 天后即可停药。

二、中间葡萄膜炎

（一）概述

中间葡萄膜炎是累及睫状体平坦部、玻璃体基底部、周边视网膜和脉络膜的一种炎症性和增殖性疾病。病因尚不完全清楚，可能是一种自身免疫病。它可伴发其他全身疾病。其发病无性别、种族及遗传的差异。好发于儿童及青壮年，多数病例累及双眼。

（二）临床表现

1. 症状　发病隐匿，可无任何症状，或有眼前黑影、视物模糊。偶可出现眼红、眼痛等。

2. 体征

（1）下方玻璃体雪球样混浊，偶见下方睫状体平坦部雪堤样改变，雪堤一般表现为前缘锐利，后缘不整齐，常增厚或形成指样突起伸入玻璃体内。

（2）前节炎症轻微，可有角膜后沉着物、前房闪辉、少量房水细胞、虹膜周边粘连、前房角凝胶状沉积物和粘连、虹膜后粘连。少量儿童患者可出现急性虹膜睫状体炎的表现。

（3）周边部视网膜可有白色渗出灶，周边视网膜有血管炎、血管周围炎。

3. 并发症　黄斑囊样水肿、后囊下白内障较常见。此外可出现视神经盘水肿、视网膜新生血管、视网膜脱离、玻璃体积血等。

（三）诊断

（1）根据症状和体征，特别是下方睫状体平坦部雪堤样改变，可以诊断。

（2）荧光素眼底血管造影可明确视网膜血管炎、黄斑囊样水肿及视神经盘水肿等改变。

（四）鉴别诊断

1. Behcet 病　可引起中间葡萄膜炎，但它不仅表现为中间葡萄膜炎，还有口腔溃疡、生殖器溃疡、皮肤病变等全身性改变。

2. Fuchs 异色性睫状体炎　可伴有中间葡萄膜炎的表现，但患者还出现典型的角膜后沉着物及虹膜脱色素，而不出现雪堤样改变及黄斑囊样水肿。

3. 慢性前葡萄膜炎　出现前房炎症反应和玻璃体内炎症细胞及混浊，但细胞和混浊主要限于晶状体后间隙，不出现下方玻璃体内雪球样混浊和雪堤样改变。

4. 玻璃体炎症　多种原因可引起玻璃体炎症反应，如视网膜炎、视网膜血管炎、淋巴瘤等，根据临床表现和必要的辅助检查可将这些疾病与中间葡萄膜炎鉴别。

5. 感染性疾病　如弓形体感染、人免疫缺陷病毒感染、结核、梅毒、莱姆病等均可伴发中间葡萄膜炎。根据全身或局部的特征性表现、相应的实验室检查及对特异性治疗有良好反应可予鉴别。

（五）治疗

根据病情决定治疗方案。对视力≥0.5，且无黄斑水肿或眼前节炎症者可不予治疗，定期观察。当视力<0.5、出现黄斑水肿、雪堤样改变或玻璃体内有大量漂浮物，应给予下述治疗。

1. 糖皮质激素　口服泼尼松，$1 \sim 1.2mg/$（kg·d）。根据炎症控制情况逐渐减量，维持量一般为20mg/d。在泼尼松减量过程中，如果炎症复发致视力明显下降，可给予眼周注射醋酸甲基泼尼松龙（每次40mg）或加用其他免疫抑制剂。对于有眼前节炎症时可滴用糖皮质激素滴眼液。应用糖皮质激素应注意眼部和全身的不良反应。

2. 免疫抑制剂　在糖皮质激素减量过程中炎症复发，或糖皮质激素治疗效果不满意时，可加用免疫抑制剂。常用药物有环磷酰胺［$2mg/$（kg·d）］、环孢素 A［$3 \sim 5$（mg/kg·d）］、硫唑嘌呤［$1 \sim 2.5mg/$（kg·d）］。免疫抑制剂与小剂量糖皮质激素联合应用可提高疗效。

3. 手术治疗　对于出现雪堤的患者，如果药物治疗不满意或周边视网膜出现新生血管，可采用睫状体冷凝治疗。尽量采用激光光凝封闭新生血管。对于持续密集的玻璃体混浊、玻璃体积血、牵拉性视网膜脱离等，可行玻璃体切除手术。

三、后葡萄膜炎

（一）概述

后葡萄膜炎是一组累及脉络膜、视网膜、视网膜血管和玻璃体的炎性疾病。由于炎症的原发位置不同，在临床上可表现出多种类型，如视网膜炎、视网膜血管炎、脉络膜炎或几种炎症类型同时存在的情况。其病因有 4 类：①感染，如病毒、细菌、真菌、寄生虫等。②合并全身性疾病，如 Behcet 病、Vogt－小柳原田病、Crohn 病、溃疡性结肠炎、结节病、结节性多动脉炎、Wegener 肉芽肿、系统性红斑狼疮、多发性硬化等。③原发于眼部疾病，如交感性眼炎、鸟枪弹样视网膜脉络膜病变、地图状脉络膜视网膜炎、急性后极部多灶性鳞状色素上皮病变、急性视网膜色素上皮炎、多灶性易消散性白点综合征、全葡萄膜炎等。④恶性肿瘤，如淋巴瘤、白血病、转移癌等。

（二）临床表现

1. 症状　眼前黑影漂动、视物变形或视力下降。偶有眼红、眼痛。有些患者无明显症状。

2. 体征

（1）玻璃体内炎症细胞和混浊。

（2）局灶性视网膜或脉络膜浸润灶。

（3）视网膜血管炎的表现，如血管旁出血、渗出，血管白鞘、白线等。

（4）黄斑水肿。

（5）眼前节炎症轻微。

（三）诊断

（1）根据症状和眼底的改变，可以诊断。

（2）荧光素眼底血管造影有助于明确病变位置和范围。

（3）实验室检查确定一些后葡萄膜炎的病因有重要价值，包括：

1）血液学检查：血清弓形体滴度测定、血管紧张素转化酶（ACE）水平、血清荧光密螺旋体吸附试验（FTA－ABS）、快速血浆反应素（RPR）、血沉（ESR）、抗核抗体（ANA）、HLA－B5、弓蛔虫滴度、Lyme 免疫荧光测定或酶联免疫吸附测定（ELISA）。对于新生儿和免疫缺陷者，进行巨细胞病毒、单纯疱疹、水痘带状疱疹抗体滴度检查。如果怀疑感染性疾病，应进行血培养。

2）结核菌素试验（PPD）。

3）胸部 X 线片。

4）怀疑淋巴瘤或 HIV 相关的机会性感染时应进行头颅 MRI 和腰穿检查。

5）如有必要，可进行诊断性玻璃体切除术。

（四）鉴别诊断

1. 孔源性视网膜脱离　常伴前玻璃体少量色素性混浊和前葡萄膜炎。

2. 视网膜色素变性　玻璃体内细胞，黄斑水肿，伴有视网膜骨细胞样色素沉着，视网膜血管变细，眼电生理检查有助于鉴别。

3. 眼内异物　眼球穿通伤后可有持续炎症，或有虹膜异色。超声扫描和眼球 CT 检查有助于鉴别。

4. 后巩膜炎　玻璃体炎，视网膜下斑块样改变，视网膜增厚，或有渗出性视网膜脱离，视网膜脉络膜皱褶。

5. 视网膜母细胞瘤　常见于儿童。可有假性前房积脓，玻璃体细胞。眼底可见一个或多个视网膜白色隆起病灶。

6. 白血病　可有单眼视网膜炎和玻璃体炎。

7. 星状玻璃体混浊　在玻璃体中有白色反光小颗粒漂浮，常无症状，无临床意义。

8. 淀粉样变性　玻璃体无炎症表现，血清蛋白电泳和诊断性玻璃体切除可以诊断。

9. 淋巴瘤　50 岁以上患者持久有玻璃体细胞。应用糖皮质激素治疗无效。

（五）治疗

（1）治疗目的是消除炎症，保存视力，预防并发症和复发。

（2）针对病因进行治疗。

（3）对于非感染因素引起的后葡萄膜炎，当存在威胁视功能的炎症时，应采用糖皮质激素/免疫抑制剂治疗。常用口服药有：泼尼松（0.5～1.2mg/kg）、环孢素 A（3～5mg/kg）、硫唑嘌呤（50～150mg/d）、环磷酰胺（50～150mg/d）、氨甲蝶呤（7.5～15mg/d）、苯丁酸氮芥（5～10mg/d）。免疫抑制剂的选择要根据病种及患者对药物的敏感性，联合用药时可减少每种免疫抑制剂的用量，从而减少其不良反应并增加疗效，一般可两种或 3 种药联合应用。

（4）前节有明显活动性炎症时，可加用糖皮质激素滴眼液及睫状肌麻痹剂。

四、与强直性脊柱炎相关的葡萄膜炎

（一）概述

强直性脊柱炎（ankylosing spondylitis，AS）为主要累及轴骨骼的慢性炎症性疾病，多发生于 20～40 岁成人，其病因尚不完全清楚。约有 25% 的患者并发急性前葡萄膜炎。

（二）临床表现

（1）绝大多数患者伴发急性、非肉芽肿型前葡萄膜炎，极少数患者可出现后葡萄膜炎。

（2）患者绝大多数为男性。

（3）可为双眼受累，但发病有先后。

（4）易复发，双眼往往交替发作。

（5）葡萄膜炎一般发生在 AS 之后。

（6）X 线检查可发现骶髂关节和脊椎的软骨下骨板模糊、骨侵蚀、骨硬化、关节间隙纤维化、钙化、骨化及骨性强直等改变。

（三）诊断

（1）根据骶髂关节和脊椎的改变及葡萄膜炎的临床特征，可以诊断。

（2）HLA-B27 阳性对诊断有一定帮助。

（四）鉴别诊断

1. Reiter 综合征　典型表现为结膜炎、葡萄膜炎、尿道炎和关节炎，易与 AS 鉴别。

2. 牛皮癣性关节炎　本病常有典型的皮肤改变，较少脊椎受累。

3. 炎症性肠道疾病　常有明显的腹痛、腹泻、便血等胃肠道表现。虽然也引起脊椎炎，但发生率较低。除引起葡萄膜炎外，还可引起巩膜炎、角膜病变。X 线检查、肠道内镜检查及活检易于与 AS 鉴别。

（五）治疗

（1）尽早扩瞳治疗：应用阿托品或混合散瞳剂（阿托品＋肾上腺素）拉开虹膜后粘连及缓解疼痛，当患者疼痛症状缓解后，改为复方托吡卡胺散瞳。

（2）在前葡萄膜炎急性期，应频繁滴用糖皮质激素滴眼液，如1%醋酸泼尼松龙，严重病例应每10分钟滴眼一次，对于前房有成形性渗出者，可全身给予糖皮质激素，并迅速减量。

五、Vogt – 小柳原田病

（一）概述

Vogt – 小柳原田病（Vogt – Koyanagi – Harada disease，VKH）是一种累及全身多系统的炎症性疾病，主要表现为双侧肉芽肿型全葡萄膜炎。本病多发于20～50岁成人。病因仍未完全清楚，可能与自身免疫反应有关。HLA – DRB1 * 0405 – DQA1 * 0301 – DQB1 * 0401 是我国北方汉族 VKH 患者的易感单倍型。

（二）临床表现

1. 眼部表现

（1）前驱期：有类似病毒感染的表现，如发热、恶心、乏力、头痛、颈部强直、眼眶疼痛、畏光流泪、头晕等，甚至颅神经麻痹和视神经炎。

（2）葡萄膜炎期：约持续数周。突然双眼视物模糊，患者最初表现为后葡萄膜炎，出现脉络膜增厚、视神经盘充血、水肿，视神经盘周围视网膜脉络膜水肿隆起。脉络膜炎常为多灶性，伴有视网膜色素上皮损害，多发性视网膜下积液可导致多发性浆液性视网膜脱离。如果炎症不能得到及时有效控制，则炎症累及眼前节形成全葡萄膜炎。

（3）恢复期：活动性葡萄膜炎症逐渐消退，视网膜色素上皮和脉络膜色素脱失，眼底呈现晚霞状改变，并出现 Dalen – Fuchs 结节和相应的萎缩灶。

（4）复发期：恢复期患者在劳累、感冒、精神刺激、过敏时可使葡萄膜炎复发，并呈慢性迁延不愈。出现慢性肉芽肿型全葡萄膜炎，并伴有肉芽肿型前葡萄膜炎的急性发作。虹膜出现 Bussaca 结节和 Koeppe 结节，局灶性萎缩。可出现多种并发症，如继发性青光眼、白内障、脉络膜新生血管、视神经萎缩而导致视力严重下降或丧失。

2. 眼外表现

（1）皮肤和毛发改变：前驱期头发和皮肤对触摸敏感；恢复期出现毛发和皮肤的脱色素，表现为眉毛、睫毛和头发变白，皮肤白癜风。

（2）神经系统改变：可出现颈部强直、头痛、意识模糊。脑脊液淋巴细胞增多。

（3）听觉系统的改变：发病时可出现听力下降，持续数月甚至数年。也常有耳鸣。

3. 辅助检查

（1）荧光素眼底血管造影：活动期：早期多发性高荧光点，以后逐渐扩大，融合成片，形成多湖状染料积存；有些患者可形成脉络膜皱褶。恢复期：弥漫性色素移行和视网膜色素上皮萎缩。

（2）B 超检查：可见到视网膜脉络膜增厚或渗出性视网膜脱离。

（3）OCT 检查：可见到黄斑区神经上皮脱离或黄斑囊样水肿。

（4）UBM 检查：可见到睫状体脱离或睫状体炎性改变。

（三）诊断

根据典型的病史和临床表现，辅以荧光素眼底血管造影，可以诊断。

（四）鉴别诊断

1. 交感性眼炎　有眼球穿通伤或内眼手术史。可表现为肉芽肿型葡萄膜炎，但脉络膜毛细血管受累、浆液性视网膜脱离少见，皮肤、毛发和听力的改变也少见。

2. 原发性非霍奇金淋巴瘤　可表现为慢性葡萄膜炎伴有神经系统症状和体征。眼底为多灶性视网膜下和视网膜色素上皮下隆起病变，呈黄白色和分叶状，主要累及后极部。也可有视网膜脱离。但本病不出现晚霞状眼底，也无皮肤和毛发的改变。玻璃体切除物或脑脊液组织病理学检查可发现肿瘤细胞。

3. 眼莱姆病　可表现为双侧肉芽肿型虹膜睫状体炎，也可发生中间葡萄膜炎，偶尔可引起双侧全葡萄膜炎伴有渗出性视网膜脱离。而在 Vogt - 小柳原田病中，一般为全葡萄膜炎，有典型的脉络膜视网膜萎缩灶、晚霞状眼底改变。

4. 结节病　常表现为慢性肉芽肿型葡萄膜炎，也可表现为急性非肉芽肿型葡萄膜炎，但一般不发生像 Vogt - 小柳原田病的渗出性视网膜脱离，且视网膜血管炎血管鞘和蜡烛泪样改变非常明显，而 Vogt - 小柳原田病不出现这种改变。

5. 急性多灶性后极部鳞状色素上皮病变　患者在病毒感染后中心视力突然丧失，眼底后极部出现多发性黄白色扁平鳞状损害，常自发消退伴视力恢复。无皮肤毛发的改变，脑脊液细胞正常。糖皮质激素治疗有效。

6. 后巩膜炎　多发于女性，通常为双侧。可有疼痛、畏光、眼红、视力丧失，玻璃体内可见炎性细胞，眼底改变为环状团块、脉络膜皱褶、视网膜条纹、视神经盘水肿、环状脉络膜脱离、弥漫性或局限性脉络膜增厚。超声检查显示脉络膜高反射性增厚，眼球后面扁平，后巩膜和巩膜上组织增厚和水肿。

7. 多发性一过性白色点状综合征（multiple evanescent white dot syndrome，MEWDS）常发生于年轻女性，多为单侧，视力突然下降至 0.1 以下，伴有传入性瞳孔障碍，后极部出现位于外层视网膜或视网膜色素上皮的浅色点状病变，孤立不融合，具有自限性。常于 6 周后视力恢复。无前房反应，但可有玻璃体细胞，不出现脉络膜增厚。

8. 葡萄膜渗出综合征　可引起浆液性视网膜脱离，但呈亚急性或慢性进展性，可自行恢复。很少或有很轻的炎症表现，无皮肤、毛发、神经系统等改变。

9. 狼疮性脉络膜病变　系统性红斑狼疮偶可引起浆液性视网膜色素上皮和视网膜脱离，但患者有明显的血管和肾损害，眼前节一般无炎症。

（五）治疗

（1）早期大剂量全身糖皮质激素治疗，主要以泼尼松口服，开始剂量可为 1～1.5mg/（kg·d），于 10～14 天开始减量，维持量为 20mg/d。治疗可能需 8 个月以上。

（2）若有前葡萄膜炎表现，滴用糖皮质激素滴眼液。

（3）对于复发患者，应用其他免疫抑制剂，如环磷酰胺 1～2mg/（kg·d）、苯丁酸氮芥 0.1mg/（kg·d）、硫唑嘌呤 1～2.5mg/（kg·d）、环孢素 A 3～5mg/（kg·d），可与糖皮质激素联合应用。

（4）眼部滴用睫状肌麻痹剂。

（5）针对继发性青光眼、白内障和视网膜下膜等并发症进行治疗。

六、Behcet 病

（一）概述

本病是一种以葡萄膜炎、口腔溃疡、皮肤损害和生殖器溃疡为特征的多系统受累的疾病。其发病可能是 T 细胞介导的自身免疫反应，其自身抗原不明。

（二）临床表现

1. 非肉芽肿型全葡萄膜炎　眼部反复发作的非肉芽肿型全葡萄膜炎，主要表现为眼红、眼痛、畏光、流泪、视力下降、尘状角膜后沉着物、房水闪辉及细胞、前房积脓、虹膜后粘连，偶尔有前房积血。眼后节主要表现为视网膜血管炎，后期出现视网膜血管闭塞。常见并发症为并发性白内障、继发性青光眼、视神经萎缩。

2. 口腔溃疡　反复发作，疼痛明显，多发性。

3. 皮肤损害　呈多形性改变，表现为结节性红斑、痤疮样皮疹、溃疡性皮炎、脓肿等。皮肤针刺处易出现结节和疱疹。

4. 生殖器溃疡　疼痛明显，愈合后可遗留瘢痕。

5. 其他　可出现关节红肿、血栓性静脉炎、神经系统损害、消化道溃疡、附睾炎等。

（三）诊断

根据眼部损害、口腔溃疡、皮肤损害、生殖器溃疡等临床表现可以诊断。

国际 Behcet 病研究组的诊断标准（1990 年）

（1）复发性口腔溃疡（1 年内至少复发 3 次）。

（2）下列 4 项中出现两项即可确诊：①复发性生殖器溃疡或生殖器瘢痕。②眼部损害（前葡萄膜炎、后葡萄膜炎、玻璃体内细胞或视网膜血管炎）。③皮肤损害（结节性红斑、假毛囊炎或脓丘疹或发育期后的痤疮样结节）。④皮肤过敏反应阳性。

（四）鉴别诊断

1. 感染性眼内炎　有外伤、手术或全身感染史，发病急，玻璃体混浊迅速加重，出现眼内炎或全眼球炎。血、房水或玻璃体细菌培养阳性。

2. 结节病　表现为慢性肉芽肿型葡萄膜炎，有羊脂状角膜后沉着物、虹膜和前房角结节、周边虹膜幕状前粘连、玻璃体雪球状或念珠状混浊、结节状视网膜静脉周围炎等改变。而 Behcet 病表现为复发性急性非肉芽肿型炎症，两者易于鉴别。

3. 强直性脊椎炎　可引起急性前葡萄膜炎，一般不累及眼后节。炎症消退较慢，而 Behcet 病较快。

（五）治疗

1. 麻痹剂　对于眼前节受累者，滴用睫状肌麻痹剂。

2. 糖皮质激素

（1）眼前节受累时，滴用糖皮质激素滴眼液。

（2）眼后节受累者，全身应用糖皮质激素 + 免疫抑制剂。

3. 免疫抑制剂 可选用苯丁酸氮芥、环磷酰胺、环孢素 A、硫唑嘌呤、FK506 等。

4. 并发症治疗 针对出现的并发症，如白内障和继发性青光眼，进行治疗。

七、Fuchs 虹膜异色性睫状体炎

（一）概述

本病是一种以虹膜脱色素为特征的慢性非肉芽肿型葡萄膜炎，通常单眼受累，发病隐匿，活动度低，常并发白内障。

（二）临床表现

（1）一般无明显眼部不适，有些患者可有视物模糊、眼前黑影。

（2）中等大小或星芒状角膜后沉着物弥散分布于角膜后。

（3）轻度房水闪辉和少量细胞。

（4）虹膜脱色素或萎缩，易出现 Koeppe 结节，不发生虹膜后粘连。

（5）前玻璃体内可有混浊和细胞，眼底一般无异常。

（6）易发生晶状体后囊膜下混浊和眼压升高。

（三）诊断

根据临床表现，可以诊断。

（四）鉴别诊断

1. 青光眼睫状体炎危象 以发作性、复发性的虹膜睫状体炎和眼压升高为特征，好发于中青年，无虹膜萎缩改变。眼压升高与自觉症状不成比例，视力正常或轻度下降。

2. 年龄相关性白内障 无眼前节炎症表现。

（五）治疗

（1）一般情况下，不需要糖皮质激素眼部和全身治疗。

（2）如果前房炎症明显时，可应用糖皮质激素滴眼液治疗。

（3）对于并发性白内障，可行白内障摘除和人工晶状体植入术。

（4）对于眼压升高者，给予降眼压药物，必要时行滤过手术。

八、眼弓形体病

（一）概述

眼弓形体病是由弓形体感染引起的局灶性、坏死性视网膜脉络膜炎。通过人胎盘使胎儿感染引起先天性弓形体病。通过消化道、破损的皮肤黏膜、日常密切接触感染动物以及输血或器官移植感染引起后天获得性弓形体病。

（二）临床表现

1. 接触史 有与猫接触史或食生肉史。

2. 症状 活动期表现为眼前漂浮物、视物模糊或中心暗点；若炎症轻微或病灶位于周边部，可无症状。

3. 先天性

（1）以视网膜脉络膜炎为主要病症。

（2）此外还有小眼球、无眼球、先天性无虹膜、脉络膜缺损、玻璃体动脉残存、视神经萎缩、先天性白内障和斜视等。

（3）眼底陈旧病灶：常为双侧性，眼底呈瘢痕性改变，多位于黄斑部，有时位于视神经盘周围或赤道部。病灶中央为灰白色增殖组织，无新生血管，周围色素沉着，呈锯齿状排列。与正常视网膜境界清楚。

（4）眼底再发病灶：再发年龄多为 11～40 岁。急性期表现为局灶性黄白色渗出病灶，视网膜水肿，轻度隆起，边界不清。病灶区内视网膜血管管径不规则，动脉呈节段状改变，静脉周围白鞘，玻璃体混浊。经 2～3 个月后炎症逐渐消退，血管炎消失，病灶境界清楚，边缘逐渐出现色素，1～2 年后呈典型陈旧病灶。

4. 后天性　为局限性渗出性视网膜脉络膜炎，与先天性再发病灶相似。可单眼或双眼发病。视力下降。

5. 并发症　视神经萎缩、视网膜脱离、脉络膜新生血管、玻璃体积血和继发性青光眼等。

（三）诊断

（1）根据食生肉和与猫接触史、典型的眼底改变，可以诊断。

（2）实验室检查

1）血清学检查：可查弓形体抗体 IgM 和 IgG。

2）PCR：检测弓形体特异的基因 mRNA，取材可以是玻璃体标本或病变组织。

（四）鉴别诊断

参见后葡萄膜炎的鉴别诊断。

（五）治疗

（1）治疗指征根据病变大小、位置、活动性及视功能是否受损而定。病变位于黄斑区或视神经盘旁，或周边部较大的病变导致广泛玻璃体混浊时，均需治疗。

（2）药物治疗：采用三联用药。

1）乙胺嘧啶：首次剂量口服 75～100mg，24 小时后改为 25mg，1～2 次/日，根据临床反应服 4～6 周。

2）磺胺嘧啶：1.0～2.0g，4 次/日，服用 4～6 周。

3）泼尼松：30～60mg/d，根据临床反应服用 2～6 周。

（3）合并前部葡萄膜炎时，可滴用糖皮质激素滴眼液。

九、结节病

（一）概述

结节病是一种累及多系统的非干酪样坏死性肉芽肿的疾病，原因不明。多发生于 20～50 岁之间，女性略多于男性。约 25% 患者可累及眼部。

（二）临床表现

1. 前葡萄膜炎　多数表现为慢性肉芽肿型前葡萄膜炎，羊脂状角膜后沉着物，伴有虹膜结节，虹膜后粘连。也可发生急性前葡萄膜炎，角膜后沉着物细小，病程自限。小梁网也可出现结节，呈半球状，灰白色或略带黄色，也可伴有新生血管。

2. 后葡萄膜炎

（1）玻璃体内雪球样改变，常在下方赤道部，位于视网膜前面。

（2）视网膜可发生沿视网膜静脉蜡滴状病损，视网膜静脉旁常有白鞘，可导致周边小范围静脉阻塞，黄斑部出现囊样水肿。

（3）脉络膜深层出现黄色的脉络膜损害，如 Dalen – Fuchs 结节，视网膜色素上皮呈现斑驳状改变。

（4）视神经盘可出现新生血管、水肿。

（5）其他：可出现眼睑皮肤结节、泪腺肿大、睑结膜和球结膜结节状浸润、干燥性角膜结膜炎、钱币型和带状角膜钙化、巩膜上结节、眼眶浸润、眼外肌麻痹等。

3. 其他系统疾病　可出现肺部病变，最典型的是肺门淋巴结病；此外还有肺功能下降，患者有呼吸困难、干咳和胸痛。皮肤病变表现为结节性红斑、冻疮样狼疮、斑丘疹和肉芽肿结节。周围淋巴结可肿大，为无痛性。可有急性或慢性骨关节炎。神经系统可有肉芽肿性软脑膜炎、累及垂体和下丘脑、脑实质内肉芽肿可引起脑病变或癫痫等。

4. 检查　血清血管紧张素转化酶增高。血清溶菌酶水平可能增高。Kveim 试验阳性。

（三）诊断

（1）根据临床表现，对于典型的病例可以诊断。

（2）血清血管紧张素转化酶、血清溶菌酶检测，Kveim 试验，胸部 X 线检查，组织活体病理检查有助于诊断。

（四）鉴别诊断

1. Vogt – 小柳原田病　是一种累及全身多系统的炎症性疾病，主要表现为双侧肉芽肿型全葡萄膜炎，可有渗出性视网膜脱离，病程长者眼底出现晚霞状改变，常有头痛、耳鸣、听力下降、脱发、毛发变白和脑脊液淋巴细胞增多。

2. Behcet 病　为双侧非肉芽肿型葡萄膜视网膜炎、复发性口腔溃疡、多形性皮肤损害、生殖器溃疡，但不引起肺门淋巴结病，不引起血清血管紧张素转化酶和溶菌酶水平增高。

3. 结核性葡萄膜炎　肉芽肿型或非肉芽肿型葡萄膜炎，起病隐匿，易于复发。常有眼外结核病变或病史，结核菌素皮试多呈强阳性。

4. 交感性眼炎　有眼球穿通伤或内眼手术史，可表现为肉芽肿型全葡萄膜炎，但脉络膜毛细血管受累、浆液性视网膜脱离少见，皮肤、毛发和听力的改变也少见。

5. 眼莱姆病　可表现为双侧肉芽肿型虹膜睫状体炎，也可发生中间葡萄膜炎，偶尔可引起双侧全葡萄膜炎伴有渗出性视网膜脱离、视神经盘水肿、环状脉络膜脱离、弥漫性或局限性脉络膜增厚。超声检查显示脉络膜高反射性增厚，眼球后面扁平，后巩膜和巩膜上组织增厚和水肿。

（五）治疗

（1）糖皮质激素：对于前葡萄膜炎，滴用糖皮质激素滴眼液。对于后葡萄膜炎，需全身应用糖皮质激素。

（2）滴用睫状肌麻痹剂。

十、术后眼内炎

（一）概述

葡萄膜和视网膜的化脓性炎症，称为眼内炎。眼内炎是眼内十分严重的感染，容易导致失明，后果十分严重。内眼手术后1日至数日内发生的眼内炎为急性感染。最常见的感染源为表皮葡萄球菌、金黄色葡萄球菌、链球菌，少见的有革兰阴性菌（假单胞菌、变形杆菌、流感嗜血杆菌、克雷伯菌属、埃希菌属、类杆菌属、肠杆菌属）和厌氧菌。如在术后1周至1个月甚至更长时间发生的眼内炎为迟发感染，常见的病原体有真菌、痤疮丙酸菌属等。

（二）临床表现

1. 急性感染

（1）突然发生的视力进行性下降。

（2）眼红、眼痛加重，有脓性分泌物。

（3）比所施行的眼内手术预想的眼内炎症更重，眼睑水肿，结膜水肿，角膜水肿，前房内重度闪辉和大量细胞，可有前房积脓，玻璃体内也有大量细胞，眼底红光反射消失。

2. 迟发感染

（1）缓慢视力下降，眼红和眼痛加重。

（2）前房和玻璃体内炎症，可有前房积脓，虹膜前表面和瞳孔缘有渗出的团块，玻璃体脓肿。

（3）角膜浸润和水肿。

（三）诊断

（1）根据内眼手术后视力下降，眼内炎症加重，可以诊断。

（2）血常规检查可了解外周血白细胞是否增加，眼超声检查可显示玻璃体混浊，有助于证实诊断。

（四）鉴别诊断

1. 内源性细菌性眼内炎　急性全身感染性疾病患者（如败血症患者）、免疫功能障碍者视力突然下降，前房和玻璃体内有炎症表现。但无内眼手术史或眼球穿通伤史。

2. Vogt－小柳原田病　是累及全身多系统的炎症性疾病，表现为双侧肉芽肿型全葡萄膜炎，可有渗出性视网膜脱离，眼底出现晚霞状改变。常有头痛、耳鸣、听力下降、脱发、毛发变白和脑脊液淋巴细胞增多。

3. Behcet病　为双侧非肉芽肿型葡萄膜视网膜炎，常伴有复发性口腔溃疡、多形性皮肤损害、生殖器溃疡等。

4. 急性视网膜坏死综合征　是一种以视网膜坏死、视网膜动脉炎、玻璃体混浊和后期视网膜脱离为特征的疾病，可发生于任何年龄，多单眼受累。它可能是由疱疹病毒感染所引起的。

（五）治疗

1. 急性感染

（1）抗生素治疗

1）在行房水和玻璃体细菌涂片及培养的同时行玻璃体内注药，若是G⁻菌，首选头孢他啶；若是 G⁺菌，首选万古霉素；若是真菌，选择两性霉素 B。玻璃体腔注药剂量：万古霉素：1.0mg；头孢他啶：2.0mg；两性霉素 B：0.005～0.01mg，通常注入体积为 0.1ml。

2）结膜下注射抗生素：阿米卡星 10mg，万古霉素 25mg，头孢他啶 200mg。

3）眼部滴用抗生素滴眼液：如左氧氟沙星、妥布霉素等，每半小时或 1 小时 1 次。

4）全身应用抗生素。

（2）滴用睫状肌麻痹剂：如 1%阿托品滴眼液。

（3）如果视力下降至光感，应立即行睫状体平部的玻璃体切除术，并联合注入抗生素和糖皮质激素。

2. 慢性感染

（1）早期治疗同急性术后眼内炎。

（2）如果在术后 6 周内，视力为光感或更差，应行睫状体平坦部玻璃体切除术。超过 6 周后疗效不确定。

（3）如果怀疑真菌感染，玻璃体切除术的同时玻璃体腔内注射两性霉素 B 5～10μg，然后局部和全身应用抗真菌药物，如 5%纳他霉素（natamycin）滴眼液每小时 1 次。两性霉素 B 静脉滴注从少剂量开始，一般按 1、3、5、10mg 递增，逐渐增加剂量到 0.7mg/（kg·d）。开始剂量增加要慢，患者反应不明显时可适当加快增量速度。咪康唑 10mg/ml，结膜下注射。

（4）去除晶状体和囊膜残留物对于诊断和治疗痤疮丙酸菌是必需的，这种细菌对于玻璃体腔内注射克林霉素和万古霉素敏感。

（5）如果是表皮葡萄球菌的感染，单用万古霉素眼内注射可能就足以控制感染。

十一、内源性细菌性眼内炎

（一）概述

本病是指起自体内其他部位的化脓性病灶，如败血症、化脓性骨髓炎、脓疱疮、蜂窝织炎、产褥热和一些急性传染病，使毒性极强的细菌进入眼内血管，引起眼内组织，特别是葡萄膜和视网膜的化脓性炎症。常见的致病菌为链球菌、脑膜炎奈瑟菌、白色葡萄球菌、金黄色葡萄球菌、流感嗜血杆菌、蜡样芽孢杆菌等。由于眼球对感染的自然抵抗力差，眼内结构易受细菌所致的炎症损害，可导致患眼失明。

（二）临床表现

（1）起病急骤，患眼剧痛、畏光、流泪。

（2）眼睑、结膜水肿和充血，角膜水肿混浊，前房积脓。

（3）玻璃体混浊，眼内呈黄色反光。

（三）诊断

（1）根据临床表现，可以诊断。

（2）前房水或玻璃体等眼内液的细菌涂片和细菌培养，可确定诊断，并可确定病原体。

（四）鉴别诊断

1. 术后眼内炎　有内眼手术史。

2. 内源性真菌性眼内炎　玻璃体内可见绒状白色混浊，真菌涂片或培养阳性。

3. 眼弓形体病 是由弓形体感染引起的局灶性、坏死性视网膜脉络膜炎。通过人胎盘使胎儿感染引起先天性弓形体病。通过消化道、破损的皮肤黏膜、日常密切接触感染动物，以及输血或器官移植感染引起后天获得性弓形体病。患者有食生肉和与猫接触史。

4. 结节病 是一种累及多系统的非干酪样坏死性肉芽肿的疾病，可有前葡萄膜炎和后葡萄膜炎的表现，玻璃体内雪球样改变，沿视网膜静脉有蜡滴状病损，视网膜静脉旁常有白鞘，可导致周边小范围静脉阻塞，黄斑部出现囊样水肿。

（五）治疗

（1）积极治疗原发病，必要时请相关科室会诊，协助治疗原发病。

（2）眼局部治疗参见"术后眼内炎"的治疗。

十二、晶状体过敏性眼内炎

（一）概述

本病是对暴露的晶状体蛋白抗原的自身免疫反应，通常发生于一眼晶状体手术、外伤或囊膜破裂后 1 日至数周。但有时可诱发另侧白内障眼或健眼的炎症反应。正常情况下晶状体蛋白被完整的囊膜包裹，是一种隐蔽性抗原。一旦囊膜破裂，皮质溢出，与相应的免疫活性细胞接触，产生抗体或致敏淋巴细胞，引起免疫反应。如果所引起的炎症反应较轻，则为晶状体过敏性葡萄膜炎。如果引起的炎症较重，使整个眼内组织产生炎症，就称为晶状体过敏性眼内炎。

（二）临床表现

（1）患眼疼痛、畏光、眼红、视力下降。

（2）产生严重的前房反应，前房内较多的细胞和闪辉，可有前房积脓，羊脂状角膜后沉着物。前房内可见晶状体皮质的碎片。

（3）眼睑水肿、结膜水肿、虹膜后粘连。

（4）眼压升高。

（5）视网膜表面散在的黄白色沉着物及视网膜血管炎、视神经炎等。

（三）诊断

（1）根据成熟期或过熟期白内障或行白内障手术、外伤后发生眼内炎，则可以诊断。

（2）晶状体蛋白皮肤过敏试验及血清中抗晶状体蛋白抗体效价测定，可有助于诊断。

（四）鉴别诊断

1. 术后眼内炎 内眼手术后细菌或真菌感染所致的眼内炎。

2. 内源性细菌性眼内炎 是由体内其他部位的化脓性病灶引起的化脓性炎症。前房水和玻璃体的细菌涂片和细菌培养阳性。

（五）治疗

（1）眼部滴用糖皮质激素滴眼液，如 1% 醋酸泼尼松龙滴眼液，每 1~2 小时 1 次。

（2）球结膜下注射糖皮质激素，如地塞米松 2~3mg。

（3）如果眼压升高，应用降眼压药物治疗。

（4）对于病情严重者，应全身应用糖皮质激素，如口服泼尼松 1~1.2mg/（kg·d）。

（5）及时取出残留的晶状体皮质。

（孙晓萍）

第二节 其他葡萄膜炎

一、交感性眼炎

（一）概述

本病是指发生于一眼穿通伤或内眼手术后的双侧肉芽肿型葡萄膜炎，受伤眼称为诱发眼，另一眼称为交感眼。主要是由外伤或手术造成眼内抗原暴露并激发自身免疫反应所致。

（二）临床表现

（1）大多数病例发生于穿通伤后 4~8 周，但可发生于伤后 5 日至 56 日内。

（2）发病隐匿：可发生前葡萄膜炎、后葡萄膜炎、中间葡萄膜炎，但以全葡萄膜炎为多见。

（3）前节表现为双眼急性肉芽肿型前葡萄膜炎，羊脂状角膜后沉着物，但前房炎症相对较轻。

（4）可出现中度或重度玻璃体炎：眼底改变为典型的 Dalen - Fuchs 结节，为周边多发奶酪状病灶，位于视网膜下，早期视网膜被推起，继而萎缩。可发生视神经盘水肿、视神经萎缩、视网膜血管炎及视网膜脱离。

（5）荧光素眼底血管造影：急性活动期为视神经盘和 Dalen - Fuchs 结节渗漏，眼底可见多发点状高荧光病灶，但限于脉络膜水平，视网膜血管多属正常。

（6）诱发眼和交感眼的表现相同。

（三）诊断

（1）根据眼球穿通伤或手术史，以及双侧肉芽肿型全葡萄膜炎，可以诊断。

（2）荧光素眼底血管造影有助于诊断。

（四）鉴别诊断

Vogt - 小柳原田病：是一种累及全身多系统的炎症性疾病，主要表现为双侧肉芽肿型全葡萄膜炎，可有渗出性视网膜脱离，病程长者眼底出现晚霞状改变，常有头痛、耳鸣、听力下降、脱发、毛发变白和脑脊液淋巴细胞增多。但无眼外伤或内眼手术史。

（五）治疗

（1）眼前节受累时，滴用糖皮质激素滴眼液和睫状肌麻痹剂。

（2）对于眼后节受累或全葡萄膜炎时，口服糖皮质激素及免疫抑制剂。

二、急性视网膜坏死综合征

（一）概述

本病是一种以视网膜坏死、视网膜动脉炎、玻璃体混浊和后期视网膜脱离为特征的疾病，可发生于任何年龄，多单眼受累。它可能是由疱疹病毒感染所引起的。

（二）临床表现

（1）隐匿发病，出现眼红、眼痛，或眶周疼痛。

（2）早期出现视物模糊，眼前黑影。病变累及黄斑区时视力严重下降。

（3）眼前节可有轻至中度炎症反应，易发生眼压升高。

（4）视网膜坏死病灶早期多见于中周部，呈斑块状，以后融合，并向后极部发展。

（5）出现视网膜血管炎，动静脉均受累，但以动脉炎为主。

（6）早期就有轻至中度的玻璃体混浊，以后发展为显著混浊，出现纤维化。

（7）视网膜坏死区形成多数视网膜裂孔，引起视网膜脱离。

（三）诊断

（1）根据临床表现可以诊断。

（2）实验室检查，如血清抗体测定、玻璃体及视网膜组织活检、PCR 检测眼内液中单纯疱疹病毒或水痘 - 带状疱疹病毒 DNA 等，有助于诊断。

（四）鉴别诊断

1. 巨细胞病毒性视网膜炎　是坏死性视网膜炎，常发生于免疫功能严重损害的人中，是最常见的眼部机会性感染。典型的眼底病变呈奶油状、黄白色全层视网膜混浊，并有数量不等的视网膜出血。病变较大，常为多个，沿视网膜血管分布。病变呈"奶油加番茄酱"样改变。出现视网膜血管炎改变，血管程度不等的狭窄、阻塞和血管白鞘。玻璃体透明或轻微混浊。晚期视网膜萎缩呈灰色、视网膜血管硬化狭窄、视网膜色素上皮萎缩、脉络膜血管清晰可见、视网膜破孔出现于病损萎缩区与正常视网膜交界处，并可发生渗出性/孔源性视网膜脱离。

2. 眼弓形体病　是由弓形体感染引起的局灶性、坏死性视网膜脉络膜炎。通过人胎盘使胎儿感染引起先天性弓形体病。通过消化道，破损的皮肤黏膜，日常密切接触感染动物，以及输血或器官移植感染引起后天获得性弓形体病。患者有食生肉和与猫接触史。

（五）治疗

1. 抗病毒治疗　应用阿昔洛韦，每日 1 500mg/m²，分 3 次静脉滴注，持续 10 ~ 14 天，以后逐渐减量；或用更昔洛韦每次 5mg/kg，每 12 小时 1 次，3 周后，每次 5mg/kg，每日 1 次。全身抗病毒治疗至少 6 周。

2. 玻璃体腔注射抗病毒药物　更昔洛韦（赛美维）每次 200 ~ 400μg，可间隔 5 ~ 7 天重复注射。

3. 抗凝治疗　小剂量阿司匹林口服（75 ~ 125mg/d）。

4. 糖皮质激素　抗病毒治疗的同时可给予口服泼尼松治疗。

5. 手术治疗　如发生视网膜脱离，应做玻璃体切除手术。

（张丽娜）

第三节　睫状体脉络膜脱离

除巩膜突、后极部和涡静脉外，葡萄膜和巩膜疏松相连，因此两者容易分离。睫状体和前部脉络膜的静脉较为丰富，而且粗大，只有一层内皮细胞，液体容易渗漏，因此容易发生睫状体脉络膜脱离（cilio – choroidal detachment）。

脱离形态有三种，即环形、分叶状和扁平形。早期的脱离用三面镜检查才能发现，在锯齿缘附近有一个模糊的水肿带与角膜缘呈同心性排列的波状皱纹区域。脱离明显时表面无皱纹，呈暗褐色或灰棕色隆起。根据脱离的范围其形态各有不同。脉络膜前部和睫状体带的脱离，呈几个局限性隆起或呈环形围绕周边部；如果波及后极部则呈一个或几个半球形，在两个球形隆起之间，由于涡静脉附着于巩膜，呈一深谷，形成所谓分叶状脱离。脉络膜脱离多见于眼球的颞侧和鼻侧；严重者仅保留后极中心部。偶尔发生平脱离，表面有波纹，无论何种脱离，当它吸收时往往出现视网膜皱褶。如果在 8～14 天内脱离消失，眼底不发生其他改变；如果脱离时间长，则在病变区出现颗粒状和条状色素紊乱。

患者多无自觉症状，有时出现视野和屈光改变，当脱离波及黄斑时即发生视力障碍。本病应当与视网膜脱离和脉络膜肿瘤鉴别，与前者区别较易，脉络膜脱离色暗，表面光滑，视网膜血管正常，而视网膜脱离呈波浪状起伏；但与脉络膜黑色素瘤的区别则比较困难，要参考病史、巩膜透照、超声波、CT 等检查。

一、特发性脉络膜脱离

本病是 von Graefe（1858）首先报告的，Schepens（1963）明确了本病特点是伴有非孔源性视网膜脱离，视网膜下液体随体位移动呈泡状隆起，称为葡萄膜渗漏（uveal effusion）。

（一）病因和发病机制

本病原因不明，关于其发病机制有多种学说，主要认为巩膜先天异常增厚。近年来发现巩膜增厚主要是氨基多糖异常沉着，它具有高度吸水性，致使巩膜膨胀，压迫涡静脉，导致脉络膜循环障碍，引起葡萄膜水肿渗漏。因此认为本病可能是眼部黏多糖蓄积病的一种。真正小眼球巩膜异常增厚也易患本病。

（二）临床表现

患者多为中年男性，双眼先后发病，其间隔有数月或数年。疾病呈隐匿性进行性发展，出现进行性视力减退。常因上巩膜静脉压高而有上巩膜血管扩张。前节无明显炎症，偶有轻微房水闪光，玻璃体有轻度细胞浸润。临床分为 4 期。

1. 睫状体脉络膜脱离期　睫状体肿胀，引起调节障碍，视力疲劳，又因晶状体屈光度增加而出现近视症状。脉络膜脱离多位于赤道部和睫状突之间，有时呈分叶状，多数为典型环形脱离，呈棕色隆起。

2. 视网膜脱离期　周边部脉络膜长期脱离使脱离部位的玻璃膜和色素上皮受损，通透性增强，液体逐渐渗到视网膜下而引起脱离，为非孔源性脱离自下方开始向后进展；视网膜下液体多而清亮，使脱离的视网膜菲薄而透明，表面光滑无波纹，当患者改变体位时视网膜脱离的部位也随之移动，位于低位处；坐位时脱离在下方，严重者前方可达晶状体后囊，后方遮盖视盘，甚至视网膜全脱离。有时发生视盘水肿。

3. 视网膜脱离恢复期　病程数月至数年，有自然吸收倾向，视网膜自行复位。有时视网膜下液体长期潴留而浓缩形成白点状沉着物，并可出现视网膜色素紊乱，呈椒盐样眼底。

4. 晚期　如果病变反复发作，晚期发生视网膜变性，血管变细，脉络膜萎缩，视力丧失或因继发性青光眼而失明。

（三）诊断与鉴别诊断

1. 诊断　可根据临床表现，荧光眼底血管造影及超声波检查，不仅可了解周边部葡萄膜和视网膜脱离情况，并可证实有无眼球壁增厚；并可测量眼球前后径，确定有无眼球轴短的真性小眼球；脑脊检查可发现患者脑脊液蛋白升高。

2. 鉴别诊断

（1）大泡状视网膜脱离（bullous retinal detachment）：为多发性后极部浆液性视网膜色素上皮脱离，伴无孔性视网膜脱离。又称为多发性后极部色素上皮病变（multifocal posterior pigment epitheliopathy，MPPE）。其前驱期常有反复性中心性浆液性视网膜脉络膜病变。突然发病，后极部出现 $1/2 \sim 1PD$ 的圆形黄白色色素上皮脱离，以后发生无孔性视网膜脱离。很像葡萄膜渗漏。但后者无渗出斑，并常伴有周边部的脉络膜脱离，荧光造影以及中浆病史的有无可以区别。

（2）后巩膜炎：有的病例也可发生环状睫状体脉络膜脱离及渗出性视网膜脱离，视网膜下液体也随体位移动。但后巩膜炎患者多有眼痛、眼球运动痛，眼红；重者有复视，眼球运动障碍，甚至眼球突出。本病患者多有类风湿性关节炎，也可有前巩膜炎。

（3）Harada 病：严重者伴有视网膜脱离，脱离部位不随体位改变而移动，而且前后节有明显炎症。皮质激素治疗有效。

（4）孔源性视网膜脱离合并脉络膜脱离：这是由于低眼压引起的睫状体脉络膜脱离，常伴有葡萄膜炎、眼痛、睫状充血，眼压极低。另外根据超声波检查要除外脉络膜黑色素瘤。

（四）治疗

本病对皮质激素和激光治疗以及一般视网膜脱离手术治疗多无效，少数缓解但易复发。Gass（1983）制作巩膜人工导出孔而使视网膜脱离复位。因而提出巩膜切除和巩膜切开手术（sclevectomy – sclerostomy）可获得良好效果。做的方法各有不同。一般局麻，首先找出涡静脉，在四个象限，以赤道部前缘为中心或在角膜缘后 $7 \sim 12mm$ 处做一 $5mm \times 7mm$ 或 $5mm \times 5mm$ $1/2 \sim 1/3$ 厚度的巩膜板层切除，在切除床中心做 $2mm$ 切开或做丁字型切开。Ward（1988）仅做较大的 $8mm \times 10mm$ 的巩膜板层切除，不做巩膜切开也取得同样效果。术前首先明确诊断，无外伤、手术或低眼压。如果患者视力良好，黄斑区无脱离，可继续观察，如果视力进行性下降，确定为本病则可考虑这种巩膜板层切除术。

二、手术后睫状体脉络膜脱离

睫状体脉络膜脱离多见于内眼手术如白内障、青光眼、视网膜脱离和角膜移植术后。多于术后当时或者 $1 \sim 4$ 天后发生。术后数周发生者极少。脱离的原因是由于眼球切开后，眼压下降，血管扩张。液体漏出到脉络膜睫状体上腔；或因手术时前房角受损，使房水进入睫状体和脉络膜上腔。青光眼滤过手术后尤易发生。这是由于术后滤过太强，长期低眼压所致。临床表现为术后前房变浅或消失、低眼压以及脉络膜脱离。如果术眼前房浅或消失、眼压高者应注意术后恶性青光眼。

本眼病一般无需特殊治疗，包扎卧床可自愈。术后低眼压，前房浅者，则应检查手术切口，如有漏水现象，应及早修复；如伤口完好则应充分散瞳，应用皮质激素、高渗药物和乙酰唑胺等。经上述处理脱离仍不复位并有前房消失时，可考虑平坦部位作巩膜切开、放液，前房内注入空气，使前房形成，促使脱离的葡萄膜复位。

三、继发性脉络膜脱离

1. 炎症性渗出性脉络膜脱离

（1）后巩膜炎：常见的症状有眼痛、视力减退、眼充血，常伴有前巩膜炎。眼底在巩膜肿胀区可见境界清楚的脉络膜隆起。

（2）葡萄膜炎：中间葡萄膜炎、交感性眼炎和 VKH 的严重病例由于炎症渗出可引起视网膜或脉络膜脱离。

2. 外伤性　眼球挫伤、直接或间接的头部或眼眶外伤，使葡萄膜血管急性充血而引起液体渗漏；外伤后的持续性低眼压也引起脉络膜脱离。

3. 伴有孔源性视网膜脱离的睫状体脉络膜脱离　本病原因可能是玻璃体经视网膜裂孔到视网膜下，刺激脉络膜使其血管扩张，通透性增强，以致睫状体脉络膜水肿，造成房水产生减少，眼压下降，而使脉络膜上腔有液体潴留，而发生睫状体脉络膜脱离。临床表现为突然发病，眼痛、睫状充血、房水闪光强阳性有浮游细胞但 KP 可见。按葡萄膜炎治疗消炎，早期手术封闭视网膜裂孔。一般可做巩膜板层或巩膜外垫压术，如果脉络膜脱离较高可先放出脉络膜上腔液体、再行电凝术。

4. 全身血管性疾病　如肾炎、高血压、结节性动脉炎以及影响眼静脉回流，涡静脉回流受阻者可引起脉络膜脱离。应针对病因治疗。

（孙晓萍）

第四节　葡萄膜囊肿和肿瘤

一、虹膜囊肿

（一）概述

虹膜囊肿是少见的单眼病变，可分为原发性和继发性两类。原发性虹膜囊肿可发生于虹膜色素上皮层或基质层。继发性虹膜囊肿可因内眼手术、眼外伤、长期滴用缩瞳剂后、炎症渗出和寄生虫感染等原因所引起。

（二）临床表现

1. 原发性　一般为静止，无症状。发生于色素上皮的虹膜囊肿为深棕色、圆形或椭圆形囊样小体，透照试验阳性。它可位于瞳孔缘、虹膜中周部或虹膜周边部。发生于基质层的虹膜囊肿见于儿童，囊肿的前壁清晰，包含液体。

2. 继发性　发生于手术后和外伤后的虹膜囊肿包含液体，囊肿前壁清楚。囊肿常增大，可导致前葡萄膜炎和继发性青光眼。

3. 炎症渗出性和寄生虫性虹膜囊肿　可伴有前房炎症反应。

4. 囊肿膨出　如果囊肿向后房膨出，则经瞳孔区可见到虹膜后方黑色隆起团块。

（三）诊断

（1）根据虹膜改变的形态，可以诊断。

（2）超声及 UBM 扫描，有助于确诊。

（四）鉴别诊断

虹膜黑色素瘤：超声检查有助于鉴别诊断。

（五）治疗

（1）对于无症状或较小的虹膜囊肿，应密切观察。

（2）对于炎症渗出性虹膜囊肿，可给予糖皮质激素治疗。

（3）采用激光光凝治疗。

（4）手术治疗：尽可能彻底切除，以免复发。

二、脉络膜血管瘤

（一）概述

脉络膜血管瘤即是 Sturge–weber 综合征的眼底表现，是母斑病中的一种。它是在先天血管发育不良的基础上发展起来的一种良性肿瘤。可孤立地出现于眼底后极部，或弥漫地侵入大部分脉络膜。

（二）临床表现

1. 症状　眼前有黑影、视力减退、视物变小变形。随着病程进展，视力与视野不断恶化，最终失明。

2. 眼底所见

（1）多位于眼底后极部，邻近视神经盘或黄斑区，为杏黄色或橘红色、圆形或近似球形的隆起，表面可有色素沉着。

（2）后照法透红光：大多伴有不同程度的浆液性视网膜脱离。

（3）视网膜呈微囊样变性：视网膜血管细窄。甚至发生视网膜和视神经萎缩。

3. 荧光素眼底血管造影　视网膜动脉充盈前期出现似脉络膜血管形态的强荧光，渗漏迅速，融合扩大，出现浓密的强荧光，其间有更高的荧光亮点，持续至晚期不退。肿瘤表面及边缘处色素的增生，遮挡荧光或为低荧光纹或斑点，有时可见视网膜毛细血管扩张。

4. 超声检查　A 超表现为内反射强，波峰与波峰的间隔和高度相似，波谷与波谷的间隔和高度也相似，排列均匀。B 超显示扁平隆起的病灶，常伴有浆液性视网膜脱离。

5. 视野　由于肿瘤压迫血管，可出现视神经缺血的视野改变。长期视网膜下积液，亦导致视野相应缩窄。

（三）诊断

（1）根据眼底所见，可以诊断。

（2）荧光素眼底血管造影、超声扫描有助于诊断。

（四）鉴别诊断

1. 无色素性脉络膜黑色素瘤　甚少见，眼底表现为黄色隆起，边缘更为清楚。超声检查显示为实性低回声。荧光素眼底血管造影显示早期无荧光，动静脉期呈斑驳状荧光，并持续至晚期。

2. 脉络膜黑色素瘤　眼底表现为灰色或灰棕色肿物，后照法检查不透红光。荧光素眼底血管造影早期呈边界清楚的暗区，肿瘤表面血管呈迂曲不规则状，其背景仍为弱荧光，动静脉期肿瘤呈斑驳状强荧光，外围一圈强荧光。脉络膜血管瘤动脉早期开始即呈现布满浓密多叶状的高荧光斑，且持续至晚期不退。

3. 脉络膜转移癌 眼底表现为灰白或黄色、圆形或卵圆形隆起的肿物。荧光素眼底血管造影早期荧光不易被发现，有弱荧光的暗区。晚期出现斑驳状荧光，不如脉络膜血管瘤的荧光那样迅速、密集而满布全肿瘤。

4. 湿性年龄相关性黄斑变性 渗出与机化均可为隆起的病变，呈黄灰色。荧光素眼底血管造影可出现浆液性和（或）出血性视网膜神经上皮和（或）色素上皮脱离。有视网膜下新生血管膜者，可出现车轮状或花边状血管荧光。荧光素渗漏可将整个病变区着染。

5. 脉络膜骨瘤 病变较扁平，表面不平有棕褐色色素沉着，有时有出血，其边缘有伪足状表现。

6. 中心性浆液性脉络膜视网膜病变 脉络膜血管瘤位于黄斑区者，在早期时应与本病相鉴别。本病用眼底后照法及荧光素眼底血管造影均无脉络膜血管瘤的表现。荧光素眼底血管造影的表现完全不同。

（五）治疗

1. 激光光凝 采用氩激光或氪激光光凝，操作方便，定位准确，可直接封闭瘤体表面来自脉络膜的血管，使其不再渗漏。术后脱离的神经上皮与色素上皮粘连，促进黄斑部视网膜脱离复位。

2. 经瞳孔温热疗法 采用810nm 红外激光大光斑 2mm 或 3mm，以 60 秒或更长时间照射，促使瘤体表面血管萎缩。可反复治疗，方便易行。

三、脉络膜痣

（一）概述

脉络膜痣常为先天性改变，由来自神经嵴的含不同色素不典型而又良性的黑色素细胞（痣细胞）组成。多数脉络膜痣局限于脉络膜毛细血管层以外的脉络膜组织内，但也累及脉络膜毛细血管层。

（二）临床表现

（1）好发于眼底后极部或赤道部。大小变异很大，直径为 0.5～10mm。可为单眼单个或多个，也可双眼同时发生。

（2）非黄斑区的脉络膜痣无主观症状。黄斑区附近的脉络膜痣可有渗出性视网膜神经上皮脱离，引起视物模糊、小视症和视物变形等症状。

（3）眼底表现

1）为扁平圆形、石灰色、微隆起、表面光滑、边缘清楚但不太规则的病变。

2）肿物所含色素量不等，颜色深浅不一。有的痣部分有色素，部分无色素。偶有无色素的痣。

3）病变表面可有橙色的色素斑、玻璃膜疣。病变位于黄斑部时常有渗出性视网膜脱离。有时在痣的周围有一圈黄色或不规则的光晕，称为晕轮痣。

（4）荧光素眼底血管造影

1）根据痣内色素多寡、位于脉络膜组织的深浅、视网膜色素上皮改变情况，有不同的荧光表现。痣内色素少荧光就强，反之则呈弱荧光。

2）脉络膜痣位于脉络膜深层时，荧光素血管造影相对正常。如脉络膜痣较厚并侵占或替代脉络膜毛细血管时，则显示低荧光。

3）大而厚的脉络膜痣可使其表面视网膜色素上皮有改变，而呈斑驳状荧光，脉络膜背景荧光增强。

（5）视野检查有与脉络膜痣相对应的视野缺损。

（三）诊断

（1）根据病变的位置、大小、形态特征，及定期观察多年大小不变，可以诊断。

（2）荧光素眼底血管造影和超声扫描有助于诊断。

（四）鉴别诊断

1. 脉络膜黑色素瘤　如肿物直径 >5mm，高度≥2mm。应高度怀疑脉络膜黑色素瘤。

2. 视网膜色素上皮细胞增生　有外伤或炎症史，病损处呈黑色，边缘清楚，常合并胶质增生。

3. 先天性视网膜色素上皮肥大　呈圆形或扇贝形的病损。合并脱色素的晕轮边缘。

4. 视网膜下出血　位于视网膜下时呈暗红色，如位于视网膜色素上皮下时呈暗黑色。出血随时间延长而吸收，逐渐出现纤维组织增生及色素上皮的改变。

（五）治疗

无需治疗。

四、脉络膜黑色素瘤

（一）概述

脉络膜黑色素瘤是成人常见的眼内恶性肿瘤，在我国仅次于视网膜母细胞瘤，为第二位眼内恶性肿瘤。根据其在眼底的生长形态，可分为结节型和弥漫型。

（二）临床表现

（1）肿瘤位于黄斑区时，早期会有视物变形、小视或大视、色觉改变、相对性或绝对性视野缺损等表现。

（2）肿瘤位于眼底周边部时可无自觉症状。

（3）晚期可有眼压高、眼红、眼胀、头痛，甚至恶心、呕吐、眼痛及眼球突出等表现。

（4）眼底所见

1）结节型：多见，为高低不平的局限隆起，表面有黄白色玻璃膜疣及棕色色素颗粒。肿瘤生长顶端突破玻璃膜后，迅速向视网膜下增大，形成蘑菇状形态。视网膜呈现无孔性波浪状实体性脱离。

2）晚期因肿瘤高度坏死，瘤体血管或瘤体表面视网膜血管破裂而致玻璃体内大量出血。瘤细胞种植到虹膜和前房角，可发生继发性青光眼。虹膜有新生血管形成，导致新生血管性青光眼。有时并发眼内炎、全眼球炎和并发性白内障。

3）临床上结节型脉络膜黑色素瘤小于 7mm × 7mm × 2mm 者为较小的肿瘤，大于（7 ~ 10）mm ×（10 ~ 15）mm ×（3 ~ 5）mm 者为中等大小的肿瘤，大于 15mm × 15mm × 3mm 者为大肿瘤。

4）弥漫型：少见，沿脉络膜平面发展，使脉络膜普遍增厚。眼底表现类似转移性脉络膜肿瘤，或为橘红色、稍发暗的广泛的浆液性视网膜脱离。

（5）荧光素眼底血管造影

1）造影早期，肿瘤部位为无荧光背景上出现斑驳状荧光。如果肿瘤表面视网膜有破坏，则出现迂曲回旋的异常血管形态，荧光素迅即渗漏，融合成片。

2）动静脉期，一些肿瘤血管与视网膜血管同时显示荧光，呈双循环现象。随荧光造影时间延长，出现更强的荧光点。在肿瘤边缘可见视网膜血管扩张。肿瘤全部呈现高、低荧光混杂的斑驳状态。

3）造影晚期，肿瘤部位表现为较弥漫性荧光，其外围有高荧光晕或弧。

（6）视野检查：有与肿瘤部位相对应的视野缺损。

（7）超声扫描：可显示：①蘑菇状或圆顶状。②低到中等的内反射。③内部结构较规则。④有血液循环。

（8）磁共振（MRI）：能较好地显示肿瘤与视网膜下的积液。T_1WI 显示肿瘤为中或高信号；T_2WI 像上显示肿瘤为低信号，视网膜下的积液为高信号。即使黑色素瘤很少，仅 1cm 厚度，MRI 便可显示。无色素性脉络膜黑色素瘤缺乏此特征。

（三）诊断

（1）根据症状和眼底改变，可以诊断。

（2）巩膜后透照检查、荧光素眼底血管造影、超声扫描、CT 和 MRI 检查，有助于确诊。

（四）鉴别诊断

1. 脉络膜痣　表现为圆形、扁平、石灰色、边界清楚的病变，表面光滑，隆起≤2mm，无渗出性视网膜脱离。荧光素眼底血管造影显示无荧光素渗漏。

2. 脉络膜血管瘤　为橘红色圆形隆起肿物，表面可有色素沉着，伴有浆液性视网膜脱离。后照法检查肿物透红光。荧光素眼底血管造影早期出现不规则的脉络膜血管形态，荧光素迅速渗漏并融合扩大，持续至晚期。

3. 脉络膜转移癌　表现为结节状、边界不整齐、灰黄或黄白色的浸润性肿物，渗出性视网膜脱离不显著。如患者有癌病史可助诊断。

4. 湿性年龄相关性黄斑变性　黄斑区有浆液性和（或）出血性视网膜神经上皮盘状脱离。重者视网膜下血肿，病变处周围有出血、硬性渗出。荧光素眼底血管造影可见脉络膜新生血管膜，荧光素渗漏，出血处遮挡荧光。

5. 脉络膜出血　眼底检查时在后极部可见视网膜下有大片圆形或卵圆形、暗红色、稍隆起的出血。荧光素眼底血管造影显示与出血相似大小和形态的荧光遮挡区域。

（五）治疗

1. 定期观察　如果初诊患者的肿瘤较小或中等大小并生长缓慢者，应每 3 ~ 4 个月定期随访。如无变化，每 6 个月复查一次。以后如病情无变化，可改为每 6 个月 ~ 1 年随访。

2. 光凝治疗　适应证为：①肿瘤高度＜5D，范围≤30°。②肿瘤表面无视网膜脱离。③肿瘤部位必须易被光凝包绕。④肿瘤不邻近视神经盘或在视网膜中央血管环内。⑤屈光间质清晰。⑥瞳孔能充分散大。⑦肿瘤表面没有大的视网膜血管经过。⑧能定期复查。

3. 放射治疗　行质子光束照射或氦离子放射，既可保持视力又不损伤患者的生存，也可用镭敷贴器、碘敷贴器及金敷贴器等治疗。

4. 局部切除　适应证：①经过观察，肿瘤确为生长活跃，肿瘤基底部尚未超过4个钟点的睫状突范围。②肿瘤确为逐渐长大，位于眼球后极而近赤道或赤道关，直径≤15mm。

5. 眼球摘除　适应证为：①就诊时肿瘤很大，且失明，放疗或局部切除手术均不可能施行。②已有视网膜全脱离或并发青光眼的患眼。③经过多次随访，证实小的或中等大的肿瘤继续长大，并侵及视神经实质。

6. 眶内容摘除术　适用于脉络膜黑色素瘤已向眼外伸展，或眼球摘除术后眶内有肿瘤复发，但尚无全身性黑色素瘤转移者。

五、脉络膜转移癌

（一）概述

脉络膜转移癌为其他部位的恶性肿瘤细胞经血运或淋巴系统转移到眼内组织。可为单眼或双眼先后发病。好发于中、老年患者。原发癌多为乳腺癌、肺癌，其次为消化道癌。

（二）临床表现

1. 症状　可无任何症状。80%的患者因肿瘤位于眼底后极部，可有视力减退并有闪光感、畏光及视物变形。少部分患者因癌肿压迫睫状神经，在早期就有眼痛及头痛。也有并发新生血管性青光眼的病例。

2. 眼底所见

（1）肿瘤呈奶黄色或灰黄色、鳞片状或圆形的扁平隆起。有时肿瘤在眼内为多结节状，生长较快。

（2）肿瘤上或旁可有黄白渗出或出血，有些肿瘤表现为圆顶状高度隆起，表面有色素上皮继发性的增生或游走。个别病例癌瘤穿破玻璃膜增长如蕈状。

（3）病程长者会发生继发性视网膜脱离，可局限于肿瘤附近黄斑区，或脱离广泛，视网膜下液体可随头位改变而移动，尤其肺癌转移时，还可有周边部脉络膜渗漏如葡萄膜渗漏综合征。

（4）如肿瘤向前至睫状区，上巩膜血管可被充盈迂曲，患眼疼痛。

（5）因肿瘤生长快，短期内眼底就有较大变化。

3. 荧光素眼底血管造影

（1）造影早期：瘤体表现为无脉络膜背景荧光的暗区，看不到任何血管形态。

（2）动静脉期：可见视网膜血管爬行其上，常伴有毛细血管扩张及血管瘤样改变。

（3）肿瘤区内逐渐出现斑点状荧光，常先出现于边缘部，有时可有轻度渗漏和融合，其间夹杂遮挡荧光斑片，使整个病变区成斑驳状。晚期仍然很强。

4. 视野　病变相应处视野缺损，如有视网膜脱离，视野缺损远较视网膜脱离范围为小。

5. 超声扫描　转移癌的内反射为中等到高度，内部结构不规则，少数表现为低反射。

（三）诊断

（1）根据视力减退、浮体漂动及闪光感，和眼底的特征性改变，可以诊断。

（2）荧光素眼底血管造影、超声扫描和视野检查有助于确诊。

（四）鉴别诊断

1. 脉络膜黑色素瘤　为棕色或黑灰色隆起的肿瘤，常呈蘑菇状或半球形生长。荧光素造影早期表现为无荧光，但随后出现一些异常粗大的血管形态，并有"双循环"现象。渗漏亦较转移癌明显。

2. 脉络膜血管瘤　中度隆起的圆形或椭圆形肿物，生长缓慢。荧光素眼底血管造影早期就显示瘤体本身血管形态，渗漏迅速出现浓密的强荧光点，并互相融合使病变区满布强荧光，晚期瘤体周围常见一低荧光环。

3. 脉络膜骨瘤　多发于眼底后极部，为黄白色扁平隆起，表面可有色素脱失或沉着，形状不规则，常有伪足样伸出，表面不平。荧光素造影早期显示透见荧光，晚期也呈斑驳状。CT 扫描显示病变区骨样密度。

4. 局限性脉络膜出血和出血性色素上皮脱离　眼底均表现为灰黑色近圆形隆起扁平，边缘划限。外围部常可发现红色或暗红色边。眼底荧光造影表现出与病变一致的荧光暗区，在造影过程中大小形态始终不变，视网膜血管爬行其上。

5. 中心性浆液性视网膜脉络膜病变　位于黄斑部的转移癌表面及附近可有黄白渗出或出血，易与中心性浆液性视网膜脉络膜病变混淆，荧光素眼底血管造影和超声检查均可鉴别。

（五）治疗

（1）尚未确诊眼内转移癌前，勿轻易使用糖皮质激素，避免癌细胞蔓延，恶化病情。

（2）极少数扁平生长不活跃的脉络膜转移癌，其表面有成堆的色素上皮，并没有视网膜脱离时，可以随诊观察。如果脉络膜转移癌呈弥漫发展，并有视网膜脱离者，应积极治疗原发癌，并每隔 2～4 个月定期复查眼底。

（3）对黄斑区受累者，放射治疗可使肿瘤变小，视网膜脱离消失，视力可有所提高。

（4）除患者因继发性青光眼，疼痛难忍外，不必摘除眼球。

六、脉络膜骨瘤

（一）概述

脉络膜骨瘤是一种骨性迷离瘤，好发于女性，双眼居多，可同时发生或间隔数年。患者一般无全身疾病或家族史。

（二）临床表现

1. 症状　视力下降，眼前出现旁中心暗点，或有复视、视物变形。可伴有同侧偏头痛。偶尔伴有恶心、喷射性呕吐等。

2. 眼底所见

（1）眼底后极部视神经盘黄斑区有黄白色、卵圆形或不规则如地图状或扇贝状的轻微隆起的肿物。多数脉络膜骨瘤邻近或绕视神经盘。

（2）病变周围呈橙红色，边界圆钝不整齐有如伪足状。肿瘤大小和隆起度不等，表面凹凸不平，有棕色素沉着，有时有出血。

（3）肿瘤表面可见由微小血管分支组成的血管丛。很多脉络膜骨瘤侵犯黄斑区，并可有新生血管膜出血、浆液性视网膜脱离。

3. 荧光素眼底血管造影　造影早期病变处为强荧光。造影过程中荧光逐渐加强。造影晚期呈斑驳状荧光染色。如有视网膜下新生血管，早期可有网状的荧光素渗漏，色素和出血会遮挡荧光。

4. 超声检查　显示超高的反射和极强的声影。

5. CT 检查　眼底后极部有 CT 值增高与骨密度相同的病灶。

（三）诊断

（1）根据症状和眼底所见，可以诊断。

（2）荧光素眼底血管造影、超声检查和 CT 检查有助于确诊。

（四）鉴别诊断

1. 脉络膜血管瘤　眼底为杏黄色或橘黄色似球形隆起，后彻照透红光。荧光素眼底血管造影于动脉前期显示脉络膜血管形态的荧光，迅速荧光素渗漏，浓密的强荧光持续至晚期。B 超检查显示脉络膜囊样高反射波。

2. 脉络膜转移癌　眼底为灰白色或黄色、圆形或卵圆形或散在的成片隆起的肿物，局限于脉络膜，不累及视网膜。荧光血管造影早期遮挡荧光，晚期有斑驳状强荧光。

3. 脉络膜黑色素瘤　眼底为一灰色或灰棕色肿物，后彻照检查不透红光。在荧光造影早期正常脉络膜荧光被肿物遮盖无荧光，动静脉期肿物呈斑驳状。B 超检查显示低密度回声及脉络膜"挖空现象"。

（五）治疗

1. 激光光凝　可用不同波长封闭血管渗透点。

2. 经瞳孔温热疗法　促使肿瘤萎缩，即使病变侵犯黄斑区亦可采用。

（张秋丽）

第五节　葡萄膜退行性改变

一、虹膜角膜内皮综合征

Harm（1903）首先描述一种涉及虹膜萎缩和青光眼的疾病，称为原发性进行性虹膜萎缩。以后 Chandler（1956）报道一种虹膜萎缩伴有角膜营养不良，临床表现有角膜水肿和青光眼称为 Chandler 综合征。Cogan - Reese（1969）又报道单眼青光眼患者虹膜上有很多结节样虹膜痣，认为与 Chandler 综合征很相似。Schield（1979）认为以上三种类型是同一性质疾病。因为有的病例开始是 Chandler 综合征，以后发生虹膜萎缩孔，并发现原发性进行性虹膜萎缩也可有虹膜结节。Yanoff（1979）明确提出将三者总称为虹膜角膜内皮综合征（iridocorneal endothelial syndrome，ICE）。

（一）概述

1. 炎症或血管学说　现已证明本病虹膜血管有不同程度闭塞，但其改变的原因不明，可能是先天性，也可能是由某种因素所致。

2. Campbell 膜学说　Campbell（1978）根据临床观察和组织病理提出原发性虹膜萎缩是由角膜内皮细胞异常开始的，产生一层由单层内皮细胞和后弹力膜样组织的膜。这种膜伸展越过前房角到虹膜表面。由于膜的牵引可引起虹膜周边前粘连和瞳孔向粘连处移位变形，以及引起虹膜萎缩、虹膜孔形成。另外可能继发于虹膜缺血而引起溶解性孔（melting holes）。由于膜影响角膜内皮功能而引起角膜水肿；由于虹膜前粘连及膜的阻塞房角而引起青光眼。

（二）临床表现

1. 原发性进行性虹膜萎缩　多为单侧，好发于青年或成年女性。病变在不知不觉中进展，无自觉症状，直到数年后眼压高才被发现。开始瞳孔有偏中心改变，随着病情的进展，逐渐向周边部移位，萎缩加重，进而色素上皮松解消失，发生虹膜穿孔，形成假性多瞳症。裂孔变大或相融合而形成巨大裂孔，虹膜大部消失。严重者仅遗留实质层条索；轻者组织疏松，颜色变浅。大多数病例都有前粘连。初起时呈细小锥形，基底逐渐变大，向角膜边缘部进展。瞳孔常向虹膜前粘连处移位，有时虹膜被牵引向前，离开晶状体，这种牵引更促进虹膜孔的形成。

2. Chandler 综合征　角膜后壁有特殊的细小斑点状、滴状改变，常伴有角膜水肿，异常的内皮细胞覆盖在角膜后面、小梁网和虹膜表面。裂隙灯下呈弥漫的角膜内皮点彩样（stippling）改变或呈细小金箔样斑点。角膜内皮镜下内皮畸形、多形态，并有无内皮细胞的暗区，有轻度虹膜萎缩，仅限于虹膜实质表层弥漫萎缩，不形成孔；也可有虹膜前粘连，程度不等，从针尖大到较宽的前粘连；中等眼压升高。本病对探讨单眼青光眼原因很重要：对每个单眼青光眼患者都应详细检查角膜后壁。

3. 虹膜痣（Cogan – Reese 综合征）　Cogan（1969）首先报告单眼青光眼患者虹膜上有较多的结节样突起，角膜内皮营养不良和角膜水肿，有不同程度的虹膜萎缩，有时也有虹膜前粘连，但虹膜很少穿孔有虹膜色素性小结节或弥漫性色素病变，初起时表现为少量细小淡黑色或黄色结节，以后结节逐渐变大为棕黑色或暗棕色有蒂的结节。眼压正常或稍高。

（三）诊断与鉴别诊断

1. 诊断　根据临床表现。

2. 鉴别诊断

（1）角膜内皮异常的鉴别疾病

1）Fuchs 角膜内皮营养不良症：多为双眼，角膜内皮异常，但无虹膜萎缩和虹膜前粘连。

2）角膜后多形性营养不良症：角膜后壁可见成串的小泡，有时在后弹力膜可见赘生物，但本病为双侧性，有家族史。

（2）虹膜萎缩的鉴别疾病

1）先天性虹膜实质发育不良：自幼房角发育不良，有青光眼和虹膜异常，瞳孔括约肌色浅，多不进展。常染色体显性遗传。

2）Rieger 综合征：有广泛的周边前粘连，瞳孔移位和虹膜孔。全身表现为先天性缺齿，上颌发育不良。有家族史。

（3）虹膜结节和色素性改变的鉴别疾病

1）神经纤维瘤：虹膜常有大小不同的结节和色素沉着，为双侧性。

2）虹膜恶性色素瘤：病变较大并多发。

（四）治疗

主要针对角膜水肿和继发性青光眼治疗。如药物不能控制眼压，需进行手术治疗，以滤过性手术为主；对严重角膜水肿可考虑穿透性角膜移植术。

二、回旋形脉络膜萎缩

（一）概述

回旋形脉络膜萎缩（gyrate atropy of choroid）为脉络膜、视网膜进行性萎缩性疾病，有遗传性，1/3 患者有双亲血族联姻，多为常染色体隐性遗传，常伴有脑、肌肉异常改变。Kakki（1974）认为本病与高鸟氨酸血症（hyperomithinaemia）有关。这是由于鸟氨酸酮转氨酶（orthine ketoacid transminase，OKT）的活性不足或缺乏所致。又有研究提出牛眼视网膜之鸟氨酸转化为脯氨酸主要是由于 OKT 的作用。可能导致脉络膜视网膜内脯氨酸缺乏而引起眼底改变。眼部改变是全身代谢障碍的一部分。

（二）临床表现

多见于 20～30 岁，男女均可患病，病程缓慢，常一家族中累及数人。早期有夜盲，视力逐渐减退，视野收缩，当病变累及黄斑时，视力极度低下，甚至仅剩光感。ERG 低于正常，最后消失，EOC 异常。眼底表现颇为特殊：开始在赤道部有萎缩，常呈不规则圆形、多角形、扇贝形和各种奇形改变，在病变之间眼底正常。病变区的脉络膜毛细血管和色素上皮完全消失，可见脉络膜大血管和视网膜色素紊乱。随着病程进展，萎缩区由周边向后极扩展，常形成一环形带，因而出现环形暗点，极周边的眼底正常。随后萎缩区又进一步向视盘及周边部扩大，仅黄斑因有致密的脉络膜毛细血管丛得以长时间保持正常，但最后也发生萎缩，全眼底呈黄白色，散布有小色素斑，周边部更致密，有时呈天鹅绒样棕色色素增生，视网膜血管变细，视盘色变浅，常伴有白内障。

（三）治疗

随着本病的生物化学的研究，对以往认为无法治疗的本病提出下列治疗方案：

1. 增加剩余酶的活力　应用高水平的辅助因子。这种物质在酶的降解方面是一种辅助因子也是对 OKT 的辅助因子，是食物 VitB$_6$ 的活动型。因此提出以 VitB$_6$ 治疗以增加残余酶的活力，可以减少血内鸟氨酸，每日 VitB$_6$300～700mg，1 周内血浆鸟氨酸水平下降 45%～50%。

2. 限制鸟氨酸的先驱物　主要限制精氨酸，因为精氨酸是来自蛋白因而应采取低蛋白饮食。但这种方法也不是没有危险的。

3. 调整缺乏的物质　血浆内鸟氨酸升高，血浆中赖氨酸、谷氨酸和肌酸要减少，因此需要补充肌酸、赖氨酸。OKT 活性下降，视网膜脉络膜内脯氨酸缺乏，更应补给脯氨酸，每日服用 2～3g。也可用赖氨酸每日 2.5～5g，以降低血浆内的鸟氨酸。

三、原发性脉络膜硬化

（一）概述

原发性脉络膜硬化是一种在脉络膜发生的弥漫性或局限性变性改变并伴有视网膜变性和色素性改变，有家族史和不同的遗传形式，多见于老年人，但不常伴有全身性动脉硬化和脉络膜血管硬化，而是眼底如同大脉络膜血管的硬化表现，这是由于血管周围组织、毛细血管消失和 RPE 变薄的萎缩背景下脉络膜大血管明显暴露出来。有三种类型。

（二）临床表现

1. 弥漫性脉络膜硬化　是少见类型，常侵及全眼底。往往为常染色体显性遗传，也有隐性或性连锁遗传者。近年来生化研究结果表明本病为光感受器的某些遗传生物学改变，主要异常改变为环磷酸腺苷（cAMP）浓度升高，光感受器间维生素 A 结合黏蛋白（IRBP）减少。本病发病较晚，一般中年期起病，但也有发生于青年者，到 40 岁时形成广泛脉络膜视网膜萎缩。有进行性视力减退、夜盲及视野收缩，可发生环形暗点，常呈管状。病种进展缓慢，最后视力可仅为手动。眼底早期有水肿和色素以及小的奶油状色素斑，随着年龄的增长，病变由视盘或黄斑附近开始，以后逐渐扩展，到 60 岁全眼底被侵犯，呈弥漫性萎缩豹斑状，后极部更明显。由于视网膜色素上皮萎缩，脉络膜毛细血管消失，透露出硬化的脉络膜大血管，其中有些已闭锁呈白色索条状；有的在灰白色血管中尚有细窄的血管柱，在血管明显硬化的脉络膜萎缩区往往露出白色巩膜。视盘呈蜡黄色，视网膜血管变细，眼底常伴有散在的色素斑。也可有色觉异常，ERG 低于正常，最后消失，EOC 明显异常，有不典型暗适应改变。

2. 视盘旁和中心性脉络膜硬化　多为常染色体隐性遗传。病变开始于视盘周围，相当于视盘附近的血管环的小分支受累，使视盘周围的脉络膜发生萎缩，病变区边界不清，病变扩展的程度不同，有时很广泛，可累及黄斑部和后极部；有时很轻微如同老年晕（halo senilis），暗适应受影响，但无完全性夜盲：

3. 中心性晕轮性脉络膜萎缩　本病仅限于黄斑部，多为双侧性，有家族史，最早可在 15 岁发病，黄斑部有渗出和水肿，到 20～30 岁眼底改变明显，50 岁以后黄斑部出现圆形、椭圆形，境界清楚 2～4PD 的局限性萎缩区，其中 RPE 和脉络膜毛细血管消失，仅有的脉络膜大血管也变细，偶有闭锁呈亮的白条状。荧光血管造影脉络膜大血管边缘部由于色素脱失表现为强荧光。视网膜血管正常。有绝对性中心暗点，周边视野正常，无夜盲。

（三）诊断与鉴别诊断

根据双眼对称性改变，有家族史以及眼底特殊性改变，多能做出诊断。病变广泛者如弥漫性萎缩应与视网膜色素变性和其他视网膜变性疾病区别；中心部的萎缩应与老年性黄斑变性和后极部炎症病变鉴别。本病无特殊疗法。

四、无脉络膜症

（一）概述

无脉络膜症（choroidermia）是遗传性进行性脉络膜视网膜变性，为一种中间性性连锁的遗传病。男性病变典型、严重且为进行性；女性病变轻且不进展，视力很少减退。疾病通过女性传递给后代，为一种进行性毯层脉络膜营养不良。

（二）临床表现

本病为双侧性。男性患者自觉症状明显，5～10 岁开始有夜盲，视力、视野逐渐有改变，晚期完全失明。眼底改变男性明显，多在儿童时期即出现周边部椒盐状视网膜色素上皮退行性改变，并有散在的色素斑点。病变进展，脉络膜血管及色素上皮萎缩，出现小区域的脉络膜大血管暴露。这种改变从周边部向后极部发展。随着年龄的增长脉络膜血管逐渐消失，一般在 50 岁之后几乎全部色素上皮被破坏，脉络膜萎缩，血管消失以至巩膜暴露，最后眼底为均匀一致的白色反光，仅在中央区有限界不清的淡棕红色或眼底周边有岛状淡红色区能残留一段时间。视网膜动脉变细，视神经盘晚期萎缩；玻璃体可发生液化，有点状、纤维状混浊或灰白胆固醇样结晶以及细小棕色素点。

女性携带者的眼底表现与男性患者年轻时的早期改变相似，眼底周边有椒盐状萎缩，也可见色素斑，但病变多不进展。男性患者有色盲，ERG、EOG 晚期都明显异常。女性视功能多为正常，偶尔有异常也比男性患者为轻。

（三）诊断与鉴别诊断

根据家族发病史、典型眼底改变以及电生理检查，可以做出诊断。应与视网膜色素变性相鉴别，特别是非典型病例与本病中期改变有相似之处，应当注意。另外应与严重的脉络膜硬化相区别。本病目前尚无特殊疗法。

（孙晓萍）

第十四章

晶状体疾病

第一节　外伤性白内障

机械性（眼球钝挫伤、穿通伤、球内异物）或非机械性（辐射性、电击性）损伤作用于晶状体可使晶状体产生混浊性改变，称作外伤性白内障（Traumatic cataract）。这一类白内障大多发生在青少年，由于伤情复杂，其形态学特点亦错综复杂。大多数病例可追溯到明显的外伤史，然而在婴幼儿，切不可忽视"否认外伤史"的外伤性白内障。辐射性白内障详见职业性眼病。

一、挫伤所致白内障

当外力来自正前方，可将与瞳孔相对应的虹膜色素印记在晶状体前囊表面，谓之 Vossius 环。它是由虹膜脱落的色素颗粒组成，有时杂有少许红细胞。如果此时不伴有晶状体实质混浊，一般不影响视力。严重挫伤可致晶状体囊膜破裂，房水进入晶状体内而致混浊。有时钝挫伤后晶状体不一定立即出现混浊性变化，数月乃至数年后始形成典型的白内障改变，裂隙灯下并未观察到囊膜破裂。钝挫伤性白内障可单独发生，也可合并晶状体半脱位或全脱位。最早期改变是正对瞳孔区的后囊膜下混浊，进而形成类似于并发性白内障的星形外观或菊花状混浊。混浊可以长期保持稳定，也可缓慢向深部和广度扩展，最后发展成全白内障。在大多数情况下，钝挫伤性白内障可合并外伤性虹膜睫状体炎，瞳孔后粘连，在严重病例还可出现虹膜膨隆等继发性青光眼表现。

二、眼球穿孔伤所致的白内障

眼球穿通伤同时使晶状体囊膜破裂，晶状体皮质与房水接触，即发生晶状体混浊。如囊膜破裂较大，房水迅速引起晶状体纤维肿胀与混浊，乳糜样物质可很快充满前房，甚至从角膜创口挤出阻塞房水流出通道，引起继发性青光眼。如囊膜破裂伤口很小，则晶状体保持完整状态，仅出现局部混浊。介于以上两种情况之间尚有一种自发性吸收的可能，即穿通伤后从未经历皮质大量溢入前房的过程，但囊膜破损又不能通过修复而自愈，因而使晶状体皮质长期处于房水的"浸浴"之中，并持续地被吸收。当最终大部分皮质被吸收，则前后囊壁贴附，便形成所谓膜性白内障。

三、晶状体铁锈、铜锈沉着症

眼球穿孔伤如合并眼球内异物，情况可能更为复杂。一方面是机械性急性损伤的直接后果，另一方面则是异物本身具有的理化特性对晶状体的慢性损伤。具有特殊意义的是易产生氧化反应的铜和铁在眼内的长期存留，产生所谓"晶状体铜锈沉着症"（Chalcosis lentis）和"晶状体铁锈沉着症"（Siderosis lentis）。前者晶状体混浊形态多呈葵花样外观，铜绿色反光；后者作为整个眼组织变性的一部分，晶状体混浊呈黄色。

四、电击性白内障（Electric cataract）

触高压电或遭雷击有时可以在双眼发生白内障，其形态与钝挫伤性白内障类似。多数病例混浊静止不发展，也有病例发展迅速，在数周甚至数天内晶状体全部混浊。

（刘月君）

第二节 后发性白内障

白内障囊外摘出（包括超声乳化摘出）术后或晶状体外伤后，残留的皮质或晶状体上皮细胞增生，形成混浊，称为后发性白内障（after cataract），白内障术后发生的又称后囊膜混浊（posteriorcapsular opacification）。它是白内障囊外摘出术后最常见的并发症，在成人，术后发生率为30%~50%，在儿童则为100%。随着白内障囊外摘出术的日益开展，后发性白内障已成为影响白内障患者术后视力恢复的重要因素。

一、发病机制

组织病理学已证实残留的前囊膜或赤道部晶状体上皮细胞增殖、向后囊移行并化生是后发性白内障发生的主要原因，多种生长因子、细胞外基质以及细胞凋亡是目前已知的主要分子生物学机制。此外，手术方式、人工晶状体的设计和手术后的炎症反应等也是后发性白内障发生的影响因素。儿童晶状体上皮细胞增殖能力强，因而后发性白内障的发生概率高。

二、临床表现

后发性白内障的主要症状是白内障术后的视力下降。后囊混浊的形态有多种，包括：①晶状体周边部皮质残留，前囊膜、后囊膜粘连包裹皮质而变得混浊，形成周边混浊、中央透明的环，称为Soemmering环。②上皮细胞增殖，聚集成簇，形成透明的珍珠样小体 - Elschnig珠（Elschnig pearl，图14-1）。③后囊膜纤维化。④混合型。

三、防治

目前尚无防止后囊混浊发生的有效措施。白内障手术方式的改进、术中尽可能清除晶状体皮质和上皮细胞、人工晶状体材料和设计的改良、抗上皮细胞增殖药物的预防性应用以及细胞凋亡的调控等是预防后发性白内障的研究方向。

后发性白内障的治疗不同于其他类型的白内障。后囊膜截开是行之有效的治疗方法，包括手术或应用Nd：YAG激光截开。

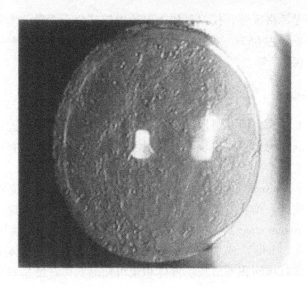

图 14 -1 后发性白内障

（刘月君）

第三节 老年性白内障

老年性白内障（Senile cataract）又称为年龄相关性白内障（Age related cataract），是一种最多见的后天性原发性白内障。临床上，年龄相关性白内障诊断标准尚存在一些争论，至今仍无一完整准确的定义。当晶状体混浊导致视力下降，此时年龄相关性白内障的诊断才具有临床意义。在流行病学调查中，将晶状体混浊并且视力下降到 0.7 或以下作为诊断标准。

一、病因及发病机制

老年性白内障是多因素疾病，其确切病因至今尚未完全清楚，与辐射损伤（如紫外线）、全身疾病（如糖尿病）、遗传因素、药物的应用（如糖皮质激素）以及晶状体的营养和代谢状况等有关。其中最具有普遍意义的环节便是氧化损伤。许多实验都证明，晶状体的氧化损伤发生在晶状体混浊之前。晶状体上皮细胞是抗氧化损伤的活性中心，它通过两个途径发挥抗氧化作用。第一个途径是以还原型谷胱甘肽（GSH）、抗坏血酸和维生素 E 等抗氧化剂为代表的清除自由基机制，第二个抗氧化屏障是晶状体的抗氧化酶系统，主要是谷胱甘肽过氧化物酶（GSHpx - 1）、过氧化氢酶（CAT）和超氧化物歧化酶（SOD）。各种理化因素均可通过不同途径导致晶状体自由基的聚积。自由基最先损害的靶目标是晶状体上皮细胞，其次是晶状体纤维。蛋白质和脂质过氧化，发生交联、变性，并聚积成大分子，引起晶状体混浊。

二、分类

老年性白内障多见于 50 岁以上老年人，年龄愈大愈多见。偶见于 40 岁前早老性或青年性白内障。但他们的临床表现并无多大差别，只是发病早晚不同。根据混浊部位的不同，临床上将老年性白内障分为 3 种类型，即皮质性、核性和囊膜下性白内障。事实上，各类型年龄相关性白内障之间无严格区分，仅仅是代表混浊以何部位为主导的实际情况。皮质性年龄相关性白内障最为常见，占65%~70%；其次为核性白内障，占25%~35%；囊膜下性白内障相对比较少见，仅占5%。

三、临床表现

老年性白内障为双眼病，但两眼发病可有先后。患者自觉眼前有固定不动的黑影，呈渐进性、无痛性视力减退。视力障碍出现时间因混浊部位不同而异，可有单眼复视、多视和屈光改变等。

1. 皮质性白内障（Cortical cataract）　特点是混浊自周边部浅层皮质开始逐渐向中心部扩展，占据大部分皮质区。按其发展过程可分为四期：初发期、肿胀期、成熟期和过熟期。

（1）初发期（Incipient stage）：最早期的改变是在靠周边部前后囊膜下皮质出现辐轮状排列的透明水隙（Water clefts）或水泡。水隙或水泡主要是由于晶状体上皮细胞泵转运系统失常导致液体在晶状体纤维间积聚所致。液体积聚可使晶状体纤维呈放射状或板层分离，晶状体形成典型的楔形（Cuneiform）混浊，底边位于晶状体赤道部，尖端指向瞳孔区中央。散瞳检查在后照或直接弥散照射下呈典型的辐轮状外观（见图14-2）。这种辐轮状混浊最初可位于皮质表浅部位，而后向深部扩展，各层次间可互相重叠掩映。此期混浊发展缓慢，晶状体大部分透明，一般不影响视力，可经数年才达下一期。

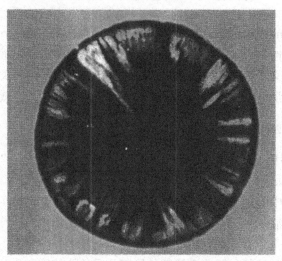

图14-2　皮质性年龄相关性白内障初期辐轮状混浊

（2）肿胀期（Intumescent stage）或称未熟期：晶状体纤维水肿和纤维间液体的不断增加，使晶状体发生膨胀，厚度增加，前房变浅。此时在有青光眼体质的患者，很容易诱发青光眼的急性发作。但并非所有皮质性白内障患者都要经历膨胀期发展过程，也不一定都会诱发青光眼发作。这一阶段患者主要症状为视力逐渐减退，有时伴有眩光感，偶有单眼复视。由于尚有一部分皮质是透明的，用斜照法检查时，光线透照侧的虹膜阴影透照在深层的混浊皮质上，在该侧瞳孔内出现新月形投影，称为虹膜新月影投照试验阳性，为此期特点。

（3）成熟期（Mature stage）：晶状体纤维经历了水肿、变性等一系列病理过程，最终以晶状体纤维崩溃，失去正常形态为结局。组织学上代表纤维基质变性的特征性改变，是形成微小球状蛋白的所谓 Morgagnian 小体。这一阶段以晶状体全部混浊为其特点，此时虹膜新月影投照试验转为阴性，晶状体肿胀消退，前房深度恢复正常，眼底不能窥入。视力降至光感或手动，但光定位和色觉正常。

及至成熟期阶段，晶状体囊膜尚能保持原有的韧性和张力，此后逐渐向变性发展。因此在白内障成熟之前行囊外白内障摘除、超声乳化白内障吸除及人工晶状体植入术是恰当的。传统观念一味强调白内障成熟后才可做手术的概念，从现代白内障手术发展的角度去理解只能是有害无益的。手术显微镜及现代有关手术医疗设备的应用使得目前不需要等待白内障成熟期才做手术，如患者视力减退，阅读有困难，视远有困难，即可施行白内障摘除人工晶状体植入术。

（4）过熟期（Hypermature stage）：此期由于皮质大部分液化使晶状体内容减少，前囊膜失去原有的张力而呈现松弛状态，前房加深，虹膜有震颤。有时可看到尚未液化的核心沉到囊袋下方，随眼球转动而晃动，称为 Morgagnian 白内障。在特殊情况下，因外伤或剧烈震动可使核心穿破囊膜而脱入前房或玻璃体腔。如伴有液化基质流失，患者会出现豁然开朗的"不治而愈"的结果。当囊膜变性或因外伤形成微细裂痕时，晶状体蛋白成分可溢入前房，诱发自身免疫反应，引起晶状体成分过敏性眼内炎（phaco-anaphylactic endophthalmitis）。与一般性虹膜-睫状体炎不同，本病发病急骤，突然出现眼睑肿胀、角膜水肿；角膜后羊脂样后壁沉着物分布密集，广泛虹膜后粘连，甚至形成瞳孔膜闭。而组织碎片积聚于前房角，阻塞小梁网，则可产生继发性青光眼，即所谓晶状体溶解性青光眼（Phacolytic glaucoma）。大多数情况下，药物治疗无效，手术摘除晶状体是唯一有效手段。

2. 核性白内障（Nuclear cataract）　发病较早，一般 40 岁左右开始。最初，混浊出现在胚胎核，而后向外扩展，直到老年核。晶状体核的混浊开始呈灰黄色，以后逐渐加重而呈黄褐色、棕色或棕黑色，临床称棕色或黑色白内障。这一过程可持续数月、数年或更长。在临床上经常遇到患者主诉虽已到老花眼的年龄，却不需要戴"老花镜"即可近距离阅读。这是由于核性白内障患者随着晶状体核硬化，屈光指数逐渐增加，从而形成了近视"进行性增加"的特殊临床现象。如果核硬化仅仅局限于胚胎核，而成年核不受影响，其结果将会产生一种更为特殊的双屈光现象，即中心区为高度近视，而外周区为远视，结果产生单眼复视。

从手术角度出发鉴别皮质性和核性白内障的意义在于，前者的晶状体核一般较小并且比较软，最适合于超声乳化白内障吸除术；而后者在选择病例时，特别要考虑核硬度因素，这一点对初学者来说尤其重要。

3. 囊膜下性白内障（Subcapsular cataract）　是指以囊膜下浅层皮质混浊为主要特点的白内障类型。混浊多位于后囊膜下，一般从视轴区开始，呈棕色微细颗粒状或浅杯形囊泡状盘状混浊，又称为盘状白内障（见图 14-3）。有时前囊膜下也可出现类似改变。由于病变距节点更近，因此即使病程早期，或病变范围很小很轻，也会引起严重视力障碍。临床上常常发现视力同晶状体混浊程度不相符合的情况，仔细检查方可发现后囊膜下浅层皮质混浊是其主要原因。在皮质性白内障成熟期或过熟期，以晶状体全面陷入混浊为特点，其前囊膜下受累全然是一种并发现象，不应与此相混淆。

囊膜下性白内障除后囊膜下浅层皮质受累外，其他部分的皮质和晶状体核均透明，因此属于软核性白内障类型。

四、预防和治疗

白内障混浊的机制十分复杂，目前还不能有效地预防。减少白内障的危险因素，如预防辐射、预防和控制全身病、眼部和全身用药时考虑到诱发白内障的危险，可以减少白内障的发生。白内障的治疗尚无肯定的药物，仍以手术治疗为主。只有揭开晶状体混浊的奥秘，才能找出防止白内障发生和使混浊的晶状体恢复透明的方法。

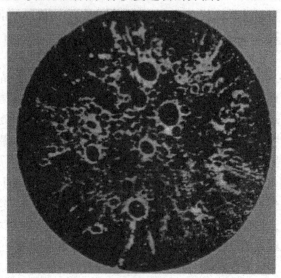

图 14 - 3　后囊膜下混浊性白内障裂隙灯照相

（刘月君）

第四节　并发性白内障

并发性白内障是指眼内疾病引起的晶状体混浊。

一、病因

由于晶状体附近组织的炎症或退行性变产物的袭击，使晶状体营养或代谢发生障碍而导致混浊。常见于葡萄膜炎、视网膜色素变性、视网膜脱离、青光眼、眼内肿瘤、高度近视眼及低眼压，其中眼内炎症是并发性白内障最常见的病因。

二、发病机制

角膜和虹膜的疾病以及青光眼均可造成并发性白内障。

角膜溃疡的毒性物质能损害晶状体，角膜溃疡穿孔后因角膜直接接触晶状体而使其损伤，或者渗出物在晶状体的前囊膜沉积而损伤晶状体。虹膜睫状体炎的炎性白细胞沉积在晶状体囊膜可以影响囊膜的渗透性，从而诱发白内障。此外虹膜异色性虹膜睫状体炎多并发白内障，初期为点、线状混浊，后期则全部混浊。

最近研究葡萄膜炎引起并发性白内障是因为晶状体的渗透性改变，丢失钾，吸收钠和水分。脉络膜视网膜炎、视网膜色素变性、陈旧性视网膜脱离并发的白内障都位于晶状体的后极部，这是因为眼内的有害物质容易穿通薄弱的晶状体后囊膜。眼内肿瘤也能并发白内障，除了肿瘤的毒性作用外，当肿瘤直接接触晶状体后部及造成机械性损伤，从而发生晶状体混浊。

三、临床表现

根据眼部原发病组织的位置，可以将并发性白内障分为两类：一类是由眼前段疾病如角膜、虹膜睫状体炎、青光眼等引起的白内障，多由晶状体前皮质及核开始混浊，急性虹膜睫状体炎可形成虹膜后粘连，长期慢性炎症过后可以在晶状体前皮质产生弥漫性混浊；另一类是由眼后段疾病如严重的脉络膜视网膜炎、视网膜色素变性、陈旧性视网膜脱离等引起，先于晶状体后极部囊膜下皮质出现颗粒状灰黄色混浊，并有较多空泡形成，逐渐向晶状体核中心及周边部扩展，呈放射状，形成玫瑰花样混浊，继之向前皮质蔓延，逐渐晶状体全混浊。以后水分吸收，囊膜增厚，晶状体皱缩，并有钙化等变化。高度近视多并发核性白内障。

角膜溃疡和虹膜睫状体炎多导致局限性的晶状体混浊，发展成为全白内障的病程很慢。葡萄膜炎并发性白内障可由炎性及退行性变性产物侵袭所致，也可能与长期点用糖皮质激素有关，可分为两类。一类是由虹膜睫状体炎所致，炎症反复发作或转为慢性，造成房水成分改变，影响晶状体代谢，可引起白内障。晶状体混浊多位于囊下的中轴区域或中轴旁处。在中轴旁处者常位于虹膜后粘连处。根据虹膜睫状体炎的病情，混浊可以长期固定或逐渐发展。其进展方向多沿晶状体缝扩散，并向深处发展终至形成致密的白色珠母状全部晶状体混浊。其中也可能有钙化点或结晶。另一类是由后葡萄膜炎所致的所谓脉络膜性白内障，其发生可能由于炎性产物由晶状体后极侵入而造成。多起自后囊下，首先出现鲜艳的闪光点，呈现彩色的光泽，继而出现点状混浊，后皮质内也可出现多色光泽，并逐渐致密，可发展至团球状。其特点是囊膜肥厚有皱褶，或有钙化点，最后液化和皱缩。

Fuchs 虹膜异色性葡萄膜炎主要引起前葡萄膜炎，发病隐匿，活动性低，90% 可发生并发性白内障，是长期睫状体炎的后果。早期晶状体透明，发生较晚，始于后囊下，此种后囊下白内障与其他慢性葡萄膜炎所致的白内障在外观上并无不同，但其发展迅速，很快成熟。小柳－原田病的葡萄膜炎特别是前葡萄膜炎往往反复发作，迁延不愈。易发生虹膜后粘连，引起瞳孔闭锁。并发性白内障是其常见并发症，其类型多为后囊下性白内障。

急性青光眼发作时，或在降眼压术后，在瞳孔区的晶状体囊膜下有白色圆点状或哑铃状混浊，称为青光眼斑。这是急性眼压升高导致的前囊下上皮局灶性坏死。这种混浊起初位于囊下，当新的纤维移行过来，这些混浊被推向晶状体深部皮质。青光眼斑的出现标志着患者曾经经历了急性眼压升高的过程。绝对期青光眼晚期可并发黄色或微带绿色的白内障，因此青光眼又有"绿内障"之称。

视网膜脱离、视网膜色素变性以及脉络膜视网膜炎等。眼后部疾病并发的白内障通常表现为后囊下皮质混浊。陈旧性视网膜脱离多见核性白内障。视网膜色素变性晚期在后极部的皮质内有星状混浊，虽然进展缓慢，但对视力的影响很明显。在裂隙灯下可见到后极部有点状或条纹状混浊，这些混浊还带有红、蓝、绿色影。以后混浊逐渐向皮质及核扩散，多形的混浊融合，同时出现空泡和白色的钙化点，晚期混浊逐渐形成玫瑰花样，成放射状，色彩消失。永存原始玻璃体增生症（PHPV）的晶状体后囊下混浊与晶状体后异常的玻璃体血管分支形成有关，视网膜缺氧和前节坏死导致的白内障与晶状体营养供应异常有关。这将导致合成代谢减少，分解代谢增加，酸度和坏死也增加。

高度近视性白内障可能表现为不完全的后囊下混浊或核性混浊。

玻璃体切割联合硅油填充术后晶状体混浊难以避免，即使是短期填充。硅油眼内填充并发白内障的机制不十分明确，一般认为与硅油接触晶状体，妨碍其营养代谢有关，同时也与硅油注入眼均系复杂性视网膜脱离，多次手术损伤使血眼屏障破坏严重有关。

经过较长时间后，并发性白内障也能发展为完全性白内障。

四、鉴别诊断

并发性白内障的治疗必须要结合原发病考虑，因此要对原有疾病做出正确的诊断。

对于并发性白内障的患者首先要仔细询问病史和治疗情况，必须仔细做裂隙灯检查并评估眼底情况，对于白内障严重、眼底无法窥视的患者，视觉诱发电位（VEP）和 B 型超声对于评估眼底和视神经的情况甚为重要。眼压测量也非常重要，低眼压预示早期眼球萎缩或视网膜脱离，高眼压则提示应除外眼内肿物或青光眼。对老年人应鉴别并发性白内障和老年性后囊下性白内障，后者多为棕黄色盘状混浊，盘的边缘不是很零乱，而且没有色彩的结晶，空泡比较少，常呈蜂窝状的外观，而前者在后极部的盘状混浊呈不均匀状，且边缘不整齐，常有色彩，空泡也多。外伤性白内障的患者多可询问出外伤史。

五、治疗

治疗原发病。已影响工作和生活但患眼光定位准确、红绿色觉正常，可行白内障手术。

角膜疾患并发白内障手术时，如果角膜混浊严重影响操作和术后视功能，可以考虑角膜移植联合白内障摘除。

对于视力下降明显的葡萄膜炎并发性白内障，可考虑手术治疗。不同类型葡萄膜炎引起的白内障对手术反应不同，应根据类型，在眼部炎症控制后，手术摘除白内障。手术时机的选择应考虑两个问题：一是虹膜睫状体炎的情况，二是眼压情况。一般来讲，活动期虹膜睫状体炎不宜手术，应采取有效措加以很好控制。理想的情况是炎症完全消退 3 个月后再手术。如果炎症慢性而迁延，术前必须抗炎治疗，术后根据临床情况给予加强治疗。此外，如果患者同时并发青光眼，最好不要作三联手术，而是先作滤过手术，以后再行白内障手术，必要时在白内障手术时行玻璃体切除术。是否植入人工晶状体应慎重考虑；手术前后，局部或全身应用糖皮质激素的剂量要大些，时间长些。

玻璃体切割联合硅油充填术后白内障摘出的临床研究结果显示，实施超声乳化术比囊外摘除术更安全，硅油溢入前房的危险小、如果没有条件实施超声乳化术，则在囊外摘除术中尽量选择环形撕囊代替开罐式截囊法更为安全。

高度近视患者玻璃体液化，视网膜周边变性比例大，手术摘出晶状体后，玻璃体前移，对视网膜势必产生一定的牵拉。后房型人工晶状体的植入限制了玻璃体的前移，减小了视网膜脱离的危险，还阻止了前列腺素向岳扩散，减少由前列腺素导致的血－视网膜屏障的破坏，避免了黄斑囊样水肿的发生。虽然高度近视的患者植入的人工晶状体度数可以接近 0 度甚至是负度数，但是出于以上考虑，还是植入人工晶状体更为安全。

并发性白内障，尤其是葡萄膜炎并发性白内障患者的术后炎症反应比较重，可见大量纤维素样成形渗出，并且持续时间较长。术后应全身及局部给予糖皮质激素治疗。除白内障术后的一般并发症以外，瞳孔区机化膜是这类患者术后晚期的常见并发症。该机化膜往往较致密，影响视力，需要处理。比较安全的方法是以 YAG 激光切开，以避免手术切膜激惹而再次生成大量的成形渗出。此外，瞳孔区机化膜可引起继发性瞳孔阻滞性青光眼，因此术后必须密切观察眼压，及时处理高眼压情况。在除外眼底陈旧性病变的情况下，这类患者术眼眼前节炎症反应控制后，视力预后一般较好。

（刘月君）

第五节　代谢性白内障

一、糖尿病性白内障

糖尿病时血糖升高，进入晶状体内的葡萄糖增多，己糖激酶被饱和醛糖还原酶活化，将葡萄糖转化为山梨醇在晶状体内蓄积，细胞内渗透压升高，晶状体纤维吸水肿胀而混浊。糖尿病性白内障（diabetic cataract）分为两种类型：真性糖尿病性白内障、合并老年性皮质性白内障。

1. 真性糖尿病性白内障　多见于 1 型的青少年糖尿病患者。多为双眼发病，发展迅速，可于短时间内发展为完全性白内障。常伴有屈光改变：血糖升高时，血液中无机盐含量下降，房水渗入晶状体使之变凸，出现近视；血糖降低时，晶状体内水分渗出，晶状体变扁平而出现远视。

2. 合并老年性皮质性白内障　此型较多见。临床表现与老年性皮质性白内障相似，只是发病更早，进展更快。

二、半乳糖性白内障

半乳糖性白内障（galactose cataract）多见于儿童，是由于与半乳糖代谢有关的酶缺陷所致，为常染色体隐性遗传病。患儿因半乳糖激酶（基因位点在17q24）、半乳糖 - 1 - 磷酸尿苷转移酶等缺乏，半乳糖在体内积聚，经房水渗入晶状体，使晶状体纤维水肿、肿胀而变混浊。

三、手足搐搦性白内障

手足搐搦性白内障（tetany cataract）是因血清钙过低引起的白内障，多由于在甲状腺切除时误切了甲状旁腺，或先天性甲状旁腺功能不足，或营养障碍致血钙过低所致。因低血钙患者常有手足搐搦而得名。

四、Wilson 病

Wilson 病（hepatolenticular degeneration），又称肝豆状核变性，是一种常染色体隐性遗传的铜代谢障碍性疾病。角膜色素环（Kayser - Fleischer ring，KF 环）为特征性眼部表现。晶状体混浊呈典型的葵花形，是由于棕黄色的铜氧化物颗粒沉积在晶状体的前囊和后皮质，形状如葵花的花瓣所致，一般不引起严重的视力障碍。

对代谢性白内障，除药物或手术治疗白内障外，治疗全身性代谢疾病也十分重要。糖尿病患者应积极治疗糖尿病，控制血糖；对半乳糖性白内障患者给予无乳糖和无半乳糖饮食；对血钙过低者予维生素 D、钙剂，必要时应用甲状旁腺制剂；对 Wilson 病，排除体内过多的铜，阻止铜在组织内的再沉淀，可减轻临床症状。

（刘月君）

第六节　药物与中毒性白内障

晶状体的代谢依赖于眼球的健康程度，任何影响眼部氧和营养供应或产生毒性产物的药物或眼部疾病都会加速白内障的发病。许多药物和化学物质可以引起白内障。其中毒性物质有萘、二硝基酚、三硝基甲苯、铊、硒、芥子气、三乙烯亚胺三嗪，以及一些金属如铜、铁、银、汞等，经全身或局部进入眼内偶可出现白内障。可以诱发白内障的药物也有许多种，如皮质类固醇、缩瞳剂、氯丙嗪、别嘌醇、氯喹、胺碘酮。

一、皮质类固醇

皮质类固醇与后囊下型晶状体混浊有关，发病机制不详，病变程度与应用皮质类固醇的剂量和用药时间有关，也与个体对皮质类固醇的敏感性有关。有报道多途径给药都可形成白内障，如全身用药，局部点眼，结膜下注射，喷鼻。例如，有报道称眼睑皮炎局部应用皮质类固醇药引起白内障形成，用药剂量 < 15mg/d 比每天剂量 > 15mg 患者发生白内障的比例低。另一项研究显示，角膜移植术后局部应用 0.1% 地塞米松，平均 2.4 滴/d，10.5 个月后50% 患者出现白内障。

无论从组织病理还是从临床表现上看，由皮质类固醇形成的后囊下性白内障与老年性的晶状体后囊下混浊都不能区分开。在一些儿童的皮质类固醇性白内障，停药后病变可逆。

二、吩噻嗪

吩噻嗪是一类影响精神状态的药物，可以导致色素沉积在晶状体的前上皮细胞。此外，有些吩噻嗪类药物特别容易形成这种混浊，如氯丙嗪，硫利达嗪。吩噻嗪类药物产生的视力损害通常都不明显。

三、缩瞳剂

抗胆碱酯酶药物可以导致白内障。据报道，使用毛果芸香碱后 55 个月，有 20% 的患者出现白内障，在使用 Phospholine iodide 依可碘后有 60% 的患者出现白内障。通常，这种白内障首先表现为晶状体前囊、上皮细胞内或其后的微小空泡。这些空泡通过透照法最容易观察。白内障也可以发展为后皮质和核性的。长期应用或者频繁应用抗胆碱酯酶药物的患者更容易发生白内障。

在局部应用抗胆碱酯酶药物的年长患者更容易出现影响视力的白内障，在调节性内斜患儿使用乙膦硫胆碱后尚未见进展性白内障形成的报道。由缩瞳剂引起的白内障大多数不影响视力，停药后也可以逐渐消失。有时发现过晚，混浊偶可扩展到后部皮质，此时停止滴药，虽混浊不易消失，但可停止发展。

四、胺碘酮

胺碘酮是一种抗心律失常药，据报道其服用后可以形成前部晶状体星状轴性色素沉着。这种情况很少会影响视力。胺碘酮也会沉积在角膜上皮细胞，偶尔会导致视神经病变。

五、吸烟与饮酒

核性白内障与吸烟有关。吸烟一直是该病可以预防的危险因素之首。吸烟引起损害的确切机制还不清楚，可能是对晶状体的氧化损伤造成蛋白修饰，溶解性下降和细胞 DNA 损伤，最终导致蛋白变性，使晶状体透明性下降。酒精导致的白内障可见各种临床类型。

另外长期口服治疗青光眼的碳酸酐酶抑制剂也可以引起白内障。

（陈　艳）

第七节　白内障与相关疾病

一、葡萄膜炎并发白内障

慢性葡萄膜炎往往继发晶状体改变。葡萄膜炎引起的瞳孔后粘连与晶状体前囊增厚以及瞳孔前膜有关，晶状体前部可见有钙沉积，晶状体皮质逐渐混浊并发展为成熟期白内障。约有 70% 的 Fuchs 虹膜异色性葡萄膜炎患者可并发皮质性白内障，其中部分患者是由于长期使用皮质类固醇所致。该类患者如采用手术治疗，多数病例可获得较好的效果。

二、剥脱综合征（exfoliation syndromes）

1. 真性剥脱（true exfoliation）　晶状体囊的真性剥脱较为少见，主要发生在从事冶炼的工人。强烈持久的热辐射导致晶状体浅层囊袋分层甚至卷起。

2. 剥脱综合征（假性剥脱，pseudoexfoliation）　发生机制目前尚不清楚。重要体征表现为有灰白色物质沉积在晶状体、角膜、虹膜、玻璃体前表面、睫状体、悬韧带和小梁网上，特别是以瞳孔区和晶状体前囊的沉积最为明显，伴随有晶状体囊膜脆性增加、悬韧带脆弱、虹膜萎缩、虹膜表面色素脱失、小梁网色素堆积和开角型青光眼。呈单侧或双侧发病，有时伴有晶状体半脱位。由于此类患者晶状体悬韧带的不完整性，使白内障和人工晶状体植入手术难度增加。

三、特异性皮炎并发白内障

约有 25% 的特异性皮炎患者并发白内障，通常为双侧，在特异性皮炎发展的第二期或第三期开始白内障形成。晶状体混浊的部位通常位于瞳孔区，呈鳞片状。

四、晶状体抗原性葡萄膜炎（phacoantigenic uveitis）

晶状体抗原性葡萄膜炎又称为晶状体过敏性葡萄膜炎（phacoanaphylactic uveitis），是由于外伤、手术等因素造成大量晶状体蛋白进入并滞留在前房内，破坏了眼球的免疫耐受性，激发了由免疫介导的严重的肉芽肿性炎症反应。在外伤或手术后数天或数周发病。眼部表现为球结膜红肿、疼痛、前房混浊、闪辉和角膜后 KP，由于炎症细胞阻塞小梁网或房角粘连可继发青光眼。组织病理学检查可见晶状体囊膜裂口的边缘呈带状肉芽肿性炎症反应。在治疗上应尽快进行晶状体摘除手术。

五、缺血性疾病

眼部缺血性疾病，包括血栓性脉管炎、眼前段缺血等可引起晶状体后皮质混浊。这类混浊往往迅速发展为整个晶状体全混浊。

六、眼部其他疾病并发白内障

一些眼部的疾病，包括视网膜脱离、特发性虹膜萎缩、绝对期青光眼等可并发白内障。晶状体的混浊一般从后皮质开始，逐渐发展为全混浊。

（陈　艳）

第八节　晶状体先天畸形和异位

根据晶状体的发育与解剖结构特点，除晶状体的透明度异常导致先天性白内障外，主要还可能表现出形态及所处位置的异常，临床上分别称为晶状体畸形与晶状体异位。如晶状体表面曲率过大、位置不居中等。这些异常同样会影响物体在视网膜表面的正常成像，导致患儿的视力障碍。

一、晶状体先天性畸形

1. 先天性球形晶状体　晶状体前、后表面曲率大于正常，使晶状体近球形外观。晶状体直径或略短，散瞳后可较容易地看到晶状体赤道部及晶状体悬韧带。临床上，患眼多表现为近视状态。

2. 先天性晶状体圆锥　多指晶状体后表面中央向后突出，使后表面呈圆锥状。圆锥顶端下晶状体皮质间或有局部混浊。部分患儿伴有玻璃体血管残留。

3. 先天性晶状体缺损　指晶状体形态不是对称的双凸透镜状，部分边缘缺损。缺损部晶状体变薄、囊膜完整，悬韧带大多缺如。多数患眼同时伴有晶状体缺损相关部位的虹膜、脉络膜缺损。当晶状体悬韧带缺如波及面积较大时，会伴有晶状体的位置异常。

二、先天性晶状体异位

先天性晶状体异位（congenital lens dislocation）主要表现为晶状体半脱位。由于出生时晶状体悬韧带发育不良，过于松弛，或由于较大面积的晶状体悬韧带缺损造成。除非明显的晶状体异位，家长在灯光下发现瞳孔出现异常反光外，晶状体半脱位很难被发现。多数患儿是由于屈光不正散瞳验光或散瞳做其他眼科检查时被确诊；也有部分患儿因患有伴其他全身发育异常的综合征而就诊。

由患者自行发现而就诊的晶状体半脱位（sub - luxation of the lens），主诉常为：视物模糊，视力随体位变化时而不同，单眼复视等。检查可发现：屈光不正，多数表现为高度近视。前房深或深度不一致，虹膜震颤，晶状体半脱位。部分患者同时伴有全身异常如：主动脉畸形，肢体发育异常等。

（一）Marfan 综合征

只有少部分患者以视力不好为首发症状就诊，患眼屈光状态一般表现为高度近视。晶状体半脱位，多向鼻上方。部分晶状体悬韧带松弛。瞳孔小且散瞳困难。

Marfan 综合征为一种常染色体显性遗传性疾病。患者多数有：鸡胸、漏斗胸；脊柱侧弯；关节韧带松弛，活动异常增强；颧骨发育不全；晶状体半脱位；虹膜、瞳孔开大肌发育不良；蜘蛛指/趾；主动脉扩张，二尖瓣脱垂/闭锁不全，夹层动脉瘤等（图 14-4）。

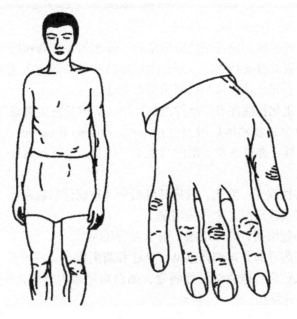

图 14-4 Marfan 综合征

（二）Marchesani 综合征

晶状体半脱位，球形晶状体，身材多为矮胖形。

（三）同型胱氨酸尿症（Homocystiuria）

一种遗传性疾病，由于酶缺乏所致蛋氨酸代谢障碍，其主要临床表现除晶状体半脱位外，多发性血栓栓塞、智力低下、指（趾）过长。临床诊断早期易与 Marfan 综合征混淆，患者均患有晶状体异位、蜘蛛指（趾）及心血管病。但同型胱氨酸尿症的遗传方式为隐性遗传；除代谢异常外，出生数年后骨骼的生长不成比例，四肢加长，指（趾）细长，此外还有血栓栓塞症状，骨质疏松，椎骨有双凹畸形等。

（陈　艳）

第十五章

玻璃体病

玻璃体是透明的胶状体，由纤细的胶原结构、亲水的黏多糖和透明质酸组成。它构成眼内最大容积，对视网膜具有支持作用。纤细的胶原纤维使玻璃体附着在视网膜的内界膜上，在锯齿缘、视盘和中心凹部玻璃体与视网膜附着紧密。

玻璃体的生理、生化特性伴有年龄性改变，随年龄增长发生玻璃体液化（vitreous lique-faction）、胶原纤维凝聚和玻璃体后脱离（posterior vitreous detachment，PVD）。玻璃体疾患有先天异常、原发变性，亦可继发于眼内其他组织病变。主要的病理生理改变有：

（1）透明度丧失。

（2）凝胶生理特性改变：液化、胶原纤维凝聚和玻璃体后脱离。

（3）玻璃体条带或膜形成，牵拉视网膜。

（4）玻璃体内细胞增殖，纤维增殖、新生血管长入。

（5）非增殖性细胞浸润，玻璃体感染、炎症和新生物。

（6）玻璃体脱入前房，造成继发性病变，如白内障术中玻璃体脱出，引起术后黄斑囊变性、视网膜脱离等并发症。

第一节　先天性玻璃体异常

一、Bergmeister 视盘

胚胎时期，神经纤维长入原始视盘上皮，来自视盘的细胞可以从视杯内层向玻璃体分离，这些神经外胚层细胞构成 Bergmeister 视盘（Bergmeister papilla），大约在妊娠第四个月时，Bergmeister 视盘胶质细胞增多，并产生胶质鞘包绕玻璃体内动脉。随后玻璃体动脉退化萎缩。如果退化不完全，在视盘上可残留胶质组织。

（一）临床表现

视盘表面存在薄厚不一的胶质残留（图 15 - 1）。可合并其他先天性异常，如视盘前血管环、玻璃体动脉残留、原始玻璃体增生症、牵牛花状视盘异常。

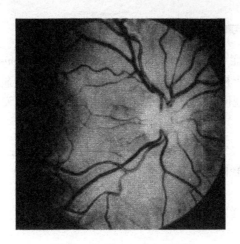

图 15 – 1 Bergmeister 视盘

视盘上有胶质残余物

（二）诊断与鉴别诊断

诊断依据眼底表现。

鉴别诊断：牵牛花状综合征（momingglory syndrome），视盘先天畸形的一种。表现为大视盘、大陷凹伴血管放射状排列，可有增厚的神经胶质层，有视功能障碍。

（三）治疗

该病不影响视力，无需特殊治疗。

二、玻璃体动脉残留

胚胎 6～7 周时，玻璃体动脉从视盘经玻璃体到达晶状体，11 周时开始退化，胚胎 8 个月时玻璃体动脉萎缩，卷缩于玻璃体管中，少数人或早产儿该动脉萎缩不全，形成残留。

（一）临床表现

1. 症状 患者可感觉眼前有条状黑影飘动。

2. 眼底检查 视盘前方有一灰白色半透明的条索状物向前伸向玻璃体，该条索随眼球运动而飘动，条索中有时可见到血细胞。

3. 裂隙灯检查 有时可在晶状体后囊看到一个小环，这是玻璃体动脉的附着部，称为Mittendorf 圆点（mittendorf dot）。

（二）诊断与鉴别诊断

诊断依据眼底表现。

鉴别诊断：视盘前血管环（prepapillary vascularloops），这是血管从视盘先进入玻璃体腔，然后回到视乳头，再开始向视网膜分支。血管环至少有一个上升支和一个下降支。80%～95%为动脉起源。约30%血管环上包有白色的神经胶质鞘。而玻璃体动脉残留仅有一个单一条索状血管，不具有上升支和下降支。

（三）治疗和预后

一般不影响视力，无需治疗。

三、永存原始玻璃体增生症

永存原始玻璃体增生症（persistent hyperplastic primary vitreous，PHPV）为原始玻璃体纤维和血管残留物，存在于视神经表面与晶状体之间。视盘部明显的纤维胶质增殖，合并原始玻璃体增生时，可牵引视网膜最终导致视网膜脱离。该病单眼发生率为90%。

（一）临床表现

1. 症状　视力减退，经矫正不能提高。合并青光眼时可失明。

2. 外眼检查　程度较轻的小眼球。

3. 裂隙灯检查

（1）浅前房，可导致继发性青光眼。

（2）晶状体小。

（3）散瞳后可见长的睫状突。

（4）许多病例晶状体后囊有小裂缝，可产生白内障，而致白瞳症。

（5）有些病例可观察到晶状体后囊 Mittendorf 圆点。

4. 眼底检查　可见视神经和晶状体之间存在胶质组织。严重病例在视盘周围可存在牵拉性视网膜脱离。

（二）诊断与鉴别诊断

诊断主要根据眼底原始玻璃体胶质组织的存在合并小眼球、浅前房、晶状体后囊裂、白内障或发生闭角型青光眼。

鉴别诊断：白瞳症，特别是视网膜母细胞瘤。该病常累及双侧，从不合并小眼球或白内障。超声波检查有助于鉴别，检查时应特别注意判断眼轴的长度。

（三）治疗与预后

晶状体完全混浊后可导致继发性青光眼，症状发生后不久，可通过角巩膜切口或扁平部切口行晶状体和前部玻璃体切割。手术成功则可以保留眼球，但不能改善弱视。

（刘　珣）

第二节　遗传性玻璃体视网膜病

一、遗传性视网膜劈裂症

遗传性视网膜劈裂症（X‑linked retinoschisis）又名青年性视网膜劈裂症（juvenile reti-noschisis），发生在男性，为性连锁隐性遗传，表现为玻璃体视网膜的变性。常为双眼发病。自然病程进展缓慢，部分病例可自行退化。

（一）临床表现

1. 症状　患者可无症状或仅有视力减退。

2. 眼底检查

（1）视网膜劈裂的内层隆起，通常在颞下象限，劈裂视网膜前界很少达锯齿缘，而后界可蔓延到视盘。常合并内层裂孔。如果视网膜内层和外层都出现裂孔，将会发生视网膜脱离。

（2）黄斑部出现典型的"辐轮样结构"（spoke – wheel configuration）（图15 – 2），或称"射线样结构"。

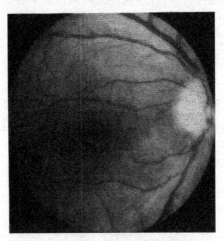

图15 – 2　遗传性视网膜
劈裂症的射线样黄斑

（3）部分病例合并玻璃体出血。

3. 电生理检查　视网膜电流图显示 a 波振幅正常，b 波振幅下降。

（二）鉴别诊断

1. 视网膜脱离　多为单眼发病，脱离范围常蔓延到锯齿缘。

2. 原始玻璃体后增生症（posterior hyperplastic primary vitreous）　大量玻璃体样残存物造成视盘和下方视网膜粘连，造成下方牵拉性视网膜脱离，可合并或不合并视网膜裂孔。一般单眼发病，无家族性。

二、Goldmann – Favre 玻璃体视网膜变性

Coldmann – Favre 玻璃体视网膜变性（Goldmann – Favre vitreoretinal degeneration），又称 Goldmann – Favre 综合征。如果周边部视网膜层间劈裂症发生在年轻的女孩，或者发生在常染色体隐性遗传的男孩，就叫作 Coldmann – Favre 综合征。该病可合并夜盲、白内障或视网膜色素变性。

治疗与预后　该病不合并视网膜脱离时，无手术指征。合并玻璃体出血时，最好采取保守治疗。当合并视网膜脱离时，应及时进行手术治疗。

本病发展缓慢，部分病例可自行消退。

三、Wagner 玻璃体视网膜变性和 Stickler 综合征

（一）病因

Wagner 玻璃体视网膜变性（Wagner vitreo – retinal degeneration）为玻璃体视网膜的遗传性变性。

（二）临床表现

（1）症状：一般无临床症状，当合并视网膜脱离时可有相应的症状。

（2）遗传特点：常染色体显性遗传。

（3）眼部体征：早年发生白内障。眼底特点包括：玻璃体液化致巨大的透明空腔；视网膜前玻璃体有致密的无血管膜牵引视网膜；平行于视网膜血管分布的视网膜色素；容易发生视网膜脱离。

Stickler 综合征又称 Stickler 关节病玻璃体视网膜变性综合征。为常染色体显性遗传病。眼部特点：视网膜前无血管膜，血管旁格子样变性，玻璃体液化形成空腔、近视、白内障，视网膜脱离的发生率高，伴多发裂孔（图 15 – 3）。

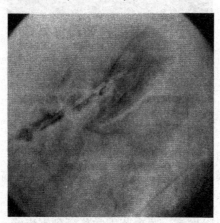

图 15 – 3　Stickler 综合征的视网膜
血管旁格子样变性

Wagner 玻璃体视网膜变性可归类到 Stickler 综合征。

（4）视网膜电图检查正常。

（三）鉴别诊断

常染色体显性遗传性玻璃体视网膜病变（autosomal dominant vitreoretinopathy）：该病特点为玻璃体巨大透明空腔、高度近视、视网膜格子样变性，这些特点符合 Stickler 综合征。但该病还伴有视网膜前新生血管。

（四）治疗与预后

存在 Wagner 玻璃体视网膜变性和 Stickler 综合征的患者应警惕视网膜脱离。对患者应进行眼底追踪。发现视网膜裂孔或格子样变性应及时进行预防性激光治疗。合并视网膜脱离，应尽早进行手术治疗。

四、家族渗出性玻璃体视网膜病变

家族渗出性玻璃体视网膜病变（familial exudative vitreoretinopathy，FEV）是常染色体显性遗传病。

（一）临床特点

颞侧周边部视网膜存在无血管区和增殖病变（图 15 – 4），新生儿期可看到牵拉性渗出性视网膜脱离。以后可发生晶状体后纤维增殖，视网膜毛细血管扩张，甚至有 Norrie 病变（先天性视网膜皱褶）。该病变双眼改变不对称，患者常无症状。

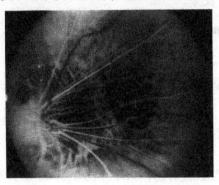

图 15 - 4　家族渗出性玻璃体视网膜病变

（二）鉴别诊断

早产儿视网膜病变：发生在低体重的早产儿，常有大量吸氧史。眼底周边部血管分化不良致无血管区，最初发生增殖性病变在颞侧周边。FEV 常发生无吸氧史的足月产儿。

（刘　珣）

第三节　退化玻璃体异常

一、原发家族性淀粉样变性

原发家族性淀粉样变性（primary familial amyloidosis）可以影响到眼部，据报告眼部受累率达 8.4%。淀粉样物质可沉积在眼的小梁网、脉络膜，而大量的物质沉积在玻璃体内。

淀粉样物质经电镜和免疫组化分析证实为两种蛋白质。这种沉积可引起脏器的功能障碍，组织损害和萎缩。

（一）临床表现

1. 症状　突然的、进行性的视力下降、畏光、眼睑痉挛。

2. 眼部体征

（1）外眼和前段：眼外肌麻痹，双侧眼球突出，瞳孔不等大，对光反射迟钝。

（2）眼底：玻璃体充满无定形的白色或稍带黄色的物质。视网膜动脉旁可有渗出性出血，视网膜上有"棉絮"斑，可以存在周边部新生血管。

（3）全身体征：多发性骨髓瘤、巨球蛋白血症的改变，心脏受累时出现心律不齐、心力衰竭，还可能影响到肝、脾、肾、肾上腺、甲状腺等器官，出现相应的体征。

（二）诊断与鉴别诊断

1. 诊断依据　根据临床表现和活检。可进行诊断性玻璃体切割。

2. 鉴别诊断　星状玻璃体病变（asteroid hyalosis），玻璃体内混浊物为圆形、分散状，而原发家族性淀粉样变性玻璃体内混浊物形态无一定规则，有时伴有膜的形成。

（三）治疗与预后

全身系统病治疗，预后较差。

二、星状玻璃体病变

星状玻璃体病变（Asteroid hyalosis）又名"Benson disease"，常发生在老年人，发病率1/200，单眼患病占75%。糖尿病患者的该病发生率高于非糖尿病患者。混浊物的主要构成是脂肪酸和磷酸钙盐。

（一）临床表现

1. 症状　无明显症状，视力不受影响。

2. 眼底检查　玻璃体内散在白色，大小不等的卵圆形小体。星状小体小而分散（图15-5）。

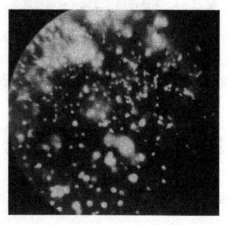

图15-5　星状玻璃体病变

（二）鉴别诊断

与闪光性玻璃体液化症的鉴别详见下文。

（三）治疗

一般无需治疗。

三、闪光性玻璃体液化

闪光性玻璃体液化（synchysis scintillans）又名"眼胆固醇结晶沉着症（cholesterolosis bulbi）"比星状玻璃体病变少见。多为双侧。显微镜和化学检查玻璃体内混浊物为胆固醇结晶。

病因不清，多发生在40岁以前，与玻璃体外伤性损害或炎症损害有关。

（一）临床表现

1. 症状　无明显症状，视力无明显改变。

2. 眼部检查　裂隙灯或眼底镜检查，混浊物为金黄色的结晶小体。眼球转动时，混浊物自由飘动在液化的玻璃体腔内，眼球静止时，混浊物沉于玻璃体下方。

（二）鉴别诊断

星状玻璃体病变，多为单眼发病；无玻璃体液化，当眼球突然停止转动时，白色小点轻微移动回到原位，而不沉于玻璃体下方。

（三）治疗

无需治疗。

四、玻璃体后脱离

玻璃体后脱离（posterior vitreous detachment，PVD）常随年龄增长而多发。好发于高度近视患者，也可继发于玻璃体内炎症、出血、手术后的无晶状体眼、视网膜色素变性等疾患。

（一）临床表现

1. 症状　闪光感，眼前有蜘蛛网样黑影飘动。

2. 眼部检查　眼底镜下可见一环形致密的混浊圈，为玻璃体和视盘附着部撕开所致。裂隙灯检查可见玻璃体后部有一巨大的透明空腔（图15-6），眼球转动时玻璃体飘动度大。如果裂隙灯下见到玻璃体内烟灰状色素，应警惕视网膜裂孔和视网膜脱离的存在。

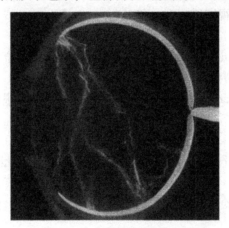

图15-6　玻璃体后脱离

（二）治疗与预后

玻璃体后脱离容易形成视网膜裂孔和视网膜脱离。玻璃体后脱离无需特殊治疗，但应仔细检查眼底，以便早期发现视网膜裂孔或视网膜脱离，及时进行治疗。

（刘　珣）

第四节　玻璃体出血

一、病因

玻璃体本身无血管，不发生出血。玻璃体出血（vitreous hemorrhage）多因内眼疾患和损伤引起，也可由全身性疾病引起。出血原因可分为以下几点：

（1）视网膜裂孔（retinal break）和视网膜脱离（retinal detachment）。

（2）玻璃体后脱离（PVD）。

（3）视网膜血管性疾患伴缺血性改变

1）增生性糖尿病视网膜病变（PDR）。

2）视网膜中央静脉或分枝静脉阻塞（CRVO、BR – VO）。

3）视网膜静脉周围炎（Eale 病）。

4）镰状细胞病（sickle cell disease）。

5）早产儿视网膜病变（premature retinopathy）。

6）黏滞性过高综合征：慢性白血病（chronic leukemia）。

7）主动脉弓综合征（aortic arch syndrome）。

8）颈动脉闭塞病（carotid occlusive disease）。

（4）炎性疾患伴可能的缺血性改变

1）类肉瘤病（saroidosis）。

2）视网膜血管炎（retinal vasculitis）包括小动脉炎。

3）葡萄膜炎（uveitis）包括扁平部炎。

（5）其他引起周边视网膜产生新生血管疾患

1）家族渗出性玻璃体视网膜病变（FEV）。

2）Norrie 病。

（6）视网膜血管瘤（retinal angiomatosis）和视网膜毛细血管扩张（retinal telangiectasia）。

（7）性连锁视网膜劈裂症（X – linked retinoschisis）。

（8）Terson 综合征（Terson syndrome）：蛛网膜下腔出血、眼内出血综合征。

二、临床表现

1. 症状　玻璃体出血量少时，患者可有飞蚊症感觉。出血量大时，视力可突然减退甚至仅有光感。

2. 眼底检查　检眼镜检查可见玻璃体中有血性浮游物，出血量大时整个眼底均不能窥见。

三、诊断

依据症状和眼底检查进行诊断。双眼患者应进行双眼眼底检查，以寻找病因。眼底不能窥见时应进行超声波检查，排除视网膜脱离和眼内肿瘤。也可令患者头高位卧床休息两天以后，再行眼底检查。

四、治疗与预后

（1）出血量少的不需特殊处理，可等待其自行吸收。

（2）怀疑存在视网膜裂孔时，令患者卧床休息，待血下沉后及时给予激光封孔或视网膜冷冻封孔。

（3）大量出血者吸收困难，未合并视网膜脱离的可以等候 6 个月，如玻璃体血仍不吸收时可进行玻璃体切割术，合并视网膜脱离或牵拉性视网膜脱离时，应及时进行玻璃体切割术。术后继续针对病因治疗。药物治疗效果不够满意。

玻璃体出血如果长期不吸收，可引起纤维增殖、机化，进而导致牵拉性视网膜脱离，可能合并或不合并裂孔，并引起白内障、继发青光眼等并发症。

（刘　珣）

第五节　玻璃体炎症

玻璃体是细菌、微生物极好的生长基，细菌等微生物进入玻璃体可导致眼内炎（endophthalmitis）。玻璃体炎症也可由寄生虫感染引起。

一、眼内炎

（一）病因

1. 内源性　病原微生物由血流或淋巴进入眼内或由于免疫功能抑制、免疫功能缺损而感染。如细菌性心内膜炎、肾盂肾炎等可引起玻璃体的细菌性感染。器官移植或肿瘤患者化疗后常发生真菌性感染，常见的致病菌为白色念珠菌。

2. 外源性

（1）手术后眼内炎：手术后眼内炎可发生在任何内眼手术以后，如白内障、青光眼、角膜移植、玻璃体切割和眼穿通伤修复等。最常见的致病菌为葡萄球菌。病原菌可存在于睑缘、睫毛、泪道内、手术缝线、人工晶状体等也可以成为感染源。

（2）眼球破裂伤和眼内异物。

（二）临床表现

1. 症状　内源性眼内炎症状为视力模糊；手术后细菌性眼内炎通常发生在术后 1~7 天，突然眼痛和视力丧失。真菌性感染常发生在手术三周后。

2. 体征

（1）内源性感染通常从眼后部开始，可同时存在视网膜炎症性疾患。病灶发白，边界清楚，开始是分散的，以后变大、蔓延到视网膜前，产生玻璃体混浊。也可发生前房积脓。

（2）手术后细菌感染常有眼睑红肿，球结膜混合充血，伤口有脓性渗出，前房积脓或玻璃体积脓，虹膜充血。不治疗视力会很快丧失。

（3）手术后真菌感染常侵犯前部玻璃体，前部玻璃体表面积脓或形成膜，治疗不及时感染可向后部玻璃体腔和前房蔓延。

（三）诊断

（1）内源性感染诊断依据病史，身体其他部位感染灶的存在、治疗史等，患者血和尿的细菌及真菌培养结果有助于诊断。必要时可进行诊断性玻璃体切割。

（2）手术后虹膜睫状体炎症反应是常见的，但疼痛较轻。如果存在前房积脓或玻璃体混浊，应考虑细菌性感染。可取房水或玻璃体进行细菌和真菌培养。取房水标本从角膜缘切口进针，抽 0.1ml，取玻璃体标本可以从扁平部距角膜缘 2.5mm 处进针，抽 0.4~0.5ml。

（四）治疗

1. 抗生素使用　原则上抗生素的使用取决于细菌培养和药物敏感测定的结果，但最初的给药可基于房水和玻璃体革兰染色结果。给药途径：

（1）结膜下抗生素注射：革兰阴性菌：庆大霉素 2 万单位。革兰阳性菌：头孢唑啉100mg/0.25ml。

（2）全身抗生素使用：庆大霉素 1.5mg/kg（80mg/次）每 8 小时一次肌内注射或静脉滴注。头孢唑啉 0.5～1.0g 每日 3 次，静脉滴注。

（3）局部点抗菌素眼药，对眼内炎的治疗作用，较前两种给药途径差。

（4）非真菌性感染治疗中，可合并使用激素，泼尼松 60～100mg/d。

（5）玻璃体内注药：庆大霉素 0.1～0.4mg，妥布霉素 0.45mg，头孢唑啉 2.25mg，克林霉素 250～450μg，给药容量不超过 0.2～0.3ml，多数医生不提倡重复注射。

2. 玻璃体切割术　玻璃体切割能排除玻璃体腔脓肿，清除致病菌，迅速恢复透明度，并且有利于前房内感染物质的排出。目前广泛用于眼内炎的治疗。手术开始时可先抽取玻璃体液进行染色和细菌培养，染色包括革兰染色、吉姆萨染色和特殊真菌染色，以便确定致病菌。

3. 抗真菌治疗　目前缺乏安全有效的抗真菌药物。全身用药有两性霉素 B、酮康唑和氟胞嘧啶。但两性霉素 B 和氟胞嘧啶的全身副作用大，眼内穿透性差，不能有效地对抗真菌。因此真菌性眼内炎的最好诊断和治疗方法是玻璃体切割术。抗真菌药物的使用剂量如下：

氟胞嘧啶：口服 37.5mg/kg 每 6 小时一次。

两性霉素 B：静滴，开始时小剂量 0.1～0.25mg/kg，逐渐增至 1mg/kg 每日一次。玻璃体注药，5～10μg。眼药水：0.25%。

二、玻璃体寄生虫

玻璃体猪囊尾蚴病是我国北方地区引起眼内炎症的较常见病因。绦虫的卵和头节穿过小肠黏膜，亦可经血液进入眼内。

（一）临床表现

1. 症状　患者有时自己看到虫体变形和蠕动的阴影。合并眼内炎时视力下降。

2. 眼底检查　可见黄白色半透明圆形囊尾蚴（图 15-7），大小约 1.5～6PD。强光照射可引起囊尾蚴的头部产生伸缩动作。头缩入囊内时可见有致密的黄白色圆点。玻璃体混浊、视网膜脱离。

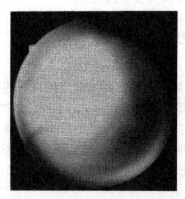

图 15-7　玻璃体猪囊尾蚴合并视网膜脱离

（二）诊断

依据眼内虫体的存在或 ELISA 绦虫抗体检查。

（三）治疗

玻璃体切割术取出虫体和玻璃体内炎性物质，修复视网膜。

（苏凡凡）

第六节　增生性玻璃体视网膜病变

增生性玻璃体视网膜病变（proliferative vitreoretinopathy，PVR）是孔源性视网膜脱离的并发症。它曾被定义为"广泛性玻璃体收缩（massive vitreous retraction）"，"广泛性视网膜前收缩（massive preretinal retraction）"和"广泛性周边视网膜增生（massive penretinal proliferation）"。1983 年国际视网膜学会命名委员会提议命名为增生性玻璃体视网膜病变。

一、病理过程

大多数人认为 PVR 的发生，起始于细胞的移行。主要是视网膜色素上皮细胞和神经胶质细胞。这些细胞移行到脱离的视网膜表面和下方，以及脱离的玻璃体后表面，然后增生形成膜。一般认为膜的收缩导致视网膜皱缩、固定皱褶及视网膜脱离。

二、分类

根据 1983 年国际视网膜学会命名委员会提出的分类法，视网膜脱离合并 PVR 分为 A、B、C、D 四级（表 15-1，图 15-8，9）。

表 15-1　视网膜脱离合并 PVR 的分级

分级	程度	临床体征
A	轻度	玻璃体混浊有色素簇
B	中度	视网膜内表面皱缩，裂孔缘卷边，视网膜变硬，血管变形
C	重度	完全增厚的视网膜固定皱褶
C-1		达 1 个象限
C-2		达 2 个象限
C-3		达 3 个象限
D	超重度	固定皱褶达 4 个象限的视网膜全脱离
D-1		宽漏斗状
D-2		窄漏斗状
D-3		关闭的漏斗状（看不见视盘）

三、治疗

玻璃体切割术中用膜剥离的方法祛除视网膜表面的膜，部分影响中心视力的条索状视网膜下膜可通过视网膜切开，取出视网膜下膜。

　　某些药物，如地塞米松、正定霉素、5－FU 等被认为能够抑制膜的形成，有关这些药物在玻璃体腔应用的实验正在进行中。

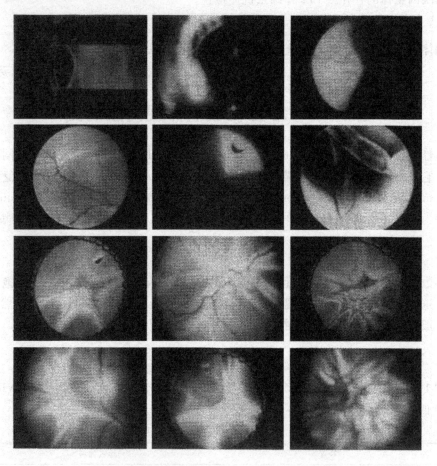

图 15－8　PVR 分类 A、B、C 期

　　第一行左图和中图：A 期，玻璃体内色素簇，右图：B 期，7 点位视网膜表面子午线方向皱缩；第二行左图：B 期，视网膜表面皱缩，中图：B 期，裂孔后缘卷边，右图：B 期，裂孔后缘卷边；第三行左图：C1 期，视网膜固定皱褶达一个象限，中图：C1 期，视网膜固定皱褶达一个象限，右图：C2 期，视网膜固定皱褶达两个象限；第四行左图：C2 期，视网膜固定皱褶达两个象限，中图：C3 期，视网膜固定皱褶达三个象限，右图：C3 期，视网膜固定皱褶达三个象限

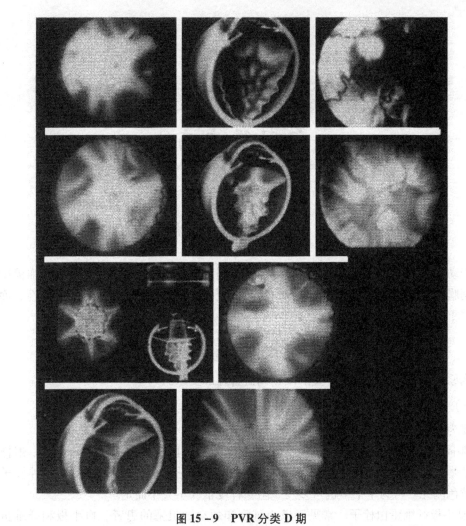

图 15 − 9　PVR 分类 D 期

第一行，PVR D1 期，视网膜固定皱褶达四个象限，呈宽漏斗状第二行，PVR D2 期，视网膜进一步收缩呈窄漏斗状第三行，左图：PVR D2 期，间接眼底镜下漏斗在 45°以内；右图：PVR D3 期，漏斗进一步变窄，看不到视神经乳头第四行，PVR D3 期，漏斗关闭，看不到视盘

（苏凡凡）

第十六章

视网膜疾病

第一节　视网膜中央动脉阻塞

由于动脉痉挛、血栓形成或栓塞等原因使视网膜中央动脉主干或分支阻塞，血流中断时称为视网膜中央动脉阻塞。阻塞一旦发生，被供应区视网膜立即缺氧、坏死、变性，而使视力遭受严重破坏。

一、病因

致病原因有血管栓塞、血管壁的改变和血管外部受压。

（一）血管栓塞

主要为各种栓子堵塞动脉形成阻塞。常见的栓子有：

1. 胆固醇栓子　为栓子中最常见的，主要来源于大血管有粥样硬化的患者，粥样斑坏死，溃疡暴露在血流中，含有胆固醇的物质脱落形成栓子进入视网膜动脉。这种栓子比较小，呈黄色闪光。可为单个，也可多发。阻塞程度依栓子大小而定。

2. 血小板纤维蛋白栓子　常见于患心脏病和颈动脉阻塞的患者。血小板和纤维蛋白聚集在血管内皮粗糙面形成血栓性斑块，脱落后进入视网膜血流。这种栓子比较大，可完全堵塞视网膜血流，造成突然失明。

3. 钙化栓子　较少见，来源于钙化的主动脉瓣，或二尖瓣或来源于主动脉或颈动脉的粥样硬化斑。

（二）血管壁的改变

由于动脉硬化或动脉粥样硬化，血管内皮细胞受损，管腔变窄，易于形成血栓。各种炎症也可直接侵犯动脉壁产生动脉炎，血管炎症可使血管痉挛，也可使管腔阻塞。

（三）从外部压迫血管

各种导致眼压和眶压增高的原因，均可诱发动脉阻塞。

二、临床表现

（一）症状

视力突然丧失，甚至无光感。如为分支阻塞，则相当该分支区，产生视野缺损。

（二）体征

1. 眼底检查 视盘色变白，边缘模糊，压迫眼球在视盘上不能压出动静脉搏动。视网膜动脉显著变细或伴有白线，血柱常间断成节段状或念珠状，视网膜呈急性贫血状，于眼底后极部呈乳白色混浊水肿。黄斑部见樱桃红点，此为本病典型表现。视网膜白色混浊可渐消散，眼底恢复红色但视网膜完全萎缩，视神经纤维变性。视盘因缺乏营养而萎缩呈苍白色，边缘整齐，血管呈白线状。中央动脉阻塞时很少伴有视网膜出血，如有出血，多因合并有小静脉血栓。如视网膜中央动脉的一个分支发生阻塞时，眼底改变和视功能的丧失，仅限于该分支所营养的视网膜区，如水肿波及黄斑中心凹时，可显"樱桃红点"。

2. 荧光血管造影 中央动脉可呈现无荧光素灌注，视盘处的中央静脉可见逆行充盈，黄斑周围小动脉荧光充盈突然停止，如树枝被砍断样。数周后或不完全阻塞的病例，血流可完全恢复，荧光造影可无异常发现。

三、诊断

根据症状及眼底所见即可诊断。

（1）突然发生视力障碍。

（2）眼底视盘色苍白，动脉极细，血柱常间断呈节段状，后极部呈乳白色混浊水肿，黄斑部呈典型的樱桃红点。

四、鉴别诊断

本病应与下列疾病鉴别：

1. 眼动脉阻塞 发病率虽较低，但影响视功能却较严重，视力常降至无光感，视网膜乳白色混浊水肿更严重。部分患者看不到樱桃红点，这是由于脉络膜血供也受阻，视网膜内层和外层均无血液供应所致，病变晚期后极部特别是黄斑部有较重色素紊乱。

2. 缺血性视盘病变 视网膜动脉分支阻塞和不完全总干阻塞应与缺血性视盘病变鉴别，后者视盘病变区水肿，晚期色淡，视野也可为象限缺损，但常与生理盲点相连。荧光造影视盘充盈常不均匀，低荧光与高荧光对比较明显。

五、治疗

（一）治疗原则

1. 尽快给血管扩张药（局部及全身） 以解除血管痉挛或将栓子推移到远端较小分支内。

2. 降低眼压 使动脉压阻力减小。

（二）常规治疗

1. 血管扩张药 局部及全身同时应用。

（1）亚硝酸异戊酯（每安瓿 0.2ml）吸入，或硝酸甘油片 0.3～0.6mg，舌下含化。根据病情，每日 2～3 次。

（2）妥拉唑啉 12.5mg～25mg，或阿刀平 1mg，球后注射，每日 1 次。

（3）罂粟碱 60～90mg，加入 5% 葡萄糖液或生理盐水 500ml 内，静脉点滴，每日 1 次，连续 3 天。

2. 降低眼压

（1）眼球按摩：用中等度的压力按摩眼球 5～15 秒钟，然后突然放开 5～15 秒钟，再重复上述动作，至少 8～10 分钟。

（2）前房穿刺术：在局麻下以 13 号短针头或前房穿刺刀，在角膜缘 4：30 或 7：30 进针，刺向 6 点方向，放出前房水 1～2 滴。

（3）乙酰唑胺：开始静脉注射或口服 500mg 后，每 6 小时口服 250mg（同服等量碳酸氢钠），连服数日。

3. 高压氧　每日 3 次，每次 2 小时。如无高压氧设备，可用氧气袋代替，装入 95% 氧气及 5% 二氧化碳混合气体，氧可缓解视网膜缺氧状态，二氧化碳可扩张血管。可用于急性期患者，白天每小时吸 1 次，每次 10 分钟，晚上每 4 小时 1 次。

视网膜动脉阻塞为眼科急症，必须分秒必争，积极抢救，在明确诊断后立即综合应用上述治疗措施：吸入亚硝酸异戊酯，或含服硝酸甘油片，球后注射妥拉唑啉，静脉点滴罂粟碱。此外尚可反复间歇按摩眼球或行前房穿刺术。注射或口服乙酰唑胺以降低眼压，促使血管扩张。

（朱习峪）

第二节　视网膜中央静脉阻塞

视网膜中央静脉阻塞多由于视网膜中央静脉主干或其分支发生血栓所致。根据阻塞部位不同，分为总干阻塞和分支阻塞。总干阻塞部位在筛板或筛板之后，分支阻塞部位总是在动静脉交叉处。

一、病因

（一）血管壁的改变

（1）视网膜动脉硬化在本病中占重要地位，最常发生阻塞的部位在筛板和动静脉交叉处。在筛板处视网膜中央动静脉被一共同的外膜包裹在一起，当动脉硬化时静脉受压，使管腔变窄，血流变慢甚至停滞，易于形成血栓。这种改变在动静脉交叉处也可发生。

（2）静脉本身的炎症或炎症产生的毒素可使静脉壁增厚，内皮受损而形成血栓。

（3）外伤使静脉管壁直接受损也可产生阻塞。

（二）血液成分的改变

特别是其黏稠性的改变，如白血病、红细胞增多症及异常球蛋白血症等。

（三）静脉管壁受压致血流动力学改变

眼压升高在本病中占有一定地位。

本病常为多因素发病，既有血管异常，又有血液成分的改变或血流动力学异常的因素。

二、临床表现

1. 症状　突然发病，视力显著减退，晚期如并发新生血管性青光眼时有眼痛、头痛等。

2. 体征　眼底检查：视盘常有水肿，视网膜静脉扩张、迂曲，沿静脉有出血、渗出及水肿，黄斑部可有水肿。

3. 分型　Hayreh 根据临床及实验研究提出将视网膜静脉阻塞分为两型：

（1）缺血型：又称为出血性视网膜病变（简称 HR 型），为视网膜静脉阻塞的重型，故又称为完全性阻塞。

（2）非缺血型：又称为静脉郁滞性视网膜病变（简称 VSR 型），为视网膜静脉阻塞的轻型，故又称为不完全阻塞。

现将两型的主要改变，列表比较如表 16 - 1。

表 16 - 1　非缺血型与缺血型比较表

		非缺血型（VSR）	缺血型（HR）
视力		正常或轻、中度减退	明显减退，常低于 0.1
视野		中心正常或比较性暗点，周边正常	有中心暗点，周边缺损
眼底	早期	静脉怒张，后极部出血较少，常看不到棉絮状斑	静脉明显怒张，后极部出血较多，可见到棉絮状斑
	晚期	视盘及视网膜见不到新生血管	视盘及视网膜可见有新生血管
荧光血管造影		多数看不到视网膜毛细血管闭塞区	都可见视网膜毛细血管闭塞区
并发症		不发生眼新生血管	约75%的患者在两年内发生各种类型的眼新生血管
预后		好，一半以上视力可恢复正常	极坏，不能恢复正常视功能，约半数因新生血管青光眼而失明
ERG		正常	b 波低

三、诊断与鉴别诊断

（一）诊断

根据以下要点不难做出诊断。

（1）急性发病，视力显著减退，但不如动脉阻塞那样严重和骤然。

（2）视网膜静脉显著扩张、充盈、迂曲。

（3）沿静脉有出血、水肿及渗出等。

（二）鉴别诊断

1. 颈动脉阻塞性视网膜病变　视网膜中央静脉不全阻塞视网膜病变应与颈动脉阻塞性视网膜病变鉴别。由于颈动脉阻塞导致视网膜中央动脉灌注减少，致静脉压降低，静脉扩张，血流变慢，眼底可见少量出血、小血管瘤和新生血管。现将两者的鉴别列表如表 16 - 2。

表 16 - 2　颈动脉阻塞性视网膜病变与视网膜中央静脉阻塞视网膜病变的鉴别

	视网膜中央静脉不全阻塞	颈动脉阻塞病
视神经盘	出血多见	出血较少
	新生血管在时间久者很常见	新生血管偶见
	水肿常见	水肿绝对见不到

	视网膜中央静脉不全阻塞	颈动脉阻塞病
视网膜静脉	怒张，色深 管径规则	怒张，色深 管径不规则，部分可扩张成梭形或囊样
病变类型及其位置	出血，微动脉瘤，毛细血管扩张 在全眼底分布广泛，均匀 大的微动脉瘤是不常见的	出血，微动脉瘤，毛细血管扩张在眼底的中纬部 微动脉瘤一般较大
年龄及性别	多见于中年人	多见于中年以后的男性（约占75%）
视力障碍	症状较稳定，很少为阵发性的	症状不稳定，波动大，可有一时性黑矇，一过性视力模糊
合并存在的眼病	开角型青光眼 可并发新生血管性青光眼	视网膜栓塞如胆固醇栓子，纤维－血小板栓子，可并发新生血管性青光眼，眼球或眼眶的缺血性疼痛
合并存在的全身病	高血压病	动脉粥样硬化可有一过性缺血性神经系统症状，如一过性肢体麻痹、一过性失语等
视网膜动脉压	正常	低

2. 糖尿病性视网膜病变　一般为双侧，出血散在，不如静脉阻塞多。血糖增高可以鉴别。

四、治疗

（一）治疗原则
从病因及抗血栓治疗入手。

（二）常规治疗

1. 病因治疗　进行全身检查，以发现可能的病因，并加以治疗。

2. 抗血栓治疗　治疗血栓的药物分为三大类，即阻止纤维蛋白形成的药物，促使纤维蛋白消散的药物，以及抗血小板聚集的药物。而活血化瘀中药则兼有以上三类药的作用，现分述如下：

（1）抗凝血药：这类药物可阻止纤维蛋白的形成，如去纤酶，又称蝮蛇抗栓酶，是从蝮蛇毒液中分离出的蛇毒酶制剂，使纤维蛋白原下降而产生抗凝血作用，治疗前先查纤维蛋白原并先做皮试，如为阴性，按每公斤体重给药 0.005～0.012 酶活力单位计算。将抗栓酶 0.50～0.75 酶活力单位溶于 250ml 生理盐水中静脉滴注，4～5 小时滴完。检查纤维蛋白原，当上升到 150mg 可再次给药。

（2）纤溶制剂：这类药物能促使纤维蛋白消散。如尿激酶（简称 UK）为纤溶酶原的激活剂，使之转变为纤溶酶，它具有水解纤维蛋白的作用，从而达到溶解血栓的效果。常用剂量①静脉滴注：宜新鲜配制 5 000～10 000 国际单位，溶于 5%～10% 葡萄糖液或生理盐水 250～500ml 中，静脉滴注，5～10 次为一疗程（也有报告主张给较大剂量的，如第一天给 18 万国际单位，第二、三天每天给 12 万国际单位，以后再每天给 6 万国际单位两天）。②球后注射：100～500 国际单位溶于 0.5～1.0ml 生理盐水中，作球后注射，每日或隔日次，5 次为一疗程。

（3）抗血小板聚集的药物：常用者有：①双嘧达莫，口服 25～50mg，每日 3 次。②阿司匹林，每天口服 40～80mg。

（4）活血化瘀中药：对缩短病程，促进出血吸收及提高视力确有积极效果，以下三种可供选用。

1）川芎嗪：40～80mg，加入 5%～10% 葡萄糖溶液或生理盐水或低分子右旋糖酐250～500ml，静脉滴注，每日 1 次，10 次为一疗程。

2）丹参注射液2ml（4g）×10 支，加入5%～10% 葡萄糖溶液或生理盐水 250～500ml，静脉滴注，每日 1 次，10 次为一疗程。

3）葛根素 200～400mg，加 5% 葡萄糖溶液 500ml，静脉滴注，每日 1 次，10 次为一疗程。

4）常用方剂：如血府逐瘀汤、补阳还五汤等，可随症加减。

（5）血液稀释疗法：血液黏稠度增高是视网膜静脉阻塞发病的重要因素。此疗法最适用于血黏度增高的患者，其原理为降低红细胞压积，减少血液黏度，从而达到抗血栓形成的目的。方法是抽血 500ml 加 75ml 枸橼酸钠抗凝，高速离心，使血细胞与血浆分离，在等待过程中静脉滴注 250ml 低分子右旋糖酐，然后将分离出的血浆再输回给患者。10 天内重复此疗法 3～6 次，使红细胞压积降至 30%～35% 为止，此疗法不适用于严重贫血患者。

3. 皮质类固醇治疗　对青年患者可能由炎症所致者可试用。

（1）地塞米松 3mg，加泼尼松 0.5ml，球后注射，每周 1 次。

（2）泼尼松龙开始每日 30～40mg，以后随症状的好转而逐渐减量。

4. 激光治疗　目前多应用氩激光击射，其目的在于①减少毛细血管渗漏，同时形成一屏障以阻止水肿扩散入黄斑。②封闭无灌注区，使新生血管萎缩以预防玻璃体出血和新生血管性青光眼的发生。

总之，视网膜静脉阻塞的治疗，对青年患者特别由炎症所致者可用皮质类固醇治疗。中老年人多有高血压或动脉硬化，因血管狭窄，血液黏稠度增高和血液流变学改变所致的视网膜静脉阻塞，其中非缺血型的静脉郁滞性视网膜病变，以采用药物治疗为原则。对缺血型的出血性视网膜病变，除药物治疗外还需要激光凝固封闭无灌注区，使新生血管萎缩以预防玻璃体出血和新生血管性青光眼的发生。

（朱习峪）

第三节　视网膜静脉周围炎

视网膜静脉周围炎（retinal periphlebitis）又称 Eales 病、青年复发性玻璃体出血。1882年由 Henry Eales 首次报道。本病多见于青年男性，发病年龄以 20～30 岁为最多。多双眼发病，两眼多在一年内先后发病，且易复发。临床上主要表现为发生于视网膜周边部的闭塞性视网膜血管疾病。

一、病因

病因多种多样，多数人认为本病可能与结核有关。临床上观察发现虽然大多数患者有结核菌感染病史，但常无活动性结核病，仅有少数人在肺部、纵隔，或身体其他部位可查见陈旧结核病灶。推测其发病原因多为由结核菌素引起的Ⅲ型变态反应。故对本病患者，应详细了解有无结核病史，或与结核患者长期接触的历史。这种患者结核菌素试验常为阳性。可疑者应做胸部 X 光检查以除外肺结核。

此外，某些局部病灶感染如牙齿脓毒病灶、慢性扁桃体炎、中耳炎、鼻窦炎和皮肤脓肿等也为较常见病因。

二、临床表现

本病多双眼受累。患者自觉症状因受累血管的大小、出血量多少及部位而定。早期由于病变在周边部小血管且出血量不多、一般不影响视力，患者多无自觉症状或仅有轻微飞蚊症。当病变侵及较大血管，致使大量出血进入玻璃体，患者可突然发生视力严重下降，仅见手动或仅有光感。

眼底检查：在发病时散瞳进行眼底检查，常因玻璃体内有大量的积血，无法见到眼底红光反射或稍可见红光反射，看不见眼底。只有当玻璃体出血吸收或大部分吸收时，方能查清眼底发现病变。

视网膜血管的改变主要位于眼底周边部，视网膜周边部小静脉不同程度地迂曲扩张一管径不规则，可扭曲呈螺旋状或环状，静脉旁常伴有边缘不清、宽窄不一的白鞘，偶尔小动脉也受累。受累血管附近多有大小不同和数量不等的点片状或火焰状出血。也可见静脉旁有白色结节或不规则状渗出斑，有时渗出斑部分掩盖静脉，使其呈现似中断或切削状外观。上述改变最初只表现于眼底周边部的某支或某几支小静脉，随病情进展，病变可波及视网膜各象限周边部的小静脉，每枝静脉及其附近均有相同病变，并渐向后部发展、波及更大的静脉。炎症活动期间，偶见同时合并发生脉络膜炎，这时则可见病灶附近尚有边界模糊的黄白色或灰白色渗出斑位于视网膜血管深面。部分静脉炎症可发展为分支静脉阻塞，主要位于有病变区域的分支小静脉。视网膜上的出血可局限于视网膜，也可穿破内界膜进入玻璃体。反复玻璃体出血者，待出血吸收后，检查眼底受累静脉管径恢复正常，但粗细不匀，有白鞘伴随，附近可有绒团状或海团扇状新生血管或吻合支形成。由于多次玻璃体出血，还可产生玻璃体视网膜增殖，机化纤维索条产生，这些索条收缩进一步可牵拉视网膜形成破孔和视网膜脱离。

另外，本病偶可侵犯一支或数支视网膜大静脉，致使其管壁扩张充盈，有较多出血和白色渗出，导致黄斑部视网膜水肿和星芒状渗出。视盘常有水肿充血。少数患者还可同时伴发虹膜睫状体炎。

眼底荧光血管造影改变主要为受累静脉管壁不规则、荧光素渗漏、组织染色、微血管瘤、毛细血管扩张、无灌注区和新生血管形成。几乎所有病例在眼底周边部均有不同程度的毛细血管无灌注区形成，随病程进展无灌注区边缘还可见微血管瘤、动静脉短路以及新生血管形成。

三、病理

急性期视网膜周边部小静脉壁及其周围组织有多形核细胞浸润。在慢性和晚期病例，静脉壁及其周围组织有淋巴细胞、浆细胞、上皮样细胞、偶有巨细胞浸润。这些细胞浸润形成结节，压迫血管壁使管腔变窄。炎性细胞也可侵犯管腔，使管腔部分或完全阻塞。也可由于血管内皮细胞增殖、突入管腔，血管壁玻璃样变增厚，使管腔变窄乃至完全阻塞。血管壁最终完全为纤维结缔组织所取代。

四、病程和预后

本病的临床特点是慢性和复发性。部分患者经过几次反复发作后，视网膜损害自行缓解，出血、渗出和水肿逐渐吸收，玻璃体出血大部分消失，仍可恢复较好视力。有些患者则反复发生玻璃体出血，往往在视网膜损害未完全静止之前，新的视网膜、玻璃体出血又有发生，可持续数年或数十年尚有活动性病变，由于反复发作后玻璃体积血机化，纤维组织增殖成为增生性玻璃体视网膜病变、牵拉性视网膜脱离等使视力难以恢复，终至失明。

应该指出的是，该病病程虽为慢性，但不同患者及不同眼别病情复发频率和严重程度不等。有的患者发作几次后自行停止，视力保持良好；而另一些则频繁发作，持续若干年。病情轻重也不等，轻症者仅有慢性静脉周围炎的改变，如静脉旁白鞘、色素紊乱而不发生新生血管和玻璃体出血，或玻璃体出血较少，数月后吸收、眼底和视力恢复正常。重症者则反复玻璃体出血、长时间不能吸收，导致新生血管或牵拉性视网膜脱离，甚至发生并发性白内障、虹膜红变和继发性青光眼等。

五、诊断

由于本病常为双眼受累，而且两侧病情程度也多不一致。因此若在临床上见到患者一眼有大量的玻璃体积血而无法查见眼底时，不管对侧眼有无症状均应充分散瞳检查眼底，尤其应详查周边部视网膜，如能在患者另眼周边部发现一处或数处静脉小分支病变，如迂曲扩张、管径不均、血管旁白鞘和/或出血、渗出，即可作为本病的临床诊断依据。另外，对主诉飞蚊症的年轻患者也应常规详查眼底周边部，以早期发现本病。

六、治疗

（一）病因治疗

应尽可能查找病因，及时治疗。首先应进行全面体检和必要的化验室检查，如胸片检查有无结核或结节病；皮肤、口腔科等检查是否存在脓毒性病灶或溃疡等；如发现活动或陈旧性结核病灶，应给予规范的抗结核治疗。若仅有PPD试验阳性，则无论是否发现病灶，可试用一段时间的抗结核治疗，注射链霉素或口服异烟肼，或对氨基水杨酸钠3~6个月。也可行结核菌素脱敏疗法，以减轻复发程度。如怀疑为脓毒性病灶引起者，可清除可疑病灶，如龋齿、扁桃体炎、中耳炎、鼻窦炎等。

（二）一般治疗

大量玻璃体出血突然发生后，应嘱患者避免剧烈活动，卧床休息，包扎双眼或戴针孔眼镜限制眼球活动，半坐位让血液沉于玻璃体下部。同时多给患者安慰和解释，以消除由于视力急骤下降而产生的焦虑、恐惧心理。可给予口服凉血止血药物如云南白药、三七片、维生素K等；维生素C和路丁减低血管脆性；陈旧玻璃体出血可肌内注射碘制剂，或做离子透入以促进出血吸收。对于是否应用皮质激素，目前尚有争议。部分作者认为，近期有效，但长期应用反而会使病情迁延，最终效果不佳。

（三）光凝治疗

近年来，应用激光光凝封闭病变血管及毛细血管无灌注区等以阻止病变进展取得了较好的疗效。其方法是对周边部毛细血管无灌注区行散射光凝以消除视网膜的缺血缺氧区；对微血管瘤直接光凝；对扁平的新生血管先光凝其外周视网膜，然后直接击射在新生血管上，使其闭塞；但对新生血管比较饱满者则不能直接光凝，否则容易破裂出血，只能先行大面积散射光凝令其萎缩，再做直接光凝。

（四）玻璃体手术及眼内光凝

严重的玻璃体积血长期不吸收（＞3个月）和/或有机化膜导致牵拉性视网膜脱离者，可行玻璃体切割术，同时进行眼内激光光凝。

（朱习峪）

第四节　急性视网膜坏死

急性视网膜坏死综合征（Acute Retinal Necrosis syndrome，ARN）又称为桐泽型葡萄膜炎（Kirisawa uveitis）。本病于1971年由日本 Urayama 首次报道。近年来，随着玻璃体视网膜手术、电镜及分子生物学技术的进展，已基本确定本病是由疱疹病毒感染引起，临床上以视网膜坏死、视网膜动脉炎、玻璃体混浊和后期视网膜脱离为其特征。本病较为少见，主要发生于健康成年人，男女比例约为2∶1，单眼多于双眼，双眼 ARN 病例两眼发病间隔时间则多在4~6周之内。发病年龄有两个高峰，一为20岁，另一高峰则为50岁左右，前者主要为 HSV 感染，后者系 VZV 感染引起。除上述两种病毒外，巨细胞病毒（CMV）、带状疱疹病毒及水痘病毒亦可导致本病。

一、病因

尚未完全明了。大多数人认为与病毒感染有关。目前基本上已被确定的有单纯疱疹病毒（Herpes Simples Virus，HSV type 1 or 2）和水痘带状疱疹病毒（Varicella Zoster Virus，VZV）。这两种病毒，不仅在血清学方面取得根据，而且在急性期眼内容（房水、玻璃体）中培养并分离成功。但也有作者认为本病由病毒引起的观点还不能最后肯定，因为临床上发现疱疹病毒感染率很高，而急性视网膜坏死则罕见；有人将坏死视网膜的乳液注入猴和兔的视网膜下未能引起视网膜炎；本病患者血小板凝集功能亢进，因而有可能动脉血管内皮损害促进视网膜和脉络膜毛细血管闭塞，甚至小动脉闭塞，促进了本病的发生发展。此外，也有人认为本病有一定遗传背景，近年来通过 HLA 研究，支持了这一观点。

二、分期

活动性视网膜炎一般持续4~6周，逐渐退行。临床上一般将本病分为3期：急性期、恢复期和终末期。也有人不主张分期，仅将本病分为轻型和重型。轻型者最后视网膜色素紊乱，残留萎缩灶和血管鞘；重型者有明显玻璃体混浊，大量视网膜增殖，玻璃体纤维化，牵拉性视网膜脱离，大多数最后眼球萎缩。

三、临床表现

多起病隐匿，早期仅觉轻度眼红、疼痛、怕光、眼前黑点飘动及视力模糊等。

眼部检查：轻者早期视力正常或仅有轻、中度下降；重者随时间进展视力严重下降。眼前节常表现为前葡萄膜炎，睫状充血，角膜后壁有细小后沉着或羊脂状沉着，房水 Tyndall 现象阳性，偶有纤维蛋白渗出或积脓。眼压也可能增高。随病程进展，约2周后出现本病典型的眼后节三联征：

1. 玻璃体炎 玻璃体内早期有细胞浸润，短期内混浊加重呈尘埃状。3～4周后玻璃体机化膜形成。偶有玻璃体出血。由于玻璃体浓密混浊，致使检查时看不清眼底。

2. 视网膜血管炎 血管炎以小动脉炎为主，累及视网膜和脉络膜。临床上见视网膜动脉壁有黄白色浸润，管径粗细不匀，有的呈串珠状，随后动脉变窄、血管周围出现白鞘。可伴有视网膜出血，但不明显。同时部分小静脉也可有浸润、阻塞、出血和鞘化。少数病例血管炎可累及视神经，表现为视盘充血水肿、边界模糊，黄斑部出现水肿皱褶。

3. 周边部视网膜坏死灶 眼底周边部视网膜常有多发、局灶性的白色或黄白色浸润和肿胀病灶，呈多形性或圆形斑状，边界模糊、位于深层，偶可见于后极部。起初可仅限于一个象限，随病程进展可发展至整个眼底周边部。在重型者病变的高峰时期，黄白色渗出可扩大至中周部及后极部眼底。另外，眼底周边部还多伴有散在的斑点状出血。

视野检查早期正常，晚期变小或缺损。电生理检查早期a波、b波降低或消失，提示感光细胞功能障碍。

大约4～6周后，前节炎症减轻或消退。视网膜出血和坏死灶逐渐消退，留下色素紊乱和视网膜脉络膜萎缩灶，视网膜血管闭塞呈白线状。

发病2～3个月以后，玻璃体混浊加重，机化膜形成，机化收缩牵拉已萎缩变薄的视网膜，致使视网膜周边部形成多发性破孔，破孔大小不等、形状不规则，多位于邻近正常的视网膜病灶区边缘，导致约75%的患者发生牵拉性视网膜脱离。发生时间最早者为发病后1个月，大多数发生在发病后2～3个月。多为全视网膜脱离。视盘色白萎缩。黄斑呈退行性变或玻璃纸样变性，也可有黄斑破孔形成。

四、荧光血管造影

急性期眼底荧光血管造影发现视网膜动脉和脉络膜毛细血管床充盈迟缓；动脉可呈节段状充盈，静脉扩张；视网膜病灶处脉络膜荧光渗漏与遮蔽并存；视盘可有荧光素渗漏。晚期视盘染色，视网膜血管壁渗漏并有染色。由于视网膜周边部血管闭塞可产生毛细血管无灌注区。

缓解期及终末期视网膜萎缩病灶处因有色素沉着呈现斑驳状荧光斑，有的可融合成片，形成大片强荧光区。并见脉络膜荧光渗漏。

五、诊断

根据本病典型的临床表现如急性发病、广泛的葡萄膜炎、闭塞性血管炎和眼底周边部多数黄白色渗出性病灶等特点应不难做出诊断。1994年美国葡萄膜炎学会曾推荐如下标准作为本病的临床诊断依据。

（1）周边视网膜有单个或多个不连续的病灶。黄斑区病损虽然少见，如伴有周边视网膜病损则不应排除 ARN 的诊断。

（2）如不经抗病毒治疗，病灶进展迅速（边缘扩展或出现新病灶）。

（3）病变沿周缘扩大。

（4）闭塞性血管病变主要累及视网膜小动脉。

（5）前房及玻璃体有显著的炎症反应。

此外，并存有巩膜炎、视盘病变或视神经萎缩均支持本病的诊断，但并非诊断必需体征。

近年来，采取前房房水进行聚合酶链反应（Polymerase Chain Reaction，PCR）检测，可以发现病毒 DNA，为临床早期、快速诊治提供依据。

六、病理

病理改变显示在视网膜、脉络膜和视盘的血管周围（以动脉为主）有大量炎性细胞的弥漫性浸润，以淋巴细胞、浆细胞为主，急性期可有中性粒细胞，偶见嗜酸性粒细胞，并有纤维组织增生。以上病理改变也可波及巩膜和眼外肌。受累血管管壁增厚和玻璃体变性，管腔闭塞。晚期视网膜神经节细胞层和神经纤维层胶质增生，内核层增厚，外丛状层、外核层和杆锥细胞层以及视网膜色素上皮层广泛变性萎缩，色素增殖。玻璃膜纤维样变性。坏死区网膜除留有比较完整的血管系统外，其余组织结构已不可辨认。据报道，应用扫描电镜观察，可在不少患者的视网膜细胞、色素上皮细胞及视网膜血管内皮细胞中发现疱疹病毒颗粒。

七、治疗

（一）抗病毒治疗

抗病毒药阿昔洛韦为治疗该病的首选药物。用法为每次 500mg 加入生理盐水 500ml 内缓慢静脉滴注，每 8 小时 1 次，连续 7 天为 1 个疗程。然后改用口服此药，每次 200mg，每 6 小时 1 次，持续服用 6 周。可以防止另眼发病（双眼患病者，另眼大多在 6 周内发病）。研究证明阿昔洛韦能有效抑制病毒活性而不损害正常细胞，但如果静脉给药 1 周后，炎症仍不能有效控制时，可改用丙氧鸟苷（Gancilovir），其剂量、用法、疗程、注意事项同阿昔洛韦。

（二）抗凝治疗

由于本病易于发生血管阻塞，因此可同时口服阿司匹林肠溶片以防止血小板凝聚，抑制血液的高凝状态，用法为每次 25mg，每日 3 次，饭后服用。

（三）糖皮质激素

对是否常规使用糖皮质激素存在争议。多数人认为在应用抗病毒治疗的前提下，可加用糖皮质激素做球周注射或口服，用法为地塞米松 2.5mg 与 2% 利多卡因（Lidocaine）0.5ml，每日或隔日 1 次，共 3~6 次。如眼前节有炎症者，可用 0.5% 地塞米松水溶液滴眼、1% 阿托品眼液和/或眼膏点眼。

（四）激光光凝及手术

由于现行的药物治疗并不能有效阻止视网膜脱离的发生，Duker 等人报道大约 75%～91% 的本病患者在后期仍因视网膜脱离而丧失视力，因此多数作者主张早做激光光凝以阻止病损进展，预防视网膜脱离或使视网膜脱离区域局限于周边视网膜。但常因本病玻璃体混浊明显而妨碍施行有效光凝。为此，近年来，不少人采用联合手术治疗，包括经睫状体平坦部玻璃体切割、膜切除、视网膜下积液内引流、眼内激光及球内注射惰性气体或硅油眼内充填，使视网膜脱离复位率得到提高。Blumenkranz 曾对 16 只眼进行了玻璃体切割，巩膜环扎，冷凝和/或光凝，注气或不注气联合手术，15 只眼视网膜复位，取得了较好的疗效。

（朱习峪）

第五节　Coats 病

Coats 病又称为外层渗出性视网膜病变（external exudative retinopathy）或视网膜毛细血管扩张症（retinal telangiectasis）。1908 年由 Coats 首次报道。本病不很常见，但也并非十分罕见。多见于男性青少年，12 岁以下占 97.2%，女性较少。少数发生于成年人，甚至老年人。通常侵犯单眼，偶为双侧，左右眼无差异。Coats 曾将本病眼底镜下特征描述为：

（1）眼底有大量黄白色或白色渗出。
（2）眼底有成簇的胆固醇结晶沉着或/和出血。
（3）血管异常，呈梭形、球形扩张，或呈纽结状、花圈状、扭曲状卷曲。
（4）某些病例最后发生视网膜脱离、继发性白内障、虹膜睫状体炎、继发性青光眼。
（5）本病青年男性多见，一般全身健康，无其他病灶。

以往曾将本病分为三种类型：第 I 型为不伴有血管异常的渗出性视网膜病变。第 II 型为伴有血管异常和出血的渗出性视网膜病变。第 III 型出现动静脉交通和血管瘤。后来随着时代的进步尤其是眼底荧光血管造影技术在临床的应用，人们逐渐认识到第三种类型乃是另一类独立血管性疾病，应更名为 von Hippel 病，故不再归属于 Coats 病一类。1912 年 Leber 报告了发生于成年人的多发性粟粒状动脉瘤病（multiple miliary aneurysms），其特点是视网膜有微动脉瘤和环状渗出。目前大多数作者趋向于 Leber 的病例属于 Coats 病成人型。

一、病因和发病机制

本病病因尚不清楚。多数作者认为儿童和青少年 Coats 病系因先天视网膜小血管发育异常所致。据推测可能是由于视网膜小血管先天性发育异常，致使局部血管内皮细胞屏障作用丧失，血浆内成分自血管内大量渗出并蓄积于视网膜神经上皮下，导致视网膜组织大面积损害。成年患者的成因则更为复杂，除有先天性血管异常因素外，可能还有其他原因。如检测发现有的患者血中胆固醇偏高、曾有葡萄膜炎史，推测炎症可能为其诱因。也有人发现本病患者类固醇物质分泌量超过正常，糖耐量曲线延长，显示肾上腺皮质功能亢进，故认为内分泌失调和代谢障碍可能在成人型 Coats 病的发生发展中也发挥了一定的作用。

二、临床表现

本病视力的减退因黄斑受损害的迟早和程度而表现不同。早期病变位于眼底周边部，黄斑部未受损害，视力不受影响，故常无自觉症状。加之多系单眼，又多发生在儿童和青少年，故常不为患者自己发觉，直至视力显著下降或瞳孔出现黄白色反射，或眼球外斜才来就诊。

眼前节检查无阳性体征，屈光间质清晰，眼底检查视盘正常或略充血。视网膜上有单个或多个大片黄白色或白色渗出斑块，病变开始可出现于眼底任何部位，但以颞侧，尤其围绕视盘和黄斑附近的后极部常见；面积大小不等，形态不规则，可局限于一二个象限，或遍及整个眼底。渗出多位于视网膜血管下面，浓厚者有时可遮盖血管。隆起度不一，自不明显到十余个屈光度不等。有时渗出物排列成半环状或环状，则称为环状视网膜病变（circinate retinopathy）。在渗出斑块的表面和周围常见发亮小点状的胆固醇结晶小体，深层暗红色片状出血，散在或排列成环状的深层白色斑点，偶可见色素沉着。病灶区内视网膜血管异常显著。早期血管病变多位于颞侧周边部，也可见于鼻侧或其他象限。表现为视网膜第二或第三分支以后的小血管，动静脉均有明显损害，尤以小动脉明显。血管管径不规则，周围有白鞘，扩张纡曲，管壁呈囊样、梭形瘤样扩张，或排列呈串珠状。也可呈螺旋状或纽结状迂曲。可有新生血管和血管间短路交通形成。病变位于黄斑区附近者可侵犯黄斑，产生黄斑水肿和星芒状渗出，重者晚期黄斑形成机化瘢痕。

由于血管异常是视网膜下产生大片渗出及出血等病变的基础。故病变的进展速度主要与视网膜血管异常的程度和范围有明显关系。而且整个病程缓慢进行，病变时轻时重，晚期大块渗出增多可占据整个眼底，引起视网膜局部或全部球型脱离，脱离网膜外观呈现黄白色发灰暗或略带青灰颜色。不少病例大块渗出使视网膜高度隆起至晶体后囊，出现白色瞳孔，酷似视网膜母细胞瘤。最后视网膜下和视网膜内渗出机化，被瘢痕组织代替。有的病例发生视网膜血管大出血，出血进入玻璃体，导致玻璃体积血，后期机化形成增殖性玻璃体视网膜病变。晚期可并发虹膜睫状体炎，并发性白内障或继发性青光眼，最后眼球萎缩。

眼底荧光血管造影对本病具有极为重要的诊断价值，造影可以发现检眼镜检查无法发现的视网膜大片毛细血管扩张的特征性改变。但却往往因为患者年幼，不能配合检查；或者早期未发现病变，就诊时病变已非常严重（如发生了渗出性视网膜脱离或大量的玻璃体出血）致无法看清眼底，影响造影质量。眼底荧光血管造影典型的表现为血管异常改变，病变区小血管、毛细血管扩张迂曲，管壁呈现纺锤状、串珠状或囊样扩张。不少患者视网膜毛细血管床闭塞，形成大片无灌注区。在无灌注区附近可见微血管瘤和动静脉短路。但不论是否存在视网膜毛细血管无灌注区，视网膜新生血管形成却很少见。整个造影过程中，异常血管渗漏明显，晚期病变区可因荧光素染色呈现大片强荧光。大片出血则呈遮蔽荧光。大片渗出则因位于视网膜外丛状层对视网膜荧光不产生明显影响。如黄斑部受损可呈现不完全的或完全的花瓣状或蜂房样高荧光；若晚期已有瘢痕机化，则造影早期表现为局部的遮蔽背景荧光，后期瘢痕着染呈强荧光。

三、诊断与鉴别诊断

根据本病患者的典型表现，不难做出临床诊断。但应将本病与视网膜母细胞瘤、早产儿视网膜病变、转移性眼内炎等多种发生于儿童期并出现白瞳症的眼病鉴别。其中，尤以与视网膜母细胞瘤的鉴别特别重要，因为如果不慎将视网膜母细胞瘤误诊为 Coats 病，则将延误对视网膜母细胞瘤的治疗而危及患儿生命。

（一）视网膜母细胞瘤

多见于儿童，晚期病变常发生灰白色视网膜脱离，令瞳孔区出现"猫眼"状反光，较易与Coats病混淆。由于二者治疗手段迥异，预后截然不同，故需特别加以区别。视网膜母细胞瘤病程发展较快，网膜呈灰白隆起，有卫星样结节，出血少，有钙质沉着，网膜上看不到视网膜异常血管和血管瘤等Coats病特有的血管异常及毛细血管扩张等血管改变。应用超声波检查发现实质性肿块回波。

（二）早产儿视网膜病变（晶状体后纤维增生，Terry综合征）

多发生于接受过高浓度氧气治疗的早产儿，氧对未成熟视网膜，即未完全血管化的视网膜引起原发的血管收缩和继发的血管增殖。常在生后2～6周双眼发病。早期视网膜小动脉变细，静脉迂曲扩张，新生血管形成。此后全部血管扩张，视网膜水肿、混浊、隆起、出血，隆起部可见增生的血管条索，向玻璃体内生长。晚期玻璃体内血管增生，结缔组织形成，牵引视网膜形成皱褶，重则晶体后可见机化膜，散瞳后可见被机化膜拉长的睫状突。参考病史可供鉴别。

（三）转移性眼内炎

常继发于全身急性感染性疾病，特别是肺部感染。但患者眼前节常有不同程度的炎症表现，如角膜后壁沉着、前房水闪光阳性，瞳孔缩小等葡萄膜炎体征。且眼底检查无Coats病的血管异常改变。

（四）糖尿病性视网膜病变

有时见大片或环状脂质渗出及微血管异常，但糖尿病患者有全身糖尿病的病史、症状和体征，常为双眼发病。

四、病理

由于近年来眼科各种诊疗技术的进步，文献中有关本病组织病理学检查的报道很少，且多为晚期病例。但人们发现无论何种类型，本病的病理改变基本相同，即由于视网膜血管的异常，导致视网膜多层次、大面积的继发性损害。

曾有人应用电镜对一例早期Coats病例进行了观察。发现视网膜血管内皮细胞有空泡、变性，病变严重处尚可见内皮细胞层完全消失，血管壁外围仅存神经胶质。Farkes则观察到该病视网膜下渗出物的成分与血浆成分相同。

晚期病例则呈现视网膜神经上皮层广泛脱离，脱离的视网膜下充满血性和蛋白质性渗出液，有大量泡沫细胞和胆固醇结晶空隙，以及吞噬脂质的巨噬细胞。视网膜血管扩张、血管壁增厚、玻璃样变。PAS染色显示内膜下有阳性的黏多糖沉积。血管内皮细胞增生变性，使血管变窄甚至闭塞。还有的血管内皮细胞脱落、屏障功能消失，血液外溢。血管周围有明显的慢性炎性细胞浸润，主要为大单核细胞和淋巴细胞。脉络膜也可有慢性炎性细胞浸润。随病变的发展，后期视网膜内、视网膜与脉络膜间的渗出物逐渐被纤维结缔组织取代。视网膜色素上皮细胞也增殖、变性和脱落。最终视网膜完全纤维化。

五、治疗

(一) 药物治疗

由于本病病因不明，目前仍无有效的药物治疗。激素治疗效果不确切，虽可在一定程度上促进渗出和水肿的吸收，使病情获得暂时缓解，但停药后病变仍继续发展。

(二) 光凝疗法

激光治疗主要用于病变尚较为局限的早中期病例，此时神经上皮下积液不多，效果较好。光凝的目的是使视网膜异常血管闭塞，视网膜内和/或视网膜下渗出减少，使病变区由脉络膜视网膜瘢痕取代。一般选用黄绿激光，激光参数一般为 $200 \sim 500 \mu m$，时间 $0.2 \sim 0.5$ 秒，调整能量从低能级逐渐增大至视网膜出现中白外灰反应斑为度。播散性光凝整个血管病变区，包括毛细血管无灌注区及有渗漏的视网膜。对于粗大如瘤样扩张的异常血管，可局部联合直接光凝。随着异常血管的萎缩以及视网膜缺氧状态得到改善，视网膜的水肿、出血和渗出随之逐渐消退，一般渗出常于光凝后 $4 \sim 6$ 周开始吸收，完全消退则要一年以上。

由于本病病程呈慢性进行性发展，复发率很高，在治疗结束后随访过程中，应该定期进行眼底荧光血管造影检查，及时发现残留或新出现的异常血管，进行补充光凝。

(三) 冷凝或电凝疗法

如果渗出性视网膜脱离严重，视网膜下积液太多，单用激光疗法效果欠佳，可单独使用或与激光合并使用，可取得一定效果。

(四) 其他

对本病的并发症如继发性青光眼或白内障等，可根据具体病情考虑手术治疗方案。

（朱习峪）

第六节　糖尿病性视网膜病变

糖尿病（diabetes mellitus，DM）是一种由于胰岛素绝对或相对分泌不足所致的以糖代谢紊乱为主的常见疾病。临床上主要分为两型，Ⅰ型，又称为胰岛素依赖型（insulindependent diabetes mellitus，IDDM）；Ⅱ型，也称为非胰岛素依赖型（non - insulindependent diabetes mellitus，NIDDM）。Ⅱ型远较Ⅰ型多见。糖尿病可引起全身许多组织、器官的广泛损害，在眼部可引起多种疾病，如视网膜病变、白内障、青光眼和眼内、外肌麻痹等，而糖尿病视网膜病变（diabetic retinopathy，DR）则是其中最严重的微血管并发症之一。

一、流行病学

在美国，糖尿病视网膜病变是工作年龄人群首位致盲性眼病。近年来随着人们生活水平的提高和饮食结构的改变，我国糖尿病发病率也逐年增加，据统计，20 世纪 80 年代初为 0.67%、90 年代中期则增长为 2.5%。因此 DR 也成为我国人群重要的致盲性眼病之一。胰岛素依赖型的糖尿病患者，约 10% 起病后 $5 \sim 9$ 年左右便可发生视网膜病变，15 年后约 50% 的人发生，25 年后有约 80% ~90% 的人出现视网膜病变。非胰岛素依赖型糖尿病患者的糖尿病视网膜病变发病情况与此相似，但因不少患者发病日期难以确定，病程也更难估计。一般说来，约 1/4 糖尿病患者有糖尿病视网膜病变，约 5% 有增殖性糖尿病视网膜病变。

糖尿病视网膜病变的发生和发展，不仅取决于代谢障碍的程度，也同时与糖尿病病程时间长短、患病年龄、遗传因素以及患者血糖控制状况等有关。一般而言，随着糖尿病病程的延长和患者年龄的增加，各种类型的 DR 患病率均随之提高。糖尿病病史 20 年以上，几乎 99% 的 IDDM 患者和 60% 的 NIDDM 都会有不同程度的 DR 发生；患糖尿病 30 年以上的患者中，约 25% 患增殖性糖尿病视网膜病变，约 2% ~7% 因视网膜病变失明。糖尿病控制与并发症研究（diabetes control and complication trial research group，DCCT）结果表明，加强血糖控制可降低视网膜病变危险性，并减缓 IDDM 患者视网膜病变的发展，加强血糖控制还可减慢严重非增生型或增生型 DR 的进展，降低黄斑水肿的发生率。Wisconsin 进行的流行病学研究（WESDR）也显示降低血糖可降低 IDDM 和 NIDDM 患者的 DR 发生和发展。

二、发病机制

迄今为止，DR 的发病机制尚不清楚。多年来对本病临床过程观察和研究形成了如下几种学说：山梨醇通路异常激活；组织蛋白非酶糖基化；脂质过氧化和自由基损伤、生长因子合成和释放失调、血液流变学改变和微循环障碍等学说，但总的来讲，许多学者认为本病主要是由于长期的慢性高血糖以及随之产生的一系列内分泌、新陈代谢等改变导致视网膜微血管系统的损害，随后引起视网膜组织一系列的病理变化。

糖代谢机制紊乱是引发糖尿病性视网膜病变的根本原因。由于 DR 早期病理改变表现为选择性的毛细血管周细胞消失，微血管瘤和毛细血管基底膜增厚等，因而有人推测，高浓度的葡萄糖在醛糖还原酶的作用下转变为山梨醇。而山梨醇在细胞内代谢缓慢，并因其极性而难于透出细胞膜，造成细胞内渗透压升高，水分渗入细胞引起电解质失衡和代谢紊乱，导致周细胞损害和消失，从而减低了毛细血管的收缩力和调节毛细血管血流量的作用。

另外，长期高血糖作用下，血红蛋白中糖基化血红蛋白含量比例增高，使血红蛋白与 2，3 二磷酸甘油酸结合下降，这样，一方面使红细胞携带氧量降低，另一方面糖基化血红蛋白对氧的亲和力大于正常血红蛋白，使氧不易在包括视网膜在内的一些外周组织中释放，导致组织缺氧且日渐严重。

视网膜的循环障碍和缺血还可能与糖尿病患者血液成分改变、黏度增高、血小板黏着和凝集异常等有关。研究发现血小板的凝集功能随糖尿病视网膜病变的发生和发展有不断加强的趋势。这些异常的血小板黏着和凝聚便可能是引起毛细血管闭塞、视网膜组织缺血缺氧的重要因素之一。观察还发现，糖尿病患者的血液黏度明显增高，容易引起血管内皮损害，形成微血栓。本病患者红细胞凝集性增加和变形能力降低，使之不能穿过管径细小的毛细血管，从而加剧视网膜组织的缺血缺氧的重要因素。

近年有人认为患者体内生长激素分泌水平在其糖尿病视网膜病变发生发展中也起着一定的作用。曾经有作者对一些患有糖尿病的侏儒患者进行了 10 年以上的随访观察，未发现他们发生糖尿病视网膜病变。据认为生长激素分泌增高可抑制糖代谢，导致细胞内山梨醇积聚，增加糖尿病患者血管中糖蛋白和黏多糖的沉积并加速血管硬化，从而促进视网膜血管和微血管微血栓形成而引起视网膜病变。

研究表明，增生型糖尿病视网膜病变的发生和发展，是由于在视网膜组织缺氧的情况下，产生了一种和/或多种"新生血管因子"所致。此现象本质上与体内许多新生血管性疾病相似，属于机体对缺血缺氧的一种代偿反应，临床上应用全视网膜光凝治疗，能够有效导致患者视网膜和虹膜上的新生血管消退，也在一定程度上间接说明了这种因子的作用。

此外，另有一些研究则显示，糖尿病患者可具有不同的遗传学基础，在免疫遗传学的观察研究中，也发现不同类型 HLA 抗原与特定的糖尿病视网膜病变类型的发生率有较为密切的关系。

三、临床表现

在 DR 初期，患者一般无明显眼部自觉症状。当病变进展，则可导致不同程度的视力障碍。如视网膜新生血管或血管破裂使出血进入玻璃体，量少时患者可自觉眼前有黑影飘动；而出血量大时则因大量血液积存于玻璃体腔内，视力可严重丧失，甚至仅存光感。若病变累及黄斑区，可有视野中央暗影，中心视力下降和/或视物变形等症状。另外，如黄斑区以外的视网膜血管闭塞，或增殖性视网膜病变导致视网膜脱离，则引起相应部位的视野缺损等。总之，糖尿病视网膜病变的临床过程为慢性进行性，发展速度不一，体征多样化，为了更好地反映眼底病变的状况和程度，便于临床医师在防治工作中的需要，依据临床上有无视网膜新生血管形成，将 DR 的整个病变过程分为背景型糖尿病视网膜病变（background diabetic retinopathy，BDR）和增生型糖尿病视网膜病变（proliferative diabetic retinopathy，PDR）。

（一）背景型糖尿病视网膜病变

BDR 是糖尿病视网膜病变最常见的类型，以眼底出现微血管瘤、硬性渗出、棉絮斑、视网膜水肿、静脉扩张和出血、视网膜内微血管异常、小动脉异常和局部毛细血管无灌注区等，而尚未形成视网膜新生血管为特征。

1. 微血管瘤（microaneurysm，MA）　微血管瘤是眼底镜下和荧光血管造影最早可查见的糖尿病视网膜病变。微血管瘤在检眼镜下表现为视网膜上边界清晰的红色小点，常呈圆形，颜色深红类似于视网膜深层的小出血点，大小不等。DR 患者的微血管瘤常先出现于眼底后极部，尤其是黄斑区颞侧。随病程延长，则分布于视网膜各处并常密集成簇状。微血管瘤也可发生管壁破坏和透明变性致使血管瘤管腔闭塞。一般而言，在 DR 病变发展过程中，总是新的微血管瘤发生与旧的消失相伴存在。

眼底荧光血管造影可见微血管瘤表现为边界清晰的圆形点状高荧光，在视网膜毛细血管的动静脉两侧均有分布。多数在眼底镜下不易或无法查见的微血管瘤，荧光血管造影检查能使其清楚可见。

导致微血管瘤形成的主要因素是视网膜局部组织的缺氧以及随之产生的毛细血管内皮细胞代偿性增生。由于微血管瘤内皮细胞结构不健全，血中蛋白和其他物质，以及荧光素分子均可渗漏到视网膜组织内，导致其周围视网膜不同程度的水肿，因而其是造成 DR 患者视网膜水肿的重要原因（图 16-1）。

2. 出血斑　在病程早期，DR 患者的视网膜出血往往位于内核层，呈圆形斑点状，多与视网膜内微血管异常以及微血管瘤相伴发生，很少不发现其他血管异常的单纯出血。随病情进展，可有神经纤维层火焰状出血或条状出血，严重者甚至融合成大片位于内界膜下或突破内界膜成视网膜前出血，表现为上界呈水平线，下界呈现半球弧形的舟状出血。倘若大量出血突破玻璃体后界膜进入玻璃体腔内，则引起玻璃体混浊，导致极度的视力下降。荧光血管造影检查中，出血可表现为完全遮蔽其下面的视网膜与脉络膜荧光，其形态、大小与出血相符合。

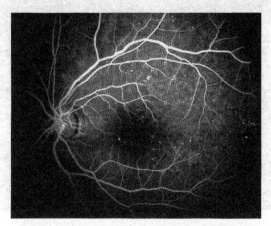

图 16 - 1　背景型 DR 微血管瘤呈现点状强荧光

3. 棉絮斑（cotton - wool spot）　又称为软性渗出或局部神经纤维层梗死，棉絮斑表现为大小不等（约为 1/4 ~ 1/3 DD 大小）、形状不规则、边界不清的灰白色的斑块状病灶，呈棉絮或绒毛样，位于视网膜神经纤维层。常出现于后极部视网膜距视盘大约 3 ~ 4 个视盘直径的范围内，多数沿大血管附近分布。其本质是视网膜微血管闭塞性损害，组织严重缺血导致神经纤维层发生梗死的表现。荧光血管造影检查时，棉絮斑早期表现为毛细血管无灌注的弱荧光区，后期则显示为荧光染色。而其外围扩张的毛细血管常有荧光素的渗漏（图 16 - 2）。

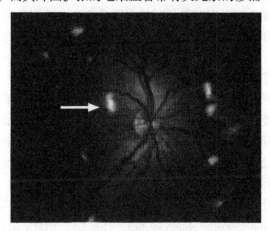

图 16 - 2　BDR 可见视网膜散在棉絮斑（箭头）图

4. 硬性渗出（hard exudates）　表现为眼底后极部边界清楚的黄白色斑点。这种渗出大小不等，可数个或成簇分布；也可在黄斑区或其附近排列呈环状；或相互融合呈大斑片状。硬性渗出位于视网膜深部的外网状层，一般认为主要是视网膜毛细血管渗漏物质逐渐吸收以后遗留的类脂质。这种脂质组成的黄白色渗出物在病情好转后，经过较长时间才可逐渐吸收而消失。眼底荧光血管造影检查时，硬性渗出本身不显影，也不似出血或色素那样遮蔽荧光，但却常常在这些渗出斑点的边缘或环形渗出的中央发现明显的毛细血管异常和渗漏，并在这些渗出吸收以后遗留的瘢痕部位表现为高荧光，说明该处有毛细血管和色素上皮的损害（图 16 - 3）。

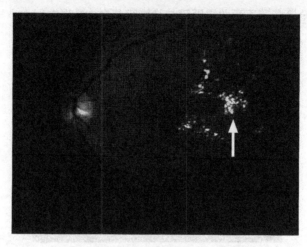

图 16 –3　BDR 的硬性渗出（箭头）

5. 视网膜血管病变

（1）视网膜动静脉异常：DR 患者的视网膜静脉常常呈现为迂曲扩张和管径不均匀，在其他特征性改变尚不明显时已可检查发现。视网膜病变后期更为突出，静脉血管可呈典型的串珠状或腊肠状改变，血管可盘绕成环形，有的并有血管白鞘状改变。视网膜病变严重者，静脉管壁有荧光素渗漏、染色和滞留，甚至发生分支静脉阻塞。而动脉异常则主要表现为小动脉闭塞和小动脉硬化等。视网膜的动脉血管异常通常在眼底镜下检查常不明显，但荧光血管造影常可显示管径粗细不匀，有节段性的扩张和狭窄。在造影后期，异常血管节段往往呈荧光着色和渗漏，与静脉的表现类似，并常与静脉改变相伴出现。这些改变在有血管闭塞的部位尤为明显。

（2）视网膜毛细血管异常：包括毛细血管扩张、渗漏、无灌注区形成以及视网膜内微血管异常等。毛细血管扩张也是 DR 患者视网膜的早期改变之一。部分糖尿病患者在眼底镜检查尚未查见视网膜病变以前，荧光血管造影即可发现有视网膜毛细血管扩张，其原因可能是由于缺血缺氧，致使部分毛细血管壁的周细胞逐渐消失，内皮细胞增生，管腔逐渐闭塞，其附近毛细血管则呈代偿性扩张。随病程进展，组织缺血缺氧的程度加重，自动调节不能代偿，毛细血管便可发生器质性损害。在较严重的糖尿病视网膜病变，可出现毛细血管明显的异常扩张，粗细不匀和迂曲，可呈 U 字形弯曲或其他形态。临床上将其统称为视网膜内微血管异常（intraretinal microvascular abnormalities，IRMA）。IRMA 出现，标志着局部视网膜的严重缺血状态。也有人认为其实质上是开始生长的视网膜内新生血管。荧光血管造影检查可清晰显示毛细血管的各种异常；黄斑区病变较重者，也能查见黄斑毛细血管拱环变形，甚至拱环毛细血管网破坏而不连续。扩张的毛细血管、IRMA 和微血管瘤，管壁结构通透性异常，在荧光血管造影检查时表现为荧光染料的渗漏，后期成为边界模糊的强荧光团。这种血浆物质自血管内向外的渗漏是视网膜产生渗出、出血和水肿等病变的基础。

其次是毛细血管无灌注区的形成，这是眼底荧光血管造影检查才能发现的较严重和有重要意义的视网膜病变。它的出现说明毛细血管壁细胞破坏并有较严重的小血管闭塞。在荧光血管造影检查是此区表现为大小不等的斑点状或片状无荧光的暗区，此区周围的毛细血管正常形态中断。无灌注区多首先发生于赤道部视网膜，逐渐向后极部和周边部发展。无灌注区波及黄斑区者，在荧光血管造影时常观察到中心凹的无血管区增宽；中心凹周围毛细血管拱环的连续性中断。

（3）动静脉交通：另外，眼底镜下检查有时可见较毛细血管粗大，可将动脉和静脉直接相连接的异常扩张血管。造影检查时，这些血管多数可有管壁荧光着色和较轻微的渗漏，并位于毛细血管闭塞区内。这种血管多系毛细血管闭塞过程中发生的侧支循环，是视网膜血管床试图恢复正常血流的一种表现。

6. 糖尿病性黄斑病变（diabetic maculopathy）　糖尿病性黄斑病变包括黄斑水肿、渗出、出血、微血管瘤、缺血和 PDR 病变等，是严重影响视力的重要原因，其中以黄斑水肿最常见。眼底镜检查时，多数较轻的黄斑水肿仅表现为视网膜的轻度增厚，检查时易于忽略，从而难以做出准确的判断。严重黄斑水肿时，渗漏液体可蓄积于黄斑区中心凹周围呈放射状排列的外丛状层，形成积液的小囊腔，称为囊样黄斑水肿（cystoid macular edema，CME）。眼底镜下观察，严重 CME 时黄斑区视网膜呈增厚不透明外观，中心凹表现蜂窝状隆起。裂隙灯显微镜行前置镜检查时则可发现该处视网膜明显肿胀变厚。CME 可见于 BDR 和 PDR。长期持续的 CME 可导致黄斑囊样变性甚至视网膜穿孔，导致不可逆的视力丧失。

荧光血管造影检查时，早期较轻的水肿仅观察到黄斑部毛细血管、微血管瘤通透性增加呈现轻度荧光素渗漏，造影后期在黄斑区呈模糊的斑片状荧光。严重囊样黄斑水肿，则见黄斑区荧光素渗漏明显，造影晚期呈现围绕中心凹排列的、花瓣状、环形或弥漫性强荧光（图 16 - 4）。另外，黄斑水肿的眼底，还常观察到中心凹周围毛细血管拱环破坏，中心凹无血管区（foveolar avascullar zone，FAZ）扩大，黄斑区毛细血管闭塞等黄斑区的缺血性改变。

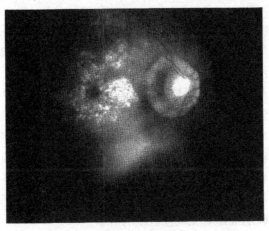

图 16 - 4　示黄斑部水肿呈弥漫性强荧光

（二）增生性糖尿病性视网膜病变（PDR）

新生血管形成是 DR 病情进展到增生性糖尿病视网膜病变的重要标志，也是此期的临床特征。新生血管常常出现在视盘附近或正常与缺血缺氧区交界的视网膜上。视盘上及其周围 IDD 范围内的新生血管称为视盘新生血管（new vessels at disc，NVD），其他任何部位的新生血管均称之为视网膜新生血管（new vessels elsewhere，NVE）。初期细小的新生血管芽位于视网膜内时，在眼底镜下不容易查见，但因其管壁结构异常，大量渗漏荧光素，眼底荧光血管造影检查则易于识别。以后随病情发展，新生血管可穿出内界膜进入玻璃体后表面和/或玻璃体腔内。眼底镜下观察，生长茂盛的新生血管网表现为视网膜大血管邻近蜷曲迂回的纤细血管网状结构。因新生血管壁结构不健全，易于出血，因而 PDR 患者常常伴有视网膜表面或/和玻璃体内的积血。荧光血管造影检查时（图 16 - 5），静脉早期可显现新生血管的荧光形态，如新生血管位于视网膜平面内时其形态多呈小芽状、线状或花瓣状等；若 NV 超出视网膜平面，则多见呈扇贝状或不规则线团状。另外，与新生血管发生的同时，视网膜组织在新生血管附近逐渐发生纤维细胞增殖，形成纤维条带。这些增殖条带随病程延长而增多，并收缩牵引而导致新生血管出血或视网膜脱离发生。

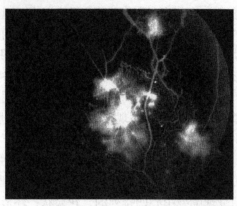

图 16 - 5　PDR 显示 NVE 和大片的毛细血管无灌注区

四、病理

背景型糖尿病视网膜病变时，视网膜毛细血管壁局部周细胞丧失和血管壁扩张形成微血管瘤。微血管瘤发生初期时常常瘤壁较薄，随后细胞增生并有多层基底膜样物质包绕之，在瘤腔内渐有纤维素和红细胞聚集，聚积量多时可使瘤腔闭塞。另外，背景型糖尿病视网膜病变，还可发现程度不等的视网膜静脉扩张，尤其是小静脉，常呈现襻状、环状等不规则形状。在视网膜内核层或外丛状层内常有毛细血管或微血管瘤破裂出血，严重者血 - 视网膜屏障呈弥漫性破坏，液体大量渗漏入视网膜内，发生视网膜水肿和硬性渗出，尤以外丛状层为甚。黄斑部视网膜因存在较多放射状排列的 Henle 纤维，常呈现明显水肿。硬性渗出则是血管渗漏的液体和类脂质物质沉积于外丛状层，液体成分逐渐吸收以后所致。白色的软性渗出，则是由于视网膜毛细血管闭塞，导致神经纤维层的灶性梗死所致。与此同时荧光血管造影检查可明确显示视网膜毛细血管无灌注区的存在。

随视网膜组织缺血缺氧程度的加重，可诱发新生血管产生，起源可来自于静脉，或一簇细小的视网膜内微血管异常。新生血管壁内皮细胞之间缺乏紧密连接，因此荧光血管造影时可发现新生血管呈现特征性的大量迅速渗漏荧光染料。一般新近发生的新生血管并无结缔组织成分，以后逐渐相继出现玻璃体视网膜结缔组织增生。长期存在的新生血管在长时间的自然病程中也可渐渐发生退行改变，最后自行萎缩。

五、分期

如上所述，糖尿病性视网膜病变的临床表现形态多样。为了在临床和研究工作中对病变做出准确的记录和描述，便于评价治疗效果和估计预后，不少国内外作者均对糖尿病视网膜病变进行过多种不同的分型和分期。

1984 年 Sigelman 曾提出按黄斑病变轻重不同的分期标准，其主要内容如下：

第一期，背景型糖尿病黄斑病变。眼底荧光素血管造影检查发现视网膜有范围较小和数目较少的缺血性病灶；晚期黄斑区有轻微荧光素渗漏。

第二期，局限性渗漏性黄斑病变，黄斑区有不等程度的硬性渗出斑，眼底荧光素血管造影显示黄斑周围有较多缺血灶，后期相中有来自微血管瘤和扩张毛细血管的较强荧光素渗漏。

第三期，弥漫性渗漏性黄斑病变，检眼镜下有明显弥漫性黄斑水肿，有多量硬性渗出物或形成渗出环；眼底荧光素血管造影显示黄斑区及其周围视网膜有多处缺血灶，晚期相中有弥漫性荧光素渗漏，并形成黄斑区微囊样荧光素积存。

第四期，囊性退变性黄斑病变，眼底荧光素血管造影显示眼底后极有广泛的视网膜缺血灶和强荧光素渗漏，晚期有以黄斑中心凹为中心的花瓣状荧光素积存。

我国现行的糖尿病性视网膜病变分期标准，是 1984 年 6 月在哈尔滨举行的第一次全国眼底病学术会议上制订的，主要依据眼底检查或眼底照相时糖尿病视网膜病变的临床特点，并考虑当时国内眼底病检查仪器水平（多数医院并不具备眼底荧光血管造影机）确定。其分期标准如下表（表 16 – 3）。

表 16 – 3　糖尿病视网膜病变分期标准 *

分期	视网膜病变		
单 Ⅰ	有微血管瘤或/和并有小出血点	（＋）较少，易数	（＋＋）较多，不易数
纯 Ⅱ	有黄白色"硬性渗出"或并有出血点	（＋）较少，易数	（＋＋）较多，不易数
型 Ⅲ	有白色"软性渗出"或并有出血点	（＋）较少，易数	（＋＋）较多，不易数
增 Ⅳ	眼底有新生血管或并有玻璃体出血		
殖 Ⅴ	眼底有新生血管和纤维增殖		
型 Ⅵ	眼底有新生血管和纤维增殖，并发视网膜脱离		

注："较少，易数"和"较多，不易数"均包括出血病变。

近年来，为了增进世界范围内眼科医师、内分泌科医师和初级社区医师之间有关糖尿病及其并发症方面的交流，在 DR 的 ETDRS 分级标准和有关的 DR 的临床研究、流行病学研究基础之上，新近制定了一个关于糖尿病视网膜病变（表 16 – 4）和糖尿病性黄斑水肿的国际临床严重程度分级标准（表 16 – 5）（Proposed international clinical diabetic retinopathy and diabetic macular edema disease severity scales, Ophthalmology, 2003, 110 (9): 1677 – 1682.)。

表 16 – 4　糖尿病视网膜病变国际临床分类法

建议的疾病的严重程度	散瞳检眼镜可观察的发现
无明显视网膜病变	无异常
轻度非增生性糖尿病视网膜病变	仅有微动脉瘤
中度非增生性糖尿病视网膜病变	程度比仅有微动脉瘤重，但比重度者轻
	有以下任一种表现
	4 个象限每个都有 20 以上的视网膜内出血或微动脉瘤
重度非增生性糖尿病视网膜病变	2 个以上象限有确定的静脉串珠状改变
	1 个以上象限有明显的 IRMA
	无增生性视网膜病变体征

续　表

建议的疾病的严重程度	散瞳检眼镜可观察的发现
增生性糖尿病视网膜病变	以下一种或更多 新生血管、玻璃体积血，视网膜前出血

表 16 - 5　糖尿病性黄斑水肿（DME）国际临床分类法

建议的疾病的严重程度	散瞳检眼镜可观察的发现
无明显的 DME	后极部无明显的视网膜增厚或硬性渗出
有明显的 DME	后极部有明显的视网膜增厚或硬性渗出
存在 DME	轻：有些视网膜增厚或硬性渗出，但远离黄斑中心
	中：视网膜增厚或硬性渗出趋向但没有累及中心凹
	重：视网膜增厚或硬性渗出累及黄斑中心

六、诊断

临床上诊断糖尿病视网膜病变并不困难，根据患者糖尿病史、双眼发病以及特异性的眼底表现即可确定诊断。

七、治疗

糖尿病视网膜病变的治疗，一般来讲有以下几个方面：

（一）药物治疗

由于糖尿病是终生性疾病，迄今为止尚无根治方法。因而临床上对糖尿病视网膜病变也缺乏有效的药物治疗。目前，对此类患者来讲，首先，应在内分泌科医师指导下进行药物治疗和饮食控制，将血糖控制在正常范围内（糖化血红蛋白 < 10%），同时高血压和高血脂也因能够导致血管发生病理改变，从而加速病情的恶化，故也应积极同时治疗使血压和血脂降至正常水平，以尽可能延缓 DR 的发生和发展。其次，20 世纪 60 年代初期发现经水杨酸盐治疗类风湿关节炎同时有糖尿病的患者，糖尿病视网膜病变的发生率极低。阿司匹林对血小板凝集有抑制作用，在临床上并对微循环血栓形成的预防有一定帮助。因此近年有人主张对糖尿病患者进行小剂量阿司匹林口服治疗，以预防视网膜病变的发生。2，5 二羟苯磺酸钙（calcium dihydroxy 2，5 - benzenesulfonate），商品名为导升明（doxium），国内同类产品的商品名为多贝斯，均可用于治疗早期糖尿病视网膜病变，有可能减轻糖尿病视网膜毛细血管的渗漏性，降低血液的高黏稠度和血小板的凝聚力，达到减轻糖尿病视网膜病变的目的。另外，对于黄斑部及其周围有环形分布的硬性渗出及血脂偏高的糖尿病患者，应摄取低脂膳食，也可适当服用降胆固醇药物如氯贝丁酯等，有报道证实其可减少视网膜渗出并改善视功能。

（二）激光光凝治疗

激光治疗是目前眼科学界公认的治疗 DR 的首选方法。其原理是光凝可有效破坏一定面积的神经视网膜组织，从而降低了患眼视网膜对氧的需求，以达到减少相关的血管增生因子的释放，从而缓解或清除视网膜缺血缺氧状态和新生血管等病变的发生和发展；再由于激光灼伤需氧量高的外层视网膜，并使之成为瘢痕，导致视网膜组织变薄，可使氧更易于从脉络膜血循环进入内层视网膜。激光光凝治疗具体应用方法如下：

1. 背景型糖尿病视网膜病变　在此期，主要采用局部或格状光凝（focal or grid pattern photocoagulation）方法治疗对中央视力有严重威胁的黄斑水肿或对已经有广泛毛细血管无灌注区形成的患眼施行全视网膜光凝治疗（pan retinal photocoagulation，PRP）。美国糖尿病视网膜病变早期治疗研究组推荐的黄斑水肿激光光凝的适应证为：A. 黄斑中心凹或在离中心凹 $500\mu m$ 以内的视网膜水肿增厚；B. 黄斑中心凹或在离中心凹 $500\mu m$ 以内有黄白色渗出斑。C. 视网膜水肿增厚区 $\geqslant 1DD$，且距中心凹不到 $1DD$。多年的临床实践证明，经激光光凝治疗后，可以有效减轻或消除黄斑水肿；抑制新生血管的产生，从而达到保持部分视网膜，尤其是黄斑区视网膜的视功能的目的。

2. 增生型糖尿病视网膜病变　光凝治疗 PDR 的根本在于封闭新生血管以防止视网膜和/或玻璃体的出血，并阻止继续发生纤维组织的增殖。对有 NVD 或 NVE 的患眼，均需进行弥散性全视网膜光凝治疗，6~8 周后未消退的新生血管可以在新生血管局部加密行直接激光光凝固治疗。全视网膜光凝的范围，为距视神经盘边缘 1 个视盘直径至眼底赤道部，以及距黄斑中心上、下和颞侧各 2 个视盘直径，避开视盘黄斑束和颞侧上下血管弓之间的后极部视网膜，形成眼底一大片播散光凝点的椭圆形光凝区域。全视网膜光凝治疗虽为现在治疗 PDR 较好的方法，但也存在不少副作用，如患者在术后某些视功能，包括夜间视力、颜色视力和周边视力大多均有减退，光凝近期还常有患眼中央视力轻度下降，以及自觉眼前闪光等症状。如术前已有黄斑水肿者，光凝术后有可能加重。此外，若术前已有严重的纤维血管增殖，术后有可能发生纤维血管膜收缩而导致出血和视网膜脱离。此外，由于 DR 病情的长期性，光凝术后应注意定期随诊观察，及时发现残余或复发的新生血管，以随时进行补充或重复的光凝治疗（图 16-6）。

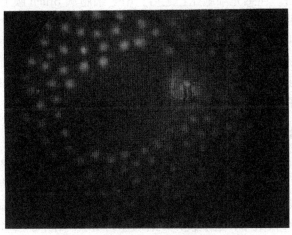

图 16-6　PDR 行全视网膜光凝治疗

（三）手术治疗

手术主要用于治疗 PDR 的并发症，如新生血管引起的大量玻璃体腔积血经药物治疗不能吸收；或玻璃体视网膜增殖条带牵引导致牵拉性视网膜脱离和/或孔源性视网膜脱离等。若玻璃体积血严重且较长时间不能消散吸收，则应采用玻璃体切除手术联合眼内激光光凝治疗，以达到清除积血，切断和分离机化条索，缓解对眼底组织结构的牵拉，恢复视网膜的正常解剖位置。同时，也便于患者手术后长期的眼底检查随访观察，并有利于进行后续的光凝治疗。

（朱习峪）

第七节　原发性视网膜色素变性

一、定义

视网膜色素变性（retinitis pigmentosa，RP）是视网膜感光细胞及 RPE 细胞广泛受累的一组遗传性疾病，以进行性的视野丧失及异常的 ERG 为特征。RP 最初的命名主要根据的是疾病的临床特征，而近年来随着分子遗传学的飞速发展，人们发现有多种基因的突变都可以导致临床上出现 RP 的表现，而 RP 又与多种遗传性视网膜脉络膜疾病具有共同的致病基因。因此，目前在文献中，通常将以 RP 为代表的一系列具有相似致病基因的疾病统称为"RP 及其相关疾病（retinitis pigmentosa and allied diseases）"。在此由于篇幅有限，仅对狭义上的 RP 进行重点论述。

二、流行病学

典型 RP 的发病率在全球为 1 ：5 000，在中国为 1 ：4 016。

三、组织病理

RP 的病理改变涉及到视网膜的各个层次。最早出现的组织学改变是视杆细胞外节变短，外核层细胞核减少。随后，视锥细胞也出现和视杆细胞一样的病理改变。凋亡是最终引起感光细胞死亡的共同通路。在感光细胞死亡之后，RPE 细胞从 Bruch 膜上脱落下来，并迁移到神经视网膜内，迁移的 RPE 细胞围绕视网膜血管聚集，RPE 脱失区下面的脉络膜毛细血管也随之发生萎缩。在视网膜感光细胞与 RPE 细胞广泛发生凋亡、萎缩的同时，内层视网膜中的细胞也出现相应的病理改变。Muller 细胞发生活跃的胶质增生，星形胶质细胞的增殖，造成视盘的苍白以及视网膜前膜的形成，还有学者发现在各种类型的 RP 患者中，视网膜节细胞的数目都有明显的丢失。

四、遗传方式

常见的三种孟德尔遗传方式在 RP 这个疾病中都有体现：常染色体显性遗传 RP（ADRP），常染色体隐性遗传 RP（ARRP），X 连锁隐性遗传 RP（XLRP）。RP 的遗传方式与患者的发病年龄、疾病进展速度以及最终的视力预后都存在联系。ADRP 发病年龄最晚，进展缓慢，预后相对较好，XLRP 发病年龄最早，进展快，预后最差，ARRP 则介于两者之间。在美国的统计数据显示，ADRP 占 10% ~ 20%，ARRP 占 20%，XLRP 占 10%，而没有家族史的散发 RP 病例达 40%，散发病例所占比例如此之高可能与家系收集不够完整有关，由于家系中上一位患者在多代之前而难以追溯。此外，线粒体遗传及 X 连锁显性遗传的 RP 也罕有报道（RetNet）。

五、致病基因

目前发现的 RP 及其相关疾病的致病基因超过 84 种（RetNet），这些基因大多在视网膜感光细胞或 RPE 细胞中表达，基因编码的蛋白大多是参与感光细胞外节视觉级联反应（visual cascade）或 RPE 细胞视循环（visual cycle）中的功能蛋白（如 Rhodopsin，RPE65，AB-CA4 等）或转录调节因子。同一个基因不同的突变位点，可能产生不同的临床表型。比如 RDS - peripherin 基因突变可以导致 RP，也可以导致锥 - 杆细胞营养不良和图形性营养不良；Rhodopsin 突变除引起 RP 外还可以产生先天性静止性夜盲；CRX 基因突变可以导致 Leber 先天性黑矇和锥 - 杆细胞营养不良。这就要求临床医生不但要认识疾病的临床表现，还要从疾病的本质——基因上重新对疾病进行分类。

六、临床表现

（一）典型性 RP

典型的 RP，又称为杆 - 锥细胞营养不良（rod - cone RP）。

1. 症状　　最重要的临床症状是早年（30 岁前）出现的夜盲。RP 患者出现明显临床症状的时间与遗传方式有关，一般而言，X 连锁 RP 发病最早，其次是常染色体隐性遗传 RP，常染色体显性遗传 RP 的发病年龄最晚。

2. 体征　　多双眼对称。眼底呈现出斑驳样外观，在血管旁成簇的色素颗粒沉着，被称为"骨细胞样刺样的色素沉积"（图 16 - 7）。动脉变细，视盘蜡样苍白，周边视网膜及 RPE 萎缩表现，黄斑中心光反射通常消失，偶尔可以出现黄斑囊样水肿。在罕见情况下，由于周边视网膜血管病变会导致类似 Coats 病的脂质渗出和浆液性视网膜脱离。大约 3.6% 的 RP 患者会出现。由于视网膜前的新生血管导致的玻璃体出血也有报道。玻璃体也可以出现异常，最常见的是玻璃体腔内出现细小灰尘样的色素细胞。此外，在 RP 的患者中，完全的玻璃体后脱离，玻璃体内棉球样混浊，皮质后间隙纤维交织，梭形的玻璃体浓缩都较正常人常见。白内障是 RP 常见的前节异常，晶状体后囊下混浊是最常见的白内障类型。3% 的患者伴有开角型青光眼。近视非常常见。其他少见的眼部伴随体征还有圆锥角膜、视盘玻璃膜疣等。

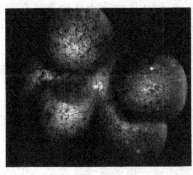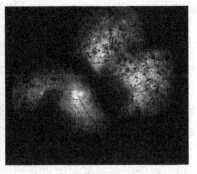

图 16 - 7　同一 RP 患者双眼底对称性改变，大面积色素上皮萎缩，仅在后极部有岛状的色素上皮残留，在色素上皮萎缩的区域内有大量骨细胞样的色素沉积于视网膜血管旁

（二）特殊类型 RP，非典型性 RP

1. 白点状视网膜炎（retinitis punctata albescens）　　从后极部至周边部弥漫分布的白色斑点，但以赤道区最多，白点位于视网膜深层。

2. 节段性 RP（sectorial RP）　　不像典型 RP 眼底弥漫性的改变，此型 RP 病变仅累及眼底的 1 个象限（通常在鼻侧）或半侧视网膜（通常在下方），病变区与正常视网膜之间有清楚的分界。双眼多对称分布。大多数病例进展缓慢或静止不发展，但定期随访观察仍然十分必要。

3. 中央型或旁中央型的 RP（central RP, pericentral RP） 色素改变从视盘开始，沿颞侧血管弓发展，也向鼻侧发展。

4. 单侧 RP（unilateral RP） RP 作为一种遗传性眼病，大多为双眼对称发病，但有的病例双眼发展十分不对称，一眼表现为典型的 RP，而对侧眼很多年后方才出现改变。真正的单侧 RP 是非常罕见的，诊断时要十分慎重。

5. 无色素改变的 RP（RP sine pigmento/pauci – pigmentary RP） 实际为没有眼底改变的早期 RP。以往认为它是 RP 的一个亚型，但目前认为将其归为 RP 发展过程中的一个阶段更为合理。

（三）伴有眼部 RP 的系统性疾病

很多全身性的遗传性疾病都伴有眼部的 RP 表现，多数为非典型的 RP。在此只列举几种相对重要的疾病。

1. Bassen – Kornzweig 综合征 伴有脊髓小脑共济失调和棘红细胞增多症，AD 遗传，由于 β 脂蛋白缺陷所致。

2. Refsum 病 伴有多神经病，小脑共济失调，耳聋，嗅觉缺失，心肌病，鱼鳞病，以及脑脊液蛋白增高（细胞白蛋白倒置）。AR 遗传，由于植烷酸 2 – 羟化酶缺陷所致。

3. Usher 综合征 伴有先天性耳聋。AR 遗传。

4. Kearns – Sayre 综合征 与染色体 DNA 缺失有关。

5. Bardet – Biedl 综合征 伴有智力障碍，多指/趾，肥胖和性腺发育不全。

七、辅助检查

1. 视网膜电流图（electroretinogram，ERG） 对 RP 的诊断及分类具有重要价值。明适 ERG 和暗适 ERG 分别测定视锥与视杆细胞的反应，此外 30Hz 光刺反应也反应视锥细胞的功能。RP 患者视杆及视锥细胞的反应都有下降，但视杆细胞受累更为严重，表现为暗适 ERG 异常为主，a 波与 b 波振幅下降，b 波潜伏时间延长，到疾病晚期，甚至出现熄灭型 ERG。

2. 多焦 ERG 能更加准确地显示视网膜各个区域视杆与视锥细胞的反应，有利于对疾病的发展进行动态的随访观察。

3. 视野 是诊断 RP 的另一项重要检查。RP 典型的视野改变为，双眼对称性的中周部环形的视野缺损，视野损害逐渐向中央及周边部扩展，患者通常能保留一定的中心视力，但随着病程的发展最终也会出现中心视力的丧失。

八、诊断与鉴别诊断

典型的 RP 根据夜盲的病史，眼底特征性的改变以及电生理和视野的改变不难做出诊断。关键是不典型的 RP 容易出现误诊和漏诊。

1. 原发性视网膜色素病变与继发性病变的鉴别 对于一个没有阳性家族史的病例或者单眼发病的患者，要首先除外感染、炎症、外伤等后天因素造成的继发性色素改变，如既往有眼动脉栓塞，弥漫性的色素膜炎，梅毒感染，副肿瘤综合征，药物引起的视网膜毒性。还要考虑全身一些代谢性疾病或其他脏器疾病所继发的视网膜色素病变。眼科医生要通过仔细地询问病史及家族史，详细的眼部及全身检查，最终做出正确的诊断。

2. 白点状视网膜炎的鉴别　要与白点状眼底，先天性静止性夜盲，家族性 drusen，眼底黄色斑点症（Stargardt 病）进行鉴别。电生理和视野检查具有重要的诊断意义。

3. Leber 先天性黑矇（Leber congenital amaurosis，LCA）　有些病例也会出现骨细胞样的色素改变。但发病年龄更早，病情更重。典型的 LCA 自出生时即出现严重的视力下降，患儿的视力可以从 0.1 到无光感。常常伴有眼震，ERG 显示视锥和视杆的反应都严重受损。

九、治疗

基因治疗理所应当是治疗 RP 行之有效的方法，但目前仍然处于研究阶段，虽然在动物实验中取得了可喜的成效，但短期内还无法应用于临床。临床医生目前能为患者提供的帮助有以下三个方面：

（1）对患者进行心理安慰：很多 RP 的患者都认为自己得的是不治之症，面临的是双目失明的痛苦。医生应该告诉患者大多数 RP 患者的疾病发展过程是比较缓慢的，患者在较长一段时间内可以保留有用的中心视力，不会在短期内失明。

（2）对 RP 家系进行遗传方式的分析，给予患者必要的遗传学咨询和婚育方面的指导。

（3）治疗并发症，如并发性白内障。

（朱习峣）

第八节　年龄相关性黄斑变性

年龄相关性黄斑变性（age related macular degeneration，AMD），既往称之为老年性黄斑变性，顾名思义是指与年龄增长、人体老化直接相关的，发生在黄斑区的一种退行性改变。

一、流行病学

在发达国家，AMD 是 65 岁以上老年人中首位的致盲原因。在我国，随着生活水平的提高及人均寿命的延长，AMD 的发病率也逐年上升。在国外，关于 AMD 的流行病学调查已经开展了多年，其中比较著名的研究项目有 beaver dam eye study（BDES）和在澳洲开展的 blue mountains eye study（BMES）。我国在这方面的研究近年也有报道。

1. 年龄　是目前公认的 AMD 的最主要的危险因素。

2. 种族　来自世界不同地区的流行病学资料显示白色人种 AMD 的患病率高于黑色人种。

3. 吸烟　是目前比较肯定的 AMD 的危险因素。有研究显示，同年龄组吸烟者发生干性和湿性 AMD 的概率分别是不吸烟者的 2.54 倍和 4.55 倍。

4. 心血管疾病　血脂，血压，心脑血管疾病与 AMD 的发生可能有一定的相关性，但结论仍然存在争议。

5. 饮食习惯　研究表明，饮食中的叶黄素和玉米黄素能够降低 AMD 的发生率，此外，多不饱和脂肪酸的摄入也能降低 AMD 的发生。

二、发病机制

1. 氧化应激 视网膜组织的耗氧量高，同时长期暴露在光照射下，随着年龄增长，光氧化反应过程中产生的活性氧中间物质（reactive oxygen intermediates，ROI）在视网膜局部逐渐积累，ROI 对光感受器细胞及视网膜色素上皮（retinal pigment epithelium，RPE）细胞中的类脂质、核酸、蛋白质产生损伤作用，导致 RPE 细胞吞噬消化感光细胞外节膜盘的能力下降，消化不全的膜盘物质在 RPE 细胞内堆积形成脂褐素颗粒。此外，ROI 还能激活细胞凋亡及促进新生血管生成。

2. 老龄化学说 随着年龄增长，Bruch 膜的厚度明显增加，使得 RPE 与脉络膜毛细血管之间通过 Bruch 膜的物质交换效率降低，RPE 的代谢产物在 Bruch 膜的内胶原纤维层中沉积，形成玻璃膜疣（Drusen）。

3. 炎症免疫学说 在 Drusen 内发现有大量免疫球蛋白轻链、补体成分。2005 年在 Science 上连续发表的三篇文章提出补体因子 H（complement factor H，CFH）的多态性与 AMD 的发生有关。

三、临床分型

萎缩型 AMD（干性 AMD）、新生血管性 AMD（湿性 AMD）。

四、萎缩型 AMD（干性 AMD）

干性 AMD 占 AMD 患者的绝大多数（90%）。干性 AMD 的主要病理改变是黄斑区的 RPE 细胞发生退行性改变和萎缩。

（一）临床症状

早期可无症状，随后出现渐进性的视力下降，通常双眼受累。

（二）体征

干性 AMD 的特征性改变是出现 Drusen 和 RPE 异常。

1. Drusen Drusen 是在黄斑区的 RPE 细胞深层出现的黄色的沉积物。BMES 发现 40 岁以上的白种人群中约 90% 在至少一眼的黄斑区有 1～2 个小的硬性 Drusen。在组织学上，Drusen 代表了 Bruch 膜内层的异常增厚，在电镜 T 将局部沉积的物质分为板层状沉积物和线状沉积物两类。按照大小可以将 Drusen 分为大（直径 ≥125μm）、中（直径 64～124μm）、小（直径 <64μm）三个等级，按照病变边界形态又进一步将 Drusen 分为三类：散在分布而境界清楚的称为硬性 Drusen，无固定形态而境界不清的称为软性 Drusen，几个 Drusen 相互融和相连时称为融和 Drusen。年龄相关性眼病研究（age related eye disease study，AREDS）的结果显示，大量、大的 Drusen 比少数、小的 Drusen 更容易进展为地图样萎缩或湿性 AMD；软性 Drusen 及融和 Drusen 较硬性 Drusen 更容易进展为地图样萎缩或湿性 AMD。因此可以这样理解，Drusen 的存在代表了组织的老化，它并不是 AMD 所特有的，但是特定形态 Drusen 的出现却高度提示 AMD 的可能。

2. RPE（视网膜色素上皮细胞）异常 干性 AMD 时出现的 RPE 异常可以分为以下三种形式：

（1）地图样萎缩：RPE 萎缩或消失相连成片，其上的神经视网膜及其下的脉络膜毛细血管层一并萎缩变薄，可以透见深层的脉络膜大血管。

（2）非地图样萎缩：RPE 萎缩尚未连接成片，而呈现出斑驳状的脱色素改变。

（3）局灶性的色素沉着：在外层视网膜出现的散在的色素沉着。

（三）眼底荧光血管造影表现

在 FFA 上，Drusen 由于晚期着染或染料积聚而呈现出高荧光。RPE 萎缩表现为透见荧光，而色素沉着则表现为荧光遮蔽。

（四）鉴别诊断

1. Drusen 的鉴别诊断

（1）家族性 Drusen：发病年龄轻，有家族遗传性，眼底表现为无数的，大小不等的 Drusen，范围常常超出血管弓，也可以到达视盘鼻侧。在 FFA 上表现更为明显，出现"满天星"的改变。

（2）糖尿病硬性渗出：也可以表现为黄斑区黄色点状病变，但病变的层次是在视网膜内，而 Drusen 是在 RPE 下。而且除硬性渗出外，通常还伴有糖尿病的其他眼底改变。

（3）眼底黄色斑点症（Stargardt 病）：典型病例伴有特征性的临床三联征，即黄斑区萎缩，眼底 RPE 层散在分布的黄色斑点，以及 FFA 时脉络膜背景发暗。发病年龄远早于 AMD，是重要的鉴别要点。

2. RPE 异常的鉴别诊断

（1）高度近视眼底：RPE 萎缩不局限于黄斑区，伴有其他高度近视眼底改变。

（2）视锥细胞营养不良：可以出现黄斑区牛眼样的萎缩病变，发病年龄早，明视 ERG 的异常是重要鉴别点。

（3）中心性晕轮状脉络膜营养不良：表现为黄斑区境界清楚的圆形或椭圆形的 RPE 和脉络膜毛细血管萎缩灶，但发病年龄早，有家族遗传史可与 AMD 相鉴别。

（4）中心性浆液性脉络膜视网膜病变：可以造成黄斑区的色素改变。但发病年龄轻，不伴有 Drusen，常常伴有多发的小的 RPE 浆液性脱离。

（5）RPE 图形样萎缩：为遗传性视网膜营养不良，40～60 岁发病，通常无自觉症状或仅有轻微的视物模糊，往往在常规体检时发现。黄斑区可以出现黄白色的病灶或色素改变，FFA 早期表现为病灶中央遮蔽荧光，周围透见荧光。而造影晚期病灶中央着染变为高荧光，有助于与 AMD 鉴别。

（6）视网膜药物毒性：如氯喹所致的视网膜毒性，也可以造成斑驳样的脱色素改变，类似 RPE 非地图样萎缩。仔细询问有无用药历史对鉴别诊断有所帮助。

（五）治疗

（1）干性 AMD 至今没有有效的治疗方法，重在预防。

（2）AREDS 的研究结果显示，抗氧化剂（大剂量的维生素 C、维生素 E 和 β 胡萝卜素）和锌剂的联合使用，能够延缓中期（大量中等大 Drusen；至少一个大 Drusen；非中心性的地图样萎缩）和晚期（因 AMD 一眼视力丧失）AMD 患者疾病的进展和视力的丧失。因此 AREDS 建议，对于中期和晚期 AMD 患者，应该给予抗氧化剂和锌剂的联合治疗，但对于吸烟的患者最好不补充 β 胡萝卜素，因为 β 胡萝卜素会增加吸烟者肺癌的发病率。初期的 AMD 患者不必补充微量元素，仅需要维持均衡饮食并戒烟。

（3）紫外线照射与 AMD 的发生没有肯定的因果关系，但外出戴遮阳镜并无坏处。

（4）预防性光凝：以往的研究认为对干性 AMD 的患者进行预防性光凝治疗会增加脉络膜新生血管的发生率。目前有两项大规模的随机临床试验，CAPT（complications of age related macular degeneration prevention trial）和 PTAMD（prophylactic treatment of AMD trial），正在进行当中。这两项试验主要探索使用低能量的格栅光凝能否降低干性 AMD 患者视力丧失的风险。

五、新生血管性 AMD（湿性 AMD）

湿性 AMD 的发病率虽低，只占 AMD 患者的 10%，但它能够引起严重的视力损害（指任何一眼视力≤0.1）。AMD 患者出现严重视力损害的原因有 90% 是因为湿性 AMD 所致。

顾名思义，新生血管性 AMD 最重要的特点是有脉络膜新生血管（choroidal neovascularization，CNV）的存在，由于 CNV 的渗漏导致视网膜下及视网膜内部液体和血液的积存，所以又名湿性 AMD。

组织病理学上，CNV 通常与纤维组织并生，形成纤维血管复合体。Gass 根据纤维血管复合体的部位将其分为两型：位于 RPE 下的纤维血管复合体被定义为 Gass Ⅰ型，在组织学上它主要表现为 Bruch's 膜内层的增生和异常增厚；位于视网膜感光细胞与 RPE 细胞之间的纤维血管复合体被定义为 Gass Ⅱ型。但是随着病程的进展，RPE 层最终将被纤维血管组织所破坏，纤维血管复合体与 RPE 之间的相对位置也就很难界定了。

（一）临床症状

主要的临床症状是视物模糊和视物变形，特别是近视力变形明显。其他可能伴随的症状有视物变小及中心或旁中心暗点。病变初期，视物模糊和视物变形的主要原因是由于 CNV 的渗漏导致视网膜下及视网膜内部液体和血液的积存。当 CNV 累及到黄斑中心凹时，患者出现急剧的视力下降。在病变后期，纤维血管组织导致的视网膜感光细胞及 RPE 细胞不可逆的破坏将造成永久性的视力损害。

（二）体征

湿性 AMD 典型的眼底表现是黄斑区的出血、脂质渗出，以及黄斑区的浆液性脱离。出血可以发生在多个层次，它可以局限在 RPE 下，也可以穿透 RPE 进入到视网膜下或视网膜内部，甚至可以突破视网膜进入玻璃体腔。其中，视网膜内出血可能是视网膜血管瘤性增殖（retinal angiomatous proliferation，RAP）病变的早期表现，RAP 是联系 CNV 与视网膜血循环的血管吻合。当使用裂隙灯加前置镜检查时可以观察到黄斑区精细的立体图像，在某些患者可以看到 RPE 的局限性隆起，还有些患者可以观察到视网膜下深在的灰绿色隆起的 CNV 组织，其表面的视网膜往往有浆液性脱离。在少数患者，黄斑区的浆液性脱离是提示 CNV 存在的唯一体征。在病程久的患者中，可以看到由 CNV 和纤维组织所构成的盘状瘢痕。在瘢痕的周围可能伴有新的出血、渗出，使得病灶的范围进一步扩大。

此外，湿性 AMD 还可能伴有一些特殊体征，比如视网膜色素上皮脱离（retinal pigment epithelial detachments，PED），与神经上皮脱离不同，PED 表现为一个境界非常清楚的圆顶样的隆起。PED 的出现并非代表一定有 CNV 存在。AMD 患者出现 PED 有四种可能的原因：

①Drusen 样的 PED：是由软性 Drusen 大面积融合导致的 PED，没有 CNV 存在；②纤维血管性的 PED（fibrovascular PED）：是隐匿性 CNV 的一种类型；③浆液性的 PED：其下可能有 CNV 存在；④出血性的 PED：由 CNV 出血所致。这四种 PED 单纯从眼底表现上很难鉴别，但是在荧光造影时却有不同的表现（见荧光造影部分）。单独的 PED 无法确定 CNV 的存在，但如果在 PED 的周围同时伴有出血、脂质渗出及浆液性脱离这些体征的话，就高度提示在 PED 下面可能存在 CNV。有时，在色素上皮脱离区（PED）与未脱离区的交界处会发生视网膜色素上皮破裂（Retinal pigment epithelial tears），色素上皮破裂游离的边缘发生收缩并向内翻卷。Gass 认为色素上皮破裂的原因可能是因为脱离的 RPE 细胞不堪承受其下的 CNV 渗出液体或纤维血管组织本身的张力而发生破裂。

（三）辅助检查

1. 眼底荧光血管造影（FFA）

（1）CNV 的分类：FFA 是 CNV 诊断和分类的金标准。根据 FFA 可以将 CNV 分为两种主要形式：①典型性 CNV（Classic CNV）：造影早期（脉络膜充盈期）即出现境界清楚的花团状高荧光，在造影的中、晚期，病灶的荧光强度进一步增强，由于 CNV 的渗漏导致病灶的边界在后期变的模糊（图 16 - 8）。②隐匿性 CNV（Occult CNV），又进一步分为两种：a. 纤维血管性 PED（fibrovascular pigment epithelial detachment，FVPED）：在造影剂注入后 1~2 分钟出现斑驳的高荧光，立体造影成像下可以观察到 RPE 不规则的隆起。造影晚期可能不出现病灶边缘的渗漏。b. 造影晚期出现的不明来源的渗漏（late leakage of an undetermined source）：指在造影晚期出现脉络膜渗漏，但在造影早期或中期没有明确对应的典型性 CNV 或 FVPED 出现。它表现为斑驳的高荧光，同时伴有视网膜下染料的积存。通常这一类型 CNV 的边界很难界定，包含这一成分的病灶不能进行光凝治疗（图 16 - 9）。

（2）FFA 中的名词概念：在 FFA 影像中，一个病灶通常由多种成分组成，典型性 CNV 和隐匿性 CNV 可以同时存在。当典型性 CNV 超过或等于整个病灶面积 50% 时，称作主要典型性（predominantly classic）；典型性 CNV 占整个病灶面积的 1%~49% 时，称作微小典型性（minimally classic）；当整个病灶不包含典型性 CNV 而只有隐匿性 CNV 时，称作隐匿性（occult with no classic）。此外，在 FFA 中，经常用"边界清楚"和"边界不清"来描述整个 CNV 病灶与正常未受累的视网膜之间界限的清晰程度。应该注意不要混淆的是，"边界清楚"并不等同于"典型性"，"边界不清"也不等同于"隐匿性"。典型性 CNV 可以边界不清，隐匿性 CNV 也可以边界清楚。

（3）四种 PED 在 FFA 中的不同表现：FFA 对 PED 的鉴别诊断具有重要价值。

Drusen 样的 PED（drusenoid PED）：造影早期表现出微弱的荧光，晚期不增强，范围相对较小。

1）纤维血管性的 PED（fibrovascular PED）：造影中期出现的斑驳状荧光，造影晚期可能伴有神经上皮下的染料积存。

2）浆液性的 PED（serous PED）：造影早期出现的均匀一致的明亮的高荧光，造影中期显示出光滑清晰的轮廓，晚期可能有很少量的渗漏。

3）出血性的 PED（hemorrhagic PED）：表现为脉络膜荧光遮蔽。

（4）视网膜色素上皮破裂具有典型的 FFA 表现：色素上皮破裂的区域表现为早期高荧光，后期脉络膜与巩膜着染，很少有渗漏；色素上皮折叠的区域表现为早期遮蔽荧光，晚期可能因其下的 CNV 出现渗漏。

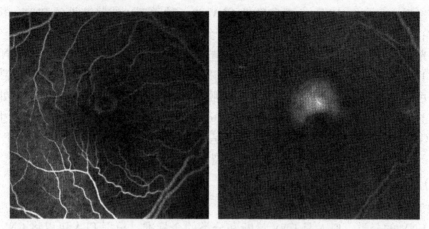

图 16 - 8　典型性 CNV，FFA 造影早期（左图）即出现境界清楚的花团状高荧光，到造影晚期（右图）由于 CNV 的渗漏导致病灶的边界变的模糊

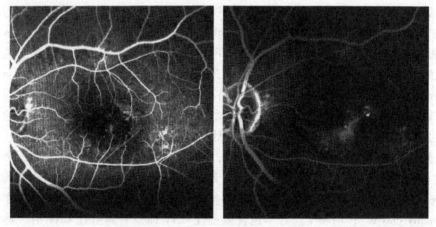

图 16 - 9　隐匿性 CNV，FFA 造影早期（左图）黄斑区仅见散在点状高荧光，没有明确的 CNV 病灶。造影晚期（右图）出现不明来源的渗漏，表现为斑驳的高荧光，边界很难界定

2. 吲哚菁绿血管造影（ICG）　与 FFA 使用的造影剂荧光素钠不同，吲哚菁绿染料发出的是近红外波长的荧光，它可以穿透出血的遮挡，提高隐匿性 CNV 的诊出率。CNV 在 ICG 上主要有三种表现形式：

（1）热点（hot spot）：在造影中期出现的点状强荧光，面积≤IPD。

（2）荧光斑（plaque）：在造影中晚期出现的边界清晰的强荧光，面积＞IPD。

（3）边界不清的荧光：此外，ICG 造影对于湿性 AMD 与息肉样脉络膜血管病变（polypoidal choroidal vaculopathy，PCV）的鉴别有着重要价值。

3. 光学相干断层扫描（OCT）　是一项具有高分辨率的无创检查。可以清楚地显示神经上皮脱离及 PED，并有助于显示 CNV 与 RPE 的相对位置，CNV 在 OCT 上表现为高反射的光带。

4. 微视野　可以在小瞳状态下将彩色眼底照相与自动微视野检查的结果叠加，使视网膜光敏度与眼底病变很好地对应起来。在眼球跟踪系统的监视下，能够对视网膜的特定位置进行准确地投射刺激，增加了检查的可信度，较传统的视野检查更直观、准确。同时它还能对患者的固视位置及固视稳定性进行分析。微视野检查对黄斑部病变的定位及治疗前后的对比随访很有价值。

5. 多焦视网膜电流图（mfERG） 可以同时刺激视网膜上多个不同的部位，记录不同部位的混合反应，通过转换将各个部位的波形分离提取出来，并将各个部位的反应振幅综合成一个三维的地形图，可以很直观地反映黄斑区视网膜的功能。mfERG 对黄斑部病变的定位及治疗前后的对比随访很有价值。湿性 AMD 的 mfERG 在病变对应的区域振幅明显下降，地形图上中央高峰缺如或明显降低。

（四）鉴别诊断

1. CNV 的鉴别诊断 除 AMD 外，其他可引起 CNV 的常见原因还有眼组织胞浆病，病理性近视，血管样条纹，脉络膜破裂，特发性 CNV。

（1）眼组织胞浆病：因荚膜组织胞浆菌感染之后遗留的眼部并发症，以眼底中周部和后极部出现小的脉络膜 - 视网膜萎缩灶为主要特点，可以伴发 CNV。

（2）病理性近视：通常指近视度数超过 - 8.0D，眼轴长度超过 32.5mm 的近视患者。眼底出现特征性的改变，包括视盘的倾斜，视盘旁的脉络膜视网膜萎缩，漆样裂纹，Fuchs斑，后巩膜葡萄肿，视网膜的萎缩、变性、裂孔形成，可以伴发 CNV。

（3）血管样条纹：典型的眼底改变为从视盘放射状发起的深红色或棕色的不规则条纹，类似视网膜血管的走行，但所在层次更为深在，它代表了 Bruch 膜的不连续或破裂，严重者可以出现 CNV。血管样条纹可以与某些全身疾病伴发，最常见的伴随疾病是弹性假黄瘤。

（4）脉络膜破裂：有眼部钝挫伤的历史。眼底后极部可见因脉络膜破裂遗留的新月形的瘢痕，凹面朝向视盘。由于 Bruch 膜破裂，可以继发 CNV。

（5）特发性 CNV：病因不明。

2. 黄斑区出血、渗出性病变的鉴别诊断

（1）视网膜大动脉瘤：也可能造成视网膜前，视网膜内或视网膜下的出血，当出血累及到黄斑区时容易与湿性 AMD 混淆。FFA 可见沿视网膜小动脉走行分布的动脉瘤扩张的管腔，有助于鉴别。

（2）息肉样脉络膜血管病变（polypoidal choroidal vasculopathy，PCV）：以反复发作的多灶性浆液性或出血性 PED 为特点，有些患者眼底可能看到多发的橘红色结节。PCV 的 FFA表现与 AMD 相似，常常误诊为 AMD，ICG 造影对两者的鉴别至关重要，PCV 病例 ICG 造影可见典型的息肉样病变。

（3）Sorsby 黄斑营养不良：眼底表现与 AMD 几乎完全一样，但具有家族史，常染色体显性遗传，因 TIMP3 基因突变所致。

（4）中心性浆液性脉络膜视网膜病变：少数的湿性 AMD 仅表现为黄斑区的浆液性神经上皮脱离，容易误诊为中心性浆液性脉络膜视网膜病变。因此，对于年龄在 50 岁以上的浆液性 PED 病例建议做 FFA 除外 AMD。

（5）糖尿病黄斑水肿：有的糖尿病视网膜病变，黄斑区水肿、渗出、出血较重，而周边部病变较轻，若不仔细检查也可能误诊为 AMD。

（6）黄斑分支静脉阻塞：可以表现为黄斑区的浓密出血，FFA 见黄斑分支静脉充盈迟缓，有助于鉴别。

（7）视网膜毛细血管扩张症：包括特发性黄斑中心凹旁的毛细血管扩张、Leber 粟粒样动脉瘤、Coats 病三种形式，均可以表现为黄斑区的渗出和出血，但发病年龄较轻，FFA 见到异常扩张的毛细血管是主要鉴别点。

（8）脉络膜肿瘤：特别是脉络膜黑色素瘤，与出血性 PED 的眼底表现类似，均可表现为视网膜下圆顶形隆起的棕黑色肿块。超声检查脉络膜黑色素瘤具有特征性的内部低回声，有助于鉴别。

3. 玻璃体出血的鉴别诊断　当湿性 AMD 患者以玻璃体出血为首诊表现时，需要除外其他常见的玻璃体出血的原因，如糖尿病视网膜病变，视网膜静脉阻塞，视网膜裂孔等。仔细询问病史，检查对侧眼以及眼部 B 超有助于对出血原因做出鉴别。

（五）治疗

1. 激光治疗

（1）传统的激光治疗（thermal laser）：利用热凝固效应使渗漏的新生血管封闭。适应证局限，只适用于黄斑中心凹外或中心凹旁的，边界清楚的典型性 CNV。此外，在封闭 CNV 的同时对其表面的 RPE 细胞和神经视网膜也有破坏作用，会产生永久性的旁中心或中心暗点。

（2）光动力治疗（photodynamic therapy，PDT）：通过静脉注入光敏性药物之后，用红外波长的低能量的光照射病变组织，增殖的新生血管内皮细胞含有高水平的低密度脂蛋白（LDL）受体，它可以摄取与 LDL 结合的光敏性药物，受激发的光敏剂在病灶局部发生光化学反应产生活性氧，使局部的毛细血管内皮细胞受损，产生血栓，闭塞 CNV。与传统的热效应激光相比，PDT 的优势在于能选择性地作用于 CNV 组织，对视网膜色素上皮和神经上皮没有损害，因此适用于治疗黄斑中心凹下的 CNV。关于 PDT 治疗 AMD 有两项重要的临床试验研究：TAP（treatment of AMD with photodynamic therapy）和 VIP（verteporfinin photodynamic therapy）研究。基于 TAP 和 VIP 的研究结论，FDA 目前已经正式批准 PDT（Verteporfin）用于治疗具有主要典型性 CNV 的 AMD 患者。对于符合 VIP 研究入选条件（近期病变有进展，病灶小，基线视力较差）的单纯隐匿性 CNV 以及小范围的微小典型性 CNV 患者，也可酌情进行 PDT（Verteporfin）治疗，尽管它们目前还未得到 FDA 的正式批准。PDT 的缺陷在于它只是暂时让已经形成的新生血管稳定不发生渗漏，但无法阻止新的血管形成，因此治疗后存在较高的复发率。除 TAP 和 VIP 研究以外，目前还有几项有关 PDT（Verteporfin）的研究正在进行当中，包括 VIO（visudyne in occult CNVtrial），VERITAS（visudyne plus intravitreal triamcinolone or pegaptanib study），VISTA（visudyne and triamcinolone acetonide trial）。

（3）经瞳孔温热疗法（transpupillary thermotherapy，TTT）：利用 810nm 的近红外二极管激光，对靶组织产生温热效应。促使 CNV 闭合的机制还不明确。然而，TTT4CNV 试验（transpupillary thermotherapy for CNV trial）的结果表明 TTT 对于面积 < 3 000μm 的单纯隐匿性 CNV 没有显示出明显的治疗效果。

2. 药物治疗　曲安耐德玻璃体腔注射：具有减轻眼内水肿和抑制新生血管增殖的作用。

（1）Macugen（Pegaptanib）：阻断 VEGF165。玻璃体腔注射，每 6 周一次。Macugen 在 2004 年 12 月正式得到 FDA 批准，用于新生血管性 AMD 的治疗。

（2）Avastin（Bevacizumab）：抗 VEGF 单克隆抗体。

（3）Lucentis（Raniloizumab）：抗 VEGF 单克隆抗体的 Fab 片段。目前正处于三期临床

试验中。

（4）RETAANE：抑制血管生成的类固醇药物。目前正处于三期临床试验中。

（5）Sirna-027：一种小RNA干扰药物，特异性靶点是VEGF-R1，能显著降低VEGF-R1的mRNA表达。

（6）VEGF-Trap：是VEGF-R1和R2的双重阻断剂。

（7）基因治疗：腺病毒携带的色素上皮衍生因子（AdPEDF），具有抑制新生血管形成的作用，目前正处于一期临床试验中。

3. 放射治疗　主要原理是放射线可以抑制新生血管的增殖。放射治疗在湿性AMD中的应用目前还缺乏大样本的随机对照试验，放射的剂量和疗效还存有争议。

4. 手术治疗　对于大面积黄斑下出血的病例，激光治疗无法进行，等待出血吸收的结果将是黄斑下纤维瘢痕的形成和视力的永久丧失。对于这样的病例，特别是有一眼已经因为AMD失明的病例，在患者全身条件允许的情况下，应该抓住时机积极地采取手术干预。

（1）黄斑转位手术：由于AMD的根本病因在于RPE-loruch's膜-脉络膜毛细血管复合体的病变，视网膜神经上皮层的损害是继发的，黄斑转位的机理即在于在这种继发损害发生之前或者还不太严重的时候，将黄斑区的神经上皮移到一片相对正常的土壤上，继续行使功能。黄斑转位手术分为大范围转位和局限转位两种。基本的手术步骤是常规三通道玻璃体切除后，人工视网膜脱离，然后在接近锯齿缘的位置行36°或180°视网膜切开，在重水的辅助下以视盘为中心将视网膜顺时针或逆时针旋转，从而将黄斑区的神经上皮移至周围相对正常的色素上皮区。术毕眼内硅油填充。二期硅油取出联合眼肌手术矫正旋转性复视。局限转位则是通过局部折叠缩短后极部的巩膜脉络膜组织造成黄斑区视网膜的相对移位，PVR的发生较大范围转位少，且无需联合眼肌手术。但适应证比较狭窄，只适合病灶比较小的病例，而这些病例往往也可以进行PDT治疗。

（2）眼内注气联合眼内注射tPA（组织纤溶酶原激活剂）：玻璃体腔注射tPA促使黄斑下出血液化，然后玻璃体腔内注入膨胀气体，术后让患者保持俯卧位，依靠气体的顶压作用将黄斑下的出血驱赶到黄斑区周围，使患者的视力得到短暂的提高。

（3）手术取出黄斑下新生血管膜/清除积血：通过玻璃体手术，视网膜切开，掀起颞侧的视网膜，直视下取出CNV复合体，彻底去除病灶。黄斑下手术（SST，submacular surgery Trial）研究小组的随机对照试验的结果显示手术组与非手术组之间无明显差异。

（4）手术取出黄斑下新生血管膜联合色素上皮移植：由于CNV的解剖位置，在手术取出黄斑下CNV时往往不可避免地将局部的RPE细胞一并带下，留下RPE的缺损区，术后患者的中心视力也自然不会恢复。因此，有学者尝试在手术取出CNV的同时联合色素上皮移植，尽可能恢复黄斑区正常的组织解剖。这一设想的最大困难是色素上皮的来源问题。同种异体的RPE植片具有一定的排斥性；带全厚脉络膜的自体游离RPE植片由于组织过厚在视网膜下难免以萎缩和纤维化告终；自体RPE细胞的悬液视网膜下注入的方式对细胞的活性和数量有所要求，且反流入玻璃体腔内的RPE细胞可能会促使PVR的发生；带脉络膜毛细血管的自体游离RPE移植是一种比较有前景的手术方式，目前正处于探索阶段。

（朱习峣）

第九节　视网膜母细胞瘤

视网膜母细胞瘤（Retino Blastoma，简称 RB）是婴幼儿最常见的一种眼内恶性肿瘤，对视力和生命有严重的威胁和危害。1597 年 Pawius 最早对本病做了临床描述，19 世纪中叶 Von Graefe 开创手术治疗的先例。我国的首例为毕华德 1921 年报告。100 多年来，对视网膜母细胞瘤进行了大量的临床、病理、遗传和流行病学研究，特别是近 20 年来，由于生物学技术的迅速发展，尤其是癌基因和抗癌基因的发现，揭示了人类恶性肿瘤发生的两大机理：一是癌基因的激活；一是抗癌基因的失活。视网膜母细胞瘤作为代表由于抗癌基因失活而导致细胞恶变的一大类恶性肿瘤的典型，在眼科学、肿瘤学、医学遗传学、细胞遗传学和分子生物学等领域的共同关注和研究中，已取得不少新的进展。

一、发病情况和流行病学

1. 发病率　视网膜母细胞瘤的发病无种族差异。据 Vogel（1979）收集欧美、日本和南非黑人的 19 份发病率调查报告，估计视网膜母细胞瘤的发病率在活产儿中约为 1：15 000 至 1：28 000，我国沈福民等在上海的调查报告为 1：23 160。近年视网膜母细胞瘤的发病率有增高的趋势。例如欧美报告，20 世纪 50 年代前为 1：34 000 与 1：20 000 之间，50 年代后发病率上升，如荷兰为 1：15 200，芬兰为 1：16 000，美国为 1：18 000，挪威为 1：17 000，日本 20 世纪 60 年代前为 1：24 000，1976 年则为 1：16 400。发病率增高的原因，可能一方面由于诊断和登记的完善，减少了漏诊病例；另一方面由于早期诊断和合理的治疗提高了治愈率，存活者有较多机会将病理基因遗传给后代。此外，也可能与环境污染导致基因突变率增加有关。

2. 患病眼别　视网膜母细胞瘤单眼病例居多，约占 60%～82%，双眼病例约占 18%～40%。

3. 性别　男女患病无性别差异。

4. 患病年龄　部分患儿出生后即已患病；平均诊断年龄，双眼患者为 10 个月龄（3 岁以上少见），单眼患者为 24 个月龄（7 岁以上少见）。一般来说，发病年龄双眼早于单眼患者，有家族史者早于单独发生的病例。也有个别罕见病例 34 岁，甚至 62 岁时诊断为本病，则多属于视网膜母细胞瘤的自发退行或良性的视网膜细胞瘤（Retinocytoma）。

二、临床表现

（一）临床分期

根据视网膜母细胞瘤一般的发展过程，临床可分为四期，即眼内生长期、眼内压增高期（青光眼期）、眼外扩展期及全身转移期。由于肿瘤生长部位、生长速度和分化程度不同，临床表现也不尽一致。例如生长在视盘附近或视网膜周边部的肿瘤，可早期侵犯视神经或睫状体向眼外蔓延，并不经过青光眼期而直接进入眼外扩展期；又如临床上诊断为青光眼期者，病理学检查已可能有眼外扩展。

1. 眼内生长期　其早期症状和体征是视力障碍和眼底改变。

早期病变可发生于眼底任何部位，但以后极部偏下方为多。若肿瘤发生于视网膜内核层，易向玻璃体内生长，称为内生型。眼底检查可见肿瘤呈圆形或椭圆形，边界不清，呈白色或黄白色隆起的结节，表面有新生血管或出血。结节大小不一，约 $1/2 \sim 4$ 个视盘直径或更大，可单独发生，也可同时发生数个结节。若肿瘤发生于视网膜外核层，则易向脉络膜生长，称外生型，常引起视网膜脱离，脱离的视网膜上血管怒张弯曲。

由于肿瘤组织脆弱，肿瘤团块可散播于玻璃体及前房，造成玻璃体混浊、假性前房积脓、角膜后沉着或在虹膜表面形成灰白色肿瘤结节。

视力的改变与肿瘤发生部位有关。若肿瘤小、位于眼底周边部，常不影响中央视力；若肿瘤位于后极部，体积虽小，仍可较早地引起视力减退，并可产生斜视或眼球震颤；若肿瘤充满眼内或视网膜广泛脱离，则视力丧失。

由于视力丧失，瞳孔开大，经瞳孔可见黄白色反光，称为"黑矇性猫眼"。目前据国内外文献报告，临床仍以"猫眼"为本病最易发现的早期症状。事实上瞳孔出现黄白色反光时，病情已发展到相当程度，因此，临床上可以婴幼儿斜视为早期发现本病的线索，并应充分散瞳检查眼底，以诊断或排除本病。

2. 眼内压增高期　眼内肿瘤生长增大，特别是影响脉络膜和前房时，可导致眼内压升高，引起明显的头痛、眼痛、结膜充血、角膜水肿等青光眼症状。由于儿童眼球壁弹性较大，在高眼压作用下，眼球膨大，角膜变大，形成"牛眼"或巩膜葡萄肿。

3. 眼外扩展期　肿瘤向眼外蔓延的途径如下：穿破角膜或巩膜形成突出于睑裂的肿块，表面常有出血坏死，穿破巩膜或沿巩膜上的导管（如涡状静脉、睫状血管等）蔓延至眶内形成肿块，使眼球突出；沿视神经或视网膜中央血管向眶内或颅内蔓延。后者为最常见的扩展途径。

4. 全身转移期　晚期瘤细胞可经视神经向颅内转移；经淋巴管向局部淋巴结、软组织转移；或经血循环向骨骼、肝、脾、肾及其他组织器官转移。最终导致死亡。

(二) 特殊表现

除上述典型的临床表现和经过，部分病例还有以下特殊表现：

1. 视网膜母细胞瘤的自发消退（Spontaneous regression）和视网膜细胞瘤（Retinocytoma）　约 $1\% \sim 2\%$ 的视网膜母细胞瘤病例可发生肿瘤自发消退，其发生率为其他恶性肿瘤的 1 000 倍。视网膜母细胞瘤的自发消退有两种表现：一种是眼球痨，即由于缺乏血液供应，或由于免疫反应，肿瘤组织发生坏死和产生炎性反应，肿瘤停止生长，眼球萎缩塌陷，表现为临床"自愈"；另一种是呈现所谓"视网膜细胞瘤"，这类患者有视网膜母细胞瘤家族史或另眼同时患视网膜母细胞瘤，在视网膜上出现非进行性灰白色半透明包块，常伴有钙化和色素紊乱。这种病变预后良好，被认为是视网膜母细胞瘤基因突变发生在相对分化而未最后成熟的视网膜母细胞所致。

2. 三侧性视网膜母细胞瘤（Trilateral retinoblastoma）　近年来发现，某些视网膜母细胞瘤患者，可伴发组织学上类似视网膜母细胞瘤的颅内松果体瘤及蝶鞍上或蝶鞍旁的原发性神经母细胞瘤，称之为"异位性视网膜母细胞瘤"。可出现于双眼视网膜母细胞瘤患者，故又称为"三侧性视网膜母细胞瘤"。三侧性视网膜母细胞瘤并非视网膜母细胞瘤的颅内转移，也不是视网膜母细胞瘤与松果体瘤或蝶鞍神经母细胞瘤的偶然共生。由于视网膜光感受器细胞与松果体有种系发生和个体发生的关系，因此三侧性视网膜母细胞瘤被认为是视网膜母细胞瘤基因异常表达的另一种方式。三侧性视网膜母细胞瘤在双眼患者中的发生率约为

0.4%～2.3%。临床应与视网膜母细胞瘤颅内转移相鉴别。在视网膜母细胞瘤患儿中若发现有一独立的颅内中线部位肿瘤时，无论它是与小的双侧视网膜母细胞瘤同时出现，或是成功地治疗了小的双侧性视网膜母细胞瘤一段时间后才出现，都应考虑三侧性视网膜母细胞瘤的可能性。

3. 视网膜母细胞瘤存活者的第二恶性肿瘤（Second realignant neoplasm）　近30年来，由于诊断和治疗水平的提高，视网膜母细胞瘤的治愈率和存活率也大有提高。对长期存活者随访观察，发现部分患者若干年后又发生其他恶性肿瘤，称之为第二恶性肿瘤。其组织学类型至少在23种以上，如成骨肉瘤、横纹肌肉瘤、纤维肉瘤、网状肉瘤、恶性黑色素瘤、神经母细胞瘤、肾母细胞瘤、急性淋巴性白血病、霍奇金病、皮脂腺癌、表皮样癌、甲状腺癌等。其中最常见的是成骨肉瘤。就股部成骨肉瘤而言，视网膜母细胞瘤存活者的患病率为一般人群的500倍。最初认为第二恶性肿瘤的发生与视网膜母细胞瘤的放射治疗有关，但大宗病案分析，发现不少患者发生在远离放射部位，如股骨；并且一些未做过放射治疗的患者也发生第二恶性肿瘤，说明第二恶性肿瘤的发生与放射无关。另一方面，绝大部分第二恶性肿瘤（约88.2%～97.5%）发生于双眼视网膜母细胞瘤患者，而双眼视网膜母细胞瘤属于遗传型，故第二恶性肿瘤的发生也被认为与遗传有关。80年代中期，利用分子生物学技术，发现在视网膜母细胞瘤患者的第二恶性肿瘤组织（如成骨肉瘤、纤维肉瘤、恶性网状细胞瘤等）中，有视网膜母细胞瘤基因（Rb基因）缺失或表达异常，有力地证实了第二恶性肿瘤的发生与Rb基因改变有关。最近对未进行放射治疗或用过放射治疗但肿瘤发生在放射区外的患者进行调查，在明确视网膜母细胞瘤诊断后，第二恶性肿瘤发生率在10年为10%，20年时为30%，32年时为68%。一旦发生第二恶性肿瘤，预后即很差。

三、遗传学

1821年Lerche首次报告一家系同胞7人中4人患视网膜母细胞瘤，1896年DeGoueva报告了第一个两代垂直遗传的家系，1930年FraIiceschett首先提出本病属于常染色体显性遗传。20世纪70、80年代以来，随着细胞遗传学和分子遗传学的发展，视网膜母细胞瘤遗传学研究有很大进展。

视网膜母细胞瘤可分为遗传型和非遗传型两大类，其发生有三种情况：

（1）约40%的病例属于遗传型，其发病是合子前决定的，即由患病父母或基因携带者父母遗传所致，或正常父母生殖细胞突变所致，为常染色体显性遗传。这类患者发病早，约85%为双眼发病，有多个病灶，易发生第二恶性肿瘤。但约10%～15%为单眼发病，其原因可能是视网膜母细胞瘤基因外显不全，与双眼者仅为表现度不同而已。

（2）约60%的病例属于非遗传型，其发病系患者视网膜母细胞发生突变所致，不遗传，发病较迟，多为单眼发病，单个病灶，不易发生第二恶性肿瘤。

（3）少数病例（约5%）有体细胞染色体畸变。主要为13号染色体长臂中间缺失，不同的病例缺失节段长短不同，但均累及13号染色体长臂1区4带（13q14），经高分辨染色体显带确定最小的缺失节段为13q14.2。这类患者除视网膜母细胞瘤外，依其染色体缺失节段大小不同，常伴有轻重不等的全身异常。主要表现为智力低下和发育迟滞，还可出现小头畸形、眼距过宽、眉弓突出、小眼球、低耳位、先天性心脏病及胆、肾、肠等器官畸形。其他染色体异常还包括13号染色体与X或3号染色体不平衡易位，13号染色体与X或1号染色体平衡易位，Yq－，以及某些非整倍体染色体综合征患者伴发视网膜母细胞瘤，如 21 三体（Down 综合征）、47，XXY（KUnefelter 综合征）、47，XXX（超雌）和 47，XYY（超雄）综合征等。

散发病例和家族性病例：94% 的病例（包括单眼和双眼病例）表现为散发发病，6% 的病例为家族性发病。

通过视网膜母细胞瘤的家系分析，根据不同表现度的基因携带者父母的子女中单眼和双眼患者的分布，进行亲代外显率估计，本病外显率在 75% ~ 100%，一般公认为 90% 左右。

通过对 20 世纪文献报告的 31 对做过卵性鉴别的视网膜母细胞瘤双生子研究，计算视网膜母细胞瘤在双生子中的患病一致率 23 对同卵双生子中，两人同患视网膜母细胞瘤者 18 对，一致率为 78.26%；9 对异卵双生子中，同患者 1 对，一致率为 11%，二者有显著差异。利用双生子患病一致率计算视网膜母细胞瘤的遗传度为 75.53%，说明遗传因素在视网膜母细胞瘤的发生中起主要作用。

四、病因学及发病机理

视网膜母细胞瘤的病因及发病机理尚未完全明了，但近 20 年来随着生物学技术的迅速发展，已取得突破性进展，并已作为一大类恶性肿瘤发病机理研究的代表，受到广泛的关注。关于视网膜母细胞瘤的发病机理，有多种假说，如二次突变论、延迟突变论、突变嵌合体论及复等位基因论、宿主抗性论、隐性调节基因突变论及抗癌基因论等。其中最重要的是二次突变论和隐性调节基因突变论及抗癌基因论。

1. 二次突变论 Knudson 通过对视网膜母细胞瘤的研究，1971 年首先提出"二次突变"论，认为一个正常细胞要经过二次突变才能演变成癌细胞。如果第一次突变发生于亲代生殖细胞，则由此发育形成的个体中，所有细胞（包括生殖细胞）均有此突变，因而是遗传的；如果第一次突变发生于体细胞（如视网膜母细胞）则不遗传。无论遗传或非遗传型，第二次突变均发生于体细胞。遗传型视网膜母细胞瘤患者所有体细胞中均带有一次突变，其视网膜任何一个细胞只要再发生一次突变即可产生视网膜母细胞瘤，因而有早发、多发的特点，若其他组织细胞再发生一次突变即可产生第二恶性肿瘤。而非遗传型患者，两次突变均发生于一个视网膜细胞的概率较小，所以发病迟，且常为单发，亦不易发生第二恶性肿瘤。这就解释了视网膜母细胞瘤和其他一些具有遗传倾向的肿瘤所表现的共同发病特点。这一学说已为多数学者所接受。

2. 隐性调节基因突变论及抗癌基因论 Comings 1973 年提出一个肿瘤发生的重要理论，他假定所有细胞都含有结构转化基因（其中某些可能是假定的癌基因），这些基因活化时，能使细胞在生长中解脱正常抑制。而这些基因在胚胎发生期间是有正常活性的，但在分化过程中它们被一对二倍体等位调节基因所关闭，这两个等位的调节基因发生突变是解除抑制和随后发生细胞恶化转化的原因。80 年代肿瘤研究最辉煌的成就是癌基因和抗癌基因的发现，并提出一切恶性肿瘤发生的两大机理，一是癌基因的激活；一是抗癌基因的失活。这一重大发现不仅使 Comings 的假设得到升华，并为揭示人类恶性肿瘤的发生机理开创了新纪元。而视网膜母细胞瘤作为研究隐性调节基因突变论和抗癌基因论的典型，在肿瘤病因学和发病机理的研究中占有极重要的地位。

60 年代至 70 年代中期视网膜母细胞瘤的遗传研究主要集中在细胞遗传学领域，早在

1962 年和 1963 年，Stallard 和 Lele 分别报告了视网膜母细胞瘤患者有一条 D 组染色体长臂缺失。70 年代染色体显带技术发明后，证实为 13 号染色体长臂 1 区 4 带缺失（13q14－），并陆续报告了不少病例，从而提出在 13q14 上可能存在一对与视网膜母细胞瘤有关的基因－Rb 基因，该基因的缺失或失活可能导致视网膜母细胞瘤的发生。

70 年代末至 80 年代中期，由于在细胞水平上 13q14－ 的检出率不高，而且对 Rb 基因及其产物的结构和功能所知甚少，这段时期的主要研究是采取与 Rb 基因位点紧密联锁的遗传标记间接检测 Rb 基因位点存在的异常，其中主要的两项工作是酯酶 D（esl：eraseD，EsD）和 13 号染色体 DNA 限制性片段长度多态性（Restriction Fragment Length Polymorphism，PFLP）的研究。

1986 年以来，视网膜母细胞瘤的研究进入了一个新时期，即从分子水平分离和克隆到 Rb 基因，从仅含人 13 号染色体的人－鼠杂交细胞株 DNA 中分离到 Rb 基因，并作了基因序列分析，在此基础上又进一步从人视网膜细胞瘤 cDNA 分离到 Rb 基因 cDNA。1987 年以后，美国 Lee 和我国黄倩等，先后用基因工程技术从 Rb 基因 cDNA 构建了 Rb 基因表达质粒（Expression plasmid）并在大肠杆菌中成功地表达出 Rb 基因的蛋白产物，对这种基因蛋白产物的结构和生物学功能正在进行深入的探讨和研究，为阐明视网膜母细胞瘤，甚至类似的其他恶性肿瘤的病因和发病机制，开辟了很好的有希望的前景。

五、病理学

1. 病理学分型及特点　按肉眼观察和肿瘤生长的部位，有两种类型：

（1）内生型：肿瘤起源于视网膜内核层，向玻璃体内生长，早期易为眼底检查所表现。

（2）外生型：肿瘤起源于视网膜外核层，沿视网膜下间隙及脉络膜方向生长，造成视网膜脱离，检眼镜早期不易发现肿瘤团块。

从显微镜下的组织病理学分型：一般分为未分化型及分化型 2 类。

（1）未分化型：瘤细胞排列不规则，细胞形态差异很大，可为圆形、椭圆形、多角形或不规则形，胞浆少，核大而深染，分裂相多见，恶性程度较高。由于肿瘤生长迅速，血液供应不足，在远离血管处的瘤组织可大片坏死，而围绕血管外围的存活瘤细胞可形成珊瑚样或指套样排列，称为假菊花形排列。

（2）分化型：瘤细胞呈方形或低柱状，围绕一个中央腔隙形成菊花形排列（Flexner-Wintersteiner rosette）。细胞核位于远离中央腔的一端，相对较小，细胞质较多，核分裂相少，恶性程度较低。分化更好的病例，则可见类似光感受器的成分呈花瓣样突起伸向中央腔内，称为小花（Fleurettes）。恶性程度更低。

2. 超微结构　视网膜母细胞瘤在电子显微镜下主要分为未分化的瘤细胞及有光感受器分化成分的瘤细胞。未分化的瘤细胞排列紧密，无间质组织，偶尔可见中间连接方式。细胞形态差异大，核大，具有多形性，有多核及多核仁现象，细胞质少并富有游离核糖体。有光感受器分化成分的瘤细胞呈环形排列，中央为含抗透明质酸酶的酸性黏多糖腔隙，相邻的细胞以中间连接方式相连。瘤细胞为柱状，核较小，位于远离中央腔的一端，每个细胞只有一个核，核内一个核仁。细胞质较多，主要细胞器为线粒体、微管、粗面内质网及高尔基体。一些细胞突顶端有纤毛伸向中央腔内，其横切面为 9＋0 型，有的纤毛顶端有球形膨大结构，其内有少量平行排列的膜结构。以上结构与正常视网膜光感受器细胞有相似的特点，因此可以认为视网膜母细胞瘤是起源于视网膜胚胎细胞。

3. 免疫组织化学特点　关于视网膜母细胞瘤起源于神经元还是神经胶质细胞，曾有过长期的争论。近年来应用免疫组织化学的方法做视网膜母细胞瘤病理学研究，为探讨视网膜母细胞瘤的组织发生来源提供了新的依据。

不同的组织细胞有不同的免疫学特征，细胞表面有不同的抗原决定簇。常见的神经元抗原决定簇有：神经元特异性烯醇化酶（Neuron Specific Enolase，NSE）、P物质、多巴胺b－羟基化酶（Dopaminb hydroxylase，DBH）、破伤风毒素、脑啡肽（Enkephalins）等；视网膜光感受器的抗原决定簇有：视紫质、S抗原、光感受器间细胞结合蛋白（Inter photorecepter cell bindingprotein，IRBP）等；神经胶质细胞的抗原决定簇有：神经胶质原纤维酸性蛋白（Glial Fibrillary Acidic Protein，GFAP）、S－100蛋白等。

用以上抗原的标记物做视网膜母细胞瘤组织染色显示多数肿瘤细胞具有神经元分化的特点，如NSE染色阳性，但也有神经胶质细胞分化的特征，如GFAP染色阳性。许多作者同意瘤细胞起源于神经元系统的看法，认为瘤组织中观察到的胶质细胞大概是反应性的，是来自为肿瘤破坏的视网膜。但有的作者发现在部分病例中胶质细胞主要分布在血管周围，而且分化良好的肿瘤中特别突出，因此不能否认胶质细胞的起源。比较合理的解释是视网膜母细胞瘤可能起源于一个能分化成神经元和神经胶质细胞的更原始的视网膜细胞－视网膜母细胞。

六、诊断

1. 病史和体征　多数视网膜母细胞瘤病例，在其发展过程中常具有典型的临床表现，可从病史和临床检查中作出诊断。早期症状和体征为视力障碍及眼底改变，但由于疾病发生于婴幼儿，不易为家长注意，往往失去早期就诊的机会。临床上许多患儿由于视力减退失去注视力而常导致斜视或眼球震颤，这些现象可作为早期发现的线索，对可疑的病例应充分散瞳进行仔细的眼底检查，必要时可在全麻下检查。目前，临床仍以"猫眼"为本病最易发现的早期症状，但实际上，瞳孔出现"猫眼"样反光时，病情已发展到一定程度。

2. 超声波检查　超声波检查大大提高了本病的早期诊断率。特别是对那些由于屈光间质混浊妨碍眼底检查，或因合并视网膜脱离等继发性病变而难以诊断的非典型病例更有诊断价值。目前临床常用B型超声波，早期病变呈实质性肿块回波，较晚期病变由于肿瘤组织坏死空隙形成，呈囊性型肿块回波。

3. 电子计算机X线体层扫描（CT扫描）　CT扫描不仅可发现和描画出肿瘤的位置、形状和大小，而且可查出肿瘤向眼球外蔓延引起的视神经粗大，眶内包块及颅内转移等情况。

4. X线照相　眼眶X线照相可显示肿瘤内的钙化，以及眼眶骨壁的破坏，视神经孔的大小，对本病的诊断和处理有一定参考价值。

5. 细胞学检查　抽取房水或玻璃体进行细胞学检查，对于本病的诊断和鉴别诊断有一定的帮助，但有促进肿瘤通过眼球壁穿刺孔向球外扩展的危险，故不应轻易采用。

6. 房水生化检查　有人报告视网膜母细胞瘤患者房水与血浆中乳酸脱氢酶比值升高。其他酶如磷酸葡萄糖异构酶亦有增加。以上生化检查对视网膜母细胞瘤的诊断和鉴别诊断有一定参考价值，但不能作为辅助诊断的可靠依据。

七、鉴别诊断

典型的病例可通过病史和临床检查做出诊断，但不典型的病例，特别是当视网膜脱离掩盖肿瘤或因出血、炎症反应造成玻璃体混浊时，诊断较为困难，常误诊为其他眼病。临床上有许多以瞳孔内有黄白色反光为主要特点的眼病应与本病鉴别。

1. 转移性眼内炎及葡萄膜炎　小儿高热急性传染病后，病原体（细菌、病毒等）引起视网膜血管阻塞，形成局限性黄白色病灶，进而导致玻璃体脓肿，则呈黄白色瞳孔。此外小儿肉芽肿性葡萄膜炎，周边性葡萄膜炎有时亦呈白瞳。病史、超声波及前房穿刺细胞学检查可资鉴别。

2. Coats 病　多发生于 6 岁以上男性儿童少年，病程较长，发展较慢。视网膜血管广泛异常扩张，常伴有血管瘤，视网膜下形成大片白色渗出，常伴有出血和胆固醇结晶，进而继发视网膜脱离而呈白色瞳孔，超声波检查无实质性肿块回波。

3. 早产儿视网膜病变（晶体后纤维增生，Terry 综合征）　多发生于接受过高浓度氧气治疗的早产儿，氧对未成熟视网膜，即未完全血管化的视网膜引起原发的血管收缩和继发的血管增殖。常在生后 2～6 周双眼发病。早期视网膜小动脉变细，静脉迂曲扩张，新生血管形成。此后全部血管扩张，视网膜水肿、混浊、隆起、出血，隆起部可见增生的血管条索，向玻璃体内生长。晚期玻璃体内血管增生，结缔组织形成，牵引视网膜形成皱褶，重则晶体后可见机化膜，散瞳后可见被机化膜拉长的睫状突（晶体后纤维增生，Terry 综合征），超声波检查可供鉴别。

4. 原始玻璃体增生症　本病为眼部先天异常。原因为胎儿期的玻璃体动脉未消失并有增殖所致。表现为晶体后面有较厚的灰白色结缔组织并伴新生血管。一般出生后即发现白瞳孔，见于足月产婴儿，90% 以上为单眼发病。多伴有小眼球、浅前房、瞳孔异常等。超声波检查可帮助鉴别。

5. 视网膜发育不全、先天性视网膜皱襞、先天性脉络膜缺损和先天性视网膜有髓神经纤维等　均为先天性眼底异常，严重者可呈白瞳孔。眼底检查可以鉴别。

6. 幼线虫肉芽肿　犬弓蛔虫（Toxocara canis）卵被幼儿经口摄入后，在肠道孵化的幼虫经睫状动脉或视网膜中央动脉侵入眼内，可见于视网膜形成孤立的白色肉芽肿。患儿可伴有白细胞及嗜伊红细胞增加，肝肿大，对犬弓蛔虫血清抗体效价上升等。

八、治疗

视网膜母细胞瘤的治疗原则应根据眼部及全身受肿瘤侵犯的情况而定。方法的选择又应根据肿瘤的大小和范围，单侧或双侧，以及患者的全身情况而定。传统的治疗方法有手术治疗（包括眼球摘除、眼眶内容物剜除）、外源性放射治疗、浅层巩膜贴敷放射治疗、光凝治疗、冷冻治疗及化学疗法等。一般对于全身情况较好，视网膜局限性病变（肿瘤大小不超过 10mm 直径），可选择非手术疗法，如放射、光凝或冷冻治疗，必要时可采取联合治疗或辅以化学疗法，以保存部分视功能。对于双眼患者，应尽最大努力挽救一只眼的视功能，但对病变范围较广或已侵犯眼球外组织者，最好采取手术治疗联合其他综合治疗以争取较好的治疗效果。

1. 手术治疗 由于视网膜母细胞瘤死亡率较高，所以目前仍以手术切除肿瘤为主。

（1）眼球摘除术：若病变限于眼内，但超过一个象限，以眼球摘除为首选治疗。双眼患者病重侧眼做眼球摘除，病轻侧眼可考虑其他疗法；若双眼均病变严重，无望挽救视力，则双眼摘除也是必要的。手术操作应十分轻柔，以防肿瘤细胞进入血循环，切除视神经应尽量长一些，不少于 10mm。

（2）眼眶内容剜除术：若肿瘤扩散到巩膜或视神经，应行眼内容物剜除术，但预后不好。术后应联合放射治疗和化学治疗。

2. 放射治疗 视网膜母细胞瘤（尤其是未分化型）对放射治疗敏感，因此放射治疗是该病的有效疗法。治疗时可根据病情，选用浅层巩膜贴敷疗法或外部放射疗法。

（1）浅层巩膜贴敷放射疗法：适用于孤立的、小的（直径 <10mm），而且离开视盘或黄斑中心凹至少 3mm 以外的肿瘤。双眼病例的病轻侧眼亦可用此疗法。目前主要使用 ^{60}Co 贴敷板，将其缝在与肿瘤相应的巩膜面，放置 7 天，当钴板释放出 3.0~4.0Gy 后再手术取除。此外用"钉"或"铑"敷贴板也有较好疗效。

（2）外部放射疗法：适用于眼内较大的肿瘤或多发性肿瘤，侵犯视盘或黄斑部的肿瘤，双眼患者病情轻的一眼，以及眼球摘除术后或眶内容物剜除术后的辅助治疗，也可用于肿瘤的复发治疗。过去使用平伏 X 线，现已为高能辐射所取代。常用的是 ^{60}钴治疗机和电子加速器，通过眼前部或颞侧部照射，总剂量为 3.5~4.0Gy。从眼前部照射有引起放射性白内障的危险，颞侧照射产生白内障的危险性小，但可能照射不到视网膜前部。可采取两种方法联合照射，并采取适当措施对晶体加以保护。

3. 光凝治疗 光凝治疗系将强光源发出的光经光学系统聚焦在视网膜肿瘤区，借光热凝结作用截断进入肿瘤的血源，以促使肿瘤细胞坏死萎缩。主要适用于未侵及视盘、黄斑中心凹、脉络膜及玻璃体的局限性小肿瘤。常用的是氙弧光及红宝石激光。其方法是在肿瘤周围光灼两圈，能量要达到使附近视网膜变白和供应肿瘤的血管闭锁，但不能破坏 Bruch 膜，以免肿瘤细胞扩散至脉络膜及日后产生脉络膜新生血管。1~2 周再光凝肿瘤。较大的肿瘤可进行多次光凝，治疗数周后肿瘤可消退成扁平瘢痕。

4. 光化学疗法 光化学疗法疗效还不能十分确定，是近年来的一种治疗肿瘤的新方法。静脉注射光敏剂血卟啉衍生物（Hemato Porphyrin Derivative，HPD），再用特定光谱的激光照射肿瘤，称为激光 - 血卟啉疗法（Hemato Phorphyrin Derivative - Photo Dynamic Therapy，HPD - PDT），为视网膜母细胞瘤的治疗提供了新的手段。HPD 对许多肿瘤有亲合性，可以特异地、高浓度地积聚在肿瘤组织中，静脉注射 72 小时后，肿瘤组织与正常组织间 HPD 浓度差可达 10∶1，再用一定能量的红光、绿光或白光照射肿瘤组织，在能量转化过程中，处于激发三重态的 HPD 与三重态的氧作用，产生单态氧，其细胞毒作用能杀死癌细胞，产生治疗效应。目前治疗视网膜母细胞瘤的采用的激光光源有 514.5nm 绿色氩激光和 630nm 红色染料激光。

5. 冷冻治疗 冷冻治疗适用于较小的肿瘤，特别是放射和光凝治疗较困难的赤道部以前的周边部肿瘤。冷冻的温度宜在 -90~ -110℃，每个冷冻点每次持续冷冻 1 分钟，每点重复三次。有效的治疗一般在 2~3 周后肿瘤消退，脉络膜萎缩，形成扁平的有色素包围的瘢痕组织。

6. 化学疗法 应用全身化学疗法可用于两种情况：一是与光凝、冷冻或放射治疗合并应用，以治疗早期小肿瘤；二是应用于已行眼球摘除术或眶内容物剜除术后的晚期病例或已有转移的病例。常用的药物有烷化剂，如环磷酰胺、三乙烯聚氰胺等；抗代谢剂和甲氨蝶呤；抗生素类如放线菌素 D、亚德利亚霉素（Adriamycin）等，细胞抑制剂 Prospidin；植物药长春新碱等，以及 Vincristine 等。数种药物联合使用，可合理地作用于细胞增殖周期的不同时期，从而提高治疗效果。化学疗法常产生全身性严重副作用，临床应用时应有儿科和肿瘤科医生配合进行。

九、预后

1. 生命预后　近百年来，视网膜母细胞瘤的生命预后已有很大改善。一个世纪前死亡率为100%，由于诊断和治疗技术的改进，目前在欧美及其他工业国家，本病死亡率已下降到10%以下。生命预后与许多因素有关，如肿瘤的大小和部位，诊断和治疗的迟早，治疗措施是否合理等。临床上按 Reese – Ellsworth 的分类法，可根据初诊检查大体决定治疗方案及作出预后估计。

Ⅰ～Ⅱ期肿瘤可采取保守治疗，Ⅳ、Ⅴ期应手术摘除眼球。

预后亦与组织学改变有关，一般来说，分化程度好的较分化程度低的预后好；肿瘤限于视网膜者较侵犯脉络膜、视神经或已有眼外扩散者好。死因分析，50%的患者死于肿瘤的眼外转移，20%是由于发生了第二恶性肿瘤。

2. 视力预后　单眼患者未受累眼的视力预后是良好的。在患眼摘除或治疗后，另眼应定期检查，多数患儿成年后，健眼视力良好。双眼患者视力预后取决于病变范围及治疗效果。若肿瘤小未侵及视盘或黄斑中心凹附近，治疗后可期望得到较好的视力，若肿瘤侵及视盘附近或黄斑中心凹，即使成功地根治了肿瘤，视力预后亦不佳。

十、预防

目前对视网膜母细胞瘤尚无有效的预防措施。但加强对经治疗的患者及有高发风险的家庭定期随访观察是一个积极的预防措施。

（朱习峪）

第十七章
青光眼与低眼压

第一节　原发性开角型青光眼

原发性开角型青光眼（Primary Open Angle Glaucoma，POAG）的病因、发病机理、早期诊断和治疗都是眼科领域内的棘手问题。因为它的病因和发病机理至今尚不明确，所以直接影响了早期诊断和针对性治疗的进行。

一、病因和发病机制

尽管 POAG 的病因研究尚无定论，但目前已知一些因素与其发病有着密切的关系，比如：随年龄增大，POAG 的患病率逐渐升高；黑人 POAG 患病率较白人高的种族差异；POAG 具有遗传倾向；高度近视人群中的 POAG 患病率升高；POAG 患者对皮质类固醇的高敏感性；POAG 患者中血流动力学或血液流变学异常的发生率高等。我们将以上种种现象称之为 POAG 的危险因素。

综合近几十年来的大量研究结果，对于 POAG 的发病机制，主要倾向于两种理论：一是小梁细胞的形态和功能异常，包括小梁细胞的胞外基质成分和含量的改变和小梁细胞内细胞收缩骨架的异常，使小梁网眼狭窄、僵硬，房水外流通路的阻力增大，眼压升高，机械压迫造成视神经萎缩。二是血液流变学和血流动力学的异常，如全血血黏度增高、供应眼部的主要血管血流量下降等，引起视神经缺血，激发了神经节细胞凋亡的过程。

二、诊断要点

（一）临床表现

因表现隐匿，故对诊断不是很有价值。早、中期多数 POAG 患者并无自觉症状，部分患者可有眼胀、视疲劳、虹视等不适。随着病情隐匿性进展，视野的损害逐渐显现出来，待引起患者警觉而就诊时，往往已到中晚期。合并近视的患者可表现为屈光度不断加深，需频繁地更换镜镜。中心视力多能较长时间保持尚佳水平，有些晚期患者视野已成管状，但中心视力仍能达到1.0。

（二）眼压

早期的 POAG 患者有一段眼压正常至较正常稍高的波动时期，表现为 24 小时中某一时段眼压升高，24 小时眼压最高值与最低值的差大于 1.07kPa（8mmHg）。此时较难与正常眼压性青光眼鉴别。最好测量 24 小时眼压曲线，捕捉眼压升高的时段，了解眼压波动范围。提倡使用 Goldmann 压平式眼压计，因为压陷式眼压计受巩膜硬度影响较大。

（三）前房深度和前房角

一般来讲 POAG 患者前房不浅，即使在高眼压下房角仍是开放的。有些高龄 POAG 患者由于晶状体增厚，使房角变窄、前房变浅，此时在高眼压下进行房角检查是与 POAG 鉴别的有力手段。

（四）乳头改变

有多种形式的视盘改变与 POAG 有关，有诊断价值的是盘沿的局限性变窄，尤其是颞下和颞上方的变窄；双眼视杯不对称；视杯同心性扩大。有时可观察到视盘旁小片状或线状出血，多认为是视野损害进展的先兆。

（五）青光眼性视网膜神经纤维层缺损

颞下方的弓形纤维往往最先受损，其次为颞上方的弓形纤维，以局限性裂隙状的 RNFL 缺损最为典型，病情继续进展，缺损演变为楔形甚至扇形。另一种缺损类型为弥漫性损害，视网膜神经纤维层（RNFL）弥漫性变薄，颜色变暗，血管裸露。

（六）青光眼性视野损害

1. 早期表现　最常见旁中心暗点，单个或数个。暗点多分布在上下方 Bjerrum 区内，在上方 Bjerrum 区尤其靠近生理盲点处多先出现，对应着 RNFL 的最易先受损区。由于水平线上下方的 RNFL 受损程度不对称，尚有部分患者表现为鼻侧等视线压陷即鼻侧阶梯。

2. 进展期损害　旁中心暗点或鼻侧阶梯，位于 Bjerrum 部位的多个暗点相互融合形成弓形暗点，上下弓形暗点相连形成环形暗点，逐步向鼻侧视野侵犯并侵及周边视野，形成鼻侧视野缺损。

3. 晚期表现　大部分视野丧失，最终仅剩中心 5°～10°的管状视野或颞侧岛样视野改变。

4. 其他　弥漫性视网膜光敏度阈值增高、生理盲点扩大、周边视野缩小等也见于 POAG 患者，但缺乏特异性，受被检者的合作程度、年龄、屈光间质混浊等因素影响大，故不作为青光眼的特异性视野改变。

已经出现典型明确损害体征的 POAG 诊断不难，这也是目前青光眼医生的一个无奈之处，也就是说，只有视功能损害真的发生了，才能下定论，实际上视网膜神经节细胞的死亡早在视野损害出现数年前就已发生了。有很多眼压稍高，视杯较大，视野有 1～2 个不太典型的旁中心暗点的就诊者，很难说就是早期的 POAG。所以 POAG 的早期诊断问题，仍是新世纪眼科医师面临的一个巨大挑战。

三、早期诊断

（1）眼压≥2.7kPa（21mmHg），或日眼压波动≥8mmHg；

（2）已经具有青光眼视盘改变及视网膜神经纤维层缺损；

（3）具有典型的青光眼视野改变；

（4）眼压高时前房角也开放。

为早期诊断提供依据的检查方法进展：以往对视盘形态和视网膜神经纤维层缺损的观察

带有很大的主观性，近年来许多眼科学以及其他相关学科的专家学者正在致力于开创能够准确、客观、敏感地反映视盘和 RNFL 正常与病理改变的仪器。例如视盘立体照相与计算机分析、光学相干断层检查（OCT），共焦扫描激光眼底镜（CSLO）、多焦 VEP 与 ERG 等，期望从视盘、RNFL 的物理定量测量、眼底微循环和电生理等方面早期诊断青光眼。虽然这些仪器共同的着眼点是希望提供一种较眼底镜下直接观察视盘和 RNFL 更客观、更定量的手段，但由于缺乏基于大量样本的正常值范围、青光眼与正常人群的参数重叠区大、仪器的可重复性问题、青光眼病因学的不明确等因素，还不能满足设计者的初衷。视盘立体照相与计算机分析、光学相干断层检查（OCT）以及共焦扫描激光眼底镜（CSLO）更多地被用于青光眼患者的随访和病情监测。

四、治疗原则

原发性开角型青光眼的治疗是一项非常复杂的工作，治疗的目的是降低眼压，改善视神经血流供应，阻止或延缓视神经损害的进展。药物治疗仍然是首选方法，当应用最大剂量可耐受的药物不能控制病情发展时，则加用激光或手术治疗。

五、药物治疗

（一）抗青光眼药物

药物治疗目前仍然是原发性开角型青光眼治疗的首选，原则上应从单种药物的最低剂量开始，根据需要增加药物浓度直至联合用药。

1. 前列腺素衍生物　这类药物的出现是青光眼药物治疗中的一个里程碑，促进葡萄膜巩膜房水外流成为另一重要的降眼压通路。第一个应用于临床的局部前列腺素类抗青光眼药物是 Latanoprost（Xalatan），它的作用为非眼压依赖性，不受表层巩膜静脉压的影响，昼夜降眼压的效果稳定且维持时间长，不影响正常房水生成，全身副作用小。主要的副作用为引起虹膜、眶周和睫毛的色素改变。Bimatoprost（Lumigan）是新近合成的前列腺酰胺衍生物，是目前降眼压效果最强的局部抗青光眼药物。Rescula 能够同时增加葡萄膜 - 巩膜通道和小梁网通道房水外流，且对虹膜色素的影响小。目前，在国外 Xalatan 已经成为临床一线药物，在国内由于经济问题，仍然没能普及。

2. β - 肾上腺素能受体阻滞剂　19 世纪 70 年代便应用于临床，也是我们常称的 β - 受体阻滞剂。常用的药物有 0.25% ~ 0.5% 噻吗洛尔、0.25% ~ 0.5% 贝特舒（Betaxolol，Betopic）、0.5% 贝他根（Levobunolol，Betagan）、1% ~ 2% 美开朗（Mikelan）等，降眼压原理能减少房水的分泌，准确的降眼压机制还不十分明确。最有代表性的药物为噻吗洛尔，有研究表明，噻吗洛尔直接阻断了睫状突中的 β - 受体，点药后房水流量减少 30% ~ 50%。噻吗洛尔可以应用于各类青光眼，每日仅滴 2 次，无缩瞳及调节痉挛作用，但其对心血管系统及呼吸系统方面的副作用，而使之应用受到限制。对有支气管哮喘、严重阻塞性肺病、心动过缓、房室传导阻滞等必须禁忌使用，国外有报道因点药后死亡的病例，应用前应该特别注意。

3. 肾上腺素能药物　经典的药物是 1% ~ 2% 的肾上腺素，能减低房水的分泌速率，但因其易引起全身和局部的多种副作用且不便保存，已经逐渐被肾上腺素前体药物地匹福林（Dipivefrin，DPE）所取代。DPE 具有高亲脂性，容易穿透角膜转化为有活性的肾上腺素发挥降眼压作用。0.1%即为有效的降眼压浓度，故心血管副作用极轻微。同时有轻度的散瞳作用。

4. α₂-肾上腺素能受体激动剂　目前认为这类药物可以减少房水生成并增加葡萄膜巩膜外流。代表药物有阿泊拉可乐定（Apraclonidine）和0.2%阿法根（Brimonidine，Alphagan）。前者副作用较多，可引起中枢性血压下降、过敏反应，目前已很少使用。阿法根克服了前代药物的副作用，降眼压效果良好，全身和局部的副作用均很轻微，并且动物实验证明它可以保护视网膜神经节细胞，可能有潜在的视神经保护作用。Alphagan－P是一种改进剂型，它的独特之处在于摈弃了常规的保存剂BAK，而采用了二硫化铁（Purite），后者遇到空气便迅速降解，几乎不在患者眼内存留，适宜长期使用。

5. 碳酸酐酶抑制剂　口服碳酸酐酶抑制剂如乙酰唑胺（Diamox）通常用于眼压显著增高时的急诊治疗和术前准备，由于其副作用明显，不宜长期服用。1995年第一个碳酸酐酶抑制剂滴眼液Trusopt问世。目前，我国第一个局部用碳酸酐酶抑制剂1% Brinzolamide派立明（Azopt）滴眼液，已在临床中使用。对正常人和青光眼患者昼夜房水生成均有抑制作用，降眼压效果较强，尤其在夜间仍能发挥作用，并且能改善视网膜和视盘微循环。2% Trusopt（Dorzolamide）是首先应用于临床的这类药物，但较易引起明显的眼部不适，而稍后上市的1% Brinzolamide（Azopt）局部副作用少，其舒适度明显优于同类其他产品，并有满意地降眼压效果。

6. 缩瞳剂　毛果芸香碱是最早发现的治疗青光眼药物，它主要作用于睫状肌，使其收缩，牵开小梁网孔，促进房水的排出，从而可以增加开角型青光眼的房水流量。在开角型青光眼的药物治疗中，毛果芸香碱多与β-受体阻滞剂联合应用，其单独应用时的治疗作用不如它在原发性闭角型青光眼治疗中的那么突出，且用药次数多，每天需4~6次，引起调节性近视，故影响患者的依从性。目前在开角型青光眼治疗中已逐渐失去其首选地位。

（二）抗青光眼药物的联合应用

当单一的药物不能控制眼压时，应根据眼压及视功能的改变考虑不同的联合用药。但是，在同一类药物不能联合应用，例如：目前临床种类较多的β-受体阻滞剂，要结合患者的全身情况，选择一种适用而副作用又较小的应用。同时应用2种以上滴眼液时，医生应该为患者教授指导点药方法及制定点药时间。

（1）Azopt与β-受体阻滞剂联合应用，可以再降低眼内压约20%。

（2）毛果云香碱与β-受体阻滞剂联合应用，既可以减少房水生成，也可以使小梁网扩张，促进房水外流，有效地控制开角型青光眼。

（3）毛果云香碱与噻吗洛尔联合应用，前者轻度增加心率，后者会减少心率，副作用互补。

（4）β-受体阻滞剂与前列腺素类药物Latanoprost（Xalatan）联合应用，要注意：由于夜间房水生成量减少，所以噻吗洛尔晚间应用效果不明显，应该早晨5点及下午5点应用；而夜间房水排出主要经葡萄膜－巩膜通路排出，Xalatan的应用要安排在睡前。派立明（碳酸酐酶抑制剂滴眼液）单独应用可以有效降低眼内压约20%，与β-受体阻滞剂联合应用，可以再降低眼压20%。

毛果云香碱不能与Xalatan联合应用，因为前者使睫状肌收缩，引起睫状肌间隙明显缩小，从而减少了葡萄膜－巩膜外流，两者相克。

（三）视神经保护剂

青光眼致盲的直接原因是青光眼性视神经萎缩，所以近年来关于视神经保护剂的研制成为青光眼治疗中新的热点。不可否认理想地控制眼压是保护视神经的首要手段，但对其他非眼压因素所致的视神经损害的防护亦不容忽视。在已经投入临床使用的降眼压药物中，发现一些药物可能通过不同的途径起到增加视神经血流、清除或拮抗神经毒性因子、减少神经节细胞凋亡、增加神经营养因子从而保护视神经的作用。另外尚有多种经动物实验证明具有视神经保护作用或分子生物学研究已证实其作用机制的药物有望在不久的将来应用于临床。

1. 选择性 β_1 - 肾上腺素能受体阻滞剂贝特舒（Betalol） 兼有 Na^+ 通道和 Ca^{2+} 通道阻滞作用，可阻断兴奋性谷氨酸兴奋 Na^+ 通道引起的神经节细胞水肿和开启 Ca^{2+} 通道导致的 Ca^{2+} 超载，使神经节细胞凋亡减少；并且 Betalol 的钙拮抗作用还可以增加视盘血流。

2. α_2 - 肾上腺素能受体激动剂阿法根（Alphagan） 在大鼠模型中已证实其独特的视网膜神经节细胞保护作用。

3. 谷氨酸受体拮抗剂 在青光眼进程中由于高眼压和缺血而损伤或死亡的神经节细胞释放其内的谷氨酸到细胞外，过度刺激其他神经节细胞表面的 NMDA 受体，引起这些细胞的胞内 Ca^{2+} 超载，形成恶性循环，导致神经节细胞加速凋亡。Memantine（美金刚）是一种非竞争性 NDMA 受体拮抗剂，在神经科用于神经系统疾病的治疗已有 20 余年历史。在大鼠玻璃体腔内同时注射谷氨酸和 Memantine 可保护神经节细胞免于死亡，此外还可以改善视网膜缺血动物的缺血再灌注损伤。所以 Memantine 有望作为一种新型的视神经保护剂用于青光眼患者。

4. Ca^{2+} 通道阻滞剂 Ca^{2+} 通道阻滞剂除了阻断谷氨酸介导的 Ca^{2+} 超载以外，同时还有抑制自由基、减少视网膜血管阻力、防止血管痉挛和稳定细胞膜的多重作用。另外还能促进房水外流降低眼压。研究表明，给予 POAG 和 NTG 患者口服维拉帕米，视神经损害的进展明显慢于对照组。

5. 其他 NO 途径的抑制剂、自由基清除剂和多种外源性神经生长因子尚在动物实验阶段。

（四）如何为 POAG 患者选择适宜的药物

（1）局部抗青光眼药物 1～2 种，无或仅有轻微的全身/局部副作用，能够耐受，保证良好的治疗依从性；

（2）眼压能够平稳控制在 20mmHg 以下，如能控制在 15mmHg 以下则更为安全；

（3）能够保持夜间眼压平稳；

（4）尽量选择增加生理性房水外流的药物，以免影响眼前段结构的营养供应；

（5）具有一定的增加视盘微循环血流和神经保护作用；

（6）联合用药应是具有良好的协同作用的用药组合。上述几大类抗青光眼药物之间一般均存在协同性。属于同类的药物不宜联合应用，如不能同时使用两种 β - 肾上腺素能受体阻滞剂。缩瞳剂因减少葡萄膜－巩膜房水外流，故不宜与前列腺素类药物联合应用；

（7）结合我国国情，适当考虑患者的经济承受能力。

六、激光治疗

原发性开角型青光眼的激光治疗主要有激光小梁成形术（Laser trabeculoplasty）及激光

巩膜切除术（Laser sclerostomy）。下面以氩激光小梁成形术和钬激光巩膜切除术为例简述。

（一）氩激光小梁成形术（Argon Laser Trabeculoplast，ALT）

1. 应用原理　激光的热效应致烧灼区胶原皱缩和瘢痕收缩，使小梁环变小，并向前房中心方向移位，从而牵拉小梁条带使小梁间隙加宽，并可使 Schlemm 管的管径扩大。改善房水流出易度，增加房水流出。并且激光的生物热效应可促进小梁网内皮细胞的分裂和生长，引起细胞外基质的生物学变化。

2. 治疗操作方法　表面麻醉后，使用连续波氩激光器在裂隙灯下通过 Goldmann 三面镜或镀膜房角镜进行治疗。清晰明确地看清楚，睫状体前缘及 Schwalbe 线之间的组织结构。光凝部位选择有色素与无色素小梁网的交界处（后 1/3 与前 2/3 小梁网交界处），注意不要过于偏后，否则易引起房角粘连。

（1）激光参数：50μm 大小的光斑为宜，曝光时间为 0.1 秒，功率一般为 800～1 200mW，具体病例应根据组织对激光的反应来确定治疗能量。小梁色素较多的病例对能量吸收较多，可以适当减少激光功率，一般开始用 800mW，根据组织反映情况调整功率（按 100mW 增量上调）；

（2）激光反应：在有色素区以激光后出现色素脱失为准，无色素区以激光后小梁呈苍白色点或出现小气泡为准；

（3）治疗范围：一般开始做 180°范围，共 50 点，点与点之间相隔 4°。观察 2～4 周，如眼压控制不理想，可再做另外 180°范围治疗。一次治疗 360°易引起术后眼压急性升高。

3. 并发症

（1）眼压升高：发生率为 3.35%～37%，是较常见的严重并发症。常在治疗早期发生，眼压高峰多在治疗后 0.5～2 小时出现，升幅 1～20mmHg 不等。多数病例可在 24 小时内逐渐恢复，为暂时性眼压升高，少数病例眼压升高幅度大，持续时间长，可进一步损害视功能。Thomas 等研究发现晚期青光眼患者激光治疗术后眼压升高可造成中心视力丧失。

影响眼压升高的因素：激光位置偏后；激光治疗范围过大，一般认为一次治疗 360°较 180°引起术后眼压升高的几率大，能量过大。

为预防术后眼压升高，可于激光后立即滴用抗青光眼药物，眼压升高明显时可口服乙酰唑胺。

（2）虹膜炎：表现为轻度房水闪光，偶见前房内浮游细胞。一般滴用点必舒眼液即可控制。

（3）出血：发生率为 2.3%～6%，出血量很少，一般用房角镜压迫即可止血，也可直接用激光烧灼止血，能量为 250mW，时间为 0.2 秒，光斑为 250μm。

（4）角膜损伤：局限性角膜内皮轻度烧伤。

（5）虹膜周边前粘连：激光位置偏后或能量过强引起。

4. 激光疗效评估　ALT 近期成功率在 85% 以上，降压幅度在 7～10mmHg，随着时间推移成功率呈下降趋势，治疗成功者中每年约 10% 失败，至 5 年以后成功率在 50% 以下，10 年后仅 25% 左右眼压控制正常。

影响疗效的因素：

（1）年龄：年轻患者，有 60% 需要再次做滤过手术；而年龄越大，疗效越好。远期成功者仅见于 65 岁以上患者。

（2）房角色素：色素吸收激光能量较多，小梁网上有色素和色素多者疗效好。激光还可以清除妨碍房水排出的色素。

（3）术前眼压：对于原发性开角型青光眼，ALT 术后平均眼压下降≤30%，所以术前眼压 >30mmHg 者比 <30mmHg 者成功率低。

（4）种族：有作者报道黑人成功率高。

近年来一些作者报道二极管半导体激光小梁成形术（Diode Laser Trabeculoplasty，DLT），其疗效与 ALT 相近，并发症较轻，仅表现轻度的前节炎症及轻度眼部刺痛。此外，连续波 Nd：YAG 激光小梁成形术疗效与 ALT 相近，但术后前节炎症反应明显，限制了临床应用。

（二）钬激光巩膜切除术

激光巩膜切除术即激光滤过手术，又称激光巩膜造瘘术。传统滤过手术可因结膜瓣瘢痕形成引起滤道阻塞，导致手术失败。激光巩膜切除术结膜切口小，术后结膜瘢痕形成率明显减低，手术成功率较高。此外，激光各项参数调控精确，对眼内组织损伤小，术后反应轻，并发症减少；失败后可重复激光治疗，在全周角膜缘均可手术；传统滤过手术失败者也可再进行该项治疗；激光巩膜切除术操作简单，门诊即可进行，因此 20 世纪 90 年代初期即得以开展。

可选用的激光包括准分子激光、钬激光（THC：YAG 激光）、铒激光（Er：YAG 激光）、连续波 Nd：YAG 激光、高能氩激光、666nm 染料激光等。该手术要求激光能精确地切割巩膜形成滤过通道，同时对邻近组织损伤小，因此钬激光、铒激光和准分子激光效果最好。

激光治疗方法可通过内路及外路两种方法进行。内路激光巩膜切除术即在前房内用激光自小梁网向巩膜击射，射穿全层巩膜形成滤过通道，又分接触性与非接触性两种方法。接触法：通过导光纤维将激光探头直接伸至小梁网处进行治疗。非接触法：激光束经房角镜反射到小梁网上进行治疗。外路激光巩膜切除术是用激光自巩膜表面向小梁网方向击穿全层巩膜，形成滤过通道。外路方法简便，比较多地被应用。

1. 治疗方法

（1）设备：THC：YAG 激光器包括激光棒和石英光导纤维和探针。钬激光波长 2 100 nm，光导纤维直径为 200～320μm，外有保护壳，末端为探针，末端结构可使激光呈 90°角转折，从而垂直作用于巩膜表面。

（2）操作技术（外路方法）：球后或球周麻醉后，距角膜缘巩膜切口 10～15mm 切开结膜 2～3mm，将结膜和 Tenon 囊错位剪开，术后可不用缝合结膜切口。激光探针在 Tenon 囊下进入巩膜切口部位，氦氖激光瞄准束垂直角膜缘。钬激光切开巩膜，能量为 80～120mJ/脉冲，速率 5 脉冲/秒，巩膜切口直径为 300～350μm。巩膜切穿后前房可见氦氖红色瞄准光，并在前房内见到气泡，同时虹膜有震动。

2. 并发症

（1）术后低眼压：部分患者术后可出现暂时性眼压过低，可用大直径软角膜接触镜压迫。

（2）结膜烧伤：由于操作失误或能量过高引起，准确操作可避免。

（3）虹膜与巩膜切口粘连：是由于激光对虹膜表面热烧伤，同时术后低眼压浅前房，使虹膜与巩膜切口相贴，时间过久可形成永久性粘连。所以术后低眼压应积极处理，如有粘连发生，可用 Nd：YAG 激光在房角镜下分开粘连。

（4）晶状体损伤：由于切开巩膜时连续释放高能量引起。

（5）术后脉络膜渗漏或出血：罕见。

3. 疗效　近期成功率在 70% ~ 90%，随着时间推移成功率有下降趋势，一年以后成功率在 60% 左右，主要是由于瘢痕形成，滤道阻塞引起，在年轻患者或既往有手术史者疗效较差。

铒激光波长为 2 940nm，此波段的光极易被组织内体液吸收，所以热向邻近组织扩散极少，故热损伤少。Er：YAG 激光巩膜切除术比 HCT：YAG 激光及连续波 Nd：YAG 激光巩膜切除术效果好。外路铒激光巩膜切除术操作步骤同钬激光，激光参数：能量 6 ~ 8mJ/脉冲，总能量 215 ~ 436mJ。

激光治疗与滤过手术治疗效果的比较：激光治疗较滤过手术具有安全易行，严重并发症少，术后恢复时间短的优势。两者远期降压效果的比较各家报道不一，一般来讲，滤过手术控制眼压的时间较激光治疗长一些，但都有随时间延长而下降的趋势。对于初始眼压不太高或高龄、全身情况欠佳的患者，激光治疗仍是一个有效、安全的选择。

七、手术治疗

在 POCG 患者接受药物治疗期间或已经过激光治疗后，需定期随访眼压控制的情况、视野损害进展的情况、视盘、视网膜神经纤维层的变化。如果病变有进展，则需考虑手术治疗。一些患者用药期间由于种种原因，治疗的依从性不好，不能正规地应用抗青光眼药物，也可优先考虑手术治疗。

（一）经典的小梁切除术

小梁切除术由 Sugar 在 1961 年首先报道，他的本意是切除部分已无引流功能的病变小梁组织，开放 Schlemm 管，增加内引流，但未获成功。1968 年 Carins 在 Sugar 术式的基础上加以改进，未将巩膜瓣严密缝合，而是使房水能够从瓣下引流至结膜下，取得了成功，并观察到了滤过泡的出现。时至目前，这种术式得到了许多眼科医师的改进，但基本的模式仍然是一种双瓣下（结膜瓣、巩膜瓣）巩膜板层切除联合周边虹膜切除术，建立了一条新的房水外引流的通路，但"小梁切除术"的名称沿用至今。

小梁切除术的基本操作是眼科医师的基本功，由于内涵已经被现代复合式小梁切除术所代替，故这里不再赘述以往式式。

（二）复合式小梁切除术

1. 设计思路　任何一个手术方法，都是随着手术的例数及时间的推移，而不断发现其利弊。现代复合式小梁切除手术，就是针对经典的小梁切除手术容易发生的一系列并发症而设计的，其重新设计内容包括：

（1）术中应用抗瘢痕形成药物；

（2）术中前房穿刺时，引流房水要缓慢，逐步降低眼压；

（3）应用可拆除调整缝线缝合巩膜瓣；

（4）术毕前房注水，检查巩膜瓣滤过状况；

（5）术毕将眼内压调控至基本正常。

2. 手术方法

（1）结膜瓣：由于青光眼是终生疾病，有些患者一生多次手术，所以，第一次手术部位最好选在左上方（图 17-1），其余部位留给下一次青光眼或白内障手术。选择合适的手术部位，做小于 1/4 象限的、以穹窿为基底的结膜瓣。在分离结膜瓣时，提起结膜，轻分离结膜下的筋膜组织，一定不能损伤巩膜表面血管，以避免手术部位大片状出血。

（2）前房穿刺：对术前眼压偏高者，先做前房穿刺，放出少许房水，使眼压降至正常。一般用做 Phaco 的 1.5mm 穿刺刀，（如果没有穿刺刀，可以用 1ml 注射器针头代替）在角膜缘内 1mm 处做角膜隧道穿刺（图 17-2）。注意穿刺刀必须锐利，前端不可卷尖，特别对前房较浅的固定大瞳孔患者，要掌握好进刀的方向、深度，以免损伤晶状体。穿刺时，轻压后唇，放出适量房水。

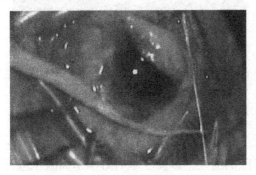 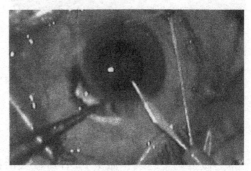

图 17-1　第一次手术做在左　　　　**图 17-2　角膜缘内 1mm 做角膜隧道穿刺**

（3）巩膜瓣：应用丝裂霉素（MitomycinC，MMC）者，巩膜瓣 1/2 厚度，4mm×5mm 大小，防止滤过过强；对不用 MMC 者，做一个偏薄的巩膜瓣，多为 1/3 厚度，4mm×5mm 大小（图 17-3），以便减少房水滤过阻力。巩膜瓣分离至灰线前 1mm。

（4）应用 MMC：对滤过手术失败的患者，我们发现基本为瘢痕机化膜覆盖于巩膜瓣表面，所以 MMC 应用的方法应该根据临床的不断发现而不断调整。将 0.4mg/ml 的 MMC 浸湿棉片，放置巩膜瓣上下 1~3 分钟后用生理盐水冲洗（图 17-4）。

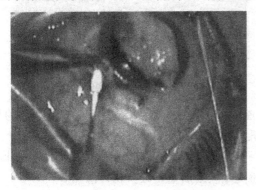 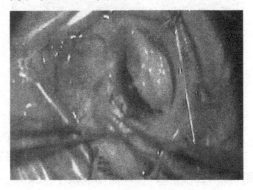

图 17-3　巩膜瓣为 4mm×5mm 大小　　　　**图 17-4　MMC 浸湿棉片，放置巩膜瓣下**

（5）前房穿刺：从穿刺口再缓放房水，进一步降低眼压，并使前房变浅，这样可以避免虹膜脱出而影响小梁切除的操作，再者，也可以防止房水流出过快而引起晶状体-虹膜隔前移，导致恶性青光眼。

（6）小梁切除：灰线前 1mm，做 1mm×1.5mm 小梁切除（图 17 - 5）。

切开巩膜时，还要控制房水流量，让房水缓缓流出，但是不能让虹膜脱出，以防影响小梁切除范围。若有虹膜脱出，可以用显微剪将虹膜剪一小口，放出后房水，再轻将虹膜恢复原位。如果虹膜不易恢复，必要时先做周边虹膜切除，然后再做小梁切除。

（7）虹膜切除：虹膜自然脱出，夹虹膜全层组织，看到瞳孔轻度上移时，沿角膜缘剪除（图 17 - 6）。冲洗切口，观察虹膜切除是否全层，同时用冲洗的弯针头轻压上方角膜恢复虹膜至瞳孔圆形，切不可从周切口内恢复虹膜。

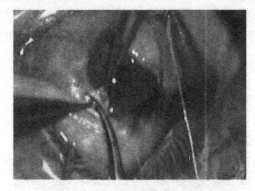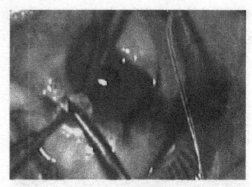

图 17 - 5　小梁切除 1.5mm×1mm　　　　图 17 - 6　虹膜切除

（8）做可调整缝线：做 1～2 针可以灵活拆除的缝线，以便手术后对早期高眼压进行调整。10 - 0 尼龙线从穹窿外结膜穿入（图 17 - 7），再常规做巩膜瓣缝合（图 17 - 8），做三环活结（图 17 - 9），穹窿结膜外的线也做活结，避免过长的线头飘在眼外引起污染。

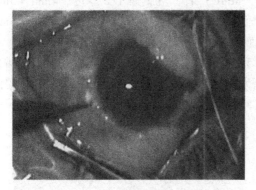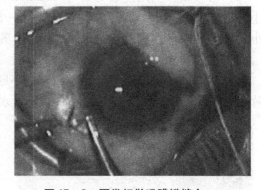

图 17 - 7　10 - 0 尼龙线从穹窿外结膜穿　　　图 17 - 8　再常规做巩膜瓣缝合

（9）恢复前房：从穿刺口注入生理盐水加深前房（图 17 - 10），观察巩膜瓣渗漏的情况，同时调整眼压。若前房不能维持，必须在巩膜瓣渗漏明显的根部再缝合一针。

（10）缝合球结膜：将结膜瓣铺平（图 17 - 11），100 尼龙线分别缝合 2 针。这 2 针应该稍微带巩膜组织，可以使结膜瓣牢固愈合，避免结膜瓣后退，减少伤口渗漏。

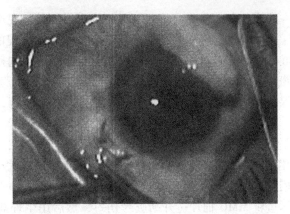

图 17－9　绕三环打活结

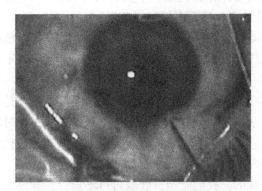

图 17－10　从穿刺口注入生理盐水加深前房

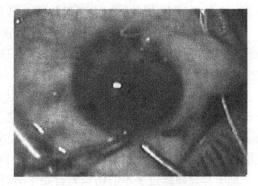

图 17－11　结膜瓣铺平缝合

3. MMC 的应用选择　丝裂霉素 C（Mitomycin C，MMC）是头状链霉菌产生的一种抗肿瘤抗生素，具有烷化作用，与 DNA 分子的双螺旋形成交联，抑制增殖期 DNA 的复制。目前手术中最常用的抗瘢痕药物 MMC，可以有效地防止滤过通道瘢痕化，术后结膜下组织异常增生减少，还有助于形成功能性滤过泡。

可以应用 MMC 的患者为：二次以上手术者、开角型青光眼、白内障术后青光眼、外伤性青光眼、新生血管性青光眼、色素膜炎继发青光眼、虹膜角膜内皮综合征、YAG 激光术后等，总之，对前房或虹膜有过骚扰的，引起血－房水屏障破坏过的青光眼，均应该在手术中应用 MMC。

慎用 MMC 的患者为：第一次手术者、结膜及巩膜较薄者、结膜有损伤的、巩膜瓣分的又薄又小或厚薄不均者，既往曾患巩膜炎、眼球扩张的先天性青光眼等均应慎用或不用。

MMC 较常见的并发症是持续性低眼压。

应用 MMC 使滤过手术的成功率明显提高，但术后低眼压（＜5mmHg）的发生率也随之增加。考虑与两个原因有关，一是 MMC 对成纤维细胞的抑制作用使滤过过强；二是 MMC 对睫状上皮细胞的毒性作用使睫状突分泌房水减少。持续性低眼压的发生率与 MMC 的浓度和时间呈正相关性。有些低眼压者观察数日至数周可自行好转，部分出现低眼压性黄斑病变，同时视力有减退趋势，对有视力下降时，应及时治疗。多采用巩膜瓣探查术，尽量采取限制滤过过强的处理方法。

4. 应用 MMC 的浓度和时间　应用的浓度及时间，要根据术者临床经验及长时间的细心观察、总结而决定。一般为 0.2 ~ 0.4mg/ml；30 秒 ~ 5 分钟不等。在应用前要做以下判断：

（1）手术前判断：手术前根据患者的年龄、青光眼种类、病程的长短、病情的轻重、是否局部已多年用药或已曾经做过手术、是否合并有其他眼病等，选择不同的浓度和时间。

（2）手术中再判断：手术中根据患者结膜的厚薄、筋膜的多少、巩膜组织的健康程度、手术中自己对结膜的保护程度、巩膜瓣分离的厚薄、巩膜瓣的大小等，再选择不同的浓度和时间。

5. 应用 MMC 的方法　一般的青光眼滤过手术，应用 MMC 者，巩膜瓣 1/2 厚度，约 4mm×5mm 大小；不用 MMC 者，巩膜瓣 1/3 厚度，约 4mm×5mm 大小。

用与巩膜瓣大小相同的棉片，放在巩膜瓣下方，30 秒 ~ 1.5 分钟不等。对于做以穹窿为基底的低位结膜瓣，尽量将 MMC 棉片避开结膜缘伤口，然后用生理盐水冲洗；对一些难治性青光眼的滤过手术，充血明显的、难以控制的发作性青光眼，不仅时间可以在 3 ~ 5 分钟不等，而且，MMC 棉片可以大于巩膜瓣，以及结膜、筋膜下面也应该用。

初学者最好先采用以角膜缘为基底的结膜瓣，因为在高位结膜瓣缝合时，首先缝合筋膜组织层，然后再返折回来缝合结膜组织层，这样两层缝合，应用 MMC 时一般结膜伤口不易发生渗漏。

初用 MMC 的医师，在手术前及手术中认真从多种角度判断，你要做的青光眼患者是否应该用 MMC，根据是什么？应该用多少浓度、用多长时间等，而不能千篇一律用一个时间或一种浓度去治疗所有的患者。对每一个应用的患者，术后密切观察滤过泡的形态，包括滤过泡是否弥散隆起、滤过泡的颜色、滤过泡的厚薄、有否粗大血管逐渐伸入等。

见于青光眼滤过手术的伤口愈合是十分特殊的，我们希望巩膜滤过口不愈合，并终生有房水不断流出到结膜下，形成大而弥散的功能性滤过泡。而紧密临近的结膜伤口，倒希望他尽快密闭愈合，不要有房水渗漏。这就要求我们，不仅需要恰如其分的掌握好 MMC 的临床应用，而且，对结膜缝合的技巧也必须要一板一眼。总之，对于 MMC 的临床应用，必须善于精细的观察、不断总结、经验的逐渐累积，才能应用的得心应手。

6. 可拆除调整缝线的结扎方法及调整眼压的方法　为了调整术后早期眼压的稳定，以减少术后低眼压引起的浅/无前房、脉络膜脱离以及术后早期高眼压等并发症，术中应用便于调整眼压及前房深度的可调整缝线，使得手术后常见而又棘手的各种并发症明显减少，从而大大提高了手术成功率。可拆除的调整缝线，不仅使术者在手术后可以自如的对眼压、前房及滤过泡进行调整，同时也代替了昂贵的激光拆线，操作简单方便，符合我国国情。

应用可拆除调整缝线目的有两点：一是预防手术后早期高眼压；二是为防止术后滤过太强，可减少手术后浅前房、低眼压、脉络膜脱离、恶性青光眼等并发症的发生。拆线时间根据术后眼压高低、前房深度或滤过泡的形态而决定。

（1）穹窿部缝线方法：持针器反向夹针，将 10 - 0 尼龙线从距角膜缘 7 ~ 8mm 处的穹窿结膜穿入（图 17 - 12）。

再用持针器常规正向夹针，缝合巩膜瓣，结扎时绕 3 环打活结（图 17 - 13），将此线头剪极短，以免从结膜伤口露出。

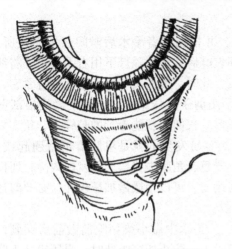 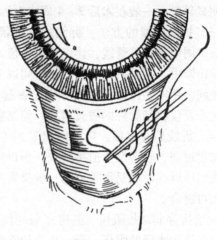

图 17－12　缝线从穹窿结膜穿入　　　　图 17－13　结扎时绕 3 环打活结

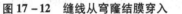

最后将穹窿部结膜外的移行线头做一结扎（图 17－14），避免眼球活动时，线头缩至结膜内。

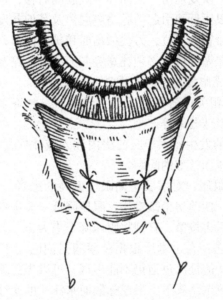

图 17－14　穹窿部结膜外的移行线头做一结扎

此路径要尽量避免损伤筋膜内血管及巩膜浅层血管，否则可引起结膜下大片出血，并会影响功能性滤过泡的形成。

此方法的优点：是将线结放在穹窿部，患者没有异物感。拆线的方法极简单，并且，可以不用着急拆线。

（2）手术后拆线的时机：一般拆线的时间是根据术后，眼压高低、滤过泡形态及前房深浅而决定。术后第一天，眼压高于 20mmHg，前房深度正常，滤过泡扁平时，可通过轻压滤过泡周围，使眼压降低至 10mmHg 左右，滤过泡较前稍微隆起。如果滤过泡隆起度好，眼压下降，缝线可暂不拆除。但若靠按压不易降低眼压，应在手术后第一天就拆除手术缝线，其后马上按压，尽量在术后 3 天内将眼压稳定在 10～15mmHg。如果眼压、滤过泡、前房深浅无明显异常，一般在术后2~4周左右拆线。

（3）拆除缝线的方法：拆线的方法很简单，并根据患者手术后时间长短而有所不同。若术后1周内需拆除缝线，让患者取坐位，局部表麻后，在裂隙灯下用右手持镊子将线头轻轻牵拉出即可。若术后2周或更长时间以上拆线，此时，因线头与组织之间粘合紧密，不必强硬拉线，用左手持镊子夹线并向上提起，右手用剪子下压结膜，尽量于缝线根部剪断即可。也不要仅将结膜外的线头剪掉，使结膜内残留一根肉眼就能看到的长线头，很不好看。

（4）拆线后并发症：拆线时机掌握不好，最容易发生的就是巩膜瓣稍微翘起或松开，引起滤过过强，轻者发生前房变浅，伤口渗漏，严重者角膜失代偿，并发白内障，所以，正确掌握术后拆线时机是很重要的。如果发生前房改变，可以稍微做加压包扎，必要时还要做巩膜瓣再缝合。

7. 前房穿刺调控眼压　前房穿刺的作用有三：手术中做小梁切除前做前房穿刺，先缓缓放出少许房水降低眼压，避免小梁切除时虹膜脱出；防止切穿眼球时，眼压突然下降，造成晶体-虹膜隔前移，引起恶性青光眼及眼内出血的发生；在手术结束前，根据前房深度、眼压高低，应用此穿刺口，向前房内注入眼内平衡液。最后一点的目的主要是：一则检查巩膜伤口有否明显渗漏；二则恢复前房，使晶体-虹膜隔后移，预防恶性青光眼的发生；三则提高眼压，减少手术后因眼压低而引起的脉络膜脱离及其他并发症的发生。

前房穿刺在角膜缘有血管的部位，刀尖撤出时稍扩大内口，并同时放出少许房水以降低眼压。对于瞳孔较大者，在做穿刺时必须注意穿刺刀尖的入路及方向，避免对晶状体损伤。

8. 此种技术对传统青光眼滤过手术的贡献

（1）减少术后低眼压相关的各种并发症：浅前房、脉络膜脱离、低眼压性黄斑病变、暴发性脉络膜上腔出血、眼球萎缩等。

（2）避免恶性青光眼的发生：术毕时前房内注入液体恢复前房，使得晶体-虹膜隔后移，加大了睫状环与晶状体赤道部的间距。

（3）调整术后早期高眼压：对术后早期眼压偏高的患者，若前房正常，应该立刻做按摩，将房水按摩出半滴后，使前房稍微变浅，眼压降低。若房水不易流出，眼压仍高，可以马上拆除一根缝线，拆线后再按摩，直到将眼压降下来为止。

（4）调控滤过泡的形态：在手术后根据观察滤过泡的大小、颜色、弥散的范围等，决定按摩的时间及力度。若功能性滤过泡仍不能出现，可以先拆除一根缝线，拆线后马上轻按压，必须将房水压出少许流至结膜下，形成弥散而水汪汪的滤过泡。特别是对新生血管性青光眼，或多次手术后的顽固性青光眼等，重要的是调整出功能性滤过泡的形态。

当然，随着新的设计，也会出现一些新的手术后并发症，如伤口渗漏、术后滤过泡易变薄、低眼压黄斑病变等。但是，如果掌握其规律，这些问题均可迎刃而解，也不会影响手术成功率。

青光眼的各种手术改良及创新设计，是随着为减少术后并发症、眼部病变的复杂性、手术设备的不断改进、个人手术技巧的逐渐娴熟程度以及多年丰富的临床经验，不断地进行思考、研究、总结而进展。

（三）非穿透小梁手术（Non-Penetrating Trabecular Surgery，NPTS）

1. 产生背景　传统的小梁切除手术，术后早期常出现滤过过强、浅前房、恶性青光眼、持续性低眼压、脉络膜脱离等一系列有连带关系的并发症，引起失明的范例屡见不鲜，这使得青光眼临床医师感到棘手。所以眼科医师们希望寻求一种能够有效降低眼压而并发症又少的手术方法。一直到 20 世纪 80 年代 Zimmerman 研究的外露小梁切除等，才姗姗来迟地走到"非穿透"之列。1984 年 Fyodorov 采用了一种"深层巩膜切除术"，在表层巩膜瓣下再切除一层巩膜组织，近角巩膜缘一侧达小梁网 – Descemet 膜，形成一个"减压房"，房水通过这层菲薄的膜渗透到"减压房"内，再通过多种途径吸收。

为了维持"减压房"的存在，使新建的外引流通道保持通畅，Kozlov 在深层巩膜切除术基础上加用了胶原植入物。此后，透明质酸钠凝胶、Healon GV、羊膜、自体巩膜等相继应用于临床。植入物的作用主要是机械隔离巩膜瓣和巩膜床，减少术后粘连，保持滤过道通畅。

到 90 年代初，部分国内外学者广泛展开思路，不断进行改良、更新。1990 年 Kozlov 首先开展了深层巩膜切除联合胶原植入物手术。以后根据植入物的不同，如：可吸收透明质酸钠生物胶（SKGEL 胶）、非吸收亲水丙烯酸假体（T – FLUX）等，使手术方法有所改变，随之相应的房水引流机制也各有所长。

此类手术近年来被引进我国，使得现代的非穿透小梁手术（Non – Pernetrating Trabecular Surgery，NPTS）正式亮相于青光眼的手术舞台，开始为我国开角型青光眼走出手术效果差的治疗误区。

2. 手术适应证　非穿透小梁手术一般应用于开角型青光眼、无晶体性开角型青光眼、人工晶体术后开角型青光眼、新生血管性青光眼的房角开放期等，基本属于开角型青光眼的专利。但是，对于原发性闭角型青光眼，在检查房角镜后，确实认为房角无粘连，可以在先做虹膜成形术后，做 YAG 激光虹膜打孔，解除瞳孔阻滞及加深前房，之后再行非穿透小梁手术，也是可行的。

3. 植入材料　我们常用的两种植入材料为，可吸收性透明质酸钠生物胶（SKGEL）和非吸收性亲水性青光眼引流器（T – FLUX），两者在临床各有千秋。

（1）透明质酸钠生物胶（SKGEL）：透明质酸钠是一种高纯度高分子量的生物高聚物，由细菌酵解获得，属于氨基酸聚糖类。其经过生物合成，被制成网状，不溶于水，是一种透明质酸的钠盐，既是生物学物质又是由流体生理学分子的排列形式，故有生物相容性。

当切除深层巩膜瓣后将其全部放在巩膜瓣下，Schlemm 管的切除部位可以保持形成的空间，增加房水流出。

具有可吸收性，3 ~ 6 个月吸收，完全吸收之前，在巩膜瓣与巩膜床之间形成蓄水池，使房水流向结膜下的空间及维持一定的排水量。

底边长 3mm，顶边长 0.5mm，高 4.5mm，厚 450μm。

（2）非吸收性亲水性青光眼引流器（T – FLUX）：由 Poly – Megma（亲水性丙烯酸）材料设计生产，组织相容性好，减少细胞增殖，阻止瘢痕形成，最大限度地降低了组织纤维化的风险。

臂长 4mm，体高 2.75mm，厚度 0.10 ~ 0.30mm。

4. NPTS 降眼压机制

（1）结膜下外滤过：房水渗透到结膜下形成滤过泡。一般滤过泡随时间的推移而减少以至消失。UBM 图像显示为手术区结膜下的空隙。

（2）经葡萄膜巩膜房水流出通路引流：房水经菲薄的巩膜床渗透到巩膜床下的睫状体

上腔，再经葡萄膜巩膜房水流出通路引流出眼球。此通路是主要和持久的。

（3）经 Schlemm 管断端引流：房水通过已切开的 Schlemm 管断端，到达 Schlemm 管，然后经集合管进入体循环。

葡萄膜巩膜房水流出通路的房水引流阻力最大的部位是睫状肌前端，此手术切除了深层巩膜、Schlemm 管外侧壁，使房水能经残留的小梁组织、巩膜床渗透到脉络膜上腔，绕过了阻力最大的地方，从而使房水流出易度增加，房水流出量增多，眼压下降。

5. 手术方法　此手术是一个很精细的手术，做到关键部位时，甚至需要屏住呼吸，大气不敢出，此时，若双手稍微有一点哆嗦，手术立刻失败。

（1）巩膜瓣与 MMC 应用：浅层巩膜瓣大于深层巩膜瓣；深层巩膜槽要大于植入物，便于房水循环。浅层巩膜瓣 1/3 厚度，植 TFLUX 时，做以角膜缘为基底的（5×3×1.5）mm 梯形巩膜瓣；植 SKGEL 胶时，做以角膜缘为基底的（5×4×1.5）mm 梯形巩膜瓣。浅层巩膜瓣前缘达透明角膜内 1mm。巩膜瓣下放置 MMC 0.2～0.4mg/ml，1～3 分钟后生理盐水冲洗。

（2）"减压房"的形成：深层巩膜瓣 1/3 厚度，分离到近角膜缘约 1.5mm 时，可以看到瓷白色环行纤维带，继续向前便是 Schlemm 管外壁，呈现出约 0.7mm 左右宽的黑色带，深层巩膜瓣同其外壁一起分开并剪除，这样就初步形成了"减压房"（图 17-15，图 17-16）。

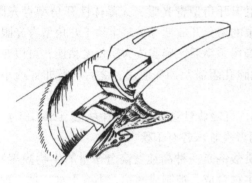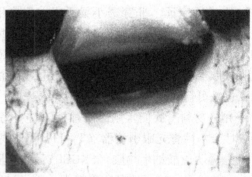

图 17-15，图 17-16　切除深层巩膜瓣形成了"减压房"

1）正确找到 Schlemm 管：掌握 NPTS 的关键在于对解剖关系的准确把握，主要是指巩膜突纵行纤维与 Schlemm 管的解剖关系。初学者对一次性准确地定位 Schlemm 管比较困难。紧邻 Schlemm 管的后壁，原本随机排列的巩膜深层纤维过渡为规则的纵行排列，汇集为巩膜突。如果清楚地看到这种变化，说明深层巩膜瓣的深度合适，继续向前即为 Schlemm 管外壁。对深层巩膜瓣要切的深，达 4/5 的深度，看到巩膜突的纵行纤维，即可找到 Schlemm 管。确实切开了 Schlemm 管外壁，可以看到房水缓缓渗出，而且在对应 Schlemm 管的位置可以观察到一条灰黑色窄槽，在切除的组织块对应部位是棕黑色的 Schlemm 管组织（图 17-17）。

2）而对于每位术者的最大难点在于完整撕掉 Schlemm 管内壁，而不使之穿透。在切开外壁后，可以用刀轻划 Schlemm 管内壁表面，划开后用无齿镊将内壁撕开。用棉签或吸血海绵擦拭估测房水流出量。若房水流出不畅，可以用小梁切开刀轻刮 Schlemm 管内壁，并用纤细的平镊将松动的内膜轻轻撕下，使得小梁网更具有渗透性。处理 Schlemm 管内壁时，术者大气不能出，在关键时候，瞬间是需要屏住呼吸才可完成的。

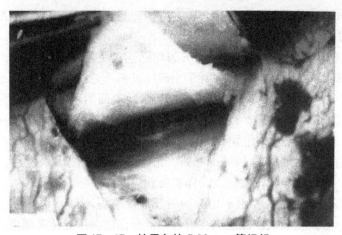

图 17 - 17　棕黑色的 Schlemm 管组织

（3）固定巩膜下植入物

1）透明质酸钠生物胶植入在巩膜槽中（图 17 - 18），分别缝合巩膜瓣及结膜瓣。透明质酸钠生物胶的材料特性柔软、脆弱，无论是从瓶中取出放置在巩膜槽中，还是缝合固定在巩膜槽内，不可使用镊子挟取，应用蘸有盐水的棉签将其蘸出来，轻放在巩膜槽内，此时切记不可用水冲洗术野，否则生物胶极易丢失。缝线时不可将结扎过紧，否则生物胶易折断或碎成块状。

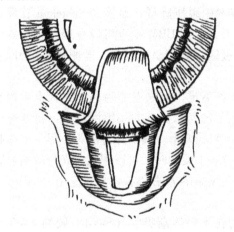

图 17 - 18　SKGEL 胶植入在巩膜槽中

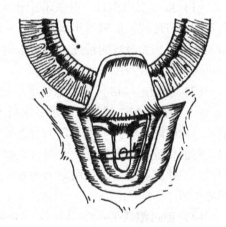

图 17 - 19　T - FLUX 在巩膜槽内两臂插入 Schlemm 管内，通过缝线孔轻轻将其固定在巩膜浅层

2）若使用 T - FLUX 时放在巩膜槽内，两臂插入 Schlemm 管内，用 10 - 0 尼龙线通过缝线孔轻轻将其固定在巩膜浅层（图 17 - 19），浅层巩膜瓣覆盖 T - FLUX，应用可调整缝线做巩膜瓣缝合，10/0 尼龙线缝合结膜。T - FLUX 植入物比较好固定，并且可以应用可调整缝线，当术后早期眼压高时，拆除可调整缝线，调整眼压。

6. 手术中并发症的原因及处理

（1）葡萄膜小梁网及邻近的 Descement 膜穿破：锋利刀刺破可造成小而整齐的破口，无虹膜嵌顿时，不必处理，可按原计划完成。若破口较大，并有虹膜嵌顿时，应改做小梁切除术。由于仅剩一大而薄的巩膜瓣，小梁切除术应小一些，或巩膜瓣较密闭缝合，以防房水引流过量，而导致手术后滤过过强。

（2）深层巩膜床穿破：术中要求深层巩膜切除达透见睫状体的深度，所以术中可能发生穿破深层巩膜床及损伤睫状体组织。对于小破口可不予处理，大破口应缝合。

（3）非穿透区小梁网表面组织残留过多（小梁网表面的巩膜组织有所残留）此一般多发生于初学者，担心小梁网穿破。此类术后眼压很快上升或一直未降，一般做 UBM 可以发现，无 UBM 时，若术后眼压一直不降，在术后 1 周应考虑做手术探查。也可用 YAG 激光，通过前房角镜击射手术区残留的 Descemet 膜，击穿一小孔，使房水透过，但要注意不要击射过多的小梁网。否则易导致滤过量大，而引发相应的并发症。

（4）前层巩膜瓣撕裂：主要由于切除的巩膜厚度掌握不好，切的过于薄，或操作不当造成巩膜瓣撕裂。若损伤较大，深层巩膜瓣可做部分保留、用异体巩膜覆盖修复，并对撕裂部位加密缝合。

（5）切除 Schlemm 管时定位不准：手术要求切除 Schlemm 管外壁、内壁及邻近的组织，所设计的手术区内，仅保留葡萄膜小梁网（Uveal meshwork）。和邻近小梁网的角膜后弹力层。初学者往往对 Schlemm 管定位不准，切除位置过于靠前，仅残留角膜的 Descement，此膜无法透过房水。应重新定位，将深层巩膜瓣分离稍厚，巩膜槽内组织薄，比较容易找到巩膜突及 Schlemm 管。

7. 术后早期并发症的原因及处理

（1）减压房内积血：由于术中止血不彻底，或术中眼压降低，血液经 Schlemm 管反流进入减压房形成积血阻碍房水渗出，一般早期眼压上升。用 UBM 检查可以发现减压房内的积血及观察积血吸收的情况。用房角镜检查可见滤过区小梁网呈暗红色，若眼压持续升高，应再次手术打开减压房清除积血。

（2）周边虹膜堆积堵塞滤过区小梁网：术前准备不足，如未点缩瞳药，患者术后稍有"使劲"因素，加之滤过区房水引流量大，周边虹膜易随房水流动向小梁网移动，将滤过区堵塞，此时眼压升高。其表现为当瞳孔轻度上移时，瞳孔变形。其治疗方法为：尽早点缩瞳剂，将前粘连的虹膜拉开。若周边虹膜堆积堵塞滤过区小梁网时，可以用氩激光行周边虹膜成形术，使虹膜变薄，或用激光的方法将虹膜推开。预防的方法是术后常规应用 Pilocarpine 缩瞳 2 周。

（3）滤过泡低平：SKGEL 胶、Healon 等植入物在术后逐渐吸收（SKGEL 胶约 6～9 个月吸收，Healon 术后 6 天左右吸收），T－FLUX 也是比较扁平，使得术后部分滤过泡低平，眼压升高。此时在术后早期可采用 YAG 激光房角击射术，打通小梁网 Descemet 膜，50%～83% 的患者眼压可满意下降并保持较长一段时间的稳定。

（4）自发性和按摩后残留小梁网破裂：手术区小梁网非常薄，易在外力作用下破裂，引起虹膜前粘连，因此术后嘱患者不要用力揉眼。尽量避免任何外力对眼的作用。应用房角镜可以观察滤过区小梁网的情况。

（5）角膜基质水肿：由于术中剖两层巩膜瓣时切除角膜组织过于靠前，房水渗入角膜基质形成水肿。

（6）角膜干凹斑：术后早期滤过泡隆起明显，使得闭睑时睑结膜不能很好地与该侧周边角膜贴近，该处泪膜形成困难，导致角膜干凹斑的形成。此类患者多发生在手术区鼻侧，应给予人工泪液及营养角膜药。

（7）浅前房及睫状体脉络膜脱离：早期时由于房水有多种途径引流（结膜下滤过、经葡萄膜巩膜引流、经 Schlemm 管断端引流等），可发生轻度的浅前房及睫状体脉络膜脱离，一般不需要做任何处理，可观察自行恢复。

（8）巩膜局限性膨出：曾有一例 12 岁虹膜睫状体炎、继发性青光眼患者行 NPTS 术后眼压再次升高时在深层巩膜切除部位发生巩膜膨出。这一病例提示临床医师对年龄较轻、巩膜壁薄的患者手术时要谨慎。

8. 非穿透小梁手术的优点

（1）减少了晶体 - 虹膜隔前移的因素，避免了恶性青光眼的发生；

（2）减少了术后浅前房及睫状体脉络膜脱离的发生；

（3）由于房水流出的限制，减少了眼压大幅度变化，从而避免了术中暴发性脉络膜上腔出血的发生；

（4）对高度近视患者，减少眼压大幅度变化，不至于引起视网膜脱离。

9. 如何提高非穿透小梁手术的成功率

（1）医师因素：术前常规准备要细心，不能忽略术前降眼压及缩瞳剂的应用，这两个措施主要预防虹膜前粘于非穿透的手术部位。手术前对患者进行全身检查，避免不利因素的存在。

（2）手术因素：术前准备很重要，降眼压及缩小瞳孔是非常必要的。解剖定位准确、迅速、正确地找到 Schlemm 管外壁。手术技巧是关键，剪除深层巩膜瓣时，剪刀的走行、方向要把握，稍有不慎，便可将 Schlemm 管撕破。在撕 Schlemm 管内膜前，先用刀在膜的水平面轻拨一下，可以帮助你很清楚地看到内膜的形态，这时可以直接用刀尖将内膜挑开，再用无齿镊将其夹起、撕开。在探内膜的过程中，只能在水平方位动作，而绝不能有一点向下方的力量，否则就会前功尽弃。所用手术刀要快，使用要稳、轻，关键时候提着刀切。

（3）患者因素：手术后必须将一些注意事项告知患者及家属，如：术后减少探视，少说话，不能咳嗽、打喷嚏、擤鼻涕，对便秘者可以用一些缓泻药等，患者有使劲的动作，容易造成虹膜上移至非穿透小梁部位，使得手术失败。必须要得到患者的密切配合，才能提高手术的成功率。

青光眼滤过手术再熟练的医生，一旦改做非穿透小梁手术时，均可能有一个难堪的时期，但是也因人而易，这个时期的长短是不一样的。取决于每个人的自信心、手术技巧、胆大心细，以及娴熟地手术应变技巧。

NPTS 确是一个很有意思的手术，在刚接触这类手术时，因为总怕切穿而有一种畏惧的感觉，但是，只要熟练掌握，其这种感觉就会大不一样。在手术中全身心地投入，确有在精雕细刻着一件精美艺术品之感。

八、对开角型青光眼治疗的临床评估

传统观念认为开角型青光眼的手术效果较差，一般多采用药物治疗的方法。但是，部分患者往往因为眼压控制不理想，而使视野逐渐缩小，甚至成为管状视野后，才不得已考虑手术治疗。20 世纪 90 年代以后随着设备的引进，对药物治疗的开角型青光眼患者，我们采取有计划地密切监测检查视功能的改变，根据具体病情调整用药，一经发现病情变化，及时建议手术治疗。目前手术技巧日益娴熟，手术方法不断改进，如：应用抗组织瘢痕药物、巩膜瓣下支架、可拆除调整缝线等，使得手术成功率大大提高，即使管状视野的晚期患者，目前应用表面麻醉剂代替球后麻醉，加强了手术的安全性，使术中发生失明的可能降到了最低。

（汪　永）

第二节　先天性青光眼

一、定义及分类

先天性青光眼是指胎儿发育过程中，前房角、小梁网及 Schlemm 氏管等眼的排水系统发育异常，不能发挥有效的房水引流功能，从而使眼压升高以及造成眼球解剖结构和视功能受损害的一类青光眼。它主要分为原发性婴幼儿型青光眼、青少年型青光眼、合并其他全身异常的先天性青光眼，以及眼部其他病变引起的继发性青光眼四个类型。原发性婴幼儿型青光眼是指发生在 3 岁以前的先天性青光眼，是先天性青光眼中最常见的类型，约占先天性青光眼的 50% 左右。因此我们这里讲的先天性青光眼主要是指原发性婴幼儿型青光眼。

二、流行病学与遗传

先天性青光眼的患病率国外统计为 1/10 000 ~ 1/12 500，国内统计为 0.002% ~ 0.038%。在美国约有 5% 的视力障碍患儿患有青光眼，我国先天性青光眼的盲目率占先天性眼病致盲的 1.3%，位于第 6 位。在美国，盲人院中先天性青光眼致盲者占 2% ~ 15%，在我国占 3.4% ~ 7.8%。

关于原发性婴幼儿型青光眼的遗传方式有不同的学说。一种认为是常染色体隐性遗传，一种认为多因子遗传，目前这方面的研究还在继续，并没有一个明确的结论。

原发性婴幼儿型青光眼的子代发病率较低，若父母之一患病，子女有 5% 的可能，第一胎生育患儿后，第二胎发病机会则大大提高。据国外报道，在一个家庭中，如第一胎确诊为原发性婴幼儿型青光眼，第二胎发病与否与性别有关，第一胎为男孩，第二胎发病几率为 3%，若为女孩，第二胎发病几率几乎为零。

三、发病机制

虽然婴幼儿型青光眼眼压升高的机制是由于房角发育异常所致，但房角异常的精确概念以及如何产生此种异常，尚存在大量有争论的问题。

1. Barkan 氏膜理论　1955 年 Barkan 基于房角镜检查所见，认为原发性婴幼儿型青光眼前房角覆盖一层无渗透的薄膜，阻碍房水流出。Worst 支持这一理论，并认为该膜为残存的中胚叶组织的无渗透性表面膜，正常情况下应裂开，但在先天性青光眼却持续存在。Hansson 等用扫描电镜观察证明小梁网有连续的内皮表面层，正常时在胎儿发育的最后数周形成空腔，而原发性婴幼儿型青光眼则这一无渗透性膜继续残留。国内王金爽等人则用扫描电镜发现和证实了 Barkan 氏膜的存在。房角切开术（Goniotomy）就是根据这一理论设计的。

2. 小梁网发育异常　Maul 等发现原发性婴幼儿型青光眼，构成小梁网的"小梁束"

（Trabecular beams）异常变粗，内侧小梁间隙开放，但较深的外侧小梁间隙消失。在Schlemm 管区内皮下可见到一种无定形物质，学者们推测小梁网和 Schlemm 管壁异常，使房水流出阻力增高，是导致眼压升高的原因。

3. 小梁压迫学说　Maumenee 认为，巩膜嵴发育不良，故睫状肌纵行纤维不是附着于巩膜嵴，而是越过它直接附着于小梁。因睫状肌纵行纤维异常附着于小梁，肌肉收缩时，使小梁薄板紧密，小梁间隙封闭，引起房水流出阻力增加。Maul 在做组织学检查时发现红细胞可穿过内侧的小梁间隙，而在受压缩的外侧小梁间隙及邻近 Schlemm 管区则未见红细胞，表明病变发生于该部位。

4. 房角萎缩学说　Mann 提出正常房角的形成并不是由于分裂而是因中胚叶间质萎缩，原发性婴幼儿型青光眼的病因学基础是这种中胚叶组织未完全萎缩所致。

5. 神经嵴细胞学说　Kupfer 等提出先天性青光眼中有些类型的缺陷系神经嵴细胞的移行或胚胎感应器的终末诱导缺陷所导致的发育异常。这个学说可以解释一些合并其他异常的继发性青光眼（如 Rieger 综合征），因神经嵴组织变化可影响其他组织，如面部、骨、齿乳头、软骨和脑膜之发育。

6. 其他　Anderson 指出，前房角的发育过程除了分裂和萎缩外，还包括与角膜和巩膜有关的色素膜组织的后移以及葡萄膜的各层次沿巩膜内面复位的过程，如小梁的胶原性网过早的成熟或过度形成，则可阻止睫状体和周边虹膜的后移而导致原发性婴幼儿型青光眼。

7. 合并其他发育异常　继发性青光眼伴有其他发育异常者，如 Rieger 及 Axenfeld 综合征、SturgeWeber 综合征及母体风疹综合征等。此类异常多数致病原因与原发性婴幼儿型青光眼根本不同。且对用于治疗原发性婴幼儿型青光眼的房角切开术、外路小梁切开术等效果很差。偶有小梁发育不全与其他发育异常同时存在，可以用受损组织为同一神经嵴细胞来源解释。有些病例如青光眼合并 SturgeWeber 综合征，其前房角在组织学上与原发性婴幼儿型青光眼相同，仅在虹膜根部可以见到一些血管。在青光眼的病因上，巩膜静脉压的增高可能是附加原因。母体风疹综合征的前房角在临床上和组织病理学上均与原发性婴幼儿型青光眼相似。有些关于原发性婴幼儿型青光眼的报道，实际上是不明显的或临床症状不明显的母体风疹综合征。

总之，至今为止对于原发性先天性青光眼的发病机制还不是很明确，仍然存在着不同的观点。在我国，尤其来检患儿均较晚期，来时角膜水肿，以及检查设备的不够完善，以至直接影响对病因的进一步研究。

四、临床表现

原发性婴幼儿型青光眼常具有典型的临床症状及体征。

1. 畏光、泪溢和眼睑痉挛　此三联症是原发性婴幼儿型青光眼的主要症状，也是大部分患儿家长的就诊主诉。畏光和流泪是由于眼压高导致角膜水肿刺激了角膜上皮内丰富的感觉神经所致。在婴幼儿或幼年儿童出现其中的一个症状就应高度怀疑有青光眼之可能。

三联症的出现可先于角膜直径扩大（大角膜）、眼球扩大、后弹力层破裂（Haab 线）、角膜水肿及视神经盘等发生改变之前。

2. 眼压升高　婴幼儿型青光眼的眼压在发病早期呈缓慢升高趋势，患儿的不断啼哭（一般家长很难联系到眼睛的问题）、三联症的出现，以及由于患儿巩膜壁硬度富有较大的弹性，均不易引起察觉。往往当出现角膜水肿后眼睛发雾时，才引起家长的足够重视。对于眼压的测量，是必不可少的检查手段，必须让患儿在安静状态下测量眼压，而不主张在患儿哭闹时指测眼压。可以应用 6.5% 的水合氯醛口服液，让患儿睡眠后仔细测量眼压、测量角膜直径及做眼底视神经盘的检查。应用氯胺酮做全身麻醉后测量眼压，往往测量值是偏高的。

3. 眼球扩大　婴幼儿型青光眼的眼部表现基本是随着眼压的变化而各异。在正常新生儿的角膜直径为 10～10.5mm，生后第一年增加 0.5～1.0mm。在发病的早期，随着眼压的缓慢升高，主要出现间歇性、轻度的角膜雾样水肿，往往不易发现。如果眼压没有得到及时控制，就会出现眼球本身的改变，首先为眼球扩大。眼球扩大的原因，是由于新生儿眼球的角膜及巩膜的硬度还不足以抵抗眼压增高，故造成角膜、前房角、巩膜、视神经、巩膜管及筛、板等组织的延伸，特别是在角巩膜连接处，可以看到角巩膜移行缘明显加宽。生后第 1 年角膜直径超过 12mm 应高度怀疑为婴幼儿型青光眼。由于眼压增高所致的角膜扩大主要发生在 3 岁以前，而巩膜的改变较晚，有的延至 10 岁左右。

眼球的进行性、过度的扩张，所引起各层组织的拉长，而导致容易发生的严重并发症多见于：

（1）晶状体脱位：晶状体悬韧带可部分断裂，手术前即可发现虹膜震颤，晶状体脱位。部分患者可能在做滤过手术中，切开巩膜，放出房水的同时，发生晶状体脱位。手术中动作粗暴，也可使已有病理改变的悬韧带断裂。

（2）视网膜脱离：变薄的视网膜对手术操作的承受能力较差，手术后眼压较低时，容易发生视网膜脱离。

（3）轴性近视：由于眼轴逐渐扩张，可以发现在短期内近视呈进行性加深，并且难以矫正。

（4）眼内出血：眼球的过度扩张，使其对外界任何动作的影响均没有很好的承受能力，极轻度的外伤也可能引起眼球破裂，导致眼内出血、视网膜脱离，严重者就此完全失明及眼球萎缩。

4. 角膜扩大、水肿及后弹力层破裂　眼压继续增高，使角膜也不断扩张，引起后弹力膜破裂，导致房水通过破裂口进入实质层和上皮层，角膜水肿加重，出现角膜水肿、上皮脱落，以及角膜糜烂和溃疡；当眼压下降至正常，角膜可以恢复透明，内皮细胞移行，覆盖后弹力层破裂区，仅留下残存的痕迹，即为 Haab 线。Haab 线位于角膜近中央部分呈典型的水平方向线纹。但如发生在周边部，则线纹与角膜缘平行或呈曲线状。在角膜直径小于12.4mm 时一般不会出现后弹力层破裂，3 岁以后也很少发生因眼压增高而造成的后弹力层破裂。婴幼儿型青光眼在出生时约有 25% 的眼出现 Haab 线，6 个月时有 60% 以上有Haab 线。

巩膜也可因眼压增高而缓慢扩张。由于巩膜变薄，在新生儿可显露下面脉络膜的颜色，有"蓝巩膜"的外观。

5. 视神经盘凹陷　原发性婴幼儿型青光眼的视神经改变与成人青光眼不同。视盘凹陷可在婴儿患者中早期迅速发生，且可能随眼压正常化而逆转，眼压控制越早，年龄越小 C/D比的正常化率越高。成年人则不然，眼压下降后，视盘凹陷很难恢复。关于婴幼儿视神经盘凹陷可发生逆转有以下 3 种解释：

（1）星状神经胶质细胞增生：视神经盘凹陷是由于眼压升高引起的星状神经胶质细胞缺损所致，当眼压控制后，此细胞还可以再增生，使视杯恢复正常；

（2）巩膜筛板组织回弹：凹陷是因巩膜筛板向后扩大、移位所致，当眼压下降后，组织弹性回缩；

（3）液体移位：眼压升高时，血液及组织液移位，使视盘内细胞外液的改变产生凹陷，当眼压下降后，组织复水，液体回位，视杯恢复正常。总之，由于新生儿早期筛板结构组织尚未成熟，所以视盘病理凹陷可逆性的理论是有说服力的，而且，我们在临床也见到早期手术的患儿，仅一次手术便可使眼压维持永远，视盘病理凹陷荡然无存。对与年龄稍大后手术的患儿，如果眼压正常后，视神经盘的损害还不能逆转，则表明结缔组织的伸延已属永久性改变或轴索及胶质已丧失。

五、鉴别诊断

需与原发性婴幼儿型青光眼鉴别的疾病有几种，主要是因为这些疾病有 1、2 个症状与原发性婴幼儿型青光眼相似，但不会同时出现泪溢、畏光、眼睑痉挛、眼球扩大和视盘凹陷等全部特征。

1. 先天性大角膜　指角膜直径大于 14mm 者，通常在 14 ~ 16mm 左右。大角膜是一种少见的先天异常，属隐性连锁性遗传。90% 发生于男性。双眼发病。先天性大角膜和先天性青光眼的鉴别要点为：

（1）角膜透明，无后弹力层破裂，看不到 Haab 线；

（2）无眼压增高及视盘凹陷等先天性青光眼征象；

（3）有屈光不正，但其他视功能均正常；

（4）病情为非进行性。

对任何大角膜病例均应加强随访，注意有无眼压变化。大角膜因眼前段增大，同样可造成悬韧带断裂，晶状体半脱位，以致引起继发性青光眼。

2. 产伤　用产钳助产时，如损伤了新生儿眼球，可因角膜后弹力层破裂导致角膜水肿。这种后弹力层破裂常呈垂直方向分布。鉴别要点：

（1）这种损伤常为单眼，左侧多于右侧（因胎儿多为左枕前位）。

（2）可有角膜水肿，角膜后弹力层破裂，但角膜直径、眼压和眼底均正常。

（3）眼睑皮肤及眼眶周围组织常同时有外伤征象。

（4）有使用产钳的历史。

3. 泪道阻塞　可有泪溢和眼睑痉挛，但无畏光。压迫泪囊常有脓性分泌物。必要时可在全麻下测眼压并做泪道探通以证实有无阻塞存在。

4. 先天性遗传性角膜内皮营养不良　为出生时的一种常染色体隐性遗传性疾病。其特点是双眼角膜水肿、角膜实质层极度增厚，但角膜大小正常，无眼压升高。

5. 轴性近视　轴性近视与原发性婴幼儿青光眼的眼球增大易混淆。但轴性近视眼的视神经盘入口倾斜，周围巩膜环（近视弧）以及脉络膜萎缩斑等均很少见于原发性婴幼儿型青光眼。

6. 先天性视盘缺损及生理性大视杯等　鉴别要点为：①角膜大小正常；②眼压正常；③多为单眼发病；④非进行性。

六、治疗

（一）药物治疗

先天性青光眼的药物治疗主要分为短期和长期治疗两种：

1. 短期治疗　手术前降低眼压，为手术做准备。常用1%～2%的毛果芸香碱缩瞳，以便手术中看清房角结构，并减少手术中和手术后的并发症，也可局部应用碳酸酐酶抑制剂派立明滴眼液等。

2. 长期治疗　用于手术后眼压未能完全控制者，或其他由于全身情况等原因无法手术者。

常用1%～2%的毛果芸香碱缩瞳剂，4%毛果芸香碱凝胶是比较理想的剂型，可以减少多次点药的麻烦。但是对于眼球明显扩张者，应该慎用强缩瞳剂，以免引起视网膜脱离等并发症。碳酸酐酶抑制剂可以减少房水生成，可以用于治疗先天性青光眼，尤其是新型的局部用碳酸酐酶抑制剂是治疗先天性青光眼的较为理想的药物，全身应用此类药物要注意患儿的全身副作用，长期应用需和儿科医生共同处理确定用药的量。目前，由于肾上腺素类药物和β-受体阻滞剂类药物的副作用，在先天性青光眼应用中要注意。其他一些新药如适利达等虽然在成人青光眼患者取得很好的疗效，但是目前还没有在先天性青光眼患儿中应用的实验报告。

（二）手术治疗

先天性青光眼一经发现就应立即手术治疗，即使是出生后几天的患儿，也是应该尽快决定手术。手术治疗的方法，根据病因及房角的病理改变设计有所不同，最常用的有以下几种。

1. 房角切开术（Goniotomy）　房角切开术在西方国家仍是第一次手术最为广泛应用的方法，是治疗先天性青光眼的经典手术。由 Barkan（1938）设计，从房角内路切开覆盖于小梁的残膜使虹膜后退，异常附着的睫状肌不再牵拉小梁纤维，减少对 Schlemm 管的挤压，重新打开房水循环的生理通路。

（1）适应证

1）应用房角镜检查时，可见小梁组织表面有胎生期中胚叶膜样组织残留。

2）Schlemm 管正常或接近正常。

3）虹膜根部高位附着。

（2）禁忌证

1）Schlemm 管狭窄或闭塞者，即使做了房角分离术，眼压也不能控制。

2）角膜异常扩大及角膜水肿的晚期患儿。此类患儿有时伴有晶状体半脱位、虹膜震颤、角膜溃疡、角膜穿孔等。

（3）准备及方法

1）术前准备

A. 术前可适当应用毛果芸香碱及其他抗青光眼药物。按全身麻醉做准备。全身麻醉成功后，应详细进行眼部检查。如测量角膜直径、眼压；观察角膜的透明度、虹膜及瞳孔的状态；检查眼底视神经的改变及房角的形态；有条件时应做眼压描记，测量房水流出率。

B. 手术前一日晚结膜囊涂1%～2%毛果芸香碱眼药膏缩小瞳孔，以便于手术中观察房角和房角部位的异常膜。如因角膜水肿影响前房角的可见度，局部滴消毒甘油脱水，或用刀片刮去角膜上皮。

2）手术方法

A. 术者站在右侧位，患儿头偏向术者对侧45°，术者的位置与手术眼呈直角（图17-20）。

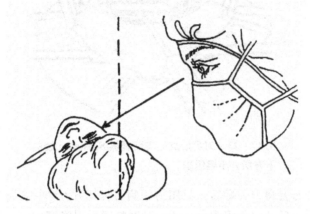

图17-20　术者的位置与手术眼的关系

B. 用开睑器或Barkan房角镜开睑，使镜面略偏鼻侧露出颞侧进刀部位，助手用有齿镊酌情夹往上、下直肌止端（或用缝线）协助术者固定眼球或转动眼球。

C. 用Barkan型或Koeppe房角镜全面检查房角结构（图17-21）。观察Schwalbe线、小梁组织、巩膜突、虹膜突（疏状韧带）等。

先天性青光眼房角镜下特点：虹膜附着于小梁组织；Schwalbe线突出；小梁组织表面可有膜样组织形成。用房角镜压迫角巩膜缘，使上巩膜静脉压上升，观察有否Schlemm管血液逆流现象，以判断Schlemm管是否通畅。房角组织异常及Schlemm管无阻力者，是此手术适应证。

D. Barkan房角切开刀（图17-22）：从颞侧角膜缘内1mm处垂直角膜入前房，进入前房后将刀尖平行于虹膜表面，然后在10~16高倍率显微镜直视下，将刀尖沿虹膜表面到达鼻侧房角并紧靠Schwalbe线的下方，然后顺刀方向一侧切开小梁组织100°~200°，或分别从刺入点两侧各切开小梁组织50°~60°（图17-23）。

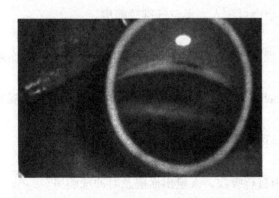

图17-21　应用Barkan型房角镜全面检查房角结构

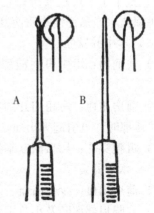

图17-22　Barkan房角切开刀

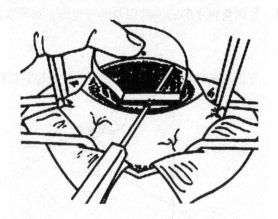

**图 17 – 23　刀尖沿虹膜表面紧靠 Schwalbe 线的
下方切开小梁组织**

　　从相反方向切开时要将刀刃翻转，只用另一侧刀刃切开 60°小梁组织即可。切开成功后可以在房角镜下见到一条细白色组织分离线，同时虹膜后退隐窝加深（图 17 – 24），进一步可见到巩膜突、小梁组织及虹膜的正常附着部位。切开的范围至少 1/4 周，如果能切开 1/3 周，眼压便可控制比较理想。

　　E. 此时将刀尖轻转向角膜方向，即从原路迅速平稳退刀，以避免房水溢出。术后如果前房消失，可在前房内注入 2/3 消毒空气泡，并将切口缝合一针。

　　F. 术毕结膜下注射妥布霉素 0.5ml，地塞米松 1mg，及涂缩瞳眼膏及双眼包扎。

　　（4）手术中注意事项

　　1）要求定位准确：进行房角切开时，务必看清切口部位，切忌盲目操作。刀尖碰到组织时，不可有抵抗感，稍微有感觉即说明切口过深，可能损伤 Schlemm 管或穿通巩膜；切口如果靠前偏向 SchWalbe 线者，手术无效；切口偏后损伤睫状体可致严重出血，影响手术继续进行。

　　2）房角切开范围不得小于 1/4 ~ 1/3 周（图 17 – 25），否则达不到预期降眼压效果。

　　3）整个手术过程要维持前房，以免损伤眼内组织，如果术中前房消失，可灌注平衡液、生理盐水或黏弹性物质使其恢复，术毕尚可注入消毒空气维持前房。

　　（5）术中并发症

　　1）浅前房：术中可在前房内注入生理盐水或粘弹性物质，维持前房，防止损伤眼内组织。

　　2）前房出血：房角切开的部位应为 Schwalbe 的下缘或小梁部位。如果切的过于深或到达睫状体部时，可引起大出血。

　　3）巩膜穿孔：切口深度掌握不好时，可将巩膜切穿。

　　（6）术后并发症

　　1）前房出血：少量出血，可在 3 天内自行吸收，大量出血应及时冲洗前房。

　　2）虹膜根部离断及小范围睫状体脱离，由于术中角膜不清晰，房角可见度差，切口位置偏后所致，一般在高倍显微镜直视下细心操作，是可以避免的。

　　3）小范围房角粘连：在手术中及时恢复前房，术后及早全身或局部应用类固醇激素控制炎症及适当应用缩瞳剂可以预防。

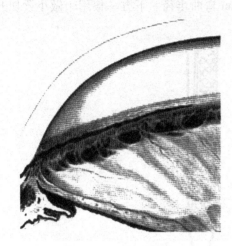

图 17－24 房角切开线

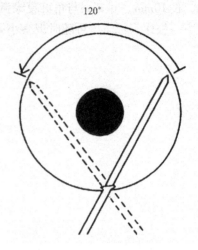

图 17－25 房角切开范围

（7）术后管理

1）术后卧床 1～2 天，头侧位以保持房角切开部位在上方，从而避免前房下沉着物（炎细胞、出血等）堵塞切口。

2）术后隔日换药，口服及局部点抗生素，皮质类固醇激素 3～5 天。

3）为使切口开放，术后 1～2 周内持续点缩瞳剂，每日三次点眼，炎症反应重者例外。

4）术后 1～2 周，可在全身麻醉下或口服镇静剂（小儿口服 6.5% 的水合氯醛比较安全）后，待患儿入睡后测量眼压，做眼底检查。有条件者可做 A 超检查，测量眼轴长短的变化；做眼压描记检查，了解房水排出的情况。以后并终生要不断地监测视功能有否改变，密切观察青光眼控制的程度。

2. 小梁切开术（Trabeculotomy） 小梁切开术又称外路小梁切开术（Trabeculotomy ab externo），由 Smith 和 Burian（1960）首先报道。作用原理同房角切开术，但不需要特殊的房角镜，适合于角膜横径小于 13mm 的婴幼儿型先天性青光眼，有效率达 63%～82%，而再次手术的成功率在 90%。并发症较少，但对操作技巧要求较高，必须在手术显微镜下进行手术，并要用特制的小梁切开刀，术中能否准确地对 Schlemm 管定位是手术成功的关键。

（1）手术目的：从眼球外巩膜面找到 Schlemm 管后，切开小梁及 Barkan 膜，疏通 Schlemm 管内壁与小梁间的房水引流受阻部位，从而恢复生理性房水排出途径。

（2）适应证

1）房角发育异常的先天性青光眼；

2）二次房角切开术失败者；

3）因角膜水肿混浊，妨碍用房角镜观察而无法进行房角切开者；

4）Schlemm 管前阻滞的青少年型青光眼也可采用小梁切开术。

（3）手术准备

1）手术前充分用毛果芸香碱缩瞳及降低眼内压。

2）手术显微镜：放大倍数 6～10 倍，照明良好。

3）特殊器械准备：Harms 型小梁切开刀。

Harms 小梁切开刀（图 17 - 26）为直径 0.2mm 的平行上下排列两根金属针，相距 3mm，长 10mm，并有一与角巩膜缘弧度相同的 6mm 弯曲半径。下方一根用于做小梁切开，而上方一根作为标志，可随时观察小梁切除的程度。

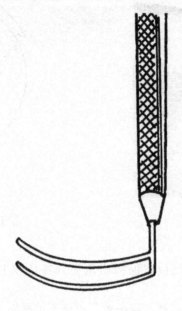

图 17 - 26　Harms 小梁切开刀

（4）手术方法

1）麻醉：同房角切开术。为了暴露充分，应该做上直肌牵引线。

2）结膜瓣：在偏鼻上方选择以穹窿为基底的结膜瓣，可以使手术野暴露得较充分。

3）巩膜瓣厚度：做 2/3 厚度的板层巩膜瓣，要厚于小梁切除术，使显露的巩膜床呈淡蓝色，深层巩膜留的越薄越容易找到 Schlemm 管。为看清楚角巩膜缘的解剖境界，可在制作巩膜瓣时要分离到透明角膜内 1mm，也以便于临时改做小梁切除术。患儿眼球壁较薄，要小心分离切勿穿破。巩膜瓣大小范围应根据角膜越大，Schlemm 管位置越往后，巩膜瓣也相应制作稍大。再者，在必要时还可能改做小梁切除术。一般巩膜瓣应 4mm×5mm 左右。

4）Schlemm 管定位：是否能够找到 Schlemm 管，是手术成败的关键。往往由于眼球的极度扩张，而 Schlemm 管的位置有很大的变异。手术中应耐心、细致地应用多种方法 Schlemm 管的位置。一般用放大 16～20 倍的手术显微镜（技术熟练者，一般在普通放大倍数下即可找到 Schlemm 管）。

有以下多种方法可供探查 Schlemm 管的位置：

A. 放射状切口：手术显微镜放大 16～20 倍，以角膜缘后界巩膜嵴稍前方半透明区灰蓝色带内为中心，于此垂直向前后做 1mm 长的板层切口，动作要轻巧细致，边加深切口，边将巩膜纤维向切口两旁推移，当切口边缘出淡血水或清亮液体时，切口之两端可见圆形或裂隙状小黑点，此处即为 Schlemm 管的断端（图 17 - 27）。

用 5 - 0 尼龙线无阻力探入约 1mm 时（图 17 - 28），同时左右摆动亦不穿入前房，则证实位置正确。也可用透照法再验证一下尼龙线的位置是否在 Schlemm 管，经验丰富的术者，可不必插尼龙线而直接用小梁切开刀进入 Schlemm 管。

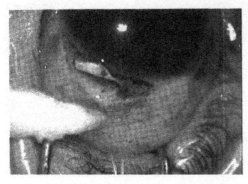 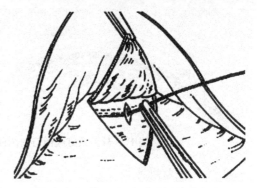

图 17－27　切口端可见小黑点，即为 Schlemm 管　　图 17－28　5－0 尼龙线无阻力探入约 1mm

B. Schlemm 管充血法：前房穿刺降低眼压后，可促进 Schlemm 管被动充血，在切口处仍不断渗出淡血水或清亮液体，即可证实切口位置准确。

C. 广切口法：制作巩膜瓣后，在巩膜床内相当于 Schlemm 管部位切除 2mm×2mm 的 Schlemm 管外壁，使管腔显露，这样更有利于插入小梁切开刀。

D. 透照法：关闭显微镜照明，利用光导纤维在下方角膜缘外向角膜投光，当光透过前房角时，角膜缘由里及外即呈现出透明（角膜）、半透明（内藏 Schlemm 管）与不透明（睫状体所在）三个区域，以 12 点最宽。在不透明区向内 0.5mm，即角膜缘的后界，相当于巩膜嵴处向内 0.5mm 的半透明区，呈现出明亮的细反光线条，于此线做好标记，并垂直切开即可直达 Schlemm 管外壁，见不断有淡淡的血水渗出，可为 Schlemm 管。此方法很少应用。

5）切开 Schlemm 管内侧壁及小梁：为扩大手术野，可将显微镜降低到 6～7 倍，持一对分别以左右手操作的双刃 Harms 钝头弧形小梁切开刀。将一刃插入管内做小梁切开，另一刃在管外做引导（图 17－29）。

顺角膜缘方向推进 60°，管内膜一般几乎无任何阻力，然后旋转刀柄进入前房（图 17－30）。

从虹膜面与角膜间操刀切开 Schlemm 管内壁及小梁（图 17－31），最后顺其弧度小心退刀，然后换左手持另外一把刀，在相反方向重复同样动作，共切开 120°范围。

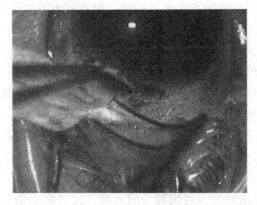 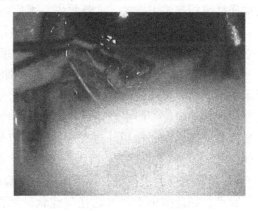

图 17－29　将一刃插入管内做小梁切开，　　　　图 17－30　旋转刀柄切开小梁进入前房
另一刃在管外做引导

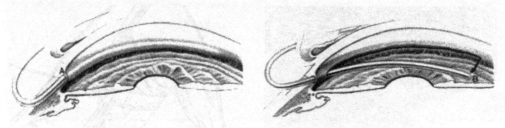

图 17 - 31　从虹膜面与角膜间切开 Schlemm 管内壁及小梁

（5）术中注意事项

1）暴露手术野：为了不损伤眼内组织，术中患者保持正位，并用适当倍数的手术显微镜，例如寻找 Schlemm 管的位置，可以将显微镜放大 10 ~ 16 倍，在 Schlemm 管定位准确后，再将其回到 6 倍左右，以便使手术可见范围扩大，便于操作。

2）手术操作要精细熟练：为做到这一点，在进刀以前可先在角膜缘外操练旋转及前进后退等动作，以免进刀后旋转过度，而过快的进出容易造成切开范围不足。持小梁切开刀时密切注视刀尖方向及深度，如有阻力应退刀，调整后再继续，以免形成假道，损伤眼内组织。还应注意小梁切开刀的前端，避免刀前端先进入后房，损伤晶状体。

3）避免形成假道：找到 Schlemm 管时，应先用柔韧的 5 - 0 尼龙线缓慢插入，在插入线的同时，密切观察是否有阻力以及线是否进入前房。若非常顺利，又无任何阻力的插入 1cm 后，前房仍未见到线时，说明位置正确。反之，前房可以见到线，或可以看到伸入的线将虹膜碰动，说明已经穿透前房。

4）在巩膜槽内的垂直切口尽量偏向一侧，以备小梁切开失败后，可以立刻改变手术方式。

5）手术切开必须在 1/3 ~ 1/2 圆周范围。

（6）手术并发症及处理

1）前房出血：出血程度可轻重不等，少量出血一天即可完全吸收。严重出血者，可能与损伤虹膜根部组织有关。文献报告，术后前房出血的发生率为 62%。处理同房角切开术。

2）虹膜根部离断：由于小梁切开刀靠后与虹膜卷缠所致，术中一旦发现虹膜被牵动，应立即向后退刀，重新调整方向再插入，如果因此引起大出血，应行前房穿刺排出积血。

3）晶状体损伤及脱位：在极度扩张的眼球，晶状体悬韧带已被拉长，甚至部分断裂。手术中小梁切开刀在向前房内旋转时，误进入虹膜下面，直接损伤已不健康的晶状体悬韧带而造成晶状体脱位，严重者至晶状体损伤。此外要注意，小梁切开过程中由于房水流出，前房变浅或消失，因此在切开过程中，要边切开边向外逐渐退刀，以免刀尖至瞳孔区损伤晶状体。

4）角膜后弹力层撕脱：可因小梁切开偏向角膜一侧，划伤角膜的后弹力层，造成后弹力层脱离。如范围小不会引起任何症状，如范围较大，可出现角膜水肿。此时将小梁刀退出，重新调整方向，并且立即从预先做好的角膜穿刺口注入空气，迫使后弹力层复位。

5）结膜滤过泡形成：由于巩膜瓣没有缝紧，房水渗漏引起，一般 3 个月左右可能消失。

6）巩膜葡萄肿形成：术后眼压控制不理想，使手术部位较薄的巩膜瓣或缝合不牢固的巩膜瓣不能承受较高的压力所致。

7）Schlemm 管定位困难：多见于眼球明显扩张的晚期患者，角膜横径超过 14mm、角巩膜缘异常增宽变薄、Schlemm 管先天发育异常或缺损、Schlemm 管隔膜影响、手术操作的错误等均可造成定位困难。此类情况下，选择小梁切除术更为妥善。

（7）术后管理同房角切开术。

（8）此手术易失败的原因

1）Schlemm 管定位不准确或造成假道。

2）小梁切开的范围不够大。

3）手术后被切开的中胚叶残留组织又重新粘连愈合。

4）虹膜前粘连：手术操作粗暴，或手术前后没有注意缩小瞳孔。

（9）手术成功的标志：先天性青光眼的手术成功率与手术时机有密切的关系。发现早、手术及时效果则好；反之手术很容易失败，手术成功的标志主要为：①眼压控制正常、角膜水肿消退、视力有所提高、眼底检查，视神经杯/盘比，有回弹现象。②眼轴较术前减小。③房角镜观察：手术范围小梁网呈裂隙状。在相当于 Schlemm 管的位置两侧小梁组织卷缩成白色沟状；有作者认为在中度指压下，巩膜浅静脉血液通过 Schlemm 管经裂隙反流至前房。④眼压描记检查应该与手术前对比 C 值有所改进。

3. 小梁切开联合小梁切除术　本手术适用于虹膜附着位置较高，遮盖于 SchWalbe 线的先天性青光眼、角膜横径介于 13～14mm、眼轴大于 23mm、房角切开以及小梁切开手术失败的患者。

（1）手术方法

1）麻醉及结膜瓣全身麻醉成功后，做以穹窿为基底的结膜瓣，充分暴露巩膜并烧灼止血。

2）巩膜瓣：做以角膜缘为基底 2/3 厚及 4mm×5mm 大小的巩膜瓣，分离至清亮角膜内 1mm。

3）小梁切开：在巩膜床内相当于 Schlemm 管外壁巩膜嵴前约 0.5mm 处做放射形切开，寻找 Schlemm 管。方法及步骤见小梁切开手术。

4）前房穿刺：在右手方便部位，角膜缘内 1mm 有血管处，用穿刺刀做隧道试穿刺口。为手术后及时恢复前房，提高眼压，防止术后并发症而备。

5）小梁切除：青光眼患儿角膜扩张以后，角巩膜移行缘很宽，此时必须注意小梁切除部位的选择。一定不要被扩张的角膜缘迷惑，要以结膜返折处作为标志，否则切口稍微靠后，便可引起玻璃体脱出，导致手术失败。待 Schlemm 管内壁及小梁切开成功，继续在板层巩膜内切除小梁组织 1.5mm×1mm（图 17－32A，图 17－32B），及周边虹膜切除。

6）用 10－0 尼龙线缝合巩膜瓣 2 针，结膜组织间断缝合 2 针。

（2）注意事项：基本与小梁切开术及小梁切除术相同，唯联合手术较前两者更为精细。切口不宜靠后，以防出血及玻璃体脱出。有作者习惯切通之前可预先行前房穿刺，留于手术结束时前房注气或注入平衡液以维持前房，为减少手术后的并发症并提高手术疗效。有关联合手术的并发症及术后处理均类似小梁切开术和小梁切除术。

（3）手术优点

1）联合手术为青光眼患者提供了眼内引流及眼外引流两条通路，因此即使一条通路堵塞，眼压仍可基本维持正常。

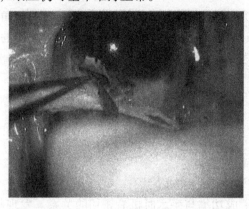
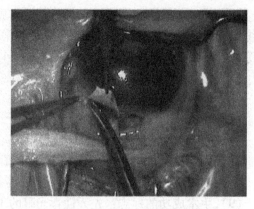

图 17-32A 切除小梁组织的正确部位   图 17-32B 小梁切除范围

2）角膜混浊者可首选此手术。

3）由于 Schlemm 管精确的定位，保证了小梁切除的准确性。

4. 对先天性青光眼手术措施的讨论以及治疗方法的评价 目前多数学者对原发性婴幼儿型青光眼早期患儿都主张采用房角切开术或外路小梁切开术。手术失败者可重复行上述手术。小梁切除术对晚期患者或无条件做房角切开或小梁切开术的患者可以作为首选手术，其余的各种滤过手术也可采用，睫状体冷冻或睫状体光凝手术一般只用于滤过手术失败者。

关于各种手术方法效果的评价，一般认为房角切开术和外路小梁切开术的疗效相当，即使手术失败也多是患者个体问题。小梁切开一次手术的成功率为 50% ~ 70%，2 ~ 3 次手术的成功率为 75% ~ 95%。但 Mc Pherson 等发现外路小梁切开术作为首次手术的统计学成功率 83%，比房角切开术 33% 高得多。我国大部分患儿就诊时角膜已经混浊，采用房角切开术受到一定的限制，所以应用外路小梁切开手术是比较普遍的。

对于多次手术后眼压仍然控制不理想，可以再选择硅管植入手术。手术成功率 1 年之内多在 70% 以上，但是随着时间的推移，成功率逐渐呈下降趋势。再者，还可以选择睫状体手术，如：二极管睫状体光凝手术或睫状体冷冻手术，此类手术的能量需求，要根据眼压高低及多次手术的治疗次数掌握，主张可以少量多次，宁可缓降眼压，不可一次做过，造成眼球萎缩。

对于眼压控制，但角膜仍混浊并影响视力的患儿，应该考虑早一些做穿透性角膜移植手术，以便减少弱视的发生率。

（张秋丽）

第三节 新生血管性青光眼

新生血管性青光眼（Neo Vascular Glaucoma，NVG）总是伴随着其他眼部异常而发生，最多见于眼部缺血性疾病，如：视网膜静脉阻塞、糖尿病性视网膜病变、视网膜血管炎等，另外在一些较晚期的眼病，如：眼内肿瘤、晚期青光眼、视网膜脱离、葡萄膜炎等也是较为常见。其特征为虹膜和房角表面的纤维血管膜收缩，形成周边前粘连导致眼压升高。1963年 Weiss 等人提出新生血管性青光眼这一名称，因为它更符合此病的病理生理过程。在此之前，文献中曾出现不同的术语，如出血性青光眼、血栓性青光眼、充血性青光眼、红变性青光眼、糖尿病性青光眼等，所有这些都是目前称之为的新生血管青光眼。虹膜红变（Rubeo-sisiridis）这一名称现多被虹膜新生血管出现所代替。

一、组织病理特征

各种原因引起的新生血管性青光眼，其眼前段组织病理学是一样的。组织病理学检查发现其新生血管均起源于虹膜和睫状体的微血管床。新生血管的形成是以瞳孔缘小动脉环的毛细血管内皮细胞芽开始的，然后内皮细胞芽可以出现在虹膜的任何部位。这些内皮细胞芽可发展为小球样的血管丛，由于血管内皮细胞胞壁非常薄，这些血管丛可渗漏荧光。

随后出现临床可见的纤维血管膜，这种膜包含具有收缩功能的肌成纤维细胞。它的收缩使虹膜上皮的后色素层前移，导致葡萄膜外翻，持续膜收缩也将导致周边虹膜前粘连，最终导致房角永久性粘连闭合。纤维化的、无反应的虹膜及固定散大的瞳孔常见于晚期的新生血管性青光眼。

二、发病机制

关于新生血管性青光眼的发病机制，普遍接受的理论为缺血的视网膜释放出血管生成因子，这些因子向前扩散引起虹膜和房角的新生血管形成。毛细血管阻塞或缺血是起因，实体肿瘤产生的血管生成因子进入眼内也可引起视网膜或虹膜的新生血管。已经研究发现许多血管生成因子，包括成纤维细胞生长因子（FGF），血管内皮生长因子（VEGF），血小板源性内皮细胞生长因子，转移因 $-\alpha$，转移因子 $-\beta$，肿瘤坏死因子 $-\alpha$。其中 VEGF 是最重要的因子之一。研究表明 VEGF 在新生血管性青光眼患者的房水内的浓度是正常人的 40~100倍。已经分离出许多抗血管生成因子，但是各种因子是如何调节的，现在仍不十分清楚。在正常状态下，许多抑制剂可以控制新生血管的形成，然而当缺氧（如外伤、炎症、血管阻塞或肿瘤刺激）时，视网膜微血管内皮细胞、周细胞、视网膜色素上皮细胞均产生 VEGF，促进眼内新生血管的产生，房角出现新生血管膜，新生血管膜牵拉导致周边虹膜前粘连，最终导致房角永久性粘连闭合。在此过程中，由于房水流出受阻，引起眼压升高。

三、伴随新生血管性青光眼的常见眼病

伴随新生血管性青光眼的眼病有很多种，但是多数都与视网膜缺血、眼缺血或慢性炎症有关。最近的研究表明，新生血管性青光眼中有 1/3 为视网膜中央静脉阻塞，1/3 为糖尿病视网膜疾病，1/3 为其他疾病，其中颈动脉阻塞性疾病占多数。Gartner 等根据病因将其分为以下几大类：

（一）视网膜缺血性疾病

1. 糖尿病性视网膜病变　糖尿病性视网膜病变是最常见的新生血管性青光眼的起因之一。新生血管性青光眼通常出现于增殖性糖尿病性视网膜病变眼，但也可见于有大面积毛细血管无灌注区的非增殖性糖尿病性视网膜病变眼。新生血管性青光眼的发生与糖尿病的患病时间长短有关，同时也受是否并发其他疾病如高血压的影响。糖尿病患者玻切术后 6 个月内容易出现新生血管性青光眼，尤其是在无晶体眼，在增殖性糖尿病性视网膜病变眼，及在术前存在虹膜新生血管的眼。囊内白内障摘除术后，很容易出现新生血管性青光眼，而囊外白

内障摘除术后发生新生血管青光眼的几率显著降低。因此晶状体后囊－玻璃体前界膜屏障是很重要的，其除了是稳定的房水屏障外，也可能产生抗血管生成因子。

2. 视网膜中央静脉阻塞　视网膜中央静脉阻塞后 20 ~ 48 小时，毛细血管即有发生闭塞，其分为两种类型，缺血型和非缺血型。在非缺血型视网膜中央静脉阻塞眼的自然病程中无一例会发生新生血管性青光眼，而在缺血型中，由于大片毛细血管无灌注区，则29.7% ~ 66.7%会发生新生血管型青光眼。眼底荧光血管造影，对判断视网膜中央静脉阻塞是有重要的诊断价值。视网膜毛细血管无灌注区越大，新生血管形成的机会就越大，新生血管出现在虹膜及房角并堵塞小梁网，久之房角关闭，眼压升高。新生血管性青光眼 80% 发生在视网膜中央静脉阻塞后 3 ~ 4 个月左右，而且有 1/3 非缺血型视网膜中央静脉阻塞病例可以在 3 年内转变为缺血型，故定期随诊及复查眼底荧光血管造影很重要。视网膜中央静脉阻塞后发生的青光眼有两种：一种为继发新生血管性青光眼，发生在缺血型者，其发病率约为10% ~ 20%。另一种为合并有原发性开角型青光眼，主要对另眼做除外青光眼的检查。

3. 视网膜中央动脉阻塞　视网膜中央动脉属于末梢动脉，正常情况下无任何交通支相互连接，所以对血循环障碍极为敏感，一旦发生阻塞，视网膜便缺血缺氧。长期视网膜灌注压低，缺血缺氧，而诱发新生血管性青光眼，其发生率 15% ~ 20%。

4. 颈内动脉阻塞　颈内动脉阻塞后，引起眼内血流减少，部分可引起视网膜微动脉瘤、静脉扩张等，长期缺血虹膜表面会出现增殖新生血管膜，当其生长至房角时，便会引起眼压升高，导致新生血管性青光眼。

5. 视网膜脱离　视网膜脱离后出现视网膜缺血促使新生血管形成，视网膜复位术后仍约有8%的患者出现虹膜新生血管，Jan C 认为术后视网膜周边残余视网膜脱离是最重要的危险因素，再次网脱复位术后虹膜新生血管明显消退。

6. 其他视网膜缺血性疾病　视网膜静脉周围炎、外层渗出性视网膜病变、后长睫状体动脉阻塞、永存原始玻璃体增生症、高安病（上肢无脉症）、巨细胞动脉炎等。

7. 镰刀细胞性视网膜病变。

（二）眼本身疾病

青光眼晚期、视网膜血管病、葡萄膜炎、交感性眼炎、眼内炎等均会导致新生血管性青光眼。

（三）手术、放射线治疗

白内障摘除术、硅油填充术、巩膜环扎术、颈动脉内膜切除术等术后均会产生视网膜缺血，从而出现新生血管性青光眼。眼部大剂量放射治疗会导致视网膜缺血，也会伴发新生血管性青光眼。

（四）眼内肿瘤

脉络膜恶性黑色素瘤为成人常见的眼内恶性肿瘤，随病情进展，可继发新生血管性青光眼。Hudson 等报道一组葡萄膜恶性黑色素瘤的患者，其中眼压升高的38.3%，有虹膜新生血管的30%，我国也有类似报道。视网膜母细胞瘤、虹膜黑色素瘤、虹膜血管瘤均会出现新生血管性青光眼。

四、新生血管性青光眼的诊断

详细询问病史及认真检查眼部情况是非常重要的，特别是重点检查眼内组织结构。对于有过眼底出血疾病的患者突然眼睛疼痛，充血，同时伴有眼压高者，裂隙灯检查发现虹膜有新生血管即可诊断。有些较早期的病例，用裂隙灯不能看清新生血管，此时，眼前部荧光血管造影检查可在虹膜瞳孔缘部发现新生血管并有渗漏，这有助于诊断极早期虹膜新生血管。此种新生血管壁薄，易破裂，往往反复发生前房内出血或眼内出血。

若仅单眼发病，同时伴有白内障，虹膜有新生血管，眼底不能窥入时，必须做眼内 B 超检查，以除外眼内肿瘤。

五、新生血管性青光眼临床分期

分期的目的在于，抓住时机选择有效的治疗方法。根据临床经过一般分为三期：

（一）青光眼前期

虹膜新生血管极少，仅能在瞳孔缘部可见。房角可有少量的新生血管存在，尚未形成纤维血管膜，前房正常深浅，眼压一般在正常范围。

（二）青光眼房角开放期

角膜尚清亮，新生血管多仅在瞳孔缘部可见，虹膜表面及房角也可见到一些纤细或中粗的新生血管及纤维血管膜形成。周边虹膜尚无明显前粘连，眼压升高。

（三）青光眼房角关闭期

角膜水肿或水泡形成，纤维性血管膜覆盖房角的滤帘组织及虹膜表面，虹膜表面可见粗大的新生血管，前房变浅，几乎虹膜全周前粘连，瞳孔缘色素层显著外翻，瞳孔开大，眼压升高。可见到前房出血。

六、治疗

新生血管性青光眼属于难治性青光眼之一。即使是非常有经验的医师，对于此治疗也感棘手。所以对新生血管性青光眼前期的治疗，也就是对原发病因的治疗是非常重要的。临床上关键是早期发现虹膜新生血管并进行早期准确而有效地治疗，方可预防新生血管性青光眼的发生并保护有用的视力。

（一）预防性治疗

全视网膜光凝是预防发生虹膜新生血管和新生血管性青光眼的最有效的方法。在缺血型视网膜中央静脉阻塞和糖尿病性视网膜病变中，荧光血管造影显示广泛毛细血管非灌注区或瞳孔缘有荧光素渗漏者，均应进行全视网膜光凝。

（二）青光眼前期

这一期的临床特点是眼压正常，其瞳孔缘虹膜可见小的虹膜新生血管。其治疗包括：

1. 全视网膜光凝术　全视网膜光凝术的目的在于保护黄斑不受累及，光凝破坏新生血管区，封闭新生血管及供养血管，并促进视网膜出血、水肿及渗出的吸收，停止释放血管生长因子，预防再有新生血管形成及其他并发症的发生。可用氩激光（波长 4 880nm）和氪红激光（波长 647.1nm），屈光间质混浊者首选氪红激光。

全视网膜光凝可根据眼底病变程度于 2 周至 1 个月内分 3 ~ 4 次完成，积累治疗量 1 500 ~ 2 500 点。疗效随光凝面积的增加而提高。我国王燕琪等人报告 94% 的视网膜、虹膜、房角新生血管在 2 ~ 4 周内消退。

2. 全视网膜冷凝术　对于眼底可视性不好及行全视网膜光凝术有困难的患者，可以行全视网膜冷凝术。掌握好全视网膜冷凝手术技巧，可以有效地使新生血管消退，而不引起视力减退。方法：沿角膜缘一圈剪开球结膜，分离至赤道部，四条直肌做牵引缝线。距角膜缘 7mm、10mm、13mm 各冷冻一排，每排冷冻约 20 ~ 24 个点。10 - 0 尼龙线间断缝合球结膜。有研究报告，治疗后数天至 1 周新生血管开始消退，1 个月基本可以完全消退。

3. 光动力学治疗（PDT）和经瞳孔温热疗法（TTT）　光动力治疗的原理现在一般认为通过静脉内注射光敏剂，由于光敏剂可选择性与脉络膜新生血管内皮结合，在特定波长的光线照射下，激发产生单态氧，使血管内皮受损，导致细胞脱颗粒，随后启动凝血机制，从而使新生血管阻塞。在靛青绿血管造影（ICGA）指导下，应用光动力疗法治疗脉络膜新生血管已经取得了很好的疗效。Lanzetta 等人应用 TTT 治疗具有脉络膜新生血管的 64 只眼，术后 1 周时新生血管区渗漏增加，2 ~ 3 周时渗漏开始减轻，4 周时治疗区显示低荧光，没有荧光素渗漏。TTT 可以有效地封闭脉络膜新生血管，复发率较低。

（三）青光眼房角开放期

1. 药物治疗　新生血管性青光眼一般不主张用缩瞳剂治疗，因会增加充血和炎症反应。可局部用 β - 受体阻滞剂如 0.5% 噻吗洛尔，或局部用碳酸酐酶抑制剂派利明，以减少房水生成。对还有部分视力或疼痛症状明显者，可以应用高渗剂降低眼压。此外，局部可用皮质类固醇激素滴眼液和 1% 阿托品滴眼液，以减轻炎症反应和疼痛。药物治疗效果较差。

2. 手术治疗

（1）滤过性手术：施行滤过手术前，要详细查房角，选择少或无新生血管的部位手术。若有新生血管，应先行氩激光光凝，将房角新生血管封闭。待新生血管消退后，可根据患者青光眼的程度及个人手术技巧，来选择术式。如：巩膜下咬切、小梁切除术、青光眼引流阀植入术等。手术中根据患者的青光眼程度、结膜厚度、年龄大小、新生血管多少等，决定应用 MMC 的部位、范围及时间。Palmer 认为术中应用 MMC，眼压控制的总有效率占 84%，成功的特点是可以形成大而隆起的无血管的功能性滤过泡。

新生血管性青光眼的单纯滤过手术，在病程的中晚期成功率较低，多名学者报告，其成功率只有 11% ~ 21%。造成手术失败的原因多见于以下情况：

1）术前极难以控制的高眼压所造成的眼组织充血、水肿，在术中分离球结膜时出血较多，以至术后房水滤过部位渗出膜形成，而导致眼压升高。

2）房角小梁新生血管网的形成，术中眼压下降时，房角新生血管破裂，出血后形成血膜，直接影响房水的滤过。

3）小梁切除的内口被来自虹膜的纤维血管膜阻塞也使手术趋向失败。

4）血 - 房水屏障的破坏，有关的血浆蛋白异常渗出，也刺激了成纤维细胞的增生，影响功能性滤过泡的形成。

另外 Herschler 在新生血管性青光眼的滤过术中对虹膜和睫状突进行局部烧灼，成功率达 33%。Allen 等报告的新生血管性青光眼中，手术成功率达 67%，采用术前全视网膜光凝、控制炎症和术中充分止血及应用 MMC 可提高手术成功率。

目前采取滤过手术联合巩膜支架植入联合 MMC 术中应用，治疗新生血管性青光眼也取得了较好的效果，如：巩膜瓣周围先应用 MMC 1～3 分钟不等，然后再将青光眼引流器（T－FLUX）直接插入房角、羊膜植入巩膜瓣下等也是有一定的疗效。

（2）Ahmed 青光眼阀植入术：青光眼房角开放期多采用各种房水引流装置放入眼内，这些都是对组织反应小，组织适应性好的合成高分子化合物。1969 年 Moltemo 首先介绍青光眼引流管植入治疗难治性青光眼，之后临床上进行了大量的研究不断改进，现在常使用改良 Molteno、Ahmed、Krupin 等几种植入物。手术成功率多在 50%～80% 之间，术中、术后联合应用抗组织瘢痕药物（MMC、5－FU 等），使手术成功率大大提高。

此设计是在前房和结膜下间隙之间，通过植入物装置保持沟通，将房水引流至赤道部，以望获永久性房水外流通道。大而宽阔的扩散装置因各植入物类型不同而各异，其曲度均与巩膜弧度相吻合。手术后房水可以直接流入巩膜外硅胶盘周，形成一个与硅胶盘外表面积相同的包裹囊腔，成为经典的功能性滤过泡。房水可经滤过泡囊壁排出或渗透及通过眼周围组织微血管或淋巴管排出。术后眼压主要由滤过泡囊壁的总面积及囊壁对房水排出阻力的大小而定。

根据植入物引流管内是否有限制房水流动装置可分为以下两种：

1）非限制性植入物（Molteno，Schocket、Baerveldt）

2）限制性植入物（Krupin、Joseph、White、Optimed、Ahmed）

我们曾用过的植入物有 Ahmed、Krupin 及 Optimed。其引流管远端均设置了对压力敏感的阀门、瓣膜或微孔。从理论上讲，这一装置能够按照预设的压力阈值，根据眼压水平的高低而自行单向开闭，以稳定、调节房水外流为目的，从而预防术后眼压过低及浅前房的发生。这一点在手术后早期，巩膜外硅胶盘周围尚未形成囊样包裹之前是非常重要的。

3）手术适应证

Ⅰ. 无晶状体眼。

Ⅱ. 房角开放期的新生血管性青光眼。

Ⅲ. 眼外伤后房角后退性青光眼。

Ⅳ. 多次滤过术后眼压仍失控的开角型青光眼。

Ⅴ. 部分先天性青光眼。

Ⅵ. 首先具有深前房或无晶状体的患者应该首选。

4）手术禁忌证

Ⅰ. 房角狭窄的青光眼。

Ⅱ. 眼前外部球结膜及巩膜组织结构破坏的继发青光眼。如：视网膜脱离术后、玻璃体切除术后、硅油注入术后、过氟化碳液应用术后、严重的眼前节外伤、多次手术后等。

Ⅲ. 眼内组织结构破坏的继发青光眼。如：虹膜周边广泛前粘连、虹膜大量粗大新生血管、穿通性角膜移植术后浅前房等。

5）手术方法：Ahmed 青光眼引流阀（图 17－33）是目前我们最常用的一体性带瓣膜阀门的眼内植入引流物，由进液管及硅胶盘组成。其进液管长 25mm，管腔内经为 0.5mm；其后部有一与巩膜弧度相同的宽大的硅胶盘，盘宽 13mm，盘长 16mm，厚度 1.9mm，前表面积为 184.0mm^2。它不仅可以起到固定作用，而且还可以形成功能性滤过泡，使房水滤过有足够的空间。在硅胶盘的一端有一瓣膜阀装置，当眼压超过预定值 1.06 ~ 1.33kPa（8 ~ 10mmHg）时，瓣膜阀装置自动打开，房水流出，眼压下降。

此引流植入物的材料为医用硅胶，其有很好的组织相容性，不仅对组织刺激小，而且进液管弹性极佳，便于植入前房及术后进液管的调整。

Ⅰ. 选择放置青光眼阀部位（图 17 - 34）

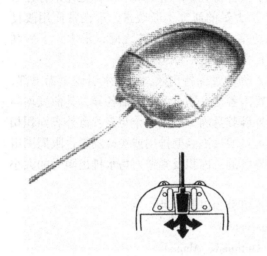

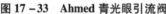

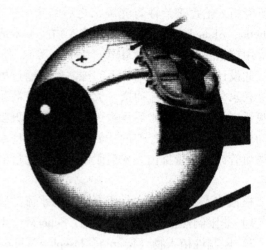

图 17 - 33　Ahmed 青光眼引流阀　　　　图 17 - 34　Ahmed 青光眼引流阀放置位置

A. 在两条直肌之间，首选鼻上方，依次颞上方、鼻下方、颞下方。因为在颞下方放置青光眼阀，下睑皮肤隆起，很似下眼袋的隆起，直接影响外观。

B. 被选部位的结膜要有弹性，因 Ahmed 青光眼引流阀的厚度为 1.9mm，其表面还要覆盖板层异体巩膜，如果周围瘢痕较多，不仅影响伤口愈合，而且对眼外观也不雅。

C. 对有晶状体眼者，瞳孔应该可以缩小，在进液管部位必须有足够的虹膜保护，否则极易造成相应部位的局限性白内障。

D. 选择具有一定的深前房区域。青光眼阀的进液管径为 0.5mm，必须使其位置居于虹膜与角膜之间，不能因微贴两者组织而引起医源性损伤，特别要避免造成角膜内皮失代偿。

Ⅱ. 做结膜瓣及应用 MMC：做以穹窿为基底的结膜瓣，放射状向两侧剪开。分离结膜下组织，充分暴露两条直肌之间的巩膜至赤道部。对已经做过手术者，一定充分分离筋膜组织，暴露出巩膜后再将浸有 MMC 药液的棉片沿巩膜表面放入在赤道部（图 17 - 35），必要时棉片的一丝露出做记号。5 分钟后将其取出并用生理盐水充分冲洗。切忌将 MMC 棉片放在筋膜内，容易迷失，不易找出。

Ⅲ. 以角膜缘为基底制作自体巩膜瓣，大小约 4 ~ 5mm，1/2 巩膜厚度（图 17 - 36）。

Ⅳ. 取出包装中的 Ahmed 青光眼引流阀，用 1ml 注射器针头从进液管前端注入生理盐水，将管腔内的空气排出（图 17 - 37），此时若有阀门排水不畅，一定要更换新青光眼引流阀。

Ⅴ. 用无齿镊夹硅胶盘缓缓顺巩膜弧度放入赤道部，不用牵拉直肌，调整好位置后，试将松解的结膜拉向前，尽量使结膜宽松一些。全方位合适后，再用 6 - 0 可吸收线固定于巩膜浅层。

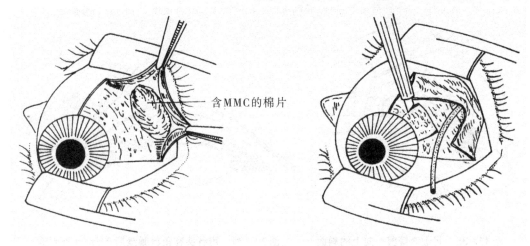

图 17 −35　放置浸有 MMC 药液的棉片　　　图 17 −36　巩膜瓣大小约 4mm ×5mm，1/2 巩膜厚度

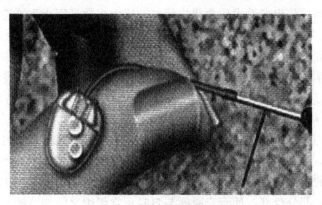

图 17 −37　排出管腔内的空气

Ⅵ. 进液管入眼内的长度：根据眼内结构的改变，进入眼内的长度及部位而各异。有晶状体眼，进液管入前房长度约 2mm；无晶状体眼，根据情况可将进液管放置在前房、后房或玻璃体内等，其进入长度要求也不同。放置在后房及玻璃体内的进液管，原则为应用裂隙灯检查时，可看到进液管的尖端。将其剪一向上的斜面（图 17 −38），一则便于进入眼内，二则减少对角膜内皮的损伤。

Ⅶ. 进液管插入眼内：进液管插入眼内的技巧是手术成功的关键，也是避免部分手术并发症的关键，如：并发白内障、角膜内皮失代偿等。再者，进液管插入眼内的部位也是根据眼内现有的结构而有所不同，如：a. 插入玻璃体内。对无晶状体眼的浅前房、穿通角膜移植术后，虹膜前粘连眼压不易控制者，进液管可以直接插入玻璃体内，但是，必须应该先做前部玻璃体切除，以防成形的玻璃体被吸入进液管内而堵塞；b. 插入后房（虹膜与人工晶体之间）。对于插入后房者，视情况再决定是否需要做玻璃体切除；c. 一般患者均插入前房适中的位置。

进液管插入眼内的方法：应用 2ml 注射针头，在自体巩膜瓣下，灰线后 1 ~ 1.5mm，沿虹膜表面针尖轻向下倾斜，使穿刺隧道偏向虹膜组织，以便进液管远离容易损伤的角膜内皮（图 17 −39）。

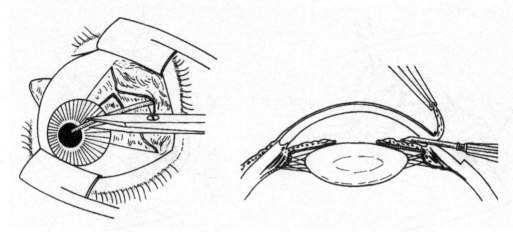

图 17-38　将进液管剪一向上的斜面　　**图 17-39　用针头在角巩膜缘后 0.5mm 处刺穿**

在临床可以看到一些患者手术后角膜失代偿，绝大多数是因为进液管位置不正确，与角膜内皮相蹭后引起；也有部分是因为手术适应证选择不当，对前房较浅的患者，也选择此手术，从而导致因放置进液管的空间不足引起角膜失代偿。

Ⅷ. 自体巩膜瓣覆盖进液管：巩膜瓣覆盖进液管后缝合与否取决于进液管的位置。进液管位置偏前时，可以不缝合。因缝合过紧，压迫进液管后部，其前部易翘起，碰伤角膜内皮；反之，则缝合（图 17-40）。

Ⅸ. 异体板层巩膜瓣覆盖：由于青光眼引流阀的盘部质地较硬，对于结膜较薄的患者，容易造成结膜破裂，或在眼痒时，因揉眼不慎将结膜揉破，严重时可导致眼内感染。所以，最好应用稍大一点的异体板层巩膜瓣再覆盖在自体巩膜瓣的偏后部（图 17-41），同时要覆盖住引流阀的缝线和部分盘部，使青光眼阀与自身正常组织之间的摩擦减到最小。最后缝合球结膜切口（图 17-42）。

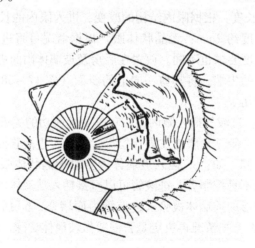

图 17-40　自体巩膜瓣覆盖进液管表面

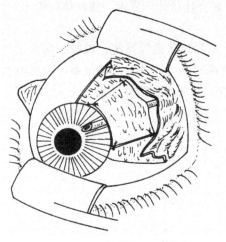
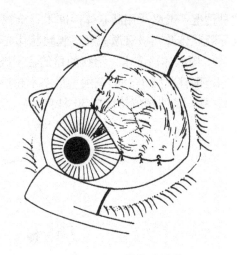

图 17 - 41　异体板层巩膜覆盖于进液管表面　　　　图 17 - 42　缝合球结膜

6）术中并发症：前房变浅；进液管插入位置不合适；穿刺口出血等。

7）术后并发症：术后低眼压；前房出血；术后脉络膜脱离，浅前房；进液管接触角膜、虹膜或晶状体，引起角膜内皮失代偿或局限性白内障；进液管前端堵塞（积血、玻璃体、渗出物）；进液管在前房内移位；青光眼阀暴露；青光眼阀盘部包裹，眼压升高；持续性低眼压；脉络膜上腔驱逐性出血等。

8）主要并发症的预防及处理

Ⅰ. 术后低眼压的预防及处理

A. 对植入进液管的穿刺口必须严格控制大小，防止房水漏出。

B. 进液管二期植入：先将青光眼阀的盘部固定于赤道部的巩膜表面，而进液管放置在直肌或盘的下方，待 4 ~ 6 周后，待盘周围形成具有囊壁的滤过泡后，再做二次进液管植入前房，可以限制部分房水排出。

C. 缝线技术：应用管内缝线阻塞法，将可吸收缝线伸入进液管腔内或用可吸收线将进液管结扎，以增加房水排出阻力。缝线多在 60 天左右逐渐吸收，这样可以限制房水排出量。

D. 黏弹性物质：从前房穿刺口部位注入黏弹性物质，以提高术后眼内压。

Ⅱ. 浅前房的预防：植入进液管的穿刺口，尽量与进液管的前端直径相同，或稍小，不能过大。穿刺针入前房后，应该尽快撤出，否则，房水流出过多，易引起前房变浅。再者，术后可以从穿刺口注入消毒空气，提高眼压，以避免术后早期低眼压而导致的脉络膜脱离。

Ⅲ. 进液管内口堵塞：防止前房或玻璃体出血，避开穿刺口内的血凝块。必要时联合玻璃体切除，可以明显减少进液管内口堵塞，若因此而引起术后眼压升高时，应及时做进液管内口探查，并冲洗进液管。

Ⅳ. 进液管移位：将进液管放置在巩膜赤道部，用 6 - 0 可吸收缝线牢固地将其缝合在巩膜浅层。若发现进液管移位于前房内，应尽快行手术再复位。

（四）青光眼房角关闭期

到达此期的新生血管性青光眼已是很晚期，在治疗上最为棘手。往往因虹膜表面生长较粗大的新生血管，或瞳孔被新生血管膜牵拉扩大，前房变浅，完全丧失做滤过手术的时机。

此种情况一般多采用睫状体冷冻术、全视网膜冷凝联合睫状体冷冻术、睫状体切除术、微波破坏睫状体及二极管激光经巩膜睫状体光凝术等。

1. 睫状体冷冻术　治疗的目的在于破坏睫状上皮和睫状血管系统，以减少房水的产生。冷冻范围首次限于180°范围，最多不超过300°。冷冻时间为3及9点持续60秒自融后，再冻60秒。其他部位持续冻30秒自融后，再冻30秒。温度为－80℃（图17－43）。

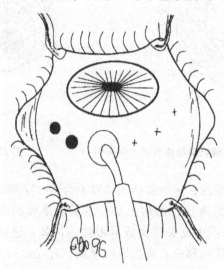

图17－43　睫状体冷冻手术

见于冷冻手术给人的恐惧感，是对组织损伤较大，术后疼痛、眼睑、结膜充血水肿，或眼内出血渗出等。目前我们一般应用激光的方法对睫状体进行治疗。而与患者谈手术时也尽量避免应用"睫状体破坏手术"等这样可怕的字眼。而告知睫状体手术是有效地控制房水生成的比较好的方法，这样更人性化，患者也很容易接受。

2. 经巩膜睫状体光凝术　半导体激光经巩膜睫状体光凝术（TSCPC）。

采用G探头的OcuLight SL红外线激光是代替睫状体冷冻方法之一。治疗前必须做球后麻醉。将G探头与眼球视轴平行，窄边靠近角膜缘，探头的底部曲面与眼球的弧度相吻合（图17－44）。

各种参数：能量1 500mW，上下调整，每次100mW，直到听见组织爆破声后，再上下调整能量，至刚好不出现爆破声为准。"爆破声"表明到了需求能量烧灼的阈值，时间2秒。

光凝点定位在角膜缘后1.2mm（图17－45）。首先照射范围270°，共击射17～19个点，但是根据眼压及眼部情况，决定做光凝点数量有所不同。

半导体二极管激光较Nd：YAG激光具有巩膜穿透性强，可以被黑色素较好吸收的潜在优势，因此做睫状体光凝术时，使用能量较少。实验室研究显示巩膜光凝后，睫状突均匀变白，皱缩；组织学检查发现睫状肌凝固性坏死。

术后报道低眼压发生率3%～5%，目前无眼球萎缩的报道。Schuman报道140只眼在Nd：YAG激光术后，有4只眼眼压＜5mmHg，Hugh报道14例经半导体二极管激光术后无1例眼压过低发生。手术降眼压成功率为52%～77%。

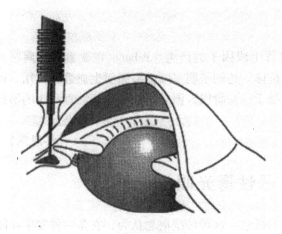
图 17－44　G－探头放置于眼球表面的位置

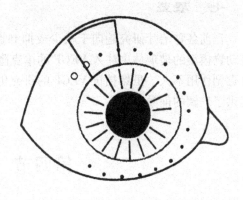
图 17－45　光凝点在角膜缘后的位置

此手术的优点：手术操作简单、安全及时间短，患者容易接受；对结膜及巩膜的影响极小，术后几乎无疼痛及眼部反应；术后低眼压发生率较低，无眼球萎缩的报道；必要时可以重复操作。

3. 经瞳孔氩激光睫状突光凝术　方法：用附设裂隙灯装置的氩离子激光器。局部点表面麻醉剂。Goldmann 房角镜置于睑裂部，激光瞄准光源聚焦在可见的睫状突上。照射条件：输出功率 500～1 000mW，光斑 100～200μm，时间 0.20～0.30 秒。照射范围：根据临床情况，每次 1～2 个象限（每个象限 18～20 个睫状突）。要求角膜、前房必须清亮；瞳孔必须可充分散大；用房角镜检查可见足够的睫状突。此方法可以在直视下进行，术者能够很好地掌握光凝的程度，明显减少了眼球萎缩的发生率，术后基本无前房内炎症反应。眼压控制总有效率 73.8%。

4. 经眼内内窥镜睫状体光凝术　经内窥镜做眼内睫状体光凝是近年来开展的一项较新的技术。1992 年，Uram M 首次应用内窥镜二极管睫状体光凝术治疗新生血管性青光眼。方法：①入路：经角膜缘入路和经睫状体平坦部入路。②激光参数能量：200～800mV，时间：1～2 秒，范围：90°～180°。③光凝效应：每个睫状突击射 2～3 次，正常效应为睫状突变白，皱缩；光凝过度为出现气泡、色素播散、假性剥脱物和组织爆破音。

Uram M 对 10 例新生血管性青光眼进行经内窥镜光凝，随访 9 个月，眼压术前43.6mmHg，术后 15.3mmHg，9 例眼压控制，无眼球萎缩等。YanivB 对一多次睫状体光凝术后患者使用内窥镜睫状体光凝术，术中发现患者的睫状体拉长，不同于常规解剖位置，在内窥镜指示下再次行睫状体光凝术，术后 6 个月眼压控制在 20mmHg 以下。提出内窥镜可以准确地观察睫状体的位置及解剖特征，在其指导下进行光凝术，提高了治疗的精确性和成功率，并使并发症减少。内窥镜睫状体光凝术同样具有睫状体破坏手术的并发症。包括眼内出血，炎症，低眼压，视力下降，术后疼痛，多次治疗等并发症。但并发症的出现几率大为减少，另外它可能的并发症还有晶状体的损伤，晶状体悬韧带断裂，视网膜脱离，眼内炎等由于眼内操作增加带来的危害，但至今还没有这些方面的相关报道。我们一般应用在无晶体性青光眼、摘除晶状体的恶性青光眼以及晶状体玻璃体切除后的外伤性青光眼等。

七、展望

目前各种治疗研究趋向于减少或抑制血管生成因子的产生。Adamis 在缺血性视网膜病变动物模型的玻璃体中注入 VEGF 的单克隆抗体，达到了明显降低虹膜新生血管的作用，而且毒副作用不大。虽然拮抗 VEGF 的研究仍处于试验阶段，但是为新生血管性青光眼的治疗提供了广阔的前景。

(许思思)

第四节 恶性青光眼

1869 年 von Graefe 首次提出恶性青光眼的概念。这种传统概念认为，它是一种发生在闭角型青光眼术后的罕见的严重并发症。其发生率为 2% ~ 4%，常常于术后停用散瞳剂或滴用缩瞳剂时发生。甚至在行通畅的虹膜周边切除的情况下出现，常规的抗青光眼治疗无效。因而成为一种令人望而生畏的青光眼术后并发症。然而，随着人们深入的研究，发现它不仅仅发生在闭角型青光眼术后，也可发生于许多其他眼科手术后，并与许多因素相关。由于眼部影像学的进展，近年来，对于恶性青光眼的病因、发病机制又有了新的认识，并提出了一套对恶性青光眼的规范治疗方法。

一、定义及分类

经典的恶性青光眼正如 Graefe 描述的那样，一直被认为是一种继发性闭角型青光眼，通常发生于青光眼滤过手术后。其特点为：浅前房和高眼压；使用局部降眼压药（缩瞳剂、β 受体阻断剂、肾上腺素能药）不能使眼压下降；经典的青光眼手术治疗无效；但是在许多病例中对睫状肌麻痹剂有明显的缓解反应。在临床工作中人们还逐渐发现，恶性青光眼也可发生于青光眼手术之前，及与手术无关的一些眼病。另外，许多诱因也均可导致恶性青光眼的发生。

在此基础上 Levene 提出了恶性青光眼的新概念，把恶性青光眼分为传统性和非传统性两大类。所谓传统性的恶性青光眼是指，发生于闭角型青光眼术后的恶性青光眼。此组患者具有一定相关的解剖因素，如：小眼球、小角膜、浅前房、窄房角、晶状体厚，而睫状环窄小等解剖基础。而非传统性的恶性青光眼是指由于使用缩瞳剂、炎症反应、外伤及阅读等引起的恶性青光眼。近年来国内刘磊等利用超声生物显微镜（Ultrasound Bio Microscope，UBM）研究恶性青光眼的发病机制，主张将恶性青光眼分为原发性和继发性两大类：原发者指眼部无其他继发因素而发病者，相当于 Levene 所指传统性恶性青光眼的大部分；继发者系指眼部其他疾患引起的恶性青光眼，相当于 Levene 所指的非传统性青光眼。

另一种恶性青光眼的分类方法是把它分为有晶状体眼、无晶状体眼和人工晶体眼三种情况。这种分类方法比较简单，有利于认识玻璃体在恶性青光眼中的作用。

睫状肌麻痹剂能治疗恶性青光眼，因此，现在有一种倾向就是把对扩瞳剂和对高渗药物有反应的非典型性青光眼命名为恶性青光眼或睫状环阻滞性青光眼，并不考虑其确切的机理。这类青光眼有不同的病因，有些病例与闭角型青光眼或青光眼的治疗毫无关系；有些病例既未曾做过手术又未曾有原发的房角关闭；而且不能用同一个机理解释。

它们的特点不同，几乎涉及所有的眼科亚学科。如果按严格的临床和病理定义来衡量，这些病例不是恶性青光眼，但是它们确实相重叠。因此把这类青光眼放在恶性青光眼的诱因中做一些讨论。

二、恶性青光眼的诱因

1. 手术诱因

（1）青光眼滤过性手术：青光眼滤过性手术是恶性青光眼的主要诱因。陈彼得报道，滤过性手术占所有诱因的 56.47%，其中巩膜咬切术占 39.3g%；巩膜灼滤术占 18.18%；虹膜切除术占 12.12%；小梁切除术和巩膜分层咬切术占 6.06%；虹膜嵌顿术占 3.03%。何以小梁切除术所诱发的恶性青光眼少，还不是很清楚。抗青光眼手术之所以诱发恶性青光眼的原因，大部分患者是因为手术前具有眼轴短或晶体悬韧带先天异常的解剖结构，手术中，房水放出的同时晶体–虹膜隔随之前移；部分是由于手术刺激后造成睫状体水肿前移，从而引发晶状体和睫状环之间间隙缩小所致；再者，术后前房一直延缓形成，并不能及时处理，如瞳孔阻滞等，由于正常房水排出受阻，从而导致房水不能通过正常排出通路到前房，以至迷流进入玻璃体内，玻璃体容积增加，继续向前推挤晶体–虹膜隔，以至往返以复的恶性循环。

（2）虹膜周边切除术：单纯周边虹膜切除术而诱发的恶性青光眼很少，原因可能是该手术对虹膜睫状体的刺激较小，但是若一眼已发生恶性青光眼，则另一眼做周边虹膜切除时应加倍小心。在周边虹膜切除术后发生恶性青光眼的病例中，可以观察到一个值得注意的现象，即通过周边虹膜切口，可以见到肿胀的睫状突与晶体周边相贴，而当眼压下降后，睫状突和晶状体周边又分开，相隔一定距离；这进一步支持恶性青光眼是由于睫状环阻滞的推论。

近年来 Nd：YAG 激光虹膜切除术后发生恶性青光眼的病例时有报道。但是有作者对此说法提出质疑，认为行激光打孔的病例往往有用毛果芸香碱眼药的历史，因此究竟是何机理有待研究。

（3）白内障、人工晶体手术：白内障摘除术后，恶性青光眼的发生率为 0.03%。囊内囊外摘除均可诱发恶性青光眼，但术式的差别与诱发率无关。囊内摘出时，发生青光眼的原因多是睫状体玻璃体阻滞；而囊外摘出时，发生的原因多由于睫状体与晶体囊膜阻滞造成；再者，残留的皮质也容易引起睫状体炎症，造成睫状突水肿，前移等。

1984 年 Epstein 等报道 3 例前房型人工晶体诱发恶性青光眼。近年来随着后房型人工晶体的普及，诱发恶性青光眼仍时有报道。Duy、Halkias 和 Melamed 等人相继报道后房型人工晶体植入术后诱发恶性青光眼的病例。并认为除上述原因外，与手术外伤及人工晶体作为一个屏障阻碍了房水的正常向前流动有关。

（4）全视网膜光凝：在激光治疗视网膜疾病的同时和治疗后数小时，均有发生高眼压的可能；但这种高眼压随时间而缓解，少数也需药物治疗。值得注意的是，在全视网膜光凝术治疗糖尿病性眼底病变时，Mensher 等报道在 45 例患者中，有 44 例前房变浅，14 例（31%）发生房角关闭，且检眼镜下可见脉络膜和睫状体平坦部水肿或脱离，超声波测量睫状体变厚，眼压可达 55mmHg，且缩瞳剂治疗无效。据推测是因脉络膜渗出液进入玻璃体腔和环状脉络膜脱离造成晶体–虹膜隔前移而引起。

（5）视网膜脱离手术：Weiss 等报道一例视网膜脱离行巩膜扣带术后两天，前房变浅及脉络膜广泛脱离，服用甘油和滴用毛果芸香碱后前房更浅，排放脉络膜上腔液未能控制青光眼，经用睫状肌麻痹剂略有缓解，最后行巩膜切开，晶状体摘出和虹膜切除术方可控制。在手术中发现睫状突覆盖于晶状体赤道部前。Smith 报道 1 000 例巩膜缩短术，恶性青光眼的发生率为 4%。

（6）手术后并发症：手术后并发症，如严重的炎症反应，术后的脉络膜脱离，术后局限性脉络膜出血，均可诱发恶性青光眼。

2. 非手术诱因

（1）缩瞳剂的使用：占非手术诱因的第一位，国内报道占恶性青光眼的 24.7%。不仅单独应用缩瞳剂可诱发恶性青光眼，术后应用缩瞳剂也同样可引起恶性青光眼。国内报道手术后应用缩瞳剂而诱发恶性青光眼者占恶性青光眼的 14.12%。最初报道在闭角型青光眼用缩瞳剂诱发恶性青光眼，随后也有报道开角型青光眼应用缩瞳剂而诱发恶性青光眼。其发病机理是缩瞳剂虽可使滤帘间隙开大，增加房水流出；但另一方面，减少了房水经葡萄膜和巩膜间的排出量，而加大了前后房之间的压力差而造成前房更浅及晶体－虹膜隔前移。同时，缩瞳剂使睫状肌痉挛，从而使睫状环缩小，促使恶性青光眼的发作。

（2）葡萄膜炎：前段及后段的葡萄膜炎均可诱发恶性青光眼。国内报道占恶性青光眼的 7.4%，其发病机理与炎症导致的睫状体水肿、增厚和脱离有关。另外，风湿病及原田病所致恶性青光眼的直接诱因与葡萄膜炎症有关。

（3）外伤：Levene 报道由外伤所致的恶性青光眼。单侧的外伤造成患者的暂时近视，同时，外伤也引起睫状体的水肿和炎症，从而造成睫状环的缩小而引起睫状环阻滞。

（4）视网膜中央静脉阻塞：Hyams 等（1972）和 Grant（1973）报道闭角型青光眼由于中央静脉阻塞而诱发恶性青光眼；Weber（1987）报道开角型青光眼由于中央静脉阻塞而有诱发恶性青光眼。其发病机制认为是液体由闭塞的视网膜静脉渗漏至玻璃体，造成了晶体－虹膜隔前移所致。Eisner 用眼底荧光血管造影证实，有明显的渗漏进入视网膜和玻璃体内。1977 年 Bloom 用房角镜检查发现睫状突增大，提出其发病机制为睫状体肿胀和移位的假说。Hyams 的病例用毛果芸香碱有效，而 Bloom 的病例用睫状肌麻痹剂有效，因此很难评价这两种假说。

（5）真菌性眼内炎：Jones（1955）提出真菌性眼内炎的概念。认为由于虹膜与晶状体粘连，造成房水流向改变而致恶性青光眼。Mclean（1963）认为玻璃体脓肿可致前房变浅。Lass（1981）报道一例星形诺卡菌感染，其前房浅，眼压增高，行部分虹膜切除无效后，又行玻璃体抽吸联合前房注气，术后前房恢复。据此建议，细菌性玻璃体脓肿和眼内炎伴有恶性青光眼样改变者应及早手术治疗。

（6）早产儿视网膜病变：早产儿的增殖性视网膜病变可发生闭角型青光眼。Hittner 等和 Pollard 认为青光眼是因晶体－虹膜隔前移所至。而 Kushner 等报道用睫状肌麻痹剂可解除房角闭塞，且玻璃体抽吸术和晶状体摘出术可治愈这类青光眼。

3. 其他　除上述诱因外，还有一部分恶性青光眼没有明显的诱因。Schwartz 报道一例没有明显用药史和手术史的恶性青光眼，他认为恶性青光眼的定义应做修改，不一定有青光眼手术史，这与 Levene 的观点一致。Disclafani 报道一例青光眼小梁切除术后，用氩激光拆除巩膜瓣缝线后发生了恶性青光眼，真可谓五花八门各显其能，谁都想沾这"恶性"之边来吓唬我们，目前，我们对其已经不再恐惧了，可以说，现在的系列规范治疗是完全可以把它彻底治愈。

三、发病机制

1963 年 Grant 通过虹膜切除的缺损区，看到睫状突尖端与晶状体接触，且多向前移位，在有些病例中与晶状体发生紧密的粘连。因此提出，前玻璃体、睫状突和晶状体周边部三者之间的关系在恶性青光眼的发病中起重要作用。他还注意到，在无晶状体眼的玻璃体向前移位，睫状突并与之粘连。

1976 年 Frayer 等在家兔眼上滴前列腺素 E_2，睫状突随之迅速充血、水肿，充满后房，压在晶状体上或前玻璃体膜上，经悬韧带间隙的房水排流受阻，房水潴留在玻璃体内形成水囊。

1978 年 Shaffe 等认为睫状环阻滞是主要因素，并提出将恶性青光眼改称为睫状环阻滞性青光眼。

Herschler（1980）认为，炎症和缩瞳剂可引起睫状突水肿，使睫状体与晶体赤道部的间隔减小。睫状肌麻痹剂应用 3 ~ 5 天可缓解青光眼，表明睫状体对发病的重要性。

由此可见，睫状体、玻璃体前界膜和晶状体三者关系的异常是恶性青光眼发病的主要原因。

1. 恶性循环学说　在上述临床观察的基础上，1979 年 Epstein 等进行了动物实验，进一步阐述了玻璃体、玻璃体前界膜、高眼压和房水逆向流动在恶性青光眼发病中的作用，提出了"恶性循环"学说。

Epstein 等在小牛眼上作了进一步的研究认为，当眼灌注压增加时，液体从玻璃体向前流动的阻力明显增加，眼内压降低时这种阻力也随之降低。因此当眼内压增高时，不仅玻璃体容积增大，而且造成玻璃体膜的通透性下降。Epstein 等还证实了一个先前 Grant 的发现，即在眼内压下降后房水的外流不能回复至先前的水平。这一结论与玻璃体容积减小后房角不总是能立即开放相一致。Epstein 进一步推论，由于眼压增加而造成的玻璃体阻力增高，使玻璃体容积增大，从而导致浅前房和高眼压。膨胀的玻璃体向前压迫玻璃体前界膜至睫状体平部，使本来可以进行液体交换的前界膜关闭。这样又造成远期的继发性玻璃体膜的通透性下降。总之，高眼压会导致玻璃体容积增大，能够进行液体交换的玻璃体前界膜的面积减少和经玻璃体的液体流动阻力增大，导致浅前房和高眼压的恶性循环。

我们在临床中发现，恶性青光眼患者并不只发生在手术前眼压高的患者，而一定发生在具有眼轴较短的患者。这些患者眼前节组织之间间隙狭窄，在手术动荡之后，只要某一个组织有移位或水肿增大，均可能造成某些组织的位置异常，以至引起眼前节组织更加拥挤不堪。但是，在青光眼手术后引起恶性青光眼的首要因素就是晶体 - 虹膜隔前移，它可以引起房角关闭；瞳孔阻滞；晶状体赤道部与睫状环间距消失等，如果这些因素不能立刻解除，随之而来的便是房水找不到自己的正确出路，便迷流至玻璃体中，由此而引起玻璃体容积增多、前拥，以至晶体 - 虹膜隔更进一步向前，导致周而复始地再也不易控制的恶性循环。

2. 无晶体眼恶性青光眼的发病机理　玻璃体手术在治疗恶性青光眼中的成功，说明玻璃体在恶性青光眼发病中的重要作用，这一点在无晶体眼恶性青光眼中也很清楚。无晶体眼恶性青光眼伴有玻璃体和玻璃体前界膜的前突，它们和瞳孔、虹膜后表面或睫状体平齐，房水无法进入后房而直接进入玻璃体中；为了进入前房，房水必须通过玻璃体，并且穿过玻璃体前界膜；而前界膜限制了房水进入前房；于是房水就存储在玻璃体的某处或周围，使前房变浅。因此，必须通过某种方法打破作为液体转运屏障的玻璃体前界膜。

离体正常人眼玻璃体后房灌注实验说明，在房水流动的正常情况下，玻璃体和前界膜对房水流动没有明显阻力，而恶性青光眼的情况不能用正常玻璃体解释。1972 年 Simmon 曾写道：尽管已经观察到玻璃体前界膜在无晶体眼恶性青光眼中的作用，但是没有证据支持这种观点。

3. 人工晶体眼恶性青光眼的发病机理　近年来，随着后房型人工晶体的植入，诱发恶性青光眼者时有报道。许多作者对其发病机制都做了阐述，认为其发病机理为：残存的晶状体皮质引起睫状体的炎症反应，从而导致睫状突与玻璃体的粘连和房水的反向流动；第二个原因是手术创伤导致玻璃体基底部与睫状体平部的分离，这样反向流动的房水就进入玻璃体形成水囊，而完整的晶状体后囊和后房型人工晶体作为一个屏障阻碍了房水向前房流动，导致人工晶体 – 虹膜隔的前移，开始了恶性青光眼的恶性循环。

四、恶性青光眼的诊断与鉴别诊断

（一）临床诊断标准

（1）青光眼滤过手术后前房变浅（包括中央前房和周边前房）或消失。

（2）眼压升高或正常。

（3）UBM 显示睫状突位置前移、与晶体赤道部相贴。

（4）虹膜周边切除通畅。

（5）未见脉络膜上腔渗漏液。

（6）缩瞳剂及其他青光眼治疗均无效。

（二）鉴别诊断

1. 脉络膜上腔出血　可以发生在手术中、手术后数小时或数天。表现为突然眼疼、视力下降、眼压升高、前房变浅或消失，用眼底镜检查发现眼底可见棕红色脉络膜隆起，严重者用裂隙灯检查便可以看到晶状体后面有棕红色球状隆起。可以采取后巩膜切开等方法治疗。

2. 瞳孔阻滞　手术前的瞳孔阻滞，虹膜膨隆，周边前房极浅，UBM 检查，显示后房较深。一般应用 YAG 激光后，可以使前房明显加深。手术后的瞳孔阻滞，多见于长期局部点缩瞳剂者，在手术后瞳孔不易散大，使后房水不能正常进入前房，而导致前房形成缓慢。应该注意虹膜周切口是否通畅，并尽量采用一切方法散大瞳孔。

3. 脉络膜脱离　青光眼手术后脉络膜脱离，一般是前房浅、眼压低，眼底检查可见灰色球状脉络膜隆起，B 超及 UBM 可以帮助诊断。治疗方法可以采用脉络膜上腔放液联合前房形成手术。

五、恶性青光眼的治疗

（一）药物治疗

从 von Graefe 提出恶性青光眼的概念以后，人们就在不断地寻找有效的治疗方法。1877

年 Heuser 首次提出使用阿托品，他报道一例青光眼术后无前房的患者用10%的阿托品后前房形成，由于当时没有使用恶性青光眼这个词，所以非常遗憾的是他的报道没有引起人们的重视。1962 年 Chandler 等重新提出使用睫状肌麻痹剂治疗恶性青光眼，认为睫状肌麻痹剂可使悬韧带紧张，晶状体后退，部分恶性青光眼得以缓解。同年，Tiberi 等提出静脉滴注尿素治疗恶性青光眼；第二年 Weiss 等提出应用甘露醇，浓缩玻璃体，以减少玻璃体的容积。直到 1972 年 Simmons 提出采用综合疗法，并确实有效地控制了恶性青光眼，便形成至今一直为人们所接受的早期药物治疗的系列方法。

在临床恶性青光眼一旦发生，采取常规抗青光眼治疗有导致病情恶化的危险，滴用缩瞳剂不仅不能降低眼压，反而会使前房更浅、眼压更高。而及早采取特殊的多种药物联合治疗，可使部分患者有所好转，药物治疗的有效率可达50%。

1. 局部应用睫状肌麻痹剂 早期应用可减轻睫状肌痉挛，并增强晶状体悬韧带的张力，使晶体–虹膜隔后移，解除瞳孔阻滞、房角阻滞及睫状环阻滞，继而前房形成，房水循环恢复正常，眼压下降。应用方法极为重要：局部点 1% 阿托品眼水，每日两组，每组三次，每 10～15 分钟一次，这样可以使得睫状肌充分麻痹，频点眼药水时，必须按压泪小点，避免全身吸收引起中毒。睡前点 1% 阿托品眼膏。点散瞳药后，必须及时观察瞳孔散大的情况。如果效果不好，应及时在角膜缘做结膜下注射混合散瞳剂 0.2～0.3ml。

2. 全身用高渗剂 包括50% 甘油，1～2g/kg；20% 甘露醇，1.5～2g/kg。应用高渗剂可以使玻璃体脱水、浓缩、体积减小；有利于晶体–虹膜隔后移，前房加深。使用方法为：上午静脉点滴 20% 甘露醇，下午口服 50% 盐水甘油。对于糖尿病及肾功能不好的患者要特别注意，前者不能口服甘油盐水，应用甘露醇时也应该与内科医师共同协商是否需要同时加用胰岛素等；后者及体弱患者，应用高渗剂前后，应不断检查血电解质的改变，以便有问题后早期纠正。

3. 眼局部及全身应用皮质类固醇激素 减轻炎症反应，减轻组织水肿及渗出，并避免组织之间的相互粘连。

4. 口服乙酰唑胺，以减少房水的产生及向玻璃体返流 应用全身药物时，要密切观察全身情况，定时做肾功能及钾、钠、氯等离子的检查。通过以上多种药物的联合治疗，如病情好转，眼压稍控制，前房逐渐形成，就可以将药物减量。减药方法：先停用高渗剂，然后依次停碳酸酐酶抑制剂、皮质类固醇激素，最后必须长时间保留 1% 阿托品眼膏或每日一次快速散瞳剂，甚至维持终生。

（二）手术治疗

青光眼滤过手术后引起恶性青光眼主要因素，是由前向后–房水流出，晶体虹膜隔前移，引起原本就狭窄的眼前节各组织之间的阻滞；而治疗恶性青光眼原则，确是由后向前–切除玻璃体后，使得眼前节各组织之间间距宽松，晶体–虹膜隔后移，眼前节各组织回到原位，恶性循环得以缓解。由于引起恶性青光眼的首要因素就是晶体虹膜隔前移，所以，在治疗中必须使之恢复到原来的位置，才能打破恶性循环的恶性因素。

我们在做青光眼滤过手术结束时，前房注水形成，并将眼压提高到正常水平，使晶体–虹膜隔回到原位，是预防恶性青光眼的有效措施。在所有恶性青光眼病例中，均有房水异常返流至玻璃体中形成水囊。因此，毫不奇怪，手术治疗的方法多设计为：抽吸玻璃体水囊或前部玻璃体切除、前界膜切开、晶体–虹膜隔后移、前房形成。其关键的目的在于，前者使玻璃体容积减少，是为后者各组织回到原位提供了有效的空间。

总之，恶性青光眼手术治疗方法，是随着人们对其发病机制的不断认识、手术设备的更新、手术技巧的逐渐娴熟而设计各异。

1. 抽玻璃体水囊联合前房形成术　对于经药物治疗无法控制的恶性青光眼首选该术式。

这一传统手术方法首先由 Chandler（1968）所提出，主要用于治疗恶性青光眼，此手术简单易行，即使无显微手术器械，也可较好地完成，所以，对于用药物不能缓解的恶性青光眼，应尽早采取此手术方法，这也是青光眼医师必须掌握的手术技巧。

（1）手术时机选择：青光眼术后眼压高、无前房考虑为恶性青光眼时，应尽早进行局部及全身综合治疗，2~3 天若不见效，应根据情况可采取以下简单的联合手术治疗。

（2）手术中及术后注意事项

1）进入玻璃体内的针头前端 12mm 部位必须用线结扎做一标志，以防术者手不稳误入过深或过浅时造成附近组织不必要的损伤。

2）针头必须垂直眼心方向进入玻璃体，否则易伤晶状体及视网膜。

3）针头伸入后，应在瞳孔区直视下操作。如恰好伸入水囊，则可很容易抽出液体；若抽不出液体时，针头在小范围内缓慢移动，探查水囊。

4）抽吸水囊时，用力要轻而均匀，若用力过猛，易造成玻璃体对视网膜的牵拉。

5）术后坚持应用睫状肌麻痹剂，必要时全身应用高渗剂及皮质类固醇激素。根据眼内稳定情况，再逐渐减药。

曾报道有一例患者双眼滤过术后均发生恶性青光眼，其中一眼经抽吸 4 次玻璃体，同时前房注气，才使恶性青光眼缓解，术后视力、晶状体均同术前。所以，对年轻而晶状体正常的患者，尽量避免摘除具有调节力的晶状体。

2. 玻璃体切除联合前房形成　Sugan（1972）和 Kaerner（1980）提出经睫状体平部的玻璃体切除术来治疗恶性青光眼，以保持房水向前引流，这一术式行之有效，更适合于晶状体还清亮，视力可望恢复的患者。1986 年 Lynch 等也报道了玻璃体切除术在人工晶体眼恶性青光眼治疗中的应用。在其他方法无效的情况下，玻璃体切除术现已经成为治疗有晶状体眼，无晶状体眼和人工晶体眼所引起恶性青光眼的有效方法之一。

我们所采用的玻璃体切除术是经睫状体平部的闭合式、一个切口的玻璃体切除术。其手术方法同"抽玻璃体水囊联合前房形成术"，只是将抽吸玻璃体改为切除玻璃体，这样可以减少对玻璃体的扰动，同时避免因不能一次抽吸出玻璃体而反复操作对眼组织的损伤。手术方法的改变是随着设备的更新（玻璃体切割机的引进）而不断改进设计，其操作技巧并不复杂。目的就是减少玻璃体腔内的容积，使前后房沟通，缓解眼前节的拥挤现象，解除房水返流的"恶性循环"。

对于人工晶体眼的恶性青光眼，Lois（2001）报道了一种新的手术方法：于下方角巩膜缘做一穿刺口，置前房维持器以维持前房；于原虹膜周切处之外约 1~2 个钟点的角巩膜缘再做一穿刺口，切割头由此直接到达原虹膜周切口处，切除此处的悬韧带、晶体囊膜、玻璃体前界膜和前部玻璃体，使得前后房沟通。

3. 抽玻璃体水囊联合前房形成房角分离联合现代白内障囊外摘除及人工晶体植入　对于恶性青光眼伴晶状体核硬度在Ⅳ级或Ⅴ级以上者，同时无玻璃体切割仪器时可以采取此手术方式，也同样可以达到预期的效果。

（1）手术时机

1）角膜与晶状体紧密相贴。

2）经联合用药 2~3 天后，眼压不易控制且前房仍不恢复。

（2）手术方法

1）麻醉：近年来，眼局部麻醉有较多的改进，多采用表面麻醉及球后麻醉，即可以很好地完成手术的全部。

2）牵引缝线：置上下直肌牵引线，对暴露比较好的眼可以不做牵引线。

3）切口：可以在原手术部位操作，上方沿角膜缘做结膜瓣，打开原巩膜瓣，沿巩膜缘向两侧做板层切开。

4）抽玻璃体及前房形成：巩膜槽内角膜缘上 3.5mm 处。平行切开约 0.5mm，向眼心方向伸入 9 号针头，抽吸玻璃体液体 1~1.2ml。从此切口向前房注入粘弹剂，并同时分离房角组织及虹膜后粘连，密闭缝合此切口。

5）截囊：截囊针从角膜缘切口伸入前房，再充分分离虹膜后粘连，最好将瞳孔大至 3.5~4mm 以上，然后采用开罐法截囊。

6）娩出晶状体核：角巩膜缘全层剪开，根据瞳孔大小采用不同的娩核方法，正确的小瞳孔娩核方法是手术成败的关键。正确方法为：截囊后进行囊与核的水化分离，同时将晶状体核活动，并将上方的晶状体核缘翘起至瞳孔外。用粘弹剂注入晶状体核表面及后方，以保护角膜内皮及晶状体后囊，圈套器完全伸入晶状体核后方将其娩出，10-0 尼龙线间缝合 2~3 针，充分注吸晶体皮质。

小瞳孔娩核，手法巧妙，并且需要有悉心备至的精细操作技巧。

7）植入人工晶体：前房注入粘弹剂，将人工晶体植入囊袋内，并调整晶状体位。

8）扩大原虹膜周切口：确实看清楚虹膜周切口是否通畅，避免粘连后发生瞳孔阻滞；而且防备手术后前房再次消失时，此部位方便做 YAG 激光。

9）缝合切口：10-0 尼龙线间断缝合巩瓣及连续缝合角巩膜缘切口。

10）结膜下注射妥布霉素及地塞米松；阿托品眼膏涂结膜囊。

（3）手术中及术后注意事项：此手术切口大于超声乳化切口，手术前眼压高，又无前房，如何使得手术既安全又成功，这是手术前需要认真考虑的主要问题。在白内障手术前必须首先降低眼压，形成前房。手术中采用抽玻璃体水囊降眼压时，手的动作不可过大，以防损伤晶状体后囊及视网膜。

小瞳孔娩核必须先想办法将晶状体核上缘翘出瞳孔外，直视下将圈套器伸入晶状体核后方，避免看不见晶状体核上缘，而强行伸入套晶状体核，这样容易损伤上方的晶体悬韧带，引起晶状体脱位，玻璃体外溢。

手术的最后，一定要考虑到术后再无前房的处理对策，做一个较大的虹膜周切口，以便日后做 YAG 激光，沟通前后房。

手术后根据前房情况决定是否坚持局部用睫状肌麻痹剂，少部分患者可能需要终生应用。

4. YAG 激光玻璃体前膜截开术

（1）手术适应证

1）白内障手术后（人工晶体眼及无晶体眼）发生的恶性青光眼患者。

2）治疗恶性青光眼手术中，摘除晶状体后没有将晶体后囊、玻璃体前界膜以及相应部的前玻璃体切除，未能使前后沟通的患者。

（2）激光部位及方法：一般选择在原虹膜周切口部位，或瞳孔散大后人工晶体光学部与瞳孔之间。

激光能量较低，多为 1.6～2.5mJ；激光时便可看到水样玻璃体缓缓涌向前房，前房逐渐加深，激光成功。而有些患者激光后前房无明显加深，应该尽快选择手术治疗。

5. 氪激光经瞳孔睫状突光凝术　Herschler（1980）将虹膜缺损区可见的睫状突进行氪激光光凝，激光后部分睫状突变白皱缩，使得睫状突与晶状体赤道部的距离增大，解除了睫状环阻滞。同时坚持散瞳药物治疗，可使部分恶性青光眼获得缓解。

（1）手术适应证

1）瞳孔可以充分散大，应用前房角镜检查可以看到足够多的睫状突。

2）多次手术后瞳孔不能散大，但是从虹膜周切口可以看到多个睫状突。

（2）激光部位及方法：持前房角镜或三面镜直视下，用氦氖激光瞄准束聚焦于睫状突。

所用能量为 0.5～0.8W；对瞳孔可以散大者，应该照射睫状突 20 个左右；而瞳孔不能散大者，对虹膜周切口内的睫状突全部照射，尽量使睫状突皱缩离开晶状体赤道部。

目前，对恶性青光眼治疗的成功率已经有了明显的飞跃，其成功的关键在于对手术的决策及操作的妙手。对手术的决策在于正确的思维判断，能够快速反应每一个患者的手术时机；根据不同病情，正确设计术式和手术范围；对手术中可能出现问题的各种防范对策等，只要决策正确，妙手才能发挥作用。

恶性青光眼是临床上的一种难治性青光眼，尽管对它有了一定的认识，但是与其他类型青光眼相比，对发病机理的认识及手术治疗都是很棘手的。虽然近年随着设备仪器和手术技术的不断发展和进步，使得在发病机理和手术治疗方面均有极大的提高，但是有许多方面还不是很清楚，比如脉络膜上腔液的作用，它究竟是恶性青光眼的原因还是其结果，不同的作者有不同的认识，因此，还需要不断探索及研究。

（刘　珣）

第五节　低眼压综合征

一、概述

低眼压综合征是指与低眼压相关的视功能障碍和眼前节、眼底改变的一种眼病。低眼压可因下列情况引起：①手术或外伤后伤口渗漏、睫状体脱离、眼球壁穿孔、严重虹膜睫状体炎、视网膜或脉络膜脱离；②青光眼眼外滤过术后房水外渗过多；③同时应用碳酸酐酶抑制剂和 β 受体阻滞剂后；④全身性情况，如肌强直性萎缩，和一些导致血液高渗的情况，如脱水、尿毒症、糖尿病等；⑤血管阻塞性疾病，如眼缺血综合征、巨细胞性动脉炎、视网膜中央静脉或动脉阻塞；⑥葡萄膜炎导致睫状体休克。

二、临床表现

（1）可有轻度至重度的眼痛，视力下降。

（2）眼压低，通常＜6mmHg。但也有眼压＜10mmHg就发生低眼压综合征，也有眼压＜2mmHg者没有任何症状者。

（3）角膜水肿，后弹力层皱褶，房水中细胞和闪光阳性，前房浅，视网膜水肿，脉络膜皱褶和脱离，视盘水肿。

三、诊断

根据眼压和眼部症状、体征，诊断低眼压综合征应不困难，但应进一步确定低眼压的原因，须注意以下几点：

（1）病史有无眼部手术和外伤史，有无肾病、糖尿病或强直性肌萎缩，有无恶心、呕吐、寒战、昏睡和多尿等全身症状，有无服药史。

（2）进行全面眼科检查，检查前房角有无前房角劈裂，检查眼底有无视网膜和脉络膜脱离。

（3）进行荧光素染色（Seidel）试验，了解手术或外伤伤口有无渗漏。

（4）进行B超或超声生物显微镜检查，了解前房角、睫状体、视网膜和脉络膜的情况。

（5）如为双眼低眼压时，应进行血糖、尿素氮和血肌酐检查。

四、鉴别诊断

注意对引起低眼压综合征的原因进行鉴别诊断。

五、治疗

（1）如果症状和体征进行性加重，则需治疗。

（2）伤口渗漏时

1）大的伤口渗漏应重新缝合。小的伤口渗漏可用抗生素眼膏后加压包扎，促使伤口自然愈合。同时给予β受体阻滞剂滴眼或口服碳酸酐酶抑制剂，可减少伤口的渗漏，有利于伤口的愈合。

2）结膜瓣下渗漏时，可考虑氩激光光凝或冷凝滤过泡，滤过泡自体血注射，必要时重新缝合伤口。

（3）睫状体脱离时通过缝合、激光光凝、冷凝和透热治疗，使脱离的睫状体复位。

（4）巩膜穿孔：缝合伤口，或进行冷凝治疗。

（5）虹膜睫状体炎：滴用糖皮质激素滴眼液和睫状肌麻痹剂，控制眼内炎症。

（6）视网膜脱离：手术复位。

（7）脉络膜脱离：滴用糖皮质激素滴眼液和睫状肌麻痹剂。当发生接吻式脉络膜脱离时、晶状体与角膜接触时、持续浅前房和无前房时，应及时手术放出脉络膜上腔渗液。

（8）药物影响：减少或停用导致低眼压的药物。

（9）全身疾病：请内科医师诊治。

六、临床路径

1. 询问病史　有眼部手术和外伤史，了解全身状况。

2. 体格检查　重点检查有无伤口渗漏。

3. 辅助检查　进行眼部超声检查了解前房角、睫状体、视网膜和脉络膜的情况。如为双眼低眼压时，应进行血糖、尿素氮和血肌酐检查。当眼压低，但视力好、前房深浅正常、无伤口渗漏、无视网膜脱离时，无需紧急处理。

4. 处理　针对引起低眼压的不同原因进行处理。

5. 预防　内眼手术仔细缝合伤口。

（张秋丽）